Evidence-Based Practice in Perioperative Cardiac Anesthesia and Surgery

围手术期
心脏麻醉与外科循证实践

原著 **Davy C. H. Cheng　Janet Martin　Tirone David**　　　　主译　宋海波　刘 进

中国科学技术出版社
·北京·

图书在版编目（CIP）数据

围手术期心脏麻醉与外科循证实践 / （加）郑仲煊 (Davy C.H.Cheng)，（加）珍妮特·马丁 (Janet Martin)，（加）蒂罗内·大卫 (Tirone David) 原著；宋海波，刘进主译 . — 北京：中国科学技术出版社，2023.8

书名原文：Evidence-Based Practice in Perioperative Cardiac Anesthesia and Surgery

ISBN 978-7-5236-0190-7

Ⅰ . ①围… Ⅱ . ①郑… ②珍… ③蒂… ④宋… ⑤刘… Ⅲ . ①围手术期—心脏外科手术—麻醉学 Ⅳ . ① R654.205

中国版本图书馆 CIP 数据核字（2023）第 083063 号

著作权合同登记号：01-2023-0491

First published in English under the title

Evidence-Based Practice in Perioperative Cardiac Anesthesia and Surgery

edited by Davy C. H. Cheng, Janet Martin, Tirone David

Copyright © Springer International Publishing Switzerland, 2021

This edition has been translated and published under licence from Springer Nature Switzerland AG.

All rights reserved.

策划编辑	孙　超　焦健姿	
责任编辑	孙　超	
文字编辑	郭仕薪　冯俊杰	
装帧设计	佳木水轩	
责任印制	徐　飞	

出　　版	中国科学技术出版社
发　　行	中国科学技术出版社有限公司发行部
地　　址	北京市海淀区中关村南大街 16 号
邮　　编	100081
发行电话	010-62173865
传　　真	010-62179148
网　　址	http://www.cspbooks.com.cn

开　　本	889mm×1194mm　1/16
字　　数	1053 千字
印　　张	32
版　　次	2023 年 8 月第 1 版
印　　次	2023 年 8 月第 1 次印刷
印　　刷	北京盛通印刷股份有限公司
书　　号	ISBN 978-7-5236-0190-7/R·3091
定　　价	298.00 元

译者名单

主　　译　宋海波　刘　进

副 主 译　陈友伟　黑飞龙　晏馥霞

译　　者（以姓氏笔画为序）

马　俊　王方舟　玉　红　叶燕琳　朱　琛　朱馥如　刘　畅　刘立飞

刘佳霓　李　川　李田歌　李诗月　李晓鸥　李雪杰　李雪霏　杨　凯

肖正华　肖博文　余　惠　宋海波　陈　皎　陈友伟　陈壮源　陈明静

陈泓羊　陈婷婷　范　旸　范景秀　林　静　林金萍　罗　明　罗书画

岳宜峰　周荣华　於章杰　赵一洋　赵林林　胡　佳　姜　好　姜　涛

胥明哲　秦　臻　莫　涛　晏馥霞　赁　可　徐怡琼　郭应强　基　鹏

黄世伟　曹　舸　康　慧　章　燕　梁　鹏　梁伟涛　隆　伟　葛亚力

喻　翔　黑飞龙　程　怡　曾　蓉　谢　林　谭灵灿　魏小珍

内容提要

　　本书引进自 Springer 出版社，是一部系统介绍围手术期心血管麻醉与手术循证实践的著作。全书共六篇 62 章，系统介绍了基于循证的心血管病围手术期全过程管理，为广大心血管围手术期医生开展多学科诊疗（multidisciplinary treatment，MDT）协作提供了简明、实用的心脏麻醉和手术管理流程。书中对各种常见的先天性心脏病、瓣膜病及大血管病的麻醉与手术进行了细致阐述，全面展示了基于患者安全价值和循证医学证据的临床实践，内容涵盖了术前风险评估、术后重症管理，直至转入病房和出院的全过程，有助于读者系统了解相关细节，使心血管麻醉科和重症医学科医生在管理围手术期患者时更好地理解外科医生的关注点。书末附录还总结了国际知名心脏专家团队和专业协会的医嘱、方案、临床指南和决策流程。对于任何心脏手术团队或专业医疗中心来说，本书都是一份宝贵的参考资料。本书内容丰富、图文并茂，注重系统性与实用性，对围手术期心脏麻醉与外科循证实践有较高的参考价值，适合广大从事心血管围手术期相关工作的医生、医学生学习阅读。

补充说明：书中参考文献条目众多，为方便读者查阅，已将本书参考文献更新至网络，读者可通过扫描右侧二维码，关注出版社"焦点医学"官方微信，后台回复"9787523601907"，即可获取。

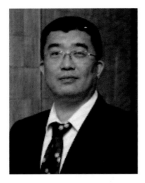

宋海波

麻醉学博士，四川大学华西医院麻醉科主任医师，教授，硕士研究生导师。中国医药教育协会超声医学专业委员会麻醉超声学组组长，中华医学会麻醉学分会超声学组学术秘书，超声医学专科能力建设项目专家委员会委员，中国医药生物技术协会心血管外科技术与工程分会常务委员，四川省计算机学会智能医学分会秘书长。曾获四川省科学技术进步奖三等奖（2015 年）、四川省医学科技奖一等奖（2016 年）。主持国家自然科学基金面上项目等多项国家级科研课题及省部级科研项目共 6 项，获国家发明专利 4 项、实用新型专利 4 项。以第一作者或通讯作者身份发表 SCI 期刊收载论文 20 余篇（包括 *Anesthesia & Analgesia* 等麻醉学专业高影响力期刊）。

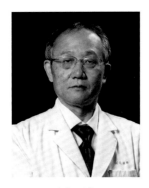

刘 进

四川大学华西医院麻醉手术中心主任，教授，博士研究生导师。国家"百千万人才工程"一、二层次入选者，国家杰出青年科学基金获得者，国家卫生健康突出贡献中青年专家，国际麻醉研究会会员，国际心胸血管麻醉学会会员，美国麻醉医师学会会员，中国医师协会麻醉学医师分会首任会长（2005—2008），《Intensive Care Medicine》《中国循环杂志》《中华麻醉学杂志》等 9 种 SCI 期刊及国内核心期刊编委或审稿专家。我国现代住院医师规范化培训的倡导者和实践者，2021 年捐赠科技成果转化个人所得 1 亿元，在华西医院设立规培发展专项基金。

译者前言

2017 年 9 月，香港大学玛丽医院麻醉科徐宇玉教授提出与我合作撰写 *Evidence-Based Practice in Perioperative Cardiac Anesthesia and Surgery* 一书中的 33 *Perioperative Transthoracic Echocardiography*（第 33 章　围手术期经胸超声心动图），初稿完成时，恰逢四川大学华西医院麻醉团队的学术成果"连续超声心动图监测"（continues echocardiography monitoring，CEM）发表在 *Anesthesia & Analgesia* 期刊上，徐教授建议将 CEM 作为本章的亮点之一收入本书。在征得另外两位作者（蔡胜国教授和刘进教授）同意后，我完成并完善了该章的撰写。英文原版出版后，荷兰某重症医学团队受到 CEM 成果的启发，也提出了围手术期超声监测的不同解决方案。这一次的良性学术互动让我们受益良多，最近我们又更新了 CEM 的技术方案，提出了更适合临床的"可穿戴超声心动图监测"（wearable continues echocardiography monitoring，WCEM）概念，并完成了产品转化，有望在围手术期危重急症的诊断、治疗和预防工作中发挥作用。

现代心脏麻醉和基于外科学的多学科诊疗（multidisciplinary treatment，MDT）工作的特点是，在围手术期诊疗过程中，在数据支持下，在药物、技术、手术流程等方面，开展基于患者安全和循证医学证据的临床实践。本书旨在提供简明、实用的心脏麻醉和手术管理流程，同时涵盖了从术前风险评估到术后重症管理，直至转入外科病房和出院的所有环节，可作为心血管手术 MDT 团队开展循证心血管麻醉与外科的必备参考书。

四川大学华西医院

原书前言

1578—1657 年，William Harvey 对循环系统的重要发现奠定了心脏生理学的基础。Harvey 教授认为，"没有呼吸就没有生命，有呼吸就有生命"（*Prelectiones Anatomiae Universalis*，1616），而生命与循环同样密不可分，这也从侧面阐释了呼吸与循环之间的重要联系。心脏外科手术始于 19 世纪，借助挥发性吸入麻醉药和深低温开展不停搏心脏手术。在外科领域，完成了先天性间隔矫治术、二尖瓣和肺动脉瓣狭窄手术等多种术式。这也说明了早期心脏麻醉对心脏外科的重要性。

自 1953 年体外循环通路成功应用以来，麻醉、体外膜氧合、温度控制、心肌保护等方面的进步，促使各种治疗先天性心脏异常的新方法不断涌现，如心脏移植、微创介入手术及机器人辅助心脏手术等。随着心脏外科学的发展，心脏麻醉也从过去推崇大剂量镇痛药的观念，转变为倾向于使用更加安全的麻醉药、局部麻醉及快通道或加强心脏快速康复的标准化麻醉方案，从而实现镇痛 – 吸入平衡麻醉。围手术期心脏功能监测（如经食管超声心动图、围手术期经血管表面超声）、脑功能监测（脑电图、脑氧）、凝血、灌注技术、器官保护、心脏支持系统（如主动脉内球囊反搏、左 / 右心室辅助装置）等方面的技术进步也促进了心脏麻醉学的发展。在此，我想对一位传奇的心脏外科医生，同时也是我的好友兼同事 Tirone David 医生，表达我的感激之情。他与我早年曾共同编写过心脏麻醉和心脏手术围手术期治疗相关的著作。

现代心脏麻醉和外科团队的工作特点是，在数据支持下，围手术期诊疗过程中，在药物、技术、手术流程等方面，基于患者价值和循证医学证据进行临床实践。我还要感谢 Janet Martin 博士，她是一位临床流行病学、循证统计、医疗技术评估和知识转化方面的优秀学者，感谢她在本书编写过程中的贡献。书中来自麻醉学、心脏外科、心脏病学和危重症医学的全球知名专家分享了他们在围手术期心脏麻醉和心脏手术的经验，以及基于循证医学的优化诊疗方案。本书旨在提供简明、实用的心脏麻醉和手术管理流程，同时涵盖了从术前风险评估到术后重症管理，直至转入外科病房和出院的所有环节。书中所有心脏外科手术流程均由国际知名心脏外科专家团队编写，有助于心脏麻醉医师和重症科医师在救治围手术期患者时全面理解外科医生所关切的方面。书末附录中，总结了国际知名心脏专家团队和专业协会的医嘱、方案、临床指南和决策流程。本书对任何从事心脏手术、麻醉及其他相关专业的医生来说，都是一部十分珍贵的参考书。

最后，对本书各章编者致以最诚挚的感谢，感谢大家为本书的撰写所付出的一切，同时也感谢大家在日常工作中对患者诊疗和临床预后方面的长远贡献。希望本书能够对广大麻醉科、心脏外科和心脏内科专业的医生、医学生及其他相关医务工作者有所帮助。

Davy C. H. Cheng

London, ON, Canada

致谢：在此，对参与这本书编写工作的所有人表示感谢。首先是 Cheryl Kee，感谢她在心脏手术恢复室的术后管理方案、医嘱和标准手术流程方面提供了相关文件，最终这些文件成为本书附录的重要组成部分。其次，感谢负责临床护理相关内容的各位编者。最后，感谢 Jessica Moodie 在术语规范、语言文字、校稿和行政方面给予的支持及所作的贡献。同样要对 Amy Sterkenburg 在术语规范、语言文字、校稿方面给予的帮助表示衷心感谢。

目 录

第一篇 概 论

第二篇 围手术期麻醉技术与管理

第三篇　围手术期监护技术与管理

第四篇　手术技巧与术后注意事项

第五篇　心脏外科康复单元及术后并发症

第六篇　术后外科病房及康复管理

附录部分

第一篇 概论
Introduction

第1章 当代心脏外科中心概述
Overview of a Modern Cardiac Surgical Centre

Tirone David 著

宋海波 隆 伟 译

要点

◆ 在提供临床治疗时，所有影响患者临床预后的变量都需要考虑在内。

◆ 目前心血管医疗护理团队是由复杂的、多学科的专业人员构成，并高度依赖于各种医学亚专业人员的专业水准。

◆ 整合外科医生、心内科医生、麻醉科医生、重症监护医生、医学影像科医生、神经科医生、肾脏科医生、医学技师、护士和其他医务人员的专业知识，以及咨询其他亚专业的专家，可以及时识别并处理手术并发症，从而减少发病率和死亡率。

一、改善患者的诊疗

随着心血管疾病的管理方式不断改变，心脏手术作为治疗方案之一也不断演变。但是新的手术治疗方法必须优于疾病的自然进展过程，并且优于其他替代疗法。临床上改善这一概念并不简单，许多临床研究学者也在继续寻找正确的答案。

在我担任外科住院医师期间，我的导师让我认识到，外科医生所做的每一个临床决定都对患者具有重要的潜在影响；这种影响不仅限于围手术期，还会贯穿患者的一生。当时，我还学了一些基础的计算机语言编程知识，当我开始独立行医时，我开发了一个初级程序，可以输入每位手术患者的相关临床、血流动力学和医学图像数据，并通过定期收集与他们健康状况相关的信息来监测患者的病情变化。该数据库还可用于帮助医疗质量的提升，其主要目的是实现完美的医疗护理。然而，我们都知道真实临床实践中是不可能达到完美的，但我们可以争取实现卓越的医疗质量。这种持续

不断改进临床预后的过程到今天仍在我们医疗中心中进行，我相信这对于每个心脏外科中心来说都是必不可少的。因此，建立一个涵盖影响所有临床预后变量和患者满意度的完整数据库是必不可少的，定期对数据库进行审查和分析对于衡量和改善医疗质量也尤为重要。

二、基于多学科联合的心脏病房

心脏外科患者的照护已变得越来越复杂，并依赖于一个专门的团队来完成，而不是依靠一个专家。在外科治疗中采用单一学科治疗的方式已被现代心脏团队的众多敬业的专家所取代。心脏外科医生、心内科医生、麻醉医生、重症监护医生、专科护士、医学技师，还有作为团队骨干的医学影像科医生、介入影像科医生、神经科医生、肾脏科医生，以及每一个医学亚专业的咨询顾问，已成为这个复杂医疗团队的重要组成部分。

一旦发生并发症时，再完美、迅速的手术也难以挽回损失，围手术期及时的纠正和处理可以降低发病率和

死亡率。当体外循环停机后，若心电图提示心肌缺血，必须要引起重视，除非术中超声心动图没有显示新的室壁运动异常。如果出现新的室壁运动异常，必须确定节段性缺血发生的机制并给予纠正。对于术后心电图出现异常也同样适用，至少要进行一次超声心动图检查，必要时还需及时进行冠状动脉造影。这种积极有效的管理得益于心脏介入专家团队的建立，他们不仅能治疗急性心肌梗死，还能持续处理患有急性心脏综合征的患者。此外，随着主动脉内球囊反搏泵、体外膜氧合（ECMO）和心室辅助装置的可及性提高，其合理使用可进一步降低患者死亡率，但应尽可能确定和纠正急性心功能不全的根本原因。ECMO 对于传统辅助通气方法无法管理的急性肺衰竭也非常有用。

目前急性脑卒中管理团队可以干预并减少脑血栓栓塞症和动脉血栓对患者带来的破坏性影响，手术时间在此过程中尤为重要。"快通道心脏麻醉"为心脏手术评估神经系统预后提供了有利时机。当脑卒中发生时间超过 3h，神经血管介入治疗的获益则相应减少。

心脏手术患者被送往重症监护室的主要原因是在术后数小时或数天内，需要密切监测其生命体征、心电图、纵隔引流，并定期评估包括心脏、肺、大脑、肾脏、肝脏和胃肠道，以及肌肉骨骼系统在内的所有器官。ICU 护士往往是第一个发现病情变化的人，他们的相关经验是非常宝贵的。危重病医生必须亲自到重症监护室观察患者，并立即处理可能发生的所有并发症。

追求完美，我们将成就卓越。编写本手册的目的是为了帮助各位同道在手术室、介入室、ICU 及病房为心脏外科患者提供更优质的现代医疗和护理服务。

第2章 预后风险和术前评估
Prognostic Risks and Preoperative Assessment

Karim S. Ladha　Duminda N. Wijeysundera　著
宋海波　陈明静　译

要点

◆ 对患者未来发生不良事件的风险进行准确评估可以为整个围手术期决策提供参考。

◆ 通过风险评分等方法对风险进行量化，并不是为了替代临床判断，而是作为临床决策的补充工具。

◆ 没有任何一个单一指标可以决定风险评分的质量；相反，需要同时结合包括区分度、风险再分类、校准度和普适性在内的多个因素。

◆ 临床最常见两种风险评分分别为欧洲心脏手术风险评估系统（EuroSCORE Ⅱ）和美国胸外科医生协会风险评分（STS）。风险评分是心脏手术中最常用的风险预测工具，当然，每个评分也都有其自身的优势和局限性。

◆ 通过更好地整合电子病历数据，纳入术中变量的预测信息或新的生物标志物，并分析以患者为中心的临床结局预测可以改进未来的风险预测工具。

心脏手术患者的术前评估和优化是围手术期医生面临的两项独特挑战。尽管临床治疗方式和手术技术取得了显著进展，但这些患者在手术期间和手术后发生不良事件的风险仍然很高。事实上，临床医生需要牢记，大多数前来接受心脏手术的患者通常存在一些病理情况，使得他们无法接受择期非心脏手术麻醉。因此，术前阶段是一个关键时期，在此期间确认以下事项：患者是否适合手术，术前所有合理优化手术的机会，以及患者对即将进行的手术相关潜在风险有充分的了解。

虽然每种类型的心脏外科手术都有其特定的术前考虑因素（我们将在后续章节中详细讨论），但每一个进行手术的患者都应该考虑手术风险预测的重要性。本章旨在向读者提供与手术风险分层的目标和方法相关的一般概念，并挑选出一些在心脏手术中常用的风险评分的工具。我们的主要目的向读者介绍风险评分的优势和局限性，以及它们在常规临床实践中的作用。

一、为什么进行风险评估

预测患者未来发生不良事件的风险可以为围手术期实践的方方面面都提供参考。在手术前，预测风险可能还会影响手术类型的选择，如选择传统的开胸主动脉瓣置换术或经导管的主动脉瓣置换术。在某些情况下，如果围手术期手术团队认为发生重大不良事件的风险超过任何手术潜在的好处，那么可能也会导致计划进行的手术取消。向患者告知手术风险允许患者保留决策自主权，同时也改善知情同意流程并促进医患共同决策。在术前，对风险的估计可以为进一步检查（如进行肺功能测试或优化严重合并症的相关决策）提供信息。

而在术中阶段，术前获得有关预期风险因素也会影响术中决策，如麻醉诱导前放置有创导管，或预计术中血流动力学不稳定时选择特定血管活性药物。对非心脏手术进行术前风险分层最常见的原因之一是为患者术后监护或管理制订详细计划。虽然常规的心脏手术患者在术后会被立即转入重症监护室，但术前风险分层仍然有助于了解预期医疗资源的利用。例如，预期住院时间，预测是否需要延长机械通气，或考虑体外器官支持疗法的可行性（如肾脏移植治疗）。

风险分层在医疗质量控制和相关研究中也发挥了

重要的作用。例如，通过调整不同手术病例的风险组合差异，可以提供参考基准来比较不同机构和数据提供方之间的结果。这里值得注意的是，在心脏手术中使用风险评分最开始的原因是为了解释冠状动脉旁路移植（coronary-artery bypass grafting，CABG）术后死亡率增加的原因[1]。此外，对预期风险的估计允许在研究特定干预措施有效性的观察性研究中（非随机化研究）进行风险调整。

二、风险预测的艺术性与科学性

预期风险可以通过隐性和显性两种方式来确定。一位有着丰富患者管理经验的心脏外科医生在提供临床护理时，可以随时利用临床信息和诊断来确定有无存在的隐性风险，而这个判断不需要借助纸笔或者在线计算器。例如，当一个患有严重的慢性阻塞性肺病且左心室射血分数为 20% 的患者如果被安排做一个紧急双瓣膜置换手术，一位有经验的心脏麻醉医生会立即意识到，与其他择期进行冠状动脉旁路移植术的普通患者相比，该患者在术后更可能出现严重的并发症。这种对风险的主观评估是临床医生进行围手术期决策的重要工具，特别是在动态变化和时间限制的情况下。

这些主观评估的基础主要来自于临床经验和既往个体不良预后相关预测指标的研究。除了依赖足够的临床经验和预测指标评分存在组间差异之外，临床医生主观评估的主要挑战是如何最佳整合现有不同风险因素的可用信息，从而实现对任何给定患者总体风险的估计。具体而言，过去大量研究已证实了多种会导致手术风险的因素，包括但不限于人口学特征（年龄、性别），身体功能指标，是否存在合并症及其严重程度，计划手术的复杂性和紧迫性，以及实验室检查结果等。

三、风险评分

风险评分作为围手术期医学中常用的工具，可以将关注的特定结局（如死亡、脑卒中）的患者总预期风险囊括成具体数字或概率。基于是否存在某些风险因素而为患者分配相应分数或权重。然后这些总分又可以转换为特定事件发生的概率，如术后 30 天死亡率。值得注意的是，风险评分和风险量化并不是为了替代临床判断，而应作为临床决策的补充工具。

这些风险评分是从一个患者队列中开发或衍生的，该队列中测量了潜在的预测因素（如年龄、性别、合并症、外科手术），并且提供了临床结局的相关数据（如30 天死亡率）。因此，风险评分通常是从临床研究数据库或大型医院管理数据库中得出，并使用统计学方法来确定风险因素的纳入和相关权重选择。虽然目前有许多

高级算法可以用来进行统计分析，如递归分析和机器学习，但临床上最常用的方法还是多变量逻辑回归模型。对上述统计方法的完整描述，包括其优点、缺点和基本检验假设超出了本章的讨论范围，因此我们建议对临床统计领域感兴趣的读者可以参考针对这一主题讨论的专题综述[2]。

在我们深入探讨具体的风险评分之前，有必要简要地阐述一个好的风险评分模型到底由哪些因素决定，第一个标准就是有效性，或者换句话说，准确性。因为在真正临床实践中并没有任何一个单一指标可以概括风险预测的准确性。相反，需要将多个因素结合起来评估风险评分的质量，这其中包括区分度、风险再分类、校准度和普适性。

区分度指的是与没有发生临床结局事件的人相比，该风险评分能在多大程度上正确计算有着不同预测风险分布特征的个体最终发生临床结局事件的概率。一个"好的"风险评分能够把未来发病风险高、低不同的人群正确区分开来。应该注意的是，区分度并不能评估实际预测概率是否正确，而是预测概率在产生预期结局的人身上分布更高的体现，因此，这本质上属于等级排序的评价。常用衡量区分度的指标是受试者工作曲线（receiver operating characteristic，ROC）下面积，也称为 AUC，它也与逻辑回归模型中的 C 统计量相同。AUC 是在某项统计检验中测试模型或评分的关于敏感度和特异度的函数，取值范围为 0~1。理解 AUC 的一种方式是，发生结局事件的个体比未发生事件的个体具有更高预测风险的概率。因此，如果某个风险评分的预测概率与随机抛硬币决定的概率相同，即 50/50，那么 AUC 则等于 0.5，代表该预测模型没有判别能力。AUC 高于 0.5 则表明该风险评分的表现优于随机预测（如抛硬币），而许多研究者认为 AUC 值至少为 0.7 才具有合理的预测能力。然而，对于 AUC 的含义没有直接对应的临床意义，也没有一个业内共识值来表示"良好"的区分度。

校准度是衡量疾病预测风险模型或评分与实际发生风险的一致程度，所以也可称为一致性。虽然听上去与区分度概念相似，但两者是完全不同的概念。例如，一个队列中的一组人群根据风险评分计算出有 20% 的人群会发生某种风险，那么这 20% 的人群实际上是否实际经历了该结局？校准度既可以通过统计检验来评估，如 Hosmer-Lemeshow 拟合优度检验（H-L 检验），也可以通过绘制图形，如绘制预期概率和实际概率对比图来描述。与单一的统计数值相比，绘制对比图可以更细致地评估风险评分工具的表现，计算预期概率和实际概率是否拟合。例如，一个风险评分工具可能在

得分较高的情况下过度预测了某个临床结局，但其他方面表现良好，这只能通过绘制图形来决定其预测表现，而不是由一个统计学术语来解释。此外，部分校准度还涉及预测结局在临床实践中的意义，即其适用于预测人群中的某类事件发生的概率，而不是个人。作为单个个体而言，其发展为特定临床结局的概率为 0% 或 100%（只有是或无的二分类结局）。尽管随着基因组学技术的进步，我们有了基因数据，但针对个体层面上的风险预测水平仍然有限。例如，在同卵双胞胎中，虽然具有相同的遗传信息和非常相似的社会经济学特征，但发生精神分裂症一致率只有 40%～65%[3]。图 2-1 和图 2-2 中描述了区分度与校准度这两个不同概念。

值得注意的是，风险评分之间校准度的比较是困难的。然而，还有一个类似的概念称为风险再分类。风险再分类常被用来确定另一个新的预测因子或生物标志物被添加到特定的风险评分中后，是否能改善整体风险评估的价值。此外，风险再分类还可用来比较两种不同的风险评分[4]。其基本前提是根据临床相关的预期结局事件发生率，如按照预期结局事件发生率 < 5%、

5%～15% 和 > 15% 将人群进行分层。对风险分类进行改进意味着出现某项结局事件指标的患者更能被重新分到预测概率更高的风险层，而没有发生某项结局事件指标的患者则更有可能被重分类到概率较低的风险层。根据上述不同风险分层可以计算出一个索引分数来总结风险分层后总体预测模型的改进程度，即净重新分类改进指数（net reclassification improvement，NRI）。我们也可以计算连续变量 NRI，它不依赖于风险分层的具体定义，因为风险分层本身也会影响分类 NRI 的统计意义[5]。虽然目前越来越多文献中都使用 NRI，但对它的应用并不总是恰当的，所以对其结果解释应该持谨慎态度[6]。

评估风险分数时，还须评估其普适性以确定它是否也容易在除原样本以外的人群中应用。一般来说，对风险分数准确度的最佳估计来自于产生评分的样本或队列，而对其普适性的评估则称之为验证。验证其中的一部分即为"内部验证"，可以在得出该风险分数的同一队列中进行。内部验证通常涉及数据集分割或自举重采样等方法。然而，所有的风险评分最好都能在另外一个单独的队列中进行外部验证，以确保校准度和区分度与

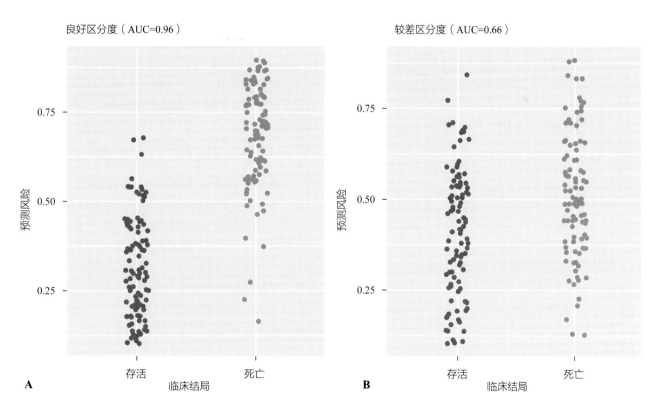

▲ 图 2-1　使用两种假设风险评分工具来预测患者术后 30 天死亡率

为了帮助读者更好地理解区分度这一概念，我们用理论数据来描述这个概念。该图展示了用于预测术后死亡率的两种假设风险评分。其中一个评分工具具有很好的区分度（A），而另一个则具有较差的区分度（B）。从图中可以观察到区分度良好的风险评分（AUC=0.96），在术后的 30 天随访中，存活与死亡的个体之间的预测概率分布几乎没有重叠。相比之下，区分度较差的风险分数（AUC=0.66）显示出两组之间（死亡和存活）在预测概率方面有明显的重叠。该图使用 R（3.4.1 版）统计软件（Vienna，Austria）来随机生成这些数据并绘制（采用 ggplots2 包）

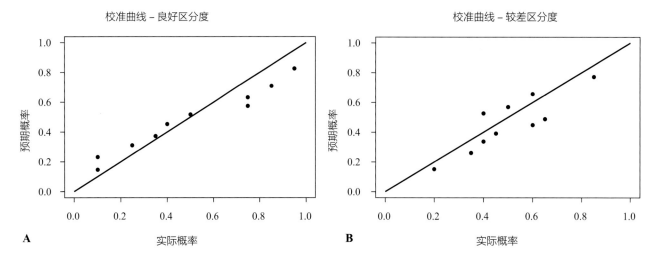

▲ 图 2-2　使用图 2-1 随机生成的相同数据及理论风险评分进行校准度散点图绘制

将这些数据分为十个同等大小的组，每个黑点代表一个组。两幅图中分别展示了良好区分度（A）或较差区分度（B）。每幅图中的直线代表理论计算的完美校准曲线，与直线偏离越远的点表示校准度越差（拟合较差）。值得注意的是，尽管这两个假设风险评分工具有着不同的区分度（AUC 值分别为 0.96 和 0.66），但它们的校准度似乎没有明显的差异。该图使用 R（3.4.1 版）统计软件（Vienna，Austria）来随机生成这些数据并绘制（采用 PredictABEL 软件包）

原数据集保持一致，并在另一群患者中应用时其效力不会降低。一般来说，相比校准度，区分度在外部验证中能更好地保留其效力。

除了上述提及的评估风险预测指标以外，一个好的风险评分还需要在临床实践中易于实施。设想一位忙碌的临床医生，面临着 20 位患者等待其进行术前评估，如果这个风险评分过于复杂或耗时，那么无论其预后准确性多高，它的实际应用价值都是有限的。此外，该风险评分还必须具有良好的评分者间信度，这意味着不同的评分者对同一位患者能给出大致相似的风险评分。阐明评分者间信度的重要性最简单的例子是美国麻醉医师协会全身状态分级系统（ASA-PS）[7]。该评分系统作为最普遍的术前评估工具之一，尽管只将患者术前身体状态分为 6 个等级，但对患者进行分类时，不同评分者间也会存在差异。同样，如果一个风险分数没有明确定义一个预测因素或临床结局，那么其在临床实践中的效力也是有限的[8]。例如，急性肾脏损伤可以通过多种方式定义，包括肌酐浓度增加至某特定水平、肌酐浓度超过特定阈值、是否需要透析、临床实际判断或某种纳入标准等。如果临床实践中对急性肾损伤的定义与得出风险评分时的标准不同，那么风险评分的预测能力是不确定的。

四、风险评分在心脏手术中的应用

在评估心脏外科患者时，其实并不缺少可供选择的风险评分。虽然建立的初始疾病风险模型仅用于预测冠状动脉旁路移植手术的术后死亡率，但随后开发的风险

评分涵盖了各种手术结局的预测。例如，过去一项研究比较了 19 种不同的风险评分，每种评分都来自于不同的队列[9]。值得注意的是，即使是该评估纳入了多种风险评分，但是也不是详尽的。因此，对心脏手术患者每种可能的风险评分的完整描述超出了本章所能涵盖的范围。相反，我们将重点介绍三种常用的心脏手术患者风险评分，即帕森内特评分（Parsonnet）、美国胸外科医生协会风险评分（STS）和欧洲心脏手术风险评估系统（EuroSCORE）。

五、帕森内特评分

帕森内特评分被认为是首个经过验证的、用于预测心脏手术患者死亡率的加分系统。其发展缘自 20 世纪 80 年代，当时接受冠状动脉旁路移植手术患者的手术死亡率从低于 2% 上升到近 6%[10]。心脏外科医生们不得不努力解释死亡率上升的根本原因，显然，通过统计模型来了解外科患者潜在风险是解决问题的关键[1]。因此，Parsonnet 等于 1989 年提出了一项针对成人心脏手术的术前评分，该评分基于 14 个危险因素，将患者分为 5 类风险人群[11]。虽然这个评分很简单并且根据上述风险预测评估指标表现良好，但该评分系统受到质疑的主要原因是对两种因素（灾难性状态和其他罕见情况）的定义不明确。鉴于这些因素在评分中占据了重要的权重，该评分的可靠性也受到了严重的限制。此外，鉴于制订该评分的年代背景，它与现代临床实践的相关性也受到了质疑，因为它倾向于高估死亡率，即校准度不理想[12]。自最初开发以来，该评分已被修改多次以提高其

可靠性和预测能力。1997 年更新后的帕森内特分数包括 44 个变量，从而增加了其预测准确性，但相应也增加了其复杂性[13]。我们在本章中对 Parsonnet 评分的描述主要是描述其历史意义，因为它是第一个用于心脏手术患者的风险评分。除了作为首次出现的风险评分外，它还经常被用作基准来比较其他新的风险评分系统。根据我们的临床实践经验，Parsonnet 评分在常规临床实践中的应用其实相当有限，尤其是与下面即将介绍的另外两种评分系统相较而言。

六、美国胸外科医生协会

20 多年来，人们广泛认为美国胸外科医生协会全国成人心脏数据库是系统性收集心脏手术患者及其临床结局数据的标准。STS 开始于 1994 年，研究了近 80 000 名接受冠状动脉旁路移植手术患者死亡率的预测因素[14]。自其最初制订以来，除了对 6 种类型的心脏手术进行调整外，这些风险模型还定期更新以保持其相关性和准确性。此外，这些风险模型覆盖范围已拓展到包括死亡率以外的多种临床结局风险估计，包括住院时间、再次手术的需要和其他并发症（如急性脑卒中、急性肾损伤等）。虽然分配给各个风险因素的实际权重因技术保密原因不便公开，但用于开发这些风险评估系统的方法已在许多文献中发表[15]。此外，这些临床结局还可以通过一些方便（尽管可能耗时）且公开使用的在线工具进行评估（http://riskcalc.sts.org）。

七、欧洲心脏手术风险评估系统

EuroSCORE 首次发表于 1999 年，基于一项对约 13 000 名接受不同手术的患者术后死亡风险的研究[16]。这个最初的风险评分模型被称为“递增”模型，因为它给每个风险因素打分，然后计算出一个总的风险分数。随着 2003 年逻辑回归模型的使用，也对该评分模型进行了更新，解决了原始模型低估了高危人群风险的问题。在更新后的风险评分中增加了回归模型的 β 系数，然后转换为概率，这增加评分的复杂性[17]。尽管进行了上述改良，但仍有人担心该评分会高估死亡率，该问题也随着时间的推移和手术总体生存率的提高而变得严重。这些持续的担忧使得 EuroSCORE Ⅱ 于 2011 年问世，它是利用 43 个国家（包括北美的 7 个中心）接受手术的患者队列数据制订的。这个新的评分包含 18 个风险因素，并且都基于逻辑回归模型[18]。更新后的模型比目前的 STS 评分计算时间更短，并且通过网络可以轻松获得并进行计算（http://euroscore.org/calc.html）。然而，需要注意的是，即使是最新版本的评分系统也只能计算死亡率风险的估计值。

八、风险评分系统比较

三种风险评分系统使用的评分因素比较详见表 2-1。应该注意的是，即使对于一个相同变量，如肾损害作为不良事件的预测因素，评分系统之间对于同一变量的确切定义也通常不同。同样，一些分类指标，如术前危重症史，在一种评分中被认为是单一的风险因素，但在另一种评分中却被分解为多个因素，如有无使用正性肌力药物和术前复苏情况。因此，表 2-1 仅作为一个总结性指导，用于比较不同的风险评分系统。关于每项评分的细节，请读者参考原文[11, 15, 18]。

表 2-1　针对接受冠状动脉旁路移植术的患者，三种心脏手术风险评分的比较

风险因素 [a]		欧洲心脏手术风险评估系统	美国胸外科医生协会风险评分	原始帕森内特分数
人口学特征变量	年龄	×	×	×
	性别	×	×	×
	种族		×	
	身体构成		×	×
合并症	糖尿病	×	×	
	慢性肺疾病	×	×	
	脑血管疾病		×	
	肾功能损害	×	×	×
	外周动脉疾病	×	×	
	免疫功能低下		×	
心血管病史	高血压		×	×
	心律失常		×	
	心力衰竭	×	×	
	肺高压	×		
	心脏手术史	×	×	×
	左心室功能	×	×	×
	冠状动脉解剖或相关疾病		×	
	瓣膜疾病		×	
	经皮冠状动脉介入治疗史		×	×
	左心室室壁瘤			×

（续表）

风险因素 [a]		欧洲心脏手术风险评估系统	美国胸外科医生协会风险评分	原始帕森内特分数
心血管病史	心肌梗死史	×	×	
	心内膜炎	×	×	
临床状态	术前主动脉内球囊泵		×	×
	术前危重症史	×	×	
	心绞痛	×	×	
	急诊手术	×	×	×
其他	灾难性状态			×
	其他罕见情况			×
	活动能力差	×		

a. 每个因素的定义因使用的风险分数而异。关于每个风险因素的定义的完整描述，请读者参阅原始文章

九、从数据库到床旁实践

如上文所述，很明显，没有任何单一风险评分能准确估计所有患者风险且始终优于其他评分系统。

EuroSCORE Ⅱ 和 STS 风险评分系统都在多个队列人群中表现出良好的区分度、校准度和普适性。虽然有众多研究对各种不同风险评分系统进行了比较，但随着时间的推移，对不同评分系统的持续更新使我们很难跟踪所有可能的比较。此外，AUC 值之间的微小差异也很难通过临床结局来解释。例如，在 2016 年一项研究纳入了近 12 000 名接受心脏手术的患者中，EuroSCORE Ⅱ 和 STS 风险评分具有相似的区分度，在同一队列的患者中 AUC 值分别为 0.84 和 0.85 [19]。

因此，我们面临的问题是应该使用哪种风险评分系统，以及何时使用。EuroSCORE Ⅱ 和 STS 评分系统都具有的优点是，对最初版本进行持续更新，使用并持续开发来自多个医疗机构的大型数据库，并且可以通过免费的在线计算器轻松使用。两种评分系统也都有完善的文档，清楚地定义了风险因素和目标临床结局，有助于评分系统在不同用户中的使用更可靠。尽管如此，EuroSCORE Ⅱ 和 STS 之间还是有一些值得强调的区别。首先，STS 可以计算死亡率以外的其他几种临床结局事件发生的概率。这是一个很重要的优势，因为对于许多患者来说，发生永久性脑卒中可能和死亡一样不可接受。其次，EuroSCORE Ⅱ 可应用于各种复杂的心脏外科手术，因为它包含了更多复杂且详细的手术信息。例如，人们可以使用 EuroSCORE Ⅱ 计算双瓣膜置换术和冠状动脉旁路移植术后的预测死亡率，而使用 STS 分数则无法实现。因此，对于要接受"非传统"手术的患者来说，EuroSCORE Ⅱ 可能是一个更灵活的评分工具。

十、特定人群的风险评分

对于一些亚群患者，上述两种风险评分方法可能都不太适用。其中一个重要的例子是成人先天性心脏病修复后再次手术，由于病变范围、病理情况的多样性及每个特定手术的相对罕见性，为这类人群制订一个风险评分往往极具挑战。此外，就算两个具有类似病理特征的患者（如法洛四联症），他们在年龄、合并症和心脏疾病的后遗症等方面都完全不同。因此，尝试使用儿童人群现有的心脏手术风险评分系统或为成人制订的针对更常见心脏手术的风险评分，如冠状动脉疾病评分系统，对这类亚群进行预测是不可取的，并会导致对风险预测的准确性也不一致。虽然有文献报道了一种结合了既往心脏手术风险评分的新评分系统具有良好的预测能力 [20]，但尚需得到更广泛的多中心验证。

另一个需要特殊考虑的亚人群的例子是经导管主动脉瓣置换术（transcatheter aortic valve replacement, TAVR）的患者。很多考虑进行 TAVR 手术的患者往往被认为是传统开胸行主动脉瓣置换术高风险的人群，但同时 TAVR 手术本身可能涉及的生理应激比标准的开胸手术低得多。因此，对于将传统的心脏外科手术风险评分应用于 TAVR 术后，发现其对患者的预测效果不佳也是预料之中的事 [21]。随着经导管手术总体比率不断增加，亟须开发更好的风险评分来估计这类手术患者的风险。为了满足这一需求，目前已开发了一些针对 TAVR 的风险评分系统，如 OBSERVANT [22] 和 TAVI2-SCORe [23]。虽然这些评分系统前景较好，但它们在外部验证中的表现并不一致，仍需进一步研究 [24]。

十一、临床结局：不仅仅只是死亡率

虽然大多数心脏手术患者的术前风险评分都集中于预测死亡率方面，越来越多人也关注与患者、医疗机构、管理者和医疗费用相关的其他临床结局。为了反映这一趋势，现在 STS 风险计算器也对其他临床结局风险进行了评估，例如住院时间延长或急性脑卒中。

简单地使用一个既定的风险评分系统来预测一个新的临床结局往往也是有问题的。如上所述，将以前开发的风险评分调整以适应新的特定亚组人群，如 TAVR 患者和接受过先天性心脏病手术修复的患者，往往会导致预测效果不理想。同样的问题也表现在使用一种风险评

分来预测不同的临床结局。有许多研究调查了现有的风险评分在预测不同临床结局中的应用，如危重患者的住院时间和住院费用[25-27]。然而，即使这些研究可能显示风险评分在不同情况下具有良好的使用前景，但单一研究并不能验证该风险评分在新的临床情景下的应用效度，因此在以这种方式进行评分时必须谨慎处理[28]。

鉴于上文提及仅通过对现有风险评分进行简单调整以预测不同的临床结局会带来问题，越来越多的工作致力于为特定的临床结局开发专门的风险评分。例如，一些研究已经制订了预测心脏手术后需要透析的严重急性肾损伤的风险评分[29-33]。然而，这些风险评分在其他队列人群中应用效度有限，因此很难被广泛推荐使用。

十二、风险评分和未来展望

风险评分的主要局限性之一是它们使用从大型队列研究人群中收集的预测信息来推断单个患者的临床情况。因此。无论该风险评分包括了多少种风险因素，仍然需要考虑对单个患者的普适性。为了实现更个体化的评分，人们正推动纳入生物标志物来补充预后评估。生物标志物允许临床医生识别亚临床疾病，并对临床现象提供定量测量。目前正在研究肌钙蛋白或 B 型钠尿肽等生物标志物能否能够增强现有心脏手术风险评分效力，但尚未用于常规临床实践[34]。

风险评分是基于患者在术前的某一时刻对可能出现风险进行评估，所以是一种静态衡量方式。实际上，患者的预期风险在围手术期是时刻变化的。例如，简单通过增加体外循环的时间，通常会大大增加患者出现相关并发症风险的预后额外信息。无论 STS 还是 EuroSCORE 的风险预测模型都没有纳入术中变量，而这些变量可能对患者的术后进展有深远的影响。随着信息技术在医疗领域的普及，我们可以预见，随着更多临床信息的积累，如体外循环时间、血流动力学信息和自动化工具可对最初的术前风险评分在整个围手术期中进行具体调整。

最后，手术的目的不仅是为了避免脑卒中或死亡，而是要减轻症状和改善患者生活质量。如残疾、身体功能、独立进行日常活动的能力和无残疾生存等结局对患者至关重要，但这些临床结局在目前的风险评分预测中并无涵盖。具体而言，如果一个患者术后可能存在无独立生活能力的重大风险，那么他可能不会对手术感兴趣。临床医生在围手术期进行此类讨论的预测工具的需求尚未得到满足[35]。

总之，风险评分仍是帮助医护人员整合临床信息，并对围手术期风险定量评估的有效临床工具。虽然本章我们已讨论了风险评分工具的原理和方法，但问题是更好地估计临床风险是否真的那么重要。要证明风险评分真的改变了临床实践或临床结局是非常困难的，部分原因是很少有人能证明围手术期进行的干预措施可以真正改善患者的临床结局。尽管如此，即使缺少研究证明对术后结局的影响，风险评分工具依旧可以帮助临床医生向患者传达有关围手术期预期风险的信息。如果我们要走向一个强调医患共享决策的医疗服务模式，那么我们必须努力向患者提供更准确的不良事件风险评估，而风险评分正是实现这一目标不可或缺的工具。

第3章　接受抗血栓药物治疗的心脏外科患者的围手术期管理

Perioperative Management of Cardiac Surgical Patients Receiving Antithrombotic Agents

Pulkit Bhuptani　Alexander T. H. Suen　C. David Mazer　著

陈友伟　姜　涛　黄世伟　译

要点

◆ 在心脏手术前，适当的围手术期抗血栓治疗是必要的，以达到预防血栓形成和减少手术出血之间的最佳平衡。

◆ 围手术期是否进行抗血栓治疗及持续多久，取决于血栓形成和出血风险的持续时间和程度、药物的半衰期和患者的肾功能。

◆ 围手术期血栓形成风险最高的患者需要桥接使用肠外抗凝血药（如低分子肝素）进行抗凝治疗。

◆ 围手术期出血的处理可能需要多学科协作，结合预防策略、止血剂、血液制品和逆转剂。

◆ 常规实验室检查（如 APTT 和 INR）可能检测到新型口服抗凝药（NOAC）的存在，但正常结果并不完全排除残余抗凝作用，可能需要专门的测试。

◆ 术后恢复抗血栓治疗取决于患者出血和血栓形成的风险。在大多数情况下，这种治疗可以在止血后 1～2 天恢复。

主要有两类抗血栓药物，即抗血小板药与抗凝药。接受心脏手术的抗血栓治疗患者的管理具有挑战性，因为暂时停用此类药物会增加血栓形成的风险。另外，心脏手术是一种高度侵入性的外科手术，与出血风险相关，而出血风险可被抗血栓药物放大。在降低血栓形成/栓塞风险和最小化围手术期出血风险之间寻求最佳平衡是至关重要的。

实现血栓形成和出血之间的临床平衡最近变得更具挑战性，主要是由于几种新型直接口服抗凝血药的引入和广泛使用。虽然这些新型药物具有更可预测的抗凝作用和更短的起效/抵消作用，但由于目前并非所有药物都能获得拮抗药，因此它们在围手术期管理上带来了一个难题。因此，越来越多的服用抗血小板药物、抗凝血药或两者联合治疗的患者接受手术治疗。心脏外科抗血栓治疗的围手术期管理需要考虑患者服用的特定药物（抗血栓药物概述见表 3-1），个体化的血栓形成和出血风险，以及是否需要临时桥接。

一、围手术期注意事项

围手术期抗血栓治疗的指导原则是，确保干预使用抗凝药，使手术时药物暴露最小化，并小心地重新导入，使得出血风险忽略不计。

表 3-1　抗血栓药物概述

药物类型	具体药物	临床适应证	剂　量	作用机制	肾清除率	起效时间	半衰期[a]
直接口服抗凝药	阿哌沙班	心房颤动	2.5mg 或 5mg，bid	Xa 因子抑制药	25%	3～4h	8～17h
		VTE 治疗	10mg，bid，×7 天之后 5mg，bid				
		VTE 预防	2.5mg，bid				
	贝曲沙班	VTE 预防	160mg，×1 天，之后每天 80mg，或 80mg×1 天，之后每天 40mg	Xa 因子抑制药	11%	3～4h	19～27h
	依度沙班	心房颤动	每天 30mg 或 60mg	Xa 因子抑制药	50%	1～2h	10～14h（CCr＞50ml/min）
		VTE 治疗					
	利伐沙班	心房颤动	每天 15mg 或 20mg	Xa 因子抑制药	33%（活性药物）	1～3h	7～15h
		VTE 治疗	15mg，bid×3 周，之后每天 20mg				
		VTE 预防	每天 10mg				
	达比加群	心房颤动	110mg 或 150mg，bid	直接凝血酶抑制药	80%	1～3h	7～35h
		VTE 治疗					
		VTE 预防	110mg×1 天，之后每天 220mg				
维生素 K 拮抗药	华法林	血栓栓塞并发症（治疗或预防）	变化：每天 2～10mg	维生素 K 环氧化物还原酶（凝血因子 Ⅱ、Ⅶ、Ⅸ、Ⅹ）	活性药物的最小肾清除率	4h（治疗范围内，间隔 3～7 天测量 INR）	20～60h
抗血小板药	阿司匹林	CAD PVD 脑卒中预防 心房颤动 瓣膜手术	80～325mg	不可逆的 COX-1 和 COX-2 抑制药	少量	1h	3h 血小板功能受损最长可达 7 天
	阿司匹林-双嘧达莫（ASA/DIP）	预防脑卒中	25/200mg，bid	双嘧达莫：抑制血小板摄取腺苷	极少量	1～2h	ASA：3h DIP：10～12h 血小板功能受损最长可达 7 天
	氯吡格雷	CAD PVD 预防脑卒中	负荷量：300～600mg，之后每天 75mg	不可逆的血小板阻断 P2Y$_{12}$ 腺苷受体成分	极少量	2h 负荷量	6h 药物作用在停药后 5 天消失
	普拉格雷	ACS	负荷量：60mg，之后每天 5mg 或 10mg			＜30min 负荷量	7h 药物作用在停药后 5～9 天消失
	替卡格雷		负荷量：180mg，之后 90mg，bid			30min 负荷量	58% 的抗血小板活性达 24h，10% 的达 110h
	阿替单抗	ACS PCI	负荷量：0.25mg/kg，之后 0.125μg/（kg·min）（最大：10μg/min）	通过 GPⅡb/Ⅲa 受体抑制血小板	极少量	10min	30min～4h
	依替巴肽		负荷量：180μg/kg，静脉注射（最大量 22.6mg），之后 1～2μg/（kg·min），根据肾功能调节		大量	5min	4～8h

（续表）

药物类型	具体药物	临床适应证	剂　量	作用机制	肾清除率	起效时间	半衰期[a]
	阿加曲班	HIT PCI	0.2~2μg/（kg·min），之后根据 APTT 滴定给药	可逆凝血酶抑制药	极少量	快速起效	40~50min 180min 肝功能异常
	达那肝素	骨科、腹部或胸部手术后 VTE 预防	750U，SC，q12h	Ⅱa 与 Ⅹa 因子抑制药	大量	4~5h 活性达峰值	25h（肾功能不全或可达 35h）
		HIT 治疗	负荷量：1250~3750U，IV，之后 150~400U/h 或 3000~5250U/d，SC，div，q8~12h				
		HIT 患者 VTE 预防	750~1250U，SC，q8~12h				
	磺达肝癸钠	VTE 预防	2.5mg，SC，每天	Ⅹa 因子抑制药	77% 的药物以原型清除	2~3h 达峰值活性	17~21h（肾功能不全与老年人时间延长）
		VTE 治疗	5~10mg，SC，每天				
		ACS	2.5mg，SC，每天				
胃肠外抗凝血药	低分子肝素 达肝素（D）依诺肝素（E）亭扎肝素（T）	VTE 预防	D：2500~7500U，SC，q24h E：40mg，SC，q24h 或 30mg，SC，q12h T：整形手术抗Ⅹa75U/kg，每天；普外手术抗Ⅹa3500U/kg，每天	Ⅱa 与 Ⅹa 因子抑制药（较高的 Ⅹa 活性比率）	D、E 与 T：主要通过肾脏清除	D：1~2h E：3~5h T：4~6h 达峰值	D：3~5h（SC）E：4.5~7h T：82min[a] 肾功能不全患者半衰期延长
		VTE 治疗	D：100U/kg，SC，q12h 或 200U/kg，SC，q24h E：1mg/kg，SC，q12h 或 1.5mg/kg，SC，q24h T：175U/kg，SC，每天				
		ACS	D：120U/kg（最大 10 000U），SC，q12h E：0.75~1mg/kg，SC，q12h				
		机械心脏瓣膜桥接	D：100U/kg，SC，q12h				
	普通肝素	VTE 预防	5000U，SC，q8~12h	凝血酶因子（Ⅱa）抑制药和较小程度的因子Ⅸa、Ⅹa、Ⅺa 和Ⅻa 抑制药	治疗剂量下的最小肾脏清除。肾脏清除可能在大剂量下发挥作用	IV：即刻 SC：20~30min	1~2h
		VTE 治疗	IV：单次剂量，18U/（kg·h），之后滴定到目标 APTT SC：333U/kg，之后 250U/kg，q12h				
		心房颤动	静脉输注维持 APTT，相当于 0.3~0.7U/ml 抗Ⅹa 活性				
		ACS	静脉单次注射，12U/（kg·h），之后滴定到目标 APTT				

a. 半衰期作为范围提供，因为其是可变的，主要取决于肾功能

ACS. 急性冠状动脉综合征；CAD. 冠状动脉疾病；COX. 环氧化酶；CCr. 肌酐清除率；GP. 糖蛋白；HIT. 肝素诱发血小板减少；PCI. 经皮冠状动脉介入治疗；PVD. 外周血管疾病；SC. 皮下；VTE. 静脉血栓；bid. 每天 2 次；q12h. 每 12 小时 1 次；q8~12h. 每 8~12 小时 1 次；q24h. 每 24 小时 1 次

不同的患者及药物特征决定了不同的管理方法。不幸的是，目前缺乏可靠和易于获得的实验室检查，能够量化多种抗血栓药物的暴露。此外，市场上还没有立即逆转所有使用中抗凝药的拮抗药。鉴于此，心脏手术患者围手术期服用这些药物在很大程度上取决于以下因素。

- 患者使用的药物类型（不同的药代动力学 / 药效动力学特征）。
- 患者的肾功能。
- 手术操作的出血风险。
- 患者合并症。
- 患者出血风险。
- 患者血栓栓塞风险。
- 最后一次血栓栓塞发生的时间。
- 患者使用椎管内麻醉。

二、围手术期管理：抗血小板药物

大多数抗血小板药物是通过不可逆地与血小板结合而起作用的，因此它们的作用只有在血小板再生后才会完全消失，这可能需要 7～10 天的时间。替卡格雷是一种可逆的血小板抑制药，其特异性逆转剂正在研发中。

围手术期是否继续抗血小板治疗取决于患者潜在心血管疾病的严重程度，以及近期冠状动脉支架的放置情况。

- 接受冠状动脉旁路移植心脏手术的患者被认为在缺乏抗血小板治疗的情况下有发生心血管事件的高风险；因此，这些患者通常继续服用阿司匹林。
- 对于接受双重抗血小板治疗（dual antiplatelet therapy，DAPT）的患者，通常的建议是在手术前（表 3-2）服用 $P2Y_{12}$ 受体拮抗药 3～7 天，并继续服用阿司匹林。
- 对于需要手术的冠状动脉支架患者，指南建议裸金属支架患者手术延期至少 6 周，药物洗脱支架患者手术延期 3～6 个月。这是为了确保支架内皮化有足够的时间，降低支架血栓形成的死亡率。
- 对于裸金属支架放置时间超过 6 周或药物洗脱支架放置时间超过 6 个月的患者，建议继续服用阿司匹林，并在术前适当的时间间隔暂时停用噻吩吡啶（表 3-2）。
- 如果需要紧急手术，通常的建议是在围手术期继续双抗治疗，因为支架血栓形成的风险很高。

表 3-2　择期术前抗凝血药 / 抗血栓药物干预

药物类型	具体药物	肌酐清除率（ml/min）	择期手术前停止用药时间	手术前跳过剂量（不包括手术日）
直接口服抗凝药	阿哌沙班（每天 2 次）	> 50	3 天	4
		30～50	4 天	6
		15～29	5 天	8
		< 15	考虑血液科医生会诊	—
	贝曲沙班（每天 1 次）	> 30	4 天	3
		< 30	考虑血液科医生会诊	—
	依度沙班（每天 1 次）	> 30	3 天	2
		< 30	考虑血液科医生会诊	—
	利伐沙班（每天 1 次）	> 30	3 天	2
		< 30	4 天	3
	达比加群（每天 2 次）	> 50	3 天	4
		30～50	5 天	8
		< 30	7 天	12

（续表）

药物类型	具体药物	肌酐清除率（ml/min）	择期手术前停止用药时间	手术前跳过剂量（不包括手术日）
维生素K拮抗药	华法林	—	6天	5
抗血小板药	阿司匹林（每天1次）	—	• 5~7天 • 无冠状动脉、脑血管或周围血管疾病的患者	6
			• 已知合并冠状动脉、脑血管或外周血管疾病的患者无须中断	0
	氯吡格雷	—	• 5~6天 [a, b] • 2~3天，根据手术的紧急程度或其他高风险特征	5
	普拉格雷	—	• 7~8天 [a, b]	7
	替卡格雷	—	• 5~6天 [a, b] • 2~3天取决于手术的紧迫性或其他高风险特征	10
	阿昔单抗Ⅳ	—	• 24~48h	—
	依替巴肽	—	• 手术前3~4h停止输液	—
胃肠外抗凝血药	达那肝素	≥30	5天	4
		<30	考虑血液科会诊	
	璜达肝癸钠	≥30	4~5天	4
		<30	考虑血液科会诊	
	• 低分子肝素 • 达肝素（D） • 依诺肝素（E） • 亭扎肝素（T）	≥30	**预防剂量** • 手术前一天上午给予，手术当天停用 **治疗剂量** • 手术前24h给予每日总剂量的一半 • 如果每天2次给药的患者仅在手术前上午给药，停止晚上给药	—
		<30	建议咨询血液科	
普通肝素	普通肝素预防剂量		• 手术当天停用	—
	治疗剂量	—	• 肝素皮下注射：术前24h，上午给予全天的半量，晚上停止使用	—
	按照计算剂量静脉输注		• 患者去手术室前停止使用肝素	
	阿加曲班	—	• 术前4h停药 • 肝功能不全患者延长停药时间	—

这些建议适用于可安全停用上述抗血栓药物，等待择期手术的患者。目标是确保患者在手术时药物暴露率 < 10%

a. 高危特征包括严重左主干冠状动脉狭窄、高危三支血管疾病、近期裸金属支架或药物洗脱支架。考虑咨询患者的心脏科医生

b. 一般情况下，在替卡格雷或氯吡格雷停药72h的情况下进行紧急心脏手术是可以接受的，如果情况允许，甚至更短的时间（24~48h）也是可以接受的。对于急诊患者，使用抗血小板药物手术的好处可能大于出血的风险

改编自参考文献 [1, 2]

三、术前管理：抗凝药

（一）估计血栓栓塞风险

美国胸科医师学会的指南将患者分为以下血栓风险类别。

- 高风险（每年发生血栓事件的风险＞ 10%）。
- 中风险（每年 5%～10% 的血栓事件风险）。
- 低风险（每年发生血栓事件的风险＜ 5%）。

较高的血栓栓塞风险使得缩短停用抗凝药的时间及在适用的情况下考虑桥接抗凝都是必要的（表 3-3）。在可能的情况下，如果不是紧急情况，考虑推迟手术。低血栓栓塞风险的患者通常不需要桥接抗凝治疗，在手术前几天暂时停止抗凝治疗是安全的。

1. **心房颤动**　CHADS2 评分是临床实践中最常用的评估心房颤动患者血栓栓塞风险的工具[3]。CHADS2-VASC 评分更能区分低风险人群（CHADS2 评分为 0 的患者）中的风险，因为它可以解释前者没有捕捉到的其他因素（表 3-4）。

2. **静脉血栓栓塞**　在有静脉血栓栓塞（venous thromboembolism，VTE）病史的个体中，发生另一个血栓栓塞事件的风险主要取决于患者最初发作的时间间隔。风险分级如下。

- 高风险：血栓栓塞事件发生在 3 个月前。
- 中风险：血栓栓塞事件发生在 3～12 个月。
- 低风险：血栓栓塞事件发生超过 12 个月。

有血栓形成倾向病史的患者根据其特殊情况的性质可分为高风险或中风险（表 3-3）。

3. **人工心脏瓣膜**　华法林是预防人工瓣膜患者血栓栓塞并发症的主要长期口服抗凝血药。由于血栓栓塞事件的风险增加，以及术后早期出血较多的可能性，此类患者中禁止使用口服直接凝血酶抑制药。

在机械瓣膜患者中，血栓栓塞的风险取决于瓣膜的位置和类型，以及他们是否经历过近期血栓事件。一般来说，二尖瓣或三尖瓣机械瓣膜的患者发生血栓的风险高于主动脉瓣。某些类型的老式主动脉瓣（如笼形球阀或倾斜盘瓣），也将患者置于最危险的分层中。参见表 3-3 关于桥接抗凝的具体建议。

（二）出血风险评估

体外循环心脏手术属于高出血风险手术，2 天内大出血的风险估计为 2%～4%[4]。

患者自身的危险因素也可能导致心脏手术相关的出血风险。评分系统有助于量化接受抗血栓治疗的患者发生大出血的风险，并确定在手术前对可变的风险因素进行干预。出血风险评分越高，围手术期抗凝药停用的必要性就越高。

HAS-BLED 评分（表 3-5）或类似的出血评分系统可用于确定患者的出血风险。值得注意的是，目前还没有出血评分系统被证实可用于围手术期。

表 3-3　择期心脏手术患者桥接建议

风险分层	口服抗凝治疗适应证			桥接建议
	心脏机械瓣膜	心房颤动	静脉血栓栓塞	
高风险	• 任何机械二尖瓣或三尖瓣假体 • 任何笼状球体或倾斜盘状主动脉瓣假体 • 近期（6 个月内）脑卒中或短暂性脑缺血发作	• CHADS2 评分 5 分或 6 分 • 近期（3 个月内）脑卒中或短暂性脑缺血发作 • 风湿性心脏瓣膜病	• 近期（3 个月内）静脉血栓栓塞 • 严重血栓形成倾向（如蛋白 C、蛋白 S 或抗凝血酶、抗磷脂抗体缺乏或多种异常）	是
中风险	• 双叶机械主动脉瓣假体和下列其中一种：心房颤动，既往脑卒中或短暂性脑缺血发作，高血压，糖尿病，心力衰竭，年龄＞ 75 岁	• CHADS2 评分 3 分或 4 分	• 过去 3～12 个月发生静脉血栓栓塞 • 非严重的血栓形成倾向（如杂合因子 V Leiden 或凝血酶原基因突变） • 反复发生的静脉血栓栓塞 • 活动性癌症（6 个月内治疗或姑息治疗）	一般不需要，尤其是中等风险心房颤动。根据患者的具体情况，权衡风险与益处，做出决定
低风险	• 双叶机械主动脉瓣假体无心房颤动，无其他脑卒中危险因素	• CHADS2 评分 0～2 分（既往无脑卒中或短暂性脑缺血发作）	• 单次静脉血栓栓塞发生时间＞ 12 个月，无其他危险因素	否

改编自参考文献 [1]

表 3-4　CHADS2 评分与 CHADS2-VASC 评分

CHADS2 评分△	分　数	CHADS2-VASC 评分#	分　数
C= 充血性心力衰竭 *	1	C= 充血性心力衰竭 *	1
H= 高血压	1	H= 高血压	1
A= 年龄	1	A= 年龄 65—74 岁 = 年龄 ≥ 75 岁	1 2
D= 糖尿病	1	D= 糖尿病	1
S= 既往脑卒中或短暂性脑缺血发作	2	S= 既往脑卒中或短暂性脑缺血发作	2
* 心力衰竭病史、心力衰竭的临床表现或显示左心室射血分数降低的心脏显像		VASC= 血管疾病病史	1
		女性性别 =1 分	1

△ 针对 CHADS2 评分

分　数	脑卒中年风险
1	2.8%
2	4.0%
3	5.9%
4	8.5%
5	12.5%
6	18.2%

针对 CHADS2-VASC 评分

分　数	脑卒中年风险	分　数	脑卒中年风险
1	1.3%	6	9.8%
2	2.2%	7	9.6%
3	3.2%	8	6.7%
4	4%	9	15.2%
5	6.7%		

表 3-5　HAS-BLED 评分

HAS-BLED 评分	分　数
H= 高血压（收缩压 > 160mmHg）	1
A= 肾功能异常（透析、肾移植或 SCr > 200μmol/L）或肝功能异常（肝硬化或胆红素 > 2×ULN 合并 AST/ALT/ 碱性磷酸酶 > 3×ULN）（每个 1 分）	1 或 2
S= 脑卒中	1
B= 出血史（如贫血、出血体质）	1
L= 不稳定的 INRS（易变或不稳定的 INRS）	1
E= 高龄（> 65 岁）	1
D= 药物（联合抗血小板或抗凝药）或饮酒史（每个 1 分）	1 或 2
总分 ≥ 3 分表明患者存在出血的高风险	最高分 =9

抑制血小板功能的药物通常在心脏手术前停用，以减少出血风险，如非甾体抗炎药（non-steroidal anti-inflammatory drug，NSAID）和具有抗凝或抗血小板特性的补充剂 / 草药产品

（三）确定抗血栓中断的时间

表 3-2 指出了在择期手术前中断这些药物的建议时间。这主要取决于特定药物的清除半衰期和患者的肾功能，尤其是那些通过肾脏广泛清除的药物。

（四）确定是否需要桥接抗凝

桥接抗凝通常指，大多数停用抗凝药的情况下，在手术前短期内使用低分子肝素。桥接的目的是缩短高血栓栓塞风险患者抗血栓治疗中断的时间，从而降低围

手术期血栓事件的风险[3]。表 3-3 可作为一般指南，将患者分为三个风险类别之一，以最终确定是否需要桥接治疗。

四、抗血栓治疗围手术期出血的处理

尽管术前停止了抗血小板和抗凝血药治疗，但患者仍存在没有充分优化而进入手术室的情况，或者他们可能需要危急 / 紧急手术，这可能带来术中止血管理的挑战。治疗的主要方法是使用血液成分或衍生物，然而，一些抗凝血药也可以用于靶向治疗。

对于因凝血因子缺乏导致出血的患者，输注血浆或相关血液制品是合理的，并在大量输血方案中确立。对于那些具有特定因子缺乏的患者，在可用的情况下使用分离血液制品可能比将患者暴露于与血浆相关的同种异体并发症中更安全。对于紧急的华法林逆转，建议使用凝血酶原复合物（prothrombin complex concentrate，PCC），因为它含有凝血因子 Ⅱ、Ⅸ、Ⅹ，在某些配方中含有凝血因子 Ⅶ。如果 PCC 不可用，并且出现严重出血，则可考虑输注血浆。尚未发现预防性给予血浆可减少失血或输血需求。

许多患者目前正在口服直接凝血酶和因子 Ⅹa 抑制药，以预防心房颤动、脑卒中和治疗静脉血栓栓塞。最新的 CHEST 指南推荐达比加群、利伐沙班、阿哌沙班或依度沙班，而不是维生素 K 拮抗药治疗 VTE 和非癌症患者。然而，与华法林相反，这些新型口服抗凝血药（NOAC）基本上没有有效的逆转剂。目前，只有艾达司珠单抗可逆转直接凝血酶抑制药达比加群。该单克隆抗体片段与达比加群结合具有较高的亲和力和特异性。在接受达比加群治疗且出血不受控或需要紧急手术的患者中，一项多中心、前瞻性、单队列研究证明了艾达司珠单抗 5g 的有效性和安全性。

23% 的患者在 12～24h 出现凝血时间延长的复发，2% 的患者出现出血，提示血管外达比加群的重新分布和需要额外的拮抗药剂量。因子 Ⅹa 抑制药的逆转药正处于不同的研发阶段。当由于危及生命或无法控制的出血而需要逆转抗凝治疗时，Andexanet alfa 被批准用于使用利伐沙班和阿哌沙班的患者。Andexanet alfa 是一种无内在活性的 Ⅹa 因子重组物，与阿哌加班、利伐沙班和依度沙班结合，并能降低抗氧化酶 Ⅹa 活性。目前的数据表明，Andexanet alfa 也可能抑制贝曲沙班的抗 Ⅹa 因子活性。Ciraparantag 是一种用于 Ⅹa 抑制药、直接凝血酶抑制药和普通低分子肝素的通用抗凝逆转药。虽然 Ciraparantag 干扰凝血酶原时间和抗凝血因子 Ⅹa 测定，但在给予依度沙班的健康患者中，它能够在 30min 内使全血凝结时间恢复到基线水平。

因子 ⅩⅢ 是纤维蛋白交联和稳定所必需的。手术患者的出血量增加，活动水平＜ 60%，体外循环后减少30%～50%。然而，在最近的第二阶段，大型多中心随机对照试验中，体外循环后补充因子 ⅩⅢ 水平并不能降低中等风险心脏手术的输血率。

重组 Ⅶa 因子用于血友病、抑制性抗体和先天性因子 Ⅶ 缺乏症患者。在临床试验中，对心脏外科出血患者输血需求的研究结果相互矛盾。Simpson 等参考Cochrane 综述发现，在没有血友病的外科患者中，因子 Ⅶa 减少了输血和失血，但血栓栓塞事件有增加的趋势[5]。目前的指南建议，如果出血对常规止血治疗无效，可以考虑使用重组 Ⅶa 因子[6]。

图 3-1 显示了抗血栓药物治疗出血患者的术中算法。通过可靠的实验室测试以量化暴露的抗血栓药物目前还没有广泛应用。表 3-6 是解释哪些实验室标记可以用作替代物的粗略指南。

五、术后管理

是否恢复抗血栓治疗在很大程度上取决于心脏手术后患者的出血风险。抗血小板治疗和静脉血栓栓塞预防可在术后 12～24h 恢复，前提是充分止血。由于华法林可能需要几天时间才能达到完全的治疗效果，因此通常在术后 12～24h 恢复，预计 3～5 天即可达到治疗效果。

可能延迟抗血栓起始时间的因素如下。

- 术中大出血。
- 需再次手术指征。
- 胸管引流较多血液。
- 严重的血小板减少。
- 危急的需要进一步侵入性手术，如永久性起搏器植入、胸腔引流、心包积液引流。
- 心外膜起搏器导线或其他装置（如主动脉内球囊泵）取出的预期延迟。

如果患者有较高的血栓栓塞风险，并且尚未达到止血效果，则应考虑机械性静脉血栓栓塞预防。

心脏手术后需要用治疗剂量的低分子肝素或静脉肝素进行桥接抗凝治疗的患者，从手术开始的 24～48h 不得重新开始抗凝治疗，权衡需要干预的心包积液等大出血风险与预防血栓栓塞事件的益处。

对于术前因非瓣膜性房颤适应证而使用 DOAC 的患者，术后恢复通常至少延迟 48h。这是为了平衡这类药物快速起效的充分抗凝作用，以及出血和血栓形成的风险。

表 3-7 概述了心脏瓣膜病手术患者推荐的抗血栓药

物。只有血栓栓塞并发症风险最高的患者（主要是机械性二尖瓣患者）在术后即刻桥接。对于其余绝大多数需要用维生素 K 拮抗药抗凝的患者，术后开始使用华法林，因为该药物达到完全抗凝效果至少需要 3 天。这一时间窗口允许对出血并发症进行更密切的监测，并有助于安全实施手术，例如拆除心外膜起搏器导线。

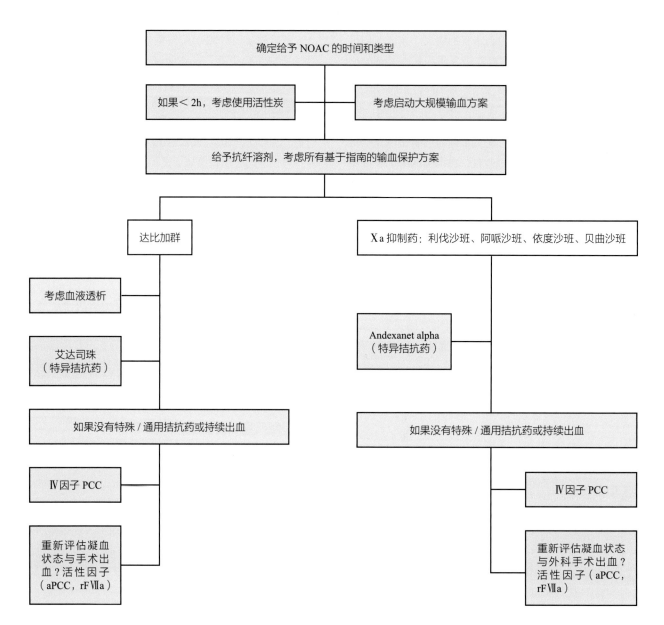

▲ 图 3-1　术中抗血栓药物治疗出血患者的处理原则

NOAC. 新型口服抗凝药；PCC. 凝血酶原复合物；aPCC. 活化 PCC；rFⅦa. 重组Ⅶ a 因子

表 3-6　口服抗凝血药患者凝血试验的说明[2]

药 物	实验室检查					
	凝血酶原时间（PT）/国际标准化比值（INR）	活化部分凝血活酶时间（aPTT）	凝血酶凝血时间（TCT）	抗 Xa 因子水平	稀释凝血酶时间	蛇静脉酶凝结时间（ECT）
阿哌沙班	最小影响	剂量依赖性影响	无影响	↑↑[a]	无影响	无影响
达比加群	↑	↑↑ 非线性增加	↑↑↑	无影响	↑↑[a]	↑↑
依度沙班	最小影响	剂量依赖性影响	无影响	↑↑[a]	无影响	无影响
利伐沙班	↑	剂量依赖性影响	无影响	↑↑[a]	无影响	无影响
华法林	↑[a] 剂量依赖性增加	↑ 非线性增加	不建议常规监测影响效果			

a. 首选检测
改编自参考文献 [7]

表 3-7　心脏瓣膜手术后患者的抗凝治疗

瓣膜类型	瓣膜位置	血栓风险增加[a]	抗血小板	抗 凝[b]	桥接需求	华法林 INR 目标
组织/生物瓣膜	主动脉瓣	否	从术后第 1 天开始，对所有类型的瓣膜每天服用 75～100mg 阿司匹林	通常不推荐 对于出血风险较低的患者可以考虑使用 3～6 个月	否	2.5（2.0～3.0）
	主动脉瓣	是			否	2.5（2.0～3.0）
	二尖瓣置换/修补	—		建议低出血风险的患者使用 3～6 个月	否	2.5（2.0～3.0）
机械瓣	主动脉瓣	否	从术后第 1 天开始，对所有类型的瓣膜每天服用 75～100mg 阿司匹林	华法林开始于术后第 1 天 如果在 ICU 和（或）潜在的侵入性手术中，可以用低分子肝素或静脉肝素抗凝代替华法林	否	3.0（2.5～3.5）
	主动脉瓣	是			需要，通常从术后第 1 天或第 2 天开始，这取决于风险和收益	
	二尖瓣	—				

a. 血栓风险增加包括以下一种或多种情况：心房颤动、既往血栓栓塞、左心室功能不全、高凝状态或旧一代机械性 AVR（如球笼式）或多个机械瓣膜
b. 机械瓣膜患者不应使用口服直接凝血酶抑制药进行抗凝治疗
改编自参考文献 [8-10]

第 4 章　快通道心脏麻醉与早期气管拔管
Fast-Track Cardiac Anesthesia and Early Tracheal Extubation

Janet Martin　Davy C. H. Cheng　著

李雪霏　译

要点

◆ 以早期气管拔管和出院为目标的快通道管理是目前心脏外科麻醉的常规标准。除非有特殊情况，否则所有患者都应接受快通道心脏麻醉和早期拔管。

◆ 快通道医疗是贯穿整体医疗的一套完整方案，包括合理应用小剂量阿片类药物（舒芬太尼、芬太尼）或短效阿片类药物（瑞芬太尼）、其他短效麻醉药和镇静药（吸入或静脉麻醉药、苯二氮䓬类药物）的"快通道"麻醉，目标通常是术后 1~6h 拔管。

◆ 快通道心脏麻醉只是医疗的一个组成部分，它本身并不能保证在没有其他辅助医疗手段的情况下缩短住院时间和减少并发症。它始于合适的术前计划和患者情况优化，基于患者的快通道心脏麻醉，适当低温或正常温度下手术技术，以及序贯的术后监测、气管拔管和出院。

◆ 多模式的术后镇静和镇痛管理也是快通道心外科医疗的一个组成部分。专业的心脏术后恢复单元可以最大限度地实现快通道方案和患者周转，以实现在普通重症监护单元中较难协调的效率。

一、快通道心脏麻醉的原理

"快通道"心脏麻醉和恢复是指在心脏手术期间和术后进行多项干预，最终目标是早期气管拔管（1~6h），以缩短机械通气时间、ICU 住院时间、术后恢复和减少总体医疗资源浪费。快通道心脏医疗的关键组成部分包括均衡麻醉（小剂量阿片类药物与吸入或静脉麻醉药合用）和术后恢复单元的目标定向拔管方案。

虽然通常认为接受"快通道"的心脏手术患者主要依赖麻醉技术，但实际上，仅仅关注麻醉是不够的。快通道心脏术后恢复还需要一种协调的、多成分的方法，贯穿于术中和术后的全方位医疗路径，才能顺利缩短拔管时间和 ICU 住院时间，而不会增加患者不良事件的风险（包括血流动力学不稳定、呼吸窘迫、再插管和再入院）。

20 世纪 70 年代和 80 年代，心脏手术是在深低温和大剂量阿片类药物的支持下进行的，这往往需要超过 24h 的带管时间。20 世纪 90 年代，随着心脏手术需求

量的增加，其经济压力超过了 ICU 的容量，Westaby 及其同事们发现，在 ICU 以外开放专门的心脏术后恢复单元可以提高医疗效率，缩短拔管时间，同时降低再插管或计划转入 ICU 率，提高整体资源利用率[1, 2]。

二、快通道心脏麻醉的证据

Cheng 及其同事的随机研究表明，包含低剂量阿片类药物和吸入麻醉的均衡麻醉策略及早期脱机方案显著缩短了拔管时间和住院时间，与大剂量阿片类药物麻醉相比，具有良好的临床和医疗资源相关的结局，这增强了对快通道心脏恢复医疗这种方式转变的认可[3]。此外，快通道心脏麻醉使 ICU 费用减少了 53%，住院费用减少了 17%[4]。在随后的 1 年随访中，与常规大剂量麻醉相比，快通道麻醉组再入院的风险没有增加，总的医疗费用更低[5]。

在整个 20 世纪 90 年代末和 21 世纪，快通道麻醉的随机试验加快了脚步，最终为普遍接受快通道恢复模式作为医疗标准奠定了证据基础[6]。2006 年对 27 项随

机对照试验的 Meta 分析显示，虽然低剂量阿片类药物和维持正常体温也很重要，但早期拔管方案的使用是拔管时间和 ICU 住院时间最重要的预测因素[7]。最近更新的共纳入 28～30 项随机对照试验、约 4000 名患者的 Meta 分析证实了快通道心脏恢复模式的安全性，其减少了拔管时间和 ICU 住院时间，但对住院时间和医疗资源利用率有多变的净影响[8]。然而，随机对照试验对住院时间的影响缺乏一致性，这再次强调了一个事实，即阿片类药物剂量和拔管时间的减少并不能单独保证术后恢复加速，如 ICU 住院和术后住院时间缩短。作为快通道心脏恢复的常规组成部分，出院政策和跨学科的协调一致性有待改善，以实现患者周转效率。

三、快通道心脏麻醉的安全性和有效性

表 4-1 和表 4-2 总结了快通道恢复对心脏病患者的预期益处，这些益处来自于对随机试验的 Meta 分析，这些随机试验主要集中在快通道麻醉，包括低剂量阿片药物的麻醉（表 4-1）和基于时间的脱机方案（表 4-2）。随着循证的发展和成熟，对快通道麻醉引起心肌缺血、血流动力学不稳定、呼吸窘迫、再插管和术中知晓等并发症的担忧已经减少。基于观察性研究的"真实世界"证据证实了快通道麻醉方案术后拔管时间更快，ICU 住院时间缩短，成本效益提高[9]。自 20 世纪 90 年代和 2000 年后的随机试验的支持性证据显示，快通道心脏

表 4-1　将快通道麻醉定义为"低剂量阿片类药物麻醉"的 Meta 分析

结　局	试验个数	比值比（95%CI）或相对危险度（95%CI）	I^2（异质性）
临床结局			
在院死亡	7	OR=0.58 [0.24, 1.39]	0%
研究结束时死亡	8	OR=0.53 [0.25, 1.12]	0%
心肌梗死	8	RR=0.98 [0.48, 1.99]	6%
脑卒中	5	RR=1.17 [0.36, 3.78]	0%
急性肾衰竭	4	RR=1.19 [0.33, 4.33]	0%
大出血	4	RR=0.48 [0.16, 1.44]	27%
再插管	5	RR=1.77 [0.38, 8.27]	0%
医疗资源相关的结局		**平均差值（95%CI）**	
拔管时间（h）	14	−7.4 [−10.5, −4.3][a]	99%
ICU 住院时间（h）	12	−3.7 [−7.0, −0.4][a]	98%
住院时间（天）	8	−0.3 [−1.0, +0.4]	85%

a. $P < 0.05$
改编自 Wong et al.[8]

表 4-2　将快通道麻醉定义为"基于时间的脱机方案"的 Meta 分析

结　局	试验个数	比值比（95%CI）	I^2（异质性）
临床结局			
在院死亡	5	OR=0.23 [0.05, 1.04]	0%
研究结束时死亡	10	OR=0.80 [0.45, 1.45]	37%
心肌梗死	8	RR=0.59 [0.27, 1.31]	39%
脑卒中	11	RR=0.85 [0.33, 2.16]	0%
急性肾衰竭	9	RR=1.11 [0.42, 2.91]	0%
大出血	10	RR=0.92 [0.53, 1.61]	0%
再插管	12	RR=1.34 [0.74, 2.41]	0%
医疗资源相关的结局		**平均差值（95%CI）**	
拔管时间（h）	16	−6.3 [−8.8, −3.7][a]	99%
ICU 住院时间（h）	13	−7.2 [−10.5, −3.9][a]	94%
住院时间（天）	8	−0.4[−1.0, +0.2]	77%

a. $P < 0.05$
自 20 世纪 90 年代和 21 世纪初随机试验的支持性证据积累以来，快通道心脏麻醉和外科治疗已成为心脏外科治疗的标准
改编自 Wong et al.[8]

麻醉和外科治疗已成为医疗标准。

四、快通道心脏麻醉：药物和技术

在目前普遍接受的快通道恢复范例中，均衡麻醉应用最广，预计大多数心脏外科患者将在术后 1～6h 拔管。此外，除非有充分的理由，否则即使是高龄患者也应同其他所有患者一样尝试常规进行快通道恢复。极少数情况下，患者因合并症或其他术前情况可能会从一开始就排除快通道脱机方案。

（一）全身麻醉

目前使用的大多数麻醉药已经很多年了，然而心脏手术的最佳麻醉方案仍然是一个进行中的研究课题。虽然目前的实践指南是从临床试验中使用的药物方案中总结的，但很少有试验专门针对均衡麻醉每个单独成分的最佳剂量进行研究，这需要在快通道心脏医疗不断发展的实践经验中持续完善。

表 4-3 列出了均衡麻醉方案的常用成分，这些成分来自现有的随机试验。通常设计规范的随机对照试验也无法很好地证明，在表 4-3 中所示的每一类别中选择不同的药物在临床结局和恢复时间方面会产生有意义的差异。因此，这些药物的选择很大程度上取决于可用性、

a. $P < 0.05$
改编自 Wong et al.[8]

表 4-3　快通道心脏麻醉方案

诱导（阿片类 + 镇静催眠药 + 肌肉松弛药）	阿片类 • 芬太尼 5～10μg/kg • 舒芬太尼 1～2μg/kg • 瑞芬太尼输注 0.5～1.0μg/（kg·min）	
	镇静催眠药 • 异丙酚 0.5～1.5mg/kg • 咪达唑仑 0.05～0.1mg/kg	
	肌肉松弛药 • 罗库溴铵 0.5～1mg/kg • 维库溴铵 1～1.5mg/kg	
维持（阿片类 + 镇静催眠药）	阿片类 • 芬太尼 1～5μg/kg • 舒芬太尼 1～1.5μg/kg • 瑞芬太尼输注 0.25～0.5μg/（kg·min）	
	镇静催眠药 • 吸入麻醉药 0.5～1.0MAC • 异丙酚输注 50～100μg/kg/min	
转入心脏恢复单元（阿片类 + 镇静催眠药）	阿片类 • 吗啡 2～10mg/kg	
	镇静催眠药 • 异丙酚输注 25～50μg/（kg·min）	

引自 Cheng DC, Newman MF, Duke P, et al. The efficacy and resource utilization of remifentanil and fentanyl in fast-track coronary artery bypass graft surgery: a prospective randomized, double-blinded controlled, multi-center trial. Anaesth Analg 2001; 92: 1094 [11]; Engoren M, Luther G, Fenn-Buderer N. A comparison of fentanyl, sufentanil, and remifentanil for fast-track cardiac anesthesia. Anesth Analg 2001; 93: 859 [12]; Mollhoff T, Heregods L, Moerman A, et al. Comparative efficacy and safety of remifentanil and fentanyl in 'fast track' coronary artery bypass graft surgery: a randomized, double-blind study. Br J Anaesth 2001; 87: 718 [13]; Wong WT, Lai VK, Chee YE, Lee A. Fast-track cardiac care for adult cardiac surgical patients. Cochrane Database Syst Rev. 2016 Sep 12; 9: CD003587 [8]

改编自 Bainbridge and Cheng [10]

MAC. 最小肺泡浓度

熟悉程度和药物成本。

1. 短效与长效阿片类药物

比较芬太尼、舒芬太尼和瑞芬太尼这三种心脏手术均衡麻醉组成部分的 Meta 分析发现，短效阿片类药物（瑞芬太尼）可缩短拔管时间和住院时间，但是考虑到在吗啡注射试验中存在的异质性和镇痛、再插管方面需更久的随访，这一结论需谨慎对待 [14]。在比较瑞芬太尼和芬太尼的随机对照试验中，超短效麻醉药可评测的益处尚未得到证实 [11]。

超短效阿片类药物（如瑞芬太尼）的挑战在于术后需要加强镇痛以弥补其快通道抵消效应。

2. 吸入麻醉药与静脉麻醉药

比较心脏手术中吸入麻醉和静脉麻醉这两种麻醉药

的 Meta 分析表明，使用吸入麻醉药减少了 ICU 的停留时间（-16h，95%CI -24～-7）和心脏外科患者的总体死亡风险。但是即使整合系统回顾和 Meta 分析，统计 ICU 住院时间的试验数量仍较少，因此这一结论需谨慎对待。不同吸入麻醉药（异氟醚、地氟醚和七氟醚）应用于心脏手术并无显著差异，其选择应考虑实用性和成本 [15]。

（二）神经肌肉阻滞药 / 肌肉松弛药

使用长效神经肌肉阻滞药可能会增加肌松残余的风险，并延迟术后拔管，因此选择肌肉松弛药（和逆转药）是快通道恢复的关键因素。有随机试验表明，罗库溴铵（0.5～1mg/kg，单剂量）与泮库溴铵（0.1mg/kg，单剂量）相比，可减少拔管时间 [16, 17]。出于此原因，短效神经肌肉阻滞药（罗库溴铵、维库溴铵）在快通道心脏手术中已取代泮库溴铵。

（三）区域麻醉辅助全身麻醉

胸段硬膜外镇痛被认为可改善心脏手术患者术中和术后的疼痛控制。近期的基于随机对照试验的 Meta 分析表明，尽管在总住院时间上没有差异，心脏手术中硬膜外镇痛可缩短拔管时间（-2.1h，95%CI -2.7～-1.5）、ICU 住院时间（-2.4h，95%CI -4.2～-0.52）、降低 VAS 疼痛评分（10 分，0.8～1.1 分），以及降低室上性心律失常和肺部并发症的风险 [18, 19]。

在心脏手术中，基于比较椎管内镇痛联合全身麻醉和单纯全身麻醉的随机对照试验的 Meta 分析表明，尽管椎管内镇痛降低 VAS 评分，但增加了呼吸抑制的风险，两者在拔管时间、ICU 住院时间和其他临床相关结果方面没有显著差异 [20, 21]。

在临床实践中区域麻醉不常用，因为在术中接受抗血小板和抗凝治疗的心脏外科患者中存在出血风险和神经系统方面问题。

（四）拔管标准及拔管失败的预测因素

表 4-4 概述了心脏外科患者转入心脏恢复病房后建议的初始通气参数和拔管标准。患者在考虑拔管前应达到体温正常、血流动力学稳定和血气正常。

有些患者特征可以预测术后早期拔管失败的风险。预测因素包括女性、术后使用主动脉内球囊反搏、肌力、出血、房性心律失常、肾衰竭、高血压、CPB 时间延长、术后碱剩余、阻断时间延长和高龄 [22]。

五、快通道拔管与超快通道拔管的比较

OPCAB 手术的发展趋势对我们的技术提出了挑战，需要我们简化麻醉和术后恢复路径。目前的证据表明，

在 OPCAB 术后行手术室内拔管是可行的。然而，我们需等待进一步的随机对照研究，以确保对患者（改善临

表 4-4　**快通道心脏恢复的拔管标准**

初始通气参数	• A/C，压力支持 10～12cmH$_2$O • 潮气量 8～10ml/kg • 呼气末正压 5cmH$_2$O
维持 ABG	• pH 7.35～7.45 • PaCO$_2$ 35～45mmHg • PaO$_2$ > 90mmHg • SpO$_2$ > 95%
拔管标准	• 意识清醒 • 血气如上述 • 血流动力学稳定 • 心电图无明显异常 • 无活动性出血 • 体温 > 36℃ • 肌肉力量（抬头超过 5s 和有力的握力）

A/C. 辅助控制通气；ABG. 血气分析

床结局）、从业者（改善医疗质量，改善决策支持）和供应商（提高成本效益）的受益。

许多研究评估了常规冠状动脉旁路移植手术中的"超快通道"拔管（在手术室内），以进一步将拔管时间减少到 1h 以内。虽然一些中心采用这种方法作为一个统一目标，但这种做法并没有得到广泛的接受，因为和在术后恢复病房（术后 1～6h）快通道拔管相比，超快通道拔管并没有被证明能进一步降低医疗资源利用率和提高安全性。事实上，超快通道拔管可能会增加延迟手术室内时间的风险，这反而是心脏手术所需资源链中最稀缺的医疗资源。此外，超快通道拔管占用了术后稳定患者血流动力学和初始恢复参数的"黄金时间"。

然而，随着微创心脏手术的发展，尤其是基于导管的微创 TAVI，超快通道的实践越来越流行，越来越多的证据支持其安全性和有效性。关于微创和基于导管的 TAVI 手术中超快通道的麻醉管理的更多细节见第 5 章、第 7 章、第 27 章和第 35 章。

第5章 机器人辅助冠状动脉旁路移植术的麻醉管理

Anesthetic Management in Robotic Hybrid Coronary Artery Bypass Surgery

Keita Sato　Daniel Bainbridge　著

葛亚力　译

要点

◆ 除外心脏手术的标准监护方案外,机器人辅助冠状动脉旁路移植杂交手术还需要施行单肺通气及贴置体外除颤电极片。

◆ 在机器人辅助CABG的手术过程中,胸腔内CO_2充气可导致严重的血流动力学损害。

◆ 同期行经皮冠状动脉介入治疗时,需提前给予负荷剂量的$P2Y_{12}$受体拮抗药,这可能会增加出血的风险。

◆ 比伐卢定是一种凝血酶的直接抑制药,可在血运重建杂交手术中应用。

◆ 可考虑在条件允许的患者中应用超快通道麻醉管理,其中体温的维持十分重要。

◆ 术前做好周全的镇痛管理方案,机器人辅助 CABG 使用的左侧胸廓小切口造成的疼痛可能比正中胸骨切开术带来的疼痛更甚。

◆ 术前应做好术中紧急转为胸骨切开或体外循环的准备。

机器人辅助冠状动脉旁路移植杂交手术是一种微创的冠状动脉血运重建术,它联合了无须胸骨切开的机器人辅助 CABG 与经皮冠状动脉介入(percutaneous coronary intervention,PCI)两种手术:机器人辅助 CABG 治疗左前降支(left anterior descending artery,LAD)病变,即将左胸廓内动脉(left internal thoracic artery,LITA)吻合至 LAD,而非 LAD 病变运用 PCI 治疗。采用该方法的理由包括:①传统 CABG 使用大隐静脉旁路对非 LAD 病变的 10 年通畅率不满意,仅为 50%~60%,表明最佳的冠状动脉血运重建方案是将 LITA 吻合于 LAD(10 年通畅率 > 90%),而非 LAD 病变则使用 PCI 来替代治疗[1];②避免全胸骨切开及相应并发症的发生,加快术后早期康复的需要;③患者对美观的要求增强;④新一代药物洗脱支架的出现降低了支架内再狭窄的发生率和晚期支架内血栓的形成。

冠状动脉杂交血运重建术可获得与传统 CABG 相似的效果,但患者的输血率和住院时间都有所下降[2]。尽管可以分期开展机器人辅助 CABG 与 PCI 手术,但

在经过评估的患者中,一站式顺序行两种手术是安全可行的[3]。机器人辅助 CABG 杂交手术的典型流程如图 5-1 所示。

本文将讨论同期施行机器人辅助 CABG 与 PCI 杂交手术的麻醉注意事项。其中包括机器人辅助 CABG 与 PCI 杂交手术的术前和术中管理,以及术后超快康复通道的实施方案(见第 36 章)。

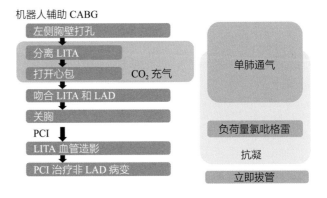

▲ 图 5-1　机器人辅助 CABG 杂交术流程图

一、什么是"机器人辅助 CABG"

机器人辅助 CABG 是以 LITA 为旁路，主要治疗 LAD/ 对角支病变的冠状动脉血运重建术，手术操作流程如下[3]：第一步，使用达芬奇手术系统（Intuitive Surgical；Sunnyvale，CA）从左胸前壁分离 LITA，于患者左侧肋间隙打三个孔（一个位于第 5 肋间隙，用于置入内镜；其他两个孔分别位于第 3 肋和第 7 肋间），分离过程中需要向胸腔内吹入 CO_2 以充分暴露乳内动脉（internal mammary artery，IMA）手术野。第二步，打开心包检查 LAD 并确定旁路血管吻合的位置。最后，以内镜孔为中心在左前胸壁做一小切口，术者于心脏稳定器的辅助下在跳动的心脏上直视下完成 LITA 至 LAD 的吻合。也可全程在内镜下吻合，但通常需要使用特殊的吻合装置，因此小切口开胸与直接下吻合更为常见。

机器人辅助 CABG 与 PCI 行一站式杂交手术：会有何改变？

同期行血管造影术及 PCI 可在一次手术中达到完全化血运重建，并能够评估 LITA 与 LAD 吻合口的质量与通畅性，但总的手术时间会根据 PCI 手术的复杂程度延长 1～2h。此外，还应特别考虑同期机器人辅助 CABG 和 PCI 期间的抗凝策略，PCI 前的抗血小板治疗策略，应平衡防止急性支架内血栓形成与术中出血的风险。或者，也可在外科手术结束后在患者清醒或仍为全身麻醉状态时，将患者转运至导管室内完成 PCI 手术（行"分期式"手术）；这一过程需要转运麻醉状态下的患者，因此不是常规的方法。这种方法的缺点是让患者行 PCI 前存在血运重建不完全的风险，并且在手术室内不能确保 LITA-LAD 旁路吻合的质量和通畅性。

二、机器人辅助 CABG 杂交手术的术前评估

（一）术前评估与预案

对接受机器人辅助 CABG 杂交血运重建术患者的术前评估应包括对心功能及合并症的评估。机器人辅助 CABG 术中需行单肺通气（one lung ventilatio，OLV），因此术前必须评估呼吸系统疾病等相关问题，如吸烟、哮喘、COPD 和间质性肺炎等。此外，OLV 需要使用双腔管（double-lumen tube，DLT）、大号单腔管（通常至少是 8.0 号管）或具有较大外径的 Uninvent 支气管阻塞导管行气管插管，因此术前还须仔细评估气道情况及是否插管困难。

机器人辅助 CABG 杂交手术通常在配备有透视设备的杂交手术室中进行，机器人系统也放置在同一个手术室中，因此需要精心规划透视机、机器人系

统、包括呼吸机在内的麻醉设备及经食管超声心动图（transesophageal echocardiography，TEE）等各种机器的位置和交通路线。手术室设备布置示例如图 5-2 所示。

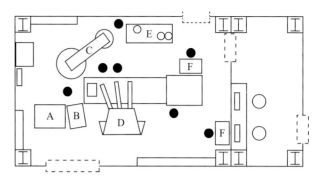

▲ 图 5-2　手术室配置示例
A. 麻醉机；B. 超声心动图机；C 臂机；D. 手术机器人；E. 体外循环机；F. 成像显示屏

（二）超快通道麻醉管理的可行性

机器人辅助 CABG 杂交血运重建术是一种无须体外循环（cardiopulmonary bypass，CPB）的手术，旨在最大限度地缩短患者住院时间并促进术后早期康复。因此，术毕在手术室即时拔管，拔管后直接或尽早转入普通病房的超快通道麻醉管理策略是可行的[4]。必须在术前准确评估患者是否可以术后立即拔管。心脏手术患者术后立即拔管的超快通道麻醉管理的益处尚未完全确定，但其主要优势可能与 ICU 滞留时间缩短所带来的费用降低有关。

实施超快通道麻醉管理的禁忌证如下。
- 困难插管。
- 严重肺部疾病。
- 左心室收缩功能严重降低。
- 高强度的正性肌力支持。
- IABP。
- 终末期肾功能不全。
- 病态肥胖。
- 急诊手术 / 二次手术。

超快通道麻醉管理策略包括术前可行性评估，聚焦于手术室内拔管的术中麻醉管理策略，以及包含术后镇痛在内的术后管理。

三、术中管理

（一）监护仪器与设备

机器人杂交手术的术中监测方案包括全身麻醉的常规监测（心电图、血氧饱和度、无创血压、鼻咽 / 食管温度），以及桡动脉血压监测、中心静脉压监测和经食

管超声心动图监测。右侧桡动脉压力监测优于左侧，因为在机器人辅助CABG手术中，由于右侧30°半侧卧位体位导致的左臂降低和左肩回缩可能会影响左侧桡动脉压力波形（图5-3）。

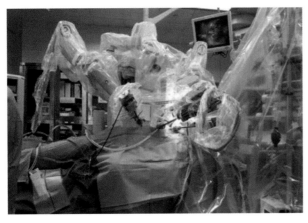

▲ 图5-3　监护仪与设备

通常不需要放置肺动脉导管监测，但对心功能低下或已知肺动脉高压的患者可能是有益的，但肺动脉高压恶化的患者需放弃微创治疗。由于机器人辅助CABG手术限制了心内除颤电极板的操作，因此应在患者摆好体位和铺单之前贴置除颤电极片。所有患者几乎整个身体都被消毒铺单，易于丢失体温，因此维持术中体温稳定极为重要，尤其是对老年患者，否则无法实现术后立即拔管。使用全身和（或）上半身的空气加温毯和液体加温有利于保持患者的体温正常。

（二）单肺通气

在使用机器人系统分离LITA及直视下行LITA与LAD吻合时需要通过OLV实现术野可视化。可通过放置双腔管或经单腔管置入左侧主支气管封堵器实现OLV。也可以考虑使用Univent管，但若没有纤维光学支气管镜引导，放置支气管阻塞导管较为困难，需要反复试验直至成功。考虑到重力作用对重力依赖区和非依赖区之间肺血流分布的影响，机器人辅助CABG期间半侧卧位的OLV效果可能不如侧卧位理想；然而，据报道半侧卧位下患者的氧合能力与侧卧位下相似[5]，并且在机器人辅助CABG中，除非已存在严重的肺部疾病，OLV期间很少并发显著的低氧血症。更常见的是不能有效地实现肺隔离。不理想的肺隔离会增加术者分离LITA的难度，导致外科医生向左胸腔内吹入更高压力的CO$_2$气体（通常压力不应超过10mmHg），随即引起患者血流动力学受损。因此，必须通过支气管镜检查，并确认双腔管或支气管封堵器的位置正确。检查肺隔离

效果的其他潜在方法还包括TEE探查左右肺的肺静脉血流，或使用体表超声寻找肺滑动征。

（三）机器人辅助CABG杂交手术的麻醉诱导与维持

在超快通道或快通道麻醉管理中，优先选用吸入性麻醉药或丙泊酚复合低至中等剂量的阿片类药物进行平衡麻醉。术中避免使用大剂量麻醉药或肌肉松弛药以降低术后即刻拔管失败的风险。

与传统CABG不同，心脏手术的超快通道麻醉管理还应考虑术后恶心和呕吐（postoperative nausea and vomiting，PONV）的预防。当PONV的评估风险为中度或高度时，应考虑单一或联合应用以下剂量的药物来预防PONV：诱导时，给予地塞米松4～5mg静脉注射，苯海拉明1mg/kg静脉注射；手术结束，给予昂丹司琼4mg静脉注射[6]。由于5-HT$_3$受体拮抗药可延长QTc间期，因此合并尖端扭转型室性心动过速的患者及术前存在QTc间期延长病史的患者禁用。

（四）机器人辅助CABG中的血流动力学影响及其管理

在分离LITA期间由于右侧OLV及胸腔内CO$_2$充气的原因，患者经常会发生血流动力学波动。CO$_2$充气压力通常低于10mmHg，但对血流动力学造成的影响可能比OLV[7]更明显。胸腔内CO$_2$充气可导致中心静脉压和肺动脉压显著升高，并导致纵隔移位、静脉回流减少和右心直接受压[8]。通过TEE常常可以观察到左、右心室存在局部室壁运动异常（regional wall motion abnormalities，RWMA），但尚不清楚此现象的临床重要性，因为这些现象通常在血运重建完成后消除[8]，因此可能是吹入CO$_2$时直接作用于心脏上的物理效应。胸腔内压力过高导致的血流动力学不稳定可通过容量治疗缓解，并可在LITA分离期间滴定应用血管加压药（如去氧肾上腺素或去甲肾上腺素）以维持血压和冠状动脉灌注压。

应用机器人系统完成LITA分离，停止吹入CO$_2$，并通过左胸小切口在心脏固定器辅助直视下吻合LITA与LAD。在吻合口插入分流栓时短暂阻断LAD可能会引起患者心电图ST段的小幅度变化，但通常不会导致严重的血流动力学损害，无须干预。在吻合阶段患者的血流动力学波动极小[9]，因此较少需要升压药来维持血压。

（五）转为开胸手术

由于机器人辅助CABG是一种微创手术，术者的操作受限，因此术中可能需要紧急或非紧急地转为正中开胸手术。据报道，这种转换手术方式的发生率

为 3%~6%，最常见的原因包括吻合困难、LITA 桥血管问题、心室颤动和心脏骤停、右心室损伤及设备故障[3, 10]。其中，紧急转换手术方式的发生率相对较少，但文献中常有术中发生心室颤动的病例报道，因此术前必须贴除颤电极片。即使决定转为开胸手术，对于预先准备行机器人辅助 CABG 的患者来说，开胸建立 CPB 也有一定难度：首先，需将机器人系统移开；其次，为维持 30° 右侧半卧位，术前会在患者左背部下方放置垫子，这不是行开胸手术的理想体位，需将垫子移除；此外，在紧急转为开胸手术的情况下，外科医生没有足够的时间仔细显露 CPB 插管部位。这些因素均导致患者易于继发其他并发症。预估到上述困难后，转换开胸手术的紧急预案和团队间的交流沟通就至关重要。建议在胸骨处做好胸骨切开的体表标记，并于术前在手术室内备好 CPB 随时待命。

（六）团队间的交流沟通

由于冠状动脉血运重建杂交手术是一种将微创外科 CABG 与 PCI 相结合的特殊手术，因此包括心脏外科医师、心血管内科医师、麻醉医师、护士、灌注医师和重症监护医师在内的团队间交流沟通十分重要。在机器人辅助分离 LITA 期间，主要操作员坐在远离实际手术部位的机器人系统控制台中，因此团队共享关于血流动力学的变化和 CO_2 的充气压力等信息是至关重要的。尽管此时无须 CPB 参与，但在手术开始前必须确保灌注医师和 CPB 机已就绪，为术中行紧急开胸做好准备。

（七）抗凝和抗血小板治疗策略

非 CPB 下 CABG 手术患者的抗凝治疗策略颇具争议。一些术者给予 100~200U/kg 肝素以获得 250~300s 的低水平的活化凝血时间（active clotting time，ACT），而有的术者选择给予约 300U/kg 的肝素剂量以维持 ACT 在 480s 以上；同时，为防止在动脉损伤部位、冠状动脉导丝表面和 PCI 导管中形成血栓，未接受静脉输注血小板糖蛋白 II/III 抑制药的 PCI 患者所推荐的 ACT 值为 300~350s，此目标值是基于传统和经验而不是明确的循证所得[11]。由于杂交血运重建是一种将非 CPB 下 CABG 与 PCI 相结合的手术，在整个手术过程中，ACT 的合理目标值应大于 300s，因而需间隔 30~45min 重复测量 ACT。因此，在手术过程中，心脏外科医师、灌注医师和麻醉医师之间需要保持清晰的沟通以确保术中合理 ACT 的水平，这是成功实施 CPB 的重要前提条件。同时，需在术前讨论并确认手术所需的目标 ACT 值，以及提升 ACT 值以达到目标 ACT 值的方案。待 PCI 完成后，可给予鱼精蛋白中和肝素效应。

对于接受 PCI 的患者，推荐在手术前口服负荷剂量的 $P2Y_{12}$ 受体拮抗药以降低 PCI 后主要心血管不良事件的发生率，包括在血运重建过程中发生的急性支架内血栓形成或心肌梗死[11]。在机器人辅助 CABG 血运重建杂交术过程中，可在机器人辅助 CABG 结束后、PCI 开始前通过胃管给予负荷剂量的氯吡格雷 600mg，理想的给药时机为在确认 LITA-LAD 吻合质量后。氯吡格雷需粉碎后通过胃管给予。为避免鼻出血，口胃管比鼻胃管更合适。

毫无疑问，肝素化后给予负荷剂量的氯吡格雷会增加手术出血的潜在风险。此外，PCI 试验表明，肝素加 GP IIb/IIIa 拮抗药联用优于单独使用肝素。因此，其他抗凝药物的应用在不断地探索。与氯吡格雷联合使用时，比伐卢定的抗凝效果被证明不亚于肝素加 GP IIb/IIIa 抑制药。比伐卢定是一种凝血酶的直接抑制药，与凝血酶的结合是可逆的，并可被凝血酶本身缓慢裂解，这有助于降低术中出血的风险[12]。静脉注射比伐卢定后可即时起效，半衰期为 25min，在体内主要通过蛋白水解和肝脏代谢清除。严重的肾功能不全被认为是比伐卢定的禁忌证。与普通肝素联用 GP IIb/IIIa 抑制药相比，在 PCI 中使用比伐卢定可减少出血[11]。据报道，在血运重建杂交术期间使用比伐卢定抗凝，并在 PCI 前给予负荷剂量的氯吡格雷是安全可行的[3]。血运重建杂交术中比伐卢定的推荐用量与 PCI 相同，即静脉注射 0.75kg/mg 负荷剂量后，以 1.75mg/（kg·h）[3, 11] 连续输注维持。比伐卢定的抗凝效果可以通过 ACT 进行监测，并在术中维持 ACT > 300s，应使用 Kaolin-ACT 法而非 Actalyke-ACT 法测量 ACT 值，因为 Actalyke-ACT 法会导致较低的 ACT 测量值[13]。比伐卢定通常在夹闭 LITA 远端前开始输注，并于 PCI 完成后停止。由于尚无比伐卢定的拮抗药，因此主要依赖其较短的消除半衰期来逆转抗凝。

（八）术后疼痛管理

虽然术后疼痛管理是手术结束以后需要考虑的事情，但应在术前制订好术后镇痛的相关策略。与传统开胸 CABG 相比，机器人辅助 CABG 可缩短患者的住院时间和加速术后恢复。然而，这并不意味着术后疼痛程度也会减轻。相反，前外侧开胸术可能比正中开胸疼痛更甚。完善的术后镇痛是提升早期活动能力和预防肺部并发症的关键，从而最大限度地发挥微创血运杂交重建术的优点。心脏手术的术后疼痛管理策略包括使用阿片类药物、非甾体抗炎药、对乙酰氨基酚及区域镇痛，例如鞘内注射吗啡、硬膜外镇痛、胸椎旁阻滞、肋间神经阻滞、胸膜腔镇痛和局部浸润镇痛（见第 29 章）。行机器人辅助 CABG 杂交手术的患者术中需使用抗凝药和负

荷剂量的 $P2Y_{12}$ 受体拮抗药抗凝，因此应避免使用椎管内镇痛技术，如鞘内注射吗啡和硬膜外镇痛[14]。同样，目前美国区域麻醉学会（American Society of Regional Anesthesia，ASRA）指南建议深部神经丛阻滞及深层外周神经阻滞技术（如椎旁阻滞）的应用条件应与椎管内阻滞相同，因此在该手术中也禁用椎旁阻滞。采用以阿片类药物为主的多模式的患者自控镇痛方案可能是该手术最好的术后镇痛选择。

（九）手术室内立即拔管

手术结束后应根据拔管指征判断手术室内拔管的安全性及可行性。体温、血流动力学的稳定性、疼痛控制及无活动性出血是关注的重点。

四、术后管理

机器人辅助 CABG 杂交血运重建术的术后护理与传统 CABG 或不停搏 CABG 相似，包括气道 / 通气的管理、血红蛋白水平、出血、电解质水平、血糖和术后疼痛的控制。若术后因出血需再次探查手术探查时，则可能需要施行全胸骨切开术。为预防急性支架内血栓形成，应按照当前指南的建议在术后（如手术后 6h）给予阿司匹林 81mg，并行双联抗血小板治疗：每天 1 次阿司匹林 81mg 联合每天 1 次氯吡格雷 75mg[11]。

五、基于循证的最佳实践管理策略

（一）机器人辅助 CABG 中应用双腔管与支气管封堵器施行 OLV 的比较

据报道，Lehmann 等在一项前瞻性随机研究中发现，在机器人辅助 CABG 术中分离 LITA 时，无论双腔管或支气管封堵器，都能获得令人满意的肺隔离效果[15]。大多数研究报道，虽然在胸外科手术中使用双腔管插管时喉镜尝试次数增多，并且若不术后立即拔管还需更换气管导管[20]，但双腔管不仅可获得与支气管封堵器相似的

肺塌陷质量，并能够更加快速地实现 OLV 和减少重新定位导管的次数[16-19]。而另一项研究发现，使用支气管堵塞器可以获得更快且更满意的肺塌陷效果[21]。总而言之，若不考虑插管困难或计划术后立即拔管，双腔管插管或支气管封堵器在 OLV 的使用并无明显倾向性。

（二）心脏术后立即拔管的麻醉药物选择

尚无有关机器人辅助 CABG 施行术后立即拔管的麻醉药物的比较研究。据报道，七氟烷 / 异氟烷 / 地氟烷 / 丙泊酚复合芬太尼 / 舒芬太尼 / 瑞芬太尼，联合或不联合硬膜外镇痛的任何联用方案都可用于超快速通道麻醉[22-26]。尽管使用大剂量瑞芬太尼（每分钟 > $0.1\mu g/kg$）存在术后痛觉过敏和慢性疼痛的风险[29, 30]，但与芬太尼和舒芬太尼相比，心脏手术中应用瑞芬太尼的血流动力学更稳定[27, 28]。Hemmerling 等在一项前瞻性随机研究中报道接受超快通道麻醉的不停搏 CABG 患者，术中使用七氟烷的术后拔管时间较异氟烷缩短（$10 \pm 5min$ vs. $18 \pm 4min$）[31]。因此，心脏手术后立即拔管的可行性不依赖于麻醉类型。

（三）肝素与比伐卢定对复合机器人 CABG 抗凝作用的比较

现如今还没有研究比较比伐卢定与肝素在杂交血运重建术中的抗凝作用，但有研究比较了两种药物在 PCI 中的抗凝治疗效果。然而这些研究的解释十分复杂，因为它们的实施方案不尽相同：①在常规使用桡动脉通路之前比较两种药物的抗凝效果；②在使用强效 $P2Y_{12}$ 抑制药之前比较两种药物的抗凝效果；③使用肝素和 GPⅡb/Ⅲa 抑制药替代肝素单独使用作为与比伐卢定比较的对照组[32]。在接受 PCI 的患者中，一些研究表明使用比伐卢定抗凝的出血风险低于肝素[33, 34]，而其他研究则证明两者没有显著差异[32, 35]。因而机器人辅助 CABG 血运重建杂交术中比伐卢定的使用应依据各自医疗机构的心脏病专家意见。

第6章 体外循环下心脏瓣膜手术的麻醉管理
Anesthetic Management in On-Pump Valvular Heart Surgery

Steven Konstadt　Walter Bethune　Jason Fu　著

陈壮源　译

要点

◆ 无论是何种特定的心脏瓣膜病变，缓慢谨慎的麻醉诱导很重要。根据每位患者独特的病理生理学，考虑个体化血流动力学管理目标的策略，这是麻醉和围手术期成功的关键所在。

◆ 严重的主动脉瓣狭窄值得特别注意，因为它是与猝死、围手术期发病率和死亡率增加有明显相关性。

◆ 手术当中必须保持适当的警觉力，而这警觉性必须延伸到手术后期，通常需要仔细关注和积极应对术后期出现的缺氧、心律失常、心输出量减少、液体转移等问题。

◆ 在围手术期必须谨慎解读肺动脉导管数据，以避免非必要的甚至是有害的过度治疗和干预，如输液或正性肌力给药。

◆ 快通道心脏麻醉，可促进术后早期拔管和缩短在重症监护室中的停留时间，带来多样益处，并且看起来是安全的。

自 1953 年 Gibbon 的泵氧合器和体外循环术问世以来，体外循环下心脏瓣膜手术面临着几个独特的挑战。了解狭窄性和反流性心脏瓣膜病变的病因和病理生理学，对于接受心脏瓣膜修复或置换的患者进行适当的围手术期管理至关重要。病变瓣膜对心脏施加的病理生理压力和容量负荷最初会导致机构和功能代偿。继发于狭窄性瓣膜病的压力负荷过重通常会导致向心性心室肥大，心室壁厚度的增加使心脏能够通过狭窄的瓣膜孔保持正向血流。继发于反流性瓣膜病的容量负荷过重通常会导致离心性肥大，发生心室扩张而心室壁厚度没有相应增加。

随着时间的推移，当代偿机制不堪重负，就会出现并发症。心律失常是由心房牵张和传导组织扭曲引起的。心肌缺血及随后的收缩性和（或）舒张性心力衰竭是由心脏增大所需能量增加所致。瓣膜手术的目的不仅包括缓解症状，还包括逆转或预防心力衰竭。

一、围手术期注意事项

详细的病史和体格检查，以及对患者病历的细致查阅，包括对任何术前研究的评估，如心电图（ECG）、胸部 X 线检查（CXR）、经胸超声心动图（TTE）、经食管超声心动图（TEE）、心导管检查等，对于确认手术诊断和制订麻醉计划都很重要。应确定瓣膜功能障碍的机制和严重程度，以及生理代偿的程度和已发生的任何病理生理后遗症，如收缩性和（或）舒张性功能障碍、离心性或向心性肥大、心律失常、异位心房活动等。瓣膜病患者可能报告的症状包括疲劳、运动耐力差、端坐呼吸、胸痛、头晕或晕厥。心内膜炎患者可能出现脓毒血症及其后遗症，包括血管舒张性休克。也可能出现心力衰竭的迹象，包括颈静脉扩张、外周水肿和肺部啰音。确定常见病变的重要信息如下。

（一）主动脉瓣狭窄

主动脉瓣狭窄（aortic stenosis，AS）是最常见的心脏瓣膜病变。65 岁以上人群中有 2% 的人患有严重的主动脉瓣狭窄，85 岁以上人群中有 4% 的人患有严重的主动脉瓣狭窄[1]。正常的主动脉瓣面积为 $3 \sim 5cm^2$。主动脉瓣狭窄可由正常的三尖瓣或先天性二尖瓣的钙化、纤维化和退行性变引起。自抗生素问世以来，风湿性疾病是较少见的病因。由主动脉膜下肥厚性心肌病引起的主动脉瓣下狭窄和先天性综合征引起的主动脉瓣上狭窄比真正的主动脉瓣上狭窄少见。进展速度是瓣膜面积平均每年减少 0.1cm²，而相关的压差每年增加 10～15mmHg。严重钙化或二尖瓣的患者、年龄大于 50 岁的患者及缺血性心脏病或肾衰竭患者的进展可能更快[2]。当主动脉瓣面积减少到大约 1cm² 时，会出现心绞痛、晕厥和充血性心力衰竭等典型症状，表明预期寿命少于 3 年[3]。然而，在出现症状之前推迟手术的做法看来是安全的[4]。主动脉瓣狭窄晚期可导致舒张功能障碍，最终导致缺血性收缩功能障碍。外科主动脉瓣置换术（surgical aortic valve replacement，SAVR）仍然是提高预期寿命和生命质量的黄金标准干预措施。然而，对于手术风险过高或存在外科主动脉瓣置换术技术限制的患者，现在可以考虑采用新的微创干预措施，如经导管主动脉瓣置换术。

严重的主动脉瓣狭窄值得特别关注，它是唯一一种明确与围手术期心肌缺血、心肌梗死和死亡率风险增加相关的瓣膜病变[5]。因此，谨慎的麻醉管理极其重要。围手术期低血压会严重影响向心性肥大左心室的冠状动脉灌注，导致心肌缺血，因此，应尽可能避免围手术期低血压的发生，当发生时必须立即积极治疗。可在全身麻醉诱导前开始注射 α 受体激动药，如去氧肾上腺素或去甲肾上腺素，以降低发生严重低血压的风险。无论如何，如果出现低血压，应积极快速注射血管收缩剂进行治疗，如去氧肾上腺素、氯化钙、麻黄素或加压素。维持正常窦性心律并协调心房收缩是确保足够的心室充盈和每搏输出量的关键。在舒张功能障碍的情况下，维持足够的前负荷很重要，舒张功能障碍通常伴随着因主动脉瓣狭窄引起的长期向心性肥大而发生。最后，心动过速会增加心肌需氧量和减少舒张时间，从而增加心肌缺血的风险，应避免发生。

低流量、低压差主动脉瓣狭窄存在，当平均主动脉瓣压差低于 30mmHg，而其他超声心动图指标提示主动脉瓣严重狭窄，通常由低射血分数造成。测量的压差取决于流量和瓣膜面积。在这种情况下，多巴酚丁胺负荷测试的反应可以帮助区分假性主动脉瓣狭窄（瓣膜面积增加而压差没增加）与真正的主动脉瓣狭窄（瓣膜面积固定且每搏输出量和压差增加）。

（二）主动脉瓣反流

主动脉瓣反流（aortic regurgitation，AR）是由舒张期主动脉瓣闭合不全引起的。最常见的病因是主动脉根部扩张和主动脉瓣脱垂，发生原因包括高血压、升主动脉夹层、囊性中层坏死、马方综合征（Marfan syndrome）、梅毒性主动脉炎、强直性脊柱炎或成骨不全[6]。其他病因包括由风湿性疾病、感染性心内膜炎或主动脉瓣二瓣化畸形引起的小叶畸形和增厚。慢性主动脉反流经过多年缓慢发展，可在患者无症状时进行左心室代偿。为了应对容量和压力负荷过重，左心室扩张，顺应性增加，最终会发生失代偿，出现左心室舒张末压（left ventricular end diastolic pressure，LVEDP）升高、收缩功能下降、充血性心力衰竭、心律失常、心内膜下缺血和猝死的风险。由于左心室无法迅速扩张，因而急性主动脉反流通常耐受性极差，导致容量负荷过重和肺水肿。

麻醉管理的主要目标包括维持正常或略微升高的心率，减少反流，维持足够的前负荷，并使用血管扩张药增加正向血流。心脏起搏可能对治疗传导异常有帮助，这种异常往往继发于扩张型离心性肥大心脏的心肌牵张。最后，由于主动脉球囊反搏术在血流动力学显著的主动脉瓣反流情况下会使反流恶化，一般是禁用的。

（三）二尖瓣狭窄

迄今为止，二尖瓣狭窄（mitral stenosis，MS）最常见的病因是风湿性疾病，其特征是瓣叶和接合处增厚、钙化和融合[6]。正常二尖瓣面积为 3.5～5.5cm²，当二尖瓣面积 < 1cm² 时需要手术[7]。二尖瓣狭窄在左心房和左心室之间产生压力差，阻止正常的左心室充盈，导致心房牵张、房性心律失常和肺动脉高压，最终导致右心室功能障碍。这进而可能导致三尖瓣反流、右心室衰竭和心输出量减少。

在麻醉管理方面，避免心动过速，因为这可能会减少舒张充盈时间，尤其当左心室已因二尖瓣狭窄限制流量而减少充盈。避免因缺氧、高碳酸血症、酸中毒、肺不张或交感神经张力增加导致肺动脉高压恶化也很重要。急性肺动脉高压可导致右心室衰竭，进而导致低血压。对右心室的肌力支持可能有用，如肾上腺素、多巴酚丁胺、米力农，以及降低肺血管阻力的药物也可能有用，如米力农、前列腺素 E₁ 和吸入一氧化氮。

（四）二尖瓣反流

二尖瓣反流（mitral regurgitation，MR）的病因包括原发性瓣膜疾病，如二尖瓣叶黏液瘤样变性和心内膜炎引起的瓣膜穿孔。结构正常的二尖瓣叶（mitral valve，MV）也可能发生二尖瓣反流，缺血性功能性二尖瓣反流是乳头肌功能障碍、环状扩张或左心室功能障碍的结果。渐进的容量负荷导致左心室和左心房扩张、房性心律失常，最终导致左心室失代偿和收缩功能障碍。

麻醉的考虑包括维持足够的前负荷和相对减少后负荷，以促进正向血流。例如，由于直接喉镜检查、气管插管或手术切口引起的交感神经张力增加，突发的全身血压升高会增加二尖瓣反流的程度并导致急性肺水肿和心力衰竭。正常或略微升高的心率是理想的，因为这减少了心室填充时间和容量，从而减少反流的数量，在慢性二尖瓣反流中，由于慢性容量负荷过重，心室已经扩大和离心肥大。

值得注意的是，左心室射血分数（left ventricular ejection fraction，LVEF）是用左心室舒张末期容积和收缩末期容积的差值除以左心室舒张末期容积计算出来的，可以明显高估实际的左心室收缩功能。这是因为左心室射血分数是一个简化的估值，它没有考虑左心室射血代表有效正向流经主动脉瓣相对于反向流经二尖瓣的相对百分比。因此，在对二尖瓣反流患者进行术前评估和制订麻醉方案时，为了正确评估慢性二尖瓣反流引起的失代偿程度，应将左心室射血分数和包括全身血压、心输出量和肺压在内的其他指标结合考虑[8]。

（五）三尖瓣反流

三尖瓣反流（tricuspid regurgitation，TR）最常见的病因是功能性三尖瓣反流，是长时间的左侧瓣膜病导致肺血管充血，接着右心室压力或容量负荷过重，随后右心室扩张。三尖瓣反流也可能是由风湿性疾病、感染性心内膜炎、类癌综合征、三尖瓣下移畸形或创伤引起的原发性瓣膜病。正常的三尖瓣面积为 7～9cm^2。

（六）其他病变

三尖瓣狭窄和肺动脉瓣疾病较少见。这些将在关于先天性心脏病的章节中讨论。

二、术中注意事项

无论是何种特定的心脏瓣膜病变，缓慢谨慎的麻醉诱导和特别注意所需血流动力学目标都很重要。对于狭窄性病变，窦性心律和相对较低的心率通常会加强正向血流的维持。对于反流性病变，较高的心率和较低的后负荷将最大限度地减少反向血流并促进心脏射血。这些目标在整个体外循环前麻醉维持阶段仍然重要。然而，一般来说，麻醉药的选择是次要的，重要的是要有明确的血流动力学管理目标，并关注这些目标来仔细调整药物剂量，将它们保持在正常生存时的水平。

对混合性或多发性病变患者的治疗取决于每个病变的相对严重程度。一般来说，以最严重的病变应决定最佳的治疗方法。

对于涉及传统胸骨切开术和体外循环的瓣膜手术，典型的术中监测包括常规标准 ASA 监护措施，加上 TEE、动脉监测、中心静脉通路和肺动脉导管（pulmonary artery catheter，PAC）。通过微创进行的体外循环瓣膜手术，如前开胸术、胸骨旁切口或"微型胸骨切开术"，通常需要更多地依赖 TEE 来促进手术套管的正确定位，并且还可能需要肺隔离以方便手术操作。对于不需要使用体外循环的 TAVR 和二尖瓣夹合手术，许多机构已转向侵入性较小的方法，取消气管插管、颈内静脉插管和 TEE，转而采用监测麻醉护理、股静脉通路和 TTE[9]。

传统建立瓣膜手术的体外循环会先在升主动脉和右心房插管。通常先放置主动脉插管，以便在静脉插管或其他手术操作过程中发生血流动力学不稳定时进行容量抢救。为了防止患者的血液在体外循环中凝结，必须在开始体外循环前使用肝素，一般剂量为 300U/kg，大多数机构的 ACT 目标为 > 400s。为了尽量减少医源性主动脉夹层的风险，插管前会降低动脉血压至大约 100mmHg。

体外循环脱机是术中特别重要的部分。为了促进平稳过渡，有些问题必须注意。许多机构已经实施了脱机前核查表，确保所有相关问题得到关注并处理。手术室中必须有适当的人员在场，包括主治外科医生、麻醉医生、体外循环灌注 / 护理人员。在瓣膜手术的体外循环期间，通常将患者体温降至至少 32℃，并且在与体外循环脱机之前必须充分复温，通常是 36℃。体温过低会导致心律失常、凝血功能障碍、伤口愈合和感染等问题。为了确保在体外循环后期充分麻醉、镇痛和抑制体动，应重新给药麻醉，包括麻醉药、镇痛药、肌肉松弛药等。必须优化患者的代谢内环境，包括纠正酸 / 碱失衡状态、携氧能力的异常等，如血清血红蛋白（Hgb）、血细胞比容（HCT）和血氧分压（PaO$_2$），以及血清电解质，特别是血清钾，因为高钾和低钾血症都容易导致明显的心律失常。必须确保在体外循环期间关闭的监护仪和警报功能正常。

在开始机械通气前，应通过气囊通气验证确保正常的气管导管位置和肺顺应性。应准备适当剂量的鱼精蛋白，通常每 100U 肝素使用 1mg 鱼精蛋白，以便在停止体外循环后能够迅速逆转肝素并恢复正常的凝血功能。如果预计需要血液制品，如浓缩红细胞、血小板、新鲜冰冻血浆（FFP）等，应提前准备并带到手术室。

也许最重要的是，必须注意整体心血管功能，包括心率和节律、收缩力、前负荷和后负荷。如果正常窦性心律在适当心率下没有自发发生，则需要通过心外膜导联起搏来建立稳定的心律。心房起搏和正常生理最接近，应尽可能采用。在传导阻滞的情况下，房室起搏是一种可接受的选择。心室起搏是最后的选择，仅在无法进行心房起搏时使用，如由于难治性心房颤动。通过关注中心静脉压（CVP）、肺动脉（PA）舒张压、TEE上记录的心脏充盈程度，以及在手术区的直接观察，持续评估和优化前负荷。除了可由灌注师在拔主动脉管前通过主动脉插管注入血液外，还可根据需要施用晶体、胶体和（或）血液制品。根据经验，在体外循环脱机前就启动血管活性输注方案，包括血管加压药，如去氧肾上腺素、去甲肾上腺素或加压素；和（或）正性肌力药，如肾上腺素、米力农或多巴酚丁胺，然后在体外循环后期立即积极滴定，以优化心脏性能并保持可接受的血流动力学参数。最后，所有心脏开放性手术术后，必须彻底清除心腔空气，以防止全身空气栓塞；在体外循环脱机前，仔细的TEE检查有助于这一过程。

在体外循环脱机后，还必须注意瓣膜假体或修复后的自体瓣膜的功能。关于是否修复患者的自体瓣膜还是用机械或生物假体替换的手术决策取决于多种因素，包括患者年龄、合并症及患者和外科医生的选择。生物瓣膜的使用寿命相对较短，但不需要长期抗凝，而机械瓣膜可以长时间使用，但需要抗凝及抗凝相关的风险和考虑。机械瓣膜假体的TEE评估可能会发现铰链或接合点处有小小闭合或"冲洗"射流，这是正常现象，必须与缝合环处或缝合环外的异常瓣周反流相区分。如果经人工瓣膜的压差高，必须留意并处理[10]。

三、术后注意事项

接受过心脏瓣膜手术的患者被送往重症监护室进行密切监测。这些患者的术后护理目标是维持重要器官的灌注和供氧，直到患者康复并足够稳定，可以从重症监护室转出。一些常见的术后问题有出血、填塞、心脏功能差和血管舒张，这些都会导致低血压。

要理解它们之间的关系，首先重要的是要了解欧姆定律 $V=IR$，其中 V 是电压，I 是电流，R 是电阻。欧姆定律中的变量可以重新排列为 $R=V/I$，这与全身血管阻力等式类似。

$$SVR=[(MAP-CVP)/CO]\times 80$$

其中 SVR 是全身血管阻力，MAP 是平均动脉压，CVP 是中心静脉压，CO 是心输出量。如果去掉转换单位 80，也去掉 CVP，因为 CVP 通常比 MAP 要小得多，所以可以重新将等式表述。

$$MAP=CO\times SVR$$

CO 是每搏输出量（stroke volume，SV）乘以心率（heart rate，HR），每搏输出量等于射血分数（ejection fraction，EF）乘以左心室舒张末期容积（left ventricular end diastolic volume，LVEDV）。知道了这一点，等式可以进一步分解。

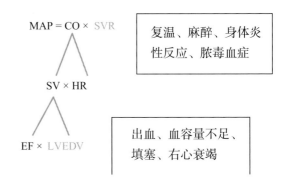

等式左侧的低 MAP 需要等式右侧有一个或多个低变量。上述等式的相应变量，我们列出一些常见低血压原因，下面将进行更详细地讨论。

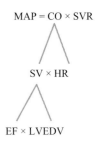

术后出血可分为手术出血和非手术出血。手术出血继发于手术创伤，可发生在血管吻合处、假体瓣膜缝合线、插管部位或手术过程中受伤的小血管。如果无法自行凝固，则需要再次纵隔探查定位解决问题。非手术出血涵盖所有其他原因，包括由于患者合并症或抗凝血药导致的已有凝血功能障碍、体温过低、鱼精蛋白肝素中和不足、血小板和凝血因子破坏，以及体外循环引起的纤维蛋白溶解。体温过低或肝素中和不足引起的出血可以通过使患者保暖或提供额外的鱼精蛋白来治疗。否则，患者可从输注血小板、新鲜冰冻血浆、冷沉淀或其他促凝剂中获益。如果患者患有高血压，降低血压也有助于控制出血。有机械瓣膜、心房颤动或血栓栓塞病史的患者发生血栓栓塞的风险会增加，因此必须进行抗凝治疗。这必须与增加的出血风险相平衡。

术后出血的迹象通常是胸管的输出量增加。但是，如果导管中有凝块或导管放置不正确，则血液会积聚在胸腔中。持续出血可导致胸内压升高，最终导致心脏压塞。心脏压塞典型征象为贝克三联征，由低血压、颈静脉扩张和心音减弱组成。通气患者可能不会出现呼吸困难和端坐呼吸。心脏压塞导致每搏输出量和心输出量低，其表现为脉压狭窄、低血压和灌注不良。其他诊断方法包括经胸或经食管超声心动图，可显示心腔受压、右心房或右心室舒张期塌陷，甚至左心室舒张期塌陷。心脏压力的增加可导致中心静脉压和肺动脉舒张压相

等，以及出现反向脉搏悖论，即吸气时收缩压过度下降
（＞ 10mmHg）。在正常生理条件下，吸气时血压会略有
下降。这是由于吸气时胸内负压导致静脉回流增加，从
而导致室间隔轻微向左弯曲，减少左心室充盈和心输出
量。胸内负压还导致血液在肺部，这也会减少左心室充
盈。在心脏压塞期间，由于跨心腔的压力相等，这种间
隔弯曲更明显，导致心输出量和血压过度下降。在机械
通气患者中，由于吸气时胸内压升高而不是降低，会发
生反向脉搏悖论，胸内压升高将血液挤出肺循环，改善
左心室充盈，从而增加血压。较高的胸内压也会增加右
心室后负荷并降低右心室前负荷，因为肺血流传输时间
大约为 2s，这意味着在随后的呼气期间左心室充盈减少
并血压降低[11]。

瓣膜手术患者心输出量降低的另一个可能原因是二
尖瓣收缩期前向运动（systolic anterior motion，SAM）。
当二尖瓣前叶在收缩期阻塞左心室流出道，则会发生收
缩期前向运动，引起严重的二尖瓣反流，并导致全身血
流量减少。这被认为是由于文丘里（Venturi）效应而发
生的：左心室流出道断面的减少使通过断面的流速增
大，从而将前叶拉向左心室流出道。因此，任何减少左
心室流出道面积或使二尖瓣更靠近左心室流出道的因素
都会增加收缩期前向运动和左心室流出道阻塞的风险。
收缩期前向运动往往发生在因二尖瓣反流而进行二尖
瓣环成形术的患者中；二尖瓣环可缩短环状周长，并可
缩短前叶和左心室流出道之间的距离。收缩期前向运动
也出现在接受主动脉瓣置换术的同心性左心室肥大患者
中；随着主动脉瓣狭窄通过换瓣手术矫正，左心室现在
可以更容易地收缩，经常变得高动力，使肥大的室间隔
更靠近二尖瓣环，更容易发生左心室流出道阻塞。收缩
期前向运动的药物治疗包括增加左心室大小以减少左心
室流出道阻塞的可能性，增加前负荷和后负荷，以及减
少肌力，这些都能达到这个目的。如果药物治疗无效，
则可能需要手术干预。

体外循环心脏手术后常发生心功能下降。在体外
循环瓣膜手术后尤其如此，因为患者通常分别由于长期
反流或狭窄病变造成的慢性容量或压力负荷过重而预先
存在心室功能障碍。此外，主动脉阻断和体外循环对心
脏有不良影响（表 6-1）。心室功能障碍可以通过超声
心动图诊断。可用正性肌力药治疗，如肾上腺素、米力
农或多巴酚丁胺。非药物治疗方式包括主动脉内球囊反
搏、体外膜氧合或临时心室辅助装置。

体外循环心脏手术后发生血管扩张很常见。它可能
由于复温、麻醉或与体外循环、手术本身或脓毒血症相
关的全身性炎症反应而发生。除了使用抗微生物药物治
疗感染外，血管扩张还可以使用去氧肾上腺素、去甲肾

表 6-1　体外循环后与心室功能障碍相关的危险因素[12]

- 需要修复或更换的瓣膜性心脏病
- 已有的心室功能障碍
- 长时间主动脉阻断或体外循环
- 冠状动脉旁路移植术后血运重建不足
- 心脏停搏液的残留影响
- 体外循环期间心肌保存不良
- 缺血再灌注损伤

上腺素或加压素等血管加压药治疗，以引起血管收缩并
维持灌注压。

四、循证最佳实践医学

心脏外科和心脏麻醉学都是不断发展的专业。随着
新技术和新技能的发展，产生了支持或反驳的新试验和
证据，进而改变我们行医的方式。

（一）肺动脉导管

肺导管插入术自 20 世纪 20 年代就已经存在，但直
到 Jeremy Swan 和孩子们去海滩，观察到一艘带有三角
帆的帆船随风摆动后，提出了流动导向导管的想法，其
才得以普及。在他的同事 William Ganz 的帮助下，他构
建了一根顶端带有气囊的细长软导管原型，可以随着血
流移动。他们进行了成功的临床试验，最终在 1970 年
发表了一个病例系列，证明了他们的原型可以在没有 X
线透视检查的情况下成功推进，从而预示着现代 Swan-
Ganz 导管或肺动脉导管的出现[13]。

从那时起，肺动脉导管已经发展成重症监护室和
手术室中无处不在的监护仪，特别是在接受体外循环心
脏手术的患者中。它提供了大量有用的信息，如心输出
量、混合静脉氧饱和度、肺动脉压、肺毛细血管楔压
等，从而提供了危重患者的容量状态、心室功能、组织
灌注、氧合等重要信息。

然而，尽管肺动脉导管被广泛采用，但围绕它的使
用也存在很多争议。多项研究表明，肺动脉导管患者的
发病率和死亡率没有下降，甚至有所增加[14, 15]。有几个
潜在的原因，首先是插入肺动脉导管的风险，潜在的并
发症包括肺动脉血栓形成和破裂、导管相关的血流感染
和心律失常。其次，从肺动脉导管获取的信息可能不准
确，即使准确，也可能被错误解读。最后，如果肺动脉
导管数据准确且解读正确，可能会导致非必要的甚至是
有害的过度治疗和干预，如液体或正性肌力给药[16]。

近年来，超声心动图和脉搏血氧仪波形分析等更先

进的模式已经补充并在一些病例中取代了肺动脉导管。然而，即使存在争议，肺动脉导管仍然常规用于手术室和重症监护室体外循环心脏手术患者，尤其是由于严重主动脉或二尖瓣关闭不全或内在肺动脉高压导致肺动脉压升高的患者。

（二）经导管主动脉瓣置换术与外科主动脉瓣置换术

主动脉瓣狭窄是北美最常见的瓣膜病，主要表现为老年人群钙化性主动脉瓣狭窄[17]。随着人口的老龄化，钙化性主动脉瓣狭窄的发生率将持续增加。然而，开放式外科主动脉瓣置换术的发病率和死亡率风险随着患者年龄和合并症的增加而增加，很多时候，那些被认为风险过高的患者不使用外科主动脉瓣置换术治疗。然而，在过去的 15 年里，出现了一种称为经导管主动脉瓣置换术的新技术，该技术最先由 Cribier 提出，用于一名因病情严重而被拒绝使用外科主动脉瓣置换术治疗的患者[18]。在本例中，采用了股静脉通路和经房间隔入路，并且将牛心包瓣安装在球囊扩张支架上。从那时起，涉及不同类型的血管通路和生物人工主动脉瓣多次迭代发展。研究表明，对于不适合手术的患者，相较于标准疗法（包括球囊瓣膜成形术），经导管主动脉瓣置换术显著降低了死亡率；对于高风险或中风险手术的患者，经导管主动脉瓣置换术的存活率与外科主动脉瓣置换术的相似[19-21]。经导管主动脉瓣置换术将在后面的章节进行更详细地讨论。

（三）快通道心脏麻醉

自成立以来，心脏麻醉已从一种高剂量的阿片类药物和苯二氮䓬类麻醉药演变为一种相对较低剂量、作用时间较短的麻醉药。与非心脏手术的麻醉一样，心脏手术麻醉的目标已经转变为在不危及患者安全的情况下加快康复并缩短住院时间。快通道心脏麻醉有很多好处。早期拔管可提高患者舒适度、改善呼吸力学和清除分泌物，并降低呼吸机相关肺炎等发生率。在重症监护室的住院时间越短，医疗费用就越低。然而，这些好处必须与快速跟踪的潜在风险相权衡；过早拔管会导致呼吸衰竭和再插管，在患者未稳定之前，过早地将患者从重症监护室转出病房可能会导致再次进入重症监护室。总体而言，研究表明，快通道心脏麻醉与病情恶化的发病率或死亡率无关[22]。

第7章 经导管主动脉瓣置入术的麻醉管理

Anesthetic Management for Transcatheter Aortic Valve Implantation (TAVI)

Lachlan F. Miles   Andrew A. Klein   著

陈泓羊 梁 鹏 译

要点

- 最近发表的多中心随机对照试验结果表明，在高危手术患者中，除主动脉瓣狭窄以外，还扩大了经导管主动脉瓣置入术的适应证。
- 最佳实践指南支持有关 TAVI 转诊的多学科决策；如果需要麻醉科的支持，优先选择心血管麻醉专科医师。
- 在不同的中心，TAVI 的麻醉方式有所不同，绝大多数以全身麻醉为主，随着操作技术的成熟，TAVI 手术可在局部麻醉或清醒镇静下完成。
- 非随机试验结果表明，局部麻醉在血流动力学稳定性和以患者为中心的结局指标（如住院时间）方面具有优越性，但仍需要大样本、多中心随机对照试验来验证。
- 包括可回收瓣膜在内的新技术的发展有望减少手术创伤、术后并发症和恢复时间。

2002 年 4 月 16 日，Alain Cribier 与其合作者 Helene Eltchaninoff 和 Christophe Tron 在法国鲁昂的 Charles-Nicolle 医院进行了第一次人体经皮主动脉瓣置换术[1]。这是自经皮冠状动脉介入治疗以来结构性心脏病领域最重大的飞跃。时至今日，经导管主动脉瓣置入术继续经历着快速的革新。PARTNER-II 的试验结果表明，在中危患者中，将死亡或致残性脑卒中作为主要研究终点指标，经股动脉 TAVI 优于传统的外科主动脉瓣膜置换术（surgical aortic valve replacement，SAVR）（HR=0.79，95%CI 0.62～1.0，P=0.05）[2]，并且即将进行的研究旨在评估该技术用于低风险的手术患者的效果。

对于麻醉医师来说，TAVI 代表着挑战，也是一种机遇。挑战来自于如何给一个存在潜在严重不适患者在手术室以外的环境中提供足够的麻醉或镇静，以及许多围手术期应考虑的 TAVI 特有的因素。然而，大多数中心采用的多学科团队是目前倡导的最佳方案[3, 4]，这为麻醉医师提供了一个机会，使其成为团队中不可或缺的一员，主要涉及患者的评估和选择[5]。

本章旨在概述 TAVI 的术前评估、手术方式和术后并发症，以及如何实施安全的麻醉和镇静。

一、多学科协作

心脏瓣膜团队建设

专家共识指南倡导，主动脉瓣疾病患者的成功治疗最好由多学科协作的团队完成。这个"心脏瓣膜团队"理想情况包括具有 TAVI 手术经验的心脏介入医师、心脏外科医师、心血管麻醉医师、心脏超声医师、老年医学医师和重症科医师[3, 4]。多学科团队的目标是以解决患者的现存症状和改善生活质量为中心，并最大限度地改善手术预后和提高获益。最后，专家团队还必须决定，使用以下何种治疗途径才能够为患者提供最长的寿命及最少的并发症，包括传统的 SAVR、TAVI（通过进行球囊瓣膜成形术与否来确定手术方式）或药物治疗 / 姑息疗法[3, 4]。

二、患者的选择和评估

对患者的初步评估侧重于全面了解患者的病情、瓣膜异常的严重程度，以及对其身体健康的影响程度

（表 7-1）。通过初步评估来确定 SAVR 和 TAVI 的围手术期风险，并告知患者和医疗团队进行下一步治疗的最佳选择。

（一）主动脉瓣狭窄的症状及严重程度

完整的病史采集和体格检查必不可少。随着瓣口面积的减小，运动耐量和主动脉瓣血流速度的变化明显相关，特别是主动脉瓣狭窄的典型特征：劳力性呼吸困难、胸痛或胸闷和晕厥。超声心动图通过连续方程法测量有效瓣口面积和平均跨瓣压差时，需结合患者的病情综合考虑，应牢记左心室功能不全可能导致所测量瓣口面积值偏低。在这种情况下，可以考虑采用测量左心室流出道前向血流速度，纠正低心输出量状态的指标（如压力 / 容量相关的无量纲指数），这样具有更大的意义。

（二）心血管相关合并症的评估

既往有心血管相关合并症对于手术方式的选择及手术风险分层十分重要，如既往有心脏手术史或者是存在严重的冠心病。由于人群中合并冠心病的发病率较高（40%～75%），所以计算机断层扫描或介入下冠状动脉造影是非常必要的[3]。对于 TAVI 手术同时行冠状动脉血管再通在病死率和死亡率方面的影响，目前的证据十分有限。

既往心脏手术或经皮介入治疗史十分重要。已形成的胸壁瘢痕和纤维化会导致主动脉或右心室等重要组织与胸骨粘连，当再次行胸骨切开术时，风险明显增加。同样，广泛的升主动脉和主动脉弓粥样硬化或"瓷化主动脉"，显著增加了主动脉钳夹引起栓塞的风险。部分"低风险"手术患者（如漏斗胸、鸡胸或有纵隔放疗史），可能会因为解剖学因素而增加开胸时的风险。在这些情况下，可能会推荐 TAVI 成为低风险患者的手术方式。

（三）非心血管相关合并症的评估

非心血管相关合并症的评估，是确定手术获益和预后的另一部分内容，这些合并疾病可能对术后康复产生影响。

- 呼吸系统疾病：慢性阻塞性肺疾病、肺纤维化或其他慢性疾病。居家氧疗，尤其适用于 1s 用力呼气容积（forced expiratory volume in one second，FEV1）< 50% 预测值和肺一氧化碳弥散量（transfer factor of the lungs for carbon monoxide，TLCO）< 50% 预测值。无论选择何种手术方式，FEV1 < 30% 的患者长期生存率都很低。
- 消化系统疾病：肝硬化合并肝功能 Child-Pugh 分级 B 级或 C 级，食管静脉曲张，不能使用抗血小板药物的活动性消化道溃疡和出血。
- 神经系统疾病：由于痴呆或其他疾病、活动障碍（如帕金森病）而存在的认知障碍。
- 泌尿系统疾病：慢性肾功能不全（肌酐清除率< 30ml/min），或长期透析。
- 肌肉关节疾病：特殊部位的关节退行性变或炎症性关节病。
- 其他疾病：活动性恶性肿瘤，特别是影响预期寿命的转移性肿瘤。

（四）风险评估

风险评估需要综合各种因素，特别是心脏风险评估得分、虚弱状态、主要器官系统功能障碍，以及一些特殊手术方式必须排除的情况。使用的心脏风险评估得分因地区而异，北美地区指南推荐使用心胸外科医师协会（Society of Thoracic Surgeons，STS）风险评分[3]，而欧洲地区指南推荐使用欧洲心脏手术风险评分[4]。值得注意的是，这两种评分系统都不能很好地评估 TAVI 风险，但可以作为传统外科手术方法风

表 7-1　TAVI 术前影像学评估

方　法	测量部位	测量内容
超声心动图	心室	左心室射血分数和左心室大小
		肺动脉压力的预估值
		局部室壁运动是否异常
	瓣膜	平均跨瓣压差
		瓣口面积的预估值
		压力 / 容量相关的无量纲指数
		其他瓣膜异常（如二尖瓣）
计算机断层扫描（CT）	瓣环	长 / 短径
		面积 / 周长
	主动脉根部	冠状动脉开口高度
		主动脉瓣钙化情况
		主动脉根部与升主动脉解剖
	冠状动脉	冠状动脉解剖
		是否伴有冠心病
	外周血管	股部血管口径、走行及动脉硬化情况
		胸腹主动脉内径、走行及动脉硬化情况

大多数情况下，计算机断层扫描辅以传统的血管造影术即可满足需求，但如果患者有肾功能不全，则可以采用心脏磁共振成像（magnetic resonance imaging，MRI）

险的一个基本评估[6]。目前美国心脏协会 / 美国心脏病学会（American Heart Association/ American College of Cardiology，ACC/AHA）心脏瓣膜病患者管理指南，使用这些因素将进行主动脉瓣介入治疗的患者分为四类[3]。

- 低危：STS 评分 < 4%，不伴重度虚弱，无严重主要器官系统功能障碍，无手术方式的特殊受限。
- 中危：STS 评分为 4%～8%，轻度虚弱，不超过 1 项术后无法改善的主要器官系统功能障碍，无明显手术方式的特殊受限。
- 高危：STS 评分 > 8%，中重度虚弱，不超过 2 项术后无法改善的主要器官系统功能障碍，可能存在手术方式的特殊受限。
- 禁忌：1 年内死亡率和致残率 > 50%，至少 3 项术后无法改善的主要器官系统功能障碍，严重衰竭或存在明显的手术方式的特殊受限。

（五）TAVI 的影像学评估

准确的影像学评估是 TAVI 手术成功的基础。对于主动脉根部和瓣膜的复杂解剖评估，最好使用心电门控、多排螺旋 CT（multidetector computed tomography，MDCT）扫描、三维重建显示主动脉根部与冠状动脉的解剖相对关系，主动脉、髂动脉和股动脉的走行与弯曲度，评估这些血管的动脉粥样硬化的严重程度，以在选择合适的球囊和瓣膜大小及最大限度减少血管并发症方面起到重要作用。

在禁止使用碘对比剂的情况下，MRI 和经食管超声心动图（transesophageal echocardiography，TEE）可以提供类似的信息。

三、TAVI 的围手术期管理

（一）场地及人员的准备

关于 TAVI 的手术场地和操作行为方面，在不同机构之间都存在着相当大的差异。仅反映了区域间的偏好差异，相对于其他手术环境而言，并没有任何特定的方法能够证明其具有更好的安全性。目前报道的人员设置情况包括：仅有介入心血管医师参与，无其他专业医师辅助[7]；手术室内同时还包括了心血管麻醉医师提供镇静、心脏外科医师和体外灌注师参与，共同处理严重并发症的团队[8]。

手术场地的要求倾向于可以进行实时的透视检查，包括股动静脉血管成像、主动脉根部和胸腹主动脉的静态或动态图像。实际上，这限制了手术只能在专用的心导管介入室、血管造影术室或杂交手术室进行。选择的手术场地与主要操作者（介入心血管医师或心脏外科医生）的专业性相关。决定手术场地的其他因素如下。

- 有足够的空间容纳相关设备和工作人员，包括麻醉机和监护仪，以及体外循环机（如果某些手术需要体外循环备机状态）。
- 靠近手术室或重症监护室，以防出现严重并发症。

（二）瓣膜的选择

目前，主要有两家公司的瓣膜经 FDA 批准能用于 TAVI 手术。分别是美敦力公司的 CoreValve 瓣膜（Medtronic，Fridley，MN）和爱德华公司的 SAPIEN 系列瓣膜（Edwards LifeSciences，Irvine，CA）。随着技术的发展，虽然波士顿科学公司的 LOTUS 瓣膜（Boston Scientific，Marlborough，MA）越来越受重视，但在撰写本文时，它还没有获得欧洲或北美监管机构的批准。

在选择合适的瓣膜公司时，需要考虑以下几个因素。

- 机构自身的偏好和操作者对产品的熟悉程度。
- 输送系统的大小。
- 主动脉瓣环大小和钙化程度。
- 冠状动脉开口高度。
- 瓣环钙化程度。

手术操作者还必须考虑使用球囊扩张式瓣膜还是自膨式瓣膜。临床上更多的是使用球囊扩张式瓣膜，包括经心尖入路、主动脉左心室成角较大，以及升主动脉扩张，但是主动脉瓣严重钙化时可增加瓣环破裂的风险，并且一旦释放就无法回收。新一代的自膨式瓣膜可以在完全释放之前重新回收和重新定位，从而在瓣膜解剖结构异常或位置不当的情况下提供更多选择。

（三）入路的选择

术前对外周血管的影像学评估可以帮助我们确定经股动脉入路的可行性。

1. 经股动脉入路

第一次人体 TAVI 手术是通过股静脉入路、房间隔穿刺完成[1]，但 80%～90% 的现代手术是采用经股动脉逆行入路。随着时间的推移，穿刺鞘管的尺寸已经从 24F 减小到某些新系统的 14F，并显著减少了周围血管并发症的发生。通过主动脉瓣输送系统，人工瓣膜可以通过直径小至 5～6mm 的股动脉完成操作。一旦股动脉鞘管放置完毕，需使用普通肝素抗凝，维持 ACT 在 250～300s。

除了用来放置人工瓣膜的鞘管外，还需在桡动脉或对侧股动脉插入一个 7～8F 鞘管。同时为了便于放置临时起搏导线，需要手术医师在对侧股静脉或由麻醉医师在颈内静脉插入静脉鞘管。麻醉医师可以使用这些额外的鞘管进行有创压力监测，以及经中心静脉输注血管活性药物。

2. 经心尖入路

尽管随着经股动脉入路技术的成熟，意味着经心尖入路越来越少，但是如果存在股动脉或主动脉的严重狭窄闭塞，可采用经心尖入路。此入路需要经左侧腋前线做一小切口行开胸术，并经手术暴露左心室心尖。然后穿刺心室心尖，将导丝通过左心室流出道并穿过主动脉瓣。这样就可以将支架瓣膜和输送系统放置到左心室。释放支架瓣膜后，移除鞘管和导丝，由外科医生使用荷包缝合方法进行心尖部缝合，快速心室起搏可以使释放瓣膜更加容易。肋间、椎旁或前锯肌阻滞可用于提供术中及术后镇痛。

四、TAVI 的麻醉方式

TAVI 可使用全身麻醉、各类局部麻醉和镇静技术，下表描述了其相关优缺点（表 7-2）。

2014 年报道的数据表明，英国和美国 95% 以上的 TAVI 是在全身麻醉下进行的，而德国和以色列中心几乎所有的经股动脉入路 TAVI 都是在局部麻醉下进行的 [9, 10]。这些人口统计学数据发生了一些变化，并且在很大程度上反映出了某些特定入路 TAVI 手术的日益成熟：大多数手术为了使用 TEE 引导及评估瓣膜情况而采用全身麻醉。随着经胸超声心动图和透视技术用于手术后评估的经验积累，麻醉方式逐渐演变为以局部麻醉为主 [8]。

部分非随机试验结果显示，相对于局部麻醉来说，全身麻醉某些并发症的发生率较高。这些并发症包括手术时间延长、住院时间和 ICU 入住时间延长及心肺并发症发生率增加 [11, 12]。虽然这些结果并未在所有研究中重复出现，但很多文献都发现，全身麻醉下 TAVI 与更高程度的血流动力学不稳定性呈相关性 [11-15]，一项小的回顾性研究发现，瓣膜释放时恶性心律失常的发生率更高 [8]。有系统综述同时也指出，在较大的医学中心，用这两种麻醉方式都取得了令人非常满意的结果 [9, 12, 16]。然而，这一领域的大多数非随机研究都在一定程度上受到时间偏倚的影响。这方面唯一的随机试验显示，全身麻醉组和局部麻醉 / 镇静组在脑氧饱和度降低方面并没有差异，并发现镇静组的 "不良事件" 的综合发生率更高（$P < 0.001$，脆性指数 =19）。以上问题主要由气道和呼吸功能障碍导致，包括需要术中气道支持、氧饱和度下降和通气不足 [17]。这项完全随机对照试验将全身麻醉和异丙酚深度镇静的效果进行了比较，显示浅镇静和药物敏感的患者可能会产生不同的结果。

（一）术中麻醉监测

尽管麻醉方式的精确选择在很大程度上取决于手术和入路，但对于所有 TAVI 手术来讲，无论是使用全身麻醉还是局部麻醉镇静，都应该满足以下基本的监测方式。

- 5 导联心电图。
- 有创动脉压力监测，可以由麻醉医师在桡动脉或肱动脉穿刺置管进行测压，或使用手术医生穿刺的动脉鞘管的侧管进行测压。前者的主要优点是提供了监测和取样的专用导管，尽管有人认为这是多余的操作，并伴发周围组织损伤和感染的风险。
- 有创中心静脉压力监测，同样，可以使用由麻醉医师穿刺的颈内静脉或锁骨下静脉导管，或使用外科医生穿刺的股静脉鞘管来进行测压。通过中心静脉使用正性肌力药物或血管活性药物适用于任何 TAVI 手术，特别是高风险患者。
手术团队可自行决定使用的其他监测如下。
- 脑血氧饱和度监测，在血流动力学不稳定的情况下，用于确定脑灌注是否充足。
- 脑电双频指数或其他麻醉深度监测仪，用于高危或血流动力学不稳定患者的麻醉深度的监测。

在无合并症的患者中，有创肺动脉压力监测无太大必要。因为在手术过程中可以使用超声心动图，在短时间内通过测量三尖瓣反流进行心输出量和肺动脉压力的评估。出现肺静脉异位引流的患者通常左心室收缩功能差，并伴有束支传导阻滞，若使用肺动脉导管漂浮，可能会导致完全性心脏传导阻滞和血流动力学的崩溃。

（二）静脉通道

尽管技术不断发展，TAVI 仍然是一种高度侵入性的手术。众所周知，无论是股动脉鞘管，还是心室壁穿孔或由此产生的心脏压塞，都可能会造成大出血。所

表 7-2 经股动脉 TAVI 最常用麻醉方式的优点和缺点

	全身麻醉	局部麻醉 ± 镇静
优点	• 可控的气道支持 • 可使用 TEE • 瓣膜释放的最佳时机（如屏气时）	• 侵入性操作少 • 血流动力学不稳定性低，较少的正性肌力支持 • 缩短手术和住院时间
缺点	• 进一步侵入性操作的风险增加 • 血流动力学不稳定性风险增加，增加正性肌力支持 • 瓣膜释放时发生恶性心律失常的风险增加 • 延长手术和住院时间	• 无气道保护，伴呼吸道梗阻风险 • 无法使用 TEE • 增加患者的痛苦和不适 • 心脏起搏器植入和瓣周漏的发生率较高

应根据有限的证据基础和实际操作中明显的特殊性来看待这些问题，尤其是采用局部麻醉时

以，必须至少准备 16G 的大静脉通道。可以通过外周静脉置管，或通过由术者放置的股静脉鞘管来实现。

（三）心室起搏

为了便于瓣膜释放，采用心室起搏来提高心室率以达到无有效心脏射血目的，从而精确定位。该操作通过在 CT 透视下放置在右心室的球囊尖端的起搏线来实现的。起搏导线可以由麻醉医师穿刺的右颈内中心静脉导管植入，也可以由手术医师通过股静脉鞘管植入。尽管有些医疗中心采用较大的静脉鞘管，以便于紧急情况下使用肺动脉漂浮导管，但起搏导线植入其实仅需要小至 7F 的鞘管。

（四）全身麻醉

早期 TAVI 手术需要全身麻醉。因为在释放瓣膜时需要使用大口径的鞘管，以及需要经食管超声心动图来评估瓣膜释放后的定位。美国心脏协会和美国心脏管理局目前的指南建议是，如果有麻醉医师在场，他们应该接受心血管麻醉的亚专科培训。如果采用经心尖入路，则必须使用全身麻醉。

最初，全身麻醉由使用肌肉松弛药后气管插管来实施，以便发生手术并发症时提供气道的最大支持。某些手术医师可能要求在人工瓣膜精确定位期间停止呼吸运动，而这在患者自主呼吸的情况下是无法完成的。某些医学中心使用声门上通气装置，不使用肌肉松弛药。

主动脉瓣重度狭窄患者的标准治疗方法是，通过使用血管升压药来保持心肌灌注，并使用正性肌力药物来维持心输出量（需牢记左心室流出道梗阻的极限值）。保持窦性心律至关重要，因为肥厚的心室一旦失去房性心律，心室率失控则是灾难性的。大部分房性心律失常与使用正性肌力药物有关，在保持窦性心律的同时平衡心输出量极具挑战性。

在严重的左心功能不全中，需要精确、平稳的麻醉诱导，氯胺酮或依托咪酯可能更适用。如果手术成功，则不需要长期机械通气，所以使用大剂量的长效阿片类药物、苯二氮䓬类药物或神经肌肉阻滞药的传统心脏麻醉方案显然不合适，并且会影响术后恢复。可在腹股沟区域行局部麻醉药浸润进行镇痛。

（五）局部麻醉 ± 镇静

由于文献差异巨大，很难对局部麻醉进行循证评估。既往研究描述了许多不同方法，包括以下方法。

- 异丙酚深度镇静，必要时使用口咽或鼻咽通气道[17]。
- 使用或不使用小剂量瑞芬太尼的区域麻醉[8]。
- 迪必洛尔、甲氧氯普胺和苯海拉明，无麻醉医师

在场[7]。

尽管存在这种差异，但迄今发表的有限文献中一致发现，局部麻醉可降低心肺并发症发生率，提高介入导管室效率并缩短住院时间。然而，这些麻醉方式与永久性起搏器植入和瓣周漏的发生率较高[12]。这可能反映了在快速心室起搏期间，由于患者的呼吸运动或出现的不适而导致人工瓣膜的植入位置不当。自膨胀式 TAVI 公司的瓣膜开发可能会降低这些并发症的发生率，因为自膨胀式瓣膜的永久性可以预防在初始定位后的再次移位，所以仍需大样本随机对照试验来确定局部麻醉 / 镇静是否优于全身麻醉。

虽然两种方法都可以使用类似的监测和血管通路，但局部麻醉比全身麻醉的准备更倾向于简单化（表 7-3）。

麻醉医师只能通过一个专用的外周静脉通道来给予镇静药，并在手术区域中利用合适的鞘套进行动脉压监测、正性肌力药或血管活性药物的输注，以及容量补充（如果需要）。这需要手术医生准备和连接无菌给药通路，但需要尽量减少患者的干预次数。

与全身麻醉相似，局部麻醉的术后镇痛可通过局部麻醉药腹股沟局部浸润来实现。一些中心结合髂筋膜和髂腹股沟神经联合阻滞作为术后镇痛，该方法之前在清醒状态下建立体外循环或 ECMO 时已描述[8]。

（六）中转全身麻醉

考虑到许多 TAVI 患者的虚弱，镇静可能无法提供足够的手术条件，在此情况下可能需要变更为全身麻醉。手术人员和麻醉医师应就如何在必要时迅速中转全身麻醉达成一致，并做好计划。这种情况的发生率因手术而异。在没有麻醉医师的情况下，Greif 等报道了 0.4% 的转换率，但也注意到 1.5% 的患者需要加深镇静，4.6% 的患者需要紧急转移到手术室进行全身麻醉并处理相关并发症[7]。在有麻醉医师在场的手术中，更改为全身麻醉的比例为 0%～17%，平均为 6.2%（95%CI 5.3%～7.3%）[12]。中转全身麻醉的常见原因包括以下几点。

- 患者痛苦或躁动。
- 呼吸衰竭。
- 心脏压塞的处理。
- 血管通路并发症的处理。
- 心脏骤停。

（七）瓣膜置入

假设无其他手术并发症（表 7-4），经股动脉 TAVI 时瓣膜释放代表了最大的生理干扰时点。导丝穿过主动脉瓣定位后，分两阶段进行：球囊扩张原有瓣膜，以及

表 7-3 全身麻醉和局部麻醉 ± 镇静下经股动脉 TAVI 的监测和血管通路设置的比较（Royal Papworth Hospital，Cambridge，UK）

全身麻醉	局部麻醉 ± 镇静
1MAC 七氟烷吸入麻醉	输注瑞芬太尼 0~0.1μg/（kg·min）
5 电极心电图	5 电极心电图
桡动脉置管行有创动脉压力监测	股动脉置管行有创动脉压力监测 ± 无创血压监测
颈内静脉导管用于给予镇静药、正性肌力药物和中心静脉压监测	经股静脉鞘管给予正性肌力药物及中心静脉压监测
大口径外周静脉输液通道，用于容量管理	经股静脉鞘管进行容量补充
脑 ± 外周氧饱和度监测	小口径外周静脉输液通道，用于给予镇静药
脑电双频谱指数	脑 ± 外周氧饱和度监测
经颈内静脉导管或股静脉鞘管起搏	经颈内静脉导管或股静脉鞘管起搏
局部浸润麻醉	髂腹股沟及髂筋膜阻滞 ± 局部浸润麻醉

各中心之间在手术中存在着巨大的差异，并且就结果而言，没有明确的证据表明一种麻醉方法优于另一种方法

随后释放人工瓣膜。

球囊扩张之前，应准备好人工瓣膜并预装至输送系统，因为这部分操作可能导致急性的主动脉瓣重度反流和血流动力学障碍。精准的瓣膜定位对减少并发症（如人工瓣周漏、完全性心脏传导阻滞、冠状动脉闭塞）至关重要。该步骤需要通过快速心室起搏暂时减少心排血量，每次约 20s。对于全身麻醉的患者，180 次 / 分的心率通常已足够。然而，对于左心功能不全的患者，特别是局部麻醉下的患者，可能需要 210 次 / 分的心率[8]。放置瓣膜的必要条件需保证收缩压小于 70mmHg，脉压小于 20mmHg[3]。

心输出量的突然消失可有不同表现。在接受局部麻醉和镇静的患者中，临床表现为从短暂的头晕到意识丧失。从监护仪可以发现血压立即急剧下降，并伴随着脑和外周血氧饱和度及脑电双频指数的变化[17]。全身麻醉患者瓣膜释放后长时间血流动力学不稳定的主要预测因素包括低混合静脉血氧饱和度和高左心室舒张末期压力[19]。通常情况下恢复比较迅速，但如果情况并非如此，麻醉医师必须准备好立即对症处理。电除颤作为此阶段的一个重要部分，在高危患者的瓣膜释放期间一旦发生恶性心律失常[8]，必须立即进行。

释放瓣膜后，根据经胸或经食管超声心动图的血流

表 7-4 经股动脉 TAVI 的及时并发症[18] 和 ACC/AHA 建议的应急预案[3]

类 别	并发症	处理建议
外周血管	穿刺部位的相关并发症	急诊外科会诊 ± 修复
导丝及球囊相关	心室穿孔	与手术人员协商后给予硫酸鱼精蛋白中和抗凝
		经皮心包引流
		手术修复（可能需要在导管介入室进行紧急开胸）
	瓣环破裂	与手术人员协商后给予硫酸鱼精蛋白中和抗凝
		心包引流和自体血红细胞回收
		手术修复（可能需要导管介入室进行紧急胸骨切开术）
人工瓣膜栓塞	主动脉	在降主动脉中重新收回瓣膜或释放（自膨胀式支架）
		血管内介入处理（球囊扩张式支架）
	左心室	外科取出人工支架瓣膜和 AVR
人工瓣膜位置不佳	中心型主动脉瓣反流	用软导丝重新定位人工瓣膜
		如果反流严重且难以控制，可考虑放置瓣中瓣
	主动脉瓣周漏	人工瓣膜的收回并重新定位（自膨胀式支架）

（续表）

类　别	并发症	处理建议
人工瓣膜位置不佳	主动脉瓣周漏	放置瓣中瓣（球囊扩张式支架）
		经皮瓣周漏封堵
		球囊后扩张
		外科取出人工支架瓣膜和 AVR
	冠状动脉阻塞	人工瓣膜收回并重新定位（自膨胀式支架）
		经皮冠状动脉介入治疗
		冠状动脉旁路移植术
其他循环系统损害	完全性心脏传导阻滞	首先考虑经静脉临时起搏
		更换永久起搏器（24～48h）
	出血	确定出血部位（外周血管 vs. 中心血管），并在可能的情况下进行外科止血
		与手术人员协商后给予硫酸鱼精蛋白中和抗凝
		异体输血或自体血回收
	血流动力学崩溃	评估和治疗潜在原因
		正性肌力药物的支持
		主动脉内球囊反搏
		体外膜氧合或体外循环
脑卒中	栓塞	手术取栓（禁忌溶栓）
	出血	保守治疗

动力学和 CT 来评估人工瓣膜的位置和性能。需要评估的主要特征包括以下几点。

- 瓣膜位置和开闭。
- 跨瓣压差，是否存在瓣周漏或中央型主动脉瓣反流。
- 二尖瓣功能。
- 左心室大小和功能，包括新发局部心室壁运动异常。
- 心包积液。

引导人工瓣膜最终定位和释放的导丝可能会限制瓣叶，从而产生严重的主动脉反流，所以人工瓣膜的评估只能在移除导丝后进行。

球囊自膨胀式瓣膜支架属于永久性，除非其未完全展开，否则无法收回，因此这存在很大的栓塞脑卒中风险。如果瓣膜释放位置不佳则可以通过放置瓣中瓣来补救，即在第一个瓣膜内放置第二个球囊可膨胀瓣膜。较新的自膨胀式瓣膜支架可以在展开后回收，从而可以重新定位人工瓣膜位置。

五、TAVI 术后即时管理

动脉鞘管通常在手术结束时移除，根据患者或手术入路的不同，可采用经皮缝合或直接手术修复。使用硫酸鱼精蛋白来逆转抗凝。麻醉后快速苏醒是评估栓塞性脑卒中的首选方法。虽然鼓励患者早期活动，但为防止动脉穿刺部位出血或假性动脉瘤的形成，患者需要在一定时间内保持仰卧位。

如果有配备常规监护仪的复苏房间，经股动脉 TAVI 患者的即时术后管理可以在恢复室（麻醉后监护病房）进行，随后转入能够连续监测心电图和经静脉起搏的环境中，如冠心病监护病房。完全性心脏传导阻滞可能在释放瓣膜时发生，但也可能是晚期并发症，尤其是使用美敦力 CoreValve 时。房室传导阻滞的主要危险因素包括患者年龄＞ 75 岁，瓣膜尺寸＞ 4mm，术前 / 术后立即出现心动过缓（＜ 55 次 / 分）[20]。大多数并发症出现在术后 3～7 天，所以得强调术后密切监测的重要性。

如果患者的心律正常，包括足够的心率、不需心室起搏或变时支持，那么 24h 内可考虑停止连续心电图监测。住院时间通常为 4～6 天 [12]。随着血管通路鞘管尺寸的减小，房室传导阻滞的发生率也逐渐降低，从而可以进一步缩短住院时间，在一些中心经股动脉入路的住院时间为 24h，经心尖入路的住院时间为 2～3 天。在进行 3～6 个月的双重抗血小板治疗之后建议终身服用阿司匹林。

第8章 非机器人和机器人微创二尖瓣手术的麻醉管理

Anesthetic Considerations for Non-Robotic-and Robotic Minimally Invasive Mitral Valve Surgery

M. Ackermann W. Zakhary J. Ender 著

陈婷婷 译

要点

◆ 如果患者体表面积＞ $2m^2$，或者术中需要开放右心房，建议放置上腔静脉引流管。

◆ 术中食管超声心动图是必需的，以确保引流管和主动脉球囊阻断导管放置正确位置，并发现可能的并发症。

◆ 采用主动脉内球囊阻断时，要求同时监测左侧和右侧的动脉压。

◆ 机器人辅助微创二尖瓣手术必需使用肺隔离技术。

◆ 血流动力学可能受到机器人辅助微创二尖瓣手术二氧化碳气胸所影响。

微创二尖瓣手术（minimally invasive mitral valve surgery，MIMVS）意味着患者与传统开胸术比有更小的创伤[1]，因而成为许多中心优先使用的方法[2]。微创手术与开胸手术在死亡率[3, 4]、修复率及耐久性上均有可比性[1]。MIMVS 并不指单一手术方法，而是指专门一系列特色手术技术的集合[5]。

通过胸骨下段小切口进行的手术与全胸骨切开手术相比，手术步骤、麻醉方法及体外循环的建立非常相似。微创二尖瓣手术经常通过右侧第 4 肋和第 5 肋间小切口入路进行操作。这个入路的手术既可以通过直视下进行，也可以通过胸腔镜辅助系统进行。

全内镜机器人二尖瓣手术，也叫机器人辅助微创二尖瓣手术（robotic-assisted minimally invasive mitral valve surgery，RAMIMVS），与传统式式相比有很多优势，包括减轻术后疼痛，减少术后感染，缩短住院时间，更快恢复日常生活并有更高的患者满意度[6]。另外，RAMIMVS 与传统手术相比，麻醉诱导时间增加，全身麻醉时间变长。由于 RAMIMVS 需要更多的麻醉工作人员，因而消耗了更多的麻醉资源[7]。

一、术前管理

术前评估

1. 患者选择：全身麻醉

当选择患者做 MIMVS 时，需要评估患者的全身疾病，如病态肥胖、严重的肺部疾病、外周血管疾病、晚期肾功能不全、晚期肝病、严重的肺高压、严重的左心衰竭及中重度主动脉瓣反流[2]。对于计划好行 RAMIMVS 的手术，如果没有足够的肋间距离（＜ 3cm），或者体重指数特别大，在影像学检查或胸科手术前就应预料到手术困难很大[8]。

2. 右侧胸部创伤或疾病的影响

既往对右侧胸的干预或粘连可能使手术复杂化，增加手术时间或使并发症发病率增高[9]。这种干预包括气胸、胸部创伤和（或）插入胸管或右半胸手术史。目前还没有可靠的方法来预测右胸膜腔有无明显粘连[10]。通过经右侧胸部的 5mm 切口置入胸腔镜评估右侧入路是否安全[2, 10]。如胸壁、肋骨和隔膜的畸形等异常解剖可能使微创技术复杂化或无法使用，这些可以通过术前计算机断层扫描进行评估。

3. 规划入路

此外，术前 CT 血管造影术可提供主动脉、大血管、二尖瓣钙化、髂股血管等有价值的信息，已成为微创入路患者术前评估的常规方法[2]。

灌注技术和阻断技术应在术前扫描完主动脉 – 髂股动脉轴后仔细做出决策。

二、术中管理

（一）适合的手术室和患者

1. 准备：房间布局

对于 MIMVS 来说，没有需要特别考虑的问题，而在 RAMIMVS 中，庞大的机器人设备极大地影响了整个工作空间。麻醉机和经食管超声心动图机应尽可能放在头侧，以方便机械臂的运动（图 8-1）。由于头侧空间受到限制，必须确保气管内插管的安全。此外，机械臂经常妨碍患者的监护。在外科紧急情况下，所有工作人员都应接受培训，以便迅速将机器人从患者身上分离并移开，并将其重新放置，进行紧急开胸术[8]。

2. 放置

通过右侧小切口行 RAMIMVS 和 MIMVS 手术时，需要暴露右侧胸腔，因此需要患者左倾约 30°。应在患者右侧肩胛骨下放一肩垫，右臂轻微弯曲（图 8-2）。这将改善到腋前线的通路。但是，这个姿势可能会对颈部和臂丛造成相当大的压力。

（二）常规监测

通过胸骨正中切开术进行二尖瓣手术时，应根据机构惯例放置监测。这通常包括以下几种。

- 右颈内静脉的多腔中心静脉。
- 外周静脉通路。
- 导尿管。
- 鼻咽温和膀胱温。
- 经食管超声心动图。
- 对流升温装置。

（三）特殊的患者准备

- 患者铺单前应放置体外除颤器。
- 当采用主动脉球囊内阻断时，必须进行双侧桡动脉或肱动脉压力监测。

RAMIMVS 的手术必须要求使用双腔管或支气管阻断的单肺通气，MIMVS 也经常使用单肺通气。

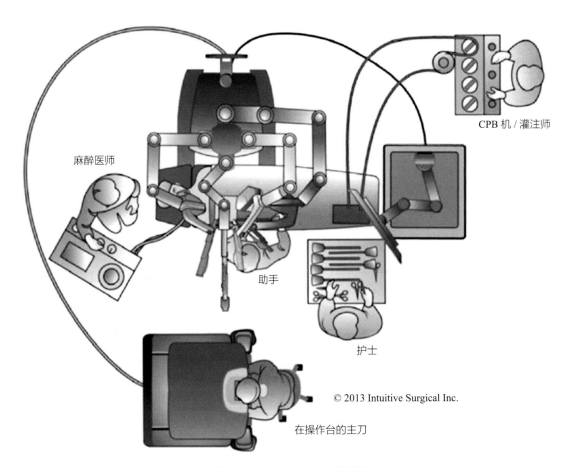

麻醉医师

CPB 机 / 灌注师

助手

护士

© 2013 Intuitive Surgical Inc.

在操作台的主刀

▲ 图 8-1　RAMIMVS 的手术室布置

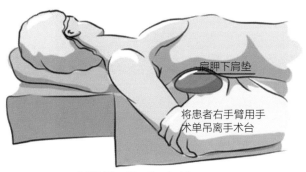

肩胛下肩垫

将患者右手臂用手术单吊离手术台

© 2013 Intuitive Surgical Inc.

▲ 图 8-2　患者体位

（四）体外循环前放置经食管超声

二尖瓣手术体外循环前常规行标准的食管超声检查。重要的是要排除明显的主动脉环钙化，因为这不仅可能增加房室破裂的风险，而且使单孔缝合放置更加困难。超过轻度的主动脉反流可能限制心肌保护，应谨慎处理[2]。

除了提供关于特定瓣膜的病理和分级的信息，经食管超声心动图在 MIMVS 中是必要的，以确定正确的放置。

- 导丝和静脉插管（图 8-3 和图 8-4）。
- 动脉导管导丝（图 8-5）。
- 如果使用主动脉内球囊阻断，确认球囊位置（图 8-6）。

从腹股沟放置的多腔静脉插管的导丝可以通过现有

的卵圆孔未闭（图 8-7），或出现在右心耳（图 8-8），当导管推进到该位置时，可能会有出现穿孔的风险。

三、麻醉技术

（一）药物选择

特定药物的使用不是由 MIMVS 决定的，而是取决于特定的医生和机构的偏好[9]。在 RAMIMVS 中，适当的肌松是特别重要的，以避免在机械臂被牵引时，损伤心肌、大血管和其他结构[11]。如果使用快速通道方案或患者在手术室拔管，药物的选择应考虑到这些目标。

吸入性麻醉药可能会损害肺血管的低氧收缩，从而增加分流。当在单肺通气时，全身麻醉维持采用吸入麻醉药而非静脉麻醉药，就患者预后而言差别很小[12]。

（二）镇痛

RAMIMVS 并非没有疼痛。无论是否采用微创手术或标准的胸骨切开术，术后疼痛评分都是相似的。两种方法均可使用全身阿片类药物，但这可能妨碍及时拔管，并由于术后恶心和呕吐降低患者的满意度。

几种局部麻醉技术可作为平衡麻醉技术的一部分，包括肋间神经阻滞、椎旁阻滞[13]和长效药布比卡因的局部伤口浸润。鞘内注射吗啡，剂量为 1～5µg/kg[14]或标准剂量 300µg[6]，可以在不延迟拔管的情况下减少术后额外的阿片类药物需求，但与单独使用全身阿片类药物[14]相比，不能减少术后恶心和呕吐的发生率。一般全麻不像椎旁阻滞那样使用大量的局部麻醉药，因此

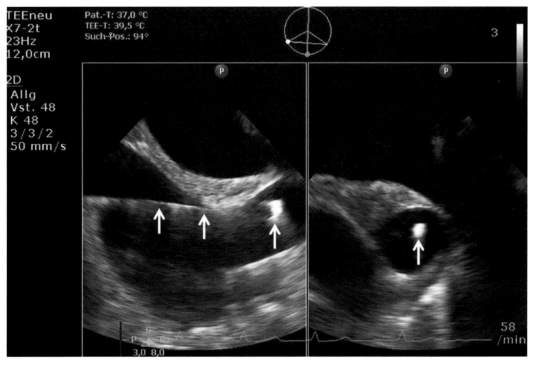

▲ 图 8-3　TEE 显示上腔静脉内导针，双腔视图中的右箭表示导针的 J 尖

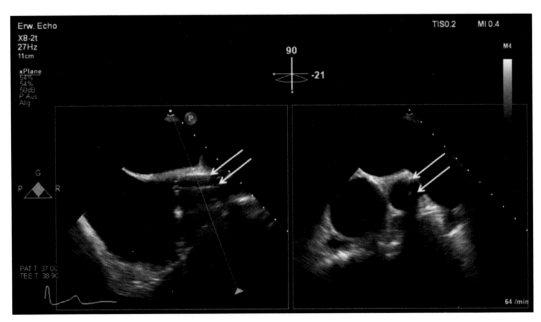

▲ 图 8-4 TEE 显示多腔静脉插管，白箭表示长轴（左侧）和短轴（右侧）双轮廓

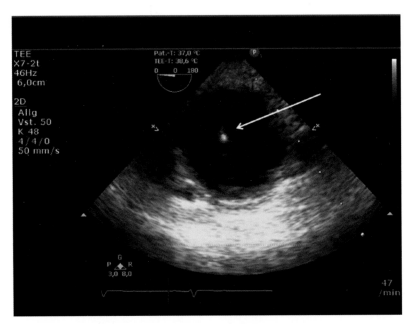

▲ 图 8-5 降主动脉股主动脉导管导丝（白箭）

外科医生可以在手术结束时结合这种技术注射局部麻醉药[6]。

RAMIMVS 使用椎旁阻滞，它可以阻滞 $T_{2\sim4}$ 皮肤节段，覆盖范围可至 T_6，加上锯齿状平面阻滞，可以阻滞 $T_{2\sim7}$ 皮肤节段，覆盖范围可达到 T_9[6]。

（三）气管插管和通气策略

虽然不是强制性的，但在微创手术中，单肺通气是麻醉管理的重心。常见的技术包括左侧双腔气管插管或右侧支气管阻塞器。另外，也可以通过保持通气或在体外循环开始和结束时用正常的单腔气管插管间歇双肺通气来实现胸腔暴露[9]。在机器人手术过程中，通常必须使用单肺通气[1]。

MIMVS 单肺通气脱离体外循环后 $PO_2：FiO_2$ 值与双肺通气全身麻醉诱导时的数值进行比较，明显降低。与常规胸骨切开术后体外循环双肺通气相比，它也显著降低[7]。应注意低氧和高碳酸血症对肺血管阻力的有害影响，以及交感神经张力增加对心律失常发生的影响[9]。

四、插管

MIMVS 大部分都是股动静脉插管，熟悉其原理和适当的计划是必不可少的[15]。

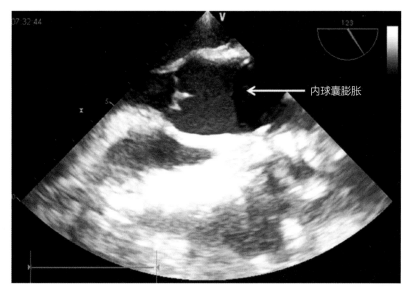

▲ 图 8-6　充气的主动脉内球囊

图片由 Dr. Alexander Mladenow 提供

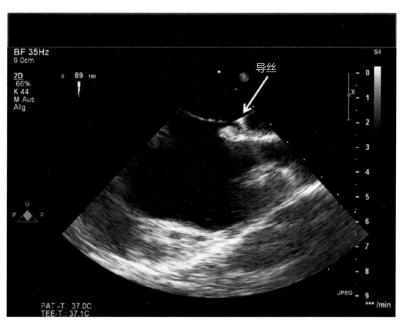

▲ 图 8-7　ME 双腔视图显示导丝穿过卵圆孔未闭

体外循环中的静脉引流过程

有几种技术可以建立静脉回流到体外循环。麻醉师对于插管的放置或进行监护以确定正确的放置都是必不可少的。

1. **长多孔股静脉套管**

一种常用的方法是通过股静脉置入长静脉插管。一根长导丝进入右心房和上腔静脉后，建立股静脉。通过 TEE 确认导丝的前进位置是必要的。

团队所有成员都应该能在上腔静脉内看到导针 J 尖（图 8-3）。导丝在导管推进的整个过程中都应该是可见

的。这就减少了导丝扭结的可能性，从而减少了股静脉穿孔的可能性。TEE 以典型的轨道外观确定导管的最佳放置位置，用于确认导管尖端在上腔静脉入右心房内 2～3cm 的位置。急性心包积液的发展提示可能有心包内穿孔[9]。

用于上腔静脉插管的导管尖端和多个孔都位于右心房内，通常可建立充分的全身静脉引流。负压引流可增加 20%～40% 的血流。

2. **肺动脉引流管**

肺动脉引流管（Edward Life Sciences，Irvine，CA）也可以与股套管结合使用。其外观与肺动脉导管相

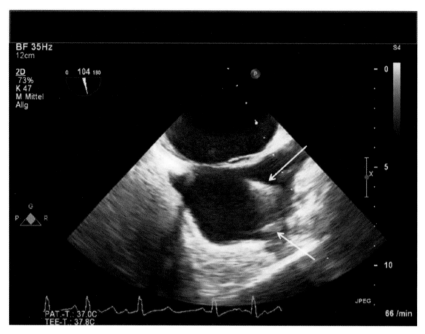

▲ 图 8-8　ME 双腔视图显示导丝在右心房（白箭）

似。通过 TEE 或 X 线进行引导和确认在肺动脉内放置 1～2cm。由于其负压速率仅为 50ml/min，通常可以建立，所以目前这种技术很少使用[8, 9]。

3. 上腔静脉引流管

使用适应证：插管策略随着时间的推移而发展，双极股静脉插管优于经皮颈静脉和股静脉插管[16]。通过左心房入路的手术，使用单股静脉导管通常就足够了。当打开右心房以关闭房间隔缺损或同时进行三尖瓣修补时，通常采用双腔插管并阻断。这也可用于由于体表面积大而导致单管静脉引流不足的情况。体表面积大于 2.0m²被认为是在机器人二尖瓣手术中置入经皮上腔静脉插管的适应证[17]。

一些中心常规放置经皮上腔静脉插管[2]。然而，放置这些套管存在血管损伤的风险[9]。心脏排空不完全可能导致手术野显示欠佳。经皮上腔静脉插管的主要好处是更好地显示二尖瓣手术可视化术野。一项研究已经证明，使用经皮上腔静脉插管对脑的近红外光谱（nearinfrared spectroscopy，NIRS）所测的脑氧饱和度没有影响。需要注意的是，本研究中脑灌注压的差异仅为 5mmHg[18]，因此较高的中心静脉压可能会损害脑灌注压，导致 NIRS 值下降。较低的中心静脉压与使用该套管可能反映了较好的静脉引流。左心房收缩也可能部分阻碍前腔静脉引流，从而在长时间手术中可能减少脑灌注[2]。

置管技术：可以用 15F 或 18F 的比较粗的导管放置在右颈内静脉。由于右颈内静脉直接通向上腔静脉，所以经皮静脉引流导管可以放置在右颈内静脉。导丝放置

后，该步骤的完成取决于具体中心的习惯。它可以完全由麻醉师放置[2]。另一种方法是由麻醉师在右侧颈内静脉靠近锁骨处插入 5F 单腔导管，然后肝素封管，盖上盖子，准备作为手术野的一部分。外科医生随后使用这个导管引入导丝，然后是扩张器，最后是导管[6]。

以下重要步骤将放置期间血管穿孔的可能性降到最低。

- 应该使用严格的 Seldinger 技术。在 TEE 检查时，应配备助手来确定食管中段双腔切面。在这个视图中，导丝在整个过程中应该是可见的。
- 应使用连续扩张器，扩大尺寸以方便插管放置。
- 正确的放置通常是在插入套管后直接输液，通过食管中段双腔切面中存在液滴来确认。通过套管继续输液有助于防止血栓的形成。

如果插管与全身肝素化之间存在较长的时间间隔，则应在插管前给予小剂量肝素（5000IE）[9]。

4. 股动脉插管

在股动脉插管时，应该用 TEE 看降主动脉，不仅能确认导丝在动脉内（图 8-5），还能排除体外循环一开始罕见并发症的发生，例如插管进入动脉内膜形成主动脉夹层[2]。

5. 主动脉内球囊阻断

放置和使用期间的监测：在使用主动脉内球囊阻断导管前（Edwards Life Sciences），应在左右上肢放置动脉压力监测。如果不能在左臂置入导管，可以采用下肢压力监测作为替代方案[9]。

在使用主动脉内球囊阻断时，更需要 TEE 的指导。

第一步是确认升主动脉的适当大小，直径大于 35mm 可能阻断不全，因而限制主动脉内球囊的使用；过小可能增加球囊迁移或主动脉损伤的可能性[9]。另外，在大多数情况下，每增加 1mm 的主动脉直径用 1ml 盐水充气，球囊通常会堵塞完全。该体积应逐步增加，预计闭塞压力 350～450mmHg[15]。

在使用时，麻醉师是确认正确初始放置和监测移位的关键[9]。通过导丝的推进，应确认导管尖端刚好位于窦管交界处上方（图 8-6）。排空静脉循环，从而减少左心室心搏量，将减缓球囊膨胀过程中的迁移。此外，腺苷（20～30mg）可在用药过程中给药[15]。

一旦左心房被打开，升主动脉的可视化就会受到空气的影响。如果需要，用血液或其他液体填充左心房可以改善这种情况[9]。随着内阻断的使用，近端或远端球囊迁移可能在整个过程中发生。

主动脉插管的血流和动脉灌注压力的增加都会促使主动脉球囊导管近端向主动脉瓣的方向移动。应通过 TEE 诊断，主动牵引导管以保证球囊位于窦管交界处边缘。球囊向主动脉瓣的移动，可能导致主动脉瓣周围渗漏或主动脉瓣和根部的医源性损伤[15]。

残留的心脏收缩、顺行灌注心脏停搏液和动脉灌注减少均促进球囊向远端移动，向远离主动脉瓣的方向移动。右上肢动脉压监测仪突然孤立下降通常表明远端球囊移位并随后堵塞无名动脉[9, 15]。

6. 主动脉阻断的替代方案

许多中心避免使用主动脉内球囊阻断，并不一定是因为并发症发生率增加，而是因为成本增加、基础设施需求及与使用相关的更长的阻断钳和手术时间。在这种情况下，通常使用倾斜的 Chitwood 经胸主动脉交叉钳（Scanlan International Inc.），然后根部放置一个单独的灌注引流管[9]。RAMIMVS 期间也可以使用长 Chitwood 钳[6]。这是通过第 2 肋间隙的放置的，在左机械臂后 8～10cm，以避免机器人手臂的内外冲突[10]。

五、体外循环

（一）心脏停搏管理

在 MIMVS 中，有很多灌注方法可以使心脏停搏。最简单和最常见的方法是直接顺行灌注。外科医生使用经胸主动脉交叉钳阻断，然后通过小切口在升主动脉置入导管来灌注停搏液。如果采用主动脉内球囊阻断术，则停搏液既可以顺行输注，也可以经皮放置冠状窦导管逆行输注。

如果主动脉瓣有反流，则采用逆行灌注停搏液。从右颈内静脉置入经皮冠状静脉窦导管，在 TEE 改良双腔镜引导下（含或不含氟对比剂）推进右心房。如果导管朝向三尖瓣或右心耳，则逆时针旋转；如果导管朝向下腔静脉，则顺时针旋转，然后向前推进。导管就位后，冠状动脉窦导管球囊充气会使右心房的压力波形变为右心室的波形。最好用肝素 100mg 预防冠状窦血栓形成[6, 8]。如果不能灌注心脏停搏液，可以提供非心脏停搏液心肌保护。

（二）二氧化碳气胸

除单肺通气外，还可将 CO_2 注入右半胸，以促进手术暴露，防止烧灼时产生的烟雾。通常安全的充气压力在 5～10mmHg，充气速率低于 2～3L/min。血流动力学参数可能受到较高压力（10～15mmHg）的影响[6]。心排指数、平均血压、混合性静脉血氧值下降，心室功能降低的患者表现更为明显。$PaCO_2$ 随冠状动脉扩张而明显升高。必须对胸腔内压力持续监测，可以用 18G 静脉插管插入胸膜腔内进行监测，也可以作为过量二氧化碳的排气口，以避免张力性气胸。在这一阶段，麻醉师和外科医生之间的沟通是必不可少的。在单肺通气时排出动脉血的 CO_2 很困难，必要时恢复双肺通气。血流动力学的改变可通过调整容量、输血、肌力药物、血管升压药和降低充气压力来治疗[8]。由于 CO_2 是电绝缘体，使用体外除颤有时是无效的，需要在再次尝试除颤之前恢复双肺通气[6]。

（三）排气法

在 MIMVS 期间，常规使用 CO_2 充气可最大限度地减少残余的心内空气。体外循环停机前，应确认左心室充分地排气[19]。TEE 在这种情况下使用以确认排气完全（图 8-9）。主要的排气方式是通过开胸或经工作窗放置在升主动脉或左心室的导管排气，也可以通过放置在主动脉球囊的导管排气[10]。

（四）体外循环后 TEE 检查

体外循环后 TEE 检查应排除二尖瓣残余反流、瓣周渗漏和二尖瓣狭窄。血流动力学不稳定情况下的二尖瓣收缩期前向运动等并发症，特别是术前 TEE 检查中发现有风险的患者，以及回旋动脉的医源性损伤，都应予以排除[20]。

六、术后管理

（一）转重症监护室的准备

除非计划立即拔管，否则应将双腔气管内导管改为单腔气管内导管，以方便呼吸道脱机。最好使用气道交换导管，特别是在上呼吸道水肿的情况下。如果使用颈内静脉引流管，应在转移到重症监护病房之前将其去除[9]。

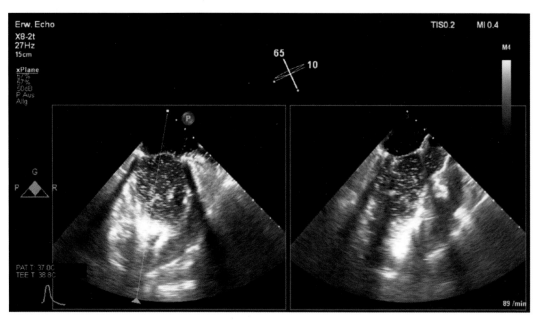

▲ 图 8-9　在开放主动脉阻断钳后左心室有大量空气，可见正确排气的重要性

（二）快速通道方案的适宜性

以下策略已作为平衡麻醉技术的一部分，以促进快速通道方案。尽管椎旁阻滞减少了术中阿片类药物的使用，促进了手术室早期拔管，但是住院时间保持不变[21, 22]。在机器人手术后，患者可以缩短 ICU 和住院时间[13]。

证据表明，与常规开胸术相比，MIMVS 可缩短机械通气时间。然而，不同机构的习惯可能在拔管时间上发挥更大的作用[1]。

（三）并发症和 MIMVS

神经方面：与传统的胸骨切开术相比，MIMVS 期间出现神经并发症的风险增加值得关注。脑卒中风险增加的可能原因包括手术部位受限、排气困难、阻断和体外循环时间增加、顺行和逆行不同灌注策略的使用，以及内阻断的使用。插入导丝，从而引起栓塞或医源性主动脉夹层和导管位移，这些都是主动脉内阻断可能导致脑卒中的原因。

虽然早期的 Meta 分析显示接受 MIMVS 的患者脑卒中率高于传统的切开术，但最近的 Meta 分析没有显示这一差异[23]。对于脑卒中而言，不仅手术选择的特殊路径很重要，而且主动脉阻断技术也很重要。目前有一种趋势，认为在主动脉阻断时，只使用主动脉内球囊阻断，才有更高的脑卒中风险，因此许多机构倾向于使用经胸主动脉钳阻断[1]。然而，在最近的一项 Meta 分析中，主动脉内球囊阻断和经胸主动脉钳阻断相比，30

天内发生脑血管意外、全因死亡率和急性肾损伤均没有明显差别[5]。

逆行灌注是脑卒中和术后谵妄的独立危险因素。当有股动脉插管禁忌证时，如果可行可通过使用主动脉插管来避免这一情况[24]。

血管：主动脉腔内球囊阻断导致主动脉夹层相对风险增加 5 倍（A 型夹层为 4 倍），腿部缺血的风险增加，因此需要在术中和术后阶段进行积极监测[5]。

出血、输血、出血后再手术：与常规手术相比，MIMVS 在失血量和输血需求方面有明显的优越性。可能的解释包括没有胸骨骨髓出血，最少的解剖分离和较小的切口。然而，这种好处只有在学习曲线完成后才会显现出来[1, 4]。

单侧肺水肿（unilateral pulmonary edema，UPE）：单侧肺水肿的发生率根据定义的不同而不同。根据放射学特征，报道的发病率为 12.9%～25%[25, 26]。当定义中包含临床特征时，发病率在 1.2%～4%[17, 26]。这种并发症非常重要，因为它的死亡率高达 33%[17]。UPE 的确切机制尚不清楚，但公认可能是缺血再灌注损伤。UPE 与慢性阻塞性肺疾病、既往存在的肺动脉高压、中度至重度右心室功能障碍和较长的体外循环时间有关。UPE 的发生与肺隔离的方法、术中血液制品的使用和左心室功能之间没有关联[25]。

膈神经麻痹：与传统开胸手术相比，膈神经麻痹在接受微创手术的患者中更常见[4]。

第9章 主动脉弓手术的麻醉管理和神经保护
Anesthetic Management in Aortic Arch Surgery and Neuroprotection

Alexander J. Gregory　Albert T. Cheung　著

朱　琛　译

要点

◆ 进行胸主动脉大手术，需要暂时阻断流向大脑和身体的血流，这样会发生影响每个器官系统的生理改变。

◆ 为改善预后采取的措施包括：通过体外循环提供治疗保护性低温，从而避免器官出现缺血性损伤；开发和改进手术技术，从而提供选择性顺行脑灌注；进行先进的生理监测和术中成像，从而改善手术和并发症检查所需的条件。

由于在手术中需要强制性改变或中止流向大脑和身体其他部分的血流以完成修复，因此主动脉弓手术独具挑战性。中枢神经系统（central nervous system，CNS）细胞具有非常高的代谢活性，即使发生短时间的缺血，也异常敏感。缺血会导致神经元损伤和凋亡。主动脉弓手术是否能取得成功在很大程度上取决于是否采取了有效的神经保护策略。

传统神经保护的主要方法是深低温停循环（deep hypothermic circulatory arrest，DHCA），这种方法依靠人工低温进行代谢抑制。尽管人工低温仍然是一种可靠的神经保护策略，但是在进行主动脉弓手术时，采用部分或完全维持脑灌注的外科神经循环技术，可以在中度低温条件下进行手术。同时多种外科技术，包括全弓修复的各种改良版本、使用血管腔内移植物的混合主动脉弓修复及全血管内主动脉弓修复被开发。这些技术减少了手术时间，降低了手术期间脑缺血的风险。包括人工低温、神经循环系统管理和外科技术在内的神经保护策略组合往往一起使用，而且在临床实践中还有大量的改良版本，因为没有研究证明任何一种方法优于其他方法。

一、术前评估

（一）主动脉病理学

需要进行手术治疗的主动脉弓病理一般可分为两种类型；需要紧急进行手术的主动脉弓病理，以及属于半急迫事件或者可以择期手术的主动脉弓病理。可能需要深低温停循环或选择性顺行脑灌注完成的主要胸主动脉手术列表如下所示。

手术

- 复合主动脉根部置换术，联合使用升主动脉或近端主动脉弓移植物。
- 主动脉瓣置换术和升主动脉移植物。
- 保留主动脉瓣的主动脉根置换术，联合使用升主动脉或近端主动脉弓移植物。
- 二叶主动脉瓣和升主动脉修复术。
- 急性 Stanford A 型主动脉夹层，联合使用升主动脉或近端主动脉弓移植物。
- Stanford B 型主动脉夹层，同时进行远端主动脉弓移植物修复术。
- 全主动脉弓置换术。
- 胸降主动脉瘤修复术，同时进行远端主动脉弓移植物修复术。
- Crawford Ⅰ 度胸腹主动脉瘤修复术，同时进行远端主动脉弓移植物修复术。
- Crawford Ⅱ 度胸腹主动脉瘤修复术，同时进行远端主动脉弓移植物修复术。

需要紧急进行手术的情况一般称为"急性主动脉综合征"，包括急性 A 型主动脉夹层（acute type-A aortic

dissection，ATAAD）、穿透性主动脉溃疡、壁内血肿、包裹性破裂或假性动脉瘤（图 9-1）。

这些急症的共同点是，可能快速发展，并且不可预测，突然死亡风险高。主动脉瘤在择期手术中所占比例最大。动脉瘤可能是遗传性动脉瘤或获得性动脉瘤，并且可以根据动脉瘤相对于主动脉弓的异常位置和程度描述其特征。其他可能需要进行手术的主动脉弓疾病包括慢性 A 型夹层、既往接受过 ATAAD 修复后病变主动脉段动脉瘤、完成一期修复后因为疾病发展而再次接受手术及急性主动脉综合征的手术治疗或药物治疗失败

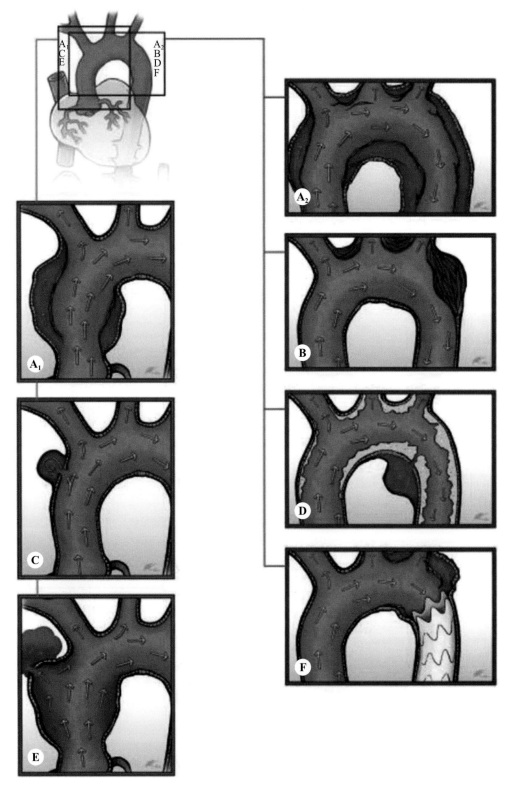

▲ 图 9-1　需要进行手术治疗的主动脉综合征

的患者。

如果主动脉瘤累及主动脉根或导致纵隔结构受到压迫，则可能引起主动脉瓣反流。退行性动脉瘤患者动脉粥样硬化和周围血管疾病负担可能很高。术前评估应包括评估严重冠状动脉疾病的心导管置入术、评估心脏和瓣膜功能的超声心动图、评估胸主动脉的胸部计算机断层扫描成像、检查脑血管病的颈动脉多普勒成像及检查是否患有慢性肾脏疾病的实验室检查。检查患者是否有外周动脉疾病的症状，这些症状可能提高建立外周血管通路的难度，并增加肢体缺血或血栓栓塞的风险。

遗传性或家族性主动脉综合征患者可能有二叶主动脉瓣和其他先天性缺陷。Loeys-Deitz 综合征等基因突变可能导致颈椎不稳定，Ehlers-Danlos 综合征可能同时伴有血小板功能异常，马方综合征患者更容易出现自发性气胸，需要进行正压机械通气，或者在定位期间可能发生关节脱位。

急性 Stanford A 型或 DeBakey Ⅰ 型或 Ⅱ 型主动脉夹层患者的手术修复相关死亡率和发病率主要由患者的术前情况决定。预后的两个主要决定因素是导致循环休克的并发症（主动脉瓣反流、心肌缺血和心脏压塞）及灌注综合征（图 9-2 和图 9-3）。

Penn 分类强调了这些特征的重要性，以及这些特征与手术死亡率的关系。没有循环性休克和器官灌注不良（Penn A 类）的患者手术死亡率为 3.1%。如果存在灌注不良（Penn B 类），死亡率则提高到 25.6%，循环休克（Penn C 类）患者死亡率提高到 17.6%，同时患有灌注不良和循环休克（Penn B 和 C 类）的患者死亡率提高到 40%[1]。脑灌注不良和全身灌注不良都会提高 ATAAD 患者的死亡率，其他已发表的数据证明了这一观点[2-6]。存在近端循环并发症和远端灌注不良也是做出特定的术中治疗决定的重要风险因素。患有严重主动脉瓣反流、心脏压塞或心肌缺血的患者可能因为使用 β 受体拮抗药或接受抗高血压治疗而发生代谢失调，也可能在全身麻醉诱导下出现血流动力学不稳定的情况。灌注不良患者需要做出关于以下内容的决定：选择合适的动脉压力监控点位、CPB 插管策略、在 CPB 过程中保证脑灌注持续进行、需要扩大主动脉弓修复的范围或者使用血管内辅助药。

（二）病史、体检和 ATAAD 调查

病史和体检的重点是发现近端循环并发症和灌注不良的病征和症状（图 9-2 和图 9-3）。心绞痛、呼吸困难、腹痛或肢体疼痛可能表明存在灌注不良。应进行简单的神经病学检查，从而评估是否有意识障碍、脑卒中迹象、肢体感觉丧失或任何局灶性神经系统异常，包括可能表明存在脑灌注不良或脊髓灌注不良的截瘫。合并

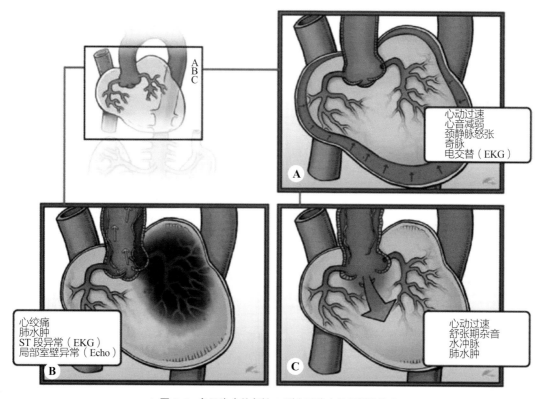

▲ 图 9-2　危及生命的急性 A 型主动脉夹层近端并发症

A. 心包积液伴心脏压塞；B. 冠状动脉夹层或闭塞伴心肌缺血；C. 急性主动脉反流

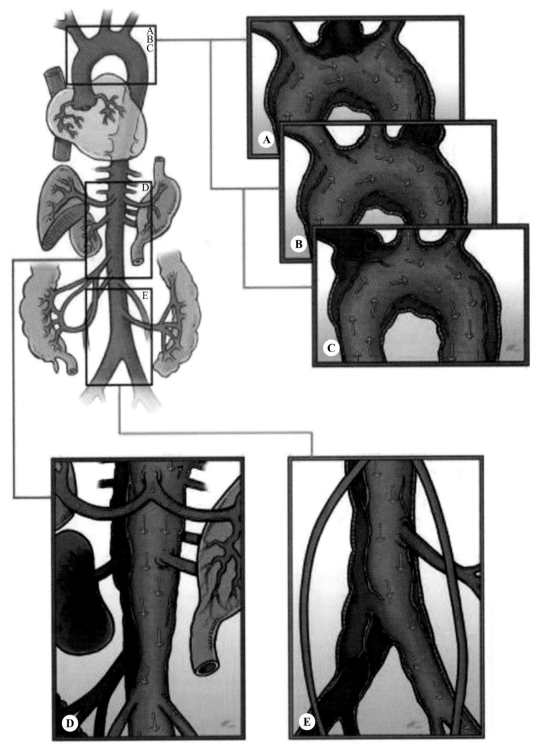

▲ 图 9-3 急性 A 型主动脉夹层继发性灌注不良综合征

夹层累及动脉弓血管可能导致脑（A）、脊髓（B）或上肢缺血（C）。如果夹层延伸到腹部以上，也可能出现内脏（D）或下肢缺血（E）

心动过速、颈静脉怒张、夸张的奇脉、舒张期杂音、啰音或心音减弱可能说明患者存在心脏压塞，或者急性主动脉瓣反流或心肌缺血引起的充血性心力衰竭。尽管慢性肾功能不全和造影剂肾病通常都伴有 ATAAD，但合并腹部压痛或尿少可能说明患有内脏缺血伴肾灌注不良。脉搏短绌或肢体苍白冰凉和疼痛说明出现了肢体灌注不良。CT 血管造影、心电图、胸片、实验室检查（如肌钙蛋白、肌酐或乳酸水平升高）、床旁经胸超声心动图及颈动脉和外周动脉即时超声评估都有助于确定是否存在夹层相关并发症及其严重程度（表 9-1）。

（三）主动脉手术相关的影像检查

胸主动脉外科疾病主要是结构问题，所以对于诊断、确定解剖位置和疾病的严重程度、制订手术计划和评估发生并发症的可能性来说，术前影像学检查非常重要（表 9-1）。

计算机断层扫描血管造影（CTA）、磁共振血管造影（MRA）或超声心动图都可以用于诊断胸主动脉疾病，CTA 是最有效和最常用的初始诊断技术，特别是在紧急情况下[7]。心脏门控 CTA 的广泛使用，提高了 CTA 成像诊断主动脉夹层的准确性。CTA 和 MRA 可以提供关于动脉瘤的大小、位置及动脉瘤与主动脉弓接近程度的

精确信息。CTA 还可以明确解剖变异，如牛型主动脉弓或左侧椎动脉偏离主动脉弓的异常起源，在制订灌注策略时，这是十分重要的。如果对头部进行专门的 CTA 或 MRA 检查，可以提供既往是否患有的脑血管疾病、脑卒中、主动脉弓分支血管中是否有夹层或血栓及动脉环是否通畅的信息。在评估动脉瘤疾病时，应查看成像中是否有纵隔肿瘤导致右室流出道、气管、右肺动脉或左主支气管受到压迫的特征表现（图 9-4）[7-11]。

如果患者患有 ATAAD，影像需明确夹层的程度、远端破口、确定通过真腔或假腔灌注了哪些器官、灌注不良的证据等重要信息。影像学检查提供的其他信息包括是否合并严重的冠状动脉钙化相关的冠脉疾病、高血压的左心室肥大、可能引起心脏压塞的心包积液和心力衰竭导致的肺充血。

二、关于神经保护

（一）脑损伤的病理生理学和低体温症的基本原理

人脑血供约占心输出量的 20% 以及 50% 全身所需的血糖，因此对缺血异常敏感[12]。通过使用 EEG 测量犬的脑代谢，确定大脑所需的 60% 的能量用于产生和传递电脉冲，剩下 40% 的能量用于保持细胞的完整性[13]。当血液供应减少时，大脑就会缺血，神经元脑电活动就也会减少。在体温正常的条件下，血流中断 60s 后就存在大脑缺血性功能障碍的 EEG 证据。血流中断 4~5min 后，大脑将发生不可逆的缺血性损伤，一系列通路激活发生的复杂反应，导致神经元损伤、坏死和凋亡。这一系列通路可以概括为三个主要步骤：①氧和葡萄糖被剥夺的后果；②不能清除有毒的细胞废物；③血流恢复后发生再灌注损伤（表 9-2）[14-16]。细胞内酸中

表 9-1　主要胸主动脉手术的术前检查

检　查	临床相关检查结果
计算机断层血管造影（CTA）	动脉瘤的位置
	动脉瘤的大小
	主动脉夹层
	内膜破口的位置
	疾病程度
	主动脉分支血管的位置和通畅性
	心包积液或心包积血
	胸膜积液或胸腔积血
	纵隔结构受到压迫
超声心动图，包括食管超声心动图（TEE）	主动脉夹层
	内膜破口的位置
	动脉瘤的大小
	主动脉反流
	心室功能
	心脏压塞
	心脏瓣膜病
胸部 X 线（CXR）	胸膜积液
	肺水肿
	肺病
	纵隔增宽
心导管置入术	冠状动脉疾病
颈动脉多普勒	颈动脉疾病
	夹层累及颈动脉

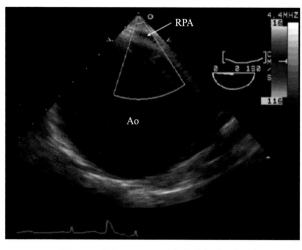

▲ 图 9-4　巨大 ASC Ao 动脉瘤（彩图见书末）
直径为 9.0cm 的升主动脉瘤患者的升主动脉（Ao）短轴术中经食管超声心动图，引起纵隔肿瘤效应和右肺动脉（RPA）受到压迫

表 9-2　缺血后引起神经元损伤的代谢、细胞和生化反应

第 1 步：$CBF < CMR_{GLC}+CMRO_2$
缺少 ATP
钠钾泵衰竭
细胞内积累 Na^+ 和 Ca^{2+}
细胞去极化过度
第 2 步：脑血流量持续不足
额外释放 Ca^{2+}
细胞内谷氨酸水平提高
细胞内酸中毒
蛋白质降解
形成游离脂肪酸和自由基
激活炎症通路
激活免疫系统
血液破坏：脑屏障
基因转录和翻译发生改变
第 3 步：再灌注
自由基数量增加
炎症通路增加
一氧化氮过多
组织水肿
高温损伤

缺血导致的神经元损伤机制总结
ATP. 三磷酸腺苷；Ca^{2+}. 钙；CBF. 脑血流量；CMR_{GLC}. 脑葡萄糖利用代谢率；$CMRO_2$. 脑氧利用代谢率；K^+. 钾；Na^+. 钠

毒、炎症、免疫激活、钙、谷氨酸、酶激活和自由基都发挥着重要作用[17, 18]。

1950 年，Bigelow 假设，人工低温可以降低组织氧供，让器官暂时在停止循环的状态下进行接近以往不能完成的手术[19]。人们认为，人工低温的主要神经保护作用是细胞代谢活性降低和缺血耐受性成比例提高带来的。为了应对低体温症，抑制了能源需求，引起能源相对过剩[20]。可以使用温度系数 Q_{10} 量化依赖于温度的代谢率降低程度，Q_{10} 定义为在 10℃ 的温差下两个测量代谢速率的比率[21]。根据脑代谢耗氧量的测量值，人类的 Q_{10} 比率为 2.3，可使用这个比率估计人工低温导致的与温度有关的"安全"缺血持续时间[22]。临床经验证明了人工低温对脑保护的有效性。体温和相应的预计缺血耐受之间的关系得到了一个国际心胸外科医生主动脉手术专业国际小组的认可（图 9-5）[23]。

需要强调的是，脑缺血耐受是一种判断，并不一定能保证防止缺血性神经元损伤，而且可能存在个体差异。此外，应该认识到，大脑温度不能直接测量。除了代谢抑制外，低温还可能通过减轻触发缺血后发生的很多损伤过程提供更多保护[24-27]。在低温下，缺血后的大脑会更快地获取能量，耗氧量及组织 pH 会更快恢复正常。因此，低温也可以通过减轻缺血后高灌注、血脑屏障破裂和水肿来减轻再灌注损伤[31]。

（二）药物神经保护

目前已经研究了各种神经保护性辅助药物，并且这些辅助药物常规用于加强低温的保护作用[32]。一般情况下，假定的药理作用平行于低温的神经保护机制：降低脑细胞代谢率或减少发生缺血性损伤后产生的通路损伤。使用的药物包括巴比妥类药物、挥发性麻醉药、异丙酚、苯二氮䓬类药物、N- 甲基 -D- 天冬氨酸（NMDA）拮抗药、皮质类固醇及钙通道和钠通道阻滞药[14, 33]。一般来说，尽管这些药物中有很多在实验研究中具有有益作用，但没有高级证据证明这些药物在人体中的功效[14]。此外，需要认识到的是，不应认为药物诱导的神经抑制等同于低温诱导的神经保护，即使两者可能对大脑的电活动有着类似的影响。

（三）低温停循环技术在主动脉弓手术中的应用

几十年来，低温一直是主动脉弓手术中神经保护和器官保护的主要方法。首例成功的主动脉弓置换术中，就是在体外循环下采用了深低温停循环的技术[34]。通过身体和头部冰敷进行表面冷却，可以成功地应用 DHCA，但使用 CPB 更有效、更可靠，而且安全系数更高[35]。很多中心仍在通过头部冰敷进行 DHCA，但因为颅骨和软组织具有隔热属性，所以其冷却或保持大脑低温的效果因冰的质量和使用的技术的不同而不同[36, 37]。DHCA 的一个主要限制是，DHCA 的安全持续时间似乎不到 45min，即使有很多临床研究报道超过 45min 的 DHCA 后获得了成功的结果。但是如果 DHCA 持续时间超过 45min，并发症的发生率会提高，如术后癫痫、短暂的神经功能缺损和脑卒中[38-41]。DHCA 45min 的安全持续时间也符合 DHCA30～60min 后神经元损伤的实验证据[42]。开发出逆行性脑灌注（retrograde cerebral perfusion，RCP）的目的是增加 DHCA 的安全持续时间。尽管研究显示 RCP 不能提供足够多的血流，无法预防脑缺血，但在恢复顺行灌注后仍然可能有助于延长 DHCA 的安全持续时间，保持脑低温，降低血栓栓塞的

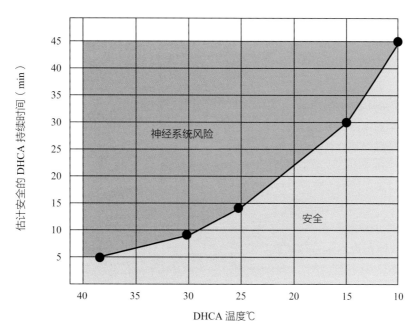

▲ 图 9-5　基于温度的脑代谢降低和循环骤停的估计"安全时间"

风险。RCP 是将上腔静脉套管圈套在右心房与奇静脉之间。然后用冷氧合血以 150~250ml/min 的速度灌注上腔静脉套管（图 9-6）。

在 RCP 期间，监控上腔静脉压力，并将压力保持在 25~30mmHg 以下，从而防止脑水肿的发生。患者处于头低脚高位，倾斜角度为 10°，这样可以降低开放性主动脉弓造成脑气体栓塞的风险。在 RCP 期间，可以观察到灌注到上腔静脉中的血液从主动脉弓分支血管的开放末端流出。联合或不联合 RCP 的 DHCA 的临床

优势是，这是一种简单的技术，不需要插管或在主动脉弓血管内使用器械，可以降低血栓栓塞性脑卒中的风险。单独使用 DHCA 或与 RCP 联合使用在主动脉弓手术中的临床疗效已被证明[43-46]。

DHCA 的最佳温度仍然需要确定，临床研究中报道 DHCA 采用的温度范围为 12~25℃。因为大脑温度不能直接测量，并且大脑冷却的速率和均匀性可能存在个体差异，所以在几项研究中使用 EEG 标准作为脑代谢抑制的生物学替代指标，并作为开始进行 DHCA 的终

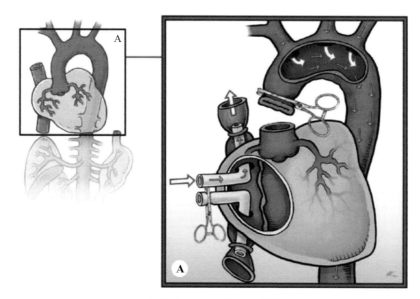

▲ 图 9-6　RCP 的 CPB 回路

通过改造体外循环回路，可以进行逆行脑灌注。A. 开始深低温循环骤停后，在动脉和上腔静脉插管之间建立一个桥，并在上腔静脉插管周围放置一个圈套器。然后，夹紧下腔静脉插管，打开动脉静脉桥，通过上腔静脉注入冷含氧血。可以观察到来自主动脉弓分钟血管的逆行血流

点。应用临床方案保证达到产生电皮质静息的温度，从而为 DHCA 提供统一的条件。经证明，通过这种临床方案的应用，得到了一致的临床结果[47-49]。尽管在低温下脑代谢抑制程度更大、更均匀，但尚不了解在 DHCA 中达到与电皮质静息有关的温度的优势。在 DHCA 中使用低温会让氧血红蛋白解离曲线向左移动，通过延长患者降温和复温所需的体外循环持续时间，增加了体外循环的相关风险。最后，很少有研究中心为胸主动脉手术提供常规术中 EEG 监控。

选择性顺行灌注（selective antegrade perfusion，SACP）指的是在开放性主动脉或主动脉弓手术中提供全部或部分顺行脑动脉血流的术中神经循环技术。SACP 最初是为计划停循环时间超过 DHCA 安全持续时间的手术而开发。实践中，升主动脉及主动脉弓手术中使用 SACP 技术也不断增加。这种变化反映了 SACP 技术的安全性，使用 SACP 进行主动脉弓重建的经验积累在不断增加，SACP 在需要超过 30min 完成的手术中提供的安全系数也在增加[51]。进行 SACP 的方法，但一般来说，可以分为两类：①单侧 SACP；②双侧 SACP（图 9-7）。

单侧 SACP 是主动脉弓手术采用的最常见的神经循环策略[50]。通过右腋动脉进行单侧 SACP，同时夹闭无名动脉根部或直接进行无名动脉插管。然后，将含氧血导入右侧颈动脉和椎动脉，通常流速为 5～7ml/（kg·min），在同侧桡动脉中测量的压力为 60～70mmHg。流向大脑对侧的血流是通过动脉环的侧支循环提供的。在进行单侧 SACP 时，也可以夹闭左颈动脉和左锁骨下动脉根部，从而防止窃血现象的发生。因为多达 15% 的患者可能没有通畅的动脉环，所以可能需要进行双侧 SACP，从而保证大脑的整体灌注。在进行单侧 SACP 期间，在左侧颈动脉中放置另一个灌注套管来实现双侧 SACP。也可以通过在开放的主动脉弓直接进行无名动脉、左颈动脉和锁骨下动脉插管来进行双侧 SACP。SACP 的优点是能够精确地控制流向大脑的血流、灌注压力和灌注温度。SACP 可以向大脑提供充足代谢底物的输送，从而防止缺血的发生。因此，手术时间受到可耐受较长缺血持续时间的"下半身循环骤停时间"的限制。

SACP 可以通过多种方式进行，其实施相关的争议包括定义手术的最大安全全身温度、脑灌注液的最佳温度、是否需要双侧 SACP 和 SACP 的安全持续时间。在一项系统性综述中，接受 SACP 治疗的患者的体温为 16～25.6℃，尽管在很多研究中心患者的体温更高[43]。最近进行的一项大型临床系列研究显示，男性患者采用 SACP 治疗方法时，24～28℃ 的中度低温的安全性与

20～23.9℃ 的低体温相似[52]。另一项临床系列研究也说明，在没有进行远端主动脉灌注的情况下，在 SACP 期间，中度低温为内脏器官提供了充分的缺血保护[53]。相反，在最近进行的一项 Meta 分析中，考察了 5100 名患者接受主动脉手术时进行单侧和双侧 SACP 的情况。结果发现接受单侧和双侧 SACP 的患者的治疗效果没有差异，但发现术后死亡率和停循环的温度或持续时间之间具有显著相关性[54]。尽管在个别研究中这一分析并没有考虑脑灌注液的温度，但研究结果显示，在使用 SACP 治疗方法时，特别是在延长循环骤停时间的情况下，人工低温仍然是大脑和下半身器官保护的重要辅助性方法。尽管已经进行的研究并没有证明使用单侧和双侧 SACP 治疗方法的治疗效果之间存在差异，但是可能需要根据预期手术持续时间、手术复杂性或在进行单侧 SACP 期间脑血氧定量法 rSO_2 值不对称（表明对侧大脑半球脑灌注减少）决定是否进行双侧 SACP。尽管人们普遍认为在手术中停循环时间更长的 SACP 安全性更高，但是支持这一理论的数据有限。SACP 相关风险包括需要置入腋动脉或主动脉弓分支血管，需要使用器械或交叉夹闭主动脉弓分支血管，以及可能需要进行动脉栓塞。

多项已发表的回顾性研究比较了 SACP 与 DHCA 和 RCP 联合疗法的治疗效果。这些研究一般证明，进行 SACP，CPB 时间和手术时间更短。在一些出版物中还发现，SACP 可以降低死亡率、出血风险和神经系统并发症的发生率[40, 55-59]。然而，将所有相关研究系统地纳入 Meta 分析时，不能复制 SACP 在神经方面的疗效或其低死亡率[43, 60]。需要进行进一步的前瞻性研究，从而最终确定任何特定技术是否有任何优势，特别是因为目前各医学机构的临床实践存在很大的差异。美国心脏病学会基金会和 2010 年发布的美国心脏协会胸主动脉疾病患者管理指南提出，大脑保护策略是升主动脉和主动脉弓修复手术、麻醉和灌注技术的关键要素。但是，这项建议是有限制的，机构经验和偏好是选择临床使用的特定技术的重要因素[61]。

1. 复温

复温与关于神经循环技术和最佳循环骤停温度的争论相反，人们普遍认为在复温阶段预防脑热的重要性[62]。一旦恢复循环，大脑将进入短暂的高灌注期[63]。除了血栓栓塞和脑水肿的风险，如果在复温期进行再灌注，可能出现损伤。即使是轻度高温，也可能在再灌注期间引起或加重脑损伤[64, 65]。在复温阶段，颅外温度监测部位可能会低估大脑温度，其估计温度可能比实际温度低[66]。正是因为这些原因，2015 年，一份经多个协会认可的指南强调，严格控制复温速率及避免患者体

温过高或 CPB 回路中患者与血液之间出现的温度梯度是非常重要的[67]。近红外光谱、颈静脉球血氧饱和度（SJVO$_2$）或去饱和（或）多动症 EEG 监测可能也有助于确定是否需要增加氧的输送、降低复温速率或加深麻醉深度。在开始复温之前，对大脑进行一段时间的低温

再灌注也可能具有保护作用[68]。

2. 全身器官保护

在 DHCA 或 SACP 期间，暂时中断全身或远端主动脉血流。在这种情况下，在缺血期间，人工低温也可以保护肾脏、脊髓等其他重要器官。目前尚未对

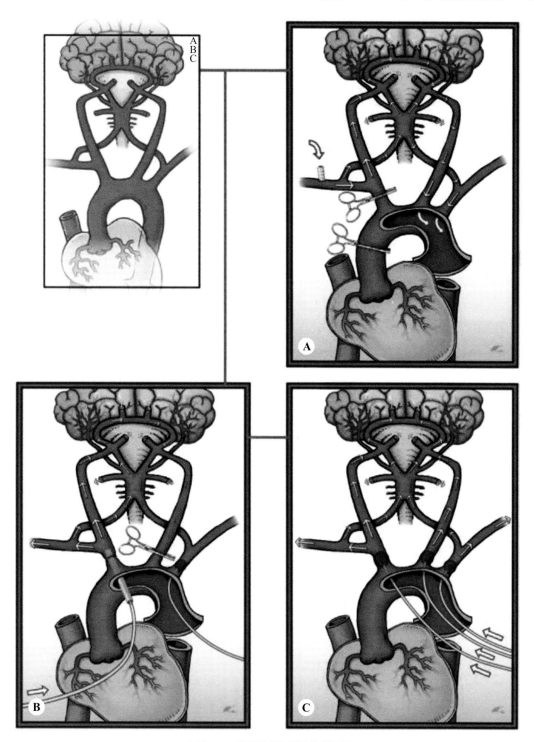

▲ 图 9-7 选择性顺行灌注技术示例

A. 通过缝合在右腋动脉上的移植物进行的单侧 ACP（uACP）。夹闭无名动脉，通过右总动脉和右椎动脉输送血流，左颈总动脉和左锁骨下动脉中有逆行血。B. 在无名动脉中直接插管，进行 uACP，血流模式与 A 中相同。在这个例子中，把一个夹子放在左颈动脉上，把一个闭塞的球囊放在左锁骨下动脉上，用来减少逆行窃血。C. 双侧 ACP（bACP），把球囊尖端导管放在无名动脉、左颈总动脉和左锁骨下动脉上。将纯生理血流输送到大脑

全身器官保护的最佳温度和除大脑以外的器官的安全停循环时间进行广泛研究。一般情况下，在 DHCA 或 SACP 期间，25～30℃的亚低温治疗似乎足以提供器官保护[69]。术前补液或静脉注射甘露醇是在低温停循环时维护肾功能的合理干预方法，但尚未证明只为了达到保护肾脏的目的而使用呋塞米、甘露醇或多巴胺是合理的。再灌注期间，乳酸酸中毒很常见，预期会在 DHCA 或 SACP 后出现，乳酸峰值出现在 DHCA 后 4～5h，pH 在 DHCA 后 8～10h 恢复正常[70]。使用 DHCA 治疗方法进行不复杂的选择性手术后，代谢性酸中毒的严重程度与住院时间或在 ICU 中的时间没有相关性，但使用碳酸氢钠治疗代谢性酸中毒会引起术后高钠血症[71]。

三、术中监测

（一）有创压力监测

在接受紧急和选择性主动脉弓手术的患者的围手术期管理中，有创动脉压监测是一个非常重要的考虑因素。在选择最适合动脉压力监测的部位时，需要考虑与 CPB 插管有关的手术计划，是否使用 SACP 治疗方法，以及是否有累及主动脉分支血管的疾病或其病变程度。如果计划经右腋动脉或无名动脉进行单侧 SACP，SACP 期间可使用右桡动脉导管测量脑灌注压。然而，如果在右腋动脉中直接插管，右桡动脉的压力可能不能准确地反映大脑灌注压力或全身灌注压力。相反，如果右腋动脉通过侧分支移植物进行灌注，右桡动脉压力可能会高估 CPB 期间的全身灌注压力。而且，右腋动脉经常存在闭塞情况，在腋动脉上构建侧分支移植物需要植入另一根左桡动脉或股动脉导管进行连续的动脉压监测。如果出现主动脉夹层，肢体灌注不良的任何临床或影像学特征可能影响动脉压测量位置的选择，应尽量选择一个最能反映真实中心主动脉压的位置。在这种情况下，需要在多个位置进行动脉压监测，这种方法并不少见。

（二）温度监测

在体外循环中提供人工低温、体外循环中复温和与体外循环分离后恢复到正常体温的过程中，持续体温监测非常重要。常见的监测部位包括鼻咽、食管、鼓膜、膀胱、直肠、肺动脉导管及 CPB 回路静脉回流和动脉插管。与嵌入大脑皮质的热电偶传感器相比，在深低温降温和复温期间所有温度监测部位都有一定的差异。通过鼻咽、肺动脉和食管，可以最准确地估计大脑温度。在温度稳定期温差为 1～2℃，在主动降温或复温期间为 2～3℃。鼓膜、膀胱、直肠、腋下和皮肤的温度和实际

的大脑温度差异更大，与大脑温度的差异高达 9℃[72]。鼻咽是 DHCA 研究报道中最常用的部位[66, 73, 74]。此外，接受 DHCA 治疗的患者的临床经验证明，鼻咽温度和低体温症诱导的神经生理活动具有相关性[47, 48]。其他监测点可以提供不同的信息。可以使用复温结束时的膀胱、直肠和 CPB 静脉回流温度估计与 CPB 分离后达到热平衡时的最终全身体温。

（三）神经生理学监测

术中神经生理学监测在主动脉弓手术中有独特的用途。尽管可以在大脑保护策略中使用神经生理学监测器，但是否应用于临床需要根据医疗机构的经验及进行手术的机构的设备和人员决定。一般来说，神经生理学监测器特别适用于主动脉弓手术，有两个主要用途：①跟踪和监测降温和复温时神经生理学活动预期发生的变化；②在 SACP 期间监测脑灌注不良（图 9-8）。两种人们最熟悉的监测方式是 EEG 和近红外光谱。体感诱发电位（SSEP）、经颅多普勒（TCD）和颈静脉球氧饱和度可以用于与 EEG 和 NIRS 相同的用途，但这方面的文献很少。

术中 EEG 可以监测脑灌注不足或癫痫发作，或者用于确定 DHCA 的终点。脑灌注不足的表现是 EEG 的振幅和频率降低。人工低温会引起 EEG 发生增量变化，其增量变化与体温过低引起的脑代谢率降低相关（图 9-9）[47]。评估温度诱导的 EEG 变化，并将 EEG 上的皮质电静息作为人工低温的终点，在开始深低温循环骤停前，可以为脑保护提供更一致和准确的脑代谢抑制生理替代物。多项临床研究证明，通过预先确定的所有患者的标准鼻咽温度，不能可靠地预测大脑皮质电静息或大脑代谢活动最大抑制的发生（图 9-9）[47, 48]。鼻咽温度为 18℃，这是一个常用的降温终点。此时，只有 50% 的患者发生皮质电静息。为了保证所有患者实现 EEG 静息，温度必须达到 12.5℃。

麻醉药可能影响 EEG，并且独立于脑灌注、温度或脑代谢率。吸入麻醉药可引起 EEG 振幅减小和频率降低，振幅减小和频率降低的幅度取决于剂量。异丙酚、巴比妥类药物等静脉麻醉药会暂时抑制 EEG 活动，而麻醉镇痛药对 EEG 的影响最小。进行术中 EEG 监测脑灌注不足或评估人工低温下的脑代谢抑制时，将吸入麻醉药的剂量保持在固定的呼气末浓度，避免静脉推注异丙酚或其他中枢神经系统镇静药，将提高 EEG 检测与进行手术有关的生理活动或并发症的敏感性和特异性。在 EEG 减慢或在采用人工低温期间发生爆发抑制时，可以安全地停止麻醉药的使用，以避免干扰在开始深低温循环骤停前电皮质电静息开始的检测。

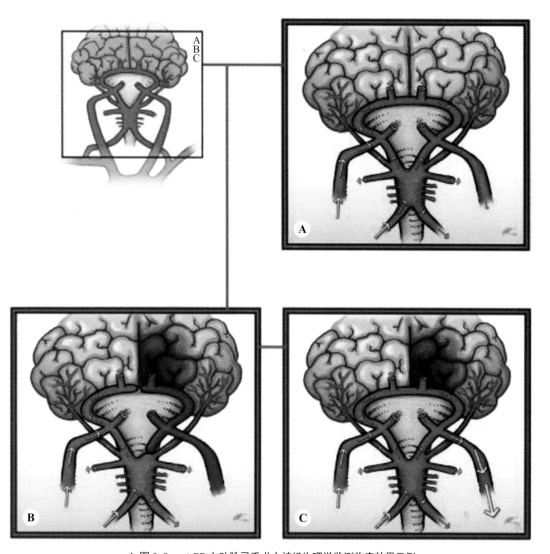

▲ 图 9-8　uACP 主动脉弓手术中神经生理学监测临床效果示例

A. 在 uACP 中，通过右侧总动脉和右侧椎动脉将血液输送到右侧大脑。穿过动脉环后，血液灌注到左半球中。近红外光谱和 EEG 监测器分别显示对称的区域组织饱和与电活动。B. 由于动脉环不正常或者 uACP 压力不够高 / 流量不够大，所以血液没有灌注到对侧半球。近红外光谱和 EEG 监测器可以检测到这种缺血。C. 尽管动脉环正常，uACP 压力 / 流量适当，但因为发生左颈动脉盗血，所以发生对侧缺血。近红外光谱和 EEG 监测器再次检测到由此产生的左半球缺血

　　临床上可使用基于处理后 EEG 使用专有或已发表算法监测麻醉深度的市售工具来指导麻醉药物给药，以降低术中意识或麻醉过量的风险[75]。这些麻醉深度监测器记录前额叶皮质上有限的 EEG 影像，而且可以显示原始 EEG、经过处理的 EEG 或与麻醉诱导的 EEG 抑制有关的数值。监测器中还包含排除电烙术和肌肉活动伪影的算法。因为麻醉诱导的 EEG 变化模拟和遵循低温诱导的 EEG 变化模式，所以这些监测器有时在胸主动脉手术中用于指导脑代谢抑制或检测人工低温期间的皮质电静息。没有直接比较未经处理的图像 EEG 监测和麻醉深度监测，以检测低温诱导的爆发抑制或皮质电静息。一项研究显示，这两种监测技术是相关的，其中脑电双频指数值（bispectral index value，BIS）小于 15，与巴比妥类药物诱导的爆发抑制相关[76]。然而，我们要

认识到患者之间可能存在差异，因为麻醉深度监测器设计用于监测麻醉药产生的变化，并且只监测大脑皮质有限区域的 EEG 信号。认识到这一点是十分重要的。

　　近红外光谱脑血氧仪是一种无创性技术，可以在存在搏动血流或非搏动血流的情况下连续监测大脑皮质的氧饱和度。仪器产生的局部脑血氧饱和度值（rSO_2）是静脉血氧饱和度、动脉血氧饱和度、血红蛋白浓度和前额探头正下方额叶皮质前几厘米样本脑血流量的函数。额头两侧双血氧仪探头的定位保证可以监测左右不对称。如果左右不对称，可能说明大脑两侧的脑血流存在差异。进行深低温停循环期间，脑氧饱和度的典型模式是人工低温期间 rSO_2 增大，停循环期间 rSO_2 逐渐减小，进行 SACP 期间 rSO_2 增大，再灌注期间 rSO_2 恢复。在 SACP 期间，脑氧饱和度通常提高或保持在基线水平。

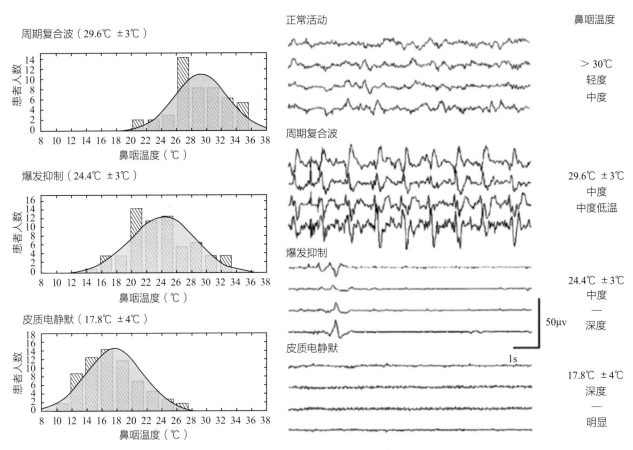

▲ 图 9-9　不同体温下的 EEG 表现

在体外循环中人工低温期间不能直接测量大脑温度。在鼓膜附近的鼻咽（NP）或耳道内测量的温度经常用作大脑温度的替代指标。低温会导致脑电图发生特征性变化，也可用作抑制人工低温导致的脑代谢的生理替代指标。根据术中 EEG 监测，平均 NP 温度为 18℃时发生皮质电静息，但为了保证超过 95% 的患者都会发生皮质电静默，NP 温度必须为 12.5℃（改编自 Stecker MM, et al. Ann Thorac Surg 2001; 71: 14）

脑血氧饱和度降低可能说明脑灌注不足、静脉高压、血氧不足、低碳酸血症或贫血。不同患者的基线 rSO_2 值可能不同，但通常认为 rSO_2 降低 10%～20% 具有临床意义。NIRS 在临床上不需要由掌握专业知识的专业机构使用，并且不受麻醉药的影响。NIRS 可以应用于主动脉弓手术，据报道，NIRS 可以监测到由于夹层延伸到主动脉弓分支血管而发生的脑灌注不足、SACP 期间动脉插管错位、颈动脉移植物血栓形成及经右锁骨下动脉行单侧 SACP 期间动脉环功能不全[77-79]。

（四）术中经食管超声心动图和超声成像

术中经食管超声心动图和术中超声成像的使用对接受胸主动脉手术患者的临床治疗产生了重要影响。TEE 提供了一种在紧急情况下诊断急性主动脉综合征、确定和描述外科病理学特征、评估心肌功能、量化心脏疾病的严重程度、引导体外循环中插管的插入及检测与主动脉夹层有关的并发症的方式。对于 Stanford A 型主动脉夹层患者，TEE 可用于诊断和量化主动脉反流的严重程度，检测是否有心脏压塞，评估可疑冠状动脉累及的心室功能，确定夹层瓣的范围，确定是否有内膜破口及其位置（图 9-10）。

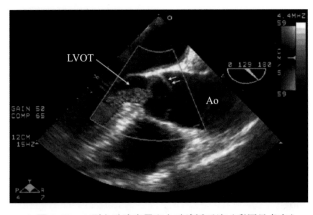

▲ 图 9-10　A 型主动脉夹层和主动脉瓣反流（彩图见书末）

主动脉瓣、主动脉根部和升主动脉近端（Ao）长轴的术中 TEE 图像与舒张期彩色多普勒血流成像，显示急性 Stanford A 型主动脉夹层患者的严重主动脉瓣关闭不全。主动脉根部存在内膜瓣（箭）可诊断为 Stanford A 型主动脉夹层。严重的主动脉瓣反流表现为左心室流出道（LVOT）中的马赛克反流射流，这是由主动脉根部被夹层急性扩大引起的在体外循环开始时，也可通过术中 TEE 检测主动脉反流引起的左心室扩张。在与体外循环分离前，可以通过术中 TEE 检测心腔内是否有残存空气，以及保留主动脉瓣的手术后是否出现主动脉反流。体外循环开始或在升主动脉上使用十字夹时，也可以使用相同的成像平台进行术中超声成像，检查颈部的颈动脉，从而检测夹层是否延伸到颈动脉，并确认颈动脉中的血流没有受到影响。

对于在体外循环中需要进行胸主动脉直接插管或股动脉插管的主动脉夹层患者，可以使用 TEE 引导插管的插入，保证导管插入主动脉的真腔，并在体外循环期间验证主动脉真腔内的血流。使用 Seldinger 技术进行动脉插管时，在将插管推入血管前，使用 TEE 确认导丝在夹层的真腔内（图 9-11）。

目前还没有确定所有患者夹层主动脉的真腔的明确标准，一些典型特征可能具有误导性。尽管有这些限制，但是 TEE 往往有助于正确确定真腔和假腔。真腔通常比假腔小，与主动脉瓣相连，在心脏收缩时扩张。由于内膜层具有连续性，所以边界为圆形。血流穿过内膜开窗从真腔进入假腔。假腔通常比真腔大，形状像新月，在内膜瓣和动脉外膜连接的地方有锐边，可能有自发的回声血栓。如果可以进行血管造影，超声心动图图像参考血管造影图像也有助于确定主动脉夹层的真腔和假腔。

在存在主动脉反流的情况下，在心搏停止开始后，体外循环人工低温期间主动脉阻断前，可能发生左心室扩张。低温期间左心室 TEE 成像及肺动脉压监测可用于检测左心室扩张。同样，在体外循环复温期间，TEE 也可用于检测主动脉阻断后心室收缩前的左心室扩张。最后，TEE 可以用于检测和引导再灌注期间心腔和主动脉内的腔内空气的排出。如果同时使用血管内技术，还可检测内漏[80, 81]。

颈动脉可以通过超声成像。将体表超声探头放在颈部，可使用彩色多普勒血流成像评估血管内的血流。通常可以通过颈动脉内的薄内膜瓣成像和观察假腔内血流减少或没有血流诊断延伸到颈动脉中的夹层（图 9-12）。

胸主动脉手术期间的颈动脉术中成像有助于检测因累及或延伸到主动脉弓分支血管的夹层而引起的脑灌注不良、动脉插管意外插入夹层假腔、主动脉弓支血管被内膜瓣阻塞或动脉插管错位。在体外循环开始时，进行主动脉阻断和通过主动脉弓分支血管直接插管进行选择性顺行脑灌注期间，脑灌注不良的风险最大。

四、术后并发症

（一）神经系统

术后神经系统并发症包括脑卒中、脑病、谵妄、神经认知功能障碍、脊髓缺血和周围神经损伤神经损伤。脑卒中发生率为 3%～10%，具体取决于预先存在的风险因素，以及手术是选择性手术还是紧急手术[52, 60, 62]。术后脑卒中表现为局灶性神经功能缺损，这是血栓栓塞最常见的结果。既往患有脑血管疾病或围手术期灌注不足术后可能引起严重的缺血性脑梗死。怀疑患有脑卒中时，应进行行术后脑成像，从而确诊、确定损伤部位，以及监测颅内出血或脑水肿。在没有出血性风险或脑水肿的情况下，在脑卒中后立即提高动脉压可以有效限制梗死面积。

灌注不足或循环骤停引起的全脑缺血可以表现为脑缺血、谵妄、神经认知功能障碍或短暂的神经功能缺损。缺氧性脑病可能是引起术后脑病一个原因，但其病因可能是多方面的。短暂的神经功能缺损的发生率为 2.5%～10%[52, 60]。严重缺氧性脑病可以表现为术后癫痫

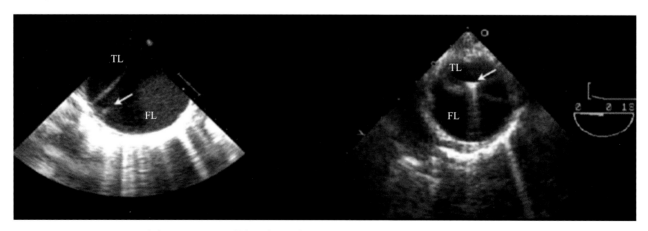

▲ 图 9-11　术中 TEE 可用于引导主动脉夹层患者体外循环主动脉插管，从而保证将导管插入主动脉真腔
主动脉弓 TEE 短轴图像（左图）显示，动脉导丝（箭）无意中插入主动脉夹层假腔（FL）。另一名急性主动脉夹层（右图）患者胸主动脉降支 TEE 短轴图像显示，动脉导丝位于主动脉夹层真腔（TL）中的合适位置

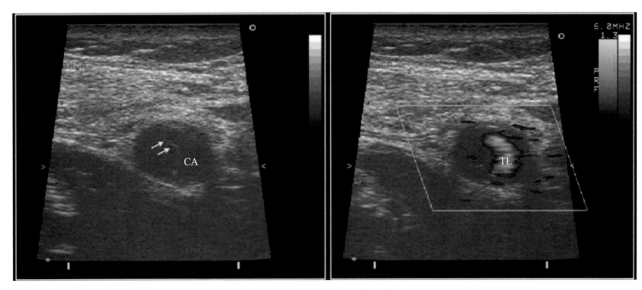

▲ 图 9-12　颈动脉夹层（彩图见书末）

急性 Stanford A 型主动脉夹层患者右颈总动脉短轴术中多普勒超声波成像，显示夹层延伸到右颈总动脉中，血管内有内膜瓣可以证明这一点（左图，箭）。体外循环期间使用多普勒血流成像来确定颈动脉夹层真腔（TL）内的血流。CA. 冠状动脉

发作、昏迷或肌阵挛。除了进行支持性治疗，术后脑病或谵妄目前没有特殊治疗方法。进行支持性治疗的目的是，期望过一段时间患者能完全或部分康复。谵妄的症状往往会随着时间的推移改善，但可能需要使用氟哌啶醇、喹硫平等抗精神病药物进行治疗，从而便于患者护理和减轻症状。如果出现癫痫或肌阵挛，应采用 EEG 进行诊断，并根据神经科医生的建议开具抗惊厥药物处方。

主胸动脉置换和主动脉弓手术后脊髓缺血很少见，但脊髓缺血是胸腹主动脉手术的一个显著并发症。脊髓缺血引起的截瘫也可能让 A 型主动脉夹层修复的动脉弓延长或象鼻支架植入术变得复杂[82-84]。脊髓缺血的治疗目的是提高动脉压，以及降低中心静脉压和腰穿脑脊液压，从而改善脊髓灌注压[85]。在出现下肢无力的第一个迹象时立即开始治疗，这样的脊髓缺血治疗是最有效的。

血管通路部位进行手术牵引时，可能发生周围神经损伤，通常通过保守治疗，并且随着时间的推移情况会改善。涉及远端主动脉弓的手术有喉返神经损伤的风险，可能引起声音嘶哑或声带麻痹。膈神经损伤可能引起膈肌麻痹导致的术后呼吸衰竭。

（二）出血

最早提出最具挑战性的问题之一是术后出血和止血。疾病过程本身、血管手术器械、CPB 炎症反应、失血、血液稀释、循环骤停的代谢后果、肾功能失调或体温过低，导致内皮损伤引起的凝血障碍加重了大血管吻合和血管通路部位的手术出血。经证明，使用氨基己酸或氨甲环酸的抗纤维蛋白溶解疗法在心脏手术中是安全和有效的，并且氨基己酸或氨甲环酸通常用作预防性药物[86, 87]。凝血病的最初治疗是用新鲜冰冻血浆、冷沉淀和血小板替代红细胞，从而治疗因子缺乏。如果尽管使用了血液制品和纠正了因子缺乏，但是微血管出血仍然持续，则往往需要使用促凝药实现止血，如重组活化 Ⅶa 因子、抗凝血抑制药复合物（FEIBA）或凝血酶原复合物浓缩物[88]。也应考虑将纤维蛋白原浓缩物保持在 > 2.0g/L 的水平[89, 90]。凝血功能的护理点测试也有助于为用血液制品和因子替代物治疗难治性出血提供指导[91, 92]。围手术期高血压的治疗及使用血管收缩药和血管扩张药控制动脉压是让器官灌注令人满意且不增加出血风险的关键。3% 的择期手术和 10% 的急诊手术可能需要在胸主动脉手术后再次探查出血并发症[93]。与术后出血有关的并发症包括心脏压塞、血胸、血容量过低、贫血、血小板减少、稀释性凝血障碍和输血相关急性肺损伤（transfusion-related acute lung injury，TRALI）。

（三）灌注不良

主动脉夹层可能导致术后灌注不良、肢体缺血或肠系膜缺血，在手术修复后仍然存在这些问题。血栓栓塞、血管吻合的技术问题或者血管通路部位并发症也可能引起术后并发症。可以通过外周动脉搏动的情况及是否存在冰冷和斑驳的肢体和毛细血管再灌注延迟来评估肢体缺血。可以通过腹部检查中的压痛和术后 6～8h 后出现进行性恶化的代谢性酸中毒伴随乳酸浓度提高来评估肠系膜缺血。如果肢体缺血的诊断延误或者患者出现术前灌注不良，在手术修复后进行再灌注可能引起患肢

血钾过高、横纹肌溶解症或骨筋膜室综合征。

（四）肾损伤

急性肾损伤或术后肾衰竭可能是肾灌注不良、既往肾脏疾病、血栓栓塞或对比剂肾病的结果。手术过程中循环骤停和低血压可能引起内脏缺血导致的术后肾功能不全。术后肾损伤的危险因素包括高龄、周围性血管疾病、慢性肾脏疾病和最近使用过放射照相造影剂。术后肾功能不全及再灌注可能导致血钾过高。用于治疗高血糖的胰岛素疗法可能引起血钾过少。如果用碳酸氢钠治疗代谢性酸中毒，则可能引起血钠过多[71]。

第 10 章 胸降主动脉开放手术的麻醉管理
Anesthetic Management in Open Descending Thoracic Aorta Surgery

Sreekanth Cheruku Amanda Fox 著

李诗月 译

要点

- 降主动脉开放修补术用于修复一系列主动脉疾病，包括动脉瘤、穿透性动脉粥样硬化溃疡、壁内血肿和主动脉夹层。
- 降主动脉修复技术包括"钳夹缝合"、左心搭桥术，部分或完全体外循环和深低温停循环。
- 降主动脉开放修补术中的麻醉处理包括改善手术暴露、优化终末器官灌注、维持血流动力学稳定、监测体外循环和纠正凝血障碍。
- 经食管超声心动图有助于确认术前诊断，评估已知主动脉疾病的进展，优化心脏前负荷、后负荷和收缩力。
- 降主动脉修复与脑卒中、截瘫、心肌缺血、肺损伤和肾衰竭等一系列并发症有关。每种并发症的发生率取决于主动脉病变的部位和程度，以及所采用的手术技术。
- 围手术期降低截瘫发生率的策略包括使用腰椎引流管，通过增加平均动脉压和引流脑脊液来优化脊髓灌注压。

在美国，胸主动脉动脉瘤疾病的发病率约为每 10 万人每年发生 6 例，对发病率、死亡率和医疗费用的影响非常大 [1, 2]。约 40% 的胸主动脉瘤影响胸降主动脉 [1]。下行主动脉病变的复杂性，需要开放性手术修复，再加上胸主动脉病变患者经常出现的主要并发症，意味着这种手术人群在术后发生神经、呼吸和心血管系统疾病并发症的风险特别高。因此，对于麻醉医师和其他围手术期护理人员来说，这些手术在降低风险和预防并发症方面面临着独特的挑战。

胸降主动脉在解剖学上被定义为从左锁骨下动脉起点的远端开始。这些动脉瘤可进一步局限于胸降主动脉和腹主动脉内，通常采用 Crawford 分型（图 10-1）。

动脉瘤疾病的病因被认为是从主动脉中膜结缔组织的退化开始的，这是由年龄、高血压、结缔组织疾病或这些疾病的结合所导致。动脉粥样硬化与胸主动脉瘤（thoracic aortic aneurysms，TAA）的发生之间的关系还没有最终确定，但这两种疾病通常共存并有几个共同的危险因素 [2]。

主动脉夹层涉及内膜撕裂，导致血液流经主动脉的中间层，中间层分离，从而在主动脉内形成真腔和假腔。耶鲁大学进行的一项全面的自然史研究表明，降主动脉瘤的生长速度是升主动脉的 2 倍以上，一旦达到临界尺寸，就更容易发生夹层或破裂 [3]。根据这项研究和其他人群研究，最近的指南建议，当下行 TAA 直径为 5.5～6.0cm 时，应选择性修复下行 TAA，并在已知遗传性结缔组织疾病的患者中更小的直径也应进行修复 [4, 5]。壁内血肿（intramural hematomas，IMH）和穿透性动脉粥样硬化性溃疡（penetrating atherosclerotic ulcer，PAU）不同于动脉瘤疾病，但也可进展为主动脉夹层或主动脉破裂。IMH 是由血管出血进入中膜而没有内膜破裂引起的。PAU 由动脉粥样硬化斑块引起，该斑块侵蚀主动脉各层，导致血肿形成和破裂。

行 TAA 的开放式手术修复始于 20 世纪 50 年代，当时 Dr. Gross、Swan、Lam 和 Debakey 开创了切除降

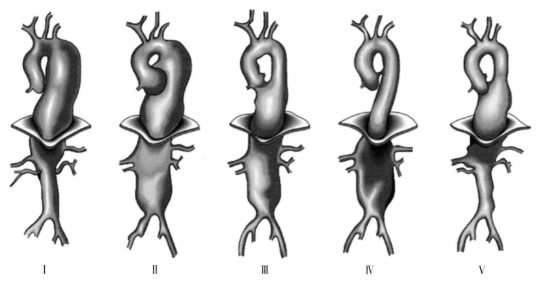

▲ 图 10-1　Safi 改良的胸腹动脉瘤 Crawford 分型

经 Springer 许可转载，改编自 Black S. A., Brooks M. J., Wolfe J. H. N. (2007)Thoracoabdominal Aneurysms. In: Liapis C.D., Balzer K., Benedetti-Valentini F., Fernandes e Fernandes J. (eds) Vascular Surgery.European Manual of Medicine.Springer, Berlin, Heidelberg

主动脉病变部分并用合成移植物替换的技术[6]。在接下来的 40 年中，开发了多种技术来改进这一程序，以减少相关并发症。这些改进包括利用左心房插管灌注远端主动脉、通过双股插管进行部分体外循环及结合深低温停循环（hypothermic circulatory arres，HCA）的完全体外循环。20 世纪 90 年代血管内覆膜支架的发展进一步降低了与下行 TAA 修复相关的并发症，2014 年欧洲心脏病学会指南推荐将其作为合适患者的主要方法[5]。对于患有家族性结缔组织疾病和解剖结构无法进行血管内修复的患者，开放手术修复可以提供持久的治疗选择。

一、围手术期管理

（一）术前评估

术前身体状况和相关麻醉风险的详细评估是开放性下行 TAA 修复患者围手术期计划的重要组成部分。合适的外科医生需要一个通用的麻醉计划，以解决他们目前的主动脉疾病过程、共存的医疗条件和外科手术的影响。手术前应进行全面的病史和体检，重点检查心血管、神经、肺和肾脏状况。

1. 心血管疾病

考虑到冠状动脉疾病和 AAS 发展的许多重叠风险因素，大多数行 TAA 修复的患者都有高血压病史[7]，所以其中 1/3 同时患有冠状动脉疾病不足为奇了[7, 8]。因此，有必要对心脏功能和术后不良心血管事件的风险进行综合评估。心电图可以提供有关患者的基线心律、新的心电图变化和任何先前存在的心律失常的信息。经胸超声心动图有助于评估心功能不全和瓣膜疾病，两者都

可能影响围手术期诱导前监护方式和诱导药物的选择。冠状动脉疾病风险增加的患者可能心功能低下，可能需要药物负荷试验和冠状动脉造影，以在择期手术前评估和治疗血流受限的冠状动脉病变[9]。

2. 肺

病史和体格检查可以提供对大多数患者肺部状态的重要了解。例如，喘息或持续咳嗽可能表示动脉瘤压迫气管，而咯血可能表示动脉瘤和肺之间存在连通。疑似肺部疾病的患者应进行肺功能测试（pulmonary function testing，PFT）以进行风险分层并指导术后康复。PFT 结果不佳可能表明单肺通气不耐受，可能需要体外循环。应建议吸烟者至少在手术前 4 周戒烟，并应参考戒烟方法[10]。计算机断层扫描或磁共振成像可以用于诊断和手术计划，精明的麻醉医师还应评估这些研究是否有可能对气道、食管和血管结构的潜在影响。食管撞击可能是术中经食管超声心动图监测的相对禁忌证，在这种情况下，TEE 监测应该是麻醉医师权衡的风险收益平衡，即考虑继发于 TEE 探头放置和操作的主动脉破裂风险。

3. 神经病学

截瘫和脑卒中被认为是下行 TAA 修复术的重要并发症。应与患者及其家属讨论患者特定风险因素下术后神经损伤的可能性。术前检查应侧重于建立神经系统基线，以便易于识别脊髓缺血的细微术后变化。喉返神经（recurrent laryngeal nerve，RLN）麻痹是另一种并发症，可能是由于存在较大的下行 TAA，也可能是下行 TAA 修复期间损伤的结果[11]。声音嘶哑或喘鸣应提醒围手术期医生考虑这种神经系统并发症的可能性。

4. 肾脏

术前肾功能不全是开放性手术下行 TAA 修复术后主要疾病事件和手术死亡率的独立预测因素[12]。术前优化肾功能包括静脉补液、尽量减少使用肾毒性对比剂和纠正电解质异常。所有计划在开放性手术下行 TAA 修复的患者都应进行血清生化评估。对于肾功能明显受损的患者（如 GFR < 30ml/min），应适当服用经肾脏清除的药物，使用合适药物替代肾毒性药物。术中平均动脉压（mean arterial pressure，MAP）应维持在 65mmHg 以上，高血压患者可能更高，以确保肾脏灌注[13]。

（二）术中监测

用于术中和术后管理的血流动力学监测的选择受患者个体化和手术过程的影响，但血流动力学监测一般应旨在追踪心功能、终末器官灌注和中枢神经功能。

1. 血压监测

血流动力学监测是目标导向术中管理的重要组成部分。动脉瘤本身和主动脉交叉钳的引入都可以沿主动脉形成灌注压差区。理想情况下，应放置有创性动脉导管测量每个区域的血压（动脉瘤的近端和远端，然后是主动脉交叉钳的近端和远端），以优化组织灌注。右桡动脉非常适合测量近端主动脉交叉钳附近的血压。或者，如果该技术与深低温停循环结合使用，右桡动脉也可用于监测经右腋动脉给予的顺行脑血流。如果采用右腋插管，则可在左桡动脉中放置第二个动脉监测，以便在体外循环中获得准确的血压监测。股动脉可用于测量主动脉交叉钳远端的血压。如果使用左心旁路，则在桡动脉和股动脉中使用动脉血压监测尤其有用，因为这将指导旁路程度以平衡脑灌注和动脉瘤远端灌注。如果动脉瘤累及左锁骨下动脉，则左桡动脉容易出现不准确或多余的血压读数。

2. 心输出量监测

中心静脉置管对于提供大口径中心通道和监测中心静脉压都是必要的。CVP 评估可作为右心室前负荷的连续监测。肺动脉导管和经食管超声心动图均可用于监测心脏功能。在 OLV 和侧位期间，PAC 可能无法提供准确的肺动脉压力测量，与此相反，TEE 通常可以提供足够的右心和左心功能的直接可视化。三尖瓣反流的多普勒检查可用于评估 PA 压力。TEE 可以用来确认术前心脏和主动脉病变，但也可用于评估主动脉病变的术中进展或左右心室功能、容量状态或估计肺动脉收缩压的变化。它也可以作为一个连续的监测来评估左心室容积变化及新出现的局部室壁运动异常。如果同时使用术中 TEE，PAC 对术后监测比术中监测更有用，但术后 PAC 可能有助于指导液体管理，尤其是对射血分数降低和

（或）边缘肾功能的患者。

3. 神经监测

术中体感诱发电位和运动诱发电位通常分别用于监测感觉和运动的功能。MEP 监测直接测量运动功能和潜在的灌注不良，但需要使用平衡的低剂量静吸复合麻醉技术，同时避免使用神经肌肉阻滞药。移除主动脉夹后仍然异常的 SSEP 和 MEP 信号衰减与术后截瘫密切相关[14]。

下行 TAA 修补术后发现的脑卒中通常是由 CPB 或主动脉交叉夹期间的栓塞现象和（或）主动脉交叉夹附近出现较高脑灌注压继发的脑出血所致。脑血氧饱和度测定法是一种利用红外光谱测定脑血氧饱和度的方法，在主动脉手术中经常使用。由于测量仅限于额头上的一个小区域，因此脑血氧仪对局灶性缺血是一种不可靠的监测手段，但可能是一种相对敏感的脑半球灌注指标。

二、麻醉诱导

至少应在全身麻醉诱导前放置一根动脉内导管，用于血流动力学监测，以避免插管期间压力过高，并用于射血分数降低患者的整体血流动力学监测。诱导通常使用镇静催眠药和阿片类药物的组合来实现两个相互竞争的目标：避免可能导致组织缺血的心肌抑制和低血压，以及预防可能导致主动脉壁应力和动脉瘤破裂的心动过速和高血压。艾司洛尔是一种短效 β 受体拮抗药，也可以在预期的肾上腺素能刺激（如直接喉镜检查可能出现的刺激）之前立即使用。

大的近端降支 TAA 患者的气道注意事项与其他主动脉瘤患者不同，因为手术暴露需要肺隔离，并且可能累及并扭曲气管、左主支气管和肺实质。因此，在手术前应回顾描述动脉瘤解剖结构的放射学结果。大动脉瘤可导致左支气管树受压和变形，以及气管支气管结构向右偏移。左侧双腔管（double lumen tube，DLT）最常用于肺隔离以促进 OLV，但当动脉瘤撞击左主干支气管时，可使用右侧 DLT。当气道偏离使 DLT 放置复杂化时，最好使用带有支气管堵塞器的单腔管或 Univent管（Teleflex Medical，Morrisville，NC）[1]。然而，在整个病例中，当外科医生操作左肺时，支气管堵塞器可能很容易移位，麻醉医师可能需要经常重新定位支气管堵塞器。气管插管后应进行纤维支气管镜检查，以确认双腔管或支气管堵塞器的正确放置，并评估气道偏离和主支气管瘘。

三、术中管理

下行 TAA 修复过程中的麻醉管理主要集中于最佳手术暴露、监测和优化终末器官灌注、维持血流动力学

稳定、补充失血量、纠正凝血功能障碍，以及总体上降低术后不良结果的风险。目前常用的下行 TAA 开放修复的手术技术是左后外侧开胸，需要右侧卧位。用腋窝卷保护右臂丛，压点必须用软垫覆盖。主要的手术入路开放胸降主动脉修补术概述如下，并强调其麻醉管理的意义。

（一）"钳夹和缝合"

钳夹动脉瘤近端和远端的主动脉，并在不建立远端灌注的情况下对其进行修复，是最早开发的修复下行 TAA 的外科方法（图 10-2A）。由于夹闭和松开主动脉及远端缺血通常会引起较大的血流动力学波动，因此该技术主要用于小的局灶性动脉瘤的快速修复[15]。麻醉医师应预计主动脉交叉钳的应用可能导致近端高血压、心脏后负荷增加和远端低血压[16]。Gott 分流术是一种小的肝素化导管，允许被动主动脉 – 主动脉血流通过交叉钳，可用于提供远端灌注。使用桡动脉和股动脉（动脉瘤的近端和远端）的血压测量值，并评估测量的心脏充盈和收缩指数，可滴定血管活性药物输注，以优化主动脉交叉钳两侧的灌注压力。

通过钳夹和缝合方法，计划主动脉交叉钳夹时间短，即少于 30min，以减轻远端缺血的影响。因此，麻醉医师应准备好快速松开夹钳后，因血流重新分布、出血、缺血再灌注代谢产物可能导致的血管扩张而导致低血压。应采用晶体、胶体和血液制品进行有针对性的液体流失置换，以确保患者在释放夹钳之前处于正常血容量状态。松开夹钳后，应根据需要使用短效血管升压药和肌力药物维持患者血压。可能需要短暂的过度通气和碳酸氢钠输注，以抵消厌氧代谢产生的酸血症。

（二）左心旁路

钳缝技术产生的远端缺血相关的并发症导致了左心旁路术的发展，在此过程中，来自一条肺静脉的血液通过体外离心泵引导至远端主髂动脉系统（图 10-2B）。中等剂量的肝素（通常为 100U/kg）靶向 ACT 为 180～200 是促进左心转流所必需的。由于远端器官和下肢接受含氧血液，因此它们不会转变为无氧代谢，并且在很大程度上避免了钳夹和缝合技术常见的代谢性酸血症。灌注师应与麻醉医师一起调整左心旁路流量，优先考虑近端脑灌注，同时确保尽可能多的远端灌注。大脑的近端灌注优先于远端灌注，在低血容量情况下，患者容量复苏时，可能需要减慢左心转流的流速。应在 TEE 上监测心脏的容量状态，泵流量可根据心脏预负荷进行调整，在心脏容量过载或近端高血压的情况下，左心旁路流量可能增加。左心转流术最有利于 Ⅰ 级和 Ⅱ 级动脉瘤患者、心功能受损患者及肾衰竭或截瘫风险较高的患者[17]。

（三）部分体外循环

在心功能受损或广泛、复杂或再次手术的下行动脉瘤修复患者中，部分体外循环可用于进一步减轻心脏压力和终末器官缺血。为了促进部分搭桥，静脉插管通常放置在右心房或股静脉中，动脉插管放置在远端主动脉或股动脉中。在夹闭近端主动脉后，开始 CPB，并滴定泵流量，以产生上肢和股动脉测得的足够灌注。部分体外循环需要全身肝素化（通常约 300U/kg），与左心转流相比，与更多出血和凝血障碍相关。由于心脏继续通过分流体外循环将血液喷射到肺循环中，因此右肺的通气必须继续。在主动脉修复期间，可根据需要将部分体外循环增加至完全体外循环。

（四）带有 DHCA 的完整 CPB

在没有适当位置放置近端主动脉夹的情况下（如主动脉病变涉及左锁骨下动脉离断或存在严重复杂的

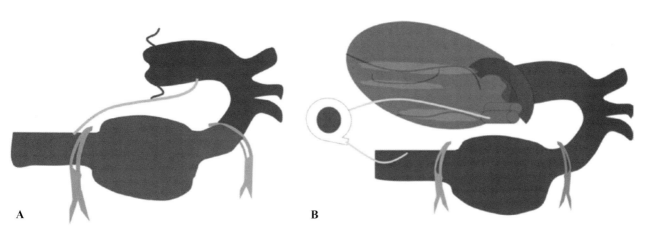

▲ 图 10-2　"钳夹和缝合"和左心旁路手术技术示意图
A. 钳夹和缝合技术涉及近端和远端夹钳的应用。Gott 分流器是一种小长度肝素化聚氯乙烯管，可用于提供夹远端的被动流量；
B. 左心旁路涉及通过离心泵将含氧血液从左心房或肺静脉主动引导至远端主髂动脉系统

主动脉疾病，不允许在左锁骨下动脉远端放置主动脉夹），带有 DHCA 的 CPB 允许在具有大脑和其他终末器官保护的无血区域中修复动脉瘤。通过降低大脑、脊髓、肾脏和肠道的需氧量，DHCA 具有器官保护作用，并已证明可降低术后截瘫和肾衰竭的发生率[18]。然而，DHCA 与血小板功能障碍和凝血因子消耗引起的严重凝血功能障碍相关。当 DHCA 下动脉瘤修复预计需要 30min 以上时，应考虑顺行脑灌注（anterograde cerebral perfusion，ACP）[19]。如果使用 ACP，脑血氧饱和度监测可用于帮助评估大脑两侧是否灌注，或者是否需要额外增加左脑灌注，这可能发生在没有完整大脑动脉环的患者中[20]。

（五）经食管超声心动图

大多数接受开放性下行 TAA 修复的患者在术前进行了广泛的 CT 或 MRI 成像。对比增强 MRI 可以很好地描绘动脉瘤和其他主动脉病理解剖结构，而 MR 血管造影可以用来描绘来自主动脉的分支血管。由于食管与主动脉平行，经食管超声心动图通常可以用来成像整个胸降主动脉的长度。术前常做经胸超声心动图成像以确定心功能。虽然术前评估一般不需要 TEE，但如果没有放置 TEE 探头的禁忌证，TEE 在开放性下行 TAA 手术中是非常有用的。对于大的下行 TAA 患者，在放置 TEE 探头前，应回顾术前影像学研究，以确定食管邻近程度，以避免潜在的主动脉破裂。

术中 TEE 成像

在全身麻醉诱导气管插管后，应使用 TEE 来确认术前诊断，并评估动脉瘤的进展、动脉瘤内明显的动脉粥样硬化或主动脉夹层瓣的扩张。从食管中部四腔心视图来看，TEE 探头应向左旋转，直到降主动脉出现在短轴上。然后应取出探头，直到屏幕上显示左锁骨下动脉的分支（图 10-3A）。应减小成像深度，以排除主动脉下方的区域，探头应逐渐向前推进，同时仔细评估主

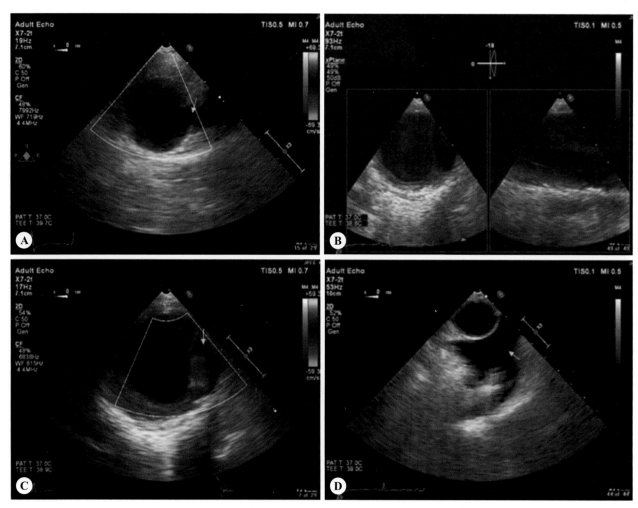

▲ 图 10-3 用于评估胸主动脉的经食管超声心动图（彩图见书末）
A. 彩色血流多普勒显示从主动脉弓到左锁骨下动脉的血流；B. 用于评估降主动脉的正交方面的 2D 双平面；C. 用于评估主动脉夹层真腔内血流的彩色多普勒；D. 主动脉瘤破裂引起的左侧胸腔积液

动脉的成像横截面以进行病理检查。同时双平面可用于显示每个横截面的正交视图（图 10-3B）。彩色多普勒还应用于评估血流异常。主动脉内膜瓣的存在可能意味着主动脉夹层，应在多个视图中使用双平面和彩色多普勒进行确认，以便将其与伪影区分开来（图 10-3C）。TEE 还应用于评估左侧胸腔积液，表现为其在主动脉下方呈无回声空间并向左弯曲，因为这可能意味着动脉瘤破裂（图 10-3D）。

　　TEE 探头也可沿食管向上抽出，以显示左锁骨下动脉起点附近的一些远端主动脉弓。由于气管和左主支气管位于食管和心脏之间，TEE 检查不能很好地显示大部分的主动脉弓。据观察，升主动脉有时会并发升主动脉受累。对主动脉进行全面检查后，TEE 检查应继续评估心脏结构、瓣膜和心室功能。心室和瓣膜功能可决定在病例关键部分血管升压药和正性肌力药物的选择，并可能影响手术技术的选择。

　　在整个手术过程中使用 TEE 持续监测心功能通常是有帮助的，即在不完全 CPB 或 DHCA 时。当采用钳夹缝合技术或左心转流下行 TAA 修补术时，TEE 可有效监测左、右心室充盈和功能。左心室舒张末期容积最好在经胃乳头肌短轴视图中评估。容量过载可由下肢静脉容量回流引起，可能需要使用静脉扩张药物来降低心脏前负荷。当左心转流或部分体外循环用于减少主动脉交叉钳近端的容积并提供主动脉交叉钳远端的灌注时，TEE 有助于引导旁路泵流速。TEE 上的左心室扩张应促使旁路流速增加，而心室容量减少应促使泵输出量减少或控制血管内容量。当使用完全体外循环时，TEE 有助于评估与体外循环分离时的心室功能。在脱离体外循环之前，主动脉瓣和左心室的长轴视图对于评估心内空气有价值。除了可用的血流动力学监测外，还应使用 TEE 来确保心脏前负荷、后负荷和收缩力达到最佳。

四、术后结果

　　改善开放下行 TAA 手术后的术后结果需要围手术期团队，即外科医生、麻醉医生和重症监护医师，确认患者存在并发症风险，并采取适当的围手术期措施预防或减轻并发症。

（一）截瘫

　　截瘫可能是下行 TAA 修复术后的一种毁灭性并发症，据报道发生率为 3%～10%[21, 22]。脊髓损伤的机制被认为是由于主动脉夹远端灌注不足、脑脊液（cerebrospinal fluid，CSF）压力升高和侧支动脉血流的个体变异性共同作用的结果。脊髓的血液供应来自单一的脊髓前动脉和成对的脊髓后动脉。Adamkiewicz 动脉

起源于大多数个体 $T_{9\sim12}$ 的肋间动脉，对胸腰椎脊髓的血液供应有重要贡献。该血管的损伤可导致脊髓前部缺血，从而导致运动功能障碍。此外，在患有动脉粥样硬化性疾病的患者中，较小的节段动脉可能未通畅，导致主动脉夹闭期间出现缺血[23]。

　　降低截瘫发生率的手术策略包括使用被动或主动的主动脉-股动脉搭桥术、重新植入脊髓节段动脉血管及在钳夹期间诱导低温。麻醉医师可以通过优化脊髓灌注压（spinal cord perfusion pressure，SCPP）实现该策略。

脊髓灌注压 = 平均动脉压 - 脑脊液压力

　　提高 SCPP 可以通过两种机制实现：使用血管升压药和容量复苏提高 MAP，通过腰椎引流管引流 CSF 降低 CSF 压力。放置腰椎引流管可以测量 SCPP 和脑脊液引流。对于无禁忌证的患者，将大口径 Touhy 针插入脊髓末端下方的腰椎间隙（L_1/L_2），用于进入鞘内间隙。然后将导管穿过 Touhy 针进入鞘内空间。这个鞘内导管现在可以连接到一个压力计，以允许 CSF 压力的传导。虽然在开放下行 TAA 手术中使用腰椎引流管在一些研究中取得了较好的结果，但也与许多并发症有关，包括神经轴和硬膜下血肿、持续性脑脊液漏、感染和导管留置。术后截瘫风险最大的患者包括动脉瘤破裂患者、广泛动脉瘤患者、既往动脉瘤修复患者和众多内科共病患者[24]。对于低风险患者，另一种策略是对术中出现运动诱发电位信号的患者、麻醉后出现截瘫的患者或术后出现延迟截瘫的患者术后放置引流管。

（二）肾衰竭

　　下行 TAA 修复后的急性肾损伤（acute kidney injury，AKI）发生率高达 29%，并且与需要长期透析的发生率增加及较高的死亡率相关[25]。多项研究发现，慢性肾脏疾病史和主动脉阻断时间延长是术后 AKI 的最强预测因素[12, 25]。TAA 修复术后 AKI 的病因可能包括主动脉阻断、全身性低血压和细胞碎片栓塞导致的肾灌注不足。前瞻性数据表明，可能预防 AKI 的手术技术包括体外循环，允许在主动脉交叉钳下方灌注肾脏；局部或全身低温；以及用冷晶体溶液选择性肾灌注[26, 27]。减少 AKI 的其他麻醉管理策略需要目标导向的静脉补液，限制术中低血压和避免肾毒性药物。心脏外科文献中有一些建议，CPB 和其他参数的目标导向管理有助于缓解 AKI，但迄今尚未对降主动脉手术进行研究[28]。

（三）凝血障碍

　　TAA 下降修复后的凝血功能障碍与失血、输注浓缩红细胞、细胞保护器、手术引起的炎症反应、DHCA 体外循环的程度和持续时间有关。钳缝技术不依赖于主动的旁路血流，与凝血因子活性降低和纤溶增加有关[29]。

使用左心搭桥需要比完全体外循环更小剂量的肝素，并可能避免一些相关的凝血功能障碍。CPB 合并 DHCA 常与血小板功能障碍、血小板减少、凝血因子消耗和低纤维蛋白原血症引起的凝血功能障碍有关。抗纤溶药物如赖氨酸类似物、ε- 氨基己酸可用于所有建立旁路的患者预防用药。血栓弹力图评估可用于整个术中评估出血的原因。输血产品不仅应以实验室结果为指导，还应警惕地关注手术现场，并与手术团队就潜在的持续外科出血问题进行沟通。大量输血需要替换患者的一个或多个血量，并伴有一系列的并发症。这些疾病包括肺损伤、低钙血症、高钾血症、低体温和稀释性凝血病。为了减轻这些并发症，我们推荐一种以血栓弹力图、血小板计数、INR 测量和电解质频繁测量为指导的目标导向输液策略。

五、术后护理

胸降主动脉疾病开放手术修复后，患者应转至术后重症监护病房进行持续血流动力学和神经系统监测及呼吸监测。如果没有明显的头颈部水肿（这可能是成功更换气管插管的担忧），DLT 应在手术结束时更换为单腔气管插管。使用气道置换导管和可视喉镜可能有助于提高更换气管插管的安全性。经常出现血流动力学不稳定或肺水肿，使患者在手术后保留插管并在术后重症监护病房数小时后脱离呼吸机并拔管。

积极的术后肺部和身体康复对于避免常见的术后并发症（如肺不张、肺炎、深静脉血栓形成和肺血栓栓塞）非常有用。ICU 中常见的强化康复方法包括早期拔管，在 ICU 病床上活动，以及在患者耐受的情况下下地活动。由于这些患者中约有 1/3 发生肾衰竭，因此应经常监测酸碱和电解质实验室检查。肾脏替代疗法可能是纠正严重代谢异常所必需的。

由于患者和操作因素，接受开放性下行 TAA 修补术的患者围手术期脑卒中风险增加。因此，这些患者应在 ICU 尽快拔管，以便进行最佳神经监测和围手术期脑卒中的早期发现。如果不能尽早拔管，定期减少镇静以进行神经检查可能会有所帮助。ICU 护理人员每小时检查一次脊髓缺血是早期发现神经系统改变和实施紧急干预的必要条件。由于截瘫可能在手术后数小时或数天内发生，因此应保留脊髓引流管，术后监测脑脊液压力。在截瘫的情况下，应使用血管活性药物增加 MAP，并从脊柱引流管排出 CSF。如果患者没有腰椎引流管，术后出现截瘫，应考虑放置腰椎引流管并引流脑脊液，以增强脊髓动脉灌注。大多数已发表研究中采用的脑脊液引流策略包括脑脊液压力维持在 10～15mmHg[24]。为了避免过度引流脑脊液，我们提倡每小时引流不超过 10～15ml 的脑脊液，以达到指南建议的最大脑脊压力。脑脊液引流应由熟悉引流及其管理相关潜在并发症的护理人员按照严格的指南进行。对于无截瘫的患者，应在放置 72h 内移除引流管，以避免感染并发症。

第 11 章　胸主动脉腔内修复术的麻醉管理

Anesthetic Management of Thoracic Endovascular Aortic Repair

Mariya Geube　Christopher Troianos　著

谭灵灿　李雪杰　译

要点

- TEVAR 已发展成为一种比开放式主动脉修复术侵入性更小的替代疗法，用于治疗各种主动脉疾病，包括胸降主动脉和腹主动脉瘤、主动脉夹层、穿透性主动脉溃疡、升主动脉和主动脉弓的急性病变和外伤性主动脉损伤。

- 与开放式胸降主动脉瘤修复术相比，TEVAR 的输血率、脊髓缺血发生率、肾功能不全发生率和短期死亡率更低；但是，TEVAR 的再干预率高于开放式主动脉修复术，主要是由于内漏的发生。

- TEVAR 可在全身麻醉、区域麻醉或局部麻醉下安全地进行，其技术成功率、中转开胸率手术死亡率和急性肾功能不全的发生率相似；最常应用的麻醉技术是全身麻醉，它具有一定的优势，能够在呼吸暂停期间控制通气、限制患者活动、提高患者耐受性、建立髂血管通路及使用经食管超声心动图。

- TEE 是评估主动脉病变的敏感工具，如判断主动脉夹层、主动脉瘤的大小、壁内血栓的存在；它对于术中发现高危患者的早期心肌缺血或评估血管内容量状态具有重要价值，还可以帮助引导主动脉真腔内放置导线和检测小型内漏。

- TEVAR 进行脊髓保护的指征包括主动脉覆膜支架过长、左锁骨下动脉闭塞影响颈脊髓血流，以及既往行腹主动脉瘤修复术，完整的脊髓保护方法包括放置蛛网膜下腔引流、提高血压、治疗失血性贫血、术后密切监测神经功能状态。

- 内漏是血管内动脉瘤修复特有的并发症，内漏被确定为 TEVAR 术后动脉瘤破裂的最常见原因，也是最常见的再次介入治疗指征。

- Ⅰ型和Ⅲ型内漏需要手术干预，而Ⅱ型和Ⅳ型可能继续观察并需长期随访。

胸降主动脉瘤在现代社会中的患病率很高，并且常常是因为其他医疗问题行心血管检查被偶然发现的结果。根据位置、疾病范围、大小和形状进行分类，这决定了外科手术的复杂性和临床预后[1]。孤立性胸降动脉瘤局限于左锁骨下动脉和膈肌之间的主动脉，而胸腹主动脉瘤是左锁骨下动脉和主动脉分叉之间的主动脉的广泛病变。胸降主动脉瘤的修复指征是破裂或即将破裂、灌注不良综合征、难治性疼痛、动脉瘤快速生长（每年＞ 1cm）或动脉瘤绝对尺寸＞ 6.5cm 或在结缔组织病患者为＞ 6.0cm[2, 3]。

多年来，传统的开放手术修复一直是治疗有症状的胸降主动脉疾病的金标准。在有多种合并症的老年人群中，传统开放手术有着较高的并发症发病率和死亡率。TEVAR 最初适用于开放手术高风险患者或病变主动脉段难以修复的患者。目前，它已发展成为一种创伤较小的替代治疗方式，用于治疗各种主动脉疾病且围手术期并发症发生率较低。医学影像和设备的技术发展使 TEVAR 能够用于更近端（主动脉弓和升主动脉）或更远端（胸腹主动脉）疾病。

一、TEVAR 的适应证

TEVAR 的适应证列于表 11-1。

表 11-1　TEVAR 的常见适应证和结局 [4]

TEVAR 适应证	结局和证据
胸降主动脉瘤	与开放式手术修复相比，输血、脊髓缺血和短期死亡率较低。5 年全因死亡率相等
胸腹主动脉瘤	开窗移植物支架置入术对于有严重合并症且开放手术修复风险较高的患者是可行的 [5]
伴有并发症：破裂、灌注不良、顽固性疼痛的急性 B 型主动脉夹层 *（20%）	是紧急修补的指征。手术成功率高，术中死亡率低，急诊中转开放率低。近端入口覆盖减少了流向假腔的流量，并改善了对脊髓、肾脏和下肢的灌注
无并发症的急性 B 型主动脉夹层（80%）	与接受最佳药物治疗的患者相比，2 年生存率相似，但 TEVAR 可增强真腔重塑和延迟动脉瘤扩张 [6, 7]。择期手术或带随访的保守治疗都是合理的选择
慢性 B 型主动脉夹层	覆膜支架治疗不会降低破裂风险，也不会带来生存益处。完全排除假腔的成功率低于急性夹层 [8]
急性 A 型主动脉夹层 *	证据仅限于系列个案报道：开放性手术风险极高患者的抢救性手术 [9]
主动脉穿透性溃疡和壁内血肿	在一线治疗上并无共识。在 16%～36% 的患者中观察到壁内血肿进展为夹层。对于有顽固性胸痛、体积增大、假性动脉瘤形成或已出现破裂的有症状患者，应考虑 TEVAR
创伤性主动脉横断	与多器官损伤导致的不良预后相关。由于是局部主动脉病变，TEVAR 优于开放修复，早期死亡率和截瘫率显著降低 [10]
胸降主动脉瘤破裂	60% 院前死亡率和 TEVAR 术后 30%～50% 的 30 天死亡率 [11]。可能需要覆盖左锁骨下动脉以获得良好的近端密封。脊髓缺血的管理是值得期待的，在达到血流动力学稳定后可以放置脑脊液引流管 [12]

*. 根据 Stanford 分类，A 型主动脉夹层是指起源于升主动脉或主动脉弓的夹层，B 型主动脉夹层是指降主动脉远端至左锁骨下动脉的撕裂

尽管具有良好的安全性和多种应用，但在结缔组织疾病患者中应谨慎考虑腔内修复手段。主动脉疾病的进展是预料之中的，并且与这些患者的高再干预率相关。

二、TEVAR 与开放修复的结局比较

与开放手术修复的比较研究 [13-15]，TEVAR 有利于降低 30 天死亡率、缩短重症监护病房停留时间和缩短住院时间。TEVAR 中脊髓缺血、输血和急性肾功能不全的发生率较低，但远期再干预需求增加，主要是由于内漏的发生。两种技术的脑卒中和心肌梗死的发生率相似。尽管术中发病率和死亡率较低，但 TEVAR 的晚期并发症多于开放手术修复。这些包括内漏、动脉瘤进展相关的死亡和覆膜支架移位。TEVAR 所需医疗费用更高，这取决于设备的价格、放置的覆膜支架数量和广泛的终身随访 [3]。TEVAR 治疗破裂的胸主动脉瘤为腔内修复手术提供了另一个扩展领域。几项大型研究比较了破裂动脉瘤行腔内修复手术与开放手术的术后结局，结果证实，TEVAR 的死亡率略有下降 [16]，综合结局有所改善（死亡、脑卒中、截瘫）[17, 18]。

三、患者的术前评估和优化

拟行 TEVAR 的患者接受全面的术前检查，因为他们心血管疾病、慢性肺病和慢性肾功能不全的患病率很高。

（一）心血管评估

基于围手术期主要不良心脏事件的风险大于 5%，TEVAR 被认为是一种高风险手术。TEVAR 术后最常见的心血管并发症是心肌梗死、心律失常和充血性心力衰竭。在主动脉瘤患者中，冠状动脉疾病的患病率很高（30%～70%）[19]。因此有症状的患者术前需要进行相关测试和医疗优化，并应根据他们现有的合并症和主动脉破裂的风险进行调整 [20]。术前心电图和经胸超声心动图是用于评估心血管并发症围手术期风险的重要检查。负荷试验是为功能较差的患者保留的，这些患者运动测试中的代谢当量低于 4 [21, 22]。在择期血管手术前对稳定性冠状动脉疾病患者进行常规血运重建并不能改善死亡率或减少术后不良心脏事件，目前不推荐 [23]。心脏优化包括生活方式的改变和医疗优化，例如戒烟、血压和血糖控制，以及继续服用他汀类药物、β 受体拮抗药和阿司匹林进行治疗。对于心脏状态未知情况下紧急行 TEVAR 的病例，术中经食管超声心动图有助于促进术中心血管评估和管理。

（二）肾损伤风险评估

应在术前确定基线肾功能，因为肾功能不全是心血管术后并发症的已知危险因素。TEVAR 术后急性肾功能不全的最强预测因素包括已存在的肾功能不全、年龄增加、急性主动脉病变累及肾动脉且存在灌注不良证据、术前暴露于放射性造影剂、高度复杂和长时间手术、急诊手术和围手术期低血压 [24]。这些因素反映了术中造影剂的较大剂量、肾脏微栓塞和炎症反应。在行放射造影成像检查前充分水化，以及在使用造影剂几天后计划手术，是最大限度降低造影剂引发肾损伤风险的策略。在 TEVAR 期间使用腔内超声可以显著减少手术期间静脉注射造影剂的总剂量 [25]。

四、TEVAR 手术注意事项

（一）术前成像和评估

常规在术前进行从主动脉上血管延伸至股动脉的主动脉增强 CT 扫描，并对图像进行三维重建。这提供了关于动脉瘤的位置和形状、胸降主动脉的迂曲度和主动脉分支起源的重要信息。计算机断层扫描血管造影（CTA）指导外科医生确定患者的解剖结构是否适合植入支架、覆膜支架的尺寸，以及是否需要定制设计的覆膜支架。这种成像具有快速采集、高空间分辨率的优点，并且能够对重度钙化进行成像并检测主动脉破裂或腔内渗漏中造影剂外渗的位置。如果计划覆盖左锁骨下动脉，则需行头颈部 CTA 检查以确定是否存在完整的大脑动脉环和椎动脉未闭。

（二）胸主动脉腔内修复装置

覆膜支架由附着在不透水织物上的金属骨架组成，其近端部署到正常的主动脉段中，远端超出病变部分，从而将患病的主动脉壁排除在循环之外。锚定区图将主动脉弓和降主动脉分为五个部分，用作移植物密封区的标志[26]（图 11-1）。

主动脉病变的近端和远端至少需要 2cm 的正常主动脉壁才能成功部署覆膜支架。美国食品药品管理

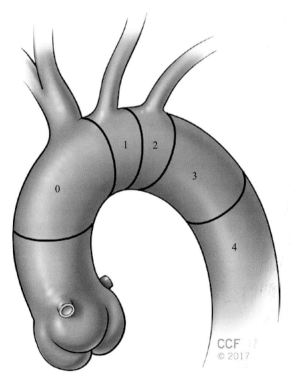

▲ 图 11-1　胸主动脉锚定区图

局（FDA）批准了多种用于胸主动脉瘤的腔内修复[3]。TEVAR 已在除主动脉瘤以外的胸主动脉病变中取得成功。成功案例包括急性和慢性主动脉夹层、升主动脉或弓病变、穿透性主动脉溃疡、外伤性主动脉损伤、胸腹主动脉瘤和主动脉瘤破裂[27]。在存在主动脉夹层的情况下，血管内修复的目标是覆盖近端内膜撕裂，以排除主动脉的动脉瘤段，并确保主动脉侧支的远端灌注[3]。TEVAR 可适用于复杂主动脉瘤的高危患者，此类患者涉及主动脉分支的起源（锚定区 0 和 1 区，或低于 4 区）（图 11-1）。这些情况最好使用有孔或带分叉的覆膜支架。带孔的覆膜支架是定制的，可适应患者的特定解剖结构，并在位于内脏动脉起点上方的覆膜支架织物中具有开口。分叉覆膜支架将小侧臂移植物构建到主内移植物中，然后将其延伸到动脉中以保持通畅[28]。TEVAR 术后需要在出院前、3 个月后及此后每年进行 1 次 CTA 随访，以评估修复稳定性、装置完整性、是否存在内漏和主动脉瘤的大小。

（三）麻醉技术的选择

多种麻醉技术可用于 TEVAR。欧洲腹主动脉瘤修复支架移植技术合作者报道称[29]，69% 的病例采用全身麻醉（general anesthesia，GA），25% 采用区域麻醉（regional anesthesia，RA），6% 采用局部麻醉（local anesthesia，LA）。早期报道未能显示不同麻醉技术在血管内修复技术成功率、中转开放手术率、死亡率或急性肾损伤发生率方面存在任何差异[30]。最近的一项注册研究报道称，与 GA 相比，使用局部 / 区域麻醉技术可减少肺部并发症和住院时间[31]。TEVAR 最常在全麻下进行手术。优势包括在所需呼吸暂停时间段内可控制通气，限制患者活动，在长时间手术中提高患者耐受性，创建髂血管通路，以及使用经食管超声心动图。

行 TEVAR 可以使用脊髓或硬膜外麻醉，使患者保持清醒并避免气管插管，这对于患有严重慢性肺病的患者尤其重要。如果仰卧位增加了患者的呼吸困难，可以通过无创通气辅助患者呼吸。区域麻醉技术还可以在术后早期提供最佳的镇痛。局部麻醉的缺点是患者不适和患者体动，手术期间屏气的依从性差，交感神经抑制后伴低血压，以及手术后无法及时进行神经功能检查。在作者所在机构中，区域麻醉在被认为术后肺部并发症及长时间气管插管高风险的晚期肺部疾病患者中成功实施。放置蛛网膜下腔导管后，将局部麻醉药注入导管并加盖封闭直至支架展开。支架展开后，再打开蛛网膜下腔导管并排出脑脊液。打开蛛网膜下腔引流后，脑脊液中局部麻醉药的浓度迅速下降，需要在手术即将完成时补充局部麻醉药进行轻度镇静。

如果计划采用经皮入路，则可以单独对 TEVAR 使用局部麻醉药[32]。局部麻醉具有部分优点，如避免使用吸入麻醉剂、肌肉麻痹、气道操作和机械通气，同时可尽早发现脑卒中或脊髓缺血引起的神经损伤。

五、术中监测和管理

（一）有创血流动力学监测

TEVAR 期间是否需要有创监测取决于手术期间发生灾难性出血和心血管衰竭的可能性。尽管理论上 TEVAR 的侵入性低于开放性手术修复，但麻醉计划应包括术中监测和血管通路，以便在紧急中转开放性修复（约 2%）的情况下管理患者。常规放置动脉导管、中心静脉和大口径外周静脉导管。在左侧锁骨下动脉受累的情况下，放置动脉导管的首选部位是右侧桡动脉。外科医生经常进入左肱动脉以放置辅助设备，留下右侧用于血压监测。在主动脉夹层中，进入真腔可能很困难。在这种情况下，可以通过右臂的动脉通路放置导线，这需要没有腔内装置和监护，并在手术区域准备好。中心静脉通路用于给予血管活性药物和监测中心静脉压。

（二）TEE 的作用

TEE 是诊断主动脉病变的敏感工具。它可用于评估和确认显著的动脉粥样硬化斑块、主动脉夹层、主动脉瘤的大小和腔内血栓的存在。接受择期主动脉手术的患者已经接受了各种影像学检查，以确定主动脉病变的类型和程度，并提供有关个体主动脉解剖结构的信息。TEE 的一个重要缺点是难以观察升主动脉远端和主动脉弓近端，因为左主支气管位于食管和胸主动脉的这一部分之间的干扰。TEE 在 TEVAR 中的重要应用包括严重心血管不良事件高危患者、心肌缺血的早期检测和容量评估。术中使用 TEE 对急诊 TEVAR 尤其有帮助，因为通常患者术前心脏检查不足。TEE 是一种非常有价值的成像工具，可用于区分真假腔，并指导主动脉中导线的放置，以及检测受累血管远端夹层内膜片破口。虽然术中内漏诊断的标准是血管造影，但可能会遗漏小的内漏。彩色血流多普勒模式下的 TEE 比血管造影术更能检测到支架部署后的 I 型内漏[33]。

（三）麻醉诱导和维持期间的血流动力学目标

术中麻醉的最终目标是提供足够的氧供，维持正常血容量，优化重要器官的灌注，以及维持正常体温。全身麻醉诱导期间的主要问题是保持严格的血压控制，并避免诱导期间喉镜插管过程中的交感神经剧烈兴奋。麻醉诱导前放置动脉导管、使用抗焦虑药和止痛药有助于实现这些目标。

（四）主动脉内移植物放置期间的血流动力学管理

在正常的血流动力学状态下，近端降主动脉或主动脉弓中植入覆膜支架是困难的，因为主动脉这部分的高速血流。有一些技术可用于降低心输出量以助于支架放置。常用的药物有腺苷（引起短暂的心搏停止）、艾司洛尔（降低心率并对血压有短暂影响）、丙泊酚和硝酸甘油。其他非药物技术包括经静脉使右心室以 130～180 次/分的速度快速起搏。这会导致房室同步性丧失，心室充盈和射血严重减少，显著降低每搏输出量和血压。血流停止也可以通过在锚定区近端主动脉的临时球囊阻塞来实现。球囊扩张伴有明显的近端高血压，这是一过性的，不应立即纠正。在此期间的任何药物使用都可能导致支架展开后低血压时间延长，这对大脑和脊髓灌注不利。

（五）体温控制

在 TEVAR 期间体温控制和预防低体温至关重要。暴露在环境温度下，胸部、腹部和腿部容易发生快速热量散失。虽然轻度低温可能有益于脊髓保护，但必须避免更严重的低温，因为存在术中和术后不良心脏事件、凝血功能障碍和残余肌肉麻痹的风险，从而妨碍及时拔管和进行早期神经系统检查。建议使用主动复温设备，如使用液体加热器、加热气道回路和上身空气加温设备，以及设置更高的室温。由于脊髓和下肢区域的局部高温会加剧脊髓和腿部的缺血，因此应避免使用下半身加温装置或底部保暖床垫。

（六）脊髓缺血

TEVAR 与开放式手术修复相反，避免了许多可导致脊髓缺血的关键术中损伤，例如主动脉阻断、严重的血流动力学波动、体外循环、再灌注损伤和使用深低温停循环。然而，覆膜支架的放置会导致脊髓节段性血液供应的突然中断，并与 1%～10% 的缺血性脊髓损伤发生相关[34]。

脊髓灌注依赖于单支脊髓前动脉和两支脊髓后动脉，以及近端的复杂动脉网络（颈椎血管网）和脊髓的远端部分（盆腔血管网）[35]。颈椎血管网起源于锁骨下动脉，分出椎动脉，然后到达脊髓前动脉。脊髓前动脉从胸肋间动脉接受血液供应，胸肋间动脉直接来自胸降主动脉。脊髓远端部分的灌注来自腰动脉和骶动脉，它们与肠系膜下动脉和髂内动脉的分支形成侧支网络，而这些分支又是髂内动脉的分支。脊髓最脆弱的部分位于 T_4 和 L_2 之间，在此处牺牲肋间动脉可能会显著破坏对脊髓的灌注并导致分水岭梗死。TEVAR 术后脊髓缺血的发病机制是多因素的，有以下影响因素。

- 覆膜支架广泛覆盖主动脉，完全排除肋间动脉。覆膜支架长度超过 20cm 与脊髓缺血发生率显著增加有关[36]。
- 由于近端和远端锚定区，覆膜支架延伸到正常主动脉中，从而增加了被直接脊髓灌注排除在外的主动脉的长度。
- 由于导丝操作和支架放置，导致主动脉壁粥样斑块碎片的不稳定和栓塞。
- 左锁骨下动脉闭塞影响近端颈椎网络的血流。
- 从中断的节段动脉回流到动脉瘤囊，导致脊髓侧支网络"窃血"。
- 既往腹主动脉瘤修复术。
- 术中低血压。
- 髂内动脉闭塞。
- 急诊手术[37, 38]。

六、脊髓保护的综合策略

由于脊髓缺血导致的截瘫和轻瘫仍然是胸降主动脉瘤或胸腹主动脉瘤腔内修复术中最令人担忧的并发症。已经描述了多种策略来减少对脊髓的缺血性损伤，并具有不同程度的功效[39]。

（一）蛛网膜下腔引流

降低脊髓缺血发生率的策略旨在优化脊髓灌注压，这是平均动脉压与脑脊液压或中心静脉压之间的差值，以较高者为准。脊髓灌注可通过引流脑脊液、增加动脉压、降低中心静脉压或联合使用来改善。表 11-2 解释了 SA 引流管放置和临床管理的常见指征。

蛛网膜下腔引流管的术中管理有两种不同的方法。一种方法是连续测量蛛网膜下腔脑脊液压力并间歇性地引流以保持 10mmHg 的 CSF 压力[41, 42]。另一种方法是使用 CSF 压力超过 10mmHg 的系统连续引流，并间歇测量压力。SA 引流管放置的风险包括脊髓性头痛、蛛网膜下腔出血、硬膜下和硬膜外血肿、感染和导管断裂[43]。

（二）提高血压

平均动脉压升高可以通过输液和（或）使用升压药物来实现。85~100mmHg 的目标平均动脉压通常可以很好地耐受。最终目标是确保脊髓灌注压高于 70mmHg[44]，这在 CSF 压力为 15mmHg 或更低且平均动脉压为 85mmHg 时实现。有时需要升压药物支持以达到更高的平均动脉压。另一个重要的干预措施是维持较低的中心静脉压，从而减少静脉充血。如果中心静脉压高于脑脊液压，脊髓灌注压差将取决于平均动脉压和中心静脉压之间的差异。

表 11-2　TEVAR 期间蛛网膜下腔引流的放置和临床管理

SA 引流的指征
• Ⅰ型或Ⅱ型动脉瘤（Crawford 分类） • 覆膜支架长度 > 20~25cm • 混合手术，包括主动脉弓或内脏分支 • 既往腹主动脉手术
置入技巧
• 坐位或侧卧位 • 最好是清醒的患者 • 在 $L_{3\sim4}$ 或 $L_{4\sim5}$ 水平穿刺 • 鞘内长度 > 5cm
SA 引流管的管理[40]
• 连接到非加压换能器 • 耳垂零点 • 持续引流以将 CSF 压力保持在 10mmHg • 将引流限制为 25ml/h • 使用换能器间歇性监测 CSF 压力 • 避免中心静脉压升高 • 患者转运期间夹住 SA 引流
其他措施
• 保持平均动脉压 85~100mmHg • 保持脊髓灌注压 > 70mmHg • 保持血红蛋白 > 10g/dl • 保持正常的心输出量 / 指数 • 避免使用下肢或下肢控制空气加温装置

（三）外科干预

新的血管内技术已经发展到减少对脊髓灌注的损害。这些包括大腰动脉线圈栓塞以防止从侧支网络逆流进入动脉瘤囊，以及使用分支覆膜支架以保持对较大肋间动脉的灌注。另外还包括分期手术，即对供血动脉进行线圈栓塞，然后对主动脉进行支架置入术。这旨在提高缺血耐受性，并允许在支架置入前重建脊髓侧支网络[45]。临时主动脉囊灌注是另一种方法，其中放置有孔的覆膜支架，允许在最脆弱时期流入动脉瘤囊以供应节段动脉。线圈栓塞在后期进行。最后，使用或不使用混合技术的降主动脉长段的分阶段手术已经变得流行。在每个节段放置支架较小的节段允许在更长的时间内排除重要的滋养血管，这促进脊髓侧支网络的发育[46]。

（四）神经生理学监测

一些机构使用运动和体感诱发电位对脊髓完整性进行术中监测。虽然这些方法对检测早期脊髓缺血非常敏感，但它们很复杂，需要训练有素的专家来解释结果，并且可能会受到麻醉药物的影响。此外，它们不能在术后使用。麻醉管理必须通过将吸入麻醉药的肺泡浓度限制为 0.5MAC，并辅以静脉麻醉药，并在监测运动诱发电位时停用肌松药，以最大限度地减少这种监测技术的干扰。近来使用的近红外光谱检测技术被描述为一种无创的脊柱旁血管灌注监测，这是脊髓侧支网的一部分[47]。

（五）术后注意事项

尽管 TEVAR 的侵入性低于开放式手术修复，但此类患者的临床特征通常包括高龄和多种合并症，这使他们容易出现各种术后并发症。TEVAR 患者的重症监护管理旨在优化终末器官功能，并在病程中及早识别和管理并发症。

七、脊髓缺血检测与抢救治疗

麻醉药物的选择应为患者快速苏醒提供条件，以便在 TEVAR 术后立即进行神经系统评估。目标是在手术室中迅速脱离呼吸支持并拔除患者的气管。当出现非颅内病变引起的运动或感觉缺陷时，要怀疑脊髓缺血。脊髓缺血的临床表现是一系列运动和感觉障碍，其严重程

度和发病率各不相同。重要的是检查由腰丛控制的股四头肌屈曲，而不是由骶丛控制的脚趾屈曲和伸展。有时会出现保留骶丛功能的脊髓缺血。这表现为近端肌肉无力，但保留脚趾运动。重要的是将脊髓缺血与血管闭塞引起的急性腿部缺血区分开来，后者也可表现为感觉和运动障碍，但治疗方法却大不相同。血管闭塞通常是单侧的，伴有严重的疼痛和同侧肢体的感觉和运动功能的严重丧失，以及无法触及外周动脉搏动。这需要紧急干预进行血运重建。当出现新的运动障碍的脊髓缺血时，有几种有用的干预措施（图 11-2）。

可通过液体容量扩张和使用缩血管药物，如去氧肾上腺素、去甲肾上腺素和（或）加压素，来实现提高血压（达到平均动脉压 85～100mmHg 的目标）。由于术中栓塞而发生的脊髓梗死通常是不可逆的，并且可能不会随着血压升高而改善。如果还未出现，应放置蛛网膜下腔导管并立即引流 25～40ml 脑脊液。发生脊髓缺血时，血红蛋白应保持在 10g/dl 的水平，以确保足够的氧供。磁共振成像用于检测脊髓梗死和脊髓 / 硬膜外血肿。脑脊液引流的持续时间是经验性的，要基于患者的临床

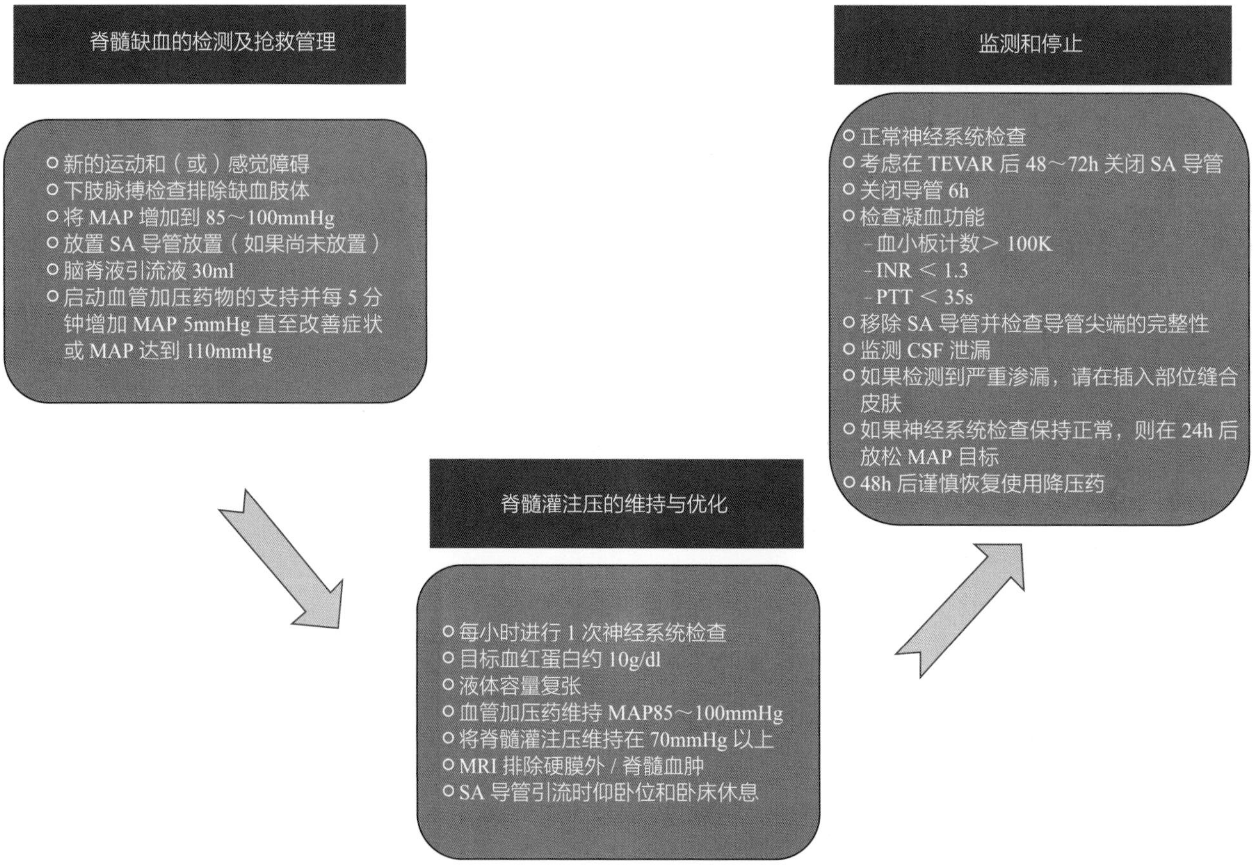

脊髓缺血的检测及抢救管理

- 新的运动和（或）感觉障碍
- 下肢脉搏检查排除缺血肢体
- 将 MAP 增加到 85～100mmHg
- 放置 SA 导管放置（如果尚未放置）
- 脑脊液引流液 30ml
- 启动血管加压药物的支持并每 5 分钟增加 MAP 5mmHg 直至改善症状或 MAP 达到 110mmHg

监测和停止

- 正常神经系统检查
- 考虑在 TEVAR 后 48～72h 关闭 SA 导管
- 关闭导管 6h
- 检查凝血功能
  - 血小板计数＞ 100K
  - INR ＜ 1.3
  - PTT ＜ 35s
- 移除 SA 导管并检查导管尖端的完整性
- 监测 CSF 泄漏
- 如果检测到严重渗漏，请在插入部位缝合皮肤
- 如果神经系统检查保持正常，则在 24h 后放松 MAP 目标
- 48h 后谨慎恢复使用降压药

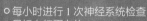

脊髓灌注压的维持与优化

- 每小时进行 1 次神经系统检查
- 目标血红蛋白约 10g/dl
- 液体容量复张
- 血管加压药维持 MAP85～100mmHg
- 将脊髓灌注压维持在 70mmHg 以上
- MRI 排除硬膜外 / 脊髓血肿
- SA 导管引流时仰卧位和卧床休息

MAP. 平均动脉压；SA. 蛛网膜下腔；TEVAR. 胸主动脉腔内修复术；CSF. 脑脊液；PTT. 凝血酶原时间；INR. 国际标准化比值；MRI. 磁共振成像

▲ 图 11-2　术后脊髓缺血抢救管理流程

体征。然而，实验研究表明，脊髓血供恢复的顶峰是在主动脉支架植入后的第一个 48h 内。在那段时间之后，血供缓慢恢复，表明现有侧支网络的增加[48]。

（一）术后脑卒中

TEVAR 术后脑卒中的发生率约为 4%[49]。严重的动脉粥样硬化主动脉疾病、主动脉弓导丝器械、脑卒中病史、主动脉弓覆膜支架锚定区和左锁骨下动脉闭塞会增加脑卒中风险[50]。栓塞更常见的是涉及大脑后循环（60%），而不是前循环（40%）[51]。术后脑卒中的即时处理重点是预防继发性缺血性损伤，因此避免高碳酸血症、低氧血症、高血糖、高热、低钠血症、贫血和低血压至关重要。

（二）造影剂肾病和术后急性肾损伤

TEVAR 后的急性肾损伤与发病率和死亡率增加有关[52]。治疗主要是支持性的，包括优化血流动力学、恢复正常血容量、纠正贫血和避免使用肾毒性药物。长远看来，TEVAR 后数月存在肾功能恶化的风险，这通常是由于在监测研究期间重复使用放射造影剂及动脉粥样硬化疾病的进展。造影剂肾病具有已知的损伤因素和高度可预测的发生时间，因此它是术后 AKI 的可变因素。造影剂肾病的最强预测指标是先前存在的肾功能不全。降低造影剂肾病发生率的主要干预措施是液体容量复张。随机研究的累积数据已经确定，在注射放射性造影剂前后几个小时，输注等渗液体管理有衰减作用[53]。目前的证据不支持同时使用襻利尿药、甘露醇或多巴胺受体激动药。最近，因在其他荧光透视手术（如经股主动脉瓣置换术）中发现造影剂剂量与 AKI 的发展之间并无关联，造影剂相关肾损伤的理论受到了挑战[54]。

八、杂交手术

杂交手术包括 TEVAR 和开放式手术方法，同时或分期进行解剖外血管转位，以扩大覆膜支架的安全长度，而不会导致重要的主动脉分支闭塞。

（一）主动脉弓去分支和搭桥手术

当主动脉病变涉及主动脉弓并允许覆膜支架覆盖主动脉上分支血管时，进行杂交手术。这些技术是深低温停循环下开放全弓置换的有效替代方案。主动脉弓杂交手术最常见的例子是左颈动脉 - 锁骨下动脉搭桥术后行 TEVAR（图 11-3A）。当预计近端锚定区覆盖左锁骨下动脉的起始部时（在 40% 的 TEVAR 患者中）可考虑使用。技术包括在近端结扎左锁骨下动脉的颈动脉 - 锁骨下动脉搭桥术，以防止回流到动脉瘤囊。当覆膜支架的近端导致左锁骨下闭塞并存在以下任何一种高风险情况时，在 TEVAR 之前需要进行左颈动脉 - 锁骨下动脉搭桥术：左侧优势椎动脉、右侧椎动脉闭塞、左乳内动脉 - 冠状动脉旁路搭桥术、使用长节段（> 20cm）覆膜支架、既往腹主动脉修复和（或）下腹主动脉闭塞[55]。如果支架锚定区更靠近主动脉弓，可行右颈动脉 - 左颈动脉搭桥术和左颈动脉 - 锁骨下动脉

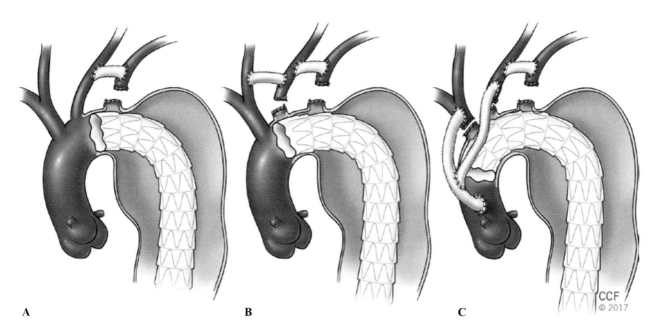

A　　　　　　　　　　　　B　　　　　　　　　　　　C

▲ 图 11-3　常见的主动脉弓去分支手术用于确保在近端主动脉弓病变中为血管内覆膜支架提供足够的锚定区

A. 覆膜支架在锚定区 2 近端封闭，需行左颈动脉 - 锁骨下动脉搭桥术；B. 覆膜支架在锚定区 1 近端封闭，需要行右颈动脉 - 左颈动脉和左颈动脉 - 锁骨下动脉搭桥术；C. 覆膜支架在锚定区 0 近端封闭，使用解剖外旁路移植物与升主动脉搭桥做全主动脉弓去分支（经许可转载，引自 Cleveland Clinic Center for Medical Art and Photography © 2017. 所有权利保留）

搭桥术，以便在无名和左颈动脉之间放置主动脉支架（图 11-3B）。主动脉弓完全去分支，即将主动脉弓上三大分支与升主动脉搭桥，以便于主动脉支架完全覆盖主动脉弓（图 11-3C）[56]。

（二）混合象鼻手术

处理涉及近端锚定区不足的横弓病变的经典手术方法是先行第一阶段象鼻手术（全弓置换）以创建近端锚定区。第二阶段手术通过腔内覆膜支架术处理降主动脉瘤。

（三）冷冻象鼻手术

冷冻象鼻（frozen elephant trunk，FET）是一种较新的技术，它在单阶段手术中将主动脉的修复延伸到弓外的降主动脉近端[57]。它包括使用外科移植物进行升主动脉置换，同时将胸段覆膜支架与近端外科移植物上直接缝合连接，进行全弓和近端降段修复。支架装置通过开放的主动脉以顺行方式输送。覆膜支架的长度为 10~15cm，远端位于近端降主动脉[58]。TEVAR 在这手术之后进行，冷冻覆膜支架用作近端锚定区。在 FET 手术期间选择有创动脉监测的部位对于麻醉医生来说是一个挑战。最常见的手术动脉插管部位是右腋动脉，使得体外循环时右上肢动脉压监测不准确。假设手术计划包括左锁骨下动脉血运重建，动脉导管可以放置在左臂中。除了上肢动脉置管外，另一个常见做法是下肢动脉置管，以检测象鼻移植物是否扭折。在这种情况下，股动脉置管的血压将低于上肢动脉导管。据报道，接受 FET 技术的患者中有 6% 出现脊髓缺血[58]。脊髓缺血的风险排除了在这些混合手术中放置更长的覆膜支架的可能性。在高危患者中，术前放置蛛网膜下腔引流管以降低脊髓缺血损伤的风险。

（四）主动脉内脏段去分支手术

类似于主动脉弓去分支技术，杂交手术也可用于治疗延伸的主动脉疾病远端涉及主动脉内脏段。在胸腹主动脉的腔内覆膜支架术期间，使用解剖外旁路的主动脉内脏去分支对来自下主动脉或髂动脉的内脏动脉和肾动脉逆行灌注。这种技术的优点是避免了胸腹切口，缩短内脏和肾脏缺血时间，以及使用左心旁路。它可以作为一个或两个阶段的手术来执行。单阶段手术的优点是避免了两次干预之间可能发生的动脉瘤破裂。两个阶段手术的介入手术时间更短，通过避免在缺血发作后立即使用造影剂来降低急性肾损伤的发生率，并避免低血压引起的缺血再灌注损伤[59]。肾 - 内脏去分支联合 TEVAR 适用于开放手术修复风险非常高的患者。

九、腔内动脉瘤修复术的特有并发症

TEVAR 独有的并发症包括发生内漏、覆膜支架移位、主动脉分支闭塞与急性缺血并发症、通路部位并发症、支架植入后综合征和累积辐射暴露。

（一）内漏的分类和再次干预的必要性

由于持续流入动脉瘤囊，当支架移植物对主动脉瘤的阻塞不完全会发生内漏。它们是腔内主动脉修复后动脉瘤破裂的最常见原因，也是最常见的再次介入手术指征（7%）[60]。内漏可能在手术后即刻或晚期发生，因此，TEVAR 后患者需行主动脉成像进行长期随访。有五种类型的内漏，其机制、预后和临床管理各不相同（表 11-3）[61, 62]。

（二）覆膜支架移位

当支架由于近端锚定区密封不当而随时间改变其位

表 11-3　与 TEVAR 相关的内漏类型、机制和临床管理

内漏类型	机　制	临床管理
Ⅰ、Ⅰa、Ⅰb 型	在内移植物的锚定区 近端封闭区 远端封闭区	修复是必要的，以防止血管成形术或覆膜支架延长对动脉瘤囊加压
Ⅱ型	主动脉分支血管逆行充盈到动脉瘤囊	连续显像观察，多数可自行消退。如果持续存在，由于动脉瘤囊扩张，建议进行治疗。最常用的技术是动脉线圈栓塞
Ⅲ型	覆膜支架中的成分分离，更常见于胸段区域，因为血流动力学压力更大	由于"内移植物疲劳"和动脉瘤破裂的高风险而需要修复。最常见的干预措施是在结构中断处额外放置支架
Ⅳ型	移植物孔隙	稀有类型，不会增加破裂风险，不建议进行干预
Ⅴ型	囊扩张，但未检测到内漏	发生机制不清楚，可能代表未识别的Ⅰ型或Ⅲ型。如果检测到囊扩张，治疗选择包括额外的支架放置或开放式手术修复

置时，会发生覆膜支架移位。移位的最常见原因是移植物尺寸欠佳（移植物尺寸过小），以及锚定区在病变的主动脉上。

（三）通路部位并发症

腔内主动脉修复的动脉通路可以通过经皮或切开技术进行。经皮入路的并发症发生率较低，并且与更快的恢复和患者下床活动及较低的疼痛评分相关。动脉钙化的存在、先前的腹股沟探查和小血管口径可能会排除使用经皮方法。伴有急性腿部缺血的动脉血栓形成、假性动脉瘤形成、出血、感染和动脉夹层是最常见的血管部位并发症。这些可能需要额外的干预措施，如血栓切除术、动脉内膜切除术和血管成形术，以确保动脉通畅和

止血[28]。髂部手术入路通常用于腔内装置进入严重患病的髂动脉的进入点和通道。动脉破裂最常发生在输送系统的插入或移除过程中[63]。

（四）植入后综合征

植入后综合征是一种自限性炎症现象，发生在主动脉腔内覆膜支架术后数天至数周。它表现为发热、不适、白细胞计数和 C 反应蛋白增加，并且可能难以与感染区分。导致植入后综合征发展的因素是支架移植材料和被排除的动脉瘤囊的持续血栓形成。仔细检查伤口部位、阴性血培养和低降钙素原水平有助于与血流感染进行区分。

第 12 章　电生理手术的手术室外麻醉
Non-Operating Room Anesthesia for Electrophysiology Procedures

Janet Martin　Davy C. H. Cheng　著
马　俊　译

要点

◆ 手术室外麻醉是指麻醉医生在手术室以外的场所实施的麻醉。由于对非外科介入手术室微创介入治疗需求的增加，手术室外麻醉正不断地发展。

◆ 这一章主要介绍心脏电复律和心脏消融等电生理手术的手术室外麻醉。

◆ 非外科心脏介入治疗的手术室外麻醉相关干预措施主要包括监护、镇静、局部麻醉或全身麻醉。

手术室外麻醉（non-operating room anesthesia，NORA）是指麻醉医生在手术室以外的场所实施的麻醉。由于对非外科介入手术室微创介入治疗需求的增加，手术室外麻醉正不断地发展。随着技术的不断进步，越来越多的没有合适条件去行传统手术的复杂病例行介入治疗成为可能。随着共病负担的增加及人口老龄化进程加快，开展安全的手术室外麻醉的挑战也在增加。非外科心脏介入治疗的手术室外麻醉相关干预措施主要包括监护、镇静、局部麻醉或全身麻醉。由于经导管手术和经皮冠状动脉介入治疗的麻醉已经在本书的其他地方讨论过，本章重点介绍心脏电复律和心脏消融等电生理手术的手术室外麻醉。

一、电生理导管室的麻醉

随着麻醉实践的不断发展，麻醉已被广泛用于手术室以外。由于心脏亚专业麻醉医生熟悉心室辅助装置（ventricular assist devices，VAD）和主动脉内气囊反搏（intra-aortic balloon pumps，IABP）及血流动力学管理、抗凝和心脏复苏相关的药物、技术和流程，因此，特别适合在心房消融和心脏电复律等电生理手术中提供麻醉监护。此外，经食管超声心动图在检查潜在的心内血栓、引导间隔穿刺和其他并发症（如心脏压塞）方面的作用也越来越大[1]。然而，心脏亚专业麻醉医生对电生理导管室中许多麻醉监护措施可能对并不熟悉，包括

未插管患者的气道管理、深度镇静监护、高频喷射通气及在没有手术室设备完善的情况下对失代偿患者的管理。

二、手术室外麻醉建设能力和一般安全问题

麻醉医生负责制订和实施支持手术室外麻醉安全文化的框架。此外，主动监护和报告手术室外麻醉的结果对于质量保证和持续改进至关重要[2]。如果手术室外麻醉的支撑制度和标准未得到充分实施，那么接受手术室外麻醉手术的患者将面临受伤和死亡等严重风险[3-5]。

手术室外麻醉患者的赔偿案例分析显示，有25%的赔偿发生在心导管和电生理导管室中。最常见的赔偿包括死亡、永久性脑损害和气道损伤，这都是由于不规范的麻醉监护导致缺氧和通气不足，而这些不良后果本可以通过合适的呼吸监测技术来预防[4, 6, 7]。

手术室外麻醉（如电生理导管室）的条件较差，空间拥挤，以及存在一些不太熟悉或不太符合预期的设备（表12-1）。虽然已经开发出较新的麻醉设备来支持特定的手术室外麻醉程序，但仍有一些老旧的或不理想的设备通过修改或改装程序后用于手术室外麻醉。

此外，许多电生理导管室并没有设计规划来支持麻醉设备和增加麻醉医生。同时，麻醉设备的电源供应可能不足。照明和接触患者可能满足电生理手术的需求，但并不能充分满足麻醉医生对患者进行最佳监护的需

表 12-1　提供安全的手术室外麻醉监护所面临的挑战

手术室外麻醉面临的挑战
距离药房和物资较远
环境嘈杂
导管室面积小，工作空间受限
照明不足
手术室内温度低
电磁信号干扰
设备老旧、不熟悉
缺乏熟练的麻醉辅助人员
术中接触患者受限
电力供应不足
辐射安全性
手术室外麻醉和手术室内麻醉共同面临的挑战
设备支持
合适的监护设备
辅助人员不足
患者自身疾病
更多非工作时间段手术
急诊手术占比增加

引自参考文献 [8]

求。此外，电生理导管室一般位置较远，必须有充足的备用设备和事先规划好的应急预案。

三、手术室外麻醉指南

　　电生理手术必须具有与手术室相同的麻醉安全标准。手术室外麻醉的实施者应当有心肺复苏的合格认证。深度镇静同全身麻醉一样具有相应的标准，美国麻醉医师协会已经发布了手术室外麻醉相关推荐（表 12-2）[2]。读者还可以参考英国皇家麻醉医师学会（Royal College of Anaesthetists，RCoA）关于手术室外麻醉的指南，这些指南会定期在线更新[2]。

四、电生理手术的麻醉关注点

　　对于合并有慢性心律失常患者，可行择期电复律手术或心房颤动射频消融术。随着人口结构的变化及电生理手术指征的扩大，对行急诊电生理手术的麻醉需求也越来越大。

表 12-2　手术室外麻醉的 ASA 声明

背　景
这些指南适用于所有涉及在手术室外和手术室内麻醉医生实施的麻醉监护。任何时候麻醉医生都会根据判断是否超过这些最低限度原则。该指南鼓励对患者进行高质量的监护，但不能保证会有特定的结果。该指南会随着科技和实践的不断发展不断地进行修订。该指南除了不适用于极个别的患者或监护情况外，所有的手术室外麻醉都应遵循 ASA 标准、指南及相关制度
氧气
每一个麻醉地点都应该有一个稳定可靠的氧源以满足手术需要。同时，还应有后备供氧。在给任何麻醉药之前，麻醉医生必须要考虑到主供氧源和备用氧源的性能、不足和可及性。强烈建议通过中央供氧以符合使用规范。备用氧源系统也应该包含至少相当于一个完整 E 型氧气罐的容量
负压吸引
每一个麻醉地点都应该有足够和稳定的负压吸引，强烈建议使用符合手术室标准的吸引器
吸入性麻醉药的排出
每一个使用吸入性麻醉药的麻醉地点，都应该具备足够和稳定的吸入麻醉药废气排出系统
通气和备用系统
每一个麻醉点都应该有：①一个能够输送至少 90% 氧浓度的自充式手持复苏袋以作为一种正压通气的手段；②充足的麻醉药品、物资和设备来用于麻醉监护；③充足的监护设备（需符合基本麻醉监测标准）。在需要实施吸入麻醉的麻醉点，都应该有一台具有与手术室相同功能和标准的麻醉机
电源插座和稳定的供电
每一个麻醉地点都应该有充足的电源插座来保证麻醉机和监护设备的需要，包括连接到应急电源有清晰标识的插座。在被医疗卫生机构认定的潮湿位置的麻醉地点（如膀胱镜检查室、关节镜检查室及分娩的产房），应提供隔离电源或带接地故障断路器的电源 a
照明设施和备用照明系统
每一个麻醉地点都应该提供充足的针对患者、麻醉机和监护设备的照明设施。此外，还应立即提供一种除喉镜以外的用电池供电的照明设备
空间
每一个麻醉地点都应该有充足的空间来放置必要的设备和容纳人员，同时允许麻醉医生能够快速接触到患者、麻醉机和监护设备
急救车
每一个麻醉地点都应该配备一台可以立即使用的装载有除颤仪、急救药和其他心肺复苏设备的急救车
紧急支援人员
每一个麻醉地点都应该有充足的受过专业培训的工作人员来协助麻醉医生。每一个麻醉地点都应该提供一种切实可靠的通讯联络设备以便寻求协助

（续表）

建筑和安全规范

每一个麻醉地点应遵循所有适用的建筑、安全规范和设施标准

麻醉后监护

应提供安全合理的麻醉后管理（详见麻醉后监护标准）。除麻醉医生以外，还应配备足够的受过专业培训的工作人员和必要的设备以确保将患者安全转运至麻醉复苏室

a. 引自 National Fire Protection Association.Health Care Facilities Code 99; Quincy, MA: NFPA, 2012.

为了确保培训和监护标准得到充分实施和遵守，所有的手术室外麻醉流程都应该指定一名资深麻醉医生来监督流程标准、培训和质控[2]。同时，开展危机资源管理模拟培训。

在手术开始前的麻醉方式选择和安全意识、术中和术后康复期等阶段，麻醉医生、手术医生、护士及其他工作人员之间的相互沟通非常重要。手术安全核查表也应该适当修改以常规应用于手术室外麻醉[2]。

（一）术前麻醉注意事项

电生理导管室麻醉前准备工作包括设备、空间及人员核查。对于心脏压塞或不稳定性心律失常导致的严重心脏紧急事件（如心脏骤停或快速性的心脏失代偿等），应急预案必不可少[1, 2, 9, 10]。同时，手术医生和麻醉医生之间的沟通和协调也非常重要。

1. 设备相关注意事项

手术开始前检查是否有完整的抢救设备，包括功能正常的除颤仪、体表起搏器、快速输液器、加压输液装置、手术室内的血液制品、高流量供氧（带备用钢瓶）、气道装置、负压吸引、通气设备。确保脉搏氧饱和度可以用于清醒镇静。对于全身麻醉和深度镇静，确保有连续的脉搏氧饱和度波形。

如果电生理导管室具备外科抢救条件，确保用于胸骨切开的手术器械和麻醉支持设备已经准备就绪。如果在外科手术室进行抢救，确保术前拥有完整的快速转运流程[1, 2, 9]。

另外，还应该提供用于治疗恶性高热的丹曲林、用于治疗局部麻醉药中毒的脂肪乳剂及其他拮抗药（如纳洛酮、舒更葡糖钠和氟马西尼）等急救药物[2]。

实施麻醉前检查所有麻醉设备，手术室外麻醉设备和药物应进行日常维护以保证麻醉质控[2]。

2. 患者相关注意事项

通常情况下，由于高龄、麻醉风险分级高（ASA Ⅲ～Ⅳ级）及因为疾病的复杂性而不适合传统的手术方式的患者，实施手术室外麻醉行电生理手术比在手术室行传统手术的风险要更高。

为了确保手术室外麻醉的安全性和可行性，麻醉医生应对患者进行术前评估，以便制订最佳麻醉方案，包括患者病史（心律失常类型、心肌梗死史、脑卒中、心力衰竭、瓣膜疾病、心血管重建史、消融手术史、阻塞性睡眠呼吸暂停、慢性阻塞性肺疾病、食管狭窄、困难插管等），体格检查（主动脉内球囊反搏、心室辅助装置及其他心脏植入装置的存在，手术瘢痕、失代偿性心力衰竭征象，生命体征、电解质、肾功能，禁饮禁食情况，经食管超声心动图或经胸超声心动图用于排除心脏血栓、评估心室功能和瓣膜疾病），心电图，当前用药情况（抗凝药、抗血栓药、抗高血压药，心室率控制药、抗心律失常药、利尿药，室性心动过速延长相关药物）。

3. 围手术期用药注意事项

对于择期行电生理手术患者，对患者术前用药进行仔细地评估至关重要。对心血管影响相关药物，包括β受体拮抗药、钙通道阻滞药、Ⅰ类和Ⅲ类抗心律失常药及地高辛等，通常在心脏消融或复律前停用（表12-3）。为了能够更准确地诊断和监测自主心率，建议提前停用以指导心脏消融和电复律手术。

对于急诊电生理手术，不能有计划地停用对心率有影响的药物。因此，在制订麻醉方案及把控整个手术的进程时需要考虑药物的影响。

应对患者当前的用药清单中可能影响心律失常发生的药物进行术前评估，包括患者是否服用任何使QT间期延长的药物，因为这可能增加围手术期尖端扭转型室性心动过速的风险（表12-4）。

（二）术中麻醉注意事项

通过自动测量无创血压、脉搏氧饱和度和二氧化碳

表 12-3 抗心律失常药物的半衰期和消融术前停药时间

药 物	半衰期（h）	消融术前停药时间（天）
普鲁卡因胺	3～4	1
氟卡尼	12～27	3～5
比索洛尔	9～12	2～3
阿替洛尔	6～7	2
索他洛尔	10～20	3～5
胺碘酮	15～142 天	30～90
地尔硫卓	4～9	1～2
维拉帕米	3～7	1～2

经 Elsevier [1] 许可，引自 the Journal of Cardiothoracic and Vascular Anesthesia, 2018, Vol 33, Pages 1892–1910

表 12-4 可能延长 QT 间期的药物

药物分类	药物举例 [a, b, c, d]	
Ⅰ类抗心律失常药	普鲁卡因胺 丙吡胺	奎尼丁
Ⅲ类抗心律失常药	胺碘酮 伊布利特	多非利特 索他洛尔
肾上腺素能药物	肾上腺素	
抗精神病药	氟哌啶醇 氟哌利多 甲硫哒嗪 氯丙嗪 匹莫齐特	伊潘立酮 利培酮 帕利哌酮 喹硫平 齐拉西酮
抗抑郁药	阿米替林 去甲替林 去丙咪嗪 丙咪嗪 三丙咪嗪 氯丙咪嗪 马普替林 米氮平	多塞平 氟西汀 氟伏沙明 西酞普兰 艾司西酞普兰 舍曲林 文拉法新 曲唑酮
抗组胺药	苯海拉明 特非那定	阿斯咪唑 氯雷他定
抗真菌药	酮康唑 氟康唑	伊曲康唑
抗生素	红霉素 克拉霉素 左氧氟沙星 环丙沙星 喷他脒	加替沙星 莫西沙星 格雷帕沙星 司帕沙星
抗疟疾药	卤泛群	
利尿药	吲达帕胺	
胃肠兴奋药	西沙必利	
止吐药	多拉司琼	
其他	他克莫司	他莫昔芬

a. 列表尚不完整
b. 一般情况下，第一代抗精神病药物、抗抑郁药物和抗组胺药物比新一代药物具有更高的 QT 间期延长风险
c. QT 间期延长的风险可能呈剂量依赖性
d. 地高辛药物本身不会导致 QT 间期延长，但仍可能诱发尖端扭转型室性心动过速

波形对患者进行监护。通过非重复呼吸型面罩方式对患者进行供氧[1]，TEE 可用于指导血流动力学和药物输注滴定、液体复苏、监测瓣膜或心室功能障碍、发现心包积液或左心房血栓形成[1, 10]。

1. 抗凝

尽管患者继续使用常规抗凝药物华法林或新型口服抗凝药物。为预防脑卒中、短暂性脑缺血发作和左心房

血栓，额外的抗凝药物对左心手术至关重要。目前的指南建议在整个电生理手术围手术期使用普通肝素提供抗凝治疗（表 12-5）[1, 11-15]。负荷剂量的抗凝药应在动脉内鞘插入和经中隔穿刺时给药，随后予以持续输注[10]。

表 12-5 心房消融的肝素剂量

手 术	肝素负荷剂量	肝素维持剂量	ACT 目标值
心房消融	• 接受新型口服抗凝药治疗的为130U/kg • 接受华法林治疗的为100U/kg	• 2000～2500U/h • 10U/（kg·h）	• 300～400s • 300～400s
室性心动过速	50～100U/kg	1000～1500U/h	＞250s

经 Elsevier [1] 许可，引自 the Journal of Cardiothoracic and Vascular Anesthesia, 2018, Vol 32, Pages 1892–1910

2. 麻醉药的选择

由于缺乏充分的设计和有效的临床试验的明确证据来比较电生理手术中不同的麻醉和镇静方案，药物和剂量相关的决策依赖于从缺乏明确循证支持的临床试验中推断出的证据，以及从药理作用机制、体外研究、临床经验和程序技术信息中推断的理论知识（表 12-6）。

(1) 心脏复律手术：心脏复律手术疼痛较重，但仅持续很短一段时间（通常持续几秒）。我们的目标是对直流电心脏电复律手术提供一个短效的全身麻醉，如静脉推注丙泊酚 30～50mg，或者使用苯二氮䓬类药物及阿片类药物提供一个短期深度镇静。尽管相关临床研究很少，但由于其起效快，消除也快，并且可减弱喉返射和防止患者术中知晓，丙泊酚常常作为心脏电复律首选药物。如果患者血流动力学不稳定，可使用依托咪酯替代丙泊酚，但依托咪酯可能诱发肌肉阵挛。可以通过补液或去氧肾上腺素来纠正低血压。无论使用哪一种麻醉方法，都应该持续监测患者气道阻塞情况，避免呼吸道不良事件发生。如果托下颌或鼻咽通气道均不能解除梗阻，则应立即行紧急气管插管[1, 16]。

(2) 心脏消融手术：心脏消融可以通过导管射频消融、冷冻消融、超声消融或其他能量的形式来实现。由于该手术时间长、不舒适及长时间不能活动，这就需要有适当镇静程度的局部麻醉监护或全身麻醉。全身麻醉能够改善心房射频消融预后的这一初步结论还需要在更大的随机试验中去验证[17]。

全身麻醉中麻醉药物的用量可能会影响血流动力学的平稳，降低诱发室性心动过速的可能性。虽然局部麻醉监护在这方面可能有一些优势，但其用药具有挑战

表 12-6　麻醉药及对心脏电生理的影响

麻醉药物	对电生理的影响	注意事项
七氟烷	QT 间期延长 增加异位心房节律 对窦房结和心室结无影响 对旁路没有影响	可安全使用
地氟烷	QT 间期延长 对房室结有抑制作用 心动过速	拟交感作用 致心律失常
丙泊酚	对房室结有抑制作用或 无影响 对旁路没有影响 心动过缓	可能不适合异位房 性心动过速 抑制电风暴
咪达唑仑	迷走神经兴奋 心动过速	
罗库溴铵	对自主心率影响最小	膈神经起搏时避免 使用
维库溴铵	对自主心率影响最小 心动过缓	膈神经起搏时避免 使用
琥珀酰胆碱	对房室结有抑制作用 心动过缓或心动过速	
瑞芬太尼	对窦房结和房室结有抑制 作用 心动过缓	不太适合于房室结 折返性心动过速 或房室折返性心动 过速
芬太尼	迷走神经兴奋	可联合咪达唑仑安 全用于电生理手术
舒芬太尼	迷走神经兴奋 心动过缓 去甲肾上腺素释放降低 交感神经张力增加	
右美托嘧啶	对窦房结和房室结的影响 最小	不太适合电生理手术 小儿心律失常
氯胺酮	心房传导时间延长	心率增快伴或不伴 血压升高

经 Elsevier [1] 许可，引自 the Journal of Cardiothoracic and Vascular Anesthesia, 2018, Vol 33, Pages 1892–1910

性。为确保足够的镇静，同时平衡过度镇静和呼吸抑制的风险，必须要有充足的呼吸监测设备和人员。此外，患者的活动度和呼吸也可能会干扰消融区域的质量和精度。

由于镇静可能增加心律失常敏感度。因此，应避免过度镇静。术中需要对心律失常进行诱发测试时（如对局灶性室性期前收缩进行消融），使用对诱发影响最小的镇静或麻醉方法至关重要。

对于复杂心脏消融手术，如果预计会出现不稳定心率、心肺储备不足或困难气道，首选全身麻醉[1]。在行

间隔穿刺或更换鞘管期间为降低空气栓塞的风险，控制通气至关重要，此时首选全身麻醉。对于全身麻醉是使用挥发性麻醉药还是静脉麻醉药，目前仍有争议，在充分有力的临床相关试验完成之前，这个问题暂不会得到解决。

丙泊酚静脉麻醉通常用于提升患者的舒适度和镇静水平，但需要对不良呼吸事件、缺氧及是否需要更长时间的输注（可导致异丙酚输注综合征或代谢性酸中毒）进行充分监测。已有研究描述氯胺酮（具有麻醉、镇痛和拟交感神经特性）和右美托咪定在消融术中的应用；然而，右美托咪定可能通过降低结功能（与诱发心律失常的临床相关性未知）诱发低血压和心动过缓，对呼吸抑制的风险较低。

使用吸入麻醉药的方法仍有争议。虽然体外研究表明七氟醚和异氟醚可能通过延长动作电位持续时间和延迟心房和心室复极来干扰心律失常的诱发，但这对于电生理手术的临床意义仍不明确，许多医院仍在继续使用吸入性麻醉药[1]。关于一氧化二氮在电生理手术中的作用的信息较少。应设置废气清除系统和适当的保护措施，以减少医务人员和导管室对吸入麻醉药的暴露。

对于全身麻醉可能抑制心律失常的发生的手术，首选局部麻醉监护。对局部麻醉监护下的电生理手术，通常使用咪达唑仑联合短效阿片类药物，并根据各自的电生理影响和剂量依赖性进行选择和给药[1]。

总体来说，现有的循证证据表明，麻醉药的药理学差异或镇静方案之间的细微差别没有现有的临床敏锐度和安全流程重要。通过充分的监护和管理出现的不良事件来保证麻醉或镇静患者的安全[16]。此外，麻醉深度监测、肌松药的使用及监测应和手术室内麻醉一样，根据患者的特点、手术复杂程度、通气方法等进行个体化指导。

3. 通气

高频喷射通气（high-frequency jet ventilation，HFJV）有助于改善消融条件，为行心脏消融呼吸暂停患者提供稳定的通气，同时将与呼吸暂停相关的缺氧、高碳酸血症和肺不张等风险降至最低[1]。持续的血气和间断的呼气末二氧化碳（$ETCO_2$）监测可指导手术过程中的通气设置。高频喷射通气可以提高目标靶点、左心房和肺静脉大小的稳定性以降低射频导管位移的风险。但需要谨慎，高频喷射通气可能会增加通气不足、气压伤、气胸和纵隔气肿的风险[1]，甚至可能会转换到传统的通气模式。

其他形式的通气，包括自主呼吸和传统的机械通气模式，可以允许心脏偏移、改变左心房和肺静脉的大小，这对消融手术的精准度造成额外的挑战。在整个手

术的关键阶段，都需要调整通气策略。对于气管插管行机械通气患者，使用间歇正压通气来减少肺不张，并设置适当的呼吸比、肺容积和呼气末正压，对于降低消融手术关键时期的肺偏移至关重要[1]。如果消融期间需要暂停呼吸，可以在暂停呼吸前增加吸入氧气浓度，并在呼吸暂停结束后进行补充给氧，以最大限度地减少缺氧[1]。

4. 辐射暴露

透视引导消融术中辐射暴露的风险与患者和术中所有医护人员息息相关。女性患者在电生理手术前应进行妊娠检查。如最新指南所述，医护人员应该了解电生理手术相关的辐射防护措施[18]。

（三）术后注意事项

电生理手术后应在麻醉复苏室、心脏重症监护室等进行标准的麻醉后监护。大多数血流动力学平稳的患者通常在电生理导管室拔管，尤其是急诊术中对儿茶酚胺激关注度低的情况下。应对患者的缺氧、呼吸暂停、新发心律失常、心脏压塞、液体超负荷（晶体超负荷）、心力衰竭、腹股沟或腹膜后出血进行监测。

五、并发症和手术支持

对潜在的并发症进行预案和规划（表 12-7）。

据报道，围手术期患者死亡或者中转手术的风险大于 4%。麻醉医生和电生理医生团队一起负责设立电生理导管室，以应对突发紧急状况，并保证电梯和走廊的通道通畅。如果在电生理导管室内对发生并发症患者进行手术抢救，应充分保证术前手术器械、胸骨切开术托盘的供应，手术方案也应作为术前检查的一部分。在某些情况下，特别复杂的电生理手术是在手术室进行，而不是在电生理导管室或杂交手术间进行，以避免紧急转运的需求，而这通常与不良结局相关[1, 10, 16]。

并发症可能发生在术中、术后恢复期，甚至出院以后[1]。在术后恢复期间，患者有新发心律失常、心脏压塞、液体超负荷、心力衰竭和穿刺口出血的风险。如果有儿茶酚胺激增风险，可能需要插管和持续镇静[10]。

六、结论

择期和急诊电生理手术对手术室外麻醉的需求正在增加。由于患者自身因素，包括本身存在的心脏和血栓风险，合并复杂的病史和高龄，患者疾病的复杂程度正在不断增加。提供手术室外麻醉要求对患者安全给予高度关注，包括对设备和药物的积极管理，对失代偿患者制订切实可行的麻醉实施计划。与手术室一样，额外的准备措施应包括所有麻醉相关设备的日常维护、急救药

表 12-7　电生理消融的潜在并发症

血管并发症

- 血肿
- 腹膜后出血
- 动静脉瘘
- 假性动脉瘤
- 血胸
- 心脏外肺静脉穿孔

经中隔穿刺

- 穿刺失败
- 穿刺到邻近结构（主动脉根部、右心房、冠状窦、回旋动脉）
- 心脏穿孔伴压塞

导管导航和消融中的并发症

- 血栓栓塞引起的短暂性脑缺血发作或脑卒中
- 心脏穿孔
- 肺静脉狭窄
- 回旋动脉闭塞
- 食管穿孔或心房食管瘘
- 消融后心房重塑

肺部并发症

- 膈神经麻痹（冷冻消融更常见）
- 肺静脉狭窄继发肺动脉高压
- 气胸

辐射危害

其他

- 高度房室传导阻滞和异常窦性心动过速
- 心包炎
- 瓣膜损伤
- 冠状动脉痉挛和血栓形成
- 急性幽门痉挛和胃动力减退
- 感染

经 Elsevier [1] 许可，引自 the Journal of Cardiothoracic and Vascular Anesthesia, 2018, Vol 33, Pages 1892–1910

物的充足供应、制订适当的麻醉方案、安全核查表的常规应用和持续实时沟通。安全手术核查表和方案的常规应用，确保人员和设备的可用性，以及应急方案，这些对于产生安全、可靠、一致性的结果至关重要。

有研究表明，许多手术室外麻醉相关的并发症可以通过适当加强监测及保持与手术室相同的监护标准来预防。与手术室外麻醉相关的已结索赔中，大多数不良结果与呼吸抑制和监护不充分有关，要有充足的警惕和准备加以预防。应在所有手术室外麻醉实施地点制订监护标准（如 ASA 或 RCoA 中描述的标准），特别强调通过临床评估、脉搏血氧饱和度测定和呼气末二氧化碳监测来确保对充足通气的连续监测。

第13章 心肺联合手术的麻醉管理规程
Anesthesia for Combined Cardiac and Thoracic Procedures

Nathan Ludwing Marcin Wasowicz Peter Slinger **著**

陈 皎 **译**

要点

◆ 单一阶段行心肺联合手术是高风险的治疗措施，特别是术后的肺部并发症和出血。

◆ 参与这些病例的麻醉医师需要有肺隔离、单肺通气、凝血功能障碍、右心支持和体外生命支持方面的专业知识。

◆ 对于胸内恶性肿瘤患者，有一些需要考虑的特殊因素。

◆ 有重大心脏病的肺移植患者是一个特别具有挑战性的患者群体。

◆ 在一些病例里，包括无创心脏干预的两阶段手术可能更佳理想。

尽管由于手术技术和近期体外生命支持（extracorporeal life support，ECLS）应用的发展，心肺联合手术的数量有所增加，但仍是比较少见的手术[1]。

对于这些复杂、高风险的手术治疗，麻醉和最佳的围手术期管理需要心肺生理学、肺隔离技术、体外循环的多器官影响和额外的监测技术等方面的专业知识，如经食管超声心动图。联合手术包括侵袭性肿瘤的切除、肺动脉内膜的切除、心脏血管重建联合肺切除、心脏手术联合肺移植（如卵圆孔闭合）。

对于同时有心脏和胸部病变的患者，手术是一个阶段完成还是分两个阶段更加理想，并没有专家的共识。文献主要限于病例报道[2,3]。单一阶段手术有避免第二次麻醉、切口和住院的好处。另外，单一阶段的手术可能与过度的手术创伤、血液丢失和ICU住院率有关[4]。肺切除联合体外循环术可能和术后的肺部并发症有关。此外，还需要考虑在体外循环下完成癌症手术对免疫功能产生的影响。本文包含了许多在其他章节讨论过的各种心脏病理和治疗方案。因此，本章将聚焦于手术前的呼吸功能评估，紧接着是肺部恶性肿瘤特定麻醉方案的注意事项，探讨心脏手术、CPB和术后肺部功能障碍之间的关系，最后则讨论各种联合胸腔和心脏手术的麻醉管理。

一、患者病情介绍

这里有好几种临床情况需要考虑。

• 患者在进行心脏手术的评估时发现无症状的肺部疾病。

• 患者在进行肺部病理诊治的过程中发现明显的心脏疾病。

• 患者的胸腔内恶性肿瘤侵入了心脏或大血管结构。

• 在心脏手术过程中开胸后发现术前未诊断的肺部疾病。

在前三种中的任意一种情况下，可能有时间对患者进行评估和多学科决策，以指导麻醉和围手术期管理。在第四种情况下，麻醉管理将更加趋于临时决策。然而，许多这些"意外"疾病是良性的，如肉芽肿或肺大疱，只需要简单的楔形切除，术中无须肺隔离或术后没有肺功能显著下降。

二、术前评估

为了判定患者是否适合心脏和胸部联合手术，首先考虑一些适用于所有胸外科患者的评估内容是很重要的。这一部分将主要集中在肺切除癌症患者的麻醉前评估[5]。

"可切除"的肺癌患者的疾病仍然是局部或局部范围内的，可以包含在合理的外科手术包含其中。一个"可手术"的患者是指那些可以接受切除手术的患者。麻醉医生经常在转诊链的末端诊治患者，转诊链可能包括家庭医生、胸科医生、肿瘤内科医生、放射肿瘤医生、重症监护医生和外科医生。在某些情况下，麻醉医生会被要求对特定的高危患者给出他（她）的意见。然而，麻醉医生在术前的主要作用是对患者进行风险分层，并将资源集中在高危患者上，以改善他们的预后。

呼吸功能

呼吸系统并发症（肺不张、肺炎和呼吸衰竭）是胸外科围手术期发病和死亡的主要原因之一。对呼吸功能三个方面的评估可以帮助对患者进行风险分层：肺机械功能、肺实质功能和心肺相互作用。

1. 肺机械功能

许多呼吸力学和容积测试显示与开胸手术后的预后相关：1s 用力呼气容积、用力肺活量（FVC）、最大呼气量（MVV）和余气量 / 总肺活量比（RV/TLC）。对于术前评估，这些值应始终表示为根据年龄、性别和身高校正后的预测值的百分比（如 FEV1%）。其中，对开胸术后呼吸并发症最有效的单一检测是预测的术后 FEV1（ppoFEV1%），计算如下。

ppoFEV1%= 术前 FEV1%×（1- 切除肺组织对的功能百分比 %）

一种估算功能性肺组织百分比的方法是根据切除肺的功能亚段数计算（图 13-1）。ppoFEV1% > 40% 的患者通常被认为是术后呼吸并发症低风险[6]。最近在手术技术和术后镇痛方面的改进可以让 ppoFEV1% 低至 30% 的患者接受手术后出现可接受风险。20% 已被建议作为 ppoFEV1% 的绝对可接受下限[7]。

2. 肺实质功能

与向远端气道机械输送空气一样，肺在肺血管床和肺泡之间交换氧气和二氧化碳的后续能力对呼吸过程同样重要。传统的动脉血气数据，如 $PaO_2 < 60mmHg$ 或 $PaCO_2 > 45mmHg$，被用作肺切除术的中止指标。尽管现在对不达标准的患者成功进行了肿瘤切除和肺减容术，但它们作为风险增加的预警指标仍然有用。对肺气体交换能力最有用的测试是一氧化碳的扩散能力（diffusing capacity for carbon monoxide，DLCO）。DLCO 是肺泡 - 毛细血管界面总功能表面积的反映。校正后的 DLCO 可用于计算切除后（ppo）值，计算方法与 FEV1 相同（图 13-1）。ppoDLCO < 40% 的预测与呼吸和心脏并发症的增加相关，并且在很大程度上独立于 FEV1。国家肺气肿治疗试验表明，术前 FEV1 或 DLCO < 20% 的

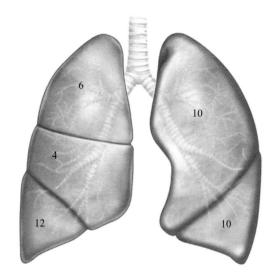

▲ 图 13-1　肺段

经许可转载，引自 Peter Slinger (Ed) 2011 "Principles and Practice of Anesthesia for Thoracic Surgery."Springer-Verlag New York

患者有不可接受的高危围手术期死亡率[8]。

3. 心肺相互作用

呼吸功能的最后也是最重要的评估是心肺相互作用的评估。正规的实验室运动测试是目前评估心肺功能的"金标准"[9]，最大耗氧量（VO_{2max}）是最有用的开胸术后预后预测指标。如果术前 $VO_{2max} < 15ml/(kg·min)$[10]，发病和死亡的风险就会过高而超过可接受的范围。$VO_{2max} > 20ml/(kg·min)$ 的患者很少出现呼吸并发症。运动实验对于区分由呼吸和心脏原因引起的运动耐受性差的患者特别有用。

4. 复合检测

没有一项单一的呼吸功能测试作为术前评估显示出足够的有效性。术前，应对每个患者的呼吸功能三个方面进行评估：肺机械功能、实质功能和心肺相互作用。肺功能的这三个方面构成了"三脚凳"，它们共同构成了开胸前呼吸系统检测的基础（图 13-2）。"三脚凳"还可用于指导术中和术后管理，并在术中因手术需要切除范围比预期更大时改变这些计划。

5. 胸部恶性肿瘤的术前考虑

在初始评估时，癌症患者应评估与恶性肿瘤相关的"4M" [团块效应（mass effect）、代谢异常（metabolic abnormality）、转移（metastase）和药物（medication）]。团块效应与阻塞性肺炎、上腔静脉综合征和肺上沟瘤综合征等临床症状有关。代谢效应与 Eaton-Lambert 综合征、抗利尿激素不适当综合征（syndrome of inappropriate antidiuretic hormone，SIADH）和高钙血症等临床症状有关。肺恶性肿瘤可转移到脑、骨、肝和肾上腺，并影响其他器官系统。需考虑与围手术期的术前化

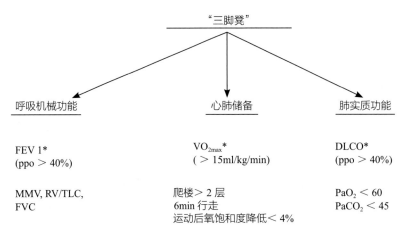

▲ 图 13-2 开胸前呼吸评估的"三脚凳"示意

*. 最有效的测试

疗药物有关药物影响，包括博莱霉素和顺铂。博莱霉素不用于治疗原发性肺癌，但患有生殖细胞肿瘤肺转移性肿瘤的患者通常已经接受过博莱霉素治疗。尽管术前的博来霉素治疗和高吸入氧浓度引起的肺毒性之间的联系有很好的文献报道，但是这种联系的细节还没有被了解，例如接触博莱霉素后的安全吸氧浓度或安全期。最安全的麻醉管理是对接受了博来霉素治疗的患者在符合安全性的情况下使用最低的 FiO_2，并密切监测任何患者的血氧。我们曾见过肺癌患者术前接受顺铂化疗（顺铂对肾有轻度毒性），术后接受非甾体抗炎药后血清肌酐升高。由于这个原因，我们不常规给近期使用顺铂的患者使用非甾体抗炎药。

吸烟（一手烟和二手烟）是所有肺癌中大约 90% 的元凶。其他环境因素包括石棉和氡气体（自然产生的铀衰变产物），它们与烟草烟雾具有共致癌物的作用。肺癌被广泛地分为小细胞肺癌（small cell lung cancer，SCLC）和非小细胞肺癌（non-small cell lung cancer，NSCLC），这些肿瘤中有 75%～80% 是 NSCLC。其他不太常见和侵袭性较低的肺肿瘤包括类癌（典型和非典型）和腺样囊性癌。与肺癌相比，原发性胸膜肿瘤是罕见的。它们包括胸膜的孤立纤维性肿瘤（既往称为良性间皮瘤）和恶性胸膜间皮瘤（malignant pleural mesothelioma，MPM）。石棉暴露可导致高达 80% 的 MPM。

虽然并不总是能在术前给肺的肿瘤确定病理类型，但许多患者会麻醉评估前在先前的细胞学、支气管镜检、支气管超声（endobronchial ultrasound，ECUS）和一些纵隔镜检查或经胸廓针吸活检的基础上获得一个确切病理组织诊断。这是麻醉医师术前获得的有用信息。表 13-1 列出了不同类型肺癌的麻醉注意事项。

表 13-1 不同类型肺癌的麻醉注意事项

肺癌的种类	注意事项
肺鳞状细胞	中央型（主要）
	肿块的影响：阻塞，空洞
	高钙血症
	肥大性肺骨关节病
肺腺癌	周围型
	远处转移
	生长激素，促肾上腺皮质激素
小细胞肺癌	中央型（主要）
	少有手术治疗
	副肿瘤综合征
	肌无力综合征
	生长速度快
	早期转移
良性肿瘤	近端气管内
	良性的（主要）
	与吸烟无关
	5 年生存率＞90%
	类癌综合征（少见）
间皮瘤	术中出血
	直接侵犯膈膜，心包膜等

经许可转载，引自 Peter Slinger (Ed) 2011 "Principles and Practice of Anesthesia for Thoracic Surgery." Springer-Verlag New York.

非小细胞肺癌是一种病理异质性的肿瘤,包括鳞状细胞癌、腺癌和大细胞癌,具有多种亚型和合并肿瘤。这是肺癌中最大的一组,也是需要手术治疗的绝大多数肺癌。它们被归为一类是因为手术治疗和麻醉指导是相似的,并且取决于癌症诊断时的阶段。Ⅰ期病变的生存率可接近 80%。不幸的是,70%~80% 的患者在 Ⅲ 期或 Ⅳ 期出现晚期疾病的时候才被发现。

小细胞肺癌起源于神经内分泌,表现为转移性,通常被认为是内科疾病,而不是外科疾病。由于产生肽激素和抗体,SCLC 可引起多种副肿瘤综合征。其中最常见的是低钠血症,通常是由抗利尿激素(SIADH)的不适当产生引起的。异位产生促肾上腺皮质激素(adrenocorticotropic hormone,ACTH)引起的库欣综合征和高皮质醇症也很常见。

与小细胞肺肿瘤相关的一种众所周知但罕见的神经系统副肿瘤综合征是 Eaton-Lambert 综合征,这是由神经末梢乙酰胆碱释放受损所致。其通常表现为下肢近端无力和易疲劳,可通过运动暂时改善。与真正的重症肌无力患者相似,肌无力综合征患者对非去极化肌松药极为敏感。然而,与真正的肌无力不同,他们对抗胆碱酯酶逆转剂的反应很差[11]。

类癌可能是典型的或不典型的低级别神经内分泌恶性肿瘤。这些肿瘤可导致术中血流动力学危象或冠状动脉痉挛,甚至在支气管镜切除术中也是如此[12]。麻醉医师应做好处理严重低血压的准备,这些低血压可能对通常的血管收缩药没有反应,需要使用特定的拮抗药奥曲肽或生长抑素[13]。

胸膜孤立性纤维性肿瘤通常是附着于脏层胸膜的较大的占位肿块。它们可以是良性的,也可以是恶性的,但大多数都很容易切除且效果良好。恶性胸膜间皮瘤与暴露于石棉纤维密切相关。在过去的 15 年里,它们在加拿大的发病率几乎翻了一番。随着含石棉产品的逐步淘汰,以及从接触到诊断之间有很长的潜伏期,预计发病率高峰不会在未来 10~20 年出现。肿瘤最初在脏层胸膜和壁层胸膜增殖,典型的形成血性胸腔积液。

恶性胸膜间皮瘤对治疗反应差,中位生存期小于 1 年。对于早期疾病患者,可以考虑外胸膜全肺切除术。另外,胸膜切除术 / 去皮质术也被越来越多地使用。

三、心脏手术和体外循环相关性肺损伤

使用 CPB 的心脏手术后出现呼吸并发症是相对常见的,但绝大多数是轻度和自限性的[14, 15]。需要强调的是,涉及 CPB 的手术后肺功能衰竭的原因是多因素的[16, 17],患者因素与 CPB 的直接不利影响在术后引起早期肺功能损害。对呼吸系统的第二次损伤,如部分肺实质的丧失,可能是有害的,并导致急性肺损伤和不良后果。如果使用 CPB 进行心脏手术,并联合胸外科手术,包括肺实质(肺叶切除术或肺切除术)呼吸并发症的发生率可能高达 49%[18, 19]。

大多数使用体外循环的心脏手术患者存在一定程度的组织学性肺损伤。显微镜观察在气血屏障结构中发现了一系列损伤[20]。CPB 引起系统性炎症反应综合征(systemic inflammatory response syndrome,SIRS)[21]。这导致了中性粒细胞、巨噬细胞和包括补体在内的多种细胞因子的激活,并且通常与自由基的形成有关[22]。

心脏手术后机械通气时间延长占患者的 6%~7%,该并发症的最强预测因素为既往心脏手术、左心室射血分数较低、休克、先天性心脏病修复手术和体外循环时间[15]。最严重的呼吸系统损伤形式是急性呼吸窘迫综合征(acute respiratory distress syndrome,ARDS),发生在 1%~2% 的心脏病例中,并伴有高死亡率(40%)[23]。

需要注意的是,并非所有心脏手术后的呼吸功能障碍都与体外循环有关。其他常见因素如下。

- 与胸骨切开术、乳内动脉结扎和其他手术操作相关的肺力学变化。这表现为肺组织弹性增加(顺应性降低)。
- 肺不张是任何全身麻醉下大而长的手术后常见的并发症。在无论是否使用 CPB 的心脏手术的患者中,肺不张发生率高达 70%[17]。在心脏手术后恢复期,肺不张也被认为是引起进一步炎症损伤并导致肺功能进一步恶化的主要因素之一。
- 膈神经损伤导致膈肌功能不良。膈神经损伤最常见的原因是使用冷盐水冲洗或冰泥作为额外的心肌保护的方法。幸运的是,大多数中心已经放弃了这种心肌保护的方法。
- 术后感染,包括肺炎。上述所有影响肺力学和纤毛清除的因素都增加了术后感染的风险。此外,如果患者在任何心脏手术后仍长期插管,则呼吸机相关肺炎(ventilator associated pneumonia,VAP)的风险增加至 44%(插管 7 天后)[24]。术后肺部感染并发症的其他重要危险因素包括吸烟(心胸联合手术患者非常常见的习惯)和使用 H_2 受体拮抗药[25]。
- 大量输注红细胞和其他血液制品也会导致术后呼吸功能障碍[26]。

四、麻醉管理概述

在心肺联合手术中提供治疗管理的麻醉医师面临着多重挑战。通常他(她)必须同时处理血流动力学不稳定、低氧血症、通气问题和大出血。作者将只讨论发生在心胸联合手术中最重要的问题。

（一）气道管理

如果在体外循环之前或之后进行肺切除术，患者将需要肺隔离。肺隔离的选择包括使用双腔气管内插管、单腔支气管插管，以及支气管封堵器，如 Arndt 封堵器、Cohen 封堵器、Fuji 单封堵器或 EZ 封堵器。无论选择何种器械，都应通过使用支气管镜确认适当的放置位置。最常用的肺隔离装置是左侧双腔气管内插管。这种多功能装置相对容易放置，术中更稳定，允许进入主支气管进行抽吸、支气管镜检查和应用持续气道正压（continuous positive airway pressure，CPAP）。此外，如果需要，双腔气管插管允许不同侧的肺通气。

（二）单肺通气的管理

单肺通气的目标包括维持充分的氧合和通气，同时防止围手术期肺损伤的进展。对单肺通气的全面讨论超出了本章的范围，但将予以简要描述。

低氧血症伴单肺通气可能难以控制。单肺通气下低氧血症的危险因素包括术前 V/Q 扫描时手术肺灌注百分比高、双肺通气时 PaO_2 差、右侧操作、术前正常或限制性的肺量测定、单肺通气时仰卧位[5]。

改善单肺通气条件下的氧合应考虑的关键操作包括肺隔离装置的正确定位，增加吸入氧浓度、肺水肿、支气管痉挛、血液和黏液堵塞的治疗，通气肺的持续正压通气，通气肺的呼气末正压滴定，通气肺的肺复张手法，手术肺选择性肺叶通气，降低挥发性麻醉药（或其他血管扩张剂）浓度，升高血红蛋白，优化心输出量，暂时夹持术侧肺动脉（减少分流），使用吸入性肺血管扩张药和全身缩血管药联合治疗（减少分流），恢复双肺通气。如果氧合通过上述手术法被证明是难以维持的，那可能体外支持将是必要的。

单肺通气的通气策略必须考虑到围手术期急性肺损伤的预防。肺切除术后急性肺损伤的已知相关因素包括大面积肺切除术，单肺通气时潮气量大，过量输液，术前肺功能下降，单肺通气时间长，术前化疗，限制性肺疾病，输注血液制品，高龄，术前酗酒[27]。单肺通气应包括潮气量 4～6ml/kg 理想体重，呼气末正压和肺复张手法，峰值气道压小于 $35cmH_2O$，平台气道压力小于 $25cmH_2O$，尽可能减少吸入氧浓度，以及允许轻度的高碳酸血症。

（三）经食管超声心动图

TEE 的使用是接受心肺联合手术患者术中麻醉管理的关键组成部分之一。心肺联合手术中 TEE 获得的重要信息包括左、右心室功能评估（尤其是全肺切除术后），新的室壁运动异常的诊断（冠状动脉旁路移植术），瓣膜修复 / 更换效果评估，以及疾病的扩展，如肺部肿瘤侵犯左心房或肺静脉。

（四）肺动脉导管在右心室功能评估中的应用

PAC 是心脏和胸部联合手术的一个极好的工具，因为它将允许持续监测血流动力学状态，特别是右心室功能和右心室后负荷。术后持续 TEE 监测可能并不总是可用，而它能起到特别的作用。右心室功能障碍的警示信号包括高 CVP、低 PAD 压力或在右心室导管可用时出现平方根征[28]。在手术中，麻醉医师必须记住，在夹紧肺动脉系统的任何部分之前，要求外科医生触诊肺动脉及其主要分支导管。如有必要，PA 线必须在切除操作前收回。右心室功能衰竭也可以通过对右心室扩张的直接视觉评估来确定。它通常是由右心后负荷（压力）迅速增加引起的，特别是在肺实质主要切除后，如肺切除术。

治疗如下。

- 减少 RV 前负荷，如用利尿药促进利尿，如果对利尿药没有反应，早期引入肾脏替代治疗。
- 降低肺循环压力的方法，包括过度通气、高氧和药物支持。降低右心室后负荷和改善其收缩性的一线静脉药物是多巴酚丁胺和米力农。当对静脉注射药物缺乏反应时，可使用吸入性肺血管扩张药，包括一氧化氮或前列环素。
- 保持右心室良好的灌注压和心室相互依赖性，使用去甲肾上腺素或抗利尿激素和（或）使用主动脉内球囊泵。
- 由于右心室功能障碍时，每搏输出量通常是固定的，起搏（如房室起搏）可用于增加心率和心输出量。

（五）V-A ECMO

由于体外技术的发展和 ECLS 灌注的更好利用，在某些情况下，静脉 - 动脉体外膜肺可能会取代完全的体外循环。它允许使用相对小剂量的肝素（通常 ACT 在 160～200s），随后不会过多影响凝血功能。另外，ECLS 仍可引起全身炎症反应和随后的血管麻痹。当使用静脉 - 动脉 ECMO 时，我们必须记住，它是一个完全封闭的系统，不允许灌注医师增加任何容量。当使用静脉 - 动脉模式时，它可以降低心脏负荷；然而，它不允许完全停止循环。

（六）凝血功能障碍的治疗

在使用 CPB 同时进行的心胸联合手术经常会并发大出血，这可能有两个原因：外科手术（广阔的手术区），与过长时间 CPB 相关的凝血功能障碍。CPB 相关凝血功能障碍的治疗在这本书的其他地方更详细地描述。在我们机构，发生大出血和凝血功能障碍的可能性很高的情况下，对于大多数心胸联合手术病例，我们确保至少两个大口径静脉导管能够在相对较短的时间内输注大量血液制品。

（七）术后疼痛管理

胸段硬膜外镇痛仍然是最理想的开胸手术后疼痛的理想管理方法。然而，许多心脏和胸部联合手术有明显的可能发生 ECLS 并导致凝血功能障碍。因此，术前放置胸椎硬膜外导管通常不可取。当出血稳定且无凝血功能障碍时，可在术后开始行胸段硬膜外镇痛。

五、各种临床场景的麻醉管理

（一）胸腔内恶性肿瘤的患者需要进行心脏手术

由于上述术后肺功能障碍的担心，许多外科医生不愿在胸腔内恶性肿瘤的情况下进行一期心胸手术。此外，如果手术切口和随后的 CPB 插管是通过正中胸骨切开的，那进入肺结构的手术可能会比较困难。此外，还有对肝素使用的担心和大出血的可能性。除了对呼吸系统的损伤外，CPB 可能传播肺恶性肿瘤也是一个值得关注的问题[29-31]。不过，一次联合手术避免了第二次大的胸外科手术。由于开放支气管有感染手术野的风险，建议在肺切除术前完成心脏手术，停止体外循环，关闭心包。因此，这些病例需要肺隔离和单肺通气。

在肺恶性肿瘤和冠状动脉疾病并存的情况下，答案似乎很明确的[30,32]。由介入心脏病学家进行的术前血管重建（PCI）可能会导致显著的后续癌症手术时间的延迟和（或）导致支架内血栓形成[33]。因此，联合手术冠状动脉重建和切除肺癌可能是最佳的管理。

只要有可能，非体外循环冠状动脉移植（off pump coronary artery grafting，OPCABG）是冠状动脉疾病患者在冠状动脉重建同时需要肺切除管理的首选手术方式。血管重建通常作为手术的第一部分，随后行肺病理组织切除。OPCABG 麻醉管理的最重要原则在本书的其他章节中有更详细的介绍。重要的考虑因素包括积极维持正常体温以防止出血和（或）酸中毒，以及在心脏手术操作期间保持血流动力学的稳定性。这些胸心联合手术的结果令人鼓舞，但发表的结果通常只涉及少数患者[19,34]。

在开放的心脏瓣膜修复 / 置换术的情况下，体外循环是不可避免的。因此，决定采用单阶段还是两阶段的手术方式更加困难。经导管瓣膜修复 / 置换应考虑采用两阶段手术，如 TAVR 和 TMVR。

（二）肺移植联合心脏手术

在对肺移植患者进行的广泛研究中，出现显著的心脏并发症并不罕见。冠状动脉疾病患者通常存在单次和分两阶段手术的选择。如果患者的呼吸状况允许再列入移植名单前等待一段时间，通常可以在肺移植前进行 PCI。这将允许患者根据 AHA/ACC 指南[35]结束抗血小板治疗，然后再列入肺移植名单。

如果患者急需肺移植，可进行单期冠状动脉旁路移植术和肺移植。按侵入性大小依次排列的选项如下。

- 肺移植后非体外循环冠状动脉旁路移植术。移植可在或不在中央插管静脉 – 动脉体外膜氧合（V-A ECMO）下完成。
- 冠状动脉旁路移植术在 V-A ECMO 下完成，随后行肺移植（在或不在 V-A ECMO 下进行）。
- 体外循环下冠状动脉旁路移植术，随后行肺移植（在或不在 V-A ECMO 下进行）。
- 冠状动脉旁路移植术联合肺移植术延长了体外循环时间。

使用哪种方法取决于冠状动脉病变的具体情况和现有外科医生的经验。CPB 的使用会显著增加肺移植过程中的凝血障碍和出血。如果肺移植与其他心脏手术（包括封闭卵圆孔或瓣膜修复 / 置换）相结合，情况同样如此。

（三）侵犯心脏或主要血管结构的胸内病变

当考虑正确处理侵犯心脏结构的胸部恶性肿瘤时，手术切除仍然是大多数胸内恶性肿瘤的唯一治疗选择。有时常规胸外科技术不能完全切除侵犯心脏或大血管的肺部肿瘤，因此根治性手术切除可能需要使用体外循环[31]。最常见的是累及左心房、肺动脉或主动脉降段的肿瘤[29,36]。

大多数涉及切除或打开心脏结构的手术是通过正中开胸的。与外侧开胸入路相比，这种方式暴露一些肺门结构时更为困难。左下肺叶切除和纵隔淋巴结清扫在正中胸骨切开术中尤其具有技术挑战性。在许多病例中，EBUS 或纵隔镜检查最初用于排除疾病的纵隔扩散和（或）提供组织诊断。所有这些考量提出了一个问题，即积极的治疗包括手术切除肺实质和心脏或主要血管结构是否应该作为常规的管理手段。显然，积极的手术治疗应该只在那些对这些复杂病例有准备的科室进行，即能够提供心脏和胸外科的专业手术，并为这些患者提供麻醉和术后 ICU 护理。此外，为这类手术做好准备的患者的功能状态应该非常好，使他们能够在重症监护环境中存活更长时间。

第 14 章　心脏移植的麻醉管理
Anesthetic Management of Heart Transplantation

A. Stéphane Lambert　Mark Hynes　著

杨　凯　译

要点

- ◆ 心脏移植的成功需要多学科合作。
- ◆ "初次开胸"患者的注意事项与安装了 LVAD 患者的不同。
- ◆ 围手术期事件应围绕最小化移植心脏缺血时间进行协调。
- ◆ 移植的心脏对前负荷极其敏感，不能很好地耐受超负荷。
- ◆ 右心室的药物支持是非常重要的。
- ◆ 无论是术中还是术后，超声心动图都是心脏移植手术成功与否的关键。
- ◆ 在移植后的数天至数周内，新心脏仍容易出现急性功能障碍，需要谨慎处理。

自从 Christiaan Barnard 教授于 1967 年 12 月在南非开普敦大学成功开展了第 1 例人类同种心脏移植手术以来，现在已经今非昔比了[1]。然而，尽管心脏移植在世界范围内已经相当普遍，但它从未完全成为一种常规手术，它的成功依赖于多学科的协调，包括患者的仔细选择和准备、精细的外科技术、围手术期管理和长期医疗随访和免疫抑制治疗。

心脏移植可以单独进行，也可以与肺移植联合进行。由于联合手术仅占所有心脏移植手术的 10% 左右，本章将重点介绍单独的成人心脏移植手术管理。

成功的器官移植首先要对脑死亡供体进行仔细管理，包括在供体器官摘取过程中充分考虑氧合和器官灌注。对这些患者的详细管理超出了本章的范围，但已有关于该主题很好的综述[2]。

一、流行病学

国际心肺移植学会最新数据显示，截至 2015 年 6 月，来自全球各地的 457 个中心大约完成了 55795 例心脏移植和 3879 例心肺移植[3]。根据器官共享联合网络的数据显示，在美国，心脏移植的数量从 2000 年的约 2100 例稳步增加到 2016 年的将近 3200 例[4]。截至 2017 年 8 月，等待心脏移植的人数超过 3900 人。

根据加拿大健康信息研究所的数据，2015 年加拿大进行了 125 例心脏移植，这一数字在过去 10 年中保持相对稳定。截至 2015 年 12 月 31 日，等候名单已逐步增长至 137 名患者[5]。

随着配型手段的不断改进、手术技术的不断完善和更有效免疫抑制药的出现，心脏移植患者的 1 年生存率超过 90%，5 年生存率超过 80%[4, 5]。

心脏移植的主要适应证仍然是慢性获得性心肌病导致的终末期心力衰竭，根据 2015 年 CIHI 数据，这类患者约占所有心脏移植受者的 80%（缺血性 36.8%，扩张性 20.7%，先天性 11.8%，不明原因 11.8%）。其他少见的移植指征包括难治性恶性室性心律失常、室性心动过速、急性病毒性心肌炎和产后心肌病。

由于供体数量稀少，可获得的供体器官成为医疗保健中最宝贵的资源之一，因此仔细选择移植患者至关重要。具体的选择标准超出了本章的范围，但往往倾向相对年轻且没有主要合并症的患者，尽管许多中心会毫不犹豫地选择 60 岁以上没有主要合并症的患者[6]。

二、术前评估

（一）高级评估

虽然供体心脏的获得时间和外科手术本身的时间是不可预测的，但大多数心脏移植计划是以择期手术方式完成，并且术前会由相关的各个团队对患者进行详细的检查：心脏内科、心脏外科、心血管麻醉专业组。

仔细评估患者心力衰竭的病因和合并症，以及患者的社会心理状况，因为他（她）将接受密切的术后随访，并且必须遵守各种免疫抑制方案。

术前检查通常涵盖所有主要器官，包括患者接受详细的经胸和（或）经食管超声心动图检查，以及左、右心导管检查；头部、胸部和腹部的计算机断层扫描通常用于评估各种器官系统并排除隐匿性恶性肿瘤。患者还接受肺功能检查、完整的血液学和生物化学检查，肾、肝和甲状腺功能检查，以及血型和 HLA 分型。尤其重要的是评估肺血管阻力（pulmonary vascular resistance，PVR），它可能会因慢性心力衰竭而升高。PVR 升高大于 5woods 单位，通常被认为是心脏移植的禁忌证，因为在这种情形下，健康移植心脏的薄壁右心室会迅速衰竭[6]。

慢性心力衰竭导致肺动脉高压的患者最终仍可能是心脏移植的候选者，但前提是其 PVR 可以降低至接近正常水平。如果右心导管检查时可以证明 PVR 的可逆性（通过给予肺循环血管扩张药），我们可以给患者植入体外左心室辅助装置（left ventricular assist device，LVAD），希望通过改善左心室功能，使得重塑的肺血管在数周至数月后复原，此时患者可以被列入移植名单。这通常被称为"移植候选资格的桥梁"。肺动脉高压不可逆转的患者应考虑心肺联合移植。

具体器官配型和选择的细节不在本章的讨论范围之内，但值得一提的是，除了人类白细胞抗原（human leukocyte antigen，HLA）分型和血型分型外，匹配过程还应当考虑患者的心脏大小[7]。心脏必须能很好地植入受者的胸腔，但有些人认为，稍大一点的心脏可能能更好地承受更高的肺动脉压力（如果存在）。在决定是否为患者植入 LVAD 作为过渡治疗时，一个重要的考虑因素是该特定患者的器官预期可用性。例如，一个 O 型血体型非常高大的人可能面临相对有限的捐助者群体，而如果其已经植入 LVAD，预后可能会更好。最后，一些报道表明，供体和受体的性别匹配也与预后相关[8]。

所有考虑进行移植的患者都应寻求熟悉手术流程的心脏麻醉医师的会诊。这不仅可以确保对考虑的各个方面进行充分的计划，而且在患者最终接受手术时极大地方便了麻醉团队的工作。所有麻醉术前评估的目的是确定可能影响手术整体成功的患者状况和手术因素。应该包括详细的病史（既往麻醉病史、家族史、过敏、用药情况、系统回顾），以及进行仔细的体格检查，包括气道、心肺系统和仔细考虑所有潜在的静脉和动脉通路的部位。一些患者从未做过手术，但许多其他患者曾接受过一次或多次胸骨切开术，即使他们没有安装 LVAD。移植患者曾接受过冠状动脉搭桥术或瓣膜修复／置换是很常见的。许多心脏移植候选者也有自动植入式心律转复除颤器（automatic implanted cardioverter defibrillator，AICD），如果可能，应注意其品牌／型号。对于所有心脏手术，都应该判断是否有吞咽困难史或其他经食管超声心动图禁忌证。最后，所有的实验室结果和术前检查都应该仔细审查和记录。

（二）手术当天

当心脏可用并确定了潜在的匹配对象时，必须迅速启动一系列复杂的事件：接受者被呼叫到医院，手术团队迅速集合。

手术前，麻醉医师应仔细阅读所有术前文件（大多数心脏移植中心的记录保存系统井井有条，其中包含所有相关信息，包括择期麻醉咨询），并询问患者病情／症状近期变化。近期心力衰竭／肺水肿的恶化可能要求在诱导期或在体外转流前采取特殊预防措施。根据最后一次检查的时间（一些患者可能在等待名单上数月至数年），应重新采集血液样本，以进行全血计数、电解质水平、肾功能和肝功能、凝血指标及血液制品的交叉配型。

服用华法林的患者，应在手术前静脉注射维生素 K，因为维生素 K 需要数小时才能生效，而且由于移植手术的紧迫性，大多数患者仍需要术中血液制品来逆转其抗凝作用。

应关闭患者 AICD 的抗心动过速功能，以防止其被电灼意外激活。

最后，术前应开始第一剂皮质类固醇的抗排斥药物治疗，通常是甲泼尼龙，在被通知去手术室前使用。由于大多数移植患者在手术前都会感到紧张，如果麻醉医师认为使用苯二氮䓬类药物是安全的，那么在完成所有同意书和其他说明后给予抗焦虑药物及进行供氧，这会起到一个比较好的效果。

（三）时间的重要性

心脏移植是一场与时间的赛跑。供体心脏所经历的总缺血时间（从供体的主动脉阻断时间到受体胸腔再灌注时间）是心脏移植即刻和长期成功的最关键决定因素之一。因此，关于手术时机的每一个决定都必须以尽量减少供体心脏的缺血时间为中心。

在人体供体心脏的离体灌注和供体器官的跳动心脏运输系统领域正在进行大量实验工作[9]，但在撰写本文时，大多数移植中心的做法仍然基于"钳夹，然后迅速转移"的原则。

由于供体心脏通常来自另一家医院，而且通常来自另一个城市/省，因此摘取心脏的团队和移植团队之间应该进行频繁的沟通和谨慎的协调：调整移植手术的开始时间，以便供体心脏到达移植中心后，受者可以进行体外循环。一般来说，最好是移植团队提前准备好，等待供体心脏到达，而不是因为受体没有准备好而延长缺血时间。这是外科医生和麻醉医师在手术前都应该牢记的一个极其重要的考虑因素，尤其是在再次胸骨切开术的情况下，当打开胸腔及建立体外循环所需的时间可能是不确定的，或者可能需要额外的时间麻醉和诱导，例如，如果预计静脉/动脉通路困难，或需要清醒纤维插管术的困难气道。再次强调，良好的沟通至关重要。

三、术中管理

（一）监测

心脏移植患者的准备与其他心脏手术没有明显区别。标准麻醉监护仪，有或没有脑氧饱和度监测器，取决于机构设备；根据麻醉医师的偏好和患者的具体情况，采用桡动脉、肱动脉或股动脉置管术；颈内静脉中心静脉置管术是大多数中心的常规操作。由于该手术涉及大血管吻合，并且总有出血的可能，因此建议至少使用两个大口径的外周和（或）中心静脉置管术。值得注意的是，目前市场上大多数 LVAD 提供连续血流，这意味着这些患者可能没有任何可触及的脉搏。在这种情况下，超声引导下置管是必不可少的。基于压力测量的无创血压测量系统在这类患者中不能正常工作，因此不能使用。

在大多数心脏外科手术病例中，肺动脉导管技术曾经是标准做法，但近年来存在某些并发症的风险，以及缺乏确凿的证据表明其使用对结局有产生积极影响，因此在一些心脏外科手术中心已不常规放置。我们机构在所有心脏移植病例中都使用了肺动脉导管：我们认为肺动脉导管在右心室功能受损的情况下提供了最大的益处，心脏移植是最明显的体现。肺动脉导管可以显示连续心输出量、持续混合静脉血氧饱和度和（或）右心室射血分数，在这些病例中可能特别有用，但不是必要的。

（二）诱导

对于每一台心脏手术，诱导的目的是使患者失去意识，在确保气道安全的同时维持氧合和血流动力学稳

定。从血流动力学的角度来看，这种方法很大程度上取决于处理的是原始心脏还是植入 LVAD 的心脏。在原发性心力衰竭的患者中进行全身麻醉通常意味着要小心地滴加麻醉药（通常与正性肌力药物推注/输注一起使用），以避免破坏代偿性心血管系统的平衡。相比之下，有 LVAD 的患者具有正常的"有效"左心室功能，通常耐受良好。

特定的麻醉药物反映了机构的常规做法和麻醉医师的个人偏好，但作为一般习惯，苯二氮䓬类药物的组合（如咪达唑仑）和阿片类药物（如芬太尼、舒芬太尼）是诱导的主要药物，因为这些药物对血流动力学稳定性的影响相对较小。根据偏好和可用性，还可以使用其他诱导药物，如丙泊酚、氯胺酮、依托咪酯或吸入麻醉药。应根据患者的血流动力学和急性心血管失代偿的可能性，决定是否在诱导前开始输注正性肌力药或血管升压药。

是否需要快速序贯诱导视情况而定：在很多情况下，器官配型过程和患者准备需要数小时，使患者能够满足对常规全身麻醉诱导的禁食水要求。然而，如果患者饱胃，则应采取预防措施以尽量减少误吸的风险（应用促动力药、抗酸药和环状软骨压迫）。诱导用药的给药速度显然应该尝试平衡误吸风险与心功能不良/不稳定血流动力学相关的风险。

（三）体外循环前

体外循环前麻醉的目的是维持血流动力学的稳定，并帮助患者安全、及时地进行体外循环。在此阶段 TEE 检查的重要性并不仅仅是建立/确认术前诊断（心脏将被摘除），而是确定可能影响体外循环期间和体外循环后时期的因素（见后文）。

（四）CPB 期

这些患者的体外循环管理与其他类型的心脏手术没有显著差异。在我们的机构中，在心脏移植期间常规使用血液超滤，因为这是一种非常有效的方法来处理这些通常严重扩张的心脏中所包含的大量血液。特别是在具有高出血风险的情况下（再次手术、LVAD 和使用华法林的患者），如果在再灌注过程中需要大量输血，超滤可以纠正凝血障碍、维持血容量正常并防止血液稀释，实现高效的液体清除[10]。对于麻醉医师/超声心动图医生来说，了解新心脏的吻合过程也很重要，以便解释体外循环后的 TEE 图像。

（五）再灌注

再灌注时间对缺血器官的恢复很重要，但同时也是细胞水平上显著紊乱的时刻，在此期间器官容易受到

额外的损伤。有几个因素可能可以减轻或加重再灌注损伤。

再灌注的持续时间可能是最重要的因素，应根据缺血时间进行调整。没有一成不变的规则，但器官缺血的时间越长，其恢复所需要再灌注的时间就越长。该决定通常是与手术团队合作做出的。在这个阶段，温度和灌注压力、氧合和酸碱平衡都非常重要，同样也需要避免高血糖。虽然 CPB 后低钙血症会损害心血管功能和凝血功能，但应仔细考虑在再灌注期间给予钙剂的决定，因为细胞外高钙环境可能会加剧心肌细胞的再灌注损伤[11]。

根据机构的抗排斥方案，再灌注时也需要给予额外剂量的皮质类固醇（如甲泼尼龙）及其他免疫抑制药（如抗胸腺细胞球蛋白 ATG）。对此的详细讨论超出了本章的范围。

（六）CPB 脱机

在进行任何心脏手术后，体外循环脱机过程是对心脏造成伤害的重要时期。脱机技术在这本书的其他部分和许多其他部分都有描述，基本原则与任何其他心脏手术没有区别。事实上，与移植的良好心脏相比，差的原始心脏进行体外循环脱机可能要困难得多。本章节的目的是指出并讨论与新移植心脏有关的一些问题和因素，并提供一些如何解决问题的实用见解。

超急性移植排斥反应基本上不可能 CPB 脱机，但幸运的是，这是一种极其罕见的事件。更常见的是由严重心肌顿抑导致的心肌功能障碍，通常会随着时间的推移而消失：有时这种改善会在数分钟到数小时内发生，有时可能需要数天到数周。这一恢复将在很大程度上决定患者离开手术室和重症监护病房的速度。

众所周知，移植心的功能障碍和难以脱离体外循环与一些因素有关：心脏吻合口的技术问题，再灌注时间不足，以及总缺血时间延长，特别是在超过 5h 的情况下。虽然前两种情况通常是可以预防或纠正的，但后者超出了麻醉医师的控制范围，应促使他（她）做好准备面临困难的撤机。值得注意的是，即使没有这些因素中的任何一个，一些心脏也可能会意外地遭受严重顿抑，很难管理。

准备撤机时应遵循与任何其他心脏手术相同的流程：对移植心脏仔细排气对于防止冠状动脉和（或）其他器官发生空气栓塞很重要（见其他章节）；充足的100% 氧气通气；纠正酸碱失衡和过度贫血；高钾血症和高糖血症的治疗；尽管存在上文所述担忧，但也应治疗严重的低钙血症。

去神经的心脏没有副交感神经支配（迷走神经），

往往以 90～110 次 / 分的静息频率跳动。这有助于减少心室扩张。如果由于某些原因心率缓慢甚至正常，用较快的心率使心脏起搏通常是有帮助的。房室起搏（顺序式 AV 或 DDD）是首选的起搏模式，以利用心房收缩并最大限度地充盈缺血后恢复的僵硬心室。去神经支配的心脏也往往非常依赖于前负荷，这些患者中 Starling 曲线可能会严重扭曲。

"这是与右心室相关！"有经验的心脏麻醉医师知道，右心室（right ventricular，RV）的功能通常决定着 CPB 撤机的成功与否和（或）容易程度：在这种情况下，普遍的挑战是在不使 RV 超负荷的情况下充分充盈左心室（left ventricle，LV）。由于 RV 对缺血非常敏感，而且慢性心力衰竭患者的 PVR 往往不正常，因此心脏移植可能是面临这种最明显的矛盾情况之一。RV 的治疗重点包括以下几点。

1. 避免任何可能增加 PVR 的因素

避免缺氧、高碳酸血症、酸中毒、贫血和过高的呼气末正压，这些因素可能看起来很明显，但在繁忙的工作环境中，这些细节有时可能会被忽略，并可能对 RV 功能产生巨大的影响。值得庆幸的是，它们在异常时通常相对容易纠正。

2. 合理的液体管理

移植后即刻，右心室容量状态极为重要。右心室功能经常"行走在刀刃上"，在容量不足和容量超负荷之间徘徊不定。得到一个最优化的 LV 前负荷可能是困难的，在这种情况下，人们可能不得不接受充盈不足、高动力状态的 LV，以防止 RV 过度扩张。如果 RV 过度扩张，可能需要反向 Trendelenburg 体位（头高脚低位），使用硝酸甘油等血管扩张药，甚至放血（将血液引流到 CPB 储存罐子）来纠正这种情况。重要的是要记住，即使"看起来还行"的 RV，如果前负荷过重，也会很快衰竭。

3. 药物支持

虽然 LV 有时可能需要正性肌力支持，特别是在缺血时间过长的情况下，但 RV 几乎总是需要一些药物支持，即使它看起来功能良好。β 受体激动药（如多巴酚丁胺或肾上腺素）和磷酸二酯酶Ⅲ抑制药（如米力农）经常用于这一目的。因为它们通过不同的机制协同作用，β 受体激动药通过增加细胞内环磷酸腺苷 CAMP 的产生，磷酸二酯酶Ⅲ抑制药通过减少其分解，所以它们的组合可以非常有效。

正性肌力药 / 血管加压药支持之间的平衡取决于临床情况，但切记血管加压药（如去甲肾上腺素和血管加压素）会增加全身和肺的后负荷，这会增加心室负荷，但它们也会增加冠状动脉灌注，这在右心室功能障碍和肺动脉高压患者中可能非常重要，因为维持右心室灌注压至关重要。

一氧化氮是一种血管扩张药，通过产生 CGMP 发挥作用[12]。如果通过吸入给药，它可能是一种选择性的肺血管扩张药，因为它通常在到达体循环之前就被分解了。在 RV 严重衰竭的情况下，NO 可用于降低 PVR。在这种情况下，其他选择性肺血管扩张药 [如伊洛前列素（一种合成的前列环素 PGI2 类似物）] 或吸入米力农也可用于降低 PVR。

4.机械支持

在严重心功能不全的情况下，机械支持可能是最后的手段。支持的类型将取决于临床情况，取决于哪个心室需要支持。主动脉内球囊反搏可降低左心室后负荷，增加双心室的冠状动脉灌注压，改善衰竭心脏的心肌氧供需状况。左、右或双侧心室可能需要临时心室辅助装置，如经皮临时血管内泵。极少数情况下，可能需要动静脉体外膜氧合来支持患者，直到衰竭的心脏得到改善，或者找到最终解决方案，例如再次移植。

在这种情况下，严重贫血是很危险的，因为它会给正在恢复的心脏带来额外的工作量。关于危重患者最佳输血阈值的研究已经发表了很多。在移植后，必须平衡患者暴露于免疫原性血液制品的潜在风险与保持足够的携氧能力。对于全身炎症反应、毛细血管床可能有渗漏的患者，当前负荷很重要时，血细胞也是可靠的扩容剂。最后，重要的是要记住，红细胞在止血方面也起到了作用，其通过提供激活血小板所需的 ADP，并占据血管中心，使血小板朝向血管壁的作用部位移动。因此，活动性出血患者可能需要比非出血患者更高的血细胞比容。

心脏移植术后可能会出现大量出血和凝血功能障碍，原因有很多：术前华法林治疗，再次胸骨切开需要更长时间，长时间的转流导致血小板功能障碍和凝血因子稀释。不管是什么原因，预防总是比弥补容易。因此，对于出血风险非常高的患者（服用华法林的患者），可能预防性输注凝血因子。普遍地使用能够即时评估多种凝血功能参数的设备，如对激活全血凝固时间、即时血液学指标、国际标准化比值或凝血功能分析（血栓弹性力图 / 旋转血栓弹性测定法）的测量，极大地促进了心脏手术中凝血功能障碍的管理。在心脏移植方面，需要用血液制品治疗凝血功能障碍与脆弱的右心室应对大量容量负荷能力之间的微妙平衡是至关重要的。可酌情考虑使用浓缩血制品，如凝血酶原复合物浓缩物和纤维蛋白原浓缩物，而不是大量新鲜冰冻血浆或冷沉淀物。关于更多细节，读者可以参考本书的其他章节和有关该主题的专门文本。

（七）经食管超声心动图

尽管食管超声很快就会从患者身上取出，但按照 ASE/SCA 出版的指南[13] 建议，对原始心脏进行全面检查是很重要的。转流前 TEE 评估的目标是协助患者的麻醉管理（腔室大小、心肌收缩力、瓣膜功能、心包积液），并在转流前诊断可能影响手术的问题。例如，左心室血栓的存在可能会限制外科医生心脏操作。作者曾经在一位移植受者身上发现了一个意想不到的永存左上腔静脉，这彻底改变了新心脏吻合的手术方案。

在脱离体外循环之前，必须对新心脏进行仔细的排气，TEE 在确保任何一个心腔内没有空气方面起着至关重要的作用。空气可以上升到任何充满血液的腔室顶部，对于"正常"仰卧位心脏手术患者，这通常是：①左心房顶部，位于主动脉和上腔静脉毗邻区域，最好在两个结构之间轻轻旋转探头为 110°～135° 时，在长轴方向上显示最佳；②左心室心尖部和前间隔壁，在食管中段长轴切面显示最佳。在心脏移植术中，重要的是要记住，心脏是在体外操作的，并以许多不同的方式旋转，因此空气可能会聚集在移植心脏的许多不寻常的凹处 / 区域。这需要全面仔细的评估。

转流后，必须再次对新心脏进行仔细而全面的检查。必须评估新心脏的每个部分的结构和功能。必须检查每处缝合，确保血管通畅和流动畅通。彩色血流多普勒的混叠或频谱多普勒的高压力梯度提示需要更详细的评估，并警告外科医生可能需要修改吻合口。值得注意的是，新心脏的大小并不总是与受体大血管的大小完全匹配，新的心房由部分原始组织和供体组织组成，通常会扩大。一些轻微的血管扭曲不会限制血流，就像不同吻合口血管口径的变化是十分正常的。

在手术过程当中由于患者病情的不断变化，在转流后期应反复评估左、右心室充盈和功能。收缩功能通常会随着时间的推移和正性肌力支持而改善。而从缺血性损伤中恢复的心脏通常会出现舒张功能障碍，目前很难解释这一点。

四、即刻术后管理

心脏移植患者术后的即刻处理与其他心脏外科患者的处理大体相似，但有几个重要的区别。

正性肌力支持可能需要比平常更长的时间，并应注意不要因为过度激进的撤机方案而破坏稳定。

容量管理应考虑到这样一个事实，即去神经支配的心脏非常依赖于适当的前负荷，但同时，RV 可能对过多的容量非常敏感。作者所在的机构通常使用漂浮导管来帮助监测中心静脉压、肺动脉压，必要时还可以监测右心室压，以及进行混合静脉血氧饱和度的测量。肺动脉阻塞压力（pulmonary arterial occlusion pressure，PAOP）是出了名的不可靠，应该谨慎解读。

移植后心脏是动态变化和不可预测的。急性恶化应立即进行经胸或经食管超声心动图检查，寻找填塞和（或）心室功能不全的迹象，尤其是右心室功能不全。

因为脱机和拔管相关的胸腔内压变化可以导致右心室前负荷增加和左侧后负荷增加。负荷条件的这种急性变化的程度是不同的，并且它们反过来可能导致心脏功能的急性变化。在移植后，之前看起来功能良好的右心室在拔管后可能突然恶化，有时与发生显著的三尖瓣反流有关。在整个术后期间，右心室的这种脆弱性仍然很

明显，积聚的水肿和（或）其他液体移位可能导致右心室负荷条件的急剧变化。手术后数小时或者数天内强心支持的缓慢追加或者减少应考虑所有这些因素，一些移植术后患者可能需要强心支持数天至数周时间。

免疫抑制药在移植后的这段时间非常重要。对这些药物的详细讨论超出了本章讨论的范围，但重要的是麻醉医生要记住，免疫抑制药可以与围手术期使用的许多药物相互作用。此外，各种药物的选择和剂量取决于患者的肾功能和肝功能及各种血液学参数。

在心脏移植患者的长期管理中，系列超声心动图检查和心肌活检十分重要，通常在住院时就开始了。

第 15 章　非手术的左心室辅助支持治疗
The LVAD-Supported Patient Presenting for Non-Cardiac Surgery

Marc E. Stone　Tanaya Sparkle　著

李　川　黑飞龙　译

要点

- 机械循环支持左心室辅助技术已经成为慢性难治心力衰竭的标准方法。接受长期心室辅助的患者 1 年存活率约为 80%，2 年存活率约为 70%，3 年存活率约为 60%，4 年存活率约为 50%。
- 不论在什么地点执行操作 / 程序、多么复杂的情况、移植过程的侵入性如何，通过镇静或全身麻醉诱导去除交感神经张力对左心室辅助装置支持的患者都会产生相同的初始生理效应。因此，对所有使用左心室辅助装置支持的患者，其围手术期注意事项和麻醉方法都是相似的。
- 使用 HeartMate Ⅱ 型、Heart Mate Ⅲ 型和 HeartWare 心室辅助装置时，INR 需要维持正常值的 2～3 倍才能避免血栓的形成和血栓栓塞。相应的决策须结合围手术期的抗凝管理，以及综合外科医师、管理心室辅助心内科医师与麻醉医师的多方意见。
- 对于镇静的患者或全身麻醉的心室辅助患者，麻醉管理与非心室辅助支持患者的处理没有什么不同。我们必须确保持续优化双心室血流动力学的常用决定因素，即前负荷、后负荷、心率和收缩力。
- 如果心室辅助的患者出现心脏骤停，我们应该采取标准的高级心脏生命支持，但是近年来心脏按压一直存在争议。然而最近美国心脏病学会发布了一个科学声明，提倡在机械心室辅助失败的情况下进行胸外按压，尤其是当 $ETCO_2 < 20$ 时。根据建议，如果 $ETCO_2 > 20$，平均动脉压 $> 50mmHg$ 且心室辅助装置开始起作用，则应停止胸外按压。

一、概述

据统计全世界罹患心力衰竭（heartFailure，HF）的人数约为 2600 万，其中有 570 万是美国成年人[1]。从 2001 年开始，REMATCH 治疗就证明了左心室辅助装置对于不适合移植的晚期心力衰竭患者在治疗上的优越性[2, 3]，带 LVAD 的机械循环支持（mechanical circulatory support，MCS）已成为慢性难治性心力衰竭患者的标准治疗流程。随着小型化"下一代设备"的不断进步，MCS 现在的 1 年生存率和 4 年生存率分别接近 80% 和 50%。根据最新的统计，每年有 2000～3000 例 LVAD 植入治疗。仅在美国就有大约 160 个中心实行，而且这个数字还在不断上升[3]。因此，需要介入治疗和诊断性非心脏手术治疗（non-cardiac surgery，NCS）的 LVAD 支持患者的数量也在增加。

评估心室辅助治疗围手术期试验的一些经验总结和小型研究表明：对于常规手术（如内镜、膀胱镜等）和简单的常规非心脏手术，受过心脏手术训练的和受过非心脏手术 LVAD 支持训练的麻醉师在麻醉收益中，两者预后无显著差异[4, 5]。因为没有客观的"证据"或可被重复的证据作为针对某一特定患者采取麻醉管理的依据，所以针对麻醉医师的普适性教育项目可能有助于培训和锻炼麻醉医师，以应对因左心室辅助功能患者数量增加而增加的 NCS 预估数量[6]。据统计，多数的研究者认为明智的做法是对麻醉师进行心脏和经食管超声训练，其中包括通过各种不同的病例来模仿明显血流动力学改变、大出血或者生命体征不稳定的患者。

（一）机械循环辅助支持的种类

MCS 可以根据辅助时间分为短期和长期两种辅助设备。短期 MCS 设备适用于抢救急性心力衰竭患者，也可以与一个附属的外部泵连接心脏插管和大血管作为外接部分。当然，基于短期 MCS 的导管使用也可以用于心脏内部的连接。这种短期装置（包括体外膜氧合）超出了本章的讨论范围和概念，将在 MCS 支持的长期 LVAD 部分讨论。

左心室辅助装置通过回收流入导管到心脏左侧的血液，将其通过流出导管射入主动脉，从而大大减轻左心室负荷。LVAD 支持的目标有两个。

- 缓解衰竭的左心室的压力和容量负荷，从而降低左心室容量、心肌需氧量（这可通过反向重构促进一小部分患者的恢复[7, 8]）。
- 维持足够的全身灌注以避免心源性休克，并随着时间的推移可能改善多系统器官功能。

（二）长期 MCS 的适应证

表 15-1 概述了美国长期左心室辅助器的最新数据。直到 2009 年，移植过渡期（bridge to transplantation，BTT）是最常见的使用长期 LAVD 适应证。但在 2010 年 HeartMate II 的更新为接受终身心脏移植治疗（destination Therapy，DT）的患者带来一个新时代。与第一代设备相比，它具有更长的使用期，并且不良事件概率更低。自 2010 年以来，连续血流（continuous flow，CF）设备（如 HeartMate II）已 100% 用于辅助支持植入 DT 的患者，以及超过 95% 的其他 LVAD 患者。

第一代移植 LVAD 体积更大、机械也更复杂，其工作原理是抽出左心室血液并制造一个脉冲波动。第二

代设备更小，噪声更小，并可保持连续血流输出。第三代设备也能产生连续血流动，但设计上的改进利用了磁性和流体力学技术，潜在地减少了剪切应力和血栓的形成。在撰写本文时，美国 FDA 批准的两种最常见的长期植入装置是 HeartMate II（Abbot，Chicago，IL）（图 15-1）和 HeartWare HVAD（Medtronic，Framingham，MA）（图 15-2）。HeartMate III（Abbot）（图 15-3）是一种最近获得 FDA 批准的可植入、长期的设备，正在迅速普及。

1. HeartMate II

- HM II 型是现在一种小型持续使用的纵向血流泵，是世界各地广泛接受的长期左心室辅助装置。
- HM II 型在 2008 年被 FDA 批准为 BTT，并在 2010 年美国作为心脏移植治疗替代治疗使用，最长支持时间超过 8 年。目前报道的 HM II BTT 成功率约为 86%。
- 植入后抗凝治疗方案用华法林维持 INR 在 2.5～3.5 倍正常剂量的阿司匹林。

2. HeartWare HVAD

- HVAD 是一种应用小型连续血流离心泵，具有磁力驱动与磁悬浮叶轮。这个装置是直接植入在心包内而不连接任何其他的"流入套管"，它直接与左心室顶点相连接。本设计提供可用于较小体表面积和近期会做心脏移植手术的患者。
- HVAD 于 2012 年获 FDA 批准为 BTT 使用装置，2017 年获 FDA 批准为 DT 使用装置，支持时间最长超过 7 年。目前报道的 HVAD BTT 成功率为 88%～90%。
- 植入后抗凝方案是使用华法林维持 INR 为正常的 2.0～3.0 倍，同时加用阿司匹林。制造商还建议做阿司匹林耐药性实验，如果阳性，则辅助使用氯吡格雷和（或）双嘧达莫。
- HVAD 也被用作永久右心室植入辅助装置。

3. HeartMate III

- HM III 是一种小型连续血流离心泵，具用磁驱动和磁悬浮叶轮植入心包。主要目的在于改善血液相容性，降低血栓形成的风险。
- 第三代装置 HM III 于 2017 年 8 月获批"短期适应证"应用装置，并于 2018 年 10 月获批"长期适应证"（包括 DT）可使用装置。
- 在 MOMENTUM3[9] 临床治疗实验中，HM III 被认为在致残性脑卒中和移植后 6 个月内因机械故障再次手术方面不劣于 HM II。在因不良事件需要更换泵的方面，目前 HM III 型大大优于 HM II 型。

表 15-1　长期 MCS 的适应证、解释说明、使用率及成功率

适应证	解释说明	美国的使用率	美国的成功率
移植过渡期	植入左心室辅助器相当于从慢性心力衰竭到移植搭建一架"桥"	26%	1 年时成功率为 86%，到移植时为 31%，其他 55% 仍需接受支持
移植候选期	植入左心室辅助装置以维持全身适当的血流灌注水平。随着时间的推移，将改善多系统器官衰竭，使患者成为可接受移植的候选人	37%	1 年时成功率为 84%，到移植时为 20%，其他 64% 仍需接受支持
目的疗法	植入左心室辅助器作为最后的永久治疗和移植术后终末期难治性心力衰竭患者的治疗	46%	1 年时成功率 > 75%，3 年时成功率 > 50%

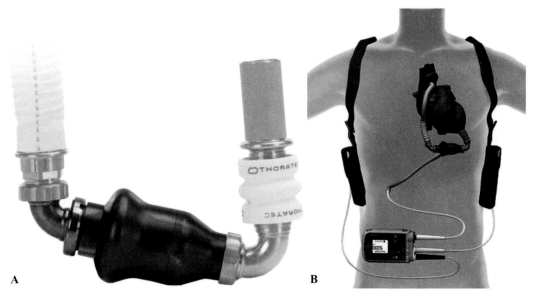

▲ 图 15-1　HEARTMATE® Ⅱ（Abbott）

A. HeartMate Ⅱ；B. HeartMate Ⅱ移植物的连接线从装置外连接出现，通过腹部的皮肤连接到系统的控制中心和电池

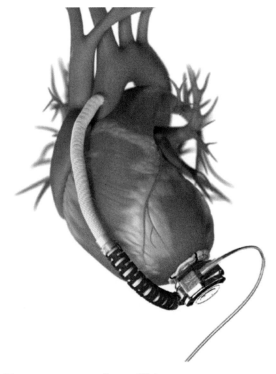

▲ 图 15-2　HeartWare®HVAD™（HeartWare, Framingham, MA, USA）

HeartWare HVAD 植入：注意这个装置是被植入心包，通过左心室尖部，驱动系统把血液引入主动脉，线路从装置中引出来通过腹部皮肤的隧道连接系统控制器和电源

（三）国际机械循环辅助协会

国际机械循环辅助协会（Interagency Registry for Mechanically Assisted Circulation，INTERMACS）是一个在北美注册的数据库学会，并由美国国家心脏、肺和血液研究所、FDA、医疗保险和医疗服务中心所资助。该机构成立于 2005 年，旨在收集长期接受植入式、永久的 MCS 治疗患者的临床数据。这些数据既包括主要结果（如死亡、器官移植、机械外植、再住院和不良事件等），也包括更"复杂"的终点，如患者的生命体征和生活质量。随着存活率的提高和新设备的出现，机械辅助在考虑单纯存活之外的要素变得越来越重要。一个类似的基于欧洲的数据库 EuroMACS 在欧洲成立，一个名为 PEDIMACS 的儿科 MCS 数据库和一个由国际心肺移植协会（International Society for Heart and Lung Transplantation，ISHLT）组建的名为 IMACS 的新国际数据库现在已经存在。因此 MCS 的国际经验性报告将很快问世。

INTERMACS 概况 / 水平评分为 1~7 分（表 15-2）用来描述患者的不同临床状况，数值越低表示病情越严重。INTERMACS7 分患者只是单纯患有晚期心力衰竭（如 NYHAⅢ类）；INTERMACS4 分是休息的时候仍然有症状；INTERMACS3 分是血液流动稳定，但依赖强心药物；INTERMACS2 分是尽管服用强心药物，患者情况仍然继续恶化；INTERMACS1 分是用所有的治疗手段仍然有心原性休克的体征。

既往的经验是，如果在 INTERMACS 水平较高的情况下，过早地选择性植入长期的 LVAD，则不良事件的风险将会超过其带来的收益。相反，如果等到患者已经出现多系统器官功能衰竭（如 INTERMACS1 分）时才植入 VAD，则收益低，生存时间也低。根据生存数据，如果患者是 INTERMACS3 分或 4 分时，植入长期

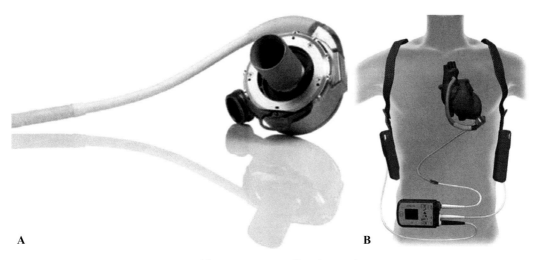

▲ 图 15-3 HeartMate® Ⅲ（Abbott）

A. Heart Mate Ⅲ 机型；B. Heart Mate Ⅲ 的连接线从装置外连接出通过腹部的皮肤连接到系统的控制中心和电池

表 15-2 INTERMACS 简介

INTERMACS 评分	临术表现
INTERMACS1 分	心源性休克
INTERMACS2 分	强心药使用阶段继续恶化
INTERMACS3 分	稳定但是需要使用强心药
INTERMACS4 分	休息时有症状
INTERMACS5 分	活动不耐受
INTERMACS6 分	活动受限
INTERMACS7 分	NYHAⅢ级

左心室辅助装置将是平衡风险和收益的最理想选择。

二、左心室辅助装置支持患者的围手术期管理

虽然左心室辅助装置患者仍然倾向于接受在三级 / 学术 VAD 医学中心的治疗，但是现在可以扩展到一些私人诊所，甚至一些较大的内镜单元。

不论计划手术的地点、复杂程度或侵入性如何，通过镇静或全身麻醉诱导去除交感神经张力都可以对 LVAD 支持的患者在生理上产生相同的效应。因此，对所有使用左心室辅助装置支持的患者，其围手术期注意事项和麻醉方法都是相似的。

三、术前注意事项

即使是在小的医院或者诊所，彻底评估 VAD 支持患者的状况也是必须的。因为以下原因。

- 即使是一个看似稳定可移动的 VAD 支持的患者也可能存在一定程度的肾、肝、肺和（或）中枢神经系统功能不全。
- 在麻醉过程中，VAD 支持状态的生理学可能会受

到不适当治疗的不利影响。

- 围手术期病情恶化可能使患者无法完全康复，或可能使患者失去进行后续心脏移植的资格。

建议这些患者术前接受麻醉医生、外科医生、心胸外科医生、心力衰竭心脏病专家和（或）VAD 专家的认真评估，以确保任何计划中的手术程序对于他们来说都是最佳的[10]。

（一）既往病史

全面的麻醉前病史和体格检查非常重要。相关的设备名称、生命体征的稳定、左心室辅助功能参数（包括脉搏指数、泵输出量、功率和泵转速）、基础功能状态、其他受影响器官的系统病史、药物治疗、抗凝状态、既往手术史、既往手术后并发症、同时存在的器官衰竭数据、心脏起搏器（也称心脏植入电子设备）、心脏起搏器和植入式心脏（相关询问史）、左心室辅助器（BTT vs. DT）期间的血管状况及治疗指征，应与完整的体格检查一起有序地记录下来[10]。

在任何介入或移植之前，患者必须进行近期的相关实验室检测。其中包括全血细胞计数、当前的电解质状况和输血交叉匹配（由于使用了抗凝血药，这些患者的输血率更高）等[11]。通过术前心电图足以确定术前的心脏节律。术前与专职 VAD 人员、管理 VAD 的医生、外科医生和心胸外科麻醉师一起讨论围手术期患者状况的管理是非常重要的。对于一个优化的、稳定的 VAD 支持的患者，很少需要在围手术期改变 VAD 设置。

（二）围手术期的适当抗凝

对于围手术期抗凝的治疗，必须与外科医生、管理 VAD 的心脏病专家和麻醉医师共同做出多学科决策。必须权衡出血的和血栓形成的风险。手术的抗凝

目标必须与实验室检查值（可能包括 PTT、INR、TEG/ROTEM、血小板功能分析等）在术前达成一致。

HMⅡ、HMⅢ和 HVAD 的 INR 应该维持为正常值的 2～3 倍，以防止血栓形成和潜在的血栓栓塞。维持药物通常是用华法林和阿司匹林（特定患者需要抗血小板药）。在选择性出血风险较大的病例中，可以停用华法林，患者可以使用肝素桥接手术。根据手术自动停用肝素或者膝跳反射停止华法林，而未与管理 VAD 的医生进行术前讨论是不谨慎的。出血的风险必须与血栓形成和血栓栓塞的风险相权衡。一般来说，人们通常可以安全地减少抗凝药物来应对急诊手术期的抗凝量到制造商推荐的下限（这可能允许短时间内没有任何抗凝），但大多数半侵入性手术（如内镜检查）和许多普通外科手术可以在一定程度的抗凝治疗下安全地进行。必要时，可通过 POC 试验指导 FFP、冷沉淀和（或）血小板的输注。在 33 例纵向左心室辅助装置支持的患者中，49 例手术中有 32 例抗凝逆转，无围手术期血栓并发症[5]。不建议使用维生素 K 和（或）浓缩因子逆转抗凝。

四、手术期管理

LVAD 支持患者的手术期间的管理既需要对于工作中生理的理解，也需要对于工作流程的一系列考虑。

LVAD 支持患者的生理情况

基本的 VAD 支持患者的生理必须要考虑维持最佳的围手术期血流动力学因素。

- 心室相互依赖。
- 循环的系列效应。
- 房室连接。
- 心功能曲线（Frank-Starling）机制。
- Anrep 效应。
- 鲍迪奇效应。

1. 心室相互依赖

右心室游离壁、左心室和室间隔的肌纤维是自然连续的，通过机械的相互作用将心室与组织学收缩功能之间形成了一个整体。因为容量或压力而引起的一个心室形态变化可能会影响另外一个心室的收缩能力。同时具有未病变的室间隔情况下，右心室的游离壁对于维持右心室压力与容量输出贡献有限。LVAD 过度辅助左心室与过度灌注右心室会引起室间隔的移位，导致室间隔功能紊乱，从而损害右心室的收缩与输出能力。

2. 循环的系列效应

右心室最终汇入 LVAD 血量，随后 LVAD 的输出变成了右心室的前负荷。因此理想的 LVAD 功能需要理想的右心室前负荷和左心室适量的血液容量。在适当的血管内容量、良好的右心室功能和足够低的肺血管阻力支撑下，LVAD 才能实现血液从左侧流动到右侧。

3. 房室连接

降低后负荷是现在管理左右心衰竭的关键原则。这是因为心室作为一个泵血器官需要提升功能，而这会加重心力衰竭，因此通过降低后负荷来对抗它的泵血功能降低心肌的负担。这适用于急慢性心力衰竭的情况。例如急性右心功能不全会受益于选择性肺动脉扩张药物，因此慢性左心功能不全一贯应用扩血管药物，即使低血压将会限制扩血管药物的效果。

4. 心功能曲线机制

心功能曲线法则认为，增加心肌的伸展性到特定的程度将增加心肌收缩力。延伸左心室肌肉纤维将会引起左心室充盈，从而提高肌钙蛋白 C 对钙离子的吸引力，引起肌动蛋白跨桥聚集在肌肉纤维中，增加心肌的收缩力。任何一种心肌纤维产生的力与每一种纤维的拉伸力和它们在收缩前的初始长度成正比，收缩前的长度用左心室和右心室的舒张末期容积表示。在人类心脏中，最大的力量产生于最初肌节的长度为 2.2μm，在正常心脏中很少超过这个长度。初始长度大于或小于这个最佳值将减少肌肉所能达到的力量。在较大的肌节长度，薄纤维和厚纤维的重叠较少，而在较小的肌节长度，肌原纤维丝对钙的敏感性降低。

5. Anrep 效应

Anrep 效应是一种固有的自我调节心肌反射，即使在去神经心脏后也能维持反射，心肌收缩力随其后负荷增加呈线性比例增加。最初增加的主动脉喷射阻力导致每搏输出量减少和收缩期末容积的增加。容积的增加通过心功能曲线机制使收缩力增强。然而，在最初的突然拉伸后 10～15min，通过 Anrep 效应，心肌收缩性开始持续增加，作为收缩末期容量增加的补偿。如果没有 Anrep 效应，主动脉压的增加会导致每搏输出量的持续减少，从而影响心输出量下降。这种效应最初是由俄罗斯生理学家 Gleb von Anrep 在 1912 年提出，对这一机制的研究仍在继续。现代调查显示，Anrep 效应是一个非常复杂的机制，涉及血管紧张素Ⅱ、内皮素、盐皮质激素受体、表皮生长因子受体、线粒体活性氧、氧化还原敏感激酶上游心肌 Na^+/H^+ 交换器（NHE1）、NHE1 活化，增加细胞内 Na^+ 浓度，并且增加 Ca^{2+} 瞬态振幅通过 Na^+/Ca^{2+} 交换器的速度[12]。

6. 鲍迪奇效应

鲍迪奇效应是一种自动调节机制，心率增加导致收缩力增加。鲍迪奇效应的机制与地高辛作用相似。肾上腺素能刺激增加了 Na^+/Ca^{2+} 交换器的活性，导致细胞内 Na^+ 增加。Na^+/K^+-ATP 酶将 Na^+ 推出，但不能持续，从

而导致 Na^+ 外流减少和心肌组织中钙的积聚，这是心肌组织的正性肌力作用。鲍迪奇效应也被报道具有变舒效应，即心率增加时，其通过增加舒张时间从而提高舒张功能。

五、工作流程的注意事项

（一）运输

移动 LVAD 装置的前后应做备忘或者记录 LVAD 功能的基础参数。通过电池动力运输进出手术室。现代使用的电池可以持续 8h，根据充电状态、前期的充电循环周期和患者的血流动力学状态，但最理想情况是，只要有可能就应该插入交流电源，因为这将允许 VAD 使用控制台的全部功能监控各种参数。在将患者转移到手术台上时必须小心，因为这可能会导致电路中断。在一个认证的 VAD 中心，虽然 VAD 设备相关的问题很少发生，但是仍然需要一个具有丰富 VAD 知识的人始终在场来协助处理相关设备的故障。

（二）适当的抗生素覆盖

广谱抗生素的使用在大多数情况下应该考虑覆盖到相关的菌群。对于腹腔内手术，抗生素可能需要额外的覆盖革兰阴性菌和厌氧菌。对于长期留置血管输液管、导管和引流管的高危患者，以及最近使用抗生素的患者，应考虑使用抗真菌药物。虽然大多数 VAD 相关的感染发生在经皮驱动血管出口，但必须考虑到左心室辅助器是大型异物，如果感染则不能充分消毒。聚维酮含碘溶液可导致塑料分解，因此其不能直接用于的 VAD 传动系统的管路消毒上。手术过程中，必要时传动系统管路在无菌洞巾下可以超出手术范围。

（三）心脏电子植入装置的现状

对于 VAD 支持的患者来说，拥有起搏器或植入式心律转复除颤器（implantable cardioverter defibrillator，ICD）并不罕见。术前，为了最高水平的患者安全，必须确定现有的设备类型，如何设置才能使功能达到预期，以及对设备的依赖程度。通常，人们可以从医疗记录中确定自己需要的信息（如从最近的"设备核查单"），但如果没有最近的记录，回顾 CXR 可以帮助确定设备是否是起搏器或 ICD（ICD 在 RV 导线和可能的上腔静脉上具有厚"冲击线圈"），以及通过心电图可以帮助建立起搏器依赖 [起搏器峰值之前每一个 P 波和（或）之前 QRS 波群显示依赖于起搏器]。

医生还需要评估手术过程中设备功能受到电磁干扰（electromagnetic interference，EMI）的风险。电磁干扰源离设备越近（如外科电灼装置），受到干扰的风险就越高。EMI 很可能会抑制 / 干扰起搏器的预期功能和（或）触发 ICD 抗心动过速治疗。尽管没有关于设备和（或）其引线的电磁干扰源何时足够远而不会产生电磁干扰（如＞ 15cm）的证据，当前建议仍然认为：对于起搏器依赖的患者，如果电磁干扰的来源距离装置和（或）它的导线＜ 15cm，应禁用 ICD 治疗，并将起搏器重新设置为非同步模式。没有证据支持将非依赖患者的起搏重新编程为非同步模式，因为如果非同步起搏与自发节律竞争（如"R-on-T"现象导致心室颤动），可能造成患者的损伤。

围手术期 CIED 的临床重新编程可以用制造商专用的编程器或磁铁来完成。磁体应用于大多数起搏器会使其在磁体保持不变的情况下进行非同步起搏（不会有内在节律感应来设定设备活动）。这可以保护患者免受电磁对起搏的干扰。磁体应用于 ICD 应禁用抗心动过速治疗，它将不会影响起搏器设置，但如果患者依赖起搏器，这就变得至关重要。因此，依赖起搏器的 ICD 患者术前需要对起搏器设置进行正式的重新编程。在术中使用磁体来控制 ICD 的操作更方便，因为在围手术期需要时，移除磁体可以快速除颤，并不需要额外询问和重新编程就可以从监测的恢复环境中复原。从 CIED 中移除磁铁将恢复出厂设置 [如 ICD 的抗心动过速能力和（或）出厂设置"感应"模式的起搏器]。

（四）麻醉药物和技术

由于 VAD 的存在，没有特定的麻醉药物是禁忌的，但必须考虑非支持的右心室潜在功能障碍，以及其他现有的合并症。大多数 VAD 支持的患者将接受全身麻醉，因为 LVAD 支持需要抗凝，但在某些情况下，超声引导下的表面区域阻滞或区域静脉技术（如 Bier 阻滞）可能是合适的。由于处于抗凝状态，椎管内麻醉通常是禁忌的。插管和拔管的处理标准与其他患者相同。对于通常不需要插管的病例，单纯使用左心室辅助装置并不意味着需要插管，也不妨碍患者及时拔管。插管时间过长容易引起肺部感染。

（五）监测

一般均使用标准的 ASA 监控。但当目前非搏动性有自然流量时，如果搏动性在基础降低，或者在麻醉诱导之后搏动消失时，用 CF 装置可能会造成血流动力学监测的困难。在 CF VAD 支持患者的循环搏动性是通过 LV 造成的收缩实现的。其收缩性通过 LVAD 和（或）穿过主动脉瓣获得。因为扩血管药的使用和血容量减少的相关事项（麻醉诱导、维持、流量的变化和术中的出血），基础的搏动性在麻醉后通常不会减低。如果通过回注给 LV 的适当的容量状态来保持足够的循环搏动，则标准示波 NIBP 袖带和脉搏血氧计将正常工作。对于更复杂的病例则需要留置动脉导管（当基础搏动较低时通常需要超声定位）。另一种无创（但烦琐）的选择是使用多普勒模式手动地评估血压。在左心室辅助功能患者的围手术期，脑血氧仪越来越多地作为脉搏血氧仪的检测手段。TTE 和（或）TEE 通常不是必须使用，但如果出现相关临床管理问题时，它们可以提供有价值的信息。除了标准的监视器，临床控制屏幕的 HM Ⅱ、HVAD 和 HM Ⅲ（图 15-4 至图 15-8）显示了 LVAD 功能的几个参数，这些参数对指导管理装置很有帮助，如图例所示。

（六）中心静脉通路

由于 VAD 控制台显示心输出量和左心室容积状态，因此应仔细评估特定患者中心静脉通路和（或）肺动脉导管的实际情况，尤其是非手术治疗时。中心静脉置管引起的静脉脓毒血症、心律失常 / 节律障碍、气胸等的

风险必须与心输出量趋势和导出的血流动力学指数的潜在效用进行权衡，以帮助指导液体管理和肌力支持，测量 SVO$_2$ 的能力，评估低 PA 压力干预效果的能力、提供起搏的能力等。如果出现管理诊断困难，超声心动图，尤其是 TEE，可能是最有用的监测方法。

（七）优化管理

经验表明，VAD 支持患者在镇静或全身麻醉情况下的麻醉管理与非支持患者的麻醉管理没有什么不同。医生必须确保持续优化血流动力学的决定因素，即前负荷、后负荷、心率和泵功能。一般来说，如果通过合适的心功能曲线来维持血流动力学的稳定性和搏动性，保持足够的容量稳定是最重要的。

围手术期液体管理的目标是在非轻微的高血容量状态和右心室能够承受的液体负荷情况下维持正常血容量。如果容量状态保持最佳，诱导时小剂量（通常）的

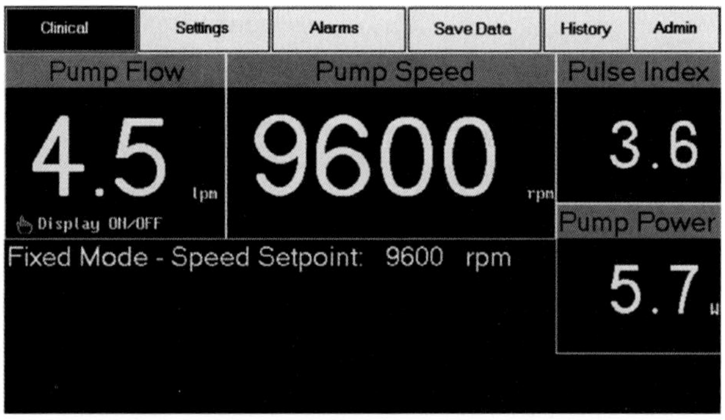

参　数	描　述
泵流量	对设备输出量的连续估计由叶轮的转速和达到该转速所需的功率得出。临床上通常使用的流量是 4～6L/min。如果估计流量小于警报条件设置的下限，则该显示框中将出现三个负号，而不是一个数字。这并不意味着没有液体流动，而是流量小于警报设置的下限
泵速	泵转速是叶轮每分钟旋转的次数。在大多数情况下，这是一个固定的值。临床上遇到的速度通常在 9000～10000RPM，尽管有些中心使用 8000RPM 的速度。增加泵速将有助于心室排空。如果血流量超过了心室的可用容量，就会发生"吸吮"。如果容量输注 [和（或）支持右心室功能和最小化肺血管阻力] 未能纠正这种情况，则暂时降低泵速会增加左心室的容积，从而打破吸吮。然而，这通常是没有必要的，应该作为最后的手段
搏动指数	装置感知到的搏动程度是一个无单位指数用来评价心室收缩。随着 VAD 运动导致左心室壁张力降低，左心室开始恢复，只要前负荷得变为适当值，心室将再次开始收缩，迫使血流搏动通过心室和主动脉瓣。当搏动很小时，VAD 可以完成大部分或全部工作，PI 值在 2～3 时很典型。当部分心减压恢复，容积状态上升时，PI 值一般在 4～6。PI 随血容量降低而降低，随心肌恢复而升高。因此，低（或下降）PI 可能表明需要增加血液容量，或可能需要增加心肌收缩力。还应始终记住，右心室功能障碍可导致左心室充盈减少
泵功率	泵功率是叶轮以设定的速度旋转所需的功。增加速度、流量或阻止流动而需要增加功率。功率一般在 5～7W。功率需求的突然增加可能意味着后负荷显著增加（可能患者病情很轻），但也可能意味着血栓或转子旋转的其他障碍。这将是极其罕见的事件。人们必须应该特别注意，不能用泵转速的提高来解释功率的突然不能增加。随着时间的推移，功率逐渐增加到较高水平表明在泵中出现血栓

▲ 图 15-4　HeartMate Ⅱ 临床显示屏

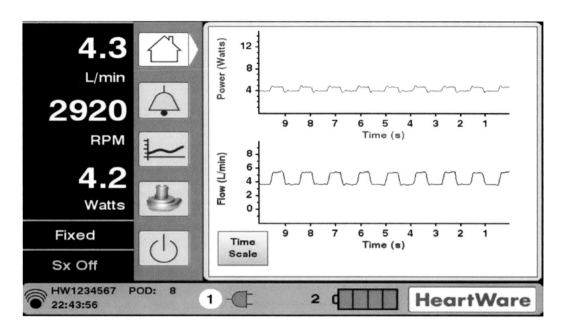

参　数	描　述
泵流量	根据制造商的说法，流量预估只能作为趋势工具使用。设备流量的读数来于叶轮的速度、达到该速度所需的功率及血液黏度。黏度是根据患者的血细胞比容计算出来的。为了获得最准确的流量预估，必须将患者血细胞比容输入到监视器中，并且必须在血细胞比容增加或减少 5% 时的变化或更多时更新血细胞比容。临床上遇到的流量通常在 4~6L/min，但该设备的流量可达 10LPM。离心泵所能产生的流量取决于许多因素，这些因素与叶轮的直径和几何形状、电机的容量及泵可承受容积（"前负荷"和"后负荷"）之间的压差有关
泵速	泵速是指叶轮每分钟旋转的转数。在大多数情况下，这是一个固定的值。临床上通常的转速在 2400~3200RPM，但设备的转速范围是 1800~4000RPM。速度的增加将通过增加泵的流量来促进心室排血。如果血流量超过了心室的可用容量，就会发生"吸吮"。输注量（如适用支持右心室功能并降低 PVR）和（或）减慢速度将增加左心室的容量。与 HMⅡ一样，我们很少通过第一时间改变之前稳定的泵设置来纠正麻醉引起的血流动力学异常
泵功率	泵功率是指使叶轮以设定的速度旋转所需的功。增加速度、流量或阻止流量需要增加功率。功率需求的突然增加可能意味着后负荷显著增加（离心泵至少暂时比轴向装置对后负荷显著增加更敏感）。人们必须应该特别注意，不能用泵转速的提高来解释的功率突然不能增加。随着时间的推移，功率逐渐增加到高水平表明泵中出现血栓

▲ 图 15-5　HeartWare HVAD 的临床显示屏

血管收缩药通常足以补偿镇静 / 诱导时伴随的相对血管舒张。

定位会影响左心室前负荷和后负荷，从而导致左心室辅助患者的血流动力学改变。垂头仰卧体位和腹部充气可引起短暂的前负荷下降，从而触发抽吸事件（见下文）。侧卧位可能导致左心室辅助功能流出量的减少，这是由于前负荷减少和（或）肺压力增加，并伴有高碳酸血症和低氧血症。优化前负荷给液、慢速腹腔充气、避免体位突然改变是减轻体位对患者血流动力学参数不利影响的有效措施。

（八）吸入事件

当左心室容积的显著减少导致左心室辅助器的左心室压力下降时，就会发生倒吸事件。虽然如果患者保持最佳状态，倒吸事件很少发生，但这种罕见事件的最常见原因是血容量过低（如突然失血），或患者非最佳状态因突然血管舒张（如诱导时）引起的相对血容量过低。图 15-4 和图 15-5 描述了如何使用 VAD 临床屏幕上的参数来预测和避免倒吸事件。倒吸事件的处理方式取决于左心室容积减少的原因。通常首先要保持液体入路的通畅。同样，潮气量和呼气末正压可以调整设置到较低水平，以保证良好的静脉回流。操作者必须以一种积极的方式来纠正失血。如果怀疑右心室功能衰竭，可用米力农或肾上腺素等正性肌力药支持配合肺血管扩张药物支持右心。在某些情况下，可能不得不降低泵的转速，

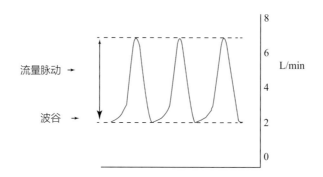

参 数	描 述
流量波形	峰值是收缩期的流量，而波谷是舒张期的流量，所以这种差异实际上反映了患者在心脏支持时的脉压差或搏动性。血液速度的差异来自左心室收缩，迫使血液在收缩期以更高的速度通过泵。该波形可以极大地帮助实时的液体管理，因为就像在没有VAD 支持的患者一样，可以通过管理液体来提高脉压，以优化心室容积状态。一般情况下，舒张期流量要保持在＞2LPM，收缩期和舒张期流量至少要有 2LPM 的差异。保持脉冲压力对于防止泵倒流和吸入事件也很重要

▲ 图 15-6　HVAD 流量波形

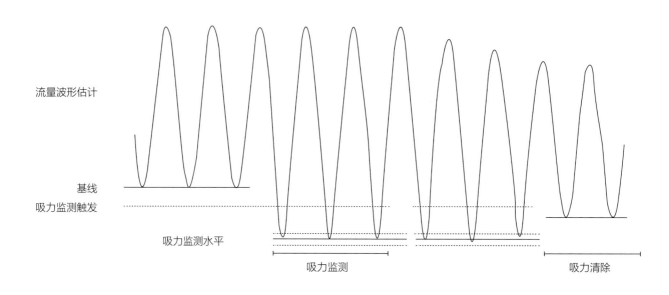

参 数	描 述
吸力监测	HVAD 控制器确定舒张血流基础值。如果舒张期血流在＞10s 内降至＜40% 基础值，则会触发吸入监测警报。当监测器观察到舒张血流减少，则提示应当容量输注，以主动预防倒吸事件。如果右心室功能不全导致左心室充盈不足，则应使用正性肌力药物支持右心室功能和（或）降低左心室阻力

▲ 图 15-7　吸力监测

以防止心室过度排空，直到低容量状态可以缓解。TEE/TTE 可在需要时帮助确定病因。

（九）ACLS 和 VAD 支持的患者

如果 VAD 支持的患者发生心脏骤停，则应按照标准的 ACLS 流程救治，但实施胸外按压的问题已经争论了几十年。对上一代设备（倾向于拥有更长和更坚硬的插管）的共识是，胸外按压会导致心脏穿孔和（或）VAD 组件脱出。即使在当前设备的时代，许多专家都倾向于警告：胸外按压时，左心室辅助器套管和设备脱出会带来风险[11]。然而，最近，美国心脏病协会发布了一项科学声明，在机械 VAD 失效的情况下，现在提倡胸外按压，特别是如果 ETCO$_2$ ＜ 20[13]。根据他们的建

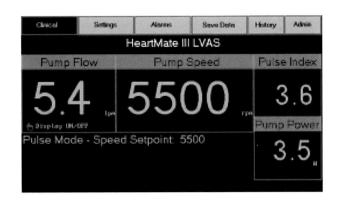

参　数	描　述
泵流量	对设备输出量的连续估计由叶轮的转速和达到该转速所需的功率得出。临床上通常使用的流量在 4~6L/min。如果估计流出量小于警报条件设置的下限，则该框中将显示三个负号，而不是一个数字。这并不意味着没有血流，而是流量小于警报设置的下限
泵速	泵转速是指叶轮每分钟旋转的次数。在大多数情况下，这是一个固定的值。临床上通常的转速在 5000~5500RPM。速度的增加将通过增加泵的血流量来促进心室排空。如果血流量超过了心室的可用容量，就会发生 "吸吮"。如果容量输注 [和（或）支持右心室功能和最小化肺血管阻力] 未能纠正这种情况，则暂时降低泵速会增加左心室的容积，从而打破吸吮。然而，这通常是没有必要的，并且应该作为最后的手段。HM Ⅲ 的泵速每分钟会自动下降 30 次，从而产生人工搏动
搏动指数	心室收缩时装置感知到的搏动程度是一个无单位指数。随着 VAD 运动导致左心室壁张力过度降低，左心室开始恢复，只要前负荷得到优化，心室将再次开始收缩，迫使微小的脉冲通过 VAD，以及主动脉瓣。PI 值在典型的 2~3 时搏动很小，而 VAD 可以完成大部分或全部工作。PI 值一般在 4~6 时，部分心室减压恢复，并且容积状态恢复。PI 随血容量降低而降低，随心肌恢复而升高。因此，低（或下降）PI 可能表明需要增加容量状态，或可能需要增加收缩力。还应始终记住，右心室功能障碍可导致左心室充盈减少
泵功率	泵功率是叶轮以设定的速度旋转所需的功率。增加速度、血流量或流量阻力需要增加功率。功率一般在 3~7W。功率需求的突然增加可能意味着后负荷显著增加（可能患者病情较轻），但也可能意味着血栓或转子旋转的其他障碍。这将是极其罕见的事件。人们必须应该特别注意，不能用泵转速提高来解释功率的突然不能增加

▲ 图 15-8　HeartMate Ⅲ 的临床显示屏

议，如果 ETCO$_2$ > 20，平均动脉压 > 50mmHg，并且 VAD 仍然在发挥作用，那么应该停止胸外按压。

六、手术后的管理

（一）适当的恢复设置

手术前必须确定患者术后的具体病房（如 PACU 病房、ICU 病房、VAD 病房等）。确保值班的工作人员经过培训并能够照顾左心室辅助装置患者是很重要的。

（二）插上电源

运送患者从手术室到恢复地点必须一直使用电池维持。到达后当条件允许时，应该谨慎地将 VAD 重新连接到交流电源和医院管路系统。备用电池应当一直放在充电器中。

（三）优化设置

优化血流动力学所有参数必须从术前持续到术后。应当保持适当的容积状态，避免所有可能导致 PVR 升高的因素，如应改善患者的高碳酸血症、低体温和酸中毒状态。

（四）疼痛管理

有效的疼痛管理不仅对患者的舒适至关重要，而且对避免肺血管阻力的增加至关重要。肺血管阻力会引起心脏潜在功能障碍，造成无支撑的右心室压力上升。

（五）CIED

起搏器的出厂设置或 ICD 设置应在出院前恢复。CIED 术后一般不需要特殊的调节（特别是在术中使用磁铁暂时控制 CIED 行为的情况下），但在一些临床情况下，术后建议根据具体情况使用正式设备进行调节，包括以下内容。

- 术前对设备进行了正式的重新编程以恢复基础出厂设置的患者。
- 患者经历了漫长而复杂的临床治疗，包括大量的液体转移和（或）输血，可能导致机器阻抗改变。
- 术中发生心脏骤停需要复苏、除颤等的患者。

- 接受心脏或胸外科手术的患者，其引线可能已经移位或受伤，或设备受到靠近设备的高水平 EMI 影响。

（六）VAD 专业人员的配合工作

将 VAD 支持的患者从一个地点运送到另一个地点时，应由专业的人员协调和协助，他们可以确保电池正确连接，系统在运送之前和之后按照预期运行。

第 16 章　小儿心脏手术麻醉
Anesthesia in Pediatric Cardiac Surgery

Eric L. Vu　Pablo Motta　著

刘立飞　译

要点

◆ 儿童心脏手术涉及不同病变，其死亡风险受手术复杂性和年龄的影响。

◆ 先天性心脏病可分为五大类：肺血流量增加、肺血流量减少、血流梗阻、循环不能满足生存需要和成年前无症状的病变。深入了解病理生理学可指导血流动力学管理。

◆ 小儿常规体外循环术后，可以在手术室或重症监护病房早期拔管。

◆ 随着先天性心脏病患者存活率的增加，很可能会遇到先天性心脏病患者行手术或非心脏手术，心血管麻醉医师都应该熟悉。

先天性心脏病（congenital heart disease，CHD）手术（congenital heart surgery，CHS）涉及一组不同病变的患者，需要不同难度的手术。胸外科医师协会 – 欧洲心胸外科协会（Society of Thoracic Surgeons-European Association for Cardiothoracic Surgery，STAT）对手术的复杂性和死亡率风险进行了排序[1]。在排序中，简单的手术被归类为 STAT1，如房间隔缺损修补术，几乎没有预期死亡率。极其复杂的手术被归类为 STAT5，如 Norwood 单心室姑息手术，死亡率大于 20%（表 16–1 和表 16–2）。

在小儿心脏外科手术中，除手术类型外，年龄对预后也有重要影响。根据美国胸外科医师协会 2015 年的数据，新生儿期是死亡率最高的时期（9%），其次是婴儿期（2.8%），儿童期进一步下降（1.1%）[2]。

一、术前评估

CHD 可分为五大类[3]：肺血流量增加、肺血流量减少、血流梗阻、循环不能满足生存需要和成年前无症状的病变（表 16–3）。

（一）第 1 组

伴有肺血流量增加的 CHD 包括由间隔缺损引起的

表 16-1　STAT 手术评分

分　级	手　术
STAT1	• 房间隔缺损修补术 • 起搏器更换 • 血管环矫治术 • 室间隔缺损修补术
STAT2	• 冠状动脉异常起源矫治术 • 双向 Glenn 手术 • 主动脉缩窄矫治术 • Fontan 手术 • 新起搏器植入 • 法洛四联症矫治术 • 瓣膜置换术
STAT3	• 大动脉转位的动脉调转手术 • 房室间隔缺损 / 房室通道修复术 • 管道置入术 • Rastelli 手术
STAT4	• 右心室双出口矫治术 • 主动脉弓离断矫治术 • 分流手术，主肺动脉分流或改良 Blalock-Taussig 分流术 • 完全性肺静脉异位引流矫治术 • 心脏移植 • 永存动脉干矫治术
STAT5	• Damus-Kaye-Stansel 手术 • Norwood 手术 • 心肺移植术

表 16-2　2016 年德州儿童死亡率 STAT 分类

首次手术	手术次数	出院死亡人数	死亡率（%）	STS 国家基准[a]
STAT1	214	0	0.00%	0.50%
STAT2	219	3	1.40%	1.70%
STAT3	63	0	0.00%	2.10%
STAT4	207	11	5.30%	6.80%
STAT5	25	2	8.00%	17.30%
总计	728	16	2.20%	3.10%

a. STS 国家基准的来源为胸外科医师协会 2015 年 1 月—2015 年 12 月获得的表 16-1 的数据报表。医院整体数据的来源是先天性心脏病手术 STAT 指数，数据至 2017 年 4 月 14 日

左向右分流（心房、心室或房室水平分流），或在大血管水平分流（主肺动脉窗或动脉导管未闭）（图 16-1）。

临床表现以肺血流量增加及心力衰竭为特征。在婴儿中，心力衰竭表现为喂养困难和生长迟缓。症状的严重程度取决于分流大小和心腔之间的压力梯度。室间隔缺损（ventricular septal defect，VSD）可分为压力限制型和非限制型。非限制型室间隔缺损大，早期就有临床表现，需要在婴儿期修补。限制型 VSD 和房间隔缺损（atrial septal defect，ASD）在婴幼儿时期通常有较好的耐受性。肺循环血流量过多引起的心力衰竭的药物治疗是使用利尿药和血管紧张素转换酶（angiotensinconverting enzyme，ACE）抑制药降低后负荷。在严重的情况下，患者术前可能需要机械通气。通气策略是轻度通气不足和低吸入氧浓度（fraction of inspired Oxygen，FiO_2），通过维持或增加肺循环血管阻力，减少左向右分流。术前评估重点是识别和纠正可能由过度利尿导致的严重电解质紊乱。此外，贫血是一个常见的问题，特别是喂养困难和营养不良将会使 8—12 周龄患儿的生理性贫血恶化。

（二）第 2 组

伴有肺血流量减少的 CHD 是涉及右向左分流的发绀型病变，包括伴有肺血管梗阻的 VSD 或法洛四联症（tetralogy of Fallot，TOF）。本组最常见的病变是法洛四联症。TOF 以非限制性室间隔缺损、右心室流出道梗阻（right ventricular outflow tract obstruction，RVOT）、右心室肥厚和主动脉骑跨为特征（图 16-2）。

RVOT 梗阻可分成两种情况：①瓣膜下、瓣膜或瓣膜上的梗阻；②漏斗部痉挛引起的梗阻。TOF 患者在麻醉诱导期间一个可怕的并发症是由于交感刺激和漏斗痉挛引起的严重发绀或缺氧发作。严重发绀危象是由于右心室后负荷突然增加和（或）体循环血管阻力（systemic vascular resistance，SVR）下降而引起的急性右至左分流，表现为低氧血症、高碳酸血症和酸中毒，进一步增加肺循环血管阻力（pulmonary vascular resistance，PVR），导致分流进一步增加。为了减少严重发绀的发生率，TOF 患者可接受 β 受体拮抗药治疗，以降低儿

表 16-3　CHD 的解剖和病理生理分类

病理生理学	解　剖	表　现	病　变
肺血流量增加的 CHD	无肺梗阻的左向右分流的间隔缺损	• 非发绀性心力衰竭 • 肺血流量增加	ASD、VSD、CAVC、PAVC、PDA 或 TrA
肺血流量减少的 CHD	伴肺梗阻的右向左分流的间隔缺损	• 发绀 • 肺血流量减少	TOF、PS/ASD、TA
血流梗阻的 CHD	血流梗阻，无间隔缺损（无分流）	• 心室压力超负荷 • 心力衰竭	PS、AS、CoA
产后血液循环不能满足生存需要的 CHD	导管依赖性病变	发绀（导管依赖性血流）	PA
		心力衰竭（体循环血流为导管依赖性）	AA/MA 或 IAA
	并行体肺循环	发绀或肺循环过度（PVR/SVR）	D-TGA 或 D-TGA/VSD
	肺静脉异常连接 / 梗阻	发绀	TAPVR
成年前无症状的 CHD	多变	多变	BAV、AAOCA、WPW 或 L-TGA

CHD. 先天性心脏病；ASD. 房间隔缺损；VSD. 室间隔缺损；CAVC. 完全性房室通道；PAVC. 部分性房室通道；PDA. 动脉导管未闭；TrA. 永存动脉干；TOF. 法洛四联症；PS/ASD. 肺动脉狭窄 / 房间隔缺损；TA. 三尖瓣闭锁；PS. 肺动脉狭窄；AS. 主动脉瓣狭窄；CoA. 主动脉狭窄；PA. 肺动脉闭锁；AA/MA. 主动脉闭锁；IAA. 主动脉弓中断；D-TGA. D– 大动脉转位；D-TGA/VSD. 大动脉移位伴室间隔缺损；TAPVR. 完全性肺静脉异位引流；BAV. 二叶主动脉瓣；AAOCA. 冠状动脉异常主动脉起源；WPW.Wolf Pakinson White 综合征；L-TGA.L– 大动脉转位

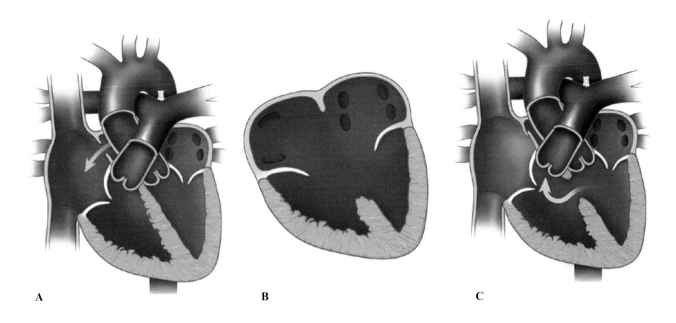

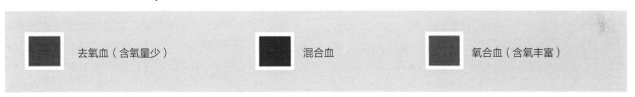

去氧血（含氧量少）　　混合血　　氧合血（含氧丰富）

▲ 图 16-1　非发绀性病变示意（彩图见书末）

A. 房间隔缺损，箭显示经房间隔缺损的左向右分流；B. 完全性房室间隔缺损，显示一个共同的心房、房室瓣和不完全分隔的心室；
C. 室间隔缺损，箭显示经心室交通从左到右的分流（经许可转载，引自 Texas Children's Hospital）

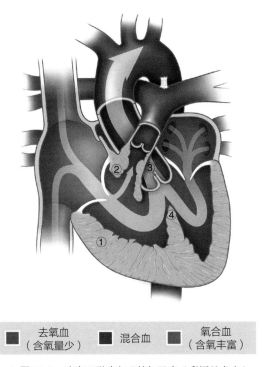

去氧血
（含氧量少）　　混合血　　氧合血
（含氧丰富）

▲ 图 16-2　法洛四联症各项特征示意（彩图见书末）

①右心室肥厚；②右心室流出道梗阻；③主动脉骑跨；④室间隔
缺损（经许可转载，引自 Texas Children's Hospital）

儿茶酚胺反应和漏斗部痉挛。并不是所有的 TOF 患者都
容易出现发绀：有轻微 RVOT 梗阻的 TOF 患者（"粉红
色 TOF"），可能由于较大的室间隔缺损左向右分流而表
现为肺循环过负荷的症状。发绀的长期影响是由于红细
胞生成素增加而引起的红细胞增多。血细胞比容＞ 65%
增加血液黏度，可能损害微血管灌注，患者易患血栓和
血小板减少症。由于出血时间可能延长，这些患者也有
凝血功能异常的风险，术前应进行凝血状况检测或凝血
功能测试（血栓弹力图）进行评估。在围手术期，重要
的是避免长时间禁食，以降低高血黏度综合征和（或）
缺氧发作的风险。患者一旦禁食建议静脉补液，手术当
天应继续给予 β 受体拮抗药。

（三）第 3 组

第 3 组为无分流的梗阻性病变。这些患者表现
为体循环或肺循环梗阻和心室压力超负荷，从而导致
心力衰竭。梗阻可发生在左心或右心。肺动脉瓣狭窄
（pulmonary stenosis，PS）是最常见的右心梗阻性病变。
超声心动图或心导管检查当峰值流速为＞ 4m/s（峰值压
差＞ 64mmHg）时被认为是严重 PS。左心梗阻性病变可出现在左心室流出道的任何水平：瓣膜下、瓣膜或瓣膜上。严重主动脉瓣狭窄的峰值流速＞ 4m/s（平均压差＞ 40mmHg）和主动脉瓣面积体表面积指数＜ 0.6cm²/m²。主动脉狭窄被称为主动脉缩窄（coarctation of the aorta，CoA），可以发生在动脉导管的任何水平上，包括导管前、导管或导管后。表现取决于 CoA 的严重程度和位置。CoA 可能是一种单独的疾病或合并其他 CHD，如室间隔缺损、二叶主动脉瓣和（或）Shone 综合征（左心室流出道梗阻、降落伞样二尖瓣、主动脉瓣下狭窄）。William 综合征（染色体 7q11.23 缺失）表现为主动脉瓣上狭窄、肺动脉分支狭窄和冠状动脉口狭窄。由于心脏的氧气需求和供应的不平衡，这种综合征是麻醉诱导期间猝死的最高风险之一。大多数有梗阻性病变的患者的医疗方案为运动限制和 β 受体拮抗药，随着症状的加重，需要进行手术干预。

（四）第 4 组

第 4 组为生后循环不能满足生存需要的 CHD 患者。为了更好地了解这组 CHD，回顾胎儿循环是很重要的（图 16-3）。胎儿循环包括四个水平的分流：胎盘、静脉导管、卵圆孔和动脉导管。在这些患者中，卵圆孔和动脉导管的开放是产后生存所必需的。为了保证出生后这些结构的通畅，球囊房间隔造口术（balloon atrial septectomy，BAS）可用于确保心房水平分流，前列腺素 E₁（prostaglandin E1，PGE₁）可用于维持动脉导管开放（patent ductus arteriosus，PDA）。

1. 4a 组

导管依赖性病变可分为两组。

- 依赖 PDA 的肺循环，如肺动脉闭锁。
- 依赖 PDA 的体循环，如左心发育不良综合征（hypoplastic left heart syndrome，HLHS）。

为了生存，混合性病变必须存在（例如心房和导管水平分流）。肺血流量（pulmonary blood flow，Q_p）和全身血流量（systemic blood flow，Q_s）取决于 SVR 和 PVR 的比值。肺动脉闭锁患者可通过体肺分流术得到缓解（如 Blalock-Taussig 分流术），HLHS 患者行 Norwood 手术（主动脉重建和体肺分流术）可缓解病情。最终，两组患者将在 3—6 月龄的时候，二期手术采用双向 Glenn 分流（上腔静脉肺动脉吻合），建立单心室姑息通道。姑息手术的第三个也是最后一个阶段，即 Fontan 手术，在 2—4 岁时进行，其中全身静脉血回流（IVC 和 SVC 血流）至肺动脉。姑息手术后，使用抗血小板药物来防止分流管内的血栓形成。抗血小板药物通常从术前开始并持续使用，这可能导致手术中出血增加。

2. 4b 组

体循环和肺循环并行，这些是生后循环不能满足生存需要的发绀型病变。大动脉转位（transposition of the

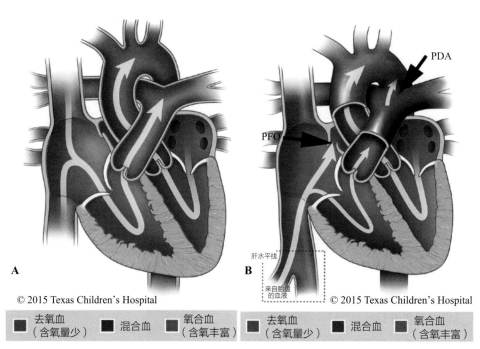

© 2015 Texas Children's Hospital　　　　© 2015 Texas Children's Hospital

| ■ 去氧血（含氧量少） | ■ 混合血 | ■ 氧合血（含氧丰富） |

▲ 图 16-3　正常和胎儿循环示意（彩图见书末）

A. 正常循环，去氧血从下腔静脉和上腔静脉流向 RA、RV 和 PA（浅蓝箭），氧合血从 PV 流向 LA、LV 和主动脉（浅红箭）；B. 胎儿循环，氧合血从胎盘流向 RA，通过 PFO 分流至 LA，LV 和主动脉（浅红箭），去氧血从 RA 流向 RV 和 PA（紫箭）。一些血液通过 PDA 分流到降主动脉。IVC. 下腔静脉；SVC. 上腔静脉；RA. 右心房；RV. 右心室；PA. 肺动脉；PV. 肺静脉；LA. 左心房；LV. 左心室；PFO. 卵圆孔未闭；PDA. 动脉导管未闭（经许可转载，引自 Texas Children's Hospital） great arteries，TGA）是最常见的病变。在 TGA 中，主动脉起源于右心室，肺动脉起源于左心室，导致两个并行循环。10%~25% 的 TGA 患者合并 VSD。即使混合可能发生在任何水平（心房、心室或动脉导管），血氧饱和度最重要的决定因素是心房水平的分流。BAS 和 PGE_1 用于 TGA 的早期管理，不仅改善血流混合，而且减少肺静脉充血。TGA 的手术修复是在新生儿期进行的动脉调转手术（arterial switch operation，ASO）。目的是在左心室压力为适应肺循环血管阻力而发生下降之前进行手术矫治。ASO 包括右心室 PA 吻合术、左心室主动脉吻合术和冠状动脉再植术。

3. 4c 组

肺静脉异位引流梗阻是 CHD 的外科急症，肺静脉引流到其他结构而不是左心房。引流可发生在三个不同的水平：心上、心内或心下。心下型更易发生梗阻。为了存活，混合性病变也必然存在。通常情况下，这些病变需要在出生后不久，在肺水肿和 RV 功能障碍之前处理。

（五）第 5 组

最后一组，直到成年无症状 CHD 在本书的其他章节讨论。

二、术中管理：监测

（一）血流动力学监测

所有心脏手术患儿在围手术期均应充分监测。标准的血流动力学监测包括有创动脉和中心静脉压力监测。超声使婴儿和儿童经皮建立血管通路变得简单 [4]。在 < 5kg 婴儿和单心室患者，避免经颈内静脉建立中心静脉通路，最大限度减少上腔静脉血栓形成的可能性。通常通过股静脉建立中心静脉通路。经皮肺动脉导管、血氧导管和持续混合静脉血氧饱和度监测通常不用于儿童 CHD 手术。当需要监测左心房压时，外科医生可将左心房导管直接置入左心房。

（二）术中超声心动图

大部分 CHD 患者术中会通过经食管超声心动图评估手术修复情况。小型 TEE 探头可用于体重 < 3kg 的患者。对于有 TEE 禁忌证的患者或由于血流动力学或通气障碍不能耐受探头放置，可在手术区域使用心外超声心动图 [5]。通常在手术开始前行 TEE 检查以确认诊断，并可能帮助查看难以通过经胸超声心动图成像的结构，如肺静脉、房间隔等。术后 TEE 检查有助于发现可能需要立即手术的残留缺陷。再次 CPB 的常见原因包括：残余流出道压差，如 TOF 矫治后；残余分流，

如 VSD 修补后；瓣膜功能不全或狭窄，如 CAVC 矫治术后。

（三）神经系统监测

神经损伤在小儿心脏手术中是一个重要的问题，特别是在发育期的大脑。正在进行的研究结果不一致。尽管如此，2016 年 FDA 发布的药品安全通告称，< 3 岁的儿童使用全身麻醉和镇静药物 > 3h 可能会影响大脑发育，但不应因这种风险而推迟紧急或救命手术 [6, 7]。在需要长时间停循环或低流量体循环的手术中（如 Norwood 手术、主动脉弓重建等），密切的神经监测和神经保护变得至关重要。近红外光谱监测脑氧饱和度可发现脑低灌注 [8-10]。当下降超过基线值 20% 时，建议进行干预治疗。改善脑氧合的方法包括提高体外循环流量、CO_2、血细胞比容、血压，或者降低氧气消耗，降低温度，加深麻醉。经颅多普勒也可用于婴儿区域性脑灌注（regional cerebral perfusion，RCP）时指导 CPB 流量，避免脑低灌注或高灌注 [11, 12]。一种方法是测量 TCD 基线平均速度，并在 RCP 期间将速度变化控制在 5%~10%。根据外科医生或医学中心习惯，CPB 手术神经保护的方法可能包括深低温停循环（18℃）或 RCP。目前还没有数据表明哪种方法更好。

（四）凝血功能监测

新生儿凝血系统不成熟，围手术期出血的风险增加。凝血因子 Ⅱ、Ⅷ、Ⅸ、Ⅺ、Ⅻ、抗凝血酶Ⅲ、蛋白 C 和蛋白 S 水平降低，但因子Ⅷ和 Von 血友病因子的水平增加。与体外循环的成年患者相比，婴儿和新生儿血液的稀释程度要大得多，这进一步增加了稀释性凝血功能障碍的风险。体外循环后凝血障碍的早期发现和诊断可以通过血栓弹力图来实现，并指导输血治疗 [13, 14]。

三、麻醉管理

麻醉管理的基本原则如下。

- 存在分流患者在静脉输液时避免进入空气，以防止空气栓塞。
- 预防性使用抗生素。
- 侵入性监测有创监测。
- 术后进入重症监护病房。

根据 CHD 的不同病理生理变化，儿童心脏手术的麻醉目标也有所不同。

左向右分流：目的是通过保持 / 增加肺循环血管阻力来减少左向右分流（低 FiO_2 和轻度高碳酸血症），降低体循环血管阻力（深麻醉）。

右向左分流：目的是通过减轻 RVOT 梗阻来减轻右

向左分流和发绀（容量治疗、β受体拮抗药、麻醉药），并将 SVR 维持在基线值（α受体激动药）（表 16-4）。

表 16-4 缺氧发作的麻醉管理

目 标	管理策略
增加 O_2 含量	增加 FiO_2
增加体循环血管阻力	去氧肾上腺素 0.5～3μg/kg
减轻漏斗部痉挛	补充容量（10ml/kg），β受体拮抗药（艾司洛尔 0.5～1mg/kg）
减少儿茶酚胺药量	增加麻醉深度 [阿片类和（或）吸入麻醉药]

无分流的梗阻性病变：目的是避免在麻醉诱导和维持期间进一步增加心室或血管梗阻。将心率和 SVR 变化保持在基线值的 20% 以内是至关重要的。缓慢而有预判的诱导以确保血流动力学稳定，可使用β受体拮抗药（如艾司洛尔）或α受体激动药（如去氧肾上腺素）。

生后循环不能满足生存需要的 CHD：导管依赖性病变的目标是必须使用 PGE_1 和 BAS 维持胎儿循环（PFO 和 PDA）开放。

- Q_p ： Q_s 接近 1∶1 的比率可以使全身 SpO_2 达到 80%。更高的动脉血氧饱和度值（> 90%）提示存在全身灌注不良而肺灌注过多，有可能发展为乳酸酸中毒。
- 较低的 SaO_2 值（< 70%）表明肺灌注差，全身流量过大。
- 在麻醉诱导过程中，较高的 FiO_2 和过度通气会增加肺血流量，可能对这类患者不利。在麻醉诱导和维持期间，需要密切关注 SVR/PVR 比值。

诱导应平稳进行，特别是对于心室功能下降和（或）心室流出道有明显压差的患者。对于没有静脉通路的患者，如果心血管生理功能有很好的代偿，对七氟醚吸入诱导可能耐受良好。由于吸入麻醉药浓度过高有导致心功能下降的风险，失代偿的患者需要有控制的静脉诱导。氯胺酮（1～2mg/kg）或依托咪酯（0.2～0.4mg/kg）静脉滴注，增加镇痛药物和非去极化肌肉松弛药的剂量，此方案常用于这些失代偿的患者。

区域阻滞技术是儿童心脏外科手术麻醉的一个不断发展的领域。诱导插管后使用吗啡（50μg/kg）骶管单次阻滞，可减少静脉麻醉药需求，便于早期拔管。我们中心在超声引导下使用椎旁阻滞替代硬膜外麻醉用于儿童心脏开胸手术方面有很好的经验[15]。

全身麻醉维持采用平衡麻醉技术，包括吸入麻醉药、阿片类药物、非去极化肌肉松弛药和血管活性药物，以达到心脏病的血流动力学目标。

四、体外循环管理

患者的大小和初始血细胞比容决定了 CPB 中使用的预充液类型。其目标是保持血细胞比容> 25%，这与更好的远期神经发育结果相关[16]。CPB 的一般原则包括以下内容。

- < 20kg：使用含有白蛋白和（或）新鲜冰冻血浆（fresh frozen plasma，FFP）的红细胞悬液（packed red blood cells，PRBC）。
- > 20kg：含勃脉力和电解质的晶体预充液（添加钙和葡萄糖达到生理水平）。血液保护技术，如可以考虑术中血液回收。
- 其他预充液成分包括以下内容。
  - 肝素、缓冲液（如碳酸氢钠）、甘露醇和类固醇[17]。
  - 抗纤溶药物：ε– 氨基己酸（ε-aminocaproic acid，EACA）和氨甲环酸（tranexamic acid，TXA）通过阻断纤溶酶原结合位点或阻断将纤溶酶原转化为纤溶酶的酶促纤溶酶原激活物来减少纤维蛋白溶解[18, 19]。
- CPB 前需要充分肝素化，目标激活全血凝固时间为 380～480s。婴儿的剂量（400U/kg）高于成人和较大的儿童（300U/kg），因为婴儿的身体含水量更高，分布体积更大。
- 推荐计算 CPB 流量。
  Q=Wt×150ml/（kg·min）（患者< 10kg）
  Q=BSA（患者≥ 10kg）×CI
- Q：流量（ml/min）。
- Wt：体重（kg）。
- BSA：体表面积（m^2）。
- CI：心指数 [ml/（min·m^2）]。

为了使婴儿获得更高的 CPB 流量，可以使用血管扩张药（如酚妥拉明 0.1～0.2mg/kg）来达到目标生理平均动脉压。体外循环的低温程度取决于患者的大小和手术类型。生后循环不能满足生存需要的 CHD 通常在深低温下进行，并可能使用停循环。这些患者的血气管理是达到 pH 稳态，即向氧合器引入二氧化碳以保持低温时恒定的 pH 值和二氧化碳分压水平。这种 CPB 方法最大限度地提高了脑血流量和组织氧合。

当患者体温完全恢复，根据病变类型有足够的血细胞比容（在发绀型患者中通常较高）；经 TEE 确认心腔排气完全，已经恢复足够通气就可以尝试停机。最优的通气策略对于避免 PVR 增加至关重要。术后容易发生肺动脉高压的患者应使用一氧化氮（如长期左向右分流肺循环过度，已经发生肺血管重构的后期修补术）。TEE 用于检查手术效果和评估心室功能。如果心室功能下降，应开始使用正性肌力药物 [如米力农 0.375～0.75μg/（kg·min）和（或）肾上腺素 0.02～0.05μg/（kg·min）]。对于心室功能良好的低血压患者，低血压可能继发于 SVR 降低和（或）血管麻痹综合征，如加压素 [0.01～0.06U/（kg·h）] 可用于增加 SVR。一旦心室功能和血压稳定，使用硫酸鱼精蛋白逆转肝素化 [与肝素的比例为 1∶（1～1.3）]。对可能发生急性肾损伤的新生儿，可以放置腹膜透析管用于术后降低液体负荷。

五、术后管理

在儿童心脏术后，如果手术过程顺利（如无出血，无心电图改变，心室功能良好，TEE 无残余病变，氧合和通气充足），患者没有严重的合并症，在手术室麻醉苏醒和拔管是可能的[20, 21]。合理使用阿片类药物和肌肉松弛药是必要的，以避免呼吸抑制和（或）肌松药残余。因为 CPB 前给药考虑到稀释和超滤，大部分人的策略可能是在 CPB 前给 15～20μg/kg 芬太尼。另一种策略可能是将芬太尼限制在 1～3μg/（kg·h）。静脉输注舒芬太尼 [0.5～2μg/（kg·min）] 或瑞芬太尼 [0.05～0.2μg/（kg·min）] 是芬太尼的有效替代方案。由于瑞芬太尼的半衰期极短（< 5min），在停止输注前应使用一种作用较长效的阿片类药物（如吗啡或氢吗啡酮）。

六、ICU 管理

对于不符合手术室早期拔管标准的患者，保持插管、通气、镇静，直至临床情况好转。

由于纵隔出血引起的胸引管引流量（chest tube output，CTO）增加是儿童心脏手术后再次手术的常见原因。正常的 CTO 小于 2ml/（kg·h），但在前 2h 可能大于 3ml/（kg·h）。在手术室和 ICU 行床旁凝血功能检测可以及时诊断并减少血制品的使用[13]。过度使用血液制品与严重并发症相关，包括急性肾衰竭、输血相关免疫调节（transfusion-related immunomodulation，TRIM）、输血相关急性肺损伤（transfusion-related acute lung Injury，TRALI）和输血相关循环超负荷（transfusion associated circulatory verload，TACO）。

低心排综合征（low cardiac output syndrome，LCOS）是一种由心肌功能障碍引起的短暂的全身灌注减少，是术后初期的一种风险。与 LCOS 相关的常见因素是长时间 CPB 和长时间主动脉阻断，心肌保护差（如心室肥厚和心脏停搏不足），体温过低和心室切开。如果没有残留病变，大多数患者可以通过正性肌力药物和机械通气改善。如果血流动力学没有改善，可能需要临时的体外膜氧合支持。

另一个令人担心的术后并发症是肺动脉高压（pulmonary hypertension，PHTN），常见于左向右分流病变的晚期修复。治疗包括镇静，通气（提高吸入氧浓度和轻度过度通气），右心室支持（如米力农），用一氧化氮使肺血管扩张。重症难治性 PHTN 可能需要临时 ECMO 支持。

儿童心脏 ICU 监护的一个特点是在新生儿心脏手术后使用腹膜透析，以帮助肾功能不成熟或急性肾损伤，特别是在长时间体外循环后的液体管理[22]。心脏手术后发生 AKI 的年长患儿可能需要持续静脉 – 静脉血液透析（venovenous hemodialysis，CVVHD）。

第17章 先天性心脏病、成人心脏手术及心脏介入治疗
Congenital Heart Disease and the Adult for Cardiac Surgery and Cardiac Intervention

Jane Heggie 著

莫 涛 译

要点

- 成人先天性心脏病患病率的增加及此类人群人口结构的不断变化将对所有心脏项目和卫生系统管理构成挑战。
- 这些患者接受着高等教育，拥有自己的职业、人际关系和子女，他们拥有完整的成人生活。
- 在规划成人先天性心脏病患者的管理时，可以利用电子资源来展示他们先天性解剖学和生理学特征，以及以往手术治疗如何改变了这种生理学特征。
- 如果计划行非心脏外科手术，手术团队必须审查是否与其适应的生理功能存在冲突，并思考如何减轻此冲突。
- 心脏手术和心脏干预应以多学科联合方式进行规划，并进行围手术期筛查和合并症的优化。
- 患者经常因经济、保险、与随访中心的距离等原因而失去随访，许多人认为他们的先天性心脏病已经被治愈。
- 患者可能因出现心律失常、非心脏手术问题及心力衰竭而复诊，这些是重新将患者与医患关怀联系起来并提高他们的生活质量的机会。

先天性心脏病患者生存期超过 18 年的比例正在增加。研究者针对魁北克市 1987—2005 年 CHD 患者进行了一项基于人群的综合队列研究，该研究表明，所有 CHD 患者的死亡年龄中位数增加了 15 岁，从 1987—1993 年的 60 岁增加至 1999—2005 年的 75 岁[1]。在重度 CHD 患者中，死亡年龄中位数从 1987—1993 年的 2 岁增加到 1999—2005 年的 23 岁。大多数患者在儿童时期就被诊断为先天性心脏病，但是也有简单的病变，如房间隔缺损，以及存在复杂的病变，如矫正型大动脉转位（cc-TGA）和三尖瓣下移畸形（Ebstein），这些病变在成年期才被发现。在 2000 年，严重先天性心脏病患者中 49% 的患者是成年人，而在 2010 年，这一比例增加至 66%[2-3]。

多个研究中心研究表明，成人先天性心脏手术的 30 天手术死亡率为 3.5%～7%，其中主要不良事件和长期发病率存在差异[4-6]。随着时间的推移，严重的病例逐渐增多，而许多简单病例被早期干预，则按比例减少，如 ASD。这些研究详细阐述了可预测结果的术中因素，但不能把器官障碍视作先天性心脏病患者的生活负担。美国心脏协会最近发表的一份科学声明讨论了 ACHD 患者非心脏并发症的诊断和管理[7]。其中许多相关疾病与外科手术和 ICU 护理相关。

围手术期风险的分级部分取决于患者因素：解剖学诊断、合并症、主诉的准确度和认知功能及区域或系统因素，如保险、前期手术护理及区域转诊模式。从儿科环境过渡后，常缺乏常规护理，许多患者因新症状、转诊和早期预防而再次就诊[8]。在区域中心进行随访可以有效降低死亡率，但事实上，尽管为患者提供长期护理指南及 ACHD 诊疗中心，加拿大区域中心患者随访率不到 1/3，在美国则更少[9, 10]。

一、围手术期注意事项

诊断操作、心脏复律、治疗干预和心脏手术的麻醉注意事项对于个人来说都是相似的，但其风险不断增加，并且有时与患者生理血流动力学相冲突。理想情况下，患者病情由多学科联合会诊，并由具有 ACHD 治疗经验的心脏专家跟进。诊断操作、心脏复律和简单手术可能在区域中心进行，而复杂手术将在诊疗中心进行。

用于管理的心脏危险因素如下。

- 病变是否取决于肺血管阻力（PVR）。
- 室间隔分流或开窗。
- 取决于前负荷和后负荷。
- 依赖起搏器。
- 肺功能。
- 肝病。
- 肺动脉高压。
- 预计会失血，是否大量出血。
- 认知障碍和综合征。

个别 ACHD 病变的详细管理超出了本书的讨论范围，读者可以参考相关文献和指南，但是 ACHD 病变存在共同点和独特的血流动力学问题[11]。

Ebstein、经瓣环补片的法洛四联症、游离肺反流及 Fontan 和 Glenn 分流术都依赖于低肺血管阻力。对于非心脏手术或诊断操作及当需要呼气末正压和低气道压力以接近功能残气量进行强制通气时，操作者最好通过自主通气进行操作。避免酸中毒、维持恰当的氧分压和体温对维持机体酸碱平衡都很重要。

具有不受限制的心内分流或主肺动脉侧支循环的患者依赖于肺血管阻力和全身血管阻力之间的平衡。这些患者已经在他们的日常生活工作中找到了生理平衡，他们将室内空气氧分压和饱和度作为衡量标准，这一举措是明智的。先前存在的左向右分流可能会因通气过量和氧合过度而加剧。讽刺的是，面色红润的患者会出现代谢性酸中毒。同样，发绀患者会因全身供氧而使饱和度短暂增加。

心内分流 [房间隔缺损、室间隔缺损、ASD 中的开窗和 Fontans 术中外管道及大血管分流、动脉导管未闭、全身动脉至肺动脉分流（如 Blalock Taussig、Waterston 和 Potts 分流）] 需要对静脉空气栓塞采取全面的预防措施。在准备和使用旋塞阀门时应对管道进行细致的排气。在使用全静脉麻醉（total intravenous anesthesia，TIVA）或输血的情况下，过滤器会因丙泊酚和输血堵塞而出现问题。如果管路被堵塞，并且麻醉医师与过滤器距离较远，则医生可能会因静脉通路缺失而对患者情况一无所知。

前负荷依赖性病变的病例包括 Fontan 和 Glenn 循环、法洛四联症根治术因跨环补片导致肺反流出现右心衰竭、左心室流出道梗阻（主动脉瓣狭窄）。患者依赖后负荷减少的病例包括大动脉转位 Mustard/Senning 术后右心室、先天性矫正大动脉转位（l-TGA）主动脉下形态学右心室、使用 Fontan 循环缓解的单心室患者。

右侧心脏病变和单心室生理大多需要心外膜起搏器，许多心力衰竭患者常使用双心室起搏。脉冲发生器的位置和起搏备用计划应提前做好规划，特别是对于非心脏手术。

与正常人相比，ACHD 患者的静态肺功能和增加心输出量的能力降低，以 VO_2 指数为基础的运动耐量降低，FEV_1 和 FVC 降低，以及显著受限[12]。受限与先前胸部切口的数量密切相关，尤其是胸骨切开术和开胸手术（> 50%）。与年龄匹配的对照相比，Fontan 手术患者和法洛四联症患者的平均 FEV_1 和 FVC 为预测值的 60%[13, 14]。用力肺活量中度至重度受损是 ACHD 患者死亡率的已知预测因素。

大多数 ACHD 患者因右侧循环衰竭而出现肝充血。MELD 评分由梅奥诊所开发用于预测患者等待肝移植期间的死亡。MELD-xi 评分（不包括 INR）已被证实在预测肝硬化的短期存活率方面与 MELD 评分准确率几乎一致。许多 ACHD 患者长期服用华法林，因此排除 INR 很重要[15]。MELD-xi 评分在 96 名 Fontan 手术患者队列中进行回顾性分析，其中 73 名患者年龄 > 18 岁。连续检测患者机体肌酐值和胆红素值 7 天，并将这些值与丙型肝炎肝硬化对照患者进行比较。该研究发现，Fontan 手术患者的 MELD-xi 评分分布情况与已确诊的丙型肝炎肝硬化患者数据相似；此外，MELD-xi 评分 > 18 与心源性猝死、充血性心力衰竭和心脏移植死亡的风险显著增加相关[16]。近期日本相关研究者对 32 名二次心脏手术的 ACHD 患者进行回顾分析，其中 38%[12] 有肝功能障碍，患者麻醉、手术和体外循环持续时间更长，输血量更多[17]。

肺动脉高压是一个独立的危险因素，但会根据根本原因实行不同的管理方式[18]。

- 艾森曼格综合征：长期左向右分流使肺小动脉增粗，最终肺动脉压可达到甚至超过全身压力，随后患者出现发绀；麻醉医师必须同时处理肺动脉高压，避免右向左分流加重引起发绀，这对于麻醉医师来说是巨大的挑战。
- 心脏缺损合并肺血管阻力增加行肺分流关闭术风险，患者可能在闭合后右心室衰竭。
- CHD 引起的原发性肺动脉高压，然而 CHD 病变轻微，而不是其病因，如小卵圆孔未闭或偶发性

ASD。

- 由左心疾病引起的肺动脉高压，如系统性房室瓣膜反流、主动脉瓣关闭不全或系统性心室衰竭。

必须提前考虑手术过程中的失血量和凝血功能障碍对 ACHD 患者的影响。术中失血的危险因素包括既往胸壁切口次数、围手术期抗凝药物、既往大量输血史、MELD-xi 评分和术中损伤，如胸骨切开入路手术导致心脏或邻近血管损伤。麻醉和手术团队必须通过轴向成像评估患者解剖结构，并制订开胸的备选计划。为降低开始手术时造成心脏损伤的发生率，头低位患者可进行股静动脉插管并放置过滤器以减少空气栓塞，也可在胸骨切开前降温至接近体外循环状态。大量输血会增加患者免疫系统的敏感性，并会限制他们将来进行器官移植时的选择。

发绀患者有自己独特的血液系统问题。它们的红细胞增多，血小板和维生素 K 依赖性凝血因子减少。尽管他们的血红蛋白含量很高，但他们机体常缺乏铁元素。缺铁的红细胞在血液微循环中灵活性较差，增加患者脑卒中的风险。常规输血不能满足该人群，该人群术后需要输注大量的血红蛋白[19]。

除了手术护理和 ICU 康复外，唐氏综合征（Downs Syndrome，DS）和具有锥体缺陷的 22q11.2 缺失综合征等认知障碍和综合征增加了患者治疗环境的复杂性。DS 合并症包括认知缺陷、甲状腺功能减退症、> 40 岁感染性痴呆倾向和 60 岁时 50%～70% 痴呆患病率、获得性二尖瓣疾病、寰枢椎不稳定、阻塞性睡眠呼吸暂停综合征和癫痫[20]。术前访视必须包括完整的病史、近期通过颈椎屈曲和伸展视图对寰枢椎不稳定评估、睡眠呼吸暂停的风险评估。患有 22q11.2 缺失综合征合并症的患者包括腭异常、自闭症和（或）精神分裂症、发育迟缓、气管食管疾病、肾脏异常、癫痫发作、免疫缺陷和低钙血症[21]。无论患者是与家人一起居住还是接受医疗护理，围手术期团队和护理人员均需要及时关注。

总之，ACHD 患者的术前访视很重要。除了与后天性心脏病患者复杂解剖学和生理学不同外，他们的合并症和伴随症增加了此类患者疾病复杂性和风险性。理想情况下，患者应由多学科联合会诊，如果患者须行手术治疗，则必须在手术前几个月，由具有 ICU 背景且对 ACHD 经验丰富的心脏专科麻醉医师进行评估。合并症可以被识别并优化，同时向家人和委托人解释相关风险。入院前的相关检查预约有助于评估风险和优化。这些患者中的许多人因童年经历而受到创伤，不愿住院治疗。其他人认为自己有胸骨切口瘢痕是正常的，但他们无法理解手术的严重性，也从未为自己做出过这些决定。

二、房间隔缺损、室间隔缺损、开窗

（一）房间隔缺损

ASD 是最常见的先天性心脏病之一，也是成年期常见的 ACHD 病症之一，ASD 有四种类型，主要类型是：继发孔型房间隔缺损、原发孔型房间隔缺损（伴随二尖瓣裂缺）、静脉窦型房间隔缺损（伴部分肺静脉异常引流）、罕见的无顶冠状窦缺损（与残存的左上腔静脉相关）。

ASD 手术的指征包括右心房或心室扩大、异常栓塞或呼吸困难（直立时缺氧和呼吸困难）。肺动脉高压患者将在导管室接受评估，如果肺动脉压低于全身压力的 2/3，并且对肺血管扩张药有良好效果，则考虑行手术治疗。

除了极少数例外，继发孔型房缺常使用封堵器封堵缺口，很少需要麻醉护理。对于大缺损和缺乏足够隔膜边缘的缺损或需要抗心律失常干预的患者，需要行常规手术修补。其余类型缺损比较复杂，应在诊疗中心接受治疗。在体外循环前的患者中，需要保持最佳的 PVR：SVR 比率，并应遵循异常栓塞的常规预防措施。对于 CPB 后患者，应采用降低 PVR 的方法，包括正常的 $PaCO_2$、碱性 pH、最佳 PaO_2、低潮气量和气道压力通气。特定的肺血管扩张药，如米力农、吸入一氧化氮或吸入性前列环素有利于促进右心室收缩。

（二）三尖瓣下移畸形

三尖瓣下移畸形是一种罕见的 ACHD，发病率不到所有 ACHD 的 1%，可能出现在儿童期或未诊断的成年人中，这些患者常伴有新发的心房扑动。它的特点是由于三尖瓣（tricuspid valve，TV）的间隔、后叶的心尖位移、"心房化"薄壁右心室导致的三尖瓣反流和右心室功能减弱，从而导致严重的三尖瓣反流。患者可能会通过 PFO 或 ASD 从右向左分流，他们需要足够的充盈压力和最小化 PVR 的技术并增强右心室功能[22]。手术修复将包括修复或重新植入三尖瓣小叶、心房右心室折叠和心房间通道关闭。除了右心室功能障碍，右心室容量超负荷和几何改变可能会影响左心室功能。

（三）法洛四联症

法洛四联症很少出现在未经矫正的成人中。病变及其修复的方法每 10 年都会发生变化。老年人可能行暂时的全身动脉至肺动脉分流术、Blalock-Taussig 术、Potts 术或 Waterston Coley 术，并且在作为大孩子时进行了彻底修复[23]。年轻的成年人很可能在母胎内被诊断出来，并且在新生儿或 3—6 月龄时进行了初步矫正。大多数患者在修复时会使用经瓣环补片来扩大右心室流出道，随着时间的推移，他们会发展成肺功能不全、右心室扩张，最终由于右心室扩张导致三尖瓣关闭不全；然而，一些治疗中心术中保留残余流出道梯度差，减小对瓣环的损伤。法洛四联症患者易发生室性心动过速、房性心律失常、猝死和 QRS 波群增宽 > 180ms，这些与猝死风险增加相关[24]。患者儿童期行肺动脉瓣置换术很常见，但其治疗时机和疗效仍有争议[25]。与三尖瓣下移患者一样，这些患者需要足够的充盈压力和最小化 PVR 的技术。

三、大动脉转位

转位主要有三种常见的表现形式。完全型大动脉转位 D-TGA、伴有室间隔缺损和肺动脉狭窄的 D-TGA、矫正型大动脉转位 L-TGA[26]。转位也可以与其他复杂病变合并出现。

（一）D-TGA 带有 Mustard 或 Senning 挡板（图 17–1）

（二）D-TGA 行动脉调转

20 世纪 80 年代早期，CHD 儿童中心从上述修复方

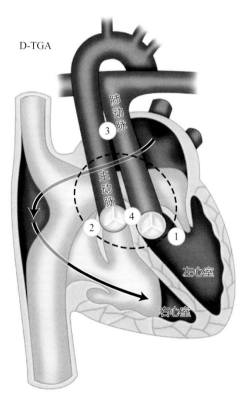

▲ 图 17-1　D-TGA 行 Mustard 手术示意

20 世纪 80 年代时用于修复完全型大动脉转位心室 - 大动脉连接不一致的 Mustard 或 Senning 手术。虽然现在很少进行，但仍有许多成年人生活依靠心房隔板，心房隔板将心房血液重新引导至对侧心室。右心室仍然是全身心室和主动脉下心室。接受 Mustard 或 Senning 手术的患者经常会出现隔板漏气、窦性心律失常、病态窦房结综合征和不可避免的全身心室衰竭。尽管它们的解剖结构可能令人困惑，但它们的管理方式很像等待 AICD 或 PPM 原位进行心脏移植的扩张性心肌病。优化功能和降低全身心室后负荷的策略适用于手术和 ICU 管理

法调整至 Jatene 术或动脉调转术[27]。主动脉和肺动脉随着冠状动脉的重新植入而切换。手术并发症包括冠状动脉灌注缺陷和新主动脉根部新发动脉瘤。手术优点是左心室作为全身系统的心室且心房心室连接和心室大动脉连接同步恢复。在心脏麻醉和 ACHD 专家的指导下，可以在社区环境中安全地进行紧急非心脏手术。

（三）伴有 ASD 和肺动脉狭窄的 D-TGA、Rastelli 手术

D-TGA 成年患者（心房心室连接一致但心室大动脉连接不一致）伴有 VSD 和肺动脉狭窄，在儿童时期通过 Rastelli 手术修复，该手术从左心室开出隧道通过房间隔缺损至主动脉，外加的心脏导管将右心室连接至肺动脉。流经心脏的红细胞以适当的方式穿过所有腔室，左心室恢复为全身系统心室。左心室至肺动脉的导管会经常堵塞，导管堵塞后需球囊扩张疏通或更换新导管。介入导管室中，患者导管从右心室至肺动脉出现肺阻力增加，麻醉医师应考虑导管狭窄，有的患者也会出现主动脉下梗阻。如果这些情况出现在手术室，则考虑右心内膜炎相关，这增加了开胸的风险（图 17-2）。

L-TGA 也称为矫正型大动脉转位，该名称暗示患者是 "天生矫正" 的，因此许多社区和非心脏麻醉医师混淆。这些患者有心房心室连接不一致和心室大动脉连接不一致。右心房连接至肺下形态学左心室。左心房连接主动脉下形态学右心室，因为这些患者大多数有 Ebstein 样三尖瓣畸形、中度至重度主动脉瓣反流。在没有相关异常情况下，这些患者在后面的第 20～30 年里会出现全身性主动脉瓣反流和心力衰竭症状。他们也会出现心脏传导阻滞。像 Mustard 手术患者一样，他们如同治疗扩张型心肌病患者一样治疗此类患者（图 17-3）。

（四）二叶式主动脉瓣

二叶式主动脉瓣很常见，患者可能在儿童期或成年期出现狭窄、反流或混合性狭窄 / 反流。瓣膜问题比较直观，与获得性主动脉疾病患者没有什么不同。然而，与二尖瓣疾病相关的主动脉病变仍需要特殊考虑，特别是瓣膜根保留或 Ross Konno 手术相关情况。这些主题在本书中有相关介绍。

（五）缩窄

主动脉狭窄，通常在动脉导管附近，这种病变通常需要在狭窄处进行相关处理。缩窄与二叶式主动脉瓣相关。通常使用支架植入进行扩张的介入手术。偶尔复杂病变和修复后残余缩窄相关动脉瘤需要手术干预。无论手术的部位和类型如何，缩窄矫治手术前后的血压监测很重要。

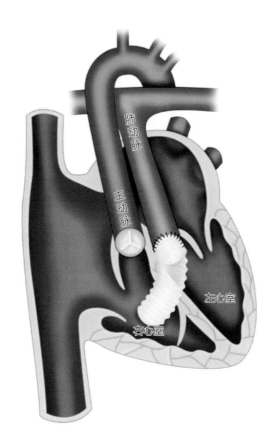

▲ 图 17-2　**Rastelli** 手术 [1]：用补片将室间隔缺损与主动脉开口缝合接通，将右心室与肺动脉使用人工血管于心脏前方连接 [2]

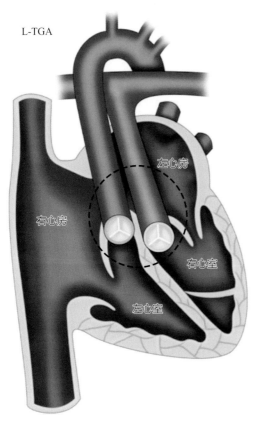

▲ 图 17-3　**L-TGA**（矫正型大动脉转位）

介入性导管实验室管理包括待机镇静和短暂的深度麻醉诱导，用于球囊扩张和支架置入。主动脉撕裂或破裂非常严重且少见的；然而，注意术后疼痛是非常重要的。

通过左侧开胸和肺分离开放性手术并非先天性手术所独有，但具有预先存在的导管前侧支血流的优势，从而降低了脊髓缺血的风险。对于重新做胸部切口和股骨插管终止循环的情况也有相似的考虑。这些并不是缩窄所独有的。

（六）单心室的 Glenn 和 Fontan 术；三尖瓣闭锁和肺动脉闭锁；双入口左心室；左心发育不全综合征

具有单心室生理功能的成人，如三尖瓣闭锁、肺闭锁、双入口左心室（double inlet left ventricle，DILV）和左心发育不全综合征（hypoplastic left heart syndrome，HLHS），可能至少进行了 Glenn 手术分流，随后行 Fontan 手术。HLHS 患者首先应行 Norwood 手术。这个患者群体很复杂，现在患者寿命已经超过 18 岁，这些患者可能会因为心脏复律、诊断和介入手术及非心脏手术出现在成人治疗中心。HLHS 患者寿命现在已经超过 18 岁，形态学 RV 作为单心室对机体不利。心脏手术、Fontan 循环修复术或转换为腔静脉连接术必须在诊疗中心经过系统规划和讨论才能实施。

经典的 Glenn 术是右肺动脉直接与上腔静脉吻合，双向 Glenn 术是 LPA 和 RPA 汇合处与 SVC 吻合。在每个患者中，由于 SVC 与 RA 断开连接，因此无法通过 SVC 连接心脏。针对像心脏复律这样简单操作应该考虑到没有起搏线、也没有用于全身静脉回流的"泵"及复苏药物，以到达左心。图 17-4 显示双向 Glenn [28]。

要使 Glenn 分流术或 Fontan 循环成功，患者必须

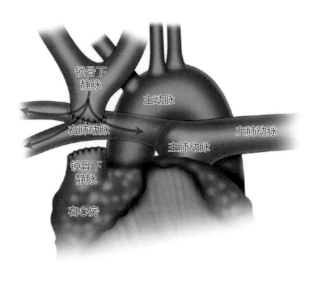

▲ 图 17-4　双向 Glenn 术

有足够的充盈压、低 PVR、肺静脉畅通、顺应 LA、AV 同步、顺应 LV 无流出道梗阻和低 SVR。自推出以来，各种类型的 Fontan 血流动力学考虑在综合评论中进行了阐述[29, 30]（图 17-5）。

　　Fontan 姑息术于 1971 年首次被提出。最初该手术是将 RA 与主 PA 吻合，随后的改良包括侧向隧道 Fontan 和全腔肺连接。右心房随着时间的推移而扩张是推动手术方式改良的原因。这些患者 Fontan 术连接处至全身或共用心房可能存在开窗，需要预防静脉栓塞进入全身循环。麻醉技术、术后恢复和术后治疗计划必须

考虑这些因素。自主呼吸是可取的，但并不总是与手术计划相适应。这类患者常出现肝功能障碍。非心脏手术应由 ACHD 心脏病专家制订计划，最好在 ACHD 诊疗中心或通过电话会议指导紧急非心脏手术。

四、结论

　　成人先天性心脏病患者面临着独特的挑战。充分考虑出生时存在的生理功能，其姑息性手术的改良与未来手术存在的潜在冲突将能相互适应。在协作团队中工作并具有完善的转诊途径和后续跟进是必不可少的。

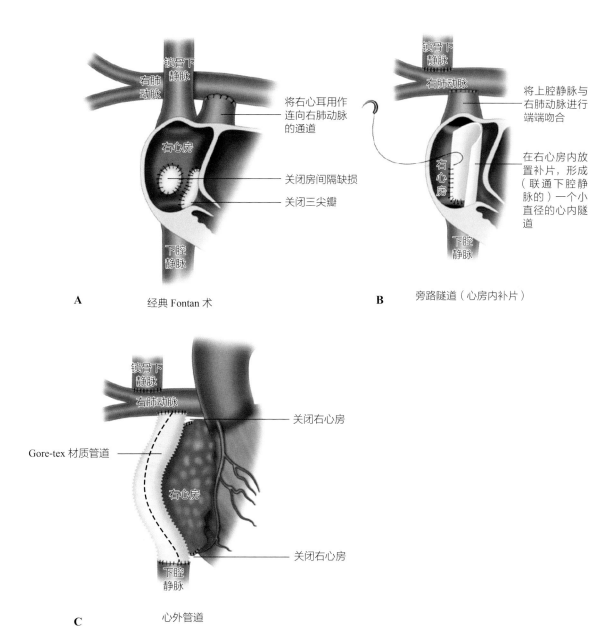

A　经典 Fontan 术

B　旁路隧道（心房内补片）

C　心外管道

▲ 图 17-5　Fontan 循环的三种最常见的术式

A. Fontan 博士在 1971 年描述的初始 Fontan 手术方式；B. 旁路隧道改良；C. 总腔 - 肺连接或心外 Fontan 手术。Fontan 手术改良进程的说明。Fontan 手术：当代技术已显著改善长期预后—《Circulation》2007

第 18 章　心脏外科少见病患者的麻醉管理

Anesthetic Management of Cardiac Surgery Patients with Uncommon Diseases

Carlos Galhardo Jr.　Mauricio Daher　著

玉　红　译

要点

- 正确理解潜在的病理性异常及其对麻醉的影响是管理心脏少见病患者的基础。
- 心脏黏液瘤是最常见的心脏良性肿瘤；原发性心脏恶性肿瘤以肉瘤为主；比起原发性心脏肿瘤，心脏恶性肿瘤更可能是转移性的。
- 约 75% 的心脏黏液瘤发生在左心房，其蒂常附着于房间隔，通常位于卵圆窝区；典型的黏液瘤是带蒂、圆形、胶状的。
- 麻醉医师必须全面了解肿瘤的大小、确切位置和对病理生理的影响，以预测在麻醉和肿瘤手术切除过程中可能出现的任何并发症。
- 心肌病排除继发于心血管异常的心脏病，具有不同的结构和功能表型；原发性心肌病是指主要局限于心肌的疾病，而继发性心肌病则是由全身性疾病导致的心肌损伤。
- 心包积液、缩窄性心包炎和心脏压塞可严重损害心脏充盈和心输出量，增加诱导期间血流动力学衰竭的风险。
- 血液病患者的麻醉问题主要是避免或减少出血或血栓性事件。
- 心脏病是妊娠相关非产科死亡的主要原因；在大多数情况下，心脏问题在妊娠开始前就已经存在，而在妊娠期由于血流动力学改变而失代偿。

一、心脏肿瘤

原发性心脏肿瘤可能起源于任何心脏组织。虽然心内肿瘤是一种罕见的心脏病，但全面了解特定肿瘤的特点是围手术期处理的关键。心脏肿块可通过多种机制引起不同的症状。患者可能因血流受阻或瓣膜功能障碍而出现心力衰竭症状、肿瘤碎裂和栓塞症状或全身症状。症状的性质和程度取决于肿瘤的大小、侵袭性、脆性及其在心脏中的位置。

尽管大多数心脏肿瘤是在常规心脏成像过程中偶然发现的，但近年来心脏成像技术的进步使得对心脏肿瘤的评估更加早期和全面。从超声心动图、心脏 MRI 或 CT 获得的信息可以证实心脏肿瘤的存在，并提供肿块的基本特征，如解剖位置、活动度、附着性和潜在的血流动力学影响。

心脏肿瘤可分为原发性和继发性，这取决于它们是起源于心脏还是从其他部位转移到心脏。原发性心脏肿瘤可进一步分为良性肿瘤和恶性肿瘤。大约 75% 的原发性心脏肿瘤是良性的，25% 是恶性的。大约 50% 的良性肿瘤是黏液瘤，而心脏肉瘤是最常见的恶性肿瘤。心脏转移性肿瘤是心脏原发肿瘤的 20～40 倍[1]。

（一）良性肿瘤

成人良性肿瘤多为黏液瘤，其他常见的良性肿瘤包括乳头状弹性纤维瘤、脂肪瘤和横纹肌瘤。

1. 心脏黏液瘤

心脏黏液瘤是成人最常见的原发性心脏肿瘤。典型的发病高峰在 30—60 岁，女性较为常见。大约 75% 发生在左心房，蒂常附着在房间隔上，通常位于卵圆窝区[2]。大体上，典型的黏液瘤有蒂，圆形，胶状，表面光滑或有轻微分叶。活动度取决于蒂的长度和与心脏的连接程度。

与其他心脏肿瘤不同，大多数黏液瘤患者都有症状。临床上，最常见的首发症状是活动后呼吸困难，继发于二尖瓣梗阻。暂时性血流受阻可引起低血压、晕厥、心律失常、溶血，以及其他心力衰竭的体征和症状。此外，心脏黏液瘤可能表现为反复脑梗死或短暂性脑缺血发作、外周栓塞和全身症状。右心房黏液瘤可导致右心室衰竭的临床表现，包括外周性水肿、肝大和腹水。

Carney 综合征是一种常染色体显性遗传的家族性遗传病，以伴发多种肿瘤为特征，包括心房和心外黏液瘤、神经鞘瘤和各种内分泌肿瘤。

如果临床特征和心脏影像学检查怀疑黏液瘤存在栓塞、心血管并发症和猝死的风险，就需要立即手术切除。该手术远期效果好，死亡率低。

2. 乳头状弹性纤维瘤

乳头状弹性纤维瘤（papillary fibroelastomas，PFE）是成人第二常见的原发性良性心脏肿瘤。PFE 可能发生在所有年龄段，但在老年患者中更为常见。形态上，PFE 是一种起源于心内膜成分的小的（直径＜ 1cm）无血管性肿瘤，单发多于多发。当在水下观察时，它们的外观类似于海葵，有叶状的臂，附着在致密结缔组织的短蒂上[2]。最常见于左心的瓣膜，主要影响主动脉这面的主动脉瓣，其次是心房表面的二尖瓣。

虽然 PFE 是良性心脏肿瘤，但由于会引起冠状动脉或脑循环栓塞，因此会导致危及生命的情况。最常见的临床表现是脑梗死或短暂性脑缺血发作，其次是晕厥、心绞痛、心肌梗死和猝死。

对于有与肿瘤直接相关的栓塞事件或并发症的患者，如脑梗死或冠状动脉开口堵塞，以及肿瘤活动度大或体积较大（≥ 1cm）的患者，建议进行手术切除。

3. 脂肪瘤

脂肪瘤由良性脂肪细胞组成。在心脏内，大多数肿瘤发生在心内膜下。肿瘤大小不一，从几厘米到十几厘米。心内膜下脂肪瘤通常较小且无蒂。通常脂肪瘤是无症状的，但出现症状时可表现为心律失常、传导阻滞或瓣膜功能障碍。根据肿瘤的逐渐生长和临床症状，可能需要手术治疗。

4. 横纹肌瘤

横纹肌瘤是儿童最常见的原发性心脏肿瘤，大多数与结节性硬化有关。它们通常位于心室壁或房室瓣上。超声心动图显示多个大小不等、轮廓清楚的肿块，可做

出诊断。症状可表现为左心室流出道梗阻或心律失常。虽然大多数心脏横纹肌瘤可以自发消退，但如果肿块引起了临床症状，则需要手术切除。

（二）恶性肿瘤

1. 原发性心脏恶性肿瘤

心脏恶性肿瘤很罕见，而且转移性比原发性的可能性大。肉瘤是最常见的原发性心脏恶性肿瘤。男性比女性发生率高，通常发生在 30—50 岁。临床表现与良性病变相似。肉瘤增殖迅速，侵袭性强，诊断时转移率高，最常转移到肺部。血管肉瘤多见于成人，横纹肌肉瘤多见于儿童。

心脏恶性肿瘤主要位于右心，尤其是右心房。与黏液瘤和 PFE 不同，它们没有蒂，容易累及心包。临床表现可能包括右心充血性心力衰竭、上腔静脉阻塞、肺栓塞相关症状、心包积液或心脏压塞。心脏恶性肿瘤的预后不佳，手术切除是治疗的首选。

2. 转移性心脏恶性肿瘤

其他部位原发性肿瘤后期转移到心脏并不十分罕见。恶性肿瘤可能通过纵隔肿瘤的直接侵袭、血行播散、淋巴播散和下腔静脉经静脉延伸到达心脏[3]。任何恶性肿瘤患者，如果出现心包积液或新的心血管症状，即应怀疑心脏受累。超声心动图可作为判断是否存在转移性心脏肿瘤的初步诊断方式。

恶性黑色素瘤导致心脏受累的可能性最高。其他具有转移至心脏潜能的实体瘤有肺癌、乳腺癌、肾细胞癌、食管癌、恶性淋巴瘤和甲状腺癌。

类癌综合征是心脏继发于类癌的最常见的副肿瘤综合征。类癌性心脏病是原发性胃肠道类癌肝转移引起的常见病。目前对类癌性心脏病的病理生理学了解甚少，长期接触过多的循环血管活性胺，尤其是血清素，可能导致瓣叶、瓣下结构和心腔的心内膜表面出现纤维化和斑块样物质沉积，尤其是右心结构[4]。类癌性心脏病典型的超声心动图表现为三尖瓣反流和肺动脉瓣狭窄。

（三）围手术期注意事项

心脏肿瘤的外科切除伴有很多麻醉和外科挑战。心脏肿瘤患者的麻醉管理主要是根据患者的临床状况和合并症，其次是肿瘤的特点。麻醉医生必须全面了解肿瘤的大小、确切位置和临床意义，以预测在麻醉和手术切除肿瘤过程中可能出现的任何并发症。术前检查应包括心脏手术前的所有常规检查。对术前心脏成像的全面了解有助于适当的麻醉管理。经食管超声心动图监测是心脏肿瘤手术切除的关键。它可以确认肿瘤的完全切除，评估瓣膜的修复或置换效果，以及补片修补周围没有分流或残余漏，还可以指导体外循环的停机。

与心脏肿瘤手术切除相关的围手术期问题和麻醉处理见表 18-1。

表 18-1 与心脏肿瘤手术切除相关的围手术期问题和麻醉处理

围手术期问题	麻醉处理
位于心房的大肿瘤，引起房室瓣梗阻和血流动力学不稳定	• 类似于二尖瓣或三尖瓣狭窄的处理（适当的前负荷，避免心动过速和收缩增强，保持窦性心律和适当的 SVR，避免 PA 压力的任何额外增加） • 提前准备血管活性药物随时可用，大口径静脉通路，麻醉诱导时有外科医生在场，CBP 机器已启动并随时可用，合适体位降低静脉回流受阻风险 • 避免使用 PA 导管，在右心房肿瘤手术时小心进行插管和放置导管（超声引导下）
栓塞风险高的肿瘤	• 对心脏进行最低程度的操作，小心放置导管和插管（超声引导下） • 右心肿瘤时考虑股静脉插管
累及下腔静脉和右心房的肿瘤	• 诱导期间低血压的风险高（准备好容量和血管活性药物随时可供使用，诱导时外科医生在场，CPB 机器已启动并随时可用） • 在低血容量和正压通气时，IVC 梗阻的风险大大增加 • 为大量出血和凝血障碍做好准备 • 大口径外周静脉输液管应置于膈肌上方
类癌性心脏病	• 避免使用可能引发类癌危象的药物或情况（高血压、高碳酸血症和低温） • 确保足够的麻醉深度，可考虑围手术期给予生长抑素类似物（一线）、干扰素-α 或肽受体放射性核素治疗

SVR. 全身血管阻力；PA. 肺动脉；CPB. 体外循环；IVC. 下腔静脉

二、心肌病

心肌病是指与心脏机械和电活动的异常相关的一组异质性心肌疾病，通常表现为结构性心肌异常和心脏功能衰竭[5]。目前对心肌病的定义不包括继发于已知心血管异常的心脏病，如缺血性心脏病、高血压、先天性心脏病或瓣膜性心脏病。心肌病可能表现为不同的结构和功能表型，通常有遗传基础。原发性心肌病描述的是主要局限于心肌的疾病，而继发性心肌病是由全身疾病导致的心肌损伤引起[5]。

世界卫生组织根据解剖和生理特征定义了心肌病的五个亚型：肥厚型、扩张型、限制性、致心律失常型右心室发育不良和未分类心肌病[6]。后来，欧洲心脏病学会提出，每一类都可以细分为家族性/遗传性或非家族性/非遗传性，以提高对遗传疾病作为功能障碍原因的认识[7]。

（一）肥厚型心肌病

肥厚型心肌病（hypertrophic cardiomyopathy, HCM）是一种遗传性心脏病，由编码心肌肌节收缩蛋白的多种突变引起，为常染色体显性遗传的家族性疾病。HCM 是最常见的心肌病之一，在普通人群中，每 500 名成人中就有 1 人受到影响。它被认为是年轻人心源性猝死的最常见原因，也是导致任何年龄段致残的主要原因[5]。HCM 的特征是在没有病理负荷（如高血压或主动脉瓣疾病）的情况下，出现的心室肥大，但无心室扩张。这种疾病与心肌纤维紊乱有关，因此患者易患心律失常。

临床诊断通过经胸超声心动图、临床表现或家庭筛查来确定。心脏 MRI 在确定左心室肥厚的部位和程度及二尖瓣瓣叶异常方面也具有诊断价值。室间隔基底部不对称性肥厚是最常见的表现，易发生动态性左心室流出道梗阻。通常左心室收缩功能保留甚至增强，左心室射血分数增高。

HCM 可发生于各个年龄段，其临床表现各不相同。然而，大多数患者终身无症状。HCM 的病理生理学很复杂，包括动态性左心室流出道梗阻、二尖瓣反流、舒张功能障碍、心肌缺血和心律失常[8]。症状包括呼吸困难、运动不耐受、心绞痛、晕厥和（或）猝死。由于左心室重量和心肌耗氧量增加，以及冠状动脉灌注减少，一些患者会出现心肌缺血的症状。此外，左心室舒张功能障碍可能是舒张功能受损和心室顺应性降低的结果。容量状态和心室收缩力影响左心室流出道梗阻的程度。心肌收缩力增加，心室容积减少，或者后负荷减少，会增加主动脉瓣下梗阻的程度。

HCM 患者的治疗需要完整了解病理生理学、临床状况、疾病自然史和心脏团队的经验。对有症状的梗阻患者的初始治疗是药物治疗，β 受体拮抗药为一线药物，而钙通道阻滞药可用于对 β 受体拮抗药不敏感的患者。然而，也有一些患者对药物治疗反应不敏感且伴有严重症状。这些患者可采用外科室间隔切除术或酒精室间隔消融术[9]。

HCM 患者的围手术期血流动力学管理与主动脉狭窄患者相似，主要区别在于，HCM 患者表现为 LVOT 的动态性梗阻。没有循证数据可用于确定麻醉诱导或维持的最佳药物选择。无论选用何种药物，都应避免或减少血流动力学波动。术前超声心动图应评估左心室收缩和舒张功能、左心室流出道压力梯度的严重程度（静息时峰值梯度 > 30mmHg 或激发峰值梯度 > 50mmHg 表示压力梯度增加）、心室大小和二尖瓣异常。HCM 患者的围手术期管理目标见表 18-2。

表 18-2　肥厚型心肌病患者围手术期管理目标

围手术期	管理目标
术前	• 避免长时间禁食 • 保持适当的水分以优化容量状态 • 继续使用 β 受体拮抗药、钙通道阻滞药和（或）丙吡胺 • 抗焦虑药的术前使用可减少儿茶酚胺水平 • 如果存在植入式心脏转复除颤器，则必须停用抗心动过速的功能
术中	• 诱导前行有创动脉血压监测 • CVP 和 PCWP 可能无法反映 LVEDP（趋势更可靠） • 心肌缺血迹象监测（ECG、TEE） • 术中 TEE 监测，以评估容量状态、左心室收缩力、动态梗阻和二尖瓣反流；提供室间隔心肌切除术和潜在并发症（如室间隔缺损、主动脉或二尖瓣损伤）的信息 • 避免低血容量、心动过速、收缩力增加和低血压，维持足够的全身血管阻力（去氧肾上腺素、加压素或去甲肾上腺素）和窦性心律（必要时行电复律）
术后	• 充分控制疼痛 • 避免容量过负荷、低血容量或心动过速，保持窦性心律以优化舒张功能

CVP. 中心静脉压；PCWP. 肺毛细血管楔压；LVEDP. 左心室舒张末压；ECG. 心电图；TEE. 经食管超声心动图

（二）扩张型心肌病

扩张型心肌病（dilated cardiomyopathy，DCM）是一种以一个心室或双心室进行性增大和收缩功能障碍为特征的疾病。20%～35% 的扩张型心肌病是常染色体显性遗传的家族性疾病[5]。DMC 是引起心力衰竭、各种心律失常和血栓栓塞的常见原因。这也是心脏移植最常见的原因。大量病例是特发性的，但已知的原因与感染因子、炎症、过量饮酒和化疗药物有关。扩张型心肌病也可见于自身免疫性疾病、嗜铬细胞瘤和神经肌肉疾病。

DCM 患者的麻醉管理是一项挑战性的工作，而且并发症的发生风险很高。在手术前，应对存在心力衰竭的患者进行充分的临床评估、诊断测试、纠正电解质异常和进行药物优化[10]。DCM 患者的血流动力学特征与心肌功能不全、充盈压力升高、对容量负荷的耐受性降低及后负荷增加有关。因此，麻醉目标包括：尽量减少进一步的心肌抑制，在左心室舒张末压升高的情况下优化前负荷，确保足够的冠状动脉灌注，并避免全身血管阻力的增加。维持窦性心律和避免心动过速。对于严重受损心室和系统灌注不足的患者，可以进一步考虑选择主动脉球囊反搏和短期或长期心室辅助装置。

（三）限制性心肌病

原发性限制性心肌病（restrictive cardiomyopathy，RCM）是一种罕见的疾病，由一个或两个非扩张性心室引起，表现为心室充盈受损和舒张容量减少，通常壁厚正常，收缩功能正常或接近正常。RCM 可能是特发性、家族性的，或与多种不同的系统性病理有关，如淀粉样变、血色沉着病、结节病。舒张功能不全是其主要的临床特征，可以表现为右心室或左心室衰竭的症状和体征。初步鉴别诊断应与缩窄性心包炎区分。治疗的目的是，在不降低心输出量的情况下降低心室顺应性受损引起的充盈压升高。围手术期处理应注重维持足够的前负荷和全身血管阻力，保持窦性心律或至少房室同步性，以使心室完全充盈和维持最佳心输出量。

（四）致心律失常性右心室心肌病

致心律失常性右心室心肌病 / 发育不良（arrhythmogenic right ventricular cardiomyopathy/dysplasia，ARVC）是一种少见的遗传性疾病。这种疾病与年轻人的猝死有关。ARVC 的特点是右心室心肌逐渐被脂肪和纤维组织替代，导致局部或整体右心室功能障碍。这种疾病的临床表现包括右心室结构和功能异常、去极化 / 传导异常、晕厥、室性快速心律失常和猝死。围手术期的主要考虑是避免心律失常的触发因素，如麻醉过浅、缺氧、高碳酸血症、酸中毒和低血容量。

（五）未分类心肌病

未分类的心肌病是一种罕见的不属于上述任何表型的心肌病，包括应激性心肌病（Takotsubo）、左心室致密不全、离子通道病和围产期心肌病。

三、心包疾病

心包由一层 1～2mm 厚的双层膜包裹着心脏。薄的脏层心包覆盖在心脏表面，而纤维状的壁层心包附着在横膈、胸骨、胸椎和大血管上。两层之间的反射线形成心包斜窦（左心房后方的一个囊）和心包横窦（大血管后方从左到右的开口）[11]。心包的间皮细胞产生心包液，心包囊内的心包液通常为 15～50ml[12]。

心包不是生命所必需的，但仍具有相关的生理功能。心包内压反映了呼吸和心功能的胸腔内压的变化。由自主呼吸产生的胸膜内负压被转移到心包，这有利于静脉回流到心脏。心包也是左右心室功能相互依赖的关键决定因素[11]。

出现以下情况需要通过临床干预：急性心包炎、缩窄性心包炎、心包积液、心脏手术后积液和心脏压塞。本书的其他部分涉及心脏外科手术后心脏压塞的病理生理学，这个主题将不再赘述。

（一）急性心包炎和心包积液

心包炎症的特点是纤维蛋白沉积和炎症反应性积

液。主要病因可分为传染性、非传染性和自身免疫性。然而，在大多数情况下，病因不明。急性心包炎可引起胸部中央或左侧的发热和胸膜疼痛。如果心包积液的积聚速度快于心包的伸展程度，或积液足够大，则可能导致血流动力学紊乱。心电图可显示广泛的 ST 段抬高。超声心动图检查可以显示是否有心脏压塞迹象。非甾体抗炎药和秋水仙碱联合使用通常用于治疗无并发症的急性心包炎[12, 13]。

心包内腔有固定的容积，液体积聚会增加心脏周围的压力，从而产生舒张功能障碍。心率和收缩力随着适应性交感神经激活的展开而增加，以维持心输出量。心包内压升高而降低左心房充盈的压力梯度时，正常呼吸的每搏输出量变化加剧。如果这种影响变得足够严重，则可表现为奇脉（吸气时收缩压降低 > 10mmHg）和二尖瓣血流速度随吸气而降低。若超声心动图表现为收缩期右心房塌陷和舒张期右心室塌陷，则表明心脏压塞严重，最终可导致危及生命的梗阻性休克。在血流动力学不稳定的情况下需进行心包积液紧急减压[11, 14]。

（二）缩窄性心包炎

心包与心外膜表面融合是缩窄性心包炎的特征。它可能是急性心包炎的单次发作的结果，也可能是复发性或慢性心包炎症的结果。缩窄性心包炎的临床表现类似于慢性心力衰竭或慢性肝病的充血状态。最初的症状通常是非特异性的，并且进展缓慢，持续数月到数年。当心脏被包裹在坚硬的外壳中时，就会出现严重的舒张功能障碍[11]。

与心包积液一样，心率和收缩力随着代偿性交感神经激活的发展而增加。心脏充盈的呼吸变化会更加明显，一些患者表现出奇脉。心电图表现为非特异性 ST 段和 T 波改变及 QRS 波低电压，病情严重患者常伴发心房颤动。超声心动图提示二尖瓣血流速度下降 25%，组织多普勒显示二尖瓣瓣环 E' 速度升高。计算机断层扫描和磁共振成像可详细显示增厚和钙化的部位。心包切除术是治疗严重缩窄性心包炎的首选方法。根据病情的严重程度，选择是否需行体外循环[13]。

（三）围手术期注意事项

心包疾病患者的麻醉方法必须考虑症状的发生率、血流动力学状况、代偿反应和手术计划。所有心包积液患者均应术前评估，首选经胸超声心动图检查。在麻醉诱导前必须行有创脉监测，对于复杂的手术，应考虑行中心静脉插管[14]。

在可能的情况下，应使用轻度镇静和局部麻醉，因为正压通气可能导致静脉回流显著减少，从而导致血流动力学衰竭。如果需要机械通气，吸气压力应尽可能低。应避免心动过缓，因为心包积液或缩窄性心包炎每搏输出量固定，心率将显著影响心输出量，其他血流动力学目标是维持心肌收缩力、后负荷和前负荷。一些患者可能对前负荷的增加有良好反应。心包积液的引流程序通常很简单，然而，缩窄性心包炎的外科治疗具有很大的挑战性。心包切除术可导致心律失常、急性出血和冠状动脉病变，这些情况可能需要紧急进行体外循环[11]。

四、血液病

心脏手术患者的血液管理需要在大量抗凝和术后恢复正常凝血之间进行平衡。麻醉管理对血液病患者避免或减少与出血或血栓相关的围手术期并发症至关重要。血友病、血管性血友病、肝素诱导的血小板减少症、抗凝血酶缺乏症和冷凝集素病是心脏手术患者特别值得注意的血液系统疾病。

（一）血友病

血友病 A 和血友病 B 是 X 染色体隐性遗传疾病，分别导致凝血因子Ⅷ和凝血因子Ⅸ缺乏，不能产生足够的凝血酶使血管损伤部位形成稳定的血栓。未经治疗的患者的自然病史是自发性关节和肌肉出血导致的进行性活动能力丧失，以及因出血而导致的早期死亡。在血友病患者中，实验室检查表现为活化部分凝血活酶时间（activate partial thromboplastin time，APTT）延长，而凝血酶原时间（prothrombin time，PA）正常。此外，有必要进行特定因子分析，以量化凝血因子Ⅷ和凝血因子Ⅸ。需要充分的实验室检查可靠地监测凝血因子水平和抑制药。传统上，凝血因子水平低于正常值的 1% 被定义为严重缺乏，正常值的 1%～5% 为中度缺乏，而 5%～40% 为轻度缺乏。围手术期出血风险与凝血因子缺乏程度有关。

血友病 A 或 B 的治疗主要依赖于静脉注射凝血因子Ⅷ和凝血因子Ⅸ。文献中关于血友病患者行心脏手术的最佳治疗方案的证据较少。在一个病例报道中，Stine 和 Becton 报道了 1 例血友病 A 患者成功接受二尖瓣成形和冠状动脉旁路移植术的病例。患者术前 1h 补充了 50U/kg 的凝血因子Ⅷ，然后每小时持续输注 4U/kg，持续 72h，以保持凝血因子Ⅷ活性大于 100%[15]。去氨加压素（desmopressin，DDAVP）已成功用于提高血友病 A 患者的凝血因子Ⅷ水平和减少输血需求。在接受凝血因子浓缩物治疗的血友病患者中，可能出现凝血因子Ⅷ或凝血因子Ⅸ抗体。在这种情况下，需要用重组因子Ⅶa 治疗（负荷量 90μg/kg，每隔 3 小时重复 1 次，最多 4 次）。总的来说，在这些出血高风险的患者中，目前的病例报道的预后均较佳。

（二）血管性血友病

血管性血友病因子（von Willebrand factor，vWF）是一种血浆蛋白，介导血小板黏附到血管损伤部位，并结合和稳定凝血因子Ⅷ，在原发性止血中起着重要作用。血管性血友病（von Willebrand disease，vWD）是由 vWF 缺乏或功能障碍引起的最常见的遗传性出血异常。这种情况可能影响多达 1% 的人群，并分为三大类：vWF 量的合成减少（1 型）、vWF 质量异常（2 型）和 vWF 数量和质量均有异常（3 型）。1 型 vWD 是最常见的，占所有 vWD 的 70% 以上。2 型 vWD 根据临床表型进一步分为四种亚型（2A、2B、2M 和 2N 亚型）。

临床症状通常包括轻度至中度黏膜或皮肤出血（鼻出血、皮肤淤伤、血肿、口腔出血和月经过多）。vWD 的特异性检测包括血浆 vWF 瑞斯托霉素辅因子活性（vWF：RCo）、vWF 胶原结合活性（vWF：CB）、vWF 抗原（vWF：Ag）、FⅧ检测。获得性血管性血友病综合征（acquired von Willebrand syndrome，AvWS）是指继发于其他疾病的 vWF 缺乏症。在某些病理情况下，血液的剪切应力增加，血液中大的 vWF 被血管性血友病因子裂解蛋白酶（ADAMTS13）大量裂解。AvWS 在慢性主动脉瓣狭窄、室间隔缺损、肺动脉高压和心室辅助装置患者中均有报道。

临床治疗主要根据 vWD 的亚型、凝血状态和临床表现。vWD 患者主要有三种治疗策略。第一种是用去氨加压素释放内源性储备的 vWF，从而增加 vWF 的血浆浓度。第二种方法是输注含有 vWF-FⅧ复合物的血液制品（冷沉淀）。第三种是使用不影响 vWF 血浆浓度的止血剂（抗纤溶药物、外用剂、血小板、重组凝血因子Ⅶa）改善止血效果[16]。

（三）肝素致血小板减少症

肝素致血小板减少症（heparin-induced thrombocytopenia，HIT）是肝素引起的一种危及生命的免疫介导不良反应。抗体介导的血小板活化和随后产生的凝血酶可导致灾难性的血栓前并发症。HIT 由抗肝素血小板因子 4（heparin-platelet factor 4，PF4）复合物抗体（IgG）引起，PF4 是血小板 α 颗粒中的一种主要蛋白。HIT 的发生率受临床情况的影响（外科患者＞内科患者，普通肝素＞低分子肝素，女性＞男性，最常见的是在肝素给药 10～14 天后）。接受 UFH 的心血管手术患者尤其容易发生 HIT，但诊断很困难，因为血小板减少并不少见，而且要排除是药物引起或体外循环相关的。HIT 的诊断需要结合临床评分（基于 4T 评分的预试验概率）和抗PF4/ 肝素抗体阳性试验（IgG 特异性酶免疫分析）。如果患者计划进行心脏手术并出现 HIT，可能的话，应推迟手术，直到 HIT 测试呈阴性[17]。HIT 治疗的主要目的是，通过减少血小板活化和凝血酶的生成来降低血栓形成的风险。当患者被强烈怀疑或确诊为 HIT 时，应停用肝素，并开始其他抗凝治疗[18]（表 18-3）。

（四）抗凝血酶Ⅲ缺乏

抗凝血酶Ⅲ（antithrombinⅢ，AT-Ⅲ）通常被称为抗凝血酶，是一种天然的蛋白酶抑制药，能使凝血酶和其他产生凝血酶的丝氨酸蛋白酶失活。AT-Ⅲ主要在肝

表 18-3　治疗肝素致血小板减少症的肝素替代治疗

药物（分类）	清除部位	剂　　量	监　测
阿加曲班（直接凝血酶抑制药）	肝脏	负荷量：无 持续输注：1～2μg/（kg·min）（器官功能正常）或 0.5～1.0μg/（kg·min）（肝功能不全、心力衰竭、心脏手术后）	调整 aPTT 为患者基线的 1.5～3.0 倍每 4 小时监测一次 aPTT
比伐卢定（直接凝血酶抑制药）	酶（80%）和肾脏（20%）	负荷量：无 持续输注：0.15mg/（kg·h）（器官功能正常）或更低剂量（肾功能或肝功能不全）	调整 aPTT 为患者基线的 1.5～2.5 倍每 4 小时监测一次 aPTT
来匹卢定（直接凝血酶抑制药）	肾脏	负荷量：0.2～0.4mg/kg 静脉注射 持续输注：0.05～0.10mg/（kg·h）	调整 aPTT 为患者基线的 1.5～2.0 倍每 4 小时监测一次 aPTT
达那帕罗（间接 FXa 抑制药）	肾脏	负荷量： 重量＜ 60kg=1500U 重量 60～75kg=2250U 重量 75～90kg=3000U 重量＞ 90kg=3750U 持续输注： Cr＜ 2.5mg/dl=200U/h Cr≥2.5mg/dl=150U/h	调整达那帕酸特异性抗Xa 水平为 0.5～0.8U/ml（如果可用分析）

（续表）

药物（分类）	清除部位	剂　量	监　测
磺达肝癸钠（间接 FXa 抑制药）	肾脏	＜ 50kg= 每天 5mg，皮下 50～100kg= 每天 7.5mg，皮下 ＞ 100kg= 每天 10mg，皮下 注意：如果 CCr 30～50ml/min，请谨慎使用；如果 CCr ＜ 30ml/min，则禁止使用	有些专家建议调整抗Xa 活性峰值为磺达肝癸钠特异性 1.5U/ml，但部分专家不建议常规监测

改编自 Linkins et al., Chest 2012；141：e495S
美国胸科医师学会建议，阿加曲班或达那帕罗优于其他非肝素抗凝血药（2C 级），肾功能不全患者首选阿加曲班（2C 级）

脏产生，是主要的凝血途径抑制药。抗凝血酶缺乏可遗传或后天获得，并导致血栓并发症的风险增加。正常的AT-Ⅲ水平为 80%～120%，活性低于 50% 认为有临床意义。抗凝血酶Ⅲ活性的增强是肝素发挥抗凝作用的机制。在心脏手术中，当使用肝素 300～400μ/kg 后，活化凝血时间不能达到体外循环需要的 480s 以上时，考虑肝素抵抗。体外循环期间抗凝不充分会增加凝血酶生成、血小板活化、凝血因子消耗和纤维蛋白溶解的风险，使患者血栓事件和凝血障碍的风险增加。对 AT-Ⅲ缺乏症患者的治疗是给予抗凝血酶Ⅲ以使其血浆水平恢复到 100%。AT-Ⅲ 可来自于血浆提取液和重组液。它也存在于新鲜冷冻血浆中，但应尽量避免使用，因为相对于其他方案，其病毒传播的风险更高[19]。

（五）冷凝集素

冷凝集素（cold agglutinins，CA）是在低于正常生理体温的情况下被激活的循环自身抗体。CA 在需要低温体外循环的心脏外科手术中具有临床意义。在不同程度的低温下 CA 被激活，可引起溶血、微血管血栓形成和终末器官损伤。热幅度是诱发 CA 反应，引起凝集和溶血的血液温度。在体外循环中发生血液凝集时，灌注师可能会观察到停搏液回路中的压力升高和可见的血液聚集，从而增加血栓栓塞或溶血并发症的风险。提高温度将使活化过程迅速逆转。对于已知诊断为该疾病的患者，评估患者的抗体滴度和热幅度是必不可少的。抗体效价＜ 1：32，热振幅低于 20℃的为低风险患者。对于高危患者，可术前血浆置换和静脉注射 IgG 以降低抗体低度。围手术期的目标是避免体温低于热振幅。术中注意事项包括严格的心内温度监测、液体和血液制品加温、预防手术室低温，以及在可能的情况下进行常温体外循环和使用加温热停搏液[20]。

五、结缔组织病

（一）马方综合征

一种常染色体显性遗传病，每 3000～5000 人中有1 人发病。大多数马方综合征表型的患者都存在编码原纤维蛋白 -1（fibrillin-1，FBN1）的基因突变，FBN1是一种构成弹性纤维结构的蛋白质。心血管异常是马方综合征的主要特征，包括主动脉近心端和主肺动脉扩张、房室瓣增厚和脱垂，以及二尖瓣环钙化。主动脉根部动脉瘤、主动脉瓣反流和主动脉夹层是其发病和死亡的主要原因，而升主动脉置换术常用于该类患者的治疗。其他相关表现包括关节过度伸展、高腭弓、大疱性肺气肿、漏斗胸和脊柱后凸。在大多数情况下，建议使用 β 受体拮抗药，以降低主动脉并发症的风险[21]。

围手术期注意事项

应评估可能导致困难插管的气道异常。操作时避免过度牵引颞下颌关节。与肺部疾病相关的胸部和脊柱畸形会增加通气的难度（限制性通气异常），可以考虑肺保护策略。此外，马方综合征患者发生自发性气胸的风险较高。插管时正确的体位可以避免脱位和神经损伤，而这些损伤可能源于过度伸展的关节。

血流动力学目标必须集中在维持低的主动脉壁张力，从而避免灾难性的主动脉并发症（夹层和破裂）。可以使用大量的阿片类药物，以维持稳定的血压和收缩力（80～90mmHg）[22]。

（二）先天性结缔组织发育不全综合征（Ehlers-Danlos 综合征）

Ehlers-Danlos 综合征由一系列遗传性结缔组织疾病组成，平均发病率为 1/（10 000～25 000），病因为生产或调节纤维胶原蛋白的基因突变。Ehlers-Danlos 综合征患者根据临床表现分为六个亚型（典型、良性过度活动型、血管型、后凸畸形、关节松弛症、皮肤裂孔症），从非常轻微的表型到危及生命的情况不等。关节过度伸展、皮肤和凝血异常及血管和内脏器官脆弱是该综合征的特征。患者多因二尖瓣反流、主动脉瘤或主动脉夹层而接受心血管手术[23]。

围手术期注意事项

术前评估必须了解亚型和已知异常。医用胶带的选择必须考虑到皮肤的脆弱性，应该选择容易移除的胶布类型。动脉和中心静脉置管必须在超声引导下完成，这可以降低剥离和出血的风险。应提前预见可能的插管困难，颞下颌关节功能障碍，早发性脊柱病或枕－盆－轴不稳定。肺保护性通气可能使气胸的风险增加。

术中血流动力学的管理与马方综合征患者相似，以降低主动脉瘤患者并发症的风险。Ehlers-Danlos 综合征患者即使凝血试验正常，也会出现血小板异常聚集。因此，术中推荐使用实时凝血监测和使用血液回收机。对于难治性出血，应考虑给予去氨加压素[23]。

（三）Loeys-Dietz 综合征

Loeys-Dietz 综合征是一种结缔组织遗传性疾病，与马方综合征和 Ehlers-Danlos 综合征具有相同的表型特征。然而，由于主动脉瘤和夹层的出现的较早，因此更危险。其他表现包括眼间距过大（高度近视）、颈椎畸形、悬雍垂裂、腭裂、全身动脉迂曲和除主动脉外的其他动脉瘤。Loeys-Dietz 综合征患者的术中管理类似于马方综合征和 Ehlers-Danlos 综合征，并结合存在的异常表现[24]。

六、妊娠期心脏手术

心脏病是妊娠相关非产科死亡的主要原因。它发生在 1%～3% 的妊娠期，造成 10%～15% 的孕产妇死亡。在大多数情况下，心脏问题在妊娠开始前就已经存在，而在妊娠期由于血流动力学改变而失代偿。目前，两种最常见的病因是先天性心脏病和风湿性心脏病[25]。

妊娠期代谢需求的增加导致心率、每搏输出量和血管内容量的增加。因此，心输出量增加约 50%，导致心肌耗氧量增加。同时，冠状动脉灌注压随着妊娠期全身血管阻力的降低而降低。这些变化会给本身存在心脏问题的孕产妇，主要是瓣膜狭窄，造成严重的心脏负担。随之而来的并发症包括肺动脉高压、肺水肿、心肌梗死、心力衰竭、心律失常和脑卒中。发生母体并发症的主要预测因素是：①短暂脑缺血发作、脑卒中或心律失常病史；②妊娠前 NYHA 分级Ⅲ级或Ⅳ级；③左心瓣膜狭窄；④射血分数低于 40%[11]。

妊娠期急诊心脏手术最常见的指征是与瓣膜狭窄相关的心功能恶化。其他情况包括主动脉夹层或破裂、肺栓塞、卵圆孔未闭和心脏肿瘤。孕产妇的预后与接受心脏手术的非孕产妇相似[25]。尽管如此，在妊娠期间的手术治疗应被视为最后手段，因为心脏手术会增加胎儿的死亡风险，死亡率在 16%～33%。体外循环、手术时间和体温过低是胎儿预后较差的预测因素[11]。

围手术期注意事项

妊娠期心脏手术的一般处理主要取决于胎儿的宫外生存能力。如果母体条件允许妊娠持续到 28 周（完整器官生成），心脏手术可能最好在联合术中剖宫产后进行。分娩应在肝素化和插管步骤完成后进行。普通肝素不穿过胎盘屏障，可以安全地按照与未怀孕个体相同的剂量常规使用。如果使用催产素，则应小心低血压的发生[25]。

如果在胎儿存活前，母体发生血流动力学恶化，应向患者解释胎儿相关风险后进行心脏手术。临床上最常用的药物几乎是安全的，但目前尚缺乏有关妊娠和胎儿用药的相关证据。但是，应避免使用大剂量的氯胺酮。应连续进行胎儿监测，若子宫收缩应使用保胎药物（乙醇、硫酸镁、特布他林或利托君）。如有必要，应在较高流速 [> 2.5L/（min·m²）] 和平均动脉压（> 70mmHg）下进行体外循环。由于低碳酸血症会降低子宫血流量，因此应将 $PaCO_2$ 值稍微升高。尽量避免体温过低。血细胞比容应至少保持在 28%。如果在进行心脏手术时出现危及生命的情况，产科和新生儿团队必须立即进行剖宫产[25]。

第 19 章　体外循环与主动脉内球囊泵的本质

Essence of Cardiopulmonary Bypass Circuit and Intra-Aortic Balloon Pump

Jodie Beuth　George Djaiani　著

喻 翔 译

要点

◆ 体外循环管路是由氧合器、泵头、微栓过滤器、热交换器和一些监测装置组成的环路系统，它能产生非搏动血流。

◆ 全身肝素化是通过中心静脉管路给药，剂量为 350～400U/kg，旨在达到超过 480s 的激活全血凝固时间。

◆ CPB 管路可增加血液系统、心血管系统、肾脏系统、神经系统和肺部的并发症。

◆ IABP 是一种机械循环辅助装置，用于低心排综合征，通过反搏，可改善舒张期心肌需氧需求比和冠状动脉灌注。

自 1953 年 Gibbon 成功使用心肺机以来，体外循环技术已经革命性地改变了心脏手术。使用这种体外完全或部分循环支持可用于心脏和主动脉手术，并扩大对心源性休克或呼吸衰竭的延长循环或肺支持。技术装备的改进及外科器械和技术的进步使得心脏手术量呈指数级增长和心脏开放手术的可用性，具有令人印象深刻的安全性。然而，利用机械循环创造了一种非生理灌注状态，从而改变了稳态功能。

一、体外循环：管路与组成要件

（一）泵

CPB 管路本质上是一个集成氧合器、泵、过滤器、热交换器和监测组件的管路（图 19-1）。泵有滚压泵和离心泵两类。滚压泵是一种置换泵，也是最常见的一种类型。它们由聚氯乙烯管组成，位于一个弯曲的"电缆通道"中，以单向的方式推动血液，旋转压缩产生一个大约 5mmHg 的非搏动血流[1]。必须优化管路的压缩程度，以防止血液的显著回流，并保持管路的完整性，最大限度地减少管路进入血液的潜在的"散裂"（颗粒栓塞的形成）[1]。容积位移机制与管路压缩有关，因此独立于管路的后负载，因此远端闭塞将导致显著的压力增加和管道的破裂。

离心泵更常见于体外膜氧合器回路或孤立的左心旁路。这些泵通过一个内部叶轮发挥作用，中心血流与内部旋转成比例，最大转速可为每分钟 3000 转。这些泵受到环路的前后负荷的影响，因此泵的流量随预定的转速而相应变化。例如，泵的远端压力增加，通过钳夹或管路位移，将导致给定转速下的泵流量减少；因此，在环路组件内需要一个流量计。

关于理想的最佳灌注泵类型和对血液[2]的最低创伤，一直存在争论。理论上认为，与滚压泵相比，离心泵系统引起的红细胞剪切应力更少（因此溶血更少），因为离心泵的压缩减少；然而，最近一项随机对照试验的 Meta 分析并没有显示两种泵类型在 CPB[3] 管理方面的优越性。与离心泵相比，滚压泵相对便宜，更耐用，在重力下引流，使用更小的启动容量，可用于取心切开术吸引、倒抽排气和停搏液灌注[1]。然而，如果负吸压过大，血液循环就有发生细胞创伤、溶血和气体微栓子形成的风险[1, 4]。负压引流可用滚压泵系统辅助静脉引流，通常与溶血增加无关，尽管负压超过 50mmHg 应谨慎，这可能导致滚压管道崩溃和随后的泵功能障碍[5]。

（二）插管、排气和管路

插管的选择将随着手术程序和所需的技术而不同。

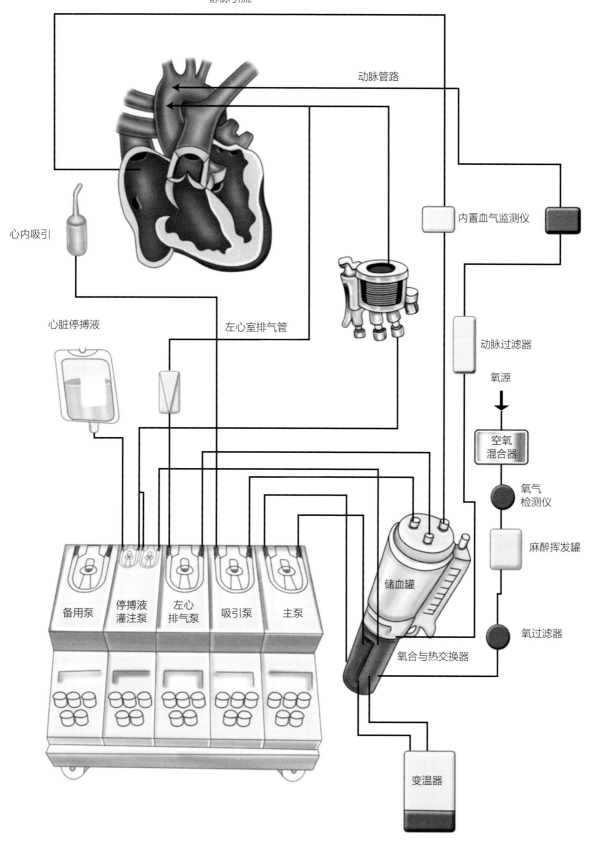

静脉引流

动脉管路

内置血气监测仪

心内吸引

心脏停搏液

左心室排气管

动脉过滤器

氧源

空氧
混合器

氧气
检测仪

麻醉挥发罐

备用泵　停搏液
灌注泵　左心
排气泵　吸引泵　主泵

储血罐

氧过滤器

氧合与热交换器

变温器

▲ 图 19-1　体外循环管路示意图

经许可转载，引自 Allen P.Essence of Cardiopulmonary Bypass Circuit and Intra-aortic Balloon Pump.In Cheng DCH and David TE, Perioperative care in cardiac anesthesia and surgery.Philadelphia, PA: Lippincott Williams & Wilkins; 2006: 124.

通常在升主动脉放置动脉插管，在右心房放置静脉引流插管。静脉插管通常是一个"双极"管，通过右心房插入下腔静脉，这样 IVC 和 RA 都被引流。另外，对上腔静脉和下腔静脉进行双腔插管，使无血手术场用于二尖瓣或三尖瓣手术。

通常放置左心排气管以防止扩张和改善左心室的引流。左心室排气口通过右上肺静脉（right upper pulmonary vein，RUPV），直接通过顶端插入，或者可以将排气口放入肺动脉（PA 排气口）。排气套管通过灌注师调节的滚压泵排出。

CPB 管路是一种无菌的聚氯乙烯医用级管，涂有非血栓形成的物质、肝素（生物碱）或替代生物相容性底物（聚合物、磷酸胆碱或 2- 甲氧基丙烯酸乙酯）[6, 7]。这些第三代管路具有抗扭结性，延缓血栓形成，并减少血液接触外表面接触引起的全身炎症反应[8]。

（三）氧合器和热交换器

现代 CPB 的氧合器已经从最初的鼓泡式氧合器设计中显著升级，允许从气体流动中完全分离血液，并显著改善了气体交换。现代的氧合器是一种中空纤维无孔聚甲基戊烷膜氧合器，具有低流动阻力，造成最小的血液创伤和减少血栓形成[8]。这些氧合器可同时用于 CPB 和 ECMO，具有优异的耐用性[9]。热交换器被放置在氧合器的上方，使患者在 CPB 时降温和复温。必须控制体外管路和患者之间的温度梯度，以防止气泡在管路中沉淀，因为溶解气体的溶解度随着体温的升高而增加。气泡清除和 40μm 过滤器用于避免全身暴露于碎片和气体栓塞中[10]。

二、体外循环

（一）CPB 前的准备

有一种结构化的 CPB 准备方法，需要外科医生、麻醉师和灌注师之间的持续沟通。在 CPB 开始之前，必须确保全身肝素化。肝素由麻醉师通过中心静脉注射，剂量为 350～400U/kg，以达到激活凝血时间（ACT 激活时间超过 480s）。

插管的选择取决于手术的类型。急诊夹层和再次开胸手术的插管选择从外周股动脉到腋动脉均有所不同。然而，中心插管是最常见的，当 ACT 时间超过 300s 后，先插入升主动脉，然后插入右心房。对于主动脉插管，患者的收缩压不应超过 100mmHg，以减少主动脉夹层的风险。在这个阶段，适当的搏动血流"摆动"，细致的检查对于去除外科医生进行的任何微气泡至关重要。随后是通过右心房进行静脉插管，或者将静脉插管插入上腔或下腔静脉的双静脉插管，用于需要心房内无血的手术（如房间隔缺损修复、房室瓣膜手术、心脏移植）。在这个阶段，心律失常是常见的，如果静脉插管在技术上具有挑战性，就有可能出现显著的失血。

逆行心脏灌注插管也可插入冠状静脉窦，通常会随着心脏的升高而引起暂时的血流动力学不稳定。传导线应显示适当的波形，确认逆行插管在冠状静脉窦内。在升主动脉进行顺行停搏灌注插管。

（二）CPB 开始

应外科医生的要求，灌注师通过在重力下将静脉血引流入储血罐，从而来启动 CPB。然后血液通过泵头、氧合器、热交换器和微栓过滤器，氧合后的血液通过升主动脉插管返回患者体循环。在这个阶段，麻醉机报警器停用，动脉不搏动，一旦灌注师宣布"全流量"，通气即停止。一般来说，初始泵流量为 2.2～2.8L/（min·m²），并滴定为终末器官灌注的替代测量[11]。麻醉继续使用静脉或吸入药物，并根据需要添加阿片类药物和肌肉松弛药。麻醉深度通常采用熵或双谱指数监测器监测麻醉深度。在 CPB 期间，顺行灌注停搏液伴或不伴逆行灌注停搏液保护心脏。典型的停搏液初始剂量为 1～1.5L。如果进行逆行停搏灌注，应在灌注压力不超过 50mmHg 下进行监测，以防止冠状静脉窦破裂，同时减少肌细胞水肿。复灌通常每 20～25 分钟重新进行一次，如果检测到心脏电活动，则更早。通常在主动脉开放前进行一次温血灌注，以冲洗冠状动脉循环内的冷心脏停搏液，减少缺血再灌注损伤。

（三）CPB 维持

目前，使用"非搏动"灌注是一种常规做法，灌注压力维持在 50～80mmHg。泵的流量是基于患者体表面积估计的心输出量，并滴定到适当的终末器官灌注的替代标志物，如酸碱方程、连续乳酸水平和静脉氧饱和度。泵的流量和灌注可以通过改变静脉引流、血管阻力和循环血流量来控制。通过快速滴定的血管活性药物（表 19-1）和通过胶体、晶体或红细胞控制容量状态，评估患者的代谢和血流动力学状态，以实现足够的终末器官灌注。

表 19-1 体外循环中流量的决定因素

血管收缩药	血管扩张药
– 肾上腺素：单次推注 50～100μg	– 硝酸甘油：0.05～3μg/（kg·min）
– 去甲肾上腺素：滴定 0.01～0.6μg/（kg·min）	– CPB 上的挥发性麻醉药
– 垂体加压素：2～6U/min	– 硝基哌啶钠：0.25～1μg/（kg·min）

（四）脱离 CPB

第 21 章详细讲解了脱机过程。CPB 后实现心血管稳定具有挑战性，通常需要药物支持，有时还需要机械辅助。机械循环支持的范围从使用主动脉内球囊反搏（intra-aortic balloon pump，IABP）到体外膜氧合和心室辅助装置。本章后面将讨论 IABP 在心脏手术中的使用。

三、体外循环的病理生理学及并发症

CPB 是一种破坏细胞活动和改变区域血液流动的病理生理状态。当血液接触非生物材料时，会触发细胞炎症级联反应，从而对所有器官系统造成损伤。非搏动、可变、低温和血液稀释的血流改变也会损害终末器官灌注。器官功能障碍的严重程度通常与手术的程度以及 CPB 的持续时间相关。此外，患者的并存病、虚弱、危重疾病和年龄更大也会增加围手术期的发病率和死亡率。

（一）血液系统

患者血液流经人工管路可激活补体系统，激活炎症介质的产生。这种级联事件导致内皮细胞激活，从而导致毛细血管渗漏和细胞水肿[12]。同时，血小板和红细胞的剪切力导致细胞裂解和游离血红蛋白释放到血浆中，可能导致血红蛋白尿，以及相关的肾损伤[13]。此外，组织因子和血小板活化发生在血液暴露于胸膜内和心包表面。使用心内吸引会加重红细胞创伤，并将脂肪球引入循环[14]。这可能导致停机给予鱼精蛋白后纤溶亢进和凝血功能障碍。将这些影响最小化的技术包括：改进 CPB 组件（如氧合器、泵、更先进的聚氯乙烯管、白细胞滤器），使用血液回收器以过滤栓塞和游离血红蛋白，常规使用抗纤溶剂和进行护理点检测[15]。

（二）心血管系统

CPB 后的心血管并发症相对较常见。在阻断期间，尤其注意心肌保护。在此期间的心肌代谢需求应保持在最低限度。每 20～30 分钟给予一次冷心脏停搏液，以维持心肌电活动在静止状态。通常对于冠心病，很难确保停搏液穿透心肌的所有区域。此外，逆行灌注心脏停搏液往往不能完全保护右心，因为并不是所有的冠状动脉血液都直接进入冠状静脉窦。当停机时，右心更容易出现功能障碍。通常在主动脉开放前给予一次温血停搏液灌注，以减轻心肌的缺血再灌注损伤[15]。在主动脉开放后，心腔内的空气可以直接喷射到右冠状动脉，从而导致心律失常和右心室功能障碍。在胸腔口吹入二氧化碳覆盖整个手术野可以尽量减少手术过程中气泡的形成，并结合彻底的排气技术，有助于成功脱离 CPB。血管对 CPB 的反应取决于患者的合并症，以及手术的类型和持续时间。通常随着 CPB 时间的延长，全身血管阻力由于持续的全身炎症反应而降低，需要给药血管加压药，如去甲肾上腺素和血管加压素[14]。此外，血管麻痹综合征可能需要给予亚甲蓝，即一种一氧化氮清除剂。

（三）肾脏系统

CPB 后急性肾损伤的发生率相对较高，为 7%～28%，这取决于 AKI 的定义[16]。肾髓质对足够的氧气输送非常敏感。在 CPB 期间，血液稀释、低温和局部血管收缩、相对低血压和非搏动灌注的联合使用可能会威胁到肾脏灌注和减少氧输送[17, 18]。既往患有肾病、糖尿病、高血压、贫血和周围血管疾病的患者在围手术期发生肾损伤的风险较高。此外，这种风险随着 CPB 的持续时间和手术的复杂性而成比例地增加。1% 的冠状动脉手术后的患者需要肾替代治疗，而冠状动脉和瓣膜联合手术后的患者达到 5%[16]。充足肾灌注的最佳血细胞比容一直存在争议，这是足够的含氧承载能力、防止过度血液稀释和避免输血伴有相关并发症之间的平衡。共识认为，血细胞比容超过 25%，以减少急性肾损伤的可能性[16, 19]。优化血细胞比容和减少输血的技术旨在减少由于体外循环预充液引起的血液稀释。减少血液稀释的方法包括缩短 CPB 管路，使用较小的管路耗材，使用逆行血液回收，或考虑贫血患者的血液保护[19]。最近的研究发现，围手术期给予右美托咪定可降低心脏手术后肾损伤的发生率和严重程度[20]。

（四）神经系统

心脏术后的中枢神经系统损伤表现为从轻微的认知功能障碍，到症状更明显的谵妄，最后到严重的脑卒中。减少谵妄发生率的预防策略包括非药物治疗和药物治疗两个方面[21, 22]。冠状动脉血管重建术中 CPB 后持续脑血管事件的发生率为 1%～2%，瓣膜手术的发生率增加到 3%～5%[23]。脑血管储备有限的患者在 CPB 期间更容易发生脑灌注改变。老年人、既往有脑血管事件史、颈动脉狭窄和明显周围血管疾病的患者发生神经系统后遗症的风险增加[24]。心脏手术中大多数围手术期脑卒中是栓塞性，少数是血栓或出血性。脑灌注受损可通过相对低血压、过度血液稀释、贫血、移位钙化斑块引起，通常来自操纵主动脉，以及心腔吸引时引起的气体栓塞或胸腔吸引时引起的脂肪栓塞[25-27]。这些患者的最佳血细胞比容尚不清楚，但有证据表明，血细胞比容低于 22% 会增加脑卒中风险，终末器官缺血风险患者的血红蛋白目标应该维持在 70g/L 以上[28]。通过在 CPB 管路内使用过滤器，小心遵循开室腔程序，以及使用二氧化碳覆盖手术野，可以将栓塞对脑循环的影响最小化。对于那些患有严重主动脉动脉粥样硬化疾病的患者，可以考虑一种非体外循环的冠状动脉旁路移植手术，以避免处理主动脉，减少围手术期脑卒中[23, 29]。保护大脑的预防措施包括术前风险分级、限制 CPB 时间、保证良好的灌注压、积极处理术后心律失常，以及避免快速复温和脑部体温过高，这可能与不良的神经系统预后有相关[24, 30, 31]。已知颈动脉病变患者的管理和心脏手术期间的神经系统监测，将在其他章节中讨论。

（五）肺部系统

在 CPB 期间，经肺循环被阻断，通过肺动脉灌注停止。因此，对肺血管的灌注完全依赖于来自支气管动脉的血液供应。相对肺缺血的持续时间可导致生理循环恢复时的再灌注损伤[32]。术后肺部并发症的发生率为 5%～7%，与肺不张和低氧血症有关。肺复张操作和保护性肺通气可能有助于预防肺部并发症[32, 33]。

与 CPB 相关的全身炎症反应对肺循环微血管系统的损害可能导致急性肺损伤。肺内皮细胞的严重损伤表现为急性呼吸窘迫综合征，相关死亡率为 30%～70%[34]。输血、微吸入、肺炎、气压外伤、气胸、脓毒症、CPB 时间延长和持续低血压也可加重肺损伤[35]。

四、主动脉球囊反搏

IABP 是一种用于管理低心排综合征的机械循环辅助装置（表 19-2）。它是快速、可靠、相对便宜和最小侵入性的机械循环支持[36]。具体适应证包括保持冠状动脉经皮介入治疗的血流动力学稳定性、不稳定心绞痛、接受心脏或非心脏手术的高危患者术前置入、CPB 后难治性心源性功能障碍或失代偿性心力衰竭作为干预的手段[36, 37]。最近的一项 Meta 分析没有显示在特定患者群

表 19-2　IABP 禁忌证与相关并发症

使用 IABP 的禁忌证	与使用 IABP 相关的并发症
• 严重的主动脉反流 • 主动脉夹层或动脉瘤 • 严重的周围血管疾病	• 装置功能障碍：球囊破裂，气体栓塞，泵出现故障 • 主动脉外伤：夹层 • 缺血 　－同侧下肢 　－球囊迁移和左锁骨下或肾动脉闭塞导致左臂或肾缺血的可能性 • 血栓形成和栓塞

体中使用 IABP 的长期结果方面存在显著优势或损害；然而，IABP 支持可能否定正性肌力药物的治疗和相关并发症升级[38]。

该装置的组件包括一个通常为 35～50ml 的气球，连接到氦气驱动线上，在气球的顶端有一个合并的压力传感器。泵单元是一个大型的外部部件，能够通过心电图监测或与动脉波形上的二色缺口同步，检测和触发与心脏周期同步的气球的协调膨胀和充气。触发会导致在舒张期发生的球囊的快速膨胀。去化在收缩期发生，与心电图上的 R 波协调。时间可以通过 1∶1 同步，确保气球膨胀 / 收缩为 1∶2 或 1∶3。通常支持替代搏动用于在去除 IABP 之前停机。由于血栓形成的风险，IABP 不应停止超过几分钟。

IABP 支持的机制是通过反搏动来提高心肌需氧比（图 19-2）。在舒张期冠状动脉灌注增强，后负荷降低，左心室射张分数随后得到改善[39, 40]。

通过股动脉经皮插入 IABP。球囊的尖端应位于左锁骨下动脉远端的主动脉弓中。适当的放置是通过放射学成像或经食管超声心动图显示。

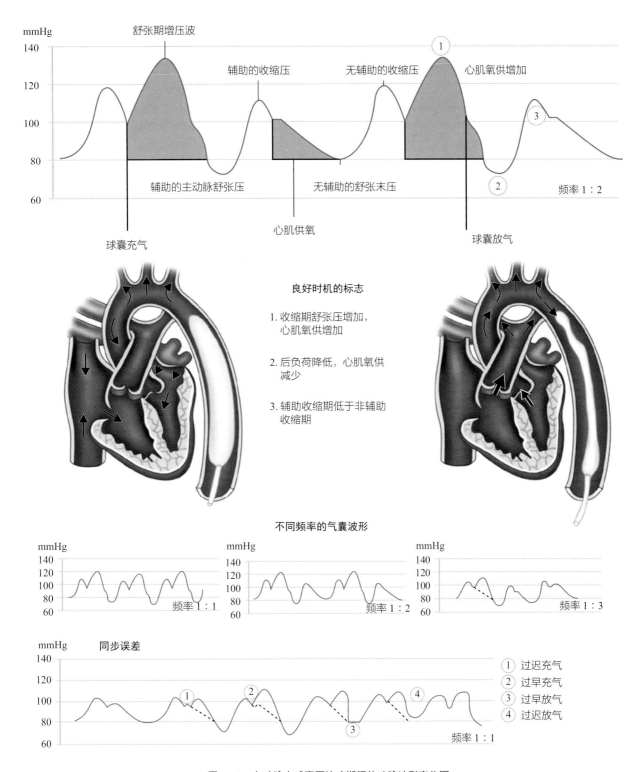

▲ 图 19-2　主动脉内球囊泵治疗期间的动脉波形变化图

第 20 章　心脏起搏器及其在体外循环术后的应用

Essence of Pacemakers and Its Application After CPB

Nathan Waldron　Joseph Mathew　**著**

刘　畅　黑飞龙　**译**

要点

- 窦房结和房室结均主要由肾上腺素能和胆碱能神经支配，共定位从而共同调节自主神经系统的这些对立分支。
- 术后心房颤动是心脏手术最常见的围手术期并发症之一，发生率为 27%～40%，与脑血管意外、心肌梗死、住院时间延长和死亡率相关。
- 体外循环术后短暂性房室传导阻滞极为常见。临时性心外膜起搏和永久性起搏器植入的需要因手术过程而异。
- 持续需要心外膜起搏的患者应每天检查导联阈值，以告知潜在永久起搏器放置的时间范围。
- 心外膜起搏常见问题的排除：失夺获、交叉感知不良和起搏器介导的心动过速。

一、心脏起搏器的基础知识

（一）心脏传导系统解剖

心脏传导系统由特殊的心肌组织组成，其功能是产生和传导冲动。正常的心脏电活动始于窦房结细胞的自动去极化。窦房结为位于上腔静脉和右心耳交界处的长椭圆形结构。然后，电波通过心房传到位于 Koch 三角形的房室结[1]，以及通过 Bachmann 束传到左心房。来自房室结的浦肯野纤维汇合形成房室束，房室束在膜性室间隔内走行，然后在肌性室间隔的上侧分为左右束支。左束支又分为三束（前束、中束、后束），而右束支在到达右心室顶点前仍为一束。束支系统形成复杂的、高度可变的浦肯野纤维网，使左右心室的心肌同步电活动[2]。

窦房结和房室结均主要由肾上腺素能和胆碱能神经支配，共定位从而共同调节自主神经系统的这些对立分支。典型的窦房结由右侧迷走神经和星状神经节的分支优先支配，而房室结由左侧迷走神经和星状神经节的分支优先支配。虽然通过房室结后自主神经纤维密度降低，但心肌自主神经支配可在心房[3]和心室[4]心律失常

中起重要作用。总之，窦房结和房室结淋巴结中乙酰胆碱和乙酰胆碱酯酶高活性使得迷走神经优势。

（二）心脏手术相关的心脏传导紊乱

心脏手术与许多节律紊乱有关，可能需要使用起搏器治疗。房性心律失常，其中主要是术后心房颤动（postoperative atrial fibrillation，POAF），是心脏手术最常见的围手术期并发症之一。房性心律失常发生于 27%～40% 的患者[5-6]。POAF 与脑血管意外、心肌梗死、住院时间延长和死亡率增加的风险增加有关[5, 7-9]。POAF 的危险因素包括年龄增加、心房颤动病史、瓣膜手术、左心室功能障碍和停药[5]。POAF 的高效预防策略仍需不断探索，而临时心外膜起搏可在 POAF 的预防和治疗中发挥作用。

冠状动脉手术后孤立的、短暂性室性心律失常发生率很高。其中包括室性期前收缩（发生率 100%）和短期（＜ 10s）室性心动过速（发生率 49%），但不会转化为持续性室性心动过速发作[10]。因此，CABG 后围手术期死亡率高，相关的持续性室性心律失常发生率较低（1.6%）[11]。恶性室性心律失常的危险因素包括女性、

年龄＜ 65 岁、充血性心力衰竭、术前 IABP 或正性肌力药、较低的射血分数、合并症负荷增加及更严重的心绞痛或心力衰竭症状[11]。此外，不恰当的心室起搏策略可能会增加心脏手术后室性节律失常的风险，更深入地了解心外膜起搏器模式可能会降低这种风险。

体外循环术后短暂的房室传导阻滞非常常见。冷停搏液常引起短暂性窦房结和（或）房室结功能障碍，从旁路分离时使血流动力学受损。此外，右心房和（或）上腔静脉插管时，组织损伤可能导致短暂或永久性窦房结功能障碍。在心脏手术中，尤其是涉及主动脉、二尖瓣或三尖瓣环的手术中，也可能直接损伤房室结或束支结构。

临时性心外膜起搏和永久起搏器植入因手术过程而异。在一项回顾性单中心研究中，8.6% 的冠状动脉旁路移植术患者在术后即刻需要短暂起搏。术前心律失常（束支传导阻滞、房室传导阻滞、心房颤动）、糖尿病和脱离体外循环时变时性功能起搏是需要术后起搏预测因素。在没有这些危险因素的患者中，只有 2.6% 需要术后起搏[12]。回顾性研究表明，冠状动脉旁路移植术后完全性传导阻滞的发生率为 2.4%，相当于心外膜起搏预防显著心动过缓需治疗患者人数（number needed to treat，NNT）为 42 例[13]。

虽然很少有患者在冠状动脉旁路移植术后需要植入永久性起搏器，但接受瓣膜手术的患者需要植入永久性起搏器的风险显著增加。在一项纳入 4694 例接受瓣膜手术患者的回顾性研究中，256 例（5.5%）患者需要植入 PPM。多变量模型显示，年龄≥ 70 岁、瓣膜术前、PR 间期＞ 200ms、多瓣膜手术、右束支传导阻滞（right bundle branch block，RBBB）和左束支传导阻滞（left bundle branch block，LBBB）是需要植入 PPM 的独立预测因素。包括三尖瓣和 RBBB 在内的多瓣膜手术是最强预测因素[14]。瓣膜手术后出现严重房室传导阻滞并接受 PPM 治疗的患者中，超过 50% 的患者在 3 年的随访期内恢复了房室结功能，并且不依赖起搏器。其他依赖起搏器的倾向似乎与围手术期房室传导阻滞的持续存在有关，术后短暂性房室传导阻滞与房室结功能的恢复有关[15]。

经导管主动脉瓣植入术已成为一种针对主动脉狭窄非常有价值的治疗策略。TAVI 与需要永久起搏器植入的房室传导阻滞的发生率显著相关（6%～17%）。一项最新 Meta 分析发现，男性使用美敦力 CoreValve® 系统（vs. Edwards Sapien®）、先前存在的房室传导阻滞和术中房室传导阻滞预示术后永久性起搏器植入的需要增加[16]。此外，新发 LBBB 增加了永久性起搏器植入的风险和 TAVR 后的死亡率[17]。

二、心外膜起搏在围手术期管理中的作用

临时性心外膜起搏在心脏手术后的血流动力学优化、心律失常的预防、治疗和诊断中起着重要作用。冷停搏与暂时性的、混合性的收缩 / 舒张功能障碍有关，这可能影响体外循环的撤机[18]。由于心肌功能暂时性下降，使用临时心外膜起搏维持高频率（如 90 次 / 分）通常可以提高心输出量。预防性心房起搏通过减少心房传导延迟、不应期离散度和房性期前收缩被认为是预防 POAF 的一种策略[19]。虽然单独的右心房或左心房起搏不能有效地减少 POAF，但双心房超速起搏可作为一种预防策略。此外，临时超速起搏可用于治疗折返性室上性心动过速或Ⅰ型心房扑动[20]。药物治疗可导致缓慢性心律失常或房室传导阻滞，这可从临时心外膜起搏中受益。最后，心外膜起搏可能在术后心律失常的诊断和鉴别诊断中发挥重要作用。若不积极采用心房起搏，可使用心房导联记录心房电图（atrial electrogram，AEG），这对于区分心房和交界性心动过速，以及验证房室传导阻滞非常重要（图 20-1）。可使用标准心电图机完成 AEG 记录，并根据导联配置记录为双极或单极记录。双极记录将主要记录心房去极化，而单极 AEG 将同时反映心房和心室电图。

（一）心外膜起搏导线基础

常见的心外膜导线有两种：双极导线和单极导线。放置单极导线需要小心地将一根导线从负极连到心外膜表面，而正极则连接到皮下组织。双极导线则包括放置一根导线和两个导体（通常阳极在远端，阴极在近端）。两个导体由绝缘体隔开。在这两种类型的导线中，起搏都是由阴极和阳极之间产生电位差引起的。由于双极系统终端之间的距离缩短，产生电势所需的能量减少。这导致体表心电图上的起搏器"钉样标记"变小，并且降低了双腔起搏过程中可能地干扰。

（二）心外膜起搏器导线的放置

不同的外科医生将心外膜起搏器导线放置在不同的部位。尽管临床上显著的缓慢性心律失常或房室传导阻滞的发生率总体较低，但至少放置一根心室线作为备用进行快速心外膜起搏是可取的。如果一根失效或移位，则放置两根心室线。心房线可置于右心耳或右心房游离壁上。心室导线一般放置在右心室游离壁上，但这些导线的最佳位置仍有待研究[21]。对于左心室射血分数低或舒张功能不全的患者，双腔起搏时放置心房导联可改善心功能[22]。

心外膜起搏不能模拟心脏本身去极化的真正速率[20]。为了提高机电同步性，研究人员研究了不同的导

心房电图

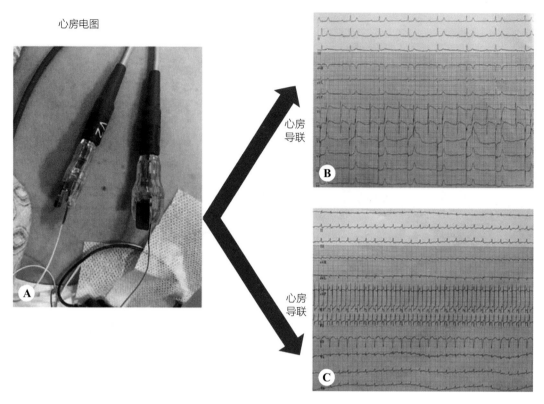

▲ 图 20-1　心房电图的临床应用及实例

A. 记录心房电图（"心房导联研究"），除 V_1 和 V_2 与心房导联外，用标准 ECG 贴片，得到所有导联的心电活动后，确定心房去极化（在 V_1 或 V_2 中显示为一个大的双相尖峰）与心室反应之间的关系，明确房性心动过速的机制（心房颤动 vs. 心房扑动 vs. 窦性心动过速）；B. 二尖瓣置换术后心房电图显示完全性心脏传导阻滞 1 例，心房导联（V_1、V_2）清楚显示规律的心房去极化，心房和心室电活动之间无关；C. 冠状动脉旁路移植术后房性心动过速患者的心电图显示 2∶1 传导的心房扑动。心房导联（V_1、V_2）显示规律均匀的扑动波，2∶1 传导阻滞

线位置。沿 Bachmann 束放置心房导联可改善心房间传导，从而可预防 POAF[23]。

众所周知，双腔起搏心脏再同步治疗可改善左心室射血分数降低和 QRS 延长患者的预后[24]。若应用于心脏外科手术，心功能差的患者很可能将从双腔起搏中获益。接受瓣膜手术的小部分患者通过双腔同步起搏增加了心输出量[25]，但接受冠状动脉旁路移植术的患者，双腔同步起搏对左心室射血分数降低后血流动力学恢复似乎没有显著影响[26]。心脏再同步化治疗（cardiac resynchronization therapy，CRT）左心室导联放置的差异取决于左心室导联的最佳放置以恢复机械同步[27]。因此，两心室导线的放置和同步心外膜双腔起搏不被广泛推荐。

放置心外膜导线也受限于围手术期持续的纤维化和炎症导致导线功能的持续下降。研究发现，心房和心室导联阻抗在术后第 1 天开始下降。术后第 4 天，导线阈值显著增加[28]。因此，需长期心外膜起搏的患者应每天检查导联阈值来明确 PPM 的放置时间。当患者不再需要起搏时，应停止使用心外膜导联。移除导线时可对导

线进行牵引，也允许心脏本身跳动使导线移位。心外膜起搏器导线的放置和（或）取出与心肌穿孔和心脏压塞等并发症无相关性。

（三）过渡永久起搏器

术后需长期起搏的患者植入 PPM 的时机目前尚未确定。植入时机需高度个体化。由于部分短暂房室阻滞的患者功能可能会恢复，植入设备前等待 4～7 天是合理的。同时也可移除胸管，因为胸管可能成为永久性装置植入时的感染源。而对于高危患者（年龄 > 70 岁，多瓣膜手术包括三尖瓣、已有房室传导阻滞或束支传导阻滞的患者，以及既往瓣膜手术患者），早期放置 PPM 可能有助于缩短住院时间和促进康复。最后，医生在做这些决定时，应考虑术后恢复期心外膜导线功能的稳定下降，以及预计起搏的持续时间。

（四）术中起搏器常见功能

现代植入式心脏起搏器可提供的全谱监测和治疗，但因篇幅有限，本节主要回顾心外膜起搏器发生器的常见功能[1, 29]。图 20-2 展示了一个通用的起搏

临时心外膜起搏器

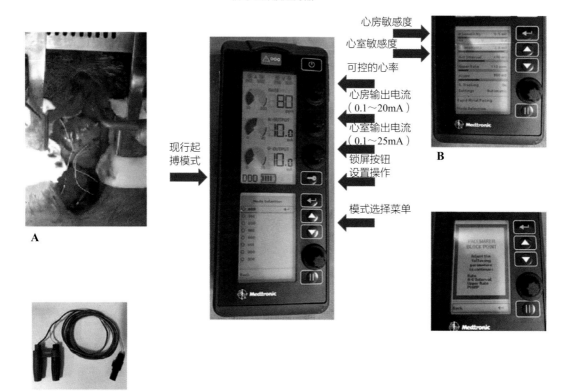

▲ 图 20-2　临时心外膜起搏器的基本组成

A. 临时心外膜起搏导线连接到右心房游离壁（左）和右心室游离壁（右），然后离开皮肤，最后将导线连接到起搏器适配器（下）并插入起搏器发生器。美敦力™5392临时体外起搏器。这种复杂的双腔起搏系统允许多种模式的同步或不同步起搏，以及速率和输出操作。B. 常见与不常见的起搏器参数，包括导线敏感性、房室间隔和 PVARP 持续时间。使用发电机底部的刻度盘可调整这些参数，已提前编程的安全防护装置可防止不恰当的起搏器参数设置。发生器识别出错误之前，AV 间隔逐渐延长

器界面。此外，我们还纳入了北美起搏与电生理学会（North American Society of Pacing and Electrophysiology，NASPE）、美国心律学会（Heart Rhythm Society，HRS）及英国起搏与电生理学会（British Pacing and Electrophysiology Group，BPEG）认可的标准通用起搏器代码（NBG 代码）（表 20-1）。此外，表 20-2 列出了心脏手术后常用的起搏器模式，以及每种模式的优缺点。

三、常用调节起搏器发生器参数
（一）模式

对于临时心外膜起搏，通常只有 NBG 编码的前三个部分进行操控，即心室起搏、心室感知和对感知的反应。表 20-2 列出了各种模式的具体优缺点。最好使用双腔起搏或心房起搏模式使心房收缩提高心输出量。在某些情况下，需使用心室起搏。对于房性心律失常或房

表 20-1　NASPE/BPEG 通用起搏器模式

起搏器模式的 NASPE（HRS）/BPEG 通用代码					
位　置	1	2	3	4	5
	起搏心腔	感知心腔	对感知的反应	频率调节	多部位起搏
分类	A= 心房 V= 心室 D= 双腔（A+V） O= 无	A= 心房 V= 心室 D= 双腔（A+V） O= 无	I= 抑制 T= 触发 D= 双腔（T+I） O= 无	R= 频率调节 O= 无	A= 心房 V= 心室 D= 双腔（A+V） O= 无

起搏器模式的通用代码。一般来说，只有前三个位置（心室起搏、感知和对感知的反应）适用于临时心外膜起搏器

表 20-2　围手术期常用起搏器模式

代码位置						
1	2	3	说　明	优　点	缺　点	备　注
D	D	D	房室顺序起搏－双腔感知起搏	允许房室内连接	快速心室起搏房性心律失常可能	心房心室放置导线，是患者最常见起搏方式
D	V	I	房室顺序起搏－心室按需起搏	保持房室连接	可能导致心房颤动／扑动	• 依赖完整的房室传导 • 心房颤动／心房扑动禁忌 • 心室敏感度过高可能导致起搏器"交叉感知" • 起搏器介导的心动过速的即时治疗
D	O	O	房室顺序起搏－非同步／紧急模式	• 一致（程序）房室连接间隔 • 不受电干扰	可通过 R-on-T 诱发心室颤动	• 起搏心室去极化异常离散度降低机械效率
V	V	I	心室按需起搏	持续心室起搏，诱发心室颤动风险最小	心房对心输出量无作用	• 可用于超速抑制心室异位搏动 • 起搏器"交叉感知"风险
A	A	I	心房按需起搏	保持房室连接	R-on-T 诱发心室颤动风险	• 依赖完整的房室传导 • 心房颤动／心房扑动禁忌证
A	O	O	非同步心房起搏	• 保持房室连接 • 不受电干扰	房性心律失常禁忌证	• 依赖于完整的房室传导 • 需要一个高于自身心房率的起搏器频率
V	O	O	非同步心室起搏	不受电干扰	可通过 R-on-T 现象诱发心室颤动	可为临时起搏器的"紧急"模式

室传导不稳定的患者，心室起搏策略通常更优。

（二）心率

在心外膜脉冲发生器上，最基本和最常操作的参数之一是心率。因为心输出量是每搏输出量和心率的乘积，增加起搏器频率（通常最大为 100～110 次／分）是增加术后心输出量的简单方法。因为心脏停搏时合并收缩和舒张功能障碍，因此在脱离体外循环时，心率 80～90 次／分可能有益。术后医生可能希望进行一段时间的"备用"起搏。将起搏器置于传感模式下，程序化频率降至固有频率以下（如 40 次／分）。这能够确认患者没有出现频繁或持续的缓慢性心律失常，并且持续监测导线敏感性。

（三）输出／阈值

起搏器所产生刺激的特点是振幅（V）和脉冲持续时间（ms），而这两者都会影响电流利用率和电池寿命。刺激阈值是使心肌去极化所需的最小能量[1]。起搏器输出通常以毫安（mA）为单位测量，是起搏器发生器通过电线引出的电流量。心房和（或）心室导线可单独更改。输出遵循欧姆定律，其中 I（输出）= 导线两端的电压／导线和心肌之间的电阻。因此，随着心外膜导线老化而增加的电阻将需要增加输出以保持夺获，但增加输出会导致纤维化且加速导线功能的衰减。

观察到一致的起搏之前，将程序化心率设置在固有频率之上来检查起搏器阈值。此后，起搏器输出逐渐减少，直到 P 波或 QRS 波群不再分别跟随心房和心室导线的每个起搏器信号脉冲。起搏器输出通常设置为阈值的 2 倍或 20mA，以较低者为准。因为失夺获可能导致无法恢复夺获，患者如果基础心律不清楚、不存在或不灌注，通常不建议检查阈值。医生应记住，电夺获可能不反映机械夺获。在阈值检查期间，仔细观察动脉波形、血氧饱和度波形和（或）实时超声心动图是必要的。心室阈值 > 5mA 和（或）心房阈值 > 2mA 应进一步进行研究[30]。

多种临床条件和变量会影响心外膜起搏导线的刺激阈值。心肌纤维化，如既往心肌梗死、心内膜或心外膜消融或长期心房扩大，会增加刺激阈值。代谢状况，如高钾血症、高血糖、缺氧、高碳酸血症、代谢性酸中毒／碱中毒，都会增加刺激阈值，并可能导致起搏器不能夺获。药物也可影响起搏器阈值，抗心律失常 I 类药物（如氟卡尼、普罗帕酮）通常会增加阈值，而儿茶酚胺可能会降低刺激阈值。此外，心肌缺血改变静息膜电位可增加刺激阈值。在没有明显原因发现刺激增加的情况下，可能会在起搏器适配器水平反转双极导线的极性。这利用了这样一个事实，即导线纤维化在电极尖端更明显，因此改变刺激极性可能会降低阈值。

（四）灵敏度

起搏器灵敏度反映了起搏器导线检测到的最小电流，数字越小表示灵敏度越高。为了测试灵敏度，必须首先将起搏器设置为感知模式，由起搏器代码第二列中的 A、V 或 D 指示，通常为 AAI、VVI 或 DDD。此后，起搏器发生器的频率降到固有频率以下，发生器检查传感指示器是否随着每个固有节拍闪烁。建立后，灵敏度数值增加，直到传感指示器停止和非同步起搏开始。然后降低灵敏度数值，直到感知指示器开始再次闪烁，并且非同步起搏停止灵敏度阈值的指示器。应尽量缩短非同步起搏的时间，以防止 R-on-T 现象引起的心律失常。

实际使用时每根导线的灵敏度通常保持在灵敏度阈值的一半，导线纤维化会降低感应振幅。对于没有内在节律的患者，根据经验敏感性通常设置为 2mV。这种低敏感性可能会导致 T 波的不正确感知。不适当的低灵敏度（高灵敏度数字）可能导致无法察觉内源性去极化和不适当的脉冲传递。相反，过高的灵敏度（低灵敏度数字）会由于过度感知而导致不适当的起搏器抑制[1]。

四、较少调整的参数

（一）房室间期

起搏器房室间期代表心房和心室去极化之间的最长间隔时间。由于起搏搏动的房室间期通常长于固有搏动的房室间期，使该设置略长于固有房室间期（在体表 ECG 上表示为 PR 间期）可能有利于实现类似的机电联合。在实际应用中，房室间期的设置高度个性化，可以通过比较连续的心脏性能指标（如导管或超声心动图测的心输出量）来调整以获得最佳心输出量[31]。

（二）心室后心房不应期和上限跟踪频率

心室后心房不应期（post-ventricular atrial refractory period，PVARP）是一种防止起搏器介导的心动过速的保护措施，仅与心房感知起搏模式（DDD、VDD）相关，代表心室峰值后心房的不应期。当 PVARP 非常低时，来自心室搏动的潜在逆行传导（或远场感应）可能被感知为心房去极化，并触发心室去极化。增加 PVARP 可以预防这种并发症，但可能会因增加总心房不应期（TARP，程序化房室间期 +PVARP 组合）而降低心房上限跟踪频率。调整 PVARP 以考虑逆行房室传导时间的个体差异，建议与电生理学医生一起进行。上限跟踪频率作为一项安全措施，表示发生器感应心房去极化提供的最快心室率。在心房率高于上限跟踪频率时，起搏器发生器将开始逐渐延长房室间期（从而延长 TARP），从而引发 4∶3 的伪文氏阻滞。逐渐延长房室间期和房室阻滞可防止心输出量急剧下降。随着心房率增加，每

个 P 波之间的间隔可能会缩短到 TARP 以下。在这种情况下，每隔一个 P 波落在前一搏的 PVARP 内，并引发 2∶1 房室阻滞，导致速率相当于 60000/TARP。心外膜起搏器植入患者出现新的房室传导阻滞提示应进行进一步检查。大多数起搏器脉冲发生器会根据 PVARP 和 AVI 自动确定上限跟踪频率。然而，考虑到心脏手术患者术后心动过速的潜在不利影响，我们建议上限跟踪率低于 130 次 / 分，即低于 2∶1 阻滞率（60000/TARP）。

（三）脉冲持续时间

传播电波前，脉冲不仅必须以适当的强度传递，而且必须在适当的时间内传递。在传递的电脉冲强度和脉冲持续时间之间，有一个较为复杂的指数关系（强度 - 持续时间曲线）。脉冲持续时间短需要更高的电压。临床医生可能偶尔增加脉冲持续时间和减少脉冲幅度，以尽量减少远场感应或离靶起搏（如膈起搏）。在植入起搏器的情况下，脉冲的持续时间和幅度可被操控，以优化电池寿命。

五、心外膜起搏常见问题的排除

（一）失夺获

失夺获是心外膜起搏器最常见的问题之一。失夺获的定义是在成功传递心外膜脉冲时没有可测量的心脏收缩（表 20-3）。从实际的角度看，尽管体表心电图上显示起搏脉冲，但缺乏动脉波形或光容积描记波形。失夺获可能由许多原因引起，如导线纤维化、心脏对起搏不耐受的电解质异常（酸中毒、碱中毒、高钾血症）、心肌缺血和抗心律失常药物。如果患者需要临时起搏，失夺获的第一步是确保血流动力学的稳定和替代起搏模式可以使用。纠正所有可逆原因后，可通过逆转心外膜导联的极性来改善失夺获。在双极性电极的情况下，在皮下组织中放置一个返回电极，远端电极（阳极）通常比近端电极（可作为单极负电极）更易发生纤维化。失夺获时，医生需预测起搏的预期持续时间，并制订替代策略，如放置临时或永久性经静脉起搏器。

失夺获必须与起搏失败相区分。起搏失败时起搏导线尖端没有电脉冲，体表心电图上看不到起搏发生脉冲。起搏失败的机械原因包括发电机电池耗尽或导线故障，而过度感知和起搏器交叉感知不良（见下文）是起搏失败的其他潜在原因。在设置配速失败时，切换到非同步模式将区分机械原因（持续起搏失败）和其他原因（合适的起搏）。

（二）交叉感知不良

起搏器交叉感知不良是双腔起搏的一种现象，是由不恰当地感知一根导线传递的刺激作为另一根导线的固

表 20-3　常见心外膜起搏器故障排除

问　题	鉴别诊断	标　志	原　因	故障排除
心动过缓，心率低于设定	输出失败（"起搏失败"）	• 起搏器输出量不足 • 体表 ECG 上没有起搏信号脉冲	• 导线 / 电缆故障 • 发电机电池耗尽 • 过度感知 • 交叉感知不良	• 准备合适的备用起搏模式 • 检查发电机功率、电池寿命、连接 • 将输出增加到最大值 • 合适的速率切换到非同步模式 • 稳定后 EP 会诊
	失夺获	• 适当的起搏器输出量而无可测量的心脏收缩 • 在体表 ECG 上可见起搏信号脉冲	• 起搏器导线周围纤维化 • 代谢异常（高钾血症） • 酸碱异常（酸中毒 / 碱中毒） • 药物（抗心律失常药物） • 心肌缺血	• 准备合适的备用起搏模式 • 检查发电机电源、电池寿命、连接 • 最大限度地提高产量 • 停止违规用药，纠正代谢异常 • 反向起搏器导线极性 • 创建单极电路 • 考虑 EP 咨询以获得持久的起搏策略
心动过速，心率高于设定	自身心率改变	• 心率逐渐增加 • 心率突然增加	• 窦性心动过速 • 房性或室性心律失常	• 确保血流动力学稳定 • 调查潜在原因 • 确保血流动力学稳定 • 用适当的抗心律失常药物治疗
	感知错误	• 在双腔起搏模式（DDD、VDD）下持续心房起搏，尽管存在固有频率 > 设定频率的室性心动过速	• 低感知起搏器介导的心动过速	• 确保血流动力学稳定 • 如果怀疑感知不足，则降低心房导联的灵敏度 • 如果怀疑 PMT，则切换到 VVI/DVI 模式

有电活动而引起。这与过度感知不同。在过度感知中，小电流（如骨骼肌收缩、电磁干扰或起搏导线间的间歇性接触产生的电流）被误认为内在去极化，从而抑制适当的起搏。起搏器交叉感知不良最常见的例子发生在双腔起搏和心室感知（DDD、DDI、DVI）中，心室线检测到心房起搏器发生脉冲作为心室去极化，因此心室起搏受到抑制。在完全性传导阻滞的情况下，这显著降低了心输出量，并且耐受性非常差。心房感知双腔模式的设置中，情况较好，其中传递的心室脉冲被解释为心房去极化，因此心房起搏受到抑制。减少交叉感知不良的基本方法是：①减少干扰导线的输出；②降低被抑制导线的灵敏度。鉴于交叉感知不良的可能性，大多数心外膜起搏器发生器在心房去极化后立即使用心室阻断期，其中心室去极化（或检测到不适当的心房去极化）被忽略。

（三）起搏器介导的心动过速

起搏器介导的心动过速多发生在心室起搏模式（DDD 或 VDD）的双腔起搏器。心房线感知到传递的心室脉冲是一种心房内部去极化，从而传递额外的心室脉冲。从功能上看，这可能是由远场心房对心室发生脉冲的感知或心室去极化的逆行传导（通过房室结或旁路）引起。为了防止这种并发症，起搏器采用了 PVARP，从而被编程来说明通过旁路和（或）房室结的逆向传导速度。考虑到逆行传导速度的个体间变异性，可能需要

为每个患者调整 PVARP。一般来说，较长的 PVARP 可以更有效地防止 PMT 的发生，但也会限制上限跟踪频率。在术后急性期，这并不意味影响术后恢复，但可能会影响起搏器的频率反应性。

六、心脏手术后心外膜起搏的建议

临时心外膜起搏为心脏手术设置了一个安全界限。临时心外膜起搏能够控制心率，防止房室传导的节律紊乱。然而，心外膜传递的电脉冲虽然很小，但应被视为一种有效的治疗方法，其地位类似于血管活性药物。不适当的心外膜起搏器设置可能会降低心脏收缩的有效性，甚至使患者发生致命的心律失常。

一般来说，自身电传导比心外膜起搏更有效，因此对于自身电传导有效的患者，起搏器应置于"备用"感知模式，以治疗团队认为可接受的最低心率起搏为准。这可以通过将心房或心室起搏模式设置为低于固有频率来实现。但应注意的是，在有完全性心脏传导阻滞风险的患者中，心房备用模式不能保证在心动过缓伴房室传导阻滞的情况下的心输出量。许多学者发现，如果导线敏感度和输出设置合适，VVI 起搏设置为 40 次 / 分或 50 次 / 分足够保护患者免受严重心脏病的影响。

无论心外膜起搏的选择位置（心房、心室或双腔），都应尽力避免非同步起搏模式。在某些情况下，例如分流术后立即使用和在胸腔闭合前使用电刀止血时，如果

在同步模式下将烧灼感知为起搏器的固有去极化，则非同步模式可避免漏跳。然而，偶发性漏搏的血流动力学后果小于诱发性心律失常，尤其是室性心律失常。在临床应用过程中，心脏起搏器在胸部闭合时，应由护士确认此设置切换到同步模式。

特别值得一提的是，使用可植入心脏装置 [包括起搏器和（或）ICD] 用来护理心脏外科患者。虽然有使用心血管植入式电子设备护理围手术期患者的指南 [32]，

但是心脏手术期间，设备参数仍需定期设置。在心脏手术时，放置体外除颤垫和禁用患者设备上任何潜在的快速放射治疗通常是安全的。同样，为了优化心输出量和准备分流术，应合理地操控患者留置装置上的低速率限制。这些应该在手术记录中清楚地记录，并在患者离开重症监护室之前尽快纠正，同时进行设备检查。这些患者的最佳治疗取决于电生理学家、心胸麻醉师、心脏外科医生和重症监护医师之间的密切合作关系。

第21章 停止体外循环
Weaning from CPB

Annette Vegas 著

罗 明 译

要点

◆ 对于行体外循环的患者而言，在停机之前，需要做好充分准备，需要在心脏生理学、药理学和机械辅助循环方面具有充分的理解。

◆ 在体外循环（CPB）停机期间，心肌功能障碍伴随着低心排血量、低平均动脉压、高前负荷及低心肌氧供。

◆ 准确预测存在困难的停机和及时的干预措施可能会改善患者预后。

◆ 治疗急性失代偿性心力衰竭的新方法在停机中的作用尚无研究。

对于行体外循环的患者而言，CPB 停机对于在心脏手术期间接受临时性完全机械支持过渡到自然血运循环而言非常重要。但是，由于当前依旧缺少得到公认的指导方针，因此，这一过程在很多时候都显著依赖于机构实践、团队合作及临床医生的自身经验[1]。

一、停止体外循环的准备

体外循环的目标是通过将血液转移到心肺机中，以执行呼吸（通气、氧合）、循环和温度调节的功能，从而提供体外心肺支持。患者体外循环参数需要充分考虑患者自身情况，常温条件下成人的泵流量范围为 $2.2 \sim 2.5 \text{L/} (\text{min} \cdot \text{m}^2) \times \text{BSA} (\text{m}^2)$。需要指出的是，在 CPB 期间，患者心血管稳定性的维持由心肺机功能和患者因素（如后负荷和静脉顺应性）之间的相互作用来加以调整。

对于 CPB 术后患者停机前的准备工作而言，相关人士需注意表 21-1 中概述的细节，从而确保整个停机过程能够安全有效地进行。不过，幸运的是，相当一部分患者所需支持通常很少，并且一些患者甚至不需要任何支持即可实现成功停机。在尽可能地避免患者出现严重并发症方面，人们离不开各方的协作和沟通，同时，标准化方法也扮演着相当重要的角色。

表 21-1 CPB 停机前核对表

目 标	措 施
手术完成	心脏排气
核心温度	36～36.5℃
再灌注时间	＞ 8min
代谢环境	HCT ＞ 20%，K$^+$ ＜ 6.0mEq/L，HCO$_3$ ＞ 20mmol
稳定心率 / 节律	窦性心律 80～100 次 / 分
呼吸机开机	100%FiO$_2$，PCO$_2$ ＜ 40mmHg
监视器重新调零	动脉压力差异
增加容量	血液制品、胶体、晶体
其他支持	药物和机械支持

需要指出的是，对于接受 CPB 支持的患者而言，尽管不同的医疗机构所采用的体温管理策略存在一定的差异，但是绝大多数（90%）患者的体温会被维持在一个浅低温状态（32～34℃）[2]。如有必要，可通过主动降温至 20℃来进行深低温停循环。由于当前人们尚未给出一个一致的推荐停机温度，因此停机之前，医生

需要在脑温过高及 CPB 后全身低温所造成的不良影响之间做好权衡。与避免快速复温以防止脑温过高相比，CPB 停机的绝对温度就不那么重要。相关研究显示，过度复温（> 37℃）会导致患者出现神经认知功能减退、谵妄、纵隔炎和急性肾损伤的风险显著增加。人体的核心温度值会因监测部位不同而存在一定的差异，例如，根据鼻咽和膀胱温度进行相关评估可能会出现低估脑温的问题。泵后动脉血温与脑温之间存在良好相关性，通过将该处测得的血温控制在 37℃以下，可以有效避免患者出现脑温过高的问题。

心脏再灌注时间是指从主动脉阻断钳移除到停机的时间。相关研究显示，通过至少 8min 的再灌注，可以有效补充心肌 ATP 储备，并能够有效"冲洗"出存在于冠状动脉循环当中的代谢物。相关研究尽管已经针对最小化心肌再灌注损伤提出了不同再灌注策略，不过人们并没有证明到底何种策略最具临床优势[3]。

充分的代谢环境对于维持心肌功能至关重要，灌注师可通过再灌注期间的动脉血气分析来加以评估。CPB 期间的最佳血细胞比容尚不明确。尽管大多数患者可以耐受低 HCT（20%），但对于存在心室和（或）终末器官功能受损的患者而言，较高的血细胞比容（> 24%）可能会为患者带来更大的益处。血钾（K^+）应小于 6.0mEq/L，可以有效避免患者出现传导异常和心肌功能障碍。静脉注射钙剂、胰岛素（和葡萄糖）或呋塞米可以有效降低血钾水平。除此之外，通过对代谢性和呼吸性酸中毒实施积极治疗干预，则可以有效避免患者出现心肌抑制、儿茶酚胺活性降低和肺血管阻力增加等不良事件。将血液碳酸氢盐（HCO_3^-）水平正常化到 20mmol/L 左右是一个重要的考虑因素，特别是在预期会出现停机困难的情况下。严格控制内源性高血糖可能有一些有益的作用，但并不能减少 CPB 后对正性肌力或抗心律失常治疗的需要[4]。

在停机期间，由于心肌功能障碍引起每搏输出量降低，为了维持足够的心输出量（cardiac output，CO），患者需要更快的心率（80~100 次 / 分）。窦性心律是利用心房实现最佳心室充盈的首选方法。需要指出的是，对于心搏量有限，容积小且室壁肥厚或容积大且存在明显扩张的心室而言，更快的心率和最佳的心房充盈能够带来更大的好处。对于许多患者来说，稳定的心率和节律是成功停机的决定性因素。慢心率可以采用放置右心房和右心室表面的临时心外膜起搏导线的方法加快心率。在极为罕见的情况下，人们可以使用如左心室起搏、多部位右心室起搏或心房双心室起搏的方式来协助那些存在困难的停机过程。较快的心率通常会随心脏充盈而降低，并且减少或停用外源性儿茶酚胺、使

用 β 受体拮抗药或针对室上性心动过速采取的电复律措施均可能会降低心率。主动脉阻断钳松开后出现的持续性心室应激性（包括心动过速或颤动）可能意味着患者存在心肌保护不足、灌注不足或者持续缺血等问题。在停机过程中，可以采取的治疗方案包括心外膜除颤（5~100J），提高全身平均动脉压，纠正代谢环境，以及静脉注射抗心律失常药物，如硫酸镁（1~2g）、利多卡因（1~1.5mg/kg）或胺碘酮（150mg）。除此之外，针对难治性室性心律失常，可以采取的治疗策略包括插入左心室减压管或利用心脏停搏液使心脏再次停搏。

通过持续呼吸 2~3 次（峰值压力为 30~40cmH$_2$O）并视觉确认肺重新扩张。除能够使原本肺不张区域重新扩张外，该策略还能够有助于清除肺静脉中的滞留空气。吸入 FiO$_2$ 为 90%~100%，每分钟通气量调整为保持 PaCO$_2$ 为 40mmHg。通气可以在搏动性血流期间（部分 CPB）或在停机前恢复。最近一项关于 CPB 期间通气的 RCT 的 Meta 分析显示，停机后肺氧合能够立即得到改善，但对术后肺部发病率或长期预后均无影响[5]。

在心脏手术期间，不同的患者可能会选择不同的监护方案，并且在一定程度上，其方案还需要考虑医疗机构的经验。有创动脉收缩压或 MAP 可作为组织灌注充分性的替代指标。在较低的外周动脉 SBP 和较高的中央主动脉根部压之间可能存在初始差异，这种差异在 CPB 后期逐渐消失[6]。在此期间，可通过以下方式获得更准确地血压监测：①无创 BP 袖带；②主动脉根部测压管；③插入股动脉测压管。通过使用中心静脉压或肺动脉舒张压，可以针对心室充盈进行有创性监测。TEE 评估停机前心内手术中排气的充分性。

灌注师需要确定贮血室容量是否足够用于停机。贮血室容量的大小会因患者血管内容量、静脉引流、血液浓缩或利尿及心脏停搏液容量的影响。患者可能需要以晶体、胶体或血液产品的形式给药，以优化其心脏前负荷。

在 CPB 停机期间，心肌功能障碍伴随着低心排血量、低平均动脉压、高前负荷及低心肌氧供；因此，在进行停机期间，应做好使用常规药物及肌松药、血管升压药、血管扩张药和机械支持的准备，以备在需要时为患者提供及时支持。

二、停止体外循环的流程

体外循环灌注医师需要通过快速部分夹闭静脉将血液留在患者体内。当 CVP 和 PA 轨迹变得搏动时，右心充盈和射血。随着患者的自身循环逐渐开始发挥作

用，主动脉插管内泵流量会逐渐减少。需要指出的是，对于心脏功能完好的患者而言，他们对通过静脉管路突然夹闭进行快速停机具有良好的耐受性，但是如果患者存在心脏功能问题，那么应采取通过逐渐减少泵流量的方式进行停机。在充足 BP（SBP > 80mmHg，MAP > 60mmHg）和适当前负荷的情况下，可以停止 CPB。静

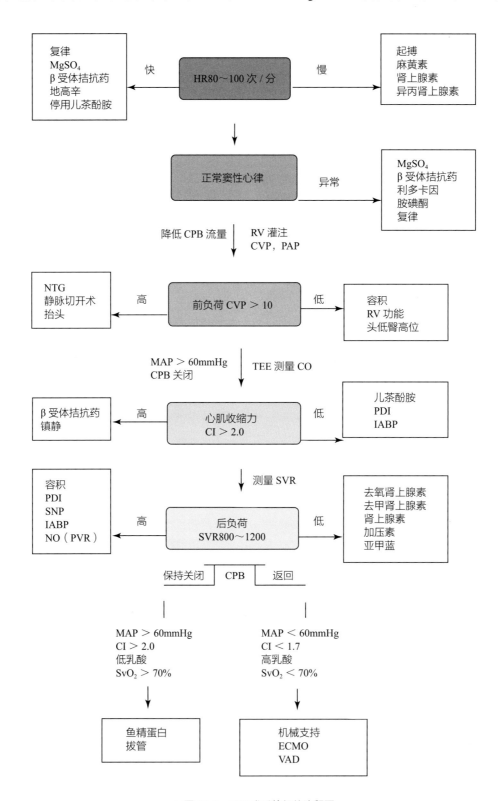

▲ 图 21-1 **CPB 术后停机的流程图**

CI. 心脏指数；ECMO. 体外膜氧合；IABP. 主动脉内球囊反搏；HR. 心率；MAP. 平均动脉压；NO. 一氧化氮；NTG. 硝酸甘油；PDI. 磷酸二酯酶抑制药；PVR. 肺血管阻力；SNP. 硝普钠；SvO₂. 静脉氧饱和度；SVR. 全身血管阻力；VAD. 心室辅助装置

脉管路会被完全夹闭，主动脉泵头也被关闭。这时就表示患者已脱离 CPB（停机）。图 21-1 给出了一个用于 CPB 停机的流程图。

通过运用血流动力学参数及 TEE 评估结果，人们可以获取到有关患者心脏状况的信息。在停机期间，通过肉眼检查右心室、TEE 检查左心室和测量 CVP 或 PA 压力来监测心脏充盈，这些压力应接近 CPB 前的值。心室僵硬或扩张的患者需要额外的容量，以 100ml 的增量通过主动脉根部输血，以在脱机后立即增加充盈压力和优化前负荷。容量滴定对于限制心脏过度膨胀（会进一步影响心室收缩能力）非常重要。大多数患者在血流动力学改善之前，通常在没有接受任何支持的情况下，能够耐受低 SBP（60～80mmHg）5min 的时间。在低 SBP 和适当充盈压力的情况下，CO（测定值）和 SVR（计算值）可以指导医生确定是否需要就收缩力或后负荷进行进一步的调控。

三、停机失败的患者

对于停机失败的患者，最简单的方法是继续行 CPB 以接受再灌注治疗。医生通过 TEE、ECG、ABG 和多普勒对冠状动脉移植血管的通畅性进行检查可以确定导致停机失败的病因，这些病因包括：①手术不完善；②心脏功能不全；③前负荷不足或过多；④ HR 和节律异常；⑤ SVR 异常。需要指出的是，针对上述情况，人们在治疗方面并没有一个"黄金"标准可用，事实上，这些患者多需要接受个性化的治疗方案（表 21-2）。在未能得出明确病因的情况下，在再次尝试停机之前，患者可能只能通过额外进行的再灌注治疗获得积极结果。除此之外，具体手术干预可能包括返修或额外搭桥术、瓣膜置换术、瓣周漏修复术或外科出血点止血。

四、停机存在困难的患者

尽管在临床上，对于存在血流动力学不稳定问题的患者，医生需要使用一种以上的药物或机械循环支持系统来确保患者获得足够的组织灌注，但对于"到底哪些患者会在停机方面存在较大难度"这一问题，人们目前并没有达成一个一致性良好的答案。需要指出的是，对于存在停机困难风险的患者而言，停机失败可能会导致患者接受 CPB 支持的时间明显延长，并有可能使得患者面临更高的心肌损伤、凝血障碍和休克风险，因此识别这些患者非常必要。尽管人们对心脏外科术后心源性休克（PCCS）（一种难以管理且致命的急性心力衰竭，发生率在 0.2%～6%）依旧没有做出准确定义，但 PCCS 常常与 CPB 停机失败、需要大量药物和 MCS 的使用相关。

已确定与围手术期使用肌力药物治疗低心排综合征（LCOS）[7] 和血管麻痹的升压药治疗 [8] 相关的危险因素（表 21-3）。任何旨在治疗 LCOS 或血管麻痹的药物疗法会增加这类手术患者的发病率和死亡率。导致停机困难的因素包括存在和发展中的（A）心肌收缩功能障碍；（B）血管麻痹；（C）舒张功能障碍；和（D）肺动脉高压。

对于接受心脏手术的患者而言，心肌功能障碍是一种常见的术后并发症，在最初阶段，患者的心脏功能并没有什么变化，但在术后 4～6h 会发生恶化，并会在术后 24h 内实现完全恢复，而对于术前即存在心肌功能障碍的患者而言，这种恢复期会发生延长，不过在停机环节，该类患者可能并不需要获得太多额外支持。而心肌细胞功能丧失或受损会降低心脏泵作用和氧供，从而导致 LCOS 的出现 [9]。心肌顿抑是指心肌缺血再灌注后，

表 21-2　停机困难的管理选择

左心室衰竭	右心室衰竭	血管麻痹	血液流出动力学
儿茶酚胺	儿茶酚胺	儿茶酚胺	额外的手术
多巴酚丁胺	去甲肾上腺素 ± 硝酸甘油	去甲肾上腺素	二尖瓣修复或置换
肾上腺素	肾上腺素	肾上腺素	心间隔肌切除术
去甲肾上腺素	异丙肾上腺素	去氧肾上腺素	增加前负荷
多巴胺	非儿茶酚胺	非儿茶酚胺	减慢心率
非儿茶酚胺	米力农	加压素	停用正性肌力药物
米力农	一氧化氮	亚甲蓝	去氧肾上腺素
左西孟旦	前列腺素 E$_1$		β 受体拮抗药
机械循环支持	避免 N$_2$O、酸中毒、低 PO$_2$		
IABP	机械循环支持		
VAD	±IABP		
ECMO	VAD		
	ECMO		

IABP. 主动脉内球囊泵；VAD. 心室辅助装置；ECMO. 体外膜氧合

149

表 21-3　低心排综合征和血管麻痹的危险因素

低心排综合征		血管麻痹	
患　者	操　作	患　者	操　作
低 EF 近期心梗 女性 老年 糖尿病 左主干，3 支病变 疾病	急诊手术 再次手术 ± 瓣膜手术 阻断时间	高 EuroScore 评分 心肌功能障碍 糖尿病 甲状腺疾病 BMI > 30 肝素 IV ACEI，ARB β 受体拮抗药 CCB	鱼精蛋白 长 CPB 时间 输液 IABP 手术程序 VAD 心脏移植 心内膜炎

尽管患者不会发生不可逆损害，并且冠状动脉血流恢复正常或接近正常，但仍持续存在的心肌机械功能障碍，不过只要给予足够的时间，心肌功能就可完全恢复，即心肌顿抑是一种可逆性缺血再灌注损伤。顿抑心肌对正性肌力药有反应，表明 ATP 储备可以有效恢复。但正性肌力药并不能主动逆转缺血心肌。区分不可逆心源性休克和短暂性术后心脏顿抑非常重要，因为这两种疾病的病程和结果存在显著差异。

CPB 可导致患者出现血管麻痹综合征，这是一种由严重外周血管扩张导致的严重低血压[8]。在 NO、K-ATP 通道改变和血管加压素耗竭的介导下，血管平滑肌会出现松弛，进而导致微动脉反应性降低。血管麻痹综合征可定义为 MAP < 60mmHg，CI > 2.5L/min 和（或）存在儿茶酚胺依赖性，表 21-3 给出了该综合征的风险因素。血管麻痹综合征在心脏手术患者中的发生率为 10%~20%，其中心室辅助装置、心脏移植和脓毒症患者的血管麻痹综合征发病率和死亡率较高。治疗包括增加血管内容量和使用儿茶酚胺、血管加压素或亚甲基蓝进行升压治疗。

无论是否保留了收缩功能，舒张期功能障碍（diastolic dysfunction，DD）都可导致：①心动过速；②心肌顺应性降低；③舒张功能受损从而导致异常舒张和充盈。其中，DD 包括三个亚型，分别为轻度（舒张受损）、中度（假性正常）和重度（限制性充盈）。DD 在心脏手术患者中的发生率为 30%，其中瓣膜、缺血性、高血压和老年患者的发病率较高。DD 的存在可能是心肌缺血的早期迹象，并预示着 CPB 停机困难[10]。

前负荷改变（容量超负荷）、后负荷改变（高 PA 压）及冠状动脉灌注改变（RCA 病变）均会损害右心室收缩力。对于肺动脉高压患者而言，在该疾病的影响下，右心室室壁厚度会逐渐增加，并且心动周期中室间隔会向左发生移位。利用药物或 MCS 维持舒张压可防止患者出现右心室功能失代偿。

五、药物疗法

药物的选择和剂量取决于患者原有的心脏病和伴随而来的再灌注损伤的病理生理学信息。理想的正性肌力药，应能在不增加心率、SVR 和心肌耗氧量（MVO_2）的情况下有效增加收缩力和心室射血能力。但当前依旧缺乏理想的正性肌力药，并且令人惊讶的是，几乎没有证据支持单独使用药物能够有效支持停机或改善关键临床结果。Meta 分析[11] 结果显示，在停机后，通过使用液体和正性肌力药可以有效优化氧耗和氧供，并能够有效减少：①死亡率；②血管升压药需求；③正性肌力治疗和通气时间；④心脏手术患者的住院和 ICU 住院时间（length of stay，LOS）。

（一）氯化钙

需要注意的是，在 CPB 期间，患者的电离钙（Cai）水平会发生显著变化，其中重度低钙会降低心肌收缩力和 SVR，而轻度低钙（Cai > 0.80mmol/L）则不会对患者产生明显影响。在血钙水平正常患者中，CPB 停机时，体外循环灌注医师给予氯化钙（$CaCl_2$）（0.5~1.0mg/kg）可有效升高血 Cai 浓度，增加 MAP（增加 SVR），并损害舒张功能，但对心脏指数无影响。补钙可以缓解高血钾和低钙血症，提高平均动脉压，但如果患者存在持续性心肌缺血，则不提倡补钙。

（二）肾上腺素激动药

拟交感神经药属于一类内源性或合成儿茶酚胺和非儿茶酚胺，它们具有特定的肾上腺素能受体作用，能够影响收缩和舒张功能，进而发挥不同的血流动力学效应（表 21-4）。慢性心力衰竭患者循环中儿茶酚胺含量较高，心肌去甲肾上腺素储备耗竭，脱敏 β_1 受体较少，肾素 - 血管紧张素系统激活。与前者相比，间接作用剂的效果明显较差，β_1 受体激动药单独使用时会产生平台期效应。大多数临床研究表明，对于心脏手术患者而

表 21-4 肾上腺素受体和儿茶酚胺的血流幼力学效应

制　剂	作用方式	α_1 突触后血管收缩	α_2 突触前血管收缩	β_1 ↑HR+ 收缩力	β_2 平滑肌松弛	多巴胺受体
肾上腺素	直接	+++	+++	++	++	Ø
去甲肾上腺素	直接	+++	+++	+	Ø	Ø
多巴胺	直接	++	+	+	+	+++
多巴酚丁胺	直接	Ø	Ø	+++	++	Ø
异丙肾上腺素	直接	Ø	Ø	+++	+++	Ø
去氧肾上腺素	间接	+++	+++	Ø	Ø	Ø

言，不同外源性儿茶酚胺之间的血流动力学差异并不显著[12]。肾上腺素、多巴胺和多巴酚丁胺均能够在同等剂量下增加每搏输出量，但需要增加 HR 和 MVO_2 为代价。对于冠心病患者而言，但以增加 HR 和 MVO_2 为代价。异丙肾上腺素禁忌用于冠状动脉疾病患者，但对需要快 HR 和低 PVR 的心脏移植患者可能有益。

（三）磷酸二酯酶抑制药

作为一类合成类药物，磷酸二酯酶（phosphodiesterase，PDE）抑制药（非儿茶酚胺类药物）能够在不依赖肾上腺素能 β 受体的情况下抑制 PDE Ⅲ，上调细胞内 cAMP 的表达水平，并且该类药物还能够通过与 β_1 受体激动药联合使用发挥协同作用。这类药物能够在不影响 HR 和 MVO_2 的前提下，降低 PCWP、SVR 和 PVR，进而发挥改善收缩期收缩力和舒张期收缩功能的作用。除此之外，这类药物还可通过扩张动脉并抑制血小板血栓形成来预防心肌缺血事件发生。需要指出的是，无论是静脉血管扩张，还是动脉血管扩张，这种干预都能够导致患者出现明显的全身性低血压，因此有必要借助充足的前负荷和血管加压剂（去甲肾上腺素或加压素）来维持患者的 MAP。

（四）米力农

相关 RCT 研究显示，与安慰剂相比，米力农在低 LVEF 患者停机中能够发挥一定的积极作用。在多家医疗中心，人们都将米力农视为一种治疗 RV 衰竭或高 PA 压患者的首选药物。米力农的半衰期为 30～60min，这一半衰期允许体外循环灌注医师在不需要维持性输液的情况下为患者给予负荷量（25～50μg/kg，IV）。或者，麻醉医师可以在没有负荷剂量的情况下，以大小为 0.25～0.5μg/（kg·min）的剂量输注米力农。对于心脏手术合并肺动脉高压的高危患者而言，与安慰剂组患者

相比，麻醉诱导后预防性吸入米力农（5mg）可以有效升高 CO，降低 PA 压，但不会对 CPB 术后患者停机能力产生影响[13]。需要指出的是，一项关于 RCT 进行的 Meta 分析结果显示，在心脏手术期间，米力农可能会增加患者的死亡率[14]。

（五）NO

一氧化氮（NO）是内源性内皮细胞来源的松弛因子，负责细胞松弛。由于 CPB 造成的损伤，肺内皮细胞内源性 NO 合成会增加 PVR，导致 RV 衰竭，降低 CO，进而导致全身性低血压。外源性吸入 NO（iNO）通过肺泡直接进入肺循环，舒张血管平滑肌细胞，导致血管扩张（降低 PVR），改善通气区的 V/Q 匹配。血红蛋白的局部失活（半衰期为 1min）能够产生有毒副产物高铁血红蛋白及二氧化氮（NO_2），因此应对其进行有效监测。

相关研究已经证实，浓度为 20～80ppm 的 iNO 可选择性地降低二尖瓣手术、冠状动脉旁路移植术、先心病修复和心脏移植术患者的 PVR。需要指出的是，截至目前，在比较 iNO 和安慰剂在心脏手术中的应用方面，仍然缺少大规模 RCT 研究，只有少数病例报道和小型研究显示了 NO 对停机的益处。除此之外，尽管使用 iNO 可以降低继发性肺动脉高压，但其可能无法有效降低患者的死亡率[15]。

（六）血管加压素

精氨酸加压素（arginine vasopressin，AVP）是由调节压力反射和渗透变化的垂体后叶分泌的一种有效的血容量和血压调节剂。血管平滑肌细胞（V_1）的特异性受体介导作用引起血管收缩，增加后负荷，而在肾小管细胞（V_2）中吸收游离水，从而增加血容量。

患者 CPB 术后低血压与血液 AVP 水平升高之间存

在密切相关性，不过，在血管麻痹综合征患者中，AVP水平对于动脉低血压严重程度而言会发生异常降低。相关研究已经证实，外源性加压素输注治疗对于 CPB 术后血管麻痹综合征具有重要价值，并且其效用在 VAD 和心脏移植患者中尤为明显[16]。CPB 前预防性应用加压素可有效抑制 CPB 后血压降低程度，并能够有效降低血管收缩剂用量，并缩短患者 ICU 住院时间[17]。一项前瞻性、单中心 RCT 研究结果显示，与去甲肾上腺素相比，血管加压素降低了心脏手术合并血管舒张性休克患者的急性肾损伤、血液透析、房颤发生率以及 ICU 和住院时间[18]。

（七）亚甲蓝

亚甲蓝（Methylene Blue，MB）间接阻断 NO 合成酶，减少 NO 的产生，促进去甲肾上腺素介导的血管收缩，从而增加 SVR。该药物可引起心律失常、冠状动脉血管收缩、CO 降低、肾和肠系膜血流量减少、PVR 增加和气体交换恶化。

相关病例报道和小规模病例研究结果支持在围手术期使用 MB 来管理心脏手术中的血管麻痹综合征。这些研究显示，单次静脉注射 1~2mg/kg MB 对大多数血管麻痹患者均有效（半衰期 40min），并且可以对难治性血管麻痹患者进行额外 MB 输注 [1mg/（kg·h）]。需要指出的是，这种药物的使用存在一个"窗口期"，错过这个时间段，药物的效用就会显著减弱[19]。相关研究显示，在血管麻痹综合征的高危患者中，术前 1h 给予 MB（2mg/kg）可有效降低血管麻痹的发生率和严重程度[20]。

（八）左西孟旦

左西孟旦是一种不依赖 cAMP 的新型钙离子增敏药，其能够在不增加细胞内钙离子浓度的前提下，通过改善钙与肌钙蛋白的结合，进而起到增强心肌收缩力的作用。抑制 PDEⅢ能够开放产生外周和冠状动脉血管扩张的 K-ATP 通道。这是一种能够在不改变 MVO_2 或损害舒张功能的情况下增加收缩力的血管扩张药。

左西孟旦能够改善失代偿期慢性心力衰竭患者短期血流动力学参数（CO 增加，充盈压降低）。早期病例报告和小样本试验结果表明，无论患者是否具有收缩功能障碍，左西孟旦可能降低心脏手术患者的死亡率和并发症发病率（需要透析的肾功能衰竭、房颤、心肌损伤）[21]。欧洲专家一致建议，对于高危心脏手术患者而言，术前同样需要使用左西孟旦[22]。

（九）代谢管理

在甲状腺功能正常的寒冷患者中，接受 CPB 支持期间，测量到的游离 T_3 会随着肝素升高而下降，并且这种下降能够持续 24h。动物模型研究结果显示，使用甲状腺激素能够增加心肌收缩力。相关 RCT 并没有显示出外源性 T_3 具有肌力保留作用，因此不推荐心脏手术患者常规使用外源性 T_3。相关研究显示，在停机前，推注 T_3（0.4μg/kg）和输注（0.1μg/kg）可减少患者心肌缺血，并能够减少患者对肌力调节药和 MCS 的需求，改善术后心室功能[23]。

相关研究显示，葡萄糖（D50W 1gm/kg）联用胰岛素（1.5U/kg+KCl10mmol）能够有效发挥正性肌力作用。不过，人们对其细胞层面所涉及的机制并不清楚。在早期，人们常使用葡萄糖胰岛素钾（GIK）来为急性心肌梗死患者提供代谢支持。需要指出的是，尽管相关人体研究表明，GIK 在改善收缩功能和减少心脏心律失常方面具有一定的积极作用，但其并不用于停机[24]。

类固醇在心脏手术患者中的作用仍然存在争议。尽管从理论上讲，类固醇可以减少炎症反应，但相应的 RCT 研究并没有显示出其对患者预后的任何改善[25]。不过相关研究证实，类固醇可增加心脏指数，降低 SVR，减少心律失常的发生率。但目前还没有研究使用类固醇作为脱离 CPB 的辅助手段。

六、机械循环支持

除具有正性肌力作用外，早期使用 MCS 还可以保护患者终末器官功能，同时能够允许心脏进行恢复[26]。MCS 的适应证包括：①持续性休克（低 CO，高 CVP/PAP）；②终末器官功能恶化（乳酸、酸中毒、低尿）；③死亡风险高的患者。

当前可供选择的临时 MCS 方案包括：①主动脉内球囊反搏；②便携式心肺循环系统；③ VAD。但是，上述任意一种方案都可能为患者带来严重的并发症。

其中，对于 IABP 而言，其能够减少后负荷，增加冠状动脉灌注，但其在增加 CO 方面的作用较弱（15%~20%）。该装置的球囊导管很容易通过股动脉经皮插入。相关 1B 类证据表明，术前使用 IABP 可有效改善 LVEF < 25% 或持续缺血的患者的预后[27]。除此之外，尽管 IABP 的确切作用很难得到证实，但其在停机方面的应用广泛。在心脏外科患者中，IABP 的使用率在 1.5%~17%，但是在这些患者中，11%~33% 的个体会因 IABP 而出现更严重的并发症。

作为一种结构最为简单的便携式心脏泵设备，体外膜氧合由离心泵、氧合器和通过股或胸内血管置入的静脉 - 动脉插管组成。需要指出的是，在 PCCS 患者中，这是一种死亡率很高的抢救手术[26]。

对于通气充足的患者而言，短期 VAD 能够为衰竭的 RV 和（或）LV 提供临时的持续性或脉动性血流支持。该装置由体内装置、体外装置和可经皮或在术中插入的套管组成。截至目前，Pulsatile Flow Abied BVS 5000 和 Continue Flow CentriMag 是两种体外 VAD，这两种 VAD 能够利用现有中心插管提供临时 MCS。体外 TandemHeart 和体内 Impella 导管的连续血流经皮设备均可以支持高达 5L/min 的心脏流量。对于不同的患者而言，他们接受心室支持的平均时间也存在巨大差异（数小时到数天），相关研究显示，PCCS 患者的存活率在 25%～46%。

第22章 肺动脉高压及体外循环后右心室功能不全
Pulmonary Hypertension and Right Ventricular Dysfunction Post-Cardiopulmonary Bypass

Etienne J. Couture　Mahsa Elmi-Sarabi　William Beaubien-Souligny　André Denault　著

秦　臻　译

要点

- 体外循环后右心室功能障碍是心脏手术的主要并发症，死亡率为 22%～37%。
- 心脏手术中 PH 的六个最重要原因是：①左心室功能障碍；②CPB 期间的肺损伤；③鱼精蛋白给药；④主动脉或二尖瓣患者假体不匹配；⑤缺氧、高碳酸血症或肺栓塞；⑥肺疾病。
- 超声心动图在 RVF 的诊断中起着核心作用，但临床医生评估这一发现对血流动力学的影响以确定最佳的治疗方案非常重要。
- 对于 PH 患者，研究表明 MAP/MPAP 比率不受负荷条件的影响，是一个独立的指标，是心脏手术后血流动力学并发症的预测因子。
- 强烈建议使用肺血管扩张药和磷酸二酯酶 3 型抑制药来降低肺动脉压和肺血管阻力，并改善 RV 功能。
- 在心脏外科环境中，常用于治疗 PH 的吸入疗法包括吸入一氧化氮、吸入前列环素、吸入伊洛前列素和吸入 PDE 抑制药，如米力农。

体外循环后发生的右心室功能障碍是心脏手术的主要并发症，死亡率为 22%～37%[1, 2]。主要危险因素之一是术前肺动脉高压[3]。在下一章中，将定义右心室衰竭（right ventricular failure，RVF），并回顾心脏和心外超声对其诊断的关键作用及其对心外功能的影响。最后，将简要描述我们处理这种情况的方法。

一、体外循环术后肺动脉高压和右心室功能障碍的患病率和预后

肺动脉高压是一种可导致 RVF 的血流动力学问题。它具有复杂的病理生理学，并与发病率和死亡率增加有关。虽然普通人群中肺动脉高压的真实患病率尚不清楚，但据估计，肺动脉高压（第 1 组肺动脉高压）的患病率在 5/100 万～15/100 万，目前认为会影响所有年龄组和所有性别[4]。

在心脏手术中，PH 通常分为毛细血管前或毛细血管后。毛细血管前 PH 的变化仅限于肺循环的动脉侧，而毛细血管后 PH 反映了肺静脉循环内毛细血管床和左心房之间的变化。心脏手术患者最常见的 PH 与左心疾病相关[5]；在这种情况下，PH 通常是毛细血管后。

心脏手术中的 PH 病因复杂，可能涉及多种单独或联合作用的机制。我们先前确定了心脏手术中 PH 的六个最重要的原因，这些原因可能存在于手术前，或在手术期间或之后出现：①左心疾病或左心室功能障碍；②体外循环肺损伤；③鱼精蛋白给药；④主动脉或二尖瓣患者假体不匹配；⑤缺氧、高碳酸血症或肺栓塞；⑥肺部疾病[3]。

患有肺动脉高压的心脏手术患者比没有肺动脉高压的心脏手术患者具有更高的手术风险。随着平均肺动脉压的增加，肺炎、机械通气时间延长、肾衰竭、心脏骤停和多器官系统衰竭等并发症的发生率更高[6]。在重度 PH 患者中，先前报道的主要术后并发症发生率为 32%[6]。

术后生存期取决于右心应对肺动脉压升高的能力。

因此，有关肺血流动力学和 RV 功能的信息对于采用最佳管理方法至关重要。因此，麻醉期间和重症监护病房使用的标准血流动力学监测技术不足以满足这一高危心脏病人群的需要。适当的围手术期监测，包括但不限于右心导管、经食管超声心动图和大脑近红外光谱，对于指导血流动力学不稳定和 RVF 的治疗至关重要。

二、体外循环后右心室衰竭的定义

在心脏外科手术中，RVF 没有具体统一的定义。在预防 RVF 为主要结果的两项随机试验中，使用了不同的定义（表 22-1）[1, 2]。因此，为了定义 RVF，必须具备血流动力学、超声心动图和药理学要素。例如，在右心室功能障碍和右心室颤动中可以看到类似的超声心动图特征。然而，后者将与氧传输减少及典型的大脑和机体 NIRS 信号减少有关。

三、心脏表现：超声心动图评价

可获得与心脏手术无关的指南，其中涉及经胸超声心动图定性和定量评估，以及成人 RV 功能异常标准[7]。经食管超声心动图 RV 视图与使用 TTE 获得的视图相似，心脏术后 RV 功能障碍的超声心动图于 2009 年发表[8, 9]。建议的超声心动图 RV 功能障碍标准为：①右心室横径大于左心室的 2/3；② RV 部分面积变化（RV fractional area change，RVFAC）＜ 25%，或与 CPB 前评估相比，减少≥ 20%；③三尖瓣环平面收缩偏移（tricuspid annular plane systolic excursion，TAPSE）≤ 16mm；④组织多普勒三尖瓣环（S′）的收缩速度＜ 10cm/s[8, 9]。TEE 和 TTE RV 评估通常具有挑战性，因为其复杂的新月形几何形状使得难以在同一二维平面上对流入和流出进行成像。RV 的向内机械收缩由浅周肌纤维缩短控制，

而基部至顶点的收缩则由内纵纤维引起。与左心室相比，基底至心尖缩短在右心室排空中起着更大的作用。应使用 RV 特有的视图，以定性和定量方法评估其尺寸和功能[8]。RV 功能可通过二维体积和非体积参数、应变分析和三维参数进行评估。

超声心动图有助于描述 PH 对 RV 大小和功能的影响。与 PH 相关的特定情况及因此导致的 RV 功能障碍可通过该成像方式进行诊断。如果 RV 游离壁超过 5mm，则出现右心室肥厚。RV 重塑和扩张将增加 RV 球形指数，该指数由 RV 舒张末期中乳头直径与 RV 舒张末期纵向直径之比定义。

（一）二维图像收缩功能评估

1. 右心室容量评估

通过与 LV 的比较，对 RV 尺寸进行定性评估和估算。正常 RV 小于 LV 的 2/3；轻度扩大的右心室超过 2/3，但低于左心室；中度扩大的右心室大致等于左心室大小；严重扩大的右心室优于左心室[7]。当容量超负荷引起的右心室扩张在舒张时产生间隔压扁，当右心室压力超负荷在舒张和收缩期均产生间隔压扁时，怀疑右心室功能障碍。右心室底部直径＞ 42mm，中部直径＞ 35mm，可诊断 RV 扩张[7]。容积评估可使用 RVFAC 进行，RVFAC 定义为（舒张末期面积 – 收缩末期面积）/ 舒张末期面积 ×100%。RVFAC ＜ 35% 可诊断 RV 功能障碍，其严重程度可描述为轻度、中度或重度，其值分别为 25%～35%、18%～25% 及≤ 18%。然而，RVFAC 不考虑 RV 流出道体积，其对应于 RV 体积的大约 20%。

2. 右心室非容积评估

在外侧三尖瓣环处使用脉冲波形多普勒（pulsed-wave Doppler，PWD）或组织多普勒成像，通过 RV 心

表 22-1　右心室衰竭的定义

试验	右心室衰竭标准		
	血流动力学与心肺脱机	超声心动图评价	术中直观解剖检查
TACTICS，Denault 等，2013[1]	– 要求≥ 3 次肌力 / 血管升压药治疗或 2 次高剂量 CPB 分离 a – 因血流动力学不稳定而返回 CPB – 对肺动脉高压进行抢救治疗 b – 使用心室辅助装置 – 死亡（所有原因）	＞ RV 部分面积变化减少 20%	RV 壁运动显著减少或消失
Denault 等，2016[2]	困难或复杂的分离 c		

a. 高剂量的肌力 / 血管升压药治疗定义为多巴胺 45μg/min，多巴酚丁胺 45μg/min，去甲肾上腺素＞ 0.05μg/min，肾上腺素＞ 0.05μg/min，米力农＞ 0.5μg/min，去氧肾上腺素＞ 2.5μg/min，异氧肾上腺素 0.01mg/min，累积剂量＞ 10U 的血管加压素或左西孟旦≥ 0.2μg/min

b. 肺动脉高压定义为平均肺动脉压＞ 50mmHg 或收缩肺动脉压＞ 60mmHg

c. 难以分离定义为至少需要两种不同类型的药物（肌力药和血管升压药）。体外膜氧合术（简称外科手术）是指难以分离的外科手术（CPB、主动脉内球囊反搏、体外膜氧合用于心力衰竭或断乳术中死亡的手术

CPB. 体外循环；RV. 右心室

肌性能指数（RV myocardial performance index，RVMPI）对 RV 功能进行全面评估。它代表了右心室收缩和舒张功能的估计值，基于心脏的射血和非射血功之间的关系。RVMPI 定义为等容时间除以射血时间（ejection time，ET）或 [（等容松弛时间（IVRT）+ 等容收缩时间（IVCT））/（ET）]。RV 功能障碍的特征是 PWD 中的 RVMPI > 0.43，TDI 中的 RVMPI > 0.54[10]。在瓣膜手术中，RVMPI 是 CPB 脱机困难、死亡率、循环衰竭、住院时间和 ICU 住院时间的独立预测因子[11]。在右心房压力升高且 RR 间期不规则的情况下，如果因 IVCT 降低而导致心房颤动，该参数依赖于负荷且不可靠。

RV 功能的区域评估对应于 TDI 衍生的 S′、等容收缩期间的 RV 加速度（RV acceleration during isovolumic contraction，RVIVA）和 TAPSE。TDI < 9.5cm/s 时询问 S′ 是 RV 功能障碍的标志，因为它代表了 RV 的基本游离壁功能。RVIVA 也通过 TDI 在外侧三尖瓣环测量。等容收缩期间的右心室加速度定义为等容心肌峰值速度除以峰值速度时间。该参数与速率有关，与 RVMPI 相比，其与负载的关系似乎更小。其值 < 2.2m/s 被认为与 RV 功能障碍有关。RV 功能通常由 TAPSE 评估，因为它代表超声心动图上易于识别的纵向运动。TAPSE 通常以 M 型测量，并根据询问角度进行校正，定义为三尖瓣环从舒张末期到收缩末期的总偏移量。三尖瓣环平面收缩偏移 < 17mm 提示 RV 功能障碍。它与 RV 射血分数（RV ejection fraction，RVEF）相关。然而，重要的是要注意，TAPSE 是角度和负载相关的。此外，它仅反映了复杂 RV 3D 结构单个节段的纵向位移。

（二）二维成像舒张功能评价

三尖瓣反流或不规则 RR 间期的存在使得 CPB 脱机后难以立即分析舒张功能障碍。然而，在没有这些条件的情况下，可以通过经三尖瓣血流（trans-tricuspid flow，TTF）和肝静脉血流实现 RV 舒张功能的分级。TTF 中脉冲波多普勒记录的早期和晚期充盈波速度（分别为 E 波和 A 波）和 E 减速时间，以及 TDI 记录的早期充盈期间的外侧三尖瓣环速度（E′），可对 RV 功能进行舒张分类。三尖瓣 E/A 比值 < 0.8，表示舒张功能受损；三尖瓣 E/A 比值为 0.8～2.1，E/E′ 比值 > 6 或肝静脉舒张血流占优势，表示充盈假性正常；三尖瓣 E/A 比值 > 2.1，减速时间 < 120ms，表示充盈受限。

（三）应变成像

右心室应变测量非常可行，并且 RV 整体纵向应变（RV global longitudinal strain，RVGLS）和 RV 自由壁应变（RVFWS）使用绝对截止值 > -20%（或绝对值 < 20%）[12]。CBP 后 RV 应变恶化，但该发现的临床意义尚不清楚[13]。术前 TTE 评估 2D RV 纵向应变比 RVFAC 更能预测心脏手术后的死亡率。RVFAC 异常（< 35%）与术后死亡率的最大风险相关，可能是因为 RVFAC 异常反映了严重和晚期的 RV 功能障碍，同时伴有径向和纵向 RV 功能障碍。在保留 RVFAC 的患者中，RV 斑点追踪是识别早期 RV 功能障碍的敏感方法[14]。RV 应变成像可代表 PH 患者的重要预后价值[15]，并与经导管主动脉瓣置换术后的死亡率相关[16]。最后，在心脏手术期间使用 TEE 进行区域和整体 RV 应变测量都是可行的[17]。

（四）三维成像

三维超声心动图通过识别最小和最大 RV 容积框架评估 RV 舒张末期容积，可以确定 RVEF。三维 RVEF < 45%，高度提示 RV 功能障碍。男性舒张末期容积 > 87ml/m²，女性舒张末期容积 > 74ml/m²，表明右心室增大。在右心室功能正常的患者和右心室扩张的患者中，使用 3D TEE 进行术中 RVEF 评估似乎是可行和可重复的，而且不会花费太多时间[18]。

（五）超声心动图评价肺动脉压

当不使用肺动脉导管时，可使用伯努利方程估计肺动脉压。三尖瓣反流的存在使得利用三尖瓣反流峰值速度估计收缩肺动脉压成为可能。舒张期肺动脉压（diastolic pulmonary artery pressure，DPAP）可由肺反流结束时的流速估算，MPAP 可由肺反流的最大流速估算。右心房压力必须加在前两次测量值上，以获得充分的估计值。MPAP 可通过肺动脉加速时间（acceleration time，AT）估算 [MPAP=79-（0.45×AT）；如果 AT < 120ms，MPAP=90-（0.62×AT）]，或由收缩压和舒张压 {MPAP=[1/3（SPAP）+2/3（DPAP）]} 得出。

四、心外表现

（一）右心室功能不全对血流动力学的影响

右心衰竭患者中心静脉压的逐渐升高对器官功能有不利影响。心肾综合征、心肠综合征和心肺综合征都被认为是由于心输出量减少和静脉压升高导致的组织供氧和营养物质不足[19-23]。虽然自主神经和激素自动调节能够补偿心脏指数的降低，维持足够的血流量，直到其降至临界阈值以下，但静脉压升高产生协同效应，间质水肿和动静脉梯度降低是导致器官功能障碍的"第二次打击"。静脉淤血似乎是导致心力衰竭患者不良结局的最重要因素之一。

虽然超声心动图在 RVF 的诊断中起着核心作用，但临床医生评估这一发现对血流动力学的影响以确定最佳治疗方案是很重要的。虽然通过使用传统的监测技术，心输出量的严重下降导致低血压在临床上是显而易见的，但静脉充血对器官功能的影响在其表现形式中是非常隐蔽的。正在研究新的工具，以深入了解 RVF 对血流动力学的影响。

（二）静脉压监测

在围手术期常规进行绝对 CVP 测量。CVP 的升高与心血管疾病患者的肾功能不全增加相关，并与危重患者的不良后果相关[24]。在心脏手术中，术后 6h 的绝对 CVP 测量值与死亡率和肾衰竭相关[25]。然而，尽管有多个来源报道了 CVP 与预后之间的关系，但尚未确定预防并发症的绝对临界值或 "目标值"。在 Williams 等的一项研究中，在冠状动脉旁路移植术患者的大队列中，CVP 的风险升高甚至出现在 9mmHg 以下[25]。因此，应寻求其他指标，以便更好地对患者进行风险分层。灌注压（MAP-CVP 或 DAP-CVP）作为终末器官动静脉压梯度的替代值也与心脏手术患者的肾衰竭相关，可能是比绝对 CVP 值更好的预测因子[26]。

需要考虑的其他压力监测包括在心动周期期间出现

CVP 和 RV 压力波形。这些信息通常很容易获得，可用于在床边检测 RV 功能障碍。对于舒张期 RV 功能正常的患者，在心室收缩期间，RV 内的压力将保持较低，表现为 RV 压力监测的平台（图 22-1A）。随着舒张期 RV 功能障碍的增加，心室顺应性降低，波形将出现倾斜（图 22-1F），在非常严重的情况下，将出现平方根模式（图 22-1K）。在右心室收缩期，三尖瓣环向下移动（TAPSE），部分原因是 X 下降指示右心房压力降低（图 22-1B）。在收缩期 RV 功能障碍的情况下，TAPSE 的降低导致 X 下降消失（图 22-1G 和 L），并在舒张期出现显著的 Y 下降。精明的临床医生可以将这些模式的识别作为不稳定患者 RVF 的可能警告标志。

持续 RV 压力监测可以评估药物对 RV 功能的血流动力学影响，也是诊断 RV 流出道梗阻（RV outflow tract obstruction，RVOTO）的有用工具。过度的肌力刺激和后负荷减少可能导致 RVOTO，可通过连续肺动脉和 RV 压力监测即时诊断（图 22-2）。这种情况很严重，当 RV 收缩压至少高于 SPAP6mmHg 时可见。右心室流出道梗阻可以是动态的，也可以是机械性的，并且可能

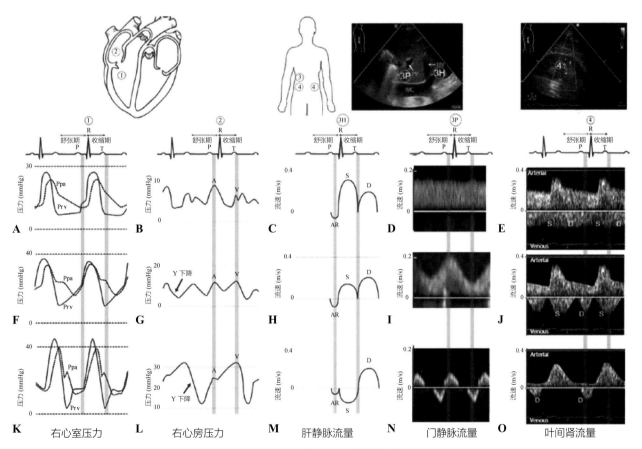

▲ 图 22-1　急性右心室衰竭的特征

① RV 压力监测；② 右心房压力监测；③ 肝静脉（HV）和门静脉（PV）经胸多普勒超声；④ 肾动静脉多普勒超声。RV 功能正常（A、B、C、D、E）患者的模式，以及轻度（F、G、H、I、J）和重度（K、L、M、N、O）RV 功能障碍患者常见的典型模式。AR. 心房反转；D. 舒张期；IVC. 下腔静脉；Ppa. 肺动脉压；Prv. 右心室压力；S. 收缩。图像上的数字对应于图像的位置：1. 右心室；2. 右心房；3. 肝脏；3H. 肝静脉流量；3P. 门静脉血流；4. 肾静脉血流（改编自 Amsalem et al.[27] and Beaubien Souligny et al.[28]）

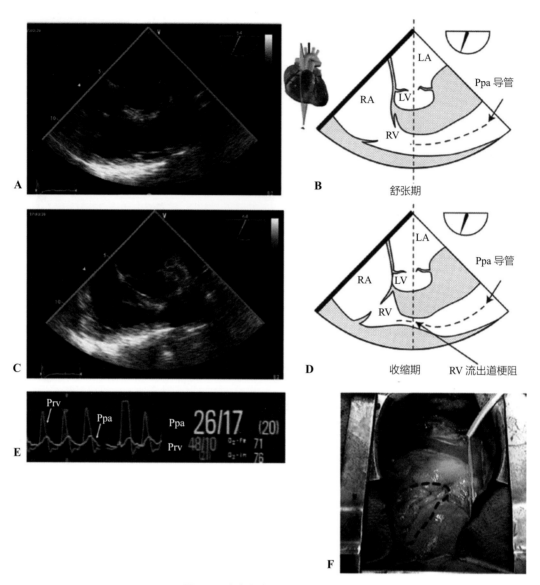

▲ 图 22-2　右心室流出道梗阻（彩图见书末）

A 至 D. 舒张期（A 和 B）和收缩期（C 和 D）食管中段流入流出视图，显示收缩期 RVOT 明显塌陷；E. 结合右心室压（Prv）和肺动脉压（Ppa）波形显示 22mmHg 的压力梯度；F. 术中右心室（RV）显示 RVOT 上有凹陷。LA. 左心房；LV. 左心室；RA. 右心房；RV. 右心室（经许可转载，引自 Denault et al.[29]）

是重要血流动力学不稳定的根源[30]。在这种情况下，类似于与二尖瓣收缩期前向运动相关的动态左心室流出道梗阻，肌力药物是禁忌的。如果 RVOTO 是非机械性的，则可以使用体积和 β 受体拮抗药。RVOTO 的血流动力学不稳定可发生在胸骨闭合期间和肺移植后出现前部气胸时。这种情况很可能在围手术期诊断不足。

MAP/MPAP 比率有助于临床医生认识到 PH 与心脏状况相关的重要性。在负载条件快速变化的情况下，MPAP 可能被低估，因为它可以与系统压力的降低成比例降低。PH 患者的 MAP/MPAP 比率不受负荷条件的影响，是心脏手术后血流动力学并发症的独立预测因子[31-35]。此外，MAP/MPAP 比率与 TTE 室间隔曲度相关，并与主动脉瓣置换术后 5 年死亡率相关[36]。

（三）心外超声评价

通过使用床旁超声，临床医生可以研究右心衰竭对终末器官血流动力学的影响。肝脏多普勒超声为评估门静脉和肝静脉的血流提供了可能性。这些可以对 RVF 和肝充血的严重程度提供重要的洞察，并且只需要对多普勒超声进行基本培训。肝静脉血流可用于根据多普勒信号模式评估 RV 收缩功能。在剑突下或胸部外侧区域，可使用相控阵探头或弯曲阵列探头获得肝静脉血流。如图 22-1C 所示，正常肝血流远离肝脏，并在心动周期内波动。收缩流的流速通常高于舒张流。这是由于在心室收缩期间三尖瓣环向下运动，导致右心房快速充盈。右心衰竭患者在心室收缩期间 TAPSE 和（或）

三尖瓣反流减少，导致收缩速度降低，收缩与舒张比值小于 1，如图 22-1H 所示[37]。严重右心衰竭或三尖瓣反流时，收缩波在收缩期出现完全逆转，肝静脉回流（图 22-1M）。

门静脉内的血流可使用位于右腋中冠状位的相控阵或弯曲线阵探头进行评估。在经胃体位下使用 TEE 进行门静脉成像。通过将探头转向患者右侧，获得肝脏的横向（短轴）切口。90°～110° 的多平面角旋转形成肝脏的颅尾平面。门静脉通常位于换能器几厘米范围内，下腔静脉通常不包括在同一 2D 视图中。通过门静脉的静脉流速较低（20cm/s），因为该循环通过肝窦和内脏毛细血管床与体循环隔离。因此，门静脉流量在整个心动周期中呈现最小变化（图 22-1D）。门静脉搏动指数（portal vein pulsatility index，PVPI）可以计算为最大和最小速度的比率 [（$V_{max}-V_{min}$）/V_{max}]。超过 50% 的 PVPI 可视为异常，称为搏动性门脉血流（图 22-1I 和 N）。

评估门静脉血流的另一种方法是评估脾静脉血流。脾静脉是门静脉的直接分支，因此，其评估可以提供相同的信息。脾静脉流量的评估也可以通过经胃途径 TEE 完成。该视图可通过将探头转向左侧并执行 90° 的多平面角旋转来获得。这将使视图接近脾门。在此视图中，静脉血将沿探头方向流动，多普勒检查期间测得的速度将为正值。同时，可以获得另一种观点。当探头朝向身体后部时，电子旋转角度保持在 0°。从这个位置，脾静脉位于降主动脉的前面。从这个角度看，静脉血流将远离探头，产生的多普勒信号将显示负速度。已观察到 PVPI 值大于 50% 与右心房高压、中度或重度三尖瓣反流和 RV 功能障碍之间存在关联[38, 39]。最近，PVPI 与心肾综合征和心脏手术后急性肾损伤有关[40, 41]。此前有报道称，术中 PVPI ≥ 0.5 是心脏手术后并发症的最重要预测因子，优于任何血流动力学、2D 和多普勒心脏测量[39]。一项国际多中心研究（NCT03656263）目前正在探索心脏手术后门静脉高压症的临床意义。

搏动性血流是肝后门脉高压的一个标志，已被研究作为充血性心力衰竭患者严重程度的标志。异常门脉搏动的存在预示着心力衰竭患者 CVP 升高和功能分级恶化。充血性心力衰竭引起的静脉充血始于 CVP 升高和下腔静脉及其主要支流（如肝静脉）扩张。当扩张变得严重时，下腔静脉的顺应性降低，压力通过肝窦传导至门静脉系统。这会导致入口系统的流速降低，严重时，会导致入口血流完全消失或逆转。门脉血流的多普勒评价可作为终末器官静脉淤血的标志。为了使门静脉血流能够代表中心静脉淤血，必须排除肝硬化和门静脉血栓形成等其他引起门静脉高压的原因。一些体重指数低、

心功能正常个体的 PF 也超过 50%。然而，CVP 升高的其他征象，如下腔静脉扩张 / 不塌陷和异常肝静脉血流波形，应支持这一发现。

多普勒超声可以评估 CVP 升高对肾内血流动力学的影响。在生理条件下，叶间静脉的血流在心动周期内是连续的（图 22-1E）。高 CVP 时，静脉血流转变为不连续的双相模式，如肝静脉中的多普勒模式（图 22-1J）。严重右心衰竭时，静脉血流转变为单相不连续模式，仅在舒张期间出现血流（图 22-1O）。叶间肾静脉的不连续流动可与心动周期中的 CVP 波形相联系。随着 CVP 的增加，下腔静脉变得不顺应，CVP 波形被传输到肾实质深处。在右心房的收缩和舒张充盈期间（在 CVP 波形的 X 和 Y 下降期间），可以观察到叶间静脉的血流。随着右心衰竭的恶化，肾内静脉血流变为单相，反映出 CVP 波形 Y 下降的优势，类似于肝静脉波形 S/D 比的变化（收缩期间右心房的填充减少）。

Iida 等认为，肾内静脉血流模式与心血管疾病死亡和心力衰竭非计划住院密切相关，与肾阻力指数、CVP 和血流动力学状态（包括超声心动图参数）无关[42]。在本研究中，单相不连续血流模式患者的肾小球滤过率估计值 [55ml/（min·1.73m^2）] 也低于连续和双相血流模式 [67ml/（min·1.73 m^2）]（P=0.005）。双相和单相模式与心脏手术中心力衰竭[43, 44] 和术后肾衰竭[41, 45] 的死亡率增加相关。

（四）将超声评估与实践相结合

手术期间 RV 功能的临床评估依赖于多个参数的整合，每个参数都有各自的优点和注意事项。因此，患者管理不应仅基于超声评估的结果。使用床边超声和静脉波形解释来加强体检，将为早期发现静脉淤血对终末器官的影响提供改善的机会。可重复该评估，以监测对治疗的反应。

如本章所述，结合对临床综合征病理生理学的理解和超声评估，可能有助于急性或慢性右心衰竭患者的个体化治疗，以避免静脉充血的不良影响。

五、治疗和管理

PH 和 RVF 患者的治疗尤其具有挑战性。选择合适的治疗方法取决于确定 PH 的根本原因和血流动力学效应（图 22-3）。尽管近年来多环芳烃的治疗经历了非凡的发展，但目前尚无与肺部疾病和（或）低氧血症相关或继发于左心疾病的多环芳烃的特异性治疗。因此，尽管缺乏支持这种方法的临床试验，但已证明对多环芳烃有效的药物正越来越多地被使用。因此，在 ICU 治疗 PH 患者时，治疗应主要针对 PH 的具体原因和 RVF 的

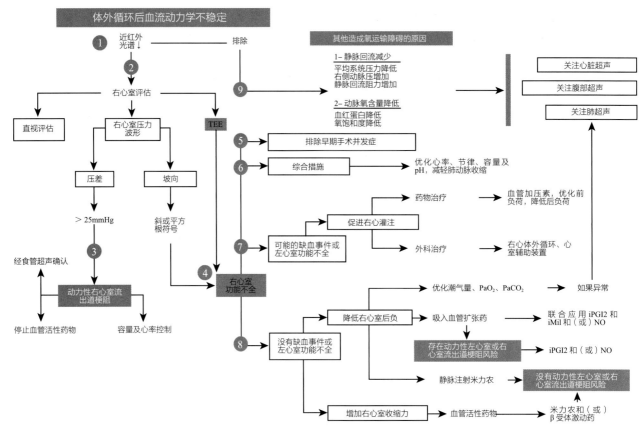

▲ 图 22-3　心脏手术中急性右心室（RV）功能障碍的床旁处理方法

CPB. 体外循环；FRC；功能剩余容量；HR. 心率；iPGI2. 吸入前列环素（依前列烯醇）；iMil. 亚胺吸入米力农；LV. 左心室；LVOT. 左心室流出道；NIRS. 近红外光谱；PA. 肺动脉；RCA. 右冠状动脉；RVOT. 右心室流出道；TEE. 经食管超声心动图；VAD. 心室辅助装置（改编自 Denault et al.[46]）

解决。

静脉血管扩张药传统上用于心脏手术中的 PH 管理，但它们对肺循环缺乏特异性，其全身降压作用需要额外的血管升压药支持，这通常限制了它们的使用。这一局限性突出了这组患者对选择性肺血管扩张药的需求，因此雾化吸入药物可以在无低血压的情况下提供这种局部效应。

在对 1980—2010 年的文献进行系统回顾后，Price 等[47]就重症监护患者肺血管和 RV 功能障碍的处理提出了建议。强烈建议使用磷酸二酯酶 3 型抑制药来降低肺动脉压和肺血管阻力，并改善 RV 性能。此外，强烈建议使用肺血管扩张药，以减少 PVR，改善心输出量和氧合，并在出现 PH 和 RV 功能障碍时进行心脏手术。此外，当预期出现全身性低血压时，强烈建议通过吸入而不是静脉途径给予肺血管扩张药。

（一）心脏外科的吸入治疗

几种 PH 特异性疗法已被批准用于治疗 PH。尽管目前尚未批准用于该适应证，但在成人和心脏手术中，通过雾化给药的方法正在越来越多地进行研究。因此，

我们对吸入疗法使用的大部分理解来自于文献中报道的小型观察或单中心试验，对于患有 PH 的心脏外科患者的最佳治疗方案，目前尚不清楚。在这一领域，需要进一步进行更大规模的随机临床研究，以提供急需的临床实践指南。在心脏外科环境中，常用于治疗 PH 的吸入疗法包括吸入一氧化氮、吸入前列环素、吸入伊洛前列素和吸入 PDE 抑制药（如米力农）。

（二）心脏手术中何时使用吸入药物

由于吸入药物具有选择性肺血管扩张作用，因此在心脏手术期间，高危患者越来越多地使用吸入药物治疗急性 PH 或 RVF，并促进 CPB 的脱机。然而，关于给药的适当时机仍然没有达成共识。文献回顾显示，在整个围手术期内，吸入性药物在不同的时间使用。在 Groves 等[48]的一项研究中，对 37 名连续接受 LV 辅助装置放置的患者回顾性研究了早期和晚期开始 iPGI 治疗的影响。第一组在 CPB 脱机时开始吸入前列环素，而第二组在麻醉诱导后不久开始吸入前列环素，并在 CPB 期间和 CPB 后继续吸入前列环素。结果表明，无论起始时间如何，iPGI 均可降低术后 SPAP 和

MPAP。早期开始治疗可更有效地降低 CPB 脱机期间的 SPAP 和 MPAP，但这与术后即刻失血增加有关。同样，Lamarche 等[49] 对 73 名接受体外循环心脏手术的高危患者的回顾性数据评估了吸入米力农（iMil）的影响和给药时间。与 CPB 后服用 iMil 的患者相比，CPB 前服用 iMil 的患者 CPB 后 PAP 降低更大，脱机后再次紧急 CPB 的患者更少。没有可检测到的不良反应与服用该药物有关。这些数据表明，在 CPB 开始前给予 iPGI 和 iMil 可能有助于 CPB 的脱机。

（三）心脏外科吸入药物的系统回顾和 Meta 分析

近年来，在心脏手术中使用吸入制剂治疗 PH 引起了越来越多的兴趣。然而，这些吸入式策略的有效性仍然只能通过有限数量的小型试验、病例报道和系列来证明。我们最近发表了一篇系统综述和 Meta 分析，比较了接受心脏手术的患者在治疗和管理 PH 方面吸入雾化制剂与静脉注射制剂或安慰剂的疗效[50]。本综述的目的是总结该领域的最新进展。检索了 MEDLINE、CENTRAL、EMBASE、科学网和 clinicaltrials.gov 等数据库，识别出 2897 条相关引文。回顾和 Meta 分析包括 10 项研究，共 434 名患者。

研究的主要结果是死亡率，次要转归是住院和 ICU 的住院时间及血流动力学状况的评估。Meta 分析显示，与静脉注射药物相比，吸入雾化药物与 PVR 显著降低及 MAP 和 RVEF 显著增加相关。吸入药物和安慰剂之间未观察到显著的血流动力学差异。然而，与安慰剂相比，吸入雾化制剂的使用增加了 ICU 的住院时间。

该系统回顾和 Meta 分析表明，与心脏手术期间静脉给药治疗 PH 相比，吸入雾化血管扩张药的给药与 RV 性能的改善相关。然而，这项研究并没有显示在死亡率方面有任何益处，也没有支持与安慰剂相比在主要结果方面有任何益处。这篇综述的局限性在于关于这一主题发表的研究数量有限，试验规模小。这篇综述表明，在这一研究领域还需要更多的研究，这些研究应该集中在具有临床意义的结果上。

（四）气管内米力农

在急性 RVF 中，吸入剂的使用受到喷雾器可用性及其耗时的限制。在这种情况下，必须立即开始治疗，以避免进一步的心脏恶化和血流动力学损害，在蒙特利尔心脏研究所，我们使用气管内注射米力农。我们 12 年以上的经验已在急性 RVF 患者中报道。在 CPB 分离期间气管内注射米力农，避免使用肌力药物或 CPB 恢复的成功率为 61.9%。左心室射血分数严重降低（< 35% vs. > 50%）、CPB 持续时间延长和术后液体平衡升高被发现是持续性 RV 衰竭的重要预测因素，尽管气管内使用米力农[51, 52]。因此，直接气管内给药米力农可能为米力农在急性 RVF 中提供一种快速且易于应用的替代给药方式。

第23章　心脏手术围手术期的血液管理
Perioperative Blood Management in Cardiac Surgery

Nadia B. Hensley　Megan P. Kostibas　Colleen G. Koch　Steven M. Frank　著

岳宜峰　译

要点

- ◆ 在心脏外科中心中，输血率差异很大，而总体的输血风险仍然相当大。
- ◆ 输血相关性肺损伤是导致输血相关死亡的首要原因，其次是输血相关循环超负荷。
- ◆ 围手术期血液管理的注意事项包括术前血液保护，术中血液保护，体外循环期间的血液保护，术后血液保护，术中和术后启动输血的时机，以及血液储存时间的影响。

虽然心脏手术占美国所有手术的比例不到 2%，但是每年接受心脏手术的患者的输血量占美国消耗总血量的 10%～15%[1]。众所周知，输注异体血要承担风险及高昂花费，但各个心脏外科中心的输血率依旧存在很大的差异[2]。最近完成的大规模、高质量的随机试验提供了新的证据，解决了长期以来心脏手术患者的输血存在的问题。其中包括以下两个问题：开始启动输血的最合适血红蛋白阈值[3-5]，以及血液储存时间是否会对输血效果产生负面影响[6]。此外，还介绍了完善的多方面的血液保护方案，大大降低了心脏手术的输血率。本章的目的是回顾关于心脏手术患者的血液管理和输血治疗的最佳循证实践。

早期闭式心脏手术始于 1944 年 Blalock 的"蓝婴儿"手术；然而，使用体外循环辅助的现代心脏手术最早出现在 20 世纪 50 年代中期。输血医学和血库也始于 20 世纪 40 年代，当时人们发现了可以储存血液的方法而不用立即输血。在 20 世纪 70 年代，随着心脏手术数量的增加，人们认识到输血带来了巨大的风险，尤其是病毒性肝炎。在 20 世纪 80 年代早期，输血的风险由新发现的人类免疫缺陷病毒（human immunodeficiency，HIV）的构成。1983—1984 年是输血导致 HIV 和病毒性肝炎传播的高峰时期。随之而来的是限制性输血的时代，这在一定程度上与输血造成病毒传播有关，但也得到了几个大型随机试验的支持，它们将限制性输血策略与自由性输血策略进行了比较，临床结局无明显差异[3,4]。

虽然检测手段的进步使得目前输血相关的病毒传播的风险大大降低，但总的输血风险仍然很大。根据 FDA 报告（2016 年）的病例，输血相关循环超负荷（transfusion-associated circulatory overload，TACO）和输血相关急性肺损伤（transfusionrelated acute lung injury，TRALI）分别是输血相关的第一位和第二位最常见的死亡原因。感染（主要是血小板相关细菌脓毒症）和溶血输血反应是第三位和第四位常见的死亡原因（图 23-1）[7]。在过去的 10 年里，基于患者安全和质量问题及成本效益考虑，我们见证了血液管理的进步。这些项目旨在使用本章回顾的方法及在最近的出版物中描述的方法，优化血液利用，以降低风险和成本，同时维持或改善结局[8]。

一、基于循证的血液保护方法

（一）术前血液保护

适用于心脏手术患者的各种血液管理方法见表 23-1。术前，如果时间允许，等待抗凝药物的作用减弱是很重要的。口服抗凝血药物的发展和噻吩并吡啶类（如氯吡格雷）药物的广泛应用对心脏外科医生提出了挑战，因为这些药物被心内科医生广泛应用于急性冠状动脉事件和新植入的冠状动脉支架的患者。典型的患

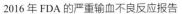

2016 年 FDA 的严重输血不良反应报告

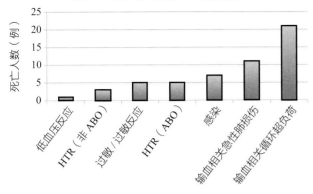

▲ 图 23-1 2016 年 FDA 报告的严重输血不良反应

在 FDA[9] 的一份报告中，输血相关循环超负荷是输血相关死亡最常见的原因，输血相关急性肺损伤是第二常见的原因。其他的常见死亡原因依次是感染（细菌、病毒、寄生虫）、ABO 血型不合引起的溶血性输血反应（HTR）及过敏 / 过敏反应（引自 FY16, Fiscal Year 2016）

表 23-1 心脏手术的血液保存方法

教育（重点是支持限制性输血的 RCT 研究）
制订成分输血指南
使用计算机化的输血订单（带有最佳实践建议）
输血指南合规性审计，并向提供者提供反馈（报告）
围手术期血液保护的措施 • 术前贫血的管理 • 术前停止使用抗凝血药和抗血小板药物 • 抗纤维蛋白溶解药（如氨基己酸、氨甲环酸） • 麻醉管理（急性等容血液稀释、控制性低血压、正常血容量） • 床旁检测（黏弹性试验，即 TEG 或 ROTEM） • 手术方式（新的烧灼方法、局部止血和密封剂） • 血液滤过（MUF、ZBUF） • 自体血细胞回输 • 基于循证的输血阈值 • "当 1 个单位红细胞够用就不需要给 2 个单位"（引自 Choosing Wisely® campaign for RBCs） • 减少抽血化验丢失血液（选用较小试管，减少不必要的检测）

MUF. 改良性超滤；ZBUF. 零平衡超滤；RBC. 红细胞；RCT. 随机对照试验；ROTEM. 旋转式血栓弹力图；TEG. 血栓弹力图
改编自 Frank SM, et al Anesthesiology, 2017[8]

者需要停用口服抗凝药物 2～5 天，这个时间取决于药物本身和患者的肾功能状态。由于患者对此类药物反应的不同及药物代谢的不一致性，服用噻吩吡啶类药物需要停用 3～5 天[9]。尽管尚未广泛应用，但初步证据表明，P2Y$_{12}$ 检测评估血小板功能恢复正常可能有助于判断停用这类药物后患者是否做好手术准备。

术前积极发现和治疗贫血可减少不必要输血。缺铁性贫血很常见，最近的研究表明，心力衰竭患者特别易感[10]。慢性病贫血（最近更名为炎症性贫血）在患有慢

性疾病的老年患者中也很常见。如果手术不紧急，术前有足够的时间，以上两种贫血都是可以治疗的。静脉注射铁剂和（或）促红细胞生成素可使血红蛋白大约以每周 1g 的速率增加[11]。

（二）术中血液保护

术中有多种保护血液的方法。自体血液回收（细胞回收或自体输血）技术自 20 世纪 70 年代末开始使用以来，一直是心脏外科手术中血液保护的重要方法。在此过程中，收集流出的血液并在锥形离心杯中清洗，以清除碎片并浓缩细胞。最终回输到患者体内的血液包括红细胞和生理盐水，没有任何血浆、凝血因子和血小板。Carless 等[12] 在一项 Meta 分析中证明了血液回收在心脏手术中减少输血方面的有效性，报道称，心外科患者接受异体红细胞输注的相对风险为 0.77，红细胞回收可以给每位患者提供 0.68 个单位红细胞。长期以来，普遍认为红细胞回收会加重凝血障碍，这是基于两个前提：肝素的残留和稀释性凝血障碍。然而，几乎没有证据支持这些观点。首先，回收血液中的肝素，特别是体外循环期间使用的肝素经过洗涤后的残余量可以忽略不计。此外，鱼精蛋白可以完全中和这些残留的肝素。其次，输注回收洗涤自体血液后的稀释性凝血障碍与输注库存异体红细胞发生的凝血障碍没有区别。当回输的量超过自身血容量 50% 时，应考虑补充血浆和血小板。理想情况下，通过即时的凝血检测，根据检测的结果指导血浆和（或）血小板的输注，以及是否需要使用冷沉淀、纤维蛋白原替代物。

急性等容血液稀释（acute normovolemic hemodilution, ANH）早已被应用于临床，尽管它的有效性一直存在争议[13]。这种方法包括在手术初始阶段进行放血，使用含有枸橼酸抗凝血药的保存袋储存放出的新鲜全血，输注等效容量的液体补充血容量，使患者的血液适度稀释，当出血发生时，在同等量外科出血情况下丢失的红细胞就会减少。根据最近的一项 Meta 分析，ANH 似乎在减少异体血液输注方面是有效的，前提是：①患者有足够高的初始血红蛋白水平；②引流足够多的血液，以便于血液充分稀释；③手术过程中出血多，才使得 ANH 有价值。由于使用了血液回收和 CPB 中血液浓缩，ANH 主要好处可能是在于手术结束时将新鲜的凝血因子和血小板返还给患者，因为 ANH 血液是新鲜的全血。

心脏手术期间和术后出血过多的一个常见原因是体温过低，这会减慢凝血级联反应，并降低血小板功能。此外，凝血测试（如 INR 和血栓弹性图）通常在 37℃ 下运行，低温血液样本会被加热到 37℃ 进行测试，从而给出正常凝血功能的错误结果。预防低体温相关出血

的措施包括在手术中使用全身浅低温复合局部心脏降温代替全身低温，以及在结束体外循环前彻底复温。然而，对于容易受到缺血性损伤的大脑，在过高的温度下复温会导致大脑过热，从而对神经系统产生不利影响。完成复温通常采用外周（膀胱或直肠）温度，而不是真正的核心（血液、食管或鼻咽）温度来评估。在较低的血液温度下，缓慢的复温更容易完成彻底的复温，同时防止重要器官温度过高。

抗纤溶药物，如 6- 氨基己酸和氨甲环酸（赖氨酸类似物），在心脏手术中几乎已被普遍使用。在 2008 年之前，抑肽酶是抗纤维蛋白溶解药物的首选，但在一项随机试验（BART 试验）[14] 报道了抑肽酶的应用增加了死亡率后，它被从美国市场撤除。一个关于抗纤溶药物有效性的问题，在最近由 Myles 等[15] 进行的大型随机试验中得到阐述，该试验显示与安慰剂相比，氨甲环酸在减少输血需求（46%）和出血再手术（1.4% vs. 2.8%）方面有效；然而，术后癫痫的发生率增加（0.7% vs. 0.1%）。由于癫痫发作似乎是与剂量相关的不良反应，所以在上述研究中，氨甲环酸的使用剂量减少到 50%。重要的是，氨甲环酸并没有增加血栓性事件的发生率。氨基己酸有时被用来替代氨甲环酸，以降低癫痫发作的风险。

局部止血药和密封剂对减少心脏手术出血是有效的。Achneck 等[16] 全面回顾了现有的众多产品，包括最常用于心脏手术的产品。凝血酶和明胶经常混合在一起使用，也作为组合产品出售。纤维蛋白密封剂也用于心脏手术，并在再次手术的病例中显示出有效性。由于接受心脏二次手术的患者可能需要正常情况下 2～3 倍的输血量，因此每一种血液保护方法都变得至关重要[17]。

维护凝血和出血之间的微妙平衡有时是一个挑战，特别是在心脏手术中。另外一个挑战是实验室测试的周转时间。理想情况下，实验室测试时间越短越好，可以更快地指导临床做出重要的治疗决定。通常，活化凝血酶原时间用于确定肝素的剂量，以及指导逆转体外循环患者的肝素化。由于测试结果是以秒为单位测量的，并且体外循环过程中的抗凝目标是 ACT 为 400～480s，意味着要得到这个结果需要 7～8min。

肝素化逆转之后通常残留凝血障碍。对于这类患者，黏弹性测试有助于发现凝血障碍的原因并治疗出血。血栓弹力图和旋转血栓弹力图（rotational thromboelastometry，ROTEM）是两个主要检测凝血的试验方法。这些全血凝血功能检测试验可在 5～10min（血凝块的启动）或 10～30min（血凝块的强度和稳定性）提供有用信息。这些测试可以帮助临床医生确定凝血障碍是由凝血因子缺乏还是纤维蛋白原缺乏引起的，并提供关于血小板功能障碍的定量和定性信息。这些试验的新发展，包括添加组织因子，可以更快地得到结果（1～2min），特别是对于形成血凝块初期，用于诊断凝血因子缺陷。

临床研究表明，虽然心脏手术中黏弹性试验应用的不够广泛，但总体而言，他们认为使用黏弹性测试可以减少输血需求，甚至会改善治疗结果。1999 年，Shore-Lesserson 等[18] 在一项研究中对接受复杂心脏手术（如联合冠状动脉旁路移植、多瓣膜、再手术或胸主动脉手术）的患者依据 TEG 的结果来确定创面渗血的原因，从而确定是否给予鱼精蛋白、血浆、血小板、冷沉淀物或抗纤维蛋白溶剂。使用该方法可降低患者需要血浆（7.5% vs. 30.8%）和血小板（13.2% vs. 28.8%）的百分比。结论是，早期诊断和治疗凝血异常可实现早期止血和减少输血。在最近的 15 项试验的 Meta 分析[19] 中，黏弹性试验（TEG 或 ROTEM）降低了总死亡率（RR=0.52，95%CI 0.95～0.28），但其中只有 8 项试验提供了死亡率数据，研究包括的偏倚风险较高。黏弹性试验组接受 RBC（RR=0.86）、血浆（RR=0.57）和血小板（RR=0.73）输注的概率降低，但再次手术的风险没有降低。总之，黏弹性测试似乎在心脏手术中发挥重要的作用，可能有助于更准确地指导成分输血。图 23-2 显示了我们在约翰斯·霍普金斯大学医学院一直使用的基于 TEG 的结果来处理体外循环后出血的流程。

（三）体外循环期间的血液保护

膜式氧合器激活凝血级联反应，稀释血小板和凝血因子及诱发纤维蛋白溶解和全身炎症反应综合征。大量的研究已尝试使用改良超滤（modified ultrafiltration，MUF）的技术来减少这些风险，该技术已被认为可以减少术后出血和血液制品使用。MUF 利用静水压力梯度，从血浆中去除水和一些低分子量物质，产生富含血浆蛋白的全血，在 CPB 结束后回输给患者。当这种技术在 CPB 中使用时，被认为是常规超滤或零平衡超滤（zero-balance ultrafiltration，Z-BUF）。这种超滤开始于泵的动脉端，在血液被泵泵出并流经膜肺之后。出口与患者静脉端相连，血液流经血液过滤器后重新回到患者右心房。MUF 是由儿童心血管外科医生发明的，为了减少 CPB 所导致的在儿童中特别明显但也可发生于成人的血液稀释作用。在比较 MUF 和无超滤的一项 Meta 分析中，Boodhwani 等[20] 证实了 MUF 能显著降低输血需求。在一项纳入了 573 名患者的前瞻性随机试验中，Luciani 等[21] 发现，使用 MUF 时不仅每一位患者所输注 RBC 平均量降低，而且 MUF 组没有输注任何血制品的患者比例较高（51.8% vs. 38.1%，P=0.001）。MUF 是一种血液保护

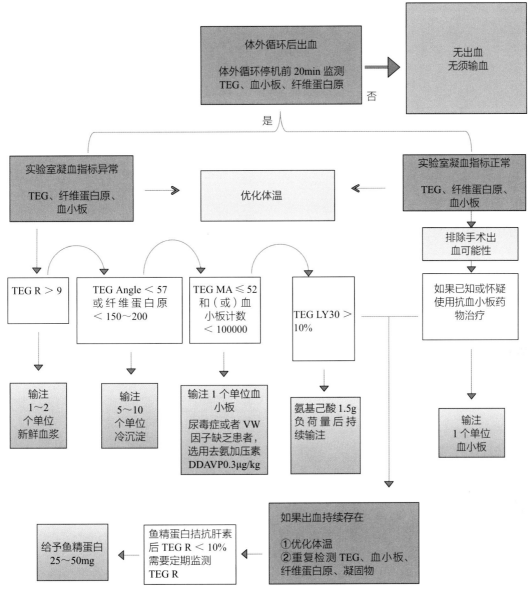

▲ 图 23-2　微血管出血和输血治疗的流程

约翰斯·霍普金斯大学医学院基于 TEG 的微血管出血管理办法。血栓弹力图比传统凝血试验更快（PT、PTT、INR），可用于确定体外循环后发生持续出血时的治疗。需要的检测有高岭土 TEG、肝素酶 TEG、血小板计数和纤维蛋白原水平

措施，在成人中似乎未得到充分利用，但已成为小儿心脏外科患者的治疗常规。

　　无论是 CPB 过程中的零平衡或常规超滤，滤出液体被等容量的平衡电解质溶液所取代。Z-BUF 滤过装置与 CPB 泵相连，从膜肺前分流血液并与体外循环主管道并行。为了防止患者的血流量下降，需要增加动脉泵速来补偿经分流经血液过滤装置的血流量。Z-BUF 理论上主要的优势是可以用来减少血液接触到异物表面时被激活的炎症介质。因此，该技术可能会减少肺损伤、神经系统炎症、出血和急性肾损伤，以及其他死亡率指标。最近的一项 RCT 的 Meta 分析显示，接受 Z-BUF 的患者与未接受血液滤过的患者之间在重症监护病房住院时

长、机械通气时间、胸导管引流量或其他参数方面没有显著差异[22]。

　　更小管径和更短长度的管道和低容量的氧合器可以降低患者在 CPB 时血液稀释的程度。这种低容量的体外循环管路可以保护血液，减少输血的需要。然而，管路的缩短会使体外循环机距离手术床更近，减少了外科医生和体外循环机之间的空间。

　　另一种常用血液保护方法是自体血逆预充（retrograde autologous prime，RAP）。通过逆向血流技术用患者自己的静脉血液预充 CPB 管路，可以达到减少血液稀释的目的，从而减少贫血的发生和输血需求。通常，用于预充循环回路的晶体液在 RAP 过程中被置

换和丢弃。RAP 已被证明可以减少成人和儿童患者的血液稀释和输血需求。在一项针对成年人的研究中，RAP 将血液稀释降低了 10%（通过最低的血细胞比容），降低了术中需要输血的患者百分比（从 23% 降至 3%），并降低了整个住院期间需要输血的患者百分比（从 53% 降至 27%）[22]。

（四）术后的血液保护

一些接受心脏手术的患者在术后需要的输血量和手术期间一样多。术后的首要目标是减少出血，出血量可以通过胸导管引流量来估测。心脏术后出血过多或大出血定义为手术后前 4h 平均每小时失血 100~200ml，或术后 24h 内超过 2L。当发生这种程度的出血时，应考虑返回手术室。黏弹性测试通常可用于准确诊断术后出血的原因。然而，由于这些测试需要预热到 37℃ 下运行，因此它无法检测由低体温导致的凝血异常。核心体温 ≤ 35℃ 时，患者出血的风险更大。

一些中心收集从胸腔和纵隔引流管流出的血液，经过洗涤或者不洗涤回输给患者。然而，输注未经洗涤的血液可能会增加风险，因为这些血液含有各种炎症介质[23]。此外，这一做法尚未明确显示出可以减少输血需求，并且增加了可能由炎症反应引起的发热。

一个特别令人担忧的问题是，从患者身上抽取大量血液用于实验室化验检查。抽血检查导致的失血可能是大量的，特别是对于重症监护病房的患者，造成失血约超过 60ml/d。丢失的血液不仅包括送到实验室的样本，还有在抽取血液时为清除留置导管中的生理盐水而丢弃的血液。最近的一项研究显示，心脏手术患者在住院 10 天内通常会损失 500ml，20 天内大约会损失 1000ml 血液用于实验室检测[24]。这些研究人员"对失血的程度感到震惊"，某些患者的失血量相当于 1~2 个单位红细胞[24]。解决这个问题至少有以下三种方案。第一，只做真正必要的实验室检查，而不是住院患者每天的常规抽血检查。第二，使用串联式回流装置，以便取血管道内用于连续冲洗的生理盐水能够以无菌方式回流到患者体内。第三，使用较小的采血试管。试管的体积为 0.5~10ml，有近 20 倍的差异。我们已经在我们医院的大部分地方改用儿童使用的试管（2~4ml），而不是成人用的试管（6~10ml）。使用新生儿试管（0.5ml）存在一些困难，它们不能通过自动化实验室机器进行测试，必须手动运行。此外，由于它的瓶盖不能被取样针刺穿，必须打开瓶盖检测，会有标本溅出的风险。

众所周知，术后患者的血红蛋白浓度会存在波动。患者在住院期间，血红蛋白水平几乎总是下降的。这种现象在手术后尤为明显，原因如下：①患者离开手术室后仍有不同程度的出血；②如上所述，通过抽取血样样本造成血液丢失；③静脉输液或血管腔内液体的重新分布而造成血液稀释；④手术应激使红细胞生成受损，使铁调素水平升高，铁调素是调动铁储存促进红细胞生成的关键物质。人体血液中每天约有 1% 的红细胞生成和破坏，红细胞生成功能受损的患者易患医院获得性贫血。心脏手术后，血红蛋白水平通常平均下降 1.8g/dl。在术后第 3~4 天出现最低值，随后在术后第 4~10 天平均增加 0.7g/dl，可能是由于利尿引起的血液浓缩[25]。在依据血红蛋白水平来确定是否需要输血时，应考虑这种小而显著的上升趋势。

二、输血阈值

（一）术中输血阈值

与术后输血管理相比，心脏手术患者术中理想的血红蛋白输注阈值还没有被研究清楚。美国胸外科协会和心血管麻醉医师协会血液保护临床实践指南[1] 建议，行浅低温体外循环患者的血红蛋白下限 6g/dl，尽管他们认为高风险患者可能需要更高的血红蛋白水平。此建议在该指南中的证据级别相对较弱。一些中心已经开始采用近红外光谱技术监测脑组织的氧含量，但是没有确凿的证据表明这种类型监测可以可靠地指导输血治疗。通过降低代谢率，低温体外循环降低了所有重要器官的需氧量，这意味着重要脏器能够耐受更低的血红蛋白水平。但是现在一些团队要么使用非常浅的低温，要么不使用全身低温。取而代之，他们使用选择性的局部胸腔低温，留下大脑和肾脏处于正常温度。体外循环期间理想的血红蛋白水平仍需要进一步的研究。

（二）术后输血阈值

在过去的 10 年里，临床实践倾向于尽可能少地给患者输血，包括那些要接受心脏手术的患者。这种临床行为的变化得到了一个小的和三个大的随机试验的支持，限制性输血策略与非限制性输血策略相比呈非劣效性。在心脏手术患者中开展的三项大型研究分别是 2010 年的心脏外科手术后输血需求临床试验（TRACS）[3]、2015 年的输血适应证阈值降低（TITRe2）[4] 和 2017 年的心脏手术输血需求（TRICS Ⅲ）[5]。这些研究均包括术后输血阈值，而且均未显示非限制性输血策略和限制输血策略在主要结果上的差异（图 23-3）。

1. TRACS 试验[3]

TRACS 试验招募了 502 名患者，比较了限制性和非限制性输血阈值（血细胞比容分别为 24% 和 30%）。主要结局指标为并发症发生率和死亡率，非限制性输血组（10%）和限制性输血组（11%）的主要指标发生率相似（P=0.85）（图 23-3）。

2. TITRe2 试验 [4]

TITRe2 试验比较了 2007 年心脏手术后患者 7.5g/dl（限制性）和 9.0g/dl（非限制性）输血的血红蛋白阈值。主要结局指标为严重感染或缺血事件，非限制性输血组（33.0%）和限制性输血组（35.1%）的主要结局指标发生率相似（P=0.30）（图 23-3）。鉴于两个输血组的结局事件发生率相似的事实，强烈支持使用限制性输血的策略，因为非必需的过量输血只会增加相关风险和花费。尽管在 TITRe2 试验中的限制性输血组在术后 90 天死亡率较高（4.2% vs. 2.6%，P=0.045），但这仅是一个没有进行多重比对行统计学调整的次要结果，其统计学意义被质疑。这个发现提示我们没有弄清楚高危患者可耐受的低血红蛋白水平。

3. TRICS Ⅲ 试验 [5]

TRICS Ⅲ 试验是有史以来关于输血阈值研究的最大随机试验，其中超过 5000 名心脏手术患者被随机分配成两组，启动输血较低血红蛋白阈值（限制性）或更高（非限制性）血红蛋白阈值（7.5g/dl vs. 9.5g/dl），从麻醉诱导开始，持续到进入重症监护室。在重症监护病房，两组患者输血阈值为 7.5g/dl 和 8.5g/dl。主要结局指标，如死亡、心肌梗死、脑卒中或需要透析的肾衰竭，在两组之间没有差异（非劣势）（限制性 11.4%，非限制性 12.5%）。有趣的是，这是三项大型试验中包括术中阶段输血策略的一项研究。也许更有趣的发现是，75 岁及以上的非限制性输血组患者的主要结局指标比限制性输血组更差（14.1 vs. 10.2%，P=0.004），其中有一半的患者属于该年龄组。这是针对老年患者减少输血可以改善结局的首次研究。TRICS Ⅲ 还比较了相同主要结局指标

的 6 个月随访报道 [26]，限制性输血（17.4%）和非限制性输血（17.1%）组的主要指标相似（非劣势）。再入院率和急诊就诊率在两组之间也没有差异。综上所述，TRICS Ⅲ 试验不仅规模大，而且随访时间长，以相当确定的方式表明，给心脏手术患者输注比所需要更多的血液是无益的，对老年患者甚至是有害的。

4. Cleveland Clinic 试验 [27]

这项试验包括了 700 多名成人心脏手术患者，他们从手术开始和整个住院期间随机接受较少的输血（HCT 阈值 24%）或较多的输血（HCT 阈值 28%）。在低 HCT 组的输血率下降了 28%，而并发症发生率和死亡率没有差异。研究人员指出，在此血细胞比容范围内，贫血和输血的风险是相当的，非限制性输血只会增加风险和花费，而没有带来益处。

最近一项涉及输血阈值的随机对照试验的 Meta 分析显示 [28]，限制性输血阈值可能会使患者面临发生术后不良事件的风险。该方法与其他研究的不同之处在于，作者采用了一种特定背景的方式（根据患者的特征和临床情况进行分组分析）。计算随后 30 天内并发症发生的风险比，包括氧供应不足、死亡率、两者兼有，以及感染。31 个试验被重新分组为 5 个特定背景的风险层。在接受心脏 / 血管手术的患者中，限制性输血策略可能会增加反映氧供应不足的不良事件风险（RR=1.09，CI 0.97～1.22）和死亡率（RR=1.39，CI 0.95～2.04），不良事件的综合风险具有统计学意义（RR=1.12，CI 1.01～1.24）。鉴于 Meta 分析的局限性，这个结果并不能明确支持心脏手术患者使用非限制性输血策略。

需要注意的是，当患者存在活动性出血时，他们需要积极输血，因为无论选择何种血红蛋白阈值，输血速度必须至少与出血速度保持一致。

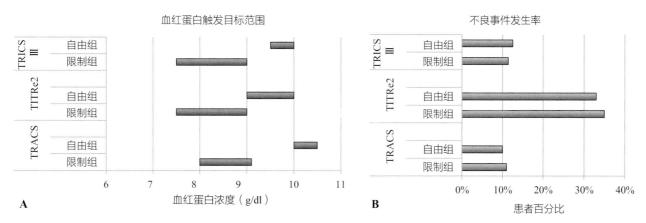

▲ 图 23-3　TRACS[3]、TITRe2[4] 和 TRICS Ⅲ[5] 试验中非限制性输血组和限制性输血组的血红蛋白和主要指标数据

A. 红色条块的左侧边缘代表血红蛋白阈值（输血前），红色条块的右侧边缘代表血红蛋白目标值（输血后）；B. 在心脏手术术后患者中，较低血红蛋白输注阈值（限制）组与较高血红蛋白输注阈值（自由）组作为主要指标的不良事件发生率（由这些试验定义）相似

三、血液储存时间的影响

红细胞的储存是一种非生理的状态，随着时间推移，红细胞发生了许多与时间相关的变化，包括形态和生化性能的改变，以及细胞副产物的积累。许多这些变化都是非线性[29]和相互关联的[30]。FDA 批准的红细胞的储存时限为 42 天是基于两个前提条件：①储存结束时红细胞溶血率＜ 1%；②输血 24h 后体内红细胞存活率为＞ 75%。42 天的储存限制不是基于红细胞产品的有效性或输血后的效果，但多年来一直保持不变。

（一）红细胞储存损伤

红细胞储存损伤随着储存时间的推移，红细胞质量呈现逐渐恶化的相关变化。储存损伤的标志之一与红细胞病理改变有关。根据储存时间的不同，单位红细胞中包含不同比例的正常盘状细胞、棘球细胞和球状细胞。红细胞形状的异常和变形能力的降低可能导致毛细血管灌注降低，增加红细胞聚集及血栓形成[31]。随着贮存时间的增加，红细胞膜结构完整性被破坏，导致微囊泡的积累，微囊泡包裹的血红蛋白在临床上备受关注，因为其清除一氧化氮的能力增加，可能导致组织氧合下降。此外，陈旧的红细胞单位具有较高的游离铁含量，这可能会增加非转铁蛋白结合的铁，使患者患上医院获得性感染。与红细胞存储相关的变化见表 23-2。

献血者红细胞表型或多或少影响红细胞储存损伤，这可能会影响红细胞的生存率和献出血液的质量。Dumont 和 Aubuchon[32] 报道了在储存结束时，不同献血者之间的使用放射性标记的红细胞恢复率为 35%～82%，存在显著差异。除了献血者差异，血液保存方法也会影响红细胞储存损伤。因此，目前仅使用储存时间长短区分新鲜和陈旧红细胞，可能与储存期间的代谢老化程度不符合。组学技术能更深入地认识红细胞在存储过程中产生的相应变化，在以后的研究中将发挥重要的作用。

（二）储存时间的临床研究

最近的对照试验报道，存储时间较短或较长的红细胞随机分配到心脏手术[33]、重症监护[34]和小儿手术[35]中，临床结局相似（图 23-4）。然而，需要注意的是，这些试验对区别新鲜红细胞和陈旧红细胞有不同的标准。此外，体外红细胞老化程度不一定与这些研究中使用的新鲜和陈旧红细胞分组标准一致。Bordbar 及其同事[29]发现，储存过程中红细胞的代谢产物呈现出非线性变化，这表明在定义新鲜红细胞和陈旧红细胞单位时存在不一致的分界值。值得注意的是，这些作者提出了一个更基本的问题："什么是陈旧的，什么是新鲜的"。

表 23-2　储存过程中红细胞的特征变化

形态学	生物化学	物质积累
形状和膜完整性被损伤	pH 降低	微泡增加
膜损伤	谷胱甘肽减少	炎症介质增多
膜蛋白和脂质构象的改变	S- 硝基溶血红蛋白（SNO-Hb）生物活性降低	衰老的红细胞
聚集性增加	2，3-二磷酸甘油酸（2，3-DPG）减少	氧化应激
黏弹性的变化	三磷酸腺苷减少	IL-8、TNF-α、TGF-β
结构蛋白、脂质和碳水化合物的氧化损伤	游离血红蛋白增加	活性氧种类增加
球形细胞和棘球细胞数量增加	乳酸含量增加	生物活性脂质（活化中性粒细胞）
变形能力降低	钾、钠含量增加	脂类
膜域的减少	氨基盐增加	细胞因子类
band3 低聚物增加	不稳定蛋白减少：补体、纤维蛋白、凝血因子	补体，过敏毒素 C3a 和 C5a
神经酰胺类增加	NADH 减少	膜攻击复合物（MAC）

死亡率是主要的结局指标，成人、新生儿、婴儿和儿童的死亡率分别统计，无明显差异。然而，研究不允许有目的地使用已限定的 42 天存储期限的最后 1 周或 2 周内的储存血液进行输血，所以其差异并不明显（引自 Carson, et al. JAMA 2016；316；2025-35）[6]。方法学的不同也被认为是观察性和临床性试验在储存时间上结果不一致的原因。例如，在最近的试验中，输注的红细胞存储时间还不足够长（储存期结束时的红细胞，保存时间为 5～6 周），得不到输注陈旧红细胞应该出现的临床结果。其他研究者认为，最近的临床试验不能够确定红细胞存储时间延长（4～6 周）是否与死亡率增加有关[36]。此外，Klein[36] 和美国国立卫生研究院（National Institutes of Health，NIH）临床中心的人员现在使用的红细胞存储时间上限为 35 天，类似于爱尔兰、德国和英国使用的存储时限。据报道，输注储存 35 天后的红细胞制品所占的比例在 9.7%～20.7%。美

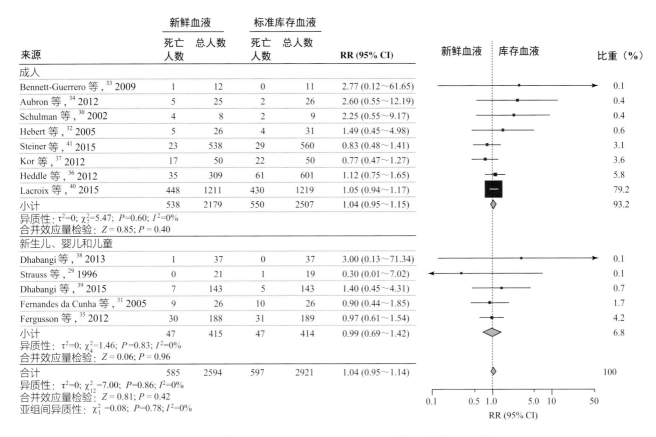

来源	新鲜血液		标准库存血液		RR (95% CI)		比重（%）
	死亡人数	总人数	死亡人数	总人数		新鲜血液　库存血液	
成人							
Bennett-Guerrero 等, [33] 2009	1	12	0	11	2.77 (0.12～61.65)		0.1
Aubron 等, [34] 2012	5	25	2	26	2.60 (0.55～12.19)		0.4
Schulman 等, [30] 2002	4	8	2	9	2.25 (0.55～9.17)		0.4
Hebert 等, [32] 2005	5	26	4	31	1.49 (0.45～4.98)		0.6
Steiner 等, [41] 2015	23	538	29	560	0.83 (0.48～1.41)		3.1
Kor 等, [37] 2012	17	50	22	50	0.77 (0.47～1.27)		3.6
Heddle 等, [36] 2012	35	309	61	601	1.12 (0.75～1.65)		5.8
Lacroix 等, [40] 2015	448	1211	430	1219	1.05 (0.94～1.17)		79.2
小计	538	2179	550	2507	1.04 (0.95～1.15)		93.2
异质性：$\tau^2=0$; $\chi^2_7=5.47$; $P=0.60$; $I^2=0\%$							
合并效应量检验：$Z=0.85$; $P=0.40$							
新生儿、婴儿和儿童							
Dhabangi 等, [38] 2013	1	37	0	37	3.00 (0.13～71.34)		0.1
Strauss 等, [29] 1996	0	21	1	19	0.30 (0.01～7.02)		0.1
Dhabangi 等, [39] 2015	7	143	5	143	1.40 (0.45～4.31)		0.7
Fernandes da Cunha 等, [31] 2005	9	26	10	26	0.90 (0.44～1.85)		1.7
Fergusson 等, [35] 2012	30	188	31	189	0.97 (0.61～1.54)		4.2
小计	47	415	47	414	0.99 (0.69～1.42)		6.8
异质性：$\tau^2=0$; $\chi^2_4=1.46$; $P=0.83$; $I^2=0\%$							
合并效应量检验：$Z=0.06$; $P=0.96$							
合计	585	2594	597	2921	1.04 (0.95～1.14)		100
异质性：$\tau^2=0$; $\chi^2_{12}=7.00$; $P=0.86$; $I^2=0\%$							
合并效应量检验：$Z=0.81$; $P=0.42$							
亚组间异质性：$\chi^2_1=0.08$; $P=0.78$; $I^2=0\%$							

0.1　　0.5 1.0　　5.0 10　　50
RR (95% CI)

▲ 图 23-4　新鲜血液和标准的血库发放血液的随机临床试验的 Meta 分析

国血库协会（AABB）提出的最新建议是继续遵守现行的指南（红细胞的存储时限不变），或者优先使用新鲜红细胞[6]。

四、输血的挑战

（一）不同意输血的患者

出于个人或宗教原因，一些患者不接受输注异体血。对于这类患者需要施行被称为"无血"医疗[37]的特殊治疗。专门从事无血医疗的中心非常精通如何在不输血的情况下确保良好结果。Jassar 等[38]在一份报道中阐述了上述包含对术前贫血积极诊断和治疗的所有血液保护的方法。通常，术前静脉注射铁剂和（或）促红细胞生成素，以增加红细胞生成，使之达到与患者体重相关的目标阈值。因为体重较小患者的总血容量较低，因此允许的失血量也较低，所以此类患者术前血红蛋白浓度需要达到更高的目标值。这就需要患者每周到门诊去静脉注射右旋糖酐铁（1000mg），同时服用促红细胞生成素或达比波丁。手术中，除了需要外科医生采用细致的手术技术（如上文所述），灌注医师在血液保护中也

起着重要作用。当所有的血液保护方法都得到优化使用后，这些不接受输血的患者与接受同种异体输血的患者的预后一样好，甚至能够更好[39, 40]。

（二）大量输血的患者

大量输血一般是指由于失血，24h 内输血量大于或相当于患者自身血容量（10U）。这类患者不仅需要红细胞，还需要血浆和血小板，而且输注这些血液成分的比例也是很重要的。唯一一个研究成分输血比例的随机试验是在创伤大出血患者中进行的（PROPPR 试验）[41]。该研究显示 24h 的主要结局指标（死亡率）在血浆和血小板与红细胞比值较高组和较低组之间没有差异。然而，在输注较少血浆和血小板的组中，由于出血而导致死亡的发生率较高，因此研究者认为大量输血时血小板、血浆和红细胞的比例为 1∶1∶1 更为合适。这些发现是否适用于非创伤患者或心脏疾病患者目前尚不清楚。理想的做法是根据实验室检查（如床旁检测或快速得到结果的实验室检查）来监测凝血，并指导血液成分输注的比例。约翰斯·霍普金斯大学医学院大量输血的方案见图 23-5。

大量输血方案（何时启动）

- 24h 内全血容量丢失
- 3h 内丢失血容量的 50%
- ≥ 150ml/min 的活动性出血
- 补充血容量后的快速出血伴循环衰竭

大量输血方案（流程）

- 血型及样本筛查
- 将血液制品储存在容器（冷藏箱）中
- RBC ∶ FFP ∶ PLT 的比例为 1 ∶ 1 ∶ 1（6 个单位 RBC、5 个单位 FFP、1 个单位单采血小板）
- 在第 3、6、9 个冷藏箱中放置 10U 冷沉淀
- 完全使用完 1 个冷藏箱后再使用下一个冷藏箱
- 在发放一个冷藏箱后，血库准备下一个冷藏箱
- 每 20～30 分钟准备 1 个冷藏箱，直到收到停止输血指令

- 启动输血时实验室检测项目   • 实验室每小时发送的检测项目
  血常规   血常规
  PT/PTT/INR   PT/PTT/INR
  动脉血气   纤维蛋白原
  综合代谢检查（CMP）   iCa
  iCa   乳酸
  乳酸

▲ 图 23-5　大量输血方案及流程

约翰斯·霍普金斯大学医学院使用的大量输血方案。血液成分红细胞（RBC）、血浆（FFP）和血小板（PLT）的比例为 1 ∶ 1 ∶ 1。1 个单位血小板包含 1 个单位的血浆和 6 个单位的全血中存在的血小板数量（因此，RBC、FFP 和 PLT 的单位比例为 6 ∶ 5 ∶ 1）。虽然未提及，但在可能情况下，建议使用黏弹性凝血测试（TEG）来指导输血成分的比例

第 24 章　围手术期抗纤溶药物及凝血管理

Perioperative Antifibrinolytics and Coagulation Management

John Fitzgerald　Aidan Sharkey　Keyvan Karkouti　著

林金萍　译

要点

- 大出血是心脏手术围手术期最常见的并发症之一。
- 术后出血导致的二次手术及多种血制品输注与死亡率增加密切相关。
- 床旁即时测试在为临床医生提供及时的、具体的凝血功能障碍的原因方面是有益的，并能更有针对性地进行血制品输注。

大出血是心脏手术围手术期最常见的并发症之一。术后出血常需进行多种血制品输注或二次探查、手术，从而导致并发症，如带管时间延长、急性呼吸窘迫综合征、肺部感染的增加甚至死亡[1]。在许多病例中，出血的首要因素可能与外科手术操作相关，因为外科手术操作（如手术步骤、心肺旁路）可能会对机体凝血功能造成破坏（心脏手术相关凝血障碍）。尽管现有的指南给出了血液保护方法，并提供了最佳输血治疗的指导[2]，但在手术过程中确定导致凝血功能障碍的病因依然非常困难。因此，临床医生常根据经验来进行凝血功能管理。床旁即时测试（point of care testing，POCT）已经被证实有益于及时、准确地提供凝血功能障碍的病因，并指导有针对性的输血。在此章节，我们将介绍 POCT 的实用性，并阐述在患者正常凝血机制中可能出现的各种缺陷。通过更好地了解心脏手术相关凝血障碍，可以辨别最主要的导致出血的病因，从而给出更有效的治疗措施。虽然各病因只被单独描述，但是在凝血过程中各个因素是相辅相成的。

一、围手术期注意事项

使用黏弹性 POC 工具监测凝血功能

标准的凝血功能监测包括血小板计数、凝血酶原时间、部分凝血活酶时间、纤溶水平，但是这对评估整个凝血过程、凝血因子等成分之间相互作用是远远不够

的。这些检测在许多方面存在不足，包括缺乏血小板功能的信息，以及血小板、凝血因子和红细胞之间的相互作用。POCT 设备强调以细胞为基础的凝血模型，更加强调血小板的关键作用。标准的实验室检查用血清作为检测样本，并且只能反映凝血功能的第一阶段。POCT 使用全血作为检测样本，反应从凝血开始到纤溶系统激活的全过程，提供了血凝块形成的动态过程、血凝块整体抗张强度等有用信息。此外，标准的实验室测试可能会在样品处理和获得结果方面受到延误，导致干预前的时间间隔延长。POCT 可以通过更加及时的方式进行，因此能在手术期间及时给予干预治疗措施。

血栓弹力图检测已被广泛提及，并能有效地指导输血（图 24-1）。同时也力求更加具有针对性地进行凝血及纤溶管理，这些做法都是为了减少不恰当的血制品输注。胸外科医师协会和心胸麻醉医师协会的实践指南建议，在多模式输血指南中使用 POC 检测，并已被视为 1 类建议[2]。然而，针对这些设备现有的一些局限性也已指出，如很难就其在临床环境中的使用提出具体建议，如使用哪种设备、何时及在什么人群中使用。此外，获得的结果不可互换，这意味着为针对一个特定设备设计的算法将不适用于其他设备。此外，POCT 还没有明确表明与标准实验室检测相比，它能更准确地预测术后出血[3]。不过越来越多的证据表明，它们的使用改善了凝血系统的管理，并且减少了输血[4]。

心脏手术输血治疗流程 *

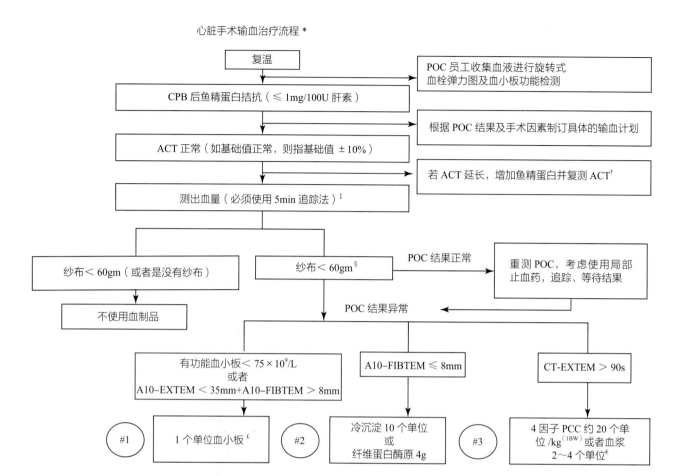

▲ 图 24-1 合并 ROTEM 的输血流程示意图

引自 Keyvan Karkouti et al.: TACS Investigators.Point-of-Care Hemostatic Testing in Cardiac Surgery A Stepped-Wedge Clustered Randomized Controlled Trial. Circulation.2016; 134: 1152-1162

提高 POC 检测血小板反应能力的主要目的是监测血小板活性药物的效果，特别是在血管支架置入期间给予的药物。在心脏外科手术中，正在研究这些装置是否可以作为确定抗血小板药物最佳停药时间或确定围手术期血小板输注的阈值的一种方法。在临床或研究环境中，存在许多不同的血小板检测方法。本章没有涉及所有可用设备的比较，但是这些方法显示了相似的活动趋势，但是它们的总体结果相关性很差，不能互换使用[5]。

二、纤溶亢进

（一）病理生理学

在体内，内皮细胞释放的组织纤溶酶原激活剂

（tissue-plasminogen activator，tPA）是一种主要的纤溶酶原激活剂。当患者的血液通过 CPB 进行体外循环时，tPA 的分泌水平较正常生理水平增加 5 倍[6]。活性 tPA 水平的增加被认为在 CPB 期间的纤维分解亢进中起主要作用。事实上，纤维蛋白溶解的程度与体外循环持续时间相关，并且随着手术时间的延长而增加。然而，值得注意的是，仅有 tPA 的增加是不会导致纤溶活性增加。纤溶酶原只有在纤维蛋白存在的条件下才能被激活。在体外循环中，纤维蛋白以可溶的、循环结合的形式存在。体外循环回路本身给纤溶酶原向纤溶酶的转化提供了场所和足够的面积。据观察，纤溶酶 10～100 倍的活化与体外循环有关[7]。总体而言，体外循环促进了纤维蛋白溶解并消耗纤维蛋白原。在体外循环停止后，

正常凝血可用的纤维蛋白原很少。纤溶酶还部分激活血小板，使其对典型生理途径的进一步激活反应性降低，包括激动药，如腺苷二磷酸和花生四烯酸。此外，过高水平的纤溶酶可通过切割血小板糖蛋白 II b 受体而损伤血小板[8]。有一种天然存在的纤溶酶生理抑制药，称为 α_2 抗纤溶酶或 α_2 纤溶酶抑制药（α_2–PI），它通过快速中和游离纤溶酶起作用，但对结合纤溶酶几乎没有影响。因此，可以看出，当涉及病理性纤维蛋白溶解（其中未结合的纤溶酶的量增加）时，α_2–PI 是一种有效的抑制药，但是它对生理性纤维蛋白溶解（其中纤溶酶主要与纤维蛋白结合）几乎没有影响。这种不同的作用机制意味着在身体正常的生理情况下，可以发生正常的凝块溶解，同时不影响整体止血。

（二）治疗方法

根据作用机制和最终如何影响止血和血凝块溶解之间存在的显著差异，用于治疗纤维蛋白溶解亢进的药物主要分为两类。氨甲环酸和 ε- 氨基己酸等赖氨酸类似物占据纤溶酶原上的赖氨酸结合位点，从而阻止了纤溶酶原与纤维蛋白分子上活性赖氨酸残基位点的结合，因为这种纤溶酶原不会通过 tPA 的作用进一步转化为其活性形式。因此，赖氨酸类似物可防止参与纤溶亢进中过多纤溶酶的形成。在这两种药物中，有关氨甲环酸的研究更多，使用证据更强[9]。氨甲环酸更有效，消除半衰期更长。

两者都有助于显著减少失血和对同种异体红细胞输注的需求。在低风险心脏手术中，它们似乎和抑肽酶（见下文）一样有效[10]。在一项研究中，氨甲环酸组患者接受的血液制品单位比安慰剂组减少 46%[11]。然而，有关这些药物的最有效剂量仍然没有一致意见，有研究者担心大剂量输注与术后癫痫发作有关[12]。一项比较接受冠状动脉旁路移植手术的随机试验表明，剂量高达 100mg/kg 的氨甲环酸确实与癫痫发作倾向增加有关[11]。在这项试验中，接受 TXA 治疗的患者癫痫发作的发生率为 0.7%，而没有接受 TXA 治疗的患者为 0.1%。可能的机制有许多，但描述得最清楚的是涉及 c- 氨基丁酸 A 型（GABA-A）受体和甘氨酸受体。这些受体是中枢神经系统主要的抑制性介质。甘氨酸和 TXA 结构相似，这表明 TXA 在甘氨酸受体的激动药结合位点可与甘氨酸竞争。因此，TXA 可能直接减少抑制性神经传递。这种"去抑制"增加了中枢神经系统的兴奋性，从而导致抽搐的发生[13]。因此，强烈建议根据患者的肾功能给予推荐的 TXA 剂量，以优化剂量的同时将癫痫发作的风险降至最低（表 24–1）。

也有人认为，纤维蛋白溶解减少而凝血酶生成没

表 24–1　根据肾功能为高危患者推荐的氨甲环酸剂量，以达到 100mg/L 的血药浓度

肾功能	肾小球滤过率	推荐负荷剂量（mg/kg）	推荐维持剂量（mg/kg/h）
标准	> 90	30	16
轻度还原	60～89	30	11～16
适度减少	30～59	25～30	5～10
严重减少	15～29	25～30	3～5
肾衰竭	< 15	25～30	3～5

有对应减少会导致血栓并发症的可能性增加；然而，现有研究未能明确心脏手术中使用 TXA 或 EACA 会增加心肌梗死、脑卒中、深静脉血栓形成或肺栓塞的风险。

丝氨酸蛋白酶抑制药抑肽酶通过抑制 tPA 发挥其作用，从而阻止纤溶酶原向纤溶酶的转化。除此之外，与赖氨酸类似物不同，抑肽酶表现出多种其他作用，包括减少血小板活化。其机制可能是通过阻断 PAR4 受体和阻断凝血酶激活血小板 PAR1 受体进行介导[14]。这可能有助于在 CPB 期间通过抑制血小板聚集和微聚集形成来减少总体血小板功能障碍。

抑肽酶的功效已经在多项临床试验中得到证明，这些试验发现，它可以大大减少心脏手术期间血液制品的输注[15]。事实上，一项涉及高危患者的回顾性分析表明，与氨甲环酸相比，接受抑肽酶治疗患者的大出血发生率较低，死亡率更是显著降低[16]。然而，也有大量数据表明，抑肽酶可能与包括死亡率在内的许多不良后果风险增加有关[17]。主要关注点是第二次接触后的潜在过敏反应，这在初次暴露后的前 6 个月内更常见，其临床表现从皮疹到全身过敏反应和心血管衰竭不等。

BART 研究是一项盲法、随机对照试验，结论是抑肽酶在预防大出血的主要结局事件方面并不优于氨甲环酸，并且与死亡率增加有关。它建议在高风险心脏手术中不要使用抑肽酶，甚至暂停使用。然而，当重新审查这些数据时，BART 数据分析中的一些有限性最终导致加拿大和欧洲的监管机构允许重新授予许可证。事实上，最近一项针对所有抗纤溶药物的 Cochrane 综述报道称，在高风险心脏手术中，若严重失血的可能性很大，则抑肽酶可能优于氨甲环酸[18]。它指出，抑肽酶可能与血管闭塞和死亡风险增加无关，但不排除肾衰竭风险增加。总之，所有证据表明，在心脏手术中使用这三种药物中的任何一种都可以减少红细胞输注。

三、低纤维蛋白原血症

（一）病理生理学

纤维蛋白的前体即纤维蛋白酶原，是凝血级联反应的关键组成部分。它能结合血小板，使血小板聚集，促进凝血。由于纤维蛋白原是血凝块的主要结构成分，而不是酶本身的功能，因此它是迄今为止所有血浆凝血因子中浓度最高的[19]。与其他有较大储备的凝血因子不同，只有纤维蛋白原水平的适度下降才会导致凝血异常和出血并发症的增加。接受 CPB 心脏手术的患者，由于手术出血、液体输注和 CPB 开始导致的血液稀释，以及在 CPB 时凝血级联激活导致的消耗，其血浆纤维蛋白原水平将减少可高达 50%[20]。

近年来，我们对心脏外科患者纤维蛋白原水平与出血之间关系的认识有所进步。先前的指南建议，仅对纤维蛋白原水平低于或等于 0.8g/L 的出血患者考虑进行治疗。然而，最新的研究表明，当纤维蛋白原水平降低到 2.0g/L 以下时，大剂量输血的可能性增加[20]。目前的最佳临床实践主张将血浆纤维蛋白原水平保持在 1.5～2.0g/L 的临界水平或以上，以防止严重失血、大剂量输血和相关的不良后果。大约 5% 的心脏外科患者达到了这一临界水平，然而，在获得性低纤维蛋白原血症的出血患者中补充纤维蛋白原的已有实践主要基于理论原则，而不是高级别循证医学证据。

（二）治疗

治疗获得性低纤维蛋白原血症的原则在北美和欧洲各不相同，冷沉淀是北美的主要治疗方法，纯化的人源性纤维蛋白原浓缩物是欧洲大部分地区的首选治疗方法。不推荐用血浆治疗低纤维蛋白原血症，因为血浆中的纤维蛋白原浓度很低。这些实践差异不是基于循证医学证据的，因为文献中确定最佳的纤维蛋白原补充疗法的数据很少。对冷沉淀和纤维蛋白原浓缩物进行比较的 FIBRES 随机对照、非劣效性试验表明，在心脏手术后获得性低纤维蛋白原血症的出血患者中，纤维蛋白原浓缩物的治疗效果不劣于冷沉淀[21]。无论选择何种治疗方法，治疗的首要目标都应该是维持纤维蛋白原水平高于 1.5g/L 的临界水平。这两种疗法的特点如下。

- 冷沉淀是一种异体血液制品，其制备方法是将冷冻血浆解冻至 2～4℃，通过离心收集所得沉淀，然后将其重新冷冻至 -20℃。其内容物包含纤维蛋白原、Ⅷ因子、ⅩⅢ因子和血管性血友病因子。虽然它可用于治疗因子缺乏症，但因其因子浓度低且可变，其用途通常仅限于治疗低纤维蛋白原血症。虽然目前是北美治疗低纤维蛋白原血症的主要药物，但冷沉淀有一些重要的局限性[22]。首先，每单位中纤维蛋白原的含量为 120～796mg，输注的纤维蛋白原只有大约 50% 是有作用的。因此，冷沉淀输注后血浆纤维蛋白原水平的增加是有限和不确定的，每单位输血纤维蛋白原水平增加 0.05～0.1g/L。其次，冷沉淀不是纯化的产物，含有大量污染物，如纤维蛋白和血小板微粒，这些污染物可能导致微血管血栓事件和器官功能障碍的发生。再次，快速、及时地输注冷沉淀的需求因血浆解冻、离心和收集其中的冷沉淀的耗时较长和需要大量人力劳动而使得冷沉淀的使用受到限制。

- 纤维蛋白原浓缩物是从混合的人血浆中制备而成的，并且可以以冻干粉末的形式获得，该粉末可以小体积重构。虽然目前在北美没有得到广泛应用，但它们比冷沉淀更具有潜在优势[22]。首先，它们具有较低的传播疾病的风险，因为它们经历了几个去除污染物和病毒灭活和去除的步骤。其次，它们含有一致量的纤维蛋白原，因此对治疗的反应更可预测。最后，纤维蛋白原替代可以以更及时的方式参与，因为该产品可以在用无菌水重构后立即给药。

四、血小板功能障碍

（一）病理生理学

心脏手术患者血小板功能障碍的原因是多方面的。如前所述，许多患者可能已经在服用抗血小板药物。在非择期手术的情况下，可能没有足够的时间让这些药物的临床效果减弱。同样，这些患者大多合并其他疾病，包括肝肾功能障碍，这也是血小板功能障碍的独立原因。具体地说，是心肺循环中广泛的血小板活化最终导致了术后早期的血小板功能障碍。纤维蛋白原与 CPB 循环结合，通过其 GPⅡb/Ⅲa 受体为血小板结合创造了大的表面积。一旦这些受体血小板结合，就会发生典型的活化、血小板颗粒释放和微聚集级联反应。血小板表面的促炎因子进一步促进凝血酶的形成。CPB 期间产生的凝血酶反过来通过 PAR1 进一步激活血小板[23]。

（二）疗法

1. 血小板输注

血小板输注的确切阈值和有效剂量尚待明确。有关这方面的大部分数据来自血液学和肿瘤学。现在没有界定所有情况下血小板输注的特定值，但又必须对特定情况下的血小板的应用设定不同的阈值。一些观察性研究表明，过量使用血小板可能会增加不良事件的风险，从而限制了血小板的广泛使用[24]。然而，血小板输注可能更多地是病情较重的患者的替代标志物，而不是直接的因果效应，因为这些患者在任何情况下都更有可能出血。

2. 去氨加压素

除了血小板输注，还有其他策略可以增强现有的血小板功能。去氨加压素、精氨酸加压素的合成类似物诱导内皮细胞相关的 Weibel-Palade 小体内容物的释放。有研究者认为，凝血因子Ⅷ和血管性血友病因子浓度的增加提高了血小板功能和对血管壁的黏附性，而对血小板计数没有影响。储存部位释放因子的增加是短暂的，这解释了重复给药后临床观察到的快速耐受性。最近的 Cochrane 综述指出，在观察接受心脏手术的成年患者中发现：总失血量和红细胞输注量的减少很小，不太可能具有临床意义[25]。然而，它承认证据不足，并表明，对于服用抗血小板药物的患者等更容易出血的人，可能从去氨加压素中获得更多益处。

3. 浓缩红细胞

贫血患者的出血倾向增加已被广泛意识到。事实上，血细胞比容与出血时间呈负相关[26]。已经有一些关于这种效应的理论依据，如增加红细胞质量、使血小板聚集在内皮附近，从而在损伤期间被激活；或者红细胞通过增加血小板产生的血栓素而具有直接效应。尽管对于活动性出血患者应考虑更高的输血阈值，但在推荐使用红细胞输血来纠正血小板功能受损之前，还需要更多的试验[26]。

五、凝血酶缺乏症

(一) 病理生理学

凝血酶的产生有三个不同的阶段：起始、扩增和繁殖。引发凝血酶形成的主要生理事件是组织因子在伤口部位的暴露及其与活化因子Ⅶ的相互作用。以正反馈的方式，这种少量的初始凝血酶生成随后激活凝血因子Ⅴ、Ⅷ和Ⅺ及血小板，导致扩增。这一阶段的高潮是在活化血小板表面形成高效的凝血酶原复合物，该复合物负责凝血酶生成的增殖阶段。然后，形成的凝血酶将纤维蛋白原转化为纤维蛋白，并促进聚合形成血栓[27]。

由于凝血酶是多种凝血级联反应中常见的酶促步骤，其形成减少可能是多种凝血缺陷的结果。患者接受 CPB 手术后凝血酶生成不足是一个公认的现象，研究已阐明凝血酶生成指数降低与围手术期失血之间的关系[28]。导致凝血酶生成减少是多因素的、复杂的，包括

肝素化、低体温、血液稀释、心肺旁路回路内的接触激活、消耗性凝血病和血凝块稳定性不足等。

我们近期对与心脏手术相关的凝血酶生成障碍的大部分了解来自于实验分析，如标准的自动血栓造影术（calibrated automated thrombography，CAT）。因此，旨在改善凝血酶生成的治疗必须基于完善的分析（如 INR、凝血时间），或在排除凝血病的其他原因后根据经验启动[29]。

(二) 疗法

由于凝血酶的产生是凝血级联反应的关键事件，因此有多个上游靶点可间接增加凝血酶的产生，包括给予血小板和含凝血因子的溶液。但需确保此时机体的凝血环境相对正常，如正常体温、正常血钙和纠正任何酸中毒（如果存在）。直接替代凝血酶的治疗方法包括给予血浆、凝血酶原复合物浓缩物、活化凝血酶原复合物浓缩物或Ⅷ因子抑制药旁路活性和活化Ⅶa 因子[30]。

- 血浆包含所有凝血因子及天然存在的抗凝血蛋白。它用于扩张容量和有效输送多种因子，但它的缺点是单位血浆中的凝血因子数量很少，并且随每个单位发生变化；因此，它对于快速恢复低凝血因子水平并不理想[31]。当血浆用于凝血因子替代时，建议输血剂量为 15ml/kg。

- 凝血酶原复合物浓缩物是含有多种因子的合成制剂，包括Ⅱ、Ⅶ、Ⅸ和Ⅹ因子。虽然它们主要用于维生素 K 拮抗药的逆转，但它们更普遍地用于出血围手术期患者。对 CPB 后患者的研究表明，给予 PCC 可以改善凝血酶的生成[30]。PCC 相对于血浆的潜在优势包括更低的注射量、更可预测的药效学特征和更低的潜在毒性，因为它们是合成的。当给予 PCC 进行因子替代时，建议输注剂量为 20～25U/kg。

- 重组Ⅶa 因子是一种强效的药理学促凝血药，目前仅被许可用于血友病患者。它通过与血小板表面结合起作用，并增加 FⅨ和 FⅩ的激活，致使凝血酶生成增加到正常水平以上。虽然在早期试验的最初结果中显示出其有益，但对其在心脏疾病中的应用进行的系统审查显示，它对降低死亡率并没有益处，甚至显示出死亡、脑梗死或其他血栓栓塞事件等不良事件的发生率增加[32]。目前，它的使用通常只限于其他疗法失败的患者，在这种情况下，它不被首先推荐使用。建议使用 45μg/kg 的剂量来控制凝血性出血。

- Ⅷ因子抑制药旁路活性（factor eight inhibitor bypass

activity，FEIBA）是另一种比 rFⅦa 使用少的、用于治疗难治性出血的促凝血药。它是一种活化的凝血酶原复合物浓缩物，含有凝血酶原、非活化因子Ⅱ、Ⅸ 和 Ⅹ 及活化因子Ⅱ和Ⅶ[33]。FEIBA 的作用方式是复杂的，但最终结果是诱导和促进凝血酶的生成，在这个过程中，凝血因子Ⅴ起至关重要的作用。研究表明，因子Ⅹa 和凝血酶原在 FEIBA 的活性中起着关键作用[34]。与 rFⅦa 类似，也存在与血栓栓塞事件相关的担忧。关于围手术期使用 FEIBA 的研究有限，但已经开展的少数研究表明，rFⅦa 和 FEIBA 在处理心脏手术患者的难治性旁路术后出血方面具有相似的疗效和不良事件特征[35]。鉴于大多数文献集中于 rFⅦa 在心脏手术中的应用，FEIBA 在围手术期的应用是有限的。

第25章 肝素诱导的血小板减少症及肝素的替代品

Heparin-Induced Thrombocytopenia and Alternatives to Heparin

Linda Shore-Lesserson   Alan Finley   著

赵林林   译

要点

- 肝素诱导的血小板减少症是一种由于免疫复合物激活血小板，导致患者高凝并易于形成血栓的临床病理诊断。
- 4T 评分可用于评估患者发生 HIT 的可能性。
- HIT 的免疫学检测对疾病诊断有较高敏感性，但特异性不高，因为许多患者会产生针对肝素 /PF4 复合物的抗体，但不会激活血小板。
- 通过 HIPA 或 SRA 检出的高凝证据对于 HIT 特异性更高，高凝检测结果阳性表明应考虑普通肝素外的其他抗凝策略。
- HIT 患者已成功采用多种临床策略。如果无法将心脏手术推迟至无法检测到抗体的水平，则应考虑使用其他抗凝策略。
- 替代的抗凝策略包括：使用直接凝血酶抑制药、血浆置换后应用肝素，以及使用肝素加血小板抑制药。
- 大多数证据支持在 HIT 患者的心脏手术中使用比伐卢定。

肝素诱导的血小板减少症是指患者接受肝素治疗时发生的血小板计数减少，可见于 35% 接受肝素治疗的患者。肝素诱导的血小板减少症有两种常见的类型。HIT1 型是由于肝素促进血小板的聚集而引起的，从而导致血小板结块并降低了血小板计数。该反应为轻度血小板减少症，是良性的，通常发生在肝素治疗的前几天，并且在不中断肝素治疗的情况下可以缓解。相反，HIT2 型是肝素与血小板因子 4 结合形成复合物的免疫反应。PF4 结合肝素和血小板糖胺聚糖，从而启动免疫反应。免疫球蛋白 Fc 段与血小板膜接合，导致血小板活化，释放致密颗粒含量和促凝微粒，最终导致高凝状态。

HIT2 型的特征是血小板计数显著降低（绝对值 $< 50/\mu l$ 或降低值 $> 50\%$），在开始肝素治疗后（5～9 天）发生，增加了血栓形成的风险，并且如果不停止肝素治疗，将无法解决[1]。HIT2 型发生率低（占患者的 2%～5%），但在这些患者中，血栓形成的发生率高达 20%，并且这些病例中接近于一半的死亡与之相关。没有血栓形成的 HIT2 型被称为 HITT。通常这种情况的首要表现是四肢坏死、心肌梗死、其他动脉血栓形成甚至死亡等。心脏外科手术患者由于心肺旁路转流已经经历了不同程度的血小板减少症，使得这种情况的诊断尤其复杂。除了最常见的短暂症状，在没有接触过肝素的患者引起的"迟发性 HIT"在体内不会有记忆反应[2]。为了确定适当的抗凝治疗策略，HIT 的诊断检测及对此类检测的正确解释至关重要。选择肝素还是替代抗凝血药应基于患者发生 HIT 的可能性，以及患者出血和血栓形成的相对风险。如果需要 CPB 或持续抗凝治疗，应遵循循证医学的证据。

一、围手术期的注意事项

血小板减少症是一种常见现象，尤其是围手术期心脏手术患者。但是，由于有许多病因导致血小板计数低，在取消手术、进行昂贵的测试或使用新的且不熟悉的抗凝血药前，对 HIT 做出正确诊断至关重要。基于临床表现，Lo 及其同事创建并验证了 4T 评分，以评估患者是否患有 HIT[3]。该分数评估了临床表现的四个特征，并为每个类别分配了 0 分、1 分或 2 分，总分为 0～8 分。评估的 4T 包括血小板减少症（血小板计数），血小板计数下降的时间，是否存在血栓形成，以及其他可能的血小板减少症原因（表 25-1）。

如果根据临床评估（4T 评分 6～8 分），患者患有 HIT 的可能性高，则推荐行血清学检查。胸外科医师学会、心血管麻醉医师学会和美国体外技术学会共同出版的一份心脏外科手术中抗凝的多学科指南，推荐基于已发表的证据的最佳方案。该指南将使用临床评分来指导血清学检查的临床评估为 Ⅱa 类建议[4]。

HIT 的血清学检测可以通过检测抗肝素 / 血小板因子 4 抗体的存在，或通过检测肝素存在下的高凝状态。抗体检测通常使用高灵敏度的酶联免疫吸附测定（enzyme linked immunosorbent assay，ELISA）来完成；ELISA 法的抗体检测非常有用，阴性结果可以排除 HIT 的可能性。表示阳性结果的阈值光密度（optical

density，OD）值是 OD＞0.4。该测定法普遍存在于许多实验室，甚至被改良后可作为快速即时检验进行检测[5]。尽管它是用于诊断 HIT 最常用检验，但不是 HIT 的诊断标准，应该仅作为一项需要进一步检验患者的优秀的筛查指标。许多暴露于肝素的患者会产生针对 PF4 的抗体；实际上，这个数字可以达到 30%。由于 HIT 的发生率不是那么高，因此有理由认为，抗体的存在本身不能确认诊断。真实的疾病存在以易于高凝为特征，尽管大规模研究甚至显示，仅是抗体阳性的患者发病率有所增加[6, 7]。抗体阳性和存在疾病之间产生差异，是因为许多抗体实际上并不结合并激活血小板。为了寻求 HIT 更为特征性的诊断，应进行功能性检测，以检测应对肝素的高凝反应（Ⅱa 类推荐）[4]。

两种常见的功能检测包括肝素诱导的血小板聚集试验（heparin induced platelet aggregation assay，HIPA）和血清素释放测定（serotonin release assay，SRA）。这些检测需要大量的工作，并且在大多数实验室不能常规运行，这是获得 HIT 准确诊断的障碍。通过 ELISA 测试评估中度至高水平抗体（OD＞0.4）的患者时，HIT 功能测定的实施是决策树中的一个分支。HIPA 或 SRA 阳性可强烈提示 HIT，并指导医生使用其他抗凝策略[8]。HIPA 或 SRA 阴性可表明不存在高凝，也可用于证明治疗性血浆置换在消除 HIT 免疫球蛋白的高凝风险中的功效。尽管持续存在阳性 ELISA，但功能测定常常会变为阴性[9]。

HIT 患者的抗凝治疗已成为广泛研究的主题。最重要的是停止肝素治疗，并从患者当前的治疗方案中消除肝素。这表示在透析过程中、在血细胞回收过程中不使用肝素，不使用肝素结合的导管，在预防深静脉血栓形成时不使用皮下肝素注射。在确定 CPB 抗凝管理策略时，有两种基本策略。一种是完全避免使用肝素，另一种策略是使用肝素，但消除其结合和激活血小板的倾向。

避免使用肝素包括使用不含肝素的抗凝血药。这些不含肝素抗凝血药中的大多数由于在 CPB 期间使用引起严重的出血并发症，从而使得这些抗凝血药被禁止销售，或者医生们不再使用。对于 HIT 患者而言，仍在临床使用的抗凝血药为直接凝血酶抑制药比伐卢定、水蛭素和阿加曲班。阿加曲班常用于有深静脉血栓、机械心脏瓣膜、心房颤动等 HIT 患者的重症监护治疗，但在 CPB 中使用有过多的出血和输血要求[10]。由于广泛的肝清除作用，并且半衰期比比伐卢定更长，因此不建议在 CPB 期间使用阿加曲班。比伐卢定进行自我消除和肾脏消除，与其同类的水蛭素相比，具有更好的药代动力学特征。比伐卢定是在心血管外科领域研究最广泛的

表 25-1　评估发生 HIT 可能性的 4T 评分

血小板减少症	血小板计数下降至＞ 50%，以及最小值≥ 20/μl	2 分
	血小板计数下降至 30%～50%，或最小值 10～19/μl	1 分
	血小板计数下降至＜ 30%，或最小值＜ 10/μl	0 分
血小板计数下降的时间	发病 5～10 天，或＜ 1 天，并且肝素暴露 30 天内	2 分
	发病天数不清，＞ 10 天或＜ 1 天，并且肝素暴露 30～100 天	1 分
	发病＜ 4 天，并且近期无肝素暴露	0 分
血栓形成或其他后遗症	新发血栓形成或皮肤坏死	2 分
	进行性或复发性血栓形成，非坏死性皮肤病变	1 分
	无	0 分
血小板减少症的其他原因	不明确	2 分
	可能	1 分
	确定	0 分
总分		

≤ 3 分：HIT 可能性低（Meta 分析中＜ 1%）
4～5 分：HIT 可能性中等（14% 的可能为 HIT）
6～8 分：HIT 可能性高（64% 的可能为 HIT）

DTI，将在"循证管理"部分进一步讨论[11]。

通过治疗性血浆置换去除免疫球蛋白，或通过添加抑制血小板活化的抗血小板药物，可以清除肝素的血小板活化作用[12]。已经发表了使用伊洛前列素[13]抑制血小板聚集的大量病例研究，表明低血压是唯一重要的并发症[14]。为了实现相同的目标，Koster 及其同事已将替罗非班与肝素一起使用，并成功避免了 HIT 的血栓形成前并发症，但是，出血是该策略的常见并发症[15]。

二、循证最佳实践管理

血小板减少症很常见，病因很多。心脏外科手术患者在开始进行有风险的或是医生不熟悉的替代治疗途径之前，HIT 特征性诊断很重要。在临床上，应该使用评分系统来识别高风险的 HIT 患者[16]。在血小板减少症患者中，4T 评分作为筛查工具非常有用，可以满足进一步检查的需要。在评估 4T 得分临床试验的 Meta 分析中，低 4T 得分对排除 HIT 的阴性预测价值非常高。中或高 4T 得分对 HIT 并不是很精准，建议需要进一步的进行 ELISA 检测[17]。这项血清学检查（ELISA 检测）应被用来对肝素 /PF4 抗体进行定性及定量测定。ELISA 是一种高度灵敏的检测，如果结果是阴性则可排除诊断，效果极佳。如果是阳性筛查结果，应测定肝素存在下的血小板高凝的功能试验，以进一步测试。一旦 HIPA 或 SRA 阳性可确诊 HIT，临床医生必须着手进行以下三种决策管理策略。

第一个管理选项是推迟手术。经过大约 90 天的时间，肝素 /PF4 抗体应该已经消失。Warkentin 及其同事对 HIT 抗体形成和消除的时间过程进行了全面研究，认为在可行情况下，建议推迟手术[18]。90 天后，需使用 ELISA 重新评估抗体水平，并且极有可能产生阴性结果。如果为阴性结果，则术中可使用肝素（Ⅱa 类）[4]，但是如果需要术后抗凝的话，应考虑使用其他抗凝药物。如果手术无法推迟至抗体水平检测不出时，应该使用替代抗凝策略。

第二个管理选项包括使用替代抗凝血药 DTI 比伐卢定（Ⅱa 类）[4]。对于经皮介入和 CPB 患者，比伐卢定剂量均进行了药代动力学研究。在 CPB 中，肾功能正常或轻度减退患者的剂量为 1mg/kg 推注，50mg 注入 CPB 预充液中，后续给予 2.5mg/（kg·h）。在经皮手术中，推荐低剂量的比伐卢定，对肌酐清除率降低的患者进一步调整剂量。以上的 CPB 推荐剂量是 EVOLUTION-ON 试验中的使用剂量，该试验在 CPB 患者中以随机盲法比较比伐卢定和普通肝素[19]。激活凝血时间保持在基线的 2.5 倍。在该试验中比伐卢定被证明不劣于肝素。在非体外循环心脏外科手术的随机试验也显示了比伐卢定和肝素间的等效性，以及使用比伐卢定作为抗凝血药可能会使移植血管更通畅[20, 21]。

第三个管理选项是使用减少血小板活化风险的肝素使用策略。尽管这种科学方法是可靠的，描述性文献表明使用该技术是成功的[4]，但支持这些方法的证据并不像研究比伐卢定的随机试验那样可靠（Ⅱb 类）。

第 26 章　心脏外科急症的围手术期处理
Perioperative Management of Cardiac Surgical Emergency

Nian Chih Hwang　Priscilla Hui Yi Phoon　著
姜　妤　译

要点

- ◆ 心脏外科急症可能很复杂，在这种复杂的局面中，麻醉科医师可以起到协调团队成员并管理患者血流动力学的重要作用，以确保患者预后良好。
- ◆ 由于主动脉夹层临床表现的多样性，为诊断带来了挑战，推荐在高危患者中使用经食管超声心动图、计算机断层扫描及磁共振协助诊断。
- ◆ 受患者合并症和解剖相关并发症的影响，A 型主动脉夹层患者的院内死亡率很高。麻醉医师在围手术期需处理凝血功能障碍，并采取必要的血液保护措施。
- ◆ 急性冠状动脉综合征患者急诊手术风险较高，特别是患者常处于心源性休克状态，并且已接受抗血小板 / 抗凝治疗；维持心肌氧供需之间的平衡有助于避免心肌的进一步损伤。
- ◆ 术后出血过多会导致死亡率增加 3～4 倍，因此早期手术探查是减少严重出血并降低血制品用量的关键。

一、升主动脉夹层修复术

主动脉夹层是由于主动脉内膜撕裂后血液进入，导致主动脉血管壁分离，形成从近端不同位置起始延续至远端的假腔。主动脉夹层虽然发病率很低但致死率很高，如果不处理，每小时的病死率可增加 1%～2%[1]。可根据解剖位置和症状持续时间对疾病进行分级。通常，Stanford A 型夹层（包括 DeBakey I 型和 II 型）累及升主动脉，需要手术干预，而 Stanford B 型夹层（DeBakey III 型）仅累及降主动脉，可以保守处理（ I 类，证据等级 B 级）[2]。

（一）病理生理学

内膜的撕裂通常发生在动脉压力波动较大的位置。血管壁机械应力增加（如高血压、动脉粥样硬化或减速后损伤）、血管壁强度和完整性下降（如主动脉瘤样扩张、结缔组织病或血管炎性病变）等因素均可以使血管中层退化，从而导致主动脉夹层。特征性病理表现是动脉内出现漂浮的内膜片。内膜撕裂的好发部位有沿主动脉弓大弯侧（主动脉瓣上方 10cm 内）和左锁骨下动脉起始段远端的降主动脉[3]。

（二）诊断

患者的典型症状包括突发剧烈的胸痛，疼痛可放射至背部及腹部，具体位置与夹层累及的部位相关。疼痛、焦虑和交感系统兴奋引发的心动过速和高血压，可能导致夹层进展或破裂。并发症如下。

- 心脏压塞。
- 主动脉破裂。
- 急性主动脉瓣反流导致的左心衰竭。
- 夹层累及冠状动脉开口导致的急性心肌缺血。
- 血胸。
- 脑灌注不良造成的神经功能损害。

由于症状的多样性，主动脉夹层的诊断可能极具挑战性，根据国际急性主动脉夹层注册研究（International Registry of Acute Aortic Dissection，IRAD）的数据，有些患者的症状可能不典型[1]。2010 年美国心脏协会胸主动脉疾病指南推荐在高危患者中使用经食管超声心动图（TEE）、计算机断层扫描（CT）及磁共振成像（MRI）识别或排除主动脉夹层（ I 类，证据等级 B 级）[2]。

对于可能累及主动脉瓣的主动脉夹层患者使用 TEE 检查推荐等级为 I 级[4]。TEE 可以提供的信息包括：夹层的解剖定位和累及范围、心室功能、心肌缺血及相关并发症，如心包积液、心脏压塞、主动脉瓣反流及夹层累及冠状动脉开口等。TEE 具有实时、便携及避免射线及对比剂暴露的优势。TEE 的应用无疑也有限制性，包括可获得性、操作者的技术和经验、需要镇静、伪影产生，以及由于气管及左主支气管位于食管和观察目标之间造成的升主动脉远端和主动脉弓近端显影不佳等。

欧洲心脏病学会主动脉夹层诊疗特别工作组[5]对诊断的目标给出如下的建议。

- 确认诊断。
- 识别内膜片撕裂的位置及夹层累及的范围。
- 识别真假腔，并区分交通性 / 非交通性夹层。
- 评估冠状动脉，颈动脉，锁骨下、腹腔、肠系膜和肾动脉。
- 识别主动脉瓣反流的严重程度。
- 发现由血液外渗导致的血管周围或纵隔血肿、心包压塞及血胸。

（三）围手术期处理

主动脉夹层患者应转运至专门的心胸医疗中心进行处理。处理方式取决于最初的临床表现。如果患者的神志状态较差（Glasgow 昏迷评分＜ 8）或血流动力学不平稳，应及时进行气管插管（表 26-1）。根本目标是减少作用于动脉壁上的剪切力，从而避免夹层的撕裂范围的进展。具体措施包括将收缩压控制在 100～120mmHg，心率控制在 60 次 / 分以内（I 类，证据等级 C 级）[2]。β 受体拮抗药，如静脉注射用的艾司洛尔、美托洛尔和拉贝洛尔，是常用的一线用药。但在

急性主动脉瓣反流引起的代偿性心动过速的患者中，需慎用以上药物。拉贝洛尔可同时阻滞 α1 和 β1 受体，因此单一用药即可同时控制血压和心率，不需要另外使用血管扩张药，如硝酸甘油（nitroglycerin，GTN）、硝普钠（sodium nitroprusside，SNP）及肼苯达嗪等。如需要进一步控制血压，可加用直接血管扩张药，但应在 β 受体拮抗药基础上使用，由于血管扩张药可能引起反射性的心动过速及心室收缩力增强，从而加重血管壁的张力。静脉适当应用阿片类药物可以缓解疼痛。

以滴定的方式适当补充容量可以用于纠正患者的低血压状态。也可以使用血管收缩剂，但存在假腔进展的潜在风险。正性肌力药物可增加心室收缩力及心率，可能增加动脉壁的剪切力[2]。一旦确诊，通常需要尽快进行手术治疗。

（四）患者的术前准备

由于手术治疗需尽快进行，而对患者病史、体格检查、诊断和并存疾病的药物治疗情况了解有限，因此麻醉处理上极具挑战性。以下将集中讨论 Standford A 型夹层，根据主动脉根部受累的程度，手术范围包括置换受累的主动脉节段及主动脉瓣置换，或直接置换人工瓣膜 – 血管复合体（I 类，证据等级 C 级）[2]。血管内支架植入术并非合适的手术方式选择。

在手术开始之前，最好能够组织团队简报，并按清单进行审核，以确保患者的安全并减少手术错误（I 类，证据等级 B 级）[6]。手术室（operating room，OR）所有工作人员都应参加术前简报，并充分交流信息，就潜在的风险上达成一致认知。研究表明，有效的团队沟通和交流能够提高对患者的医疗处理水平[6]。

除心脏手术标准的有创和无创监测外，应置入大口

表 26-1　欧洲心脏病学会特别工作组对主动脉夹层初始治疗的建议[5]

建议	I 类	II a 类	II b 类	III 类	证据等级
• 对于血流动力学不稳定的患者给予气管插管和机械通气	√				C
• 转入 ICU	√				C
• 详细的病史和体格检查（必要时）	√				C
• 记录心电图中的缺血表现 * 在溶栓前应进行影像学检查以排除主动脉夹层	√	√			C
• 监测心率和血压	√				C
• 镇痛	√				C
• 使用 β 受体拮抗药降低收缩压 * 阻塞性肺疾病患者应换用钙通道拮抗药	√	√			C
• 必要时使用血管扩张药，如 GTN，SNP 及肼苯达嗪等	√				C

径的外周静脉通路或中心静脉导管通路，以保证必要时可以快速输注液体和血制品。由于无名动脉对脑血流量十分必要，因此应通过右侧桡动脉监测有创血压。有人建议，应同时监测主动脉弓近端和远端的压力，可以探知跨主动脉弓的血压差异[7]。动脉通路可选择进行双侧桡动脉置管或右侧桡动脉及股动脉置管。持续 TEE 监测可以实时评估心脏解剖和功能，为外科手术决策提供依据。

使用近红外光谱（near infrared spectroscopy，NIRS）可以早期监测到脑灌注的降低，在发生不可逆转的神经损伤前指导给予合适的干预[7]。然而，目前对于 NIRS 的净正面影响的证据有限。脑电双频指数（bispectral index，BIS）的变化趋势和轨迹可以用来指导主动脉弓修复术中低温。在降温期间，脑电图（electroencephalography，EFG）活动降低，直到出现脑电静默，这一状态大多在 15～18℃以下或降温45～50min 后出现。一旦出现脑电抑制的波形，EEG 监测将无法再对可能存在的缺血过程提供进一步的提示。在深低温前出现的 EEG 活动的改变可能提示脑血流中断，应立即采取措施干预[8]。复温时 EEG 恢复时间延长与神经损伤相关[7]。放置其他的脑监测装置（如经颅多普勒）和测量颈静脉血氧饱和度的设备往往较费时，因此在紧急情况下不实用。

（五）手术中管理

升主动脉的外科手术一般是经胸骨正中入路。麻醉管理取决于诱导前和手术中各个阶段呈现的血流动力学特征。优化的液体治疗和血压控制对预防夹层进展及避免因交感神经张力低及血容量不足造成的严重的低血压至关重要。

根据夹层的累积程度不同，可选择升主动脉、主动脉弓远端、右侧腋动脉或无名动脉真腔进行插管用于顺行性动脉灌注。股动脉插管可用于逆行性灌注，但若插管至假腔，可能使夹层进展。静脉插管可选择右心房、股静脉或上下腔静脉。

修复主动脉弓通常需要阻断脑血管血供，其相关的神经系统并发症发病率高到 26%[7]。脑保护的目的是减少神经损伤和保护认知功能（Ⅰ类，证据等级 B级）[2]。可通过深低温，持续选择性顺行或逆行脑灌注或深低温停循环（deep hypothermic circulatory arrest，DHCA）的方式实现。医疗机构的经验会影响脑保护技术的选择（Ⅱa类，证据等级 B级）[2]。如实行 DHCA 方案，在 CPB 开始后，通过体外循环尽快将患者降温至 18～20℃。将装有冰水和冰的头部冷却装置包裹在头上，可以进一步降低体表温度。过程中应监测食管、

膀胱或直肠处的核心温度。大部分患者可耐受 30min DHCA 而不出现严重的神经功能障碍，如果采用持续脑灌注技术，可延长这一时间[2]。与使用顺行或逆行性脑灌注的低温策略相比，无脑灌注的低温策略具有更高的手术死亡率和神经系统并发症发生率[9]。为避免发生脑缺血和体温过高，复温一般缓慢进行[2]。核心温度与外周温度的梯度差距应低于 5℃[10]，体温达到 36～37℃应停止复温[7]。

目前尚无高级别的证据支持常规使用神经保护药物，如巴比妥类药物或钙通道阻滞药[2]，但有些不确定的证据表明，在低温期间使用皮质醇类药物能够减少细胞因子释放和溶酶体分解[10]。

众所周知，主动脉夹层修复手术中常出现凝血功能障碍，之前的观点认为这是由低体温和 CPB 造成的[11]。尽管 CPB 能诱导纤维蛋白溶解，但研究发现，这与主动脉夹层患者在类似弥散性血管内凝血造成的凝血物质消耗状态有关。研究人员已经证明，手术前假腔中的血液湍流和血栓形成也会激活凝血系统[11]。

当血液接触非血管内皮体外循环回路时，凝血、补体和纤维蛋白溶解系统将被激活，从而引发全身炎症反应综合征。目前已被广泛研究的抗纤溶药物包括氨甲环酸、ε-氨基己酸和抑肽酶。赖氨酸类似物（氨甲环酸、ε-氨基己酸）可减少总失血量，减少血液输注量，可用于血液保护（Ⅰ类，证据等级 A级）[12]。研究表明，抑肽酶可降低术后再次手术探查止血发生率，但由于其存在潜在的过敏反应风险，不推荐常规使用，并且与赖氨酸类似物相比，术后 30 天内死亡、脑卒中、肾功能及心功能衰竭发生率更高（Ⅲ类，证据等级 A级）[12, 13]。

主动脉夹层修复手术的 CPB 平均时间往往超过 3h[8]。CPB 期间保持较高的肝素浓度可以减少凝血系统的激活，减少血小板和凝血因子的消耗，从而降低输血量（Ⅱb类，证据等级 B级）[12]。建议从肝素总剂量的 50% 的开始滴定鱼精蛋白，中和肝素的作用，以降低出血风险（Ⅱb类，证据等级 B级）[12]。纤维蛋白原也应尽早补充[11]。重组凝血因子Ⅶa 制剂可用于常规止血措施无效的严重难治性出血（Ⅱb类，证据等级 B级）[12]，但可能导致急性血栓并发症（如脑卒中）发病率增高。

应该常规在脱离 CPB 后使用自体血回收装置，从而实现血液保护，并减少同种异体血回输相关风险（Ⅰ类，证据等级 A级）[12]。床旁即时（point-of-care，POC）检测血栓弹性曲线，如血栓弹力图（TEG®）或旋转血栓弹力图（ROTEM®），可以指导输血决策，并以多学科方法补充输血算法，从而实现血液保护（Ⅰ类，证据等级 A级）[12]。综合效应估计表明，尽管 POC 血栓弹性检测能够减少输血需求，但对死亡率、脑卒中、

再次开胸止血及 ICU 停留时间、住院时间均无改善[14]。

（六）手术后管理

术后患者转入 ICU 后应密切观察，预防相关并发症，如出血、急性肾损伤（acute kidney injury，AKI）、肠系膜缺血、心肌梗死和脑血管意外（表 26-2）。

AKI 是 A 型主动脉夹层修复术后相对常见的并发症（发病率 40%～50%），是 30 天死亡率的独立危险因素[15]。AKI 的严重程度对患者的短期和长期预后均有影响，因此，我们应早期识别并进行合适的处理[15]。肠系膜缺血的发病率为 3.7%，是死亡的另一个重要的预测因素[1]。

尽管外科技术不断进步，A 型夹层的在院死亡率依旧高达 17%～26%，主要受患者合并症和夹层相关并发症的影响[1, 15]。改善不良转归的措施包括纠正贫血，严格控制围手术期血糖，合理使用血管活性药物维持灌注，同时避免使用肾脏毒性药物、血流动力学不稳定、

缺氧和灌注不良状态[7, 15]。

二、急诊冠状动脉旁路移植

目前，急性冠状动脉综合征（acute coronary syndromes，ACS）的患者一般采用经皮冠状动脉介入（percutaneous coronary intervention，PCI）或溶栓的方法重建冠状动脉灌注，急诊冠状动脉旁路移植手术（emergency coronary artery bypass grafting，CABG）仅用于表格中列出的情况（表 26-3）。

ST 段抬高型心肌梗死（ST-segment elevation myocardial infarction，STEMI）患者行急诊 CABG 的比例相对较低（3.2%～10.9%）[16]，但风险高于行择期 CABG 手术的患者。据 Lee 及其同事报道，合并心源性休克患者住院死亡率高达 26%，远高于稳定型心绞痛患者 1.2% 的住院死亡率[17]。手术相关死亡率的预测因素包括高龄、女性、存在器质性合并症或心源性休克、术前已应用主动脉内球囊反搏治疗（intra-aortic counter-pulsation balloon pump，IABP）、肺或肾脏疾病及血清肌钙蛋白浓度[16]。

由于术者技术的提高及抗血小板及溶栓治疗的应用，PCI 术后 24h 内行急诊 CABG 并不常见[16, 18]。手术的适应证包括持续性缺血，可能危害大面积心肌的严重栓塞（Ⅰ类，证据等级 B 级），血流动力学不平稳（Ⅰ类，证据等级 B 级），以及出现 PCI 并发症[16, 18]。

（一）手术前管理

需行急诊 CABG 的 ACS 患者的管理复杂且有挑战性，尤其是需要药物强心和机械循环支持的心源性休克患者。这部分患者一般已接受了抗血小板及溶栓治疗，这使得围手术期凝血功能异常成为重要问题。手术的紧急性往往意味着没有足够的禁食时间，并且在形成不可逆转的心肌梗死之前实现再灌注的时间窗口也有限。必须在有限的时间内进行有针对性的病史询问和体格检

表 26-2　A 型主动脉夹层修复手术的并发症[2]

并发症（风险因素）	发病率
• 心肌梗死（冠状动脉疾病、夹层累积冠状动脉开口处）	1%～5%
• 心力衰竭（心肌保护不充分、左心室扩张）	1%～5%
• 感染（污染、抗生素未完全覆盖、肥胖、血糖控制不佳、免疫抑制）	1%～5%
• 脑卒中（缺血、栓塞）	2%～8%
• 再次手术止血（CPB 诱导的凝血功能障碍、止血不完全）	1%～6%
• 呼吸衰竭（肺水肿、输血相关急性肺损伤）	5%～15%
• 室性心律失常（心肌缺血、心肌保护不充分）	1%～5%

表 26-3　急性心肌梗死患者行急诊 CABG 的建议[16]

建　议	Ⅰ类	Ⅱa 类	Ⅱb 类	Ⅲ类	证据等级
• PCI 无法实施或失败	√				B
• 休息状态下持续和典型性心肌梗死发作	√				B
• 器质性并发症，如室间隔、乳头肌或游离壁破裂	√				B
• 冠状动脉解剖不适合行 PCI	√				B
• 药物治疗无效的心源性休克	√				B
• 威胁生命的缺血性室性心律失常伴典型性左主干或三支血管病变	√				C

查，明确是否存在合并疾病，冠状动脉疾病的严重程度，以及患者已经接受的处理。

早期服用抗血小板及抗栓药物可改善总体生存率[18]。除阿司匹林外，积极使用强效的抗血小板药物[如糖蛋白Ⅱb/Ⅲa受体拮抗药（阿昔单抗、替罗非班）和腺苷二磷酸（ADP）$P2Y_{12}$受体拮抗药（噻氯吡啶、氯吡格雷、普拉格雷、替卡格雷）]的患者手术时，血小板功能通常严重受损。如果可能，服用过阿昔单抗患者的急诊CABG时间应至少推迟至服药后12h，而替罗非班患者手术应推迟4h，以减少围手术期出血及输血的需求（Ⅰ类，证据等级B级）[16,19]。对于已服用糖蛋白Ⅱb/Ⅲa受体拮抗药的患者，不建议常规预防性输注血小板，仅当CPB停机后出现大量出血时可考虑给予补充[18]。

服用氯吡格雷5天内急诊进行CABG是围手术期大出血和需再次开胸止血的强力预测因素[18]。在急诊CABG前，氯吡格雷和噻氯吡啶应至少停药24h（Ⅰ类，证据等级B级）[16]。观察性研究数据表明，有经验的外科医师采用不停搏CABG（off-pump CABG，OPCAB）的手术方式，配合细致的外科止血，局部使用止血药及抗纤溶药物，合理输注血小板和凝血因子，可以减少出血[16]。然而，尚无足够数据证明停用氯吡格雷后出血风险的降低获益超过等待造成心肌缺血事件增加的风险[18]。

比伐卢定是唯一推荐用于ACS患者的直接凝血酶抑制药，它的半衰期仅为25min，停药3h后即可行急诊CABG[18]。

（二）手术中管理

麻醉中需要维持心肌氧供需之间的平衡，以预防心肌进一步损伤和不良的预后，因此，这类患者的麻醉管理非常具有挑战性[16]。可通过预防心动过速并维持合适的舒张压和左心室舒张末压力来改善冠状动脉灌注（Ⅰ类，证据等级B级）[16]。

应该在术前建立有创监测。对于左主干病变或左心室射血分数低于30%的危重患者，围手术期使用IABP增加冠状动脉灌注被认为是一种可以降低死亡率的合理方法（Ⅱa类，证据等级B级）[16]。对于行急诊CABG手术的心源性休克患者，建议置入肺动脉导管（Ⅰ类，证据等级C级）[16]。

麻醉诱导和维持的目标是避免心肌抑制和外周血管扩张，并且需要避免气管插管和外科手术刺激引起的交感神经反应。挥发性卤化麻醉药和阿片类药物具有缺血预处理的特性，可以减少心肌缺血的风险（Ⅱa类，证据等级A级）[16]。术中低血压是不良预后的危险

因素[16]，但是考虑到患者的情况和手术的性质，这可能是不可避免的。体外循环血管插管和脱离体外循环时可能出现低血压。在OPCAB中，搬动心脏和沿冠状动脉到心尖放置稳定器会改变心腔的几何结构，从而降低心脏每搏输出量和血压[20]。预防的措施包括：将患者安置在轻度Trendelenburg体位，以促进静脉回流；优化液体管理并在操作前给予血管活性药物，以提高整体血压。尽管及时处理血流动力学不稳定是必要的，但在移植血管吻合过程中，外科医师应全神贯注以确保最佳的预后。术中TEE有助于监测室壁局部运动障碍及心室和瓣膜功能（Ⅱa类，证据等级A级）[16]。

由经验丰富的外科医师、麻醉医师和灌注师团队按照推荐的指南实施的体外循环下的CABG和OPCAB被证明同样安全、有效[21]。由于避免了主动脉操作和CPB，OPCAB手术围手术期出血较少，肾衰竭和神经认知功能障碍发生率降低[22]。对于PCI失败需行急诊CABG的患者，OPCAB能够减少肾衰竭的风险，降低需IABP支持和再次手术探查止血的发生率[22]。对于血流动力学不稳定的患者，最好采用体外循环下手术，这样技术挑战较小，并且移植血管的长期通畅性更好[16]。但在尝试OPCAB的过程中紧急转为CPB下手术，会导致更高的发病率和死亡率[23]。

表26-4总结了各学会关于围手术期血液管理的建议[16,22]。

高血糖是围手术期并发症包括死亡的独立危险因素[24]。静脉使用胰岛素将术后血糖维持在180mg/dl或10mmol/L以下，可以降低不良预后（包括深部胸骨伤口感染）的发生率（Ⅰ类，证据等级B级）[16]。

脱离CPB可能具有挑战。手术前存在心源性休克或需大量血管活性药维持的患者可能需要IABP或体外膜氧合器（extra-corporeal membrane oxygenator，ECMO）支持，协助脱离CPB。IABP或ECMO的使用是否能够改善患者的长期预后仍不确定[18]。

（三）手术后管理

急诊CABG患者术后气管插管拔除的标准与接受择期CABG患者相同。按照常规，术后需监测患者是否出现出血、AKI和脑血管缺血事件等并发症[16]。

建议采用多模式方法确保患者镇痛和舒适度（Ⅰ类，证据等级B级）[16]。充分的镇痛有助于患者早期活动，从而降低术后肺部并发症的风险。使用吗啡的术后疼痛缓解效果优于芬太尼，两者拔出气管插管的时间相似[25]。常规使用高位硬膜外镇痛的效果尚不确定（Ⅱb类，证据等级B级）[16]，并且在术前使用抗血小板和抗凝治疗，肝素化及CPB诱导的凝血功能异常的情况下，

表 26-4　急诊 CABG 中血液保护的建议 [12, 16]

建　议	Ⅰ类	Ⅱa类	Ⅱb类	Ⅲ类	证据等级
A. 术前					
• 识别高危患者（高龄、贫血、身体质量指数低、紧急手术、服用抗血小板药物、凝血功能障碍），并对其实施多模式方案，包括输血算法，POC 检测及血液保护策略	√				A
• 如果可能，停用 ADP P2Y$_{12}$ 受体拮抗药	√				B
B. 术中					
• 考虑选用 OPCAB 以减少围手术期出血和血液输注		√			A
• 在体外循环 CABG 中使用赖氨酸类似物（ε- 氨基己酸和氨甲环酸）	√				A
• 在长时间的 CPB 期间（> 2~3h）保持较高的肝素浓度，以较少凝血系统的激活和血小板及凝血因子的消耗			√		B
• 从肝素总剂量的 50% 开始，给予低剂量的鱼精蛋白中和			√		B
• 考虑将局部应用止血药作为多模式策略的一部分			√		C

存在硬膜外出血的风险。由于心血管不良事件的发生风险，不推荐使用环氧合酶 -2 抑制药（Ⅲ类，证据等级 B 级）[16]。

三、纵隔再次探查止血手术

尽管手术和血液保护技术不断改进，但纵隔再次探查止血手术的概率仍为 2.2%~4.2%[26]。因术后出血过多而进行再次手术与以下因素相关：急诊手术，冠状动脉多次吻合，手术范围过大，长时间 CPB，术中核心温度低，身体质量指数低，高龄，血清肌酐浓度高[26]。

术后出血的处理取决于出血的原因。术后出血过多可能由于凝血因子缺乏，吻合口瘘和血管损伤所致。尽管可以输注血制品纠正凝血障碍，但纵隔出血的速度决定是否需要再手术探查[27]。目前术后出血尚无标准定义，但近期一项研究将活动性出血定义为术后 24h 内连续 6h 失血量大于 1.5ml/（kg·h）[27]。术后失血过多会导致死亡率增加 3~4 倍，因此早期手术探查是减少严重出血并降低血制品用量的关键[26]。

（一）手术中管理

凝血因子可通过输注新鲜冰冻血浆（fresh frozen plasma，FFP）、冷沉淀或因子浓缩制剂来替代。美国麻醉医师协会指南建议对凝血级联缺陷相关的活动性行出血进行 FFP 输注，其定义为凝血酶原时间和活化部分凝血活酶时间超过正常参考人群平均值 1.5 倍[28]。一个剂量 15~20ml/kg 的 FFP 可将血清因子浓度提高 30%[29]。

冷沉淀通常用于纤维蛋白原异常或低纤维蛋白原血症（< 2g/L），10 个单位冷沉淀可增加纤维蛋白原 1g/L[28]。

目前，已有血浆衍生制剂和重组因子浓缩制剂用于治疗心脏手术后凝血障碍和出血，包括凝血酶原复合物浓缩制剂（prothrombin complex con-centrates，PCC）[30]、纤维蛋白原[31] 和重组Ⅶa 因子[32]。PCC 由Ⅱ、Ⅸ、Ⅹ因子组成，可用于快速替代维生素 K 依赖性凝血因子。然而，对血栓并发症风险的增加担忧限制了以上制剂在出血患者中的应用，但可用于曾口服抗凝药物治疗的患者（ⅠB 级建议）和有出血倾向的凝血功能异常患者（ⅡC 级建议）[33]。如果考虑严重出血的原因是纤维蛋白原异常或低纤维蛋白原血症，应将纤维蛋白原复合物作为一线治疗（ⅠC 级建议），暂时无法获得时才给予冷沉淀[33]。因子浓缩制剂的优点包括：因其不需要解冻或加温，所以给药快，功效更高，并且液体过负荷的风险小。此外，没有病毒感染和 TRALI 的风险[30]。

造成血小板功能受损的因素可能是术前抗血小板治疗，CPB 及稀释性和消耗性凝血功能异常[29]。1 个单位的机采血小板相当于 6 个单位随机供体血小板，输注 1 个单位机采血小板可提高血小板计数 30000~60000/μl[29]。对于尿毒症患者或Ⅰ型血管性血友病患者，应用 1- 脱氨基 -8-D- 精氨酸加压素或去氨加压素可减少出血（Ⅱb 类，证据等级 B 级）[12]。

肝素中和不足或肝素反跳，可给予 20~60mg 鱼精蛋白处理，但鱼精蛋白过量可能加重血小板功能障碍并激活补体途径[29]。赖氨酸类似物的作用在前文讨论过。

治疗同时应纠正低体温、低钙血症和酸中毒。与标准实验室检查相比，血栓弹性 POC 试验可更快得出结果，明确特定类型的凝血缺陷，从而指导有针对性地选用血制品治疗。快速输液系统有助于快速加温并输注血制品。术中可使用血液回输设备处理纵隔的积血，后续经过洗涤后回输，从而实现血液保护（Ⅱb 类，证据等级 B 级）[12]。

（二）手术后管理

术后在 ICU 应继续纠正凝血功能障碍，并监测有无进一步出血。大量输血后可能出现液体过负荷、发热、感染、脓毒症、TRALI、电解质紊乱及稀释性凝血功能障碍。继发于低血压的器官缺血可能影响患者术后苏醒。

心脏外科急症可能很复杂，处理上极具挑战性。麻醉医师在协调手术室人员，管理血流动力学，制订合适的预防措施以确保患者最佳预后方面均扮演着重要角色。

第27章 心胸外科手术的区域麻醉技术与管理

Regional Anesthesia Techniques and Management in Cardiothoracic Surgery

Jodie Beuth　George Djaiani　**著**

李雪杰　谭灵灿　**译**

要点

- 最佳的围手术期镇痛可以改善患者的预后，并潜在地降低慢性疼痛的发生率。
- 大多数心脏外科病房通常采用多模式的围手术期镇痛方式。
- 急性和过渡性疼痛服务团队在心脏手术患者的围手术期监护中发挥积极作用，并且非常有效。
- 在特定患者中使用区域阻滞技术的优势是可降低围手术期的发病率和死亡率，远远超出了优越的镇痛的获益。

心脏手术中最常用的椎管麻醉技术包括胸段硬膜外麻醉/镇痛（thoracic epidural anesthesia/analgesia，TEA）和蛛网膜下腔阻滞麻醉。TEA可与全身麻醉联合使用，或者作为"清醒心脏手术"的单一麻醉方式。蛛网膜下腔阻滞麻醉的方式包括鞘内注射阿片类药物后获得良好的镇痛效果[1, 2]，以及谨慎使用大剂量局部麻醉药的全脊麻联合浅全身麻醉。这些技术没有被普遍采用，一项对心脏麻醉医师的国际调查显示，7.6%的受访者在心脏手术中采用蛛网膜下腔阻滞麻醉，7%的受访者则使用胸段硬膜外技术[3]。使用有限的原因与考虑平衡这些椎管内技术的益处与潜在增加的风险有关。

一、椎管内麻醉对于心脏手术的优势

在心脏手术中采用区域神经阻滞技术的益处主要与严重冠状动脉疾病患者的交感神经作用、最小化或者避免气管插管和机械通气带来的呼吸益处及优越的镇痛质量有关[2, 4]。胸段硬膜外阻滞作用于心脏加速纤维可增加心肌氧供，减少氧耗，提高冠状动脉灌注，降低室上性心动过速的发生率，从而改善血流动力学稳定性[3, 5, 6]。改善镇痛可以减少呼吸相关并发症，也可以缩短拔管时间，减少在ICU的停留时间[2, 5, 7, 8]。此外，接受清醒心脏手术患者可完全避免气管插管[9]。其他报道

的椎管麻醉相关益处包括减少围手术期的应激反应，改善血糖控制，减少全身性阿片类药物的使用，减少围手术期谵妄的发生率[10, 11]。虽然所有上述优势似乎是有利的，但需要明确椎管内麻醉是否与可改善患者长期转归。

已有多个Meta分析来研究椎管麻醉技术在心脏手术中的有效性[2, 5, 6]。最近一项共纳入了25项研究总计3062患者的综述显示，与单纯全身麻醉的患者相比，接受胸段硬膜外麻醉联合或不联合全身麻醉在围手术期心肌梗死或脑血管意外的发生上并无差别[5]。然而，作者发现呼吸系统并发症显著减少，室上性心律失常发生率更低，拔管时间更快，重症监护住院时间缩短，术后疼痛减少[5]，急性肾损伤减少[6]。

最新来自Cochrane的31个研究共3047患者的综述显示[12]，在心脏手术全身麻醉中使用或不使用胸段硬膜外阻滞有类似的结果。接受额外硬膜外镇痛患者的呼吸并发症和心律失常显著减少，而在心肌梗死、脑血管事件和死亡率上并无差异[12]。

一项针对25项随机对照试验共计1106名患者的Meta分析评估了鞘内注射吗啡对患者的疗效。与单独使用全身麻醉相比，鞘内注射吗啡联合使用全身麻醉在改善死亡率、与心肌梗死相关的发病率、心律失常、拔管时间或住院时间上均无获益[13]。一项包含了17个随

机对照试验共纳入 668 例患者的研究结果表明，鞘内注射吗啡可减少适量减少全身阿片类药物使用，并降低减少术后疼痛评分，但这种效果在 24h 后减弱，与胸段硬膜外镇痛相比并无优势[2]。

二、神经系统并发症

在心脏手术中使用椎管内技术存在重大不良事件的潜在风险，因此，选择恰当的患者至关重要。对于需要短时间内全身抗凝的患者，使用椎管内麻醉技术最令人担忧的相关并发症是硬膜外血肿[4]。此外，计划进行心脏手术的患者经常服用抗血小板药物，阻碍了椎管内麻醉技术的安全使用[14]。硬膜外血肿导致脊髓损伤的真实发生率难以确定，因为这种并发症很罕见[2, 15]。因此，风险分析是从文献和数学模型中推断出来的[16]。已经有 3 例病例报道证实了心脏手术中硬膜外导管置入后发生了硬膜外血肿，虽然其发生率可能很低，但是一种非常严重的临床并发症[16-18]。虽然推测进行全身抗凝的患者硬膜外血肿的发生率可能会增加，但 Royce 等[19]和 Hemmerling[20]等的研究表明，心脏外科术中硬膜外血肿的发生率与普通外科人群相当。于 2015 和 2013 年发表的研究中的估计发病率分别为 1 : 3552 [95%CI 1 :（2552～5841）][21]和 1 : 5493 [95%CI 1 :（970～31114）][20]。

心脏外科患者采用椎管内麻醉技术后的神经功能监测必须谨慎细致，若担心神经损害，需要行紧急脊髓成像以排除血肿。随后，如果需要神经外科实施椎板切除术，可能需要神经外科紧急会诊。有充分证据表明，如果在 8h 内行脊髓减压术，神经症状可完全缓解[22, 23]。如果干预延迟，特别是超过 24h，往往导致神经恢复不良[22, 23]。

减少心脏手术患者硬膜外血肿发生率建议包括谨慎选择患者和遵循下面的建议指南[14]。

心脏手术中行椎管内阻滞的建议。

- 除非能证明血小板功能正常，否则不建议在服用氯吡格雷 7 天内或替氯地平 14 天内进行椎管内阻滞[14]。
- 避免在有任何凝血障碍证据的情况下进行椎管内麻醉和（或）拔除导管。
- 如果硬膜外穿刺是创伤性的（如出血），考虑延迟手术 24h。
- 避免多次硬膜外穿刺（最多尝试 3 次）[7]。
- 置管和全身肝素化之间的最短间隔为 1h。
- 首选通过正中入路硬膜外穿刺，并向硬膜外间隙注射生理盐水，以最大限度地减少对硬膜外静脉丛的创伤。

在拔除硬膜外导管之前，避免使用抗凝血药[①]或抗血小板药物（阿司匹林除外）。

- 椎管内麻醉后强化神经功能监测。
- 快通道麻醉方式早期苏醒评估脊髓的神经功能。
- 立即完善神经成像检查和神经外科会诊。
- 使用最小剂量的肝素并进行适当的监测[7]。
- 术后硬膜外使用最低剂量的局部麻醉药，以避免运动阻滞并评估神经功能[7]。

椎管内麻醉技术引发的感染并发症也极其罕见。在非心脏手术估计发生率为 0%～0.5%[3]。危险因素包括硬膜外置管操作违反无菌原则、留置导管的时间，以及患者因素，如免疫紊乱状态、恶性肿瘤、糖尿病和类固醇的使用[3]。这些危险因素可以类推至心脏手术患者，虽然心脏手术不一定预示患者硬膜外脓肿的风险增加，但是体外循环的性质，输注血液制品的潜在暴露和长时间的机械通气可能导致患者的免疫力受损[3]。此外，心脏手术的血流动力学紊乱并伴有血液稀释性贫血、相对低血压、主动脉夹层、潜在的主动脉斑块移位，可能会损害脊髓灌注，以及已知使用主动脉内球囊反搏相关的栓塞事件导致心脏手术后脊髓缺血[3, 24]。

三、技术

（一）胸段硬膜外麻醉

硬膜外置管在手术前一天或者是手术当天进行。大多数机构通常在手术前一天置入硬膜外导管，以最大限度地减少与潜在创伤性穿刺相关的任何并发症[4, 25]。放置高位胸段硬膜外导管可以阻滞 $T_{1\sim5}$ 神经根，阻滞感觉神经和运动神经，以及心脏加速纤维的去交感化。不同的技术可选择不同的穿刺点，包括在 $C_7\sim T_5$ 棘突之间插入硬膜外穿刺针[7]。术后联合使用局部麻醉药和阿片类药物，平均持续时间为 3～4 天。

1. 负荷剂量

- 0.375%～0.75% 罗哌卡因 5～8ml，加或者不加阿片类药物[①]。
- 0.25%～0.5% 布比卡因 5～12ml，联合阿片类药物[②]。

2. 维持输注

- 0.2% 罗哌卡因加 2μg/ml 芬太尼，5～14ml/h。
- 0.5% 布比卡因加 25μg/ml 吗啡，4～10ml/h。
- 0.125% 布比卡因加 0.0006% 可乐定，10ml/h。

---

① 用于静脉血栓栓塞预防或静脉肝素治疗性抗凝的抗凝药使用应遵守 ASRA 指南，该指南与针穿刺和拔管相关的给药时间有关[14]。

② 阿片类药物通常包括舒芬太尼 15～25μg 或芬太尼 20μg。

（二）腰麻

高位腰麻技术的优势可能与减弱心脏手术的应激反应、改善心指数和降低肺血管阻力的心血管稳定性相关[13, 26]。此外，一些报道表明，在心脏手术中与单纯全身麻醉相比，高位腰麻导致较少的 β 受体功能障碍，较低的应激反应，以及改善抗炎和免疫系统[26, 27]。谨慎选择患者至关重要，Trendelenburg 体位通常需要显著的血管活性药物支持才能维持足够的平均动脉压[26, 28]。通常，术后使用高比重局部麻醉药液联合阿片类药物来改善镇痛效果，大多数已经发表的数据使用高比重局部麻醉药液和鞘内注射吗啡（如 20～40mg 高比重 0.75% 布比卡因联合 0.3～0.4mg 吗啡，或通常是舒芬太尼 10～20μg）[28]。

（三）清醒心脏手术

随着外科技术和技术的进步，不使用全身麻醉的高位胸段硬膜外麻醉进行"清醒心脏手术"已经引起人们的兴趣。自从 20 世纪 90 年代末开展清醒心脏手术以来，印度、土耳其、德国和沙特阿拉伯已经发表了几百例病例[25]。这项技术通常是在手术前一天，在 C_7～T_3 水平放置硬膜外导管。缓慢地达到足够的阻滞效果以最大限度地减少局部麻醉药扩散造成的膈神经阻滞的风险[10]。局部麻醉药的选择通常是 0.5% 布比卡因或 0.5% 罗哌卡因加 25μg 芬太尼，然后以 5ml/h 的速度输注 0.5% 布比卡因和 4μg/ml 的芬太尼[25]。

这项技术的主要优点是良好的术后镇痛效果和避免全身麻醉[9]。这项技术的主要缺点是需要潜在的中转成全身麻醉，报道发生率为 3.7%～12%[10]。中转的主要适应证包括患者疼痛、呼吸衰竭、不可接受的患者体动、阻滞效果不佳和心血管不稳定[10]。

患者和手术方式的选择很重要。下面讨论清醒心脏手术的选择标准。

1. 选入标准[25]

- 目标冠状动脉直径＞ 2mm 且伴有离散性病变。
- 无左心室功能障碍。
- 无主动脉瓣反流。
- 正常窦性节律。
- 有症状的颈动脉疾病。
- 无困难气道。

- 患者合作。

2. 禁忌证[10]

- 缺乏患者知情同意。
- 外科偏好全身麻醉。
- 预期困难的手术。
- 近期心肌梗死。
- 需要冠状动脉内膜切除术。
- 硬膜外麻醉的任何禁忌。
- 急性心肌梗死并发症（如心室破裂 / 室间隔缺损）。

3. 缺点[10]

- 无气道保护。
- 寒战，在主动升温有限的情况下避免体温过低是一项挑战。
- 无法进行经食管超声心动图检查。
- 自主呼吸的患者可能会增加手术难度。
- 自主呼吸通气患者发生气胸的风险。
- 膈肌瘫痪（发生率 0.6%）。
- 如果镇静患者使用无创通气，有潜在胃扩张可能。
- 团队沟通受到一些限制。
- 硬膜外相关并发症风险。
- 硬膜外阻滞无法覆盖大隐静脉移植物切除范围。
- 中转全身麻醉[10]。
  - 硬膜外麻醉效果恶化。
  - 或者活动或者咳嗽的量不可接受。
  - 呼吸窘迫或者衰竭。
  - 血流动力学不稳定或心搏骤停。
  - 患者烦躁或者痛苦。

（四）区域和局部麻醉的附加技术

一些微创外科手术需要开胸切口以提供最佳的手术暴露。单侧椎旁镇痛可有效缓解开胸手术后的疼痛。两种广泛使用的选择包括单次注射局部麻醉药（缓释脂质体药物可持续 72h）或通过椎旁置管持续输注。导管可以在术前超声引导下放置，也可以在外科医生的直视下放置[29]。

其他区域技术，如双侧胸骨阻滞或胸骨切开皮下置管，在减轻疼痛和减少阿片类药物需求方面有效[30, 31]；然而，由于潜在较高的胸骨伤口感染率，应谨慎操作[32]。

第三篇　围手术期监护技术与管理
Perioperative Monitoring Technology and Management

第 28 章　脊髓缺血监测及保护
Spinal Cord Ischemia Monitoring and Protection

Albert T. Cheung　Jaime R. López　著

胡　佳　译

要点

◆ 脊髓缺血是胸主动脉或胸腹主动脉联合手术术后的潜在威胁。

◆ 胸腹主动脉瘤累及的范围和主动脉移植物的长度是决定术后脊髓缺血风险的主要危险因素。

◆ 预防和治疗脊髓缺血的策略包括：降低脊髓缺血和梗死的敏感性，缩短术中脊髓缺血的持续时间，增加脊髓血流量，麻醉期间监测缺血情况，以便尽早干预。

◆ 在进行神经学评估发现脊髓缺血后立即治疗，并维持足够的脊髓灌注压力是有脊髓缺血风险的患者的管理目标。

胸主动脉或胸腹主动脉的手术可能会引起脊髓缺血（spinal cord ischemia，SCI）和梗死，从而导致永久性截瘫或下肢轻瘫[1, 2]。脊髓缺血是由胸降主动脉或胸腹主动脉病变段发出的肋间或节段动脉侧支血流暂时或永久中断的直接后果。外科开放手术利用移植物置换病变节段的胸降主动脉或胸腹主动脉（动脉瘤、夹层、外伤性损伤或动脉粥样硬化性溃疡等），需要暂时阻断主动脉的血流，并牺牲或重建脊髓供血的肋间或节段动脉。胸主动脉和胸腹主动脉腔内修复不需要阻断主动脉内的血流，但会完全隔绝主动脉覆盖段内的肋间动脉和节段动脉血流。胸主动脉或胸腹主动脉开放手术或血管腔内修复术后，脊髓灌注更依赖于来自椎动脉和下腹部血管网的侧支循环血液供应。了解脊髓缺血的病理生理学，以及预防、检测和治疗这种并发症的策略，是接受胸腹主动脉修复术的患者的外科手术、麻醉和围手术期护理的关键。

一、脊髓的血管解剖

脊髓的血供复杂，个体差异明显，通常也被称作侧支循环网络（图 28-1）。

通常情况下，脊髓前部由脊髓前动脉供血。脊髓前动脉是椎动脉从锁骨下动脉发出后分支形成的。两侧的椎动脉在枕骨大孔水平汇合形成脊髓前动脉，在前正中裂沿脊髓下行（图 28-2）。

脊髓前动脉进一步分支为多条沟动脉，通过前正中裂穿入脊髓，供应脊髓前 2/3（图 28-2）[3, 4]。脊髓后部由成对的脊髓后动脉供血。脊髓后动脉起源于椎动脉或小脑后下动脉，在脊髓后表面尾端沿后神经根内侧下行。随着脊髓动脉向脊髓胸腰椎部分的远端走行，脊髓灌注越来越依赖于来自侧支血管的血流（图 28-3）[5]。

胸主动脉的分支是脊髓区域供血的重要侧支来源。肋间后动脉的背侧支产生节段性髓质动脉，穿过椎间孔，分为前根动脉和后根动脉（图 28-2）。根动脉向内侧走行，与脊髓前、后动脉形成一系列交通。脊髓后动脉具有更一致的节段解剖结构且连续性较好，但脊髓前动脉常常是逐渐变细或完全不连续的。因此，脊髓前动脉更依赖其节段性供血来维持灌注[6, 7]。源自颈升动脉、

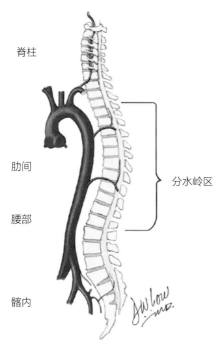

▲ 图 28-1　脊髓血液供应

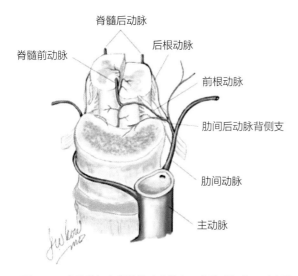

▲ 图 28-2　脊髓前部由脊髓前动脉供血，脊髓后部由一对脊髓后动脉供血

颈深动脉、肋间动脉、髂腰动脉和骶骨节段性动脉的前根动脉进一步汇入补充脊髓前动脉。系统的解剖学研究已经确定了一个大的节段性动脉，即大前根动脉（也被称为 Adamkiewicz 动脉），对胸腰椎脊髓下 2/3 的供血很重要[6, 8]。据报道，63%～80% 个体的 Adamkiewicz 动脉起源于左侧，并且通常自胸降主动脉的 $T_8 \sim L_2$ 段发出[3, 7-10]。由于其完整性变异度大且供血依赖侧支循环，脊髓前部在血流动力学不稳定时极易发生缺血[5, 10-12]。分水岭区域位于 T_1、T_5 和 $T_8 \sim T_9$ 椎体水平，此处脊髓通常最细[6, 7, 13]（图 28-1）。

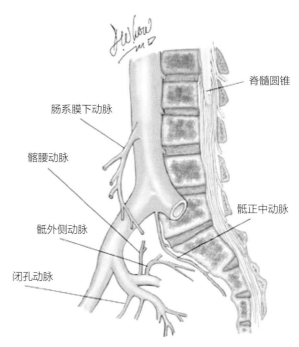

▲ 图 28-3　下腹血管网通过侧支血管网供应脊髓尾端

脊髓的血液供应来自于椎动脉、节段动脉和腹下动脉，形成一个复杂的侧支循环网络，因此当一个侧支血供受损时，脊髓灌注仍然可以维持。当侧支循环内存在低阻力通路时，也有发生窃血的可能性。由于侧支循环网络的存在，因此低血压可引发脊髓缺血，而升高动脉压、降低脑脊液压力和维持心输出量等策略是胸腹主动脉修复术后脊髓缺血的有效治疗方法。

二、脊髓缺血的发病率和危险因素

胸主动脉和胸腹主动脉修复术后脊髓缺血的发生率（表 28-1）和风险主要取决于修复的范围及手术的方式，即外科开放手术或胸主动脉腔内修复。1993 年，Svensson 和 Crawford 对 1509 例胸腹主动脉开放修复患者的 30 年临床系列研究中，Crawford Ⅰ、Ⅱ、Ⅲ、Ⅳ型动脉瘤患者的脊髓缺血发生率分别为 15%、31%、7% 和 4%（图 28-4）[21]。此外，另外两个同时期的系列研究（Coselli 等，2007 年，$n=2286$；Greenberg 等，2008 年，$n=372$）也报道开放修复术后脊髓缺血的发生率取决于动脉瘤的 Crawford 分型，其中 Crawford Ⅱ型动脉瘤修复累及整个降主和胸腹主动脉，造成截瘫的风险最大[20, 22]。

初步临床经验表明，TEVAR 术后脊髓缺血的总体风险降低[23, 24]。TEVAR 手术避免了主动脉交叉钳夹、随后的再灌注综合征及相关的血流动力学改变，这些都可能会减轻导致脊髓缺血的生理改变。随后的研究表明，TEVAR 患者脊髓缺血发生率较低的原因是其多用

表 28-1 胸腹主动脉修复术后脊髓缺血和可逆性缺血脊髓综合征的发生率

研　究	脊髓缺血 / 总例数（%）	可逆性缺血脊髓综合征 / 脊髓缺血（%）
Ullery BW 等（*J Vasc Surg Surg*, 2011）[14]	12/424（2.8%）	11/12（91.7%）
Scali ST 等（*J Vasc Surg*, 2014）[15]	68/741（9.2%）	30/68（44.1%）
O'Callaghan A 等（*J Vasc Surg*, 2015）[16]	19/87（21.8%）	11/19（58.9%）
Maurel B 等（*Eur J Vasc Endovasc Surg*, 2015）[17]	8/204（3.9%）	5/8（62.5%）
Dias NV 等（*Eur J Vasc Endovasc Surg*, 2015）[18]	22/72（31.0%）	15/22（68.2%）
Bisdas T 等（*J Vasc Surg*, 2015）[19]	23/142（16.0%）	20/23（87.0%）

胸腹主动脉瘤 Crawford 分型 与脊髓缺血的 关系	Ⅰ	Ⅱ	Ⅲ	Ⅳ
血管腔内修复术	10%	19%	5%	3%
外科开放手术	14%	22%	10%	2%

▲ 图 28-4　描述胸腹主动脉瘤累及范围的 Crawford 分型是预测开放手术和血管腔内修复术后脊髓缺血风险的主要因素[20]

于治疗孤立性降主动脉瘤。当根据动脉瘤累及的范围对接受 TEVAR 手术的患者进行分层时，脊髓缺血的发生率与开放手术修复相当[20]。多个同期临床系列研究显示，Crawford Ⅰ～Ⅳ型胸主及胸腹主动脉瘤患者采用血管腔内修复治疗后，脊髓缺血的发生率高达 31%[15-19]。

术后脊髓缺最重要的危险因素（表 28-2）是动脉瘤累及的范围和主动脉移植物的长度[20-22]。脊髓缺血的其他风险因素目前尚无定论，并且在不同中心和研究人群中差异明显。常见的危险因素包括动脉瘤近端累及主动脉的位置、开放手术期间主动脉阻断时间、手术期间重建节段动脉或肋间动脉的数量、围手术期低血压或急诊手术[1, 21]。

在接受血管腔内修复的患者中，动脉瘤累及的范围和主动脉内移植物覆盖的长度也一直被认为是术后脊髓缺血的危险因素[15, 18-20]。Greenberg 等多变量分析研究显示，根据 Crawford 分型确定的修复范围是腔内修复组和开放手术组患者脊髓缺血发生的主要危险因素[20]。腔内修复组中，脊髓缺血发生率最高的为 Crawford Ⅱ型（19%），其次为 Crawford Ⅰ型（10%）、Crawford Ⅲ型（5%）和 Crawford Ⅳ型（19%）[20]。欧洲胸主动脉瘤与夹层支架移植物技术协作组（European Collaborators on Stent/Graft Techniques for Aortic Aneurysm Repair，EUROSTAR）注册研究数据显示，使用三个或以上的支架移植物是脊髓缺血的独立危险因素（OR=3.5，$P=0.043$）[24]。一项回顾性研究对比了 241 例接受 TEVAR 治疗的患者术前和术后 CT 血管造影的三维重建，发现相比于未发生脊髓缺血的患者，术后脊髓缺血的患者绝对（260.5mm ± 40.9mm vs. 195.8mm ± 81.6mm，$P=0.002$）

表 28-2　胸腹主动脉开放手术或腔内修复术后脊髓缺血的危险因素

分　类	危险因素
人口学特征	• 年龄 • 男性 • 低体重指数 • 术前肾功能不全 • 慢性阻塞性肺疾病 • 既往腹主动脉瘤史
解剖学特征	• 胸主动脉 / 胸腹主动脉疾病累及范围 • 主动脉病变 • 既往主动脉远端 / 近端腔内修复手术史 • 节段动脉通畅数量
围手术期相关	• 急诊手术 • 手术时长 • 主动脉阻断时间 • 透视时长 • 外科开放手术 • 血管腔内覆盖的总长度 • 覆盖左锁骨下动脉 • 植入血管内支架的数量 • 开窗 / 分支支架血管腔内修复 • 低血压 • 血管入路损伤 • 出血 • 围手术期肾衰竭 • 下腹动脉闭塞 • 应用髂动脉导管

和相对（88.8% ± 12.1% vs. 67.6% ± 24.0%，P=0.001）主动脉覆盖长度更长[25]。此外，TEVAR 术后脊髓缺血的其他危险因素包括左锁骨下动脉覆盖[24]、髂动脉损伤[26]、既往腹主动脉瘤修复史[20, 26-30]、胸主动脉病理分型[28, 31] 和腹下动脉闭塞[31]。尽管存在脊髓灌注不良的可能性，但尚未观察到 TEVAR 治疗 Stanford B 型主动脉夹层会增加脊髓损伤的风险[24]。许多可能代表潜在血管疾病严重程度的人口统计学和围手术期因素也与脊髓缺血的发生有关。EUROSTAR 注册研究和其他三项最新研究发现，合并肾脏疾病是脊髓缺血的独立危险因素[14, 15, 24, 29]。其他的危险因素包括年龄、男性、低体重指数、高血压、慢性阻塞性肺疾病、急诊手术、手术持续时间、术中透视时间、估计失血量、髂动脉导管的使用和围手术期低血压[15, 25, 26, 28, 32, 33]。随着临床经验的不断累积，神经保护、手术技术及围手术期管理的不断改进可能会改变脊髓缺血的危险因素。

三、脊髓缺血的临床表现

术后出现任何新发的下肢运动或感觉障碍，并且不能归因于脑卒中或周围神经损伤时，应该考虑脊髓缺血的可能。脊髓缺血引起的神经功能缺陷在严重程度、发病和恢复潜力方面有很大差异。术后医护人员对患者下

肢运动强度的系列神经学评估为检测脊髓缺血提供了一种客观的方法。多种评分系统可以提供与脊髓缺血相关的神经功能缺损严重程度的临床分型。Crawford 等提出了一个功能评分系统，范围从 1 分（接近或完全瘫痪）到 4 分（能够行走但需要帮助）[34]。改良 Tarlov 评分将神经功能缺陷的严重程度分为 0~5 分（0 分为下肢无法活动，5 分为正常）[33, 35]。美国脊髓损伤协会（American Spinal Injury Association，ASIA）提供了一个全面且可重复的系统，根据双侧下肢的感觉和运动缺陷对损伤严重程度进行分型[36]。ASIA 评分是通过对髋屈肌、膝伸肌、踝屈肌、长趾伸肌和踝跖伸肌的运动强度进行评分（0 分为松弛性麻痹，5 分为正常强度），并对各脊髓节段皮肤感觉的缺失、受损或正常进行评分（表 28-3）。在描述性术语中，截瘫通常被用来描述双侧下肢完全瘫痪，而下肢轻瘫则被用来描述双侧或不对称的下肢无

表 28-3　运动和感觉缺陷的严重程度评分

评　分	描　　述
运动	
0	完全瘫痪
1	明显或可见的肌肉收缩
2	能够主动运动，不能对抗重力
3	能主动运动，对抗重力
4	能部分对抗阻力主动运动
5	能完全对抗阻力主动运动
5*	假定抑制因素（疼痛、废用）不存在情况下，能够对抗阻力主动运动
NT	无法检查
感觉	
0	感觉完全缺失
1	感觉改变
2	感觉正常
NT	无法检查
根据椎体水平的下肢肌肉群（指定为左、右或双侧）	
L₂	髋屈肌
L₃	膝伸肌
L₄	踝关节背屈肌
L₅	长趾伸肌
S₁	踝跖屈肌

基于国际脊髓损伤神经分类标准[36]

力，可以用 1～5 分的量表进行量化[36]。

现有的临床经验表明，胸主 / 胸腹主动脉修复并发脊髓缺血是一种异质性综合征，根据缺血损伤的部位、严重程度和范围的不同，可能表现为一系列的神经功能缺损。患者可能表现为对称或不对称的双侧下肢运动无力[14, 26]。感觉缺陷较为常见，可能出现在高达 70% 的患者中，但患者也可能仅表现出孤立性运动无力[26]。相关神经系统临床表现的多样性与脊髓解剖变异、侧支网络的通畅程度、潜在血管疾病的严重程度及不同患者的修复范围导致的脊髓灌注差异有关。缺血再灌注损伤和血栓栓塞可能是导致脊髓损伤的额外机制，会进一步影响这种情况下神经系统表现的临床多样性。

麻醉复苏时出现的神经功能缺损，无论其严重程度如何，均应视为立即发生的脊髓缺血或梗死。术后立即发生的神经功能缺损可归因于直接导致或诱发脊髓缺血的术中事件。由于麻醉患者术中缺血事件的发生和时间不能确定，因此这种情况下通常会出现脊髓梗死，并且术后通过增加脊髓灌注治疗干预效果较差。立即发生的脊髓缺血或梗死通常预后不良[14, 26]。相反，术后早期神经系统检查正常后，新发的下肢运动功能障碍则定义为迟发性脊髓缺血。多项研究表明，迟发性脊髓缺血可在术后数小时甚至数月内出现[26, 27, 37-39]。与立即发生的脊髓缺血相比，迟发性脊髓缺血通常是脊髓缺血发展为脊髓梗死前的一种表现，在改善脊髓灌注后症状可能改善或者消失。因此，迟发性脊髓缺血患者在治疗后恢复正常通常也称作可逆性缺血脊髓综合征（reversible ischemic spinal cord syndrome，RISCS）。临床研究表明，开放手术修复后 37%～73% 的术后脊髓缺血为迟发性[26, 40]。在接受 TEVAR 手术的患者中，58%～83% 的术后脊髓缺血为迟发性[17, 19, 26, 41]。与迟发性脊髓损伤相关的术后事件包括低血压、血栓形成、血肿、栓塞和脑脊液压力升高[26, 27, 42, 43]。

四、术中预防脊髓缺血的策略

开放性胸主动脉手术后脊髓缺血是由主动脉交叉钳夹或停循环后未重建节段动脉分支引起的。在 TEVAR 手术中，脊髓缺血是血管内支架植入术后主动脉覆盖段内的节段动脉血管或其他动脉分支被隔绝的结果。降低脊髓对缺血和梗死的敏感性，尽量缩短手术期间脊髓缺血的持续时间，增加脊髓血流量，以及检测麻醉患者的脊髓缺血以尽早干预等策略，可以在术中预防或治疗脊髓缺血（表 28-4）。尽管脊髓缺血是由手术导致的解剖后果，但缺血通常是可以治疗的，并且通过生理性的干预可以预防脊髓梗死。

早期的 TAAA 修复技术是在动脉瘤近端瘤颈放置

表 28-4　术中预防脊髓缺血的策略

目　标	策　略
降低脊髓缺血的敏感性	• 轻度至中度全身低温 • 深低温停循环 • 选择性硬膜外低温 • 避免高体温 • 药物神经保护
缩短脊髓缺血时间	• 部分左心搭桥 • 连续主动脉阻断修复 • 分期修复
增加脊髓灌注和血流	• 腰大池脑脊液引流 • 提高动脉血压 • 缝合反流出血的节段动脉 • 重建左锁骨下动脉 • 避免动脉低血压 • 避免静脉高血压 • 避免贫血
脊髓缺血的早期诊断	• 术中体感诱发电位监测 • 术中运动诱发电位监测 • 术后早期神经系统系列检查 • 避免椎管内麻醉

阻断钳，暂时阻断降主动脉血流，进而缝合血管间移植物。这种方法通常被称为"钳夹缝合"技术，目前仍然可以成功地使用。应用该技术时，脊髓缺血发生的风险与主动脉钳夹的时间有关，小于 30min 时的风险为 8%，超过 60min 的风险则高达 27%[21, 43-45]。术中缩短脊髓缺血时间最常用的方法是进行部分左心转流。部分左心转流克服了 Gott 被动分流术的局限性，在夹闭主动脉瘤近远端时，通过将血液从左心房引流到远端降主动脉或股动脉对远端主动脉进行可控灌注[46, 47]。通过控制中心静脉压、左心房压、对侧股动脉压、心输出量和离心泵流量，可以在部分左心转流期间控制和监测近远端灌注压和流量。避免近端高血压可减轻手术期间脑脊液压力的增加。在灌注回路中添加热交换器也有助于降低体温和复温。在近端主动脉钳夹后部分左心转流时，随着降主动脉分节段重建，远端主动脉阻断钳可以从近端吻合口向远端吻合口顺序推进，以尽量减少末端器官缺血和无循环灌注的降主动脉的长度。反流出血的节段动脉应封堵或缝闭以防止血管窃血，因为存在反流出血表明这些动脉有丰富的侧支循环血流[1]。如果在修复过程中使用带有全身抗凝的灌注回路，也可通过单独的球囊导管选择性灌注肠系膜分支血管。

因为在手术期间必须暂时中断脊髓的侧支血供，所以提高脊髓对暂时性缺血耐受性的技术通常是必要的或作为一种神经保护辅助手段。与大脑一样，脊髓也有很高的基础代谢活性，在血流中断后短时间内就会出现神经元功能障碍。低温是临床上唯一有效的在缺血条件下持续保护中枢神经系统的干预措施[48]。低温的保护作用是其降低代谢需求、稳定细胞膜、减轻缺血再灌注时的炎症和兴奋毒性反应的综合效应。使用"钳夹缝合"或部分左心转流技术进行主动脉交叉钳夹开放性 TAAA 修复前，通常会采用全身轻度低温策略保护脊髓。全身轻度低温（32～34℃）通常不会影响循环管理，并且可以通过在全身麻醉诱导后暴露手术视野过程中逐渐降低鼻咽温度来实现。在灌注回路中使用热交换器或在手术时用温盐水冲洗胸腔可逐步复温。此外，在术后使用保温毯或类似装置也可以逐渐复温。深低温停循环（10～18℃）是 TAAA 修复时的一种常用技术，尤其是涉及远端主动脉弓时[49]。也有研究通过向硬膜外腔注入冷盐水选择性降低脊髓温度保护脊髓，但仅在个别中心报道使用[50]。共识推荐避免在复温过程中体温过高，以免加重再灌注损伤[2]。

单独或联合使用药物神经保护剂预防或治疗脊髓缺血的有效性尚未得到证实，临床证据尚不明确。传统的方案包括静脉注射甲泼尼龙 1g（或 30mg/kg），静脉注射甘露醇 12.5～25g，静脉注射镁 1～2g，静脉注射利多卡因 100～200mg，静脉注射硫喷妥钠 0.5～1.5g，或静脉注射异丙酚 25～75μg/h。小型临床系列研究也报道了静脉注射纳洛酮 1μg/h 或鞘内注射罂粟碱 30mg 进行神经保护[51, 52]。

术中将肋间动脉或节段动脉单独或以补片的形式重建至血管移植物上可增加脊髓灌注。仅有少量或无反流出血的大的段动脉可能对脊髓灌注尤其重要。尽管重建肋间动脉或节段动脉可降低脊髓缺血的风险，但重建的过程可能会延长脊髓缺血的时间，并且额外的血管吻合可能会影响最终修复的耐久性。术中神经电生理监测（intraoperative neurophysiologic monitoring，IONM）可检测脊髓缺血，并评估术中是否需重建肋间动脉和节段动脉。TEVAR 术中无法通过外科手术重建或保留被支架移植物覆盖的节段动脉的血流，当移植物需要覆盖左锁骨下动脉时，可通过左锁骨下动脉至左颈动脉转流保留左锁骨下动脉的血流[53]。此外，TEVAR 术前可以通过左颈动脉 - 左锁骨下动脉旁路移植和左锁骨下动脉近端残端弹簧圈封堵，进而保留左锁骨下动脉血流[53]。包括椎动脉在内的左锁骨下动脉的分支为脊髓前动脉和脊髓颈端提供血管侧支，因此维持左锁骨下动脉的血流对脊髓灌注尤为重要。

加压素治疗提高动脉压、腰大池脑脊液引流降低脑脊液压力及调整心输出量和降低静脉压等措施也有助于维持脊髓灌注。腰大池脑脊液引流的生理基础是脊髓灌注压可由平均动脉压与腰大池脑脊液压之差来估算，因此腰大池脑脊液压力升高有可能降低脊髓灌注压。经皮穿刺蛛网膜下腔置管引流脑脊液有可能通过降低脑脊液压力增加脊髓灌注压。这种技术可以在有脊髓缺血风险的患者手术前进行，也可以在术后急性脊髓缺血的情况下进行。脑脊液被引流一个密封的储液罐中，蛛网膜下腔的压力被传导，以达到降低 10mmHg 腰大池脑脊液压力的目标。两项系统评价和 Meta 分析基于 372 份已发表的研究（包括 3 项涉及 289 名患者的随机对照试验和 5 项涉及 505 名患者的队列研究），对腰大池脑脊液引流的疗效进行了评估[54, 55]。合并数据分析（包括 Cochrane 合作组织的分析）证实了腰大池脑脊液引流的有效性，其可作为一种多模式方法预防胸腹主动脉修复术后神经损伤。自两项 Meta 分析发表以来，腰大池脑脊液引流在接受开放手术和血管腔内修复术患者中有效性的临床经验不断积累。2010 年美国心脏病基金会和美国心脏协会关于胸主动脉疾病患者的管理指南、2014 年欧洲心脏病学会关于主动脉疾病诊断和治疗的指南及欧洲心胸外科协会关于胸腹主动脉手术和主动脉腔内修复期间脊髓保护的立场文件均推荐有脊髓缺血风险的患者进行腰椎脑脊液减压，其获益远大于风险（Ⅰ级）[1, 2]。

单独提高动脉压或结合腰大池脑脊液引流是增加脊髓灌注的另一个重要生理干预措施[26, 56, 57]。腰大池脑脊液引流治疗脊髓缺血的有效性目前仍有争论，其原因可能与动脉压控制不一致或增加不足有关，单独降低腰大池脊液压力严重限制了改善脊髓灌注压的能力（脊髓灌注压 = 平均动脉压 – 腰椎脑脊液压）。一般来说，使用去氧肾上腺素、肾上腺素、去甲肾上腺素或血管升压素等的血管升压药来达到并维持不低于 80mmHg 的平均动脉压，才能确保至少 70mmHg 的脊髓灌注压。如果脊髓缺血持续存在，平均动脉压可以进一步增加 5mmHg[1, 26, 56, 58]。在升高动脉压的同时，确保心输出量和中心静脉压未升高也同样重要。与脑脊液压力升高类似的静脉高压也可能影响脊髓灌注[59]。出血或其他原因引起的低血压常与胸腹主动脉瘤修复术后脊髓缺血有关，但临床观察表明，脊髓缺血也可能是低血压的主要原因。自主神经系统的交感神经节位于脊髓的胸、腰段，许多患者因神经源性休克引起的低血压可能伴随脊髓缺血。在一些患者中，由自主神经功能障碍引起的神经源性休克导致的低血压可能是脊髓缺血的早期征兆（图 28-5）[26, 56, 60, 61]。在这种情况下，有必要立即治疗与脊髓缺血相关的低血压，以防止梗死。

最后，在胸腹主动脉开放或血管腔内修复术后恢复降压治疗时，应密切监测动脉压，以避免可能导致脊髓缺血的意外低血压。在围手术期升高动脉压时，必须权衡动脉压增加的益处与出血风险，以及与动脉压暂时升

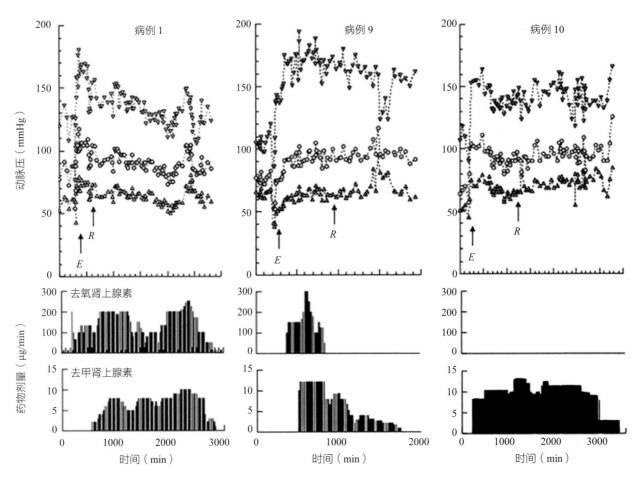

▲ 图 28-5　3 例开放性腹主动脉瘤修补术后迟发性脊髓缺血患者收缩压、舒张压和平均动脉压随时间变化的趋势

在每一个病例中，以截瘫为表现的脊髓缺血发作都先于低血压（E）。血管加压素治疗提高动脉压、腰大池脑脊液引流降低脑脊液压力治疗后脊髓缺血的恢复与自主神经系统功能和动脉压的恢复相一致（改编自 Cheung AT et al., Ann Thorac Surg 2002; 74: 413-419[56]）

高相关的风险之间的利弊。欧洲心胸外科协会关于胸腹主动脉手术和主动脉腔内修复术期间脊髓保护的立场文件推荐对脊髓缺血患者行升压治疗，并且 2010 年美国心脏病学会基金会和美国心脏协会关于胸主动脉疾病患者管理指南将脊髓灌注压优化定为脊髓保护的 Ⅱa 类推荐（获益＞风险）[1, 2]。

术中早期发现脊髓缺血尤为重要，早期检测可以在缺血演变为梗死之前进行早期干预[56, 57, 62]。麻醉患者手术期间检测脊髓缺血较为困难，因此胸腹主动脉修复术后即刻截瘫患者疗效和预后通常较差。由于无法进行传统的神经系统检查，因此通常需要体感诱发电位和（或）运动诱发电位（motor evoked potential，TcMEP）监测来评估术中的脊髓缺血[63-65]（图 28-6）。

术中神经生理学监测的临床目标是在手术期间提供对脊髓功能的间歇性评估，以及早发现术中脊髓缺血，评估需重建的重要血管，并确定适合脊髓灌注的平均动脉压。IONM 检测可逆的短暂性脊髓缺血变化，还可以识别可能存在术后迟发性脊髓缺血导致截瘫或截瘫风险

的患者（图 28-7）。

比较从上肢和下肢同时记录的 SSEP 或 TcMEP 信号的幅度和潜伏期，可以区分由麻醉药或伪影引起的变化，以及由脊髓缺血引起的变化。IONM 的另一个好处是，它可以检测由灌注不良引起的肢体缺血，并将这种情况与脊髓缺血区分开来（图 28-8）。刺激不受肢体缺血影响的周围神经，如阴部神经，可以帮助快速确定信号丢失是由于脊髓还是周围神经缺血引起的。

术中 SSEP 监测是通过将刺激电极放置在靠近手臂或腿部周围神经的皮肤上进行的，上肢通常在腕部刺激正中神经，下肢在踝部刺激胫后神经。放置在神经通路不同位置的电极可以测量四肢周围神经电刺激产生的动作电位，并记录与四肢周围神经、腰丛、臂丛、脊髓、脑干、丘脑和大脑皮质相对应的电位。局限于脊髓前部的缺血可导致选择性运动功能障碍而不累及后部感觉束，而 SSEP 仅能直接监测脊髓后角，因此存在一定的局限性。然而，脊髓感觉缺陷在脊髓缺血患者中普遍存在，同时 SSEP 监测在麻醉患者中相对容易实施。尽管

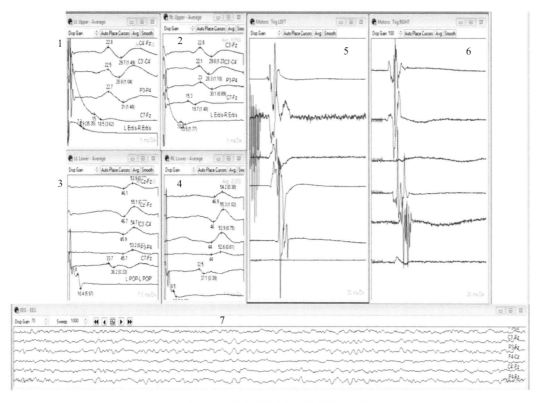

▲ 图 28-6　多模式术中神经生理监测示例

1 和 2 分别显示了左右正中神经刺激后的 SSEP。从上到下的前三条轨迹是皮质生成的 SSEP，第四条轨迹来自颈脊髓，第五条轨迹是从臂丛神经产生的。3 和 4 分别显示了左右下肢胫骨后神经 SSEP。从上到下的前四条轨迹是皮质生成的 SSEP，第五条轨迹来自颈脊髓，第六条轨迹是从腘窝处的胫骨周围神经产生的。5 和 6 分别显示了从左侧和右侧记录的 TcMEP。从上到下的记录来自以下肌肉：手部内在肌肉、腰大肌、股外侧肌、胫骨前肌、拇外展肌和肛门括约肌。7 显示了一个六通道 EEG 波形。顶部的三个迹线来自左大脑半球，底部的三个迹线来自右半球。记录导联如下：F3、C3、P3、F4、C4、P4，均参考额中线（Fz）点

高浓度的吸入麻醉药、硫喷妥钠或丙泊酚可以减弱皮质 SSEP 信号，但神经肌肉阻滞可以提高记录电位的精确性。0.5MAC 浓度的吸入麻醉药维持全身麻醉也为监测术中 SSEP 提供了一致的条件。

经颅运动诱发电位是通过皮质和皮质下皮质脊髓（运动）通路的经颅电刺激引起的，也被推荐用于监测术中脊髓缺血。经头皮向运动皮质提供多脉冲电刺激可在四肢肌肉群中产生肌源性诱发电位，进而监测 TcMEP。这种刺激引起的诱发电位从运动皮质沿皮质脊髓束传导，激活脊髓中的前角细胞，再经周围神经最后到达肌肉。肌肉产生的电位最常使用肌内针电极记录。使用 TcMEP 时，应从上肢获取肌电位作为对照，并通过下肢肌电位监测胸腰椎脊髓功能。该通路的中断将导致 TcMEP 振幅的损失或降低。临床经验表明，TcMEP 监测可能比 SSEP 更灵敏并能更早发现脊髓缺血[66]。TcMEP 监测可识别在 TAAA 修复期间下肢信号急性丢失后需重建的关键肋间动脉，并可监测由灌注不良引起的肢体缺血[64, 65]。由于 TcMEP 信号会被神经肌肉阻滞药物和许多全身麻醉药减弱，因此在麻醉时进行术中 TcMEP 监测难度更高。此时通常需要静脉输注无

神经肌肉阻滞瑞效果的芬太尼、氯胺酮、丙泊酚或依托咪酯维持麻醉，或通过严格控制的不完全神经肌肉阻滞方案，以在术中维持良好的 TcMEP 信号[66]。

临床观察和生理学基础表明，SSEP 和 TcMEP 具有监测麻醉患者脊髓缺血的潜力，但这些技术的敏感性和特异性仍有待证实。术中 SSEP 或 TcMEP 信号的变化或丢失并不总是由脊髓缺血引起[63, 65]。SSEP 和 TcMEP 信号的产生依赖功能正常的周围神经，任何原因引起的周围神经缺血都会影响相关的 SSEP 或 TcMEP 信号。未发生脊髓缺血的情况下，下肢血供受损引起灌注不良也可导致外周 SSEP 或 TcMEP 信号丢失。股动脉插管进行体外循环是引起下肢灌注不良最常见的原因，此外主动脉夹层、动脉栓塞等也可引起下肢灌注不良。与灌注不良类似，在没有远端灌注的情况下交叉钳夹主动脉进行手术也会导致来自双下肢的皮质 SSEP 和 TcMEP 信号随时间的推移而减弱。术中急性皮质卒中或脑梗死也会引起 SSEP 或 TcMEP 信号的变化。通过比较沿神经传导通路不同部位记录的信号，可以将皮质卒中引起的 SSEP 或 TcMEP 信号变化与脊髓缺血引起的变化区分开来。皮质卒中与皮质信号的选择性丢失相关，如果

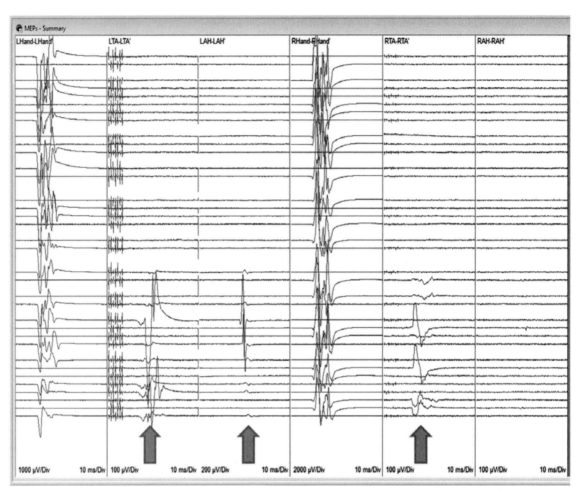

▲ 图 28-7 从左手（L）和右手（R）、胫骨前肌（TA）和拇外展肌（AH）连续经颅运动诱发电位（TcMEP）随时间变化（从上到下）的记录显示术中脊髓缺血

脊髓缺血表现为主动脉交叉钳夹后胫前肌（TA）和拇外展肌（AH）两侧 TcMEP 缺失。术中脊髓缺血治疗后，平均动脉压升高，30min 内下肢 TcMEP 逐渐恢复（箭）。脊髓缺血发作时，来自右手（RHand）和左手（LHand）的 TcMEP 未受影响

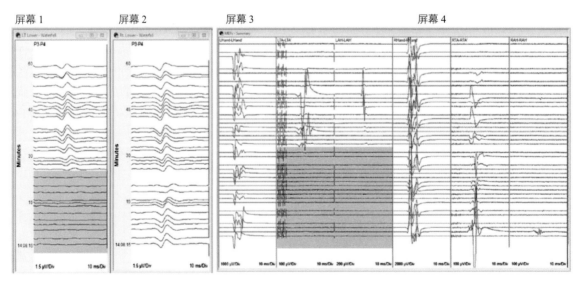

▲ 图 28-8 术中躯体感觉诱发电位（SSEP）和经颅运动诱发电位（TcMEP）随时间变化的记录（从上到下）显示左腿血管灌注不良

1 显示左下肢 SSEP，2 显示右下肢 SSEP 随时间变化，3 为左下肢 TcMEP，4 为同时记录的右下肢 TcMEP。左股动脉插管后单侧左下肢 SSEP 和 TcMEP 缺失，提示灌注不良导致左下肢缺血（1 和 3 高亮区域）

病变涉及广泛的脑血管区域，通常对上肢和下肢的诱发电位均会产生影响。

研究表明，使用血管腔内修复、开放手术或联合技术对胸腹主动脉瘤进行分期治疗可能会降低脊髓缺血的风险[16,67]。在这些观察性研究中，分期修复可能是常规的手术方案，也可能是因为患者既往已行主动脉修复术。与同期手术修复的患者相比，双期修复广泛胸腹主动脉瘤脊髓缺血的发生率或脊髓缺血的严重程度降低[16,67]。由于脊髓侧支循环网络的存在，分期修复可以在节段动脉侧支循环丧失后，保证脊髓灌注随时间逐渐代偿。因此，两次较小的缺血性损伤可能比一次较大的缺血性损伤生理影响更小。基于此，新的技术正尝试在修复前通过弹簧圈栓塞节段动脉来调节侧支网络并防止血管窃血，以降低脊髓缺血的风险[1]。然而值得注意的是，必须权衡分期修复的潜在收益与两次手术之间动脉瘤破裂或第一次手术后失访的患者无法完全修复的风险。此外，二期修复的最佳时间尚未确定。

五、脊髓缺血的术后检测、治疗和预防

手术、麻醉和灌注技术的改进降低了即发脊髓缺血的风险。近年来的临床系列研究表明，大多数脊髓缺血事件于术后发生，可归为迟发型，并且通常疗效较好[14-19,25,26,56]。确保足够的脊髓灌注压，进行连续的神经系统评估以监测脊髓缺血，并提供即时治疗是对有脊髓缺血风险的患者进行术后管理的目标（图 28-9）。在护理转运交接时，外科医生、麻醉医师和重症监护团队对平均动脉压和腰椎脑脊液压管理的目标范围应保持一致。通常，平均动脉压应维持在 85~95mmHg，腰大池脑脊液压力应维持在 10mmHg。常规医嘱应包括每小时对下肢肌力进行的一系列神经系统评估，并在发现下肢无力时告知医生。

早期诊断和立即干预以增加脊髓灌注对治疗术后迟发性脊髓缺血尤为重要[17,18,26,56,57,60,62]。一项临床研究表明，脊髓缺血超过 27h 未治疗将无法恢复[57]。另一项临床系列表明，脊髓缺血患者如在 10h 内开始接受腰大池脑脊液引流治疗可完全或部分恢复，但在发病后平均 19h 接受治疗的患者均未恢复[62]。因此，应在出现脊髓缺血的体征或症状时立即开始治疗，不应因神经诊断影像学检查而延误治疗。同时，应促进患者全身麻醉后早期苏醒，并在苏醒后立即连续进行下肢运动功能的神经系统评估。TEVAR 术后患者全身麻醉苏醒后可立即进行神经检查。尽管硬膜外麻醉或镇痛可用于 TEVAR 或 TAAA 外科修复术后的疼痛管理，但需要区分局部麻醉药中枢神经轴阻滞作用和脊髓缺血。因此，在患者表现出正常的神经功能之前，应避免使用局部麻醉或镇

痛。此时，任何检测到的神经功能受损直到被证实前都应视为脊髓缺血。由于自主神经功能障碍可能与脊髓缺血有关，所以不明原因的低血压可能是脊髓缺血的早期征兆[26,56]。

术后迟发性脊髓缺血的治疗主要是通过增加动脉压和降低腰大池脊液压来提高脊髓灌注压。临床建议通过给予血管升压药以 5~10mmHg 的增量连续增加动脉压，如果患者没有放置腰大池脑脊液引流导管，则紧急放置，并引流腰大池脑脊液使压力维持在 10mmHg（图 28-9）[1,26,58]。部分研究表明，经过改善脊髓灌注治疗后，TEVAR 或 TAAA 外科修复术后迟发性截瘫可完全或部分恢复，证实了其治疗脊髓缺血的有效性[17,18,26,56,57,60,62,68]。此外，术后低血压、心力衰竭、出血或脑脊液压力升高会降低脊髓灌注，也可能增加 TEVAR 或 TAAA 外科修复术后截瘫的风险。因此，通过提高动脉血压和增加心输出量来维持脊髓灌注，同时预防低血压、降低脑脊液压力和降低中心静脉压对于预防和治疗脊髓缺血尤为重要。此外，对于合并高血压的脊髓缺血高风险患者，降压药的使用应谨慎并逐渐恢复。

六、腰大池脑脊液引流的注意事项

考虑到脊髓缺血的严重性和截瘫的可能性，对于有脊髓缺血风险的患者，预防性腰大池脑脊液引流通常是有必要的。然而，由于腰大池脑脊液引流本身存在一定风险，因此，应掌握腰大池脑脊液引流的潜在并发症，以最大限度地发挥其益处（表 28-5）。腰大池脑脊液引流最严重的并发症是硬膜下血肿，这是由引流脑脊液造成颅内低血压引起跨越硬膜下腔的桥接静脉损伤和出血导致的（图 28-10）。

一项回顾性研究发现，在 230 名放置腰大池脑脊液引流管进行胸腹主动脉瘤修复的患者中，硬膜下血肿的发生率为 3.5%[69]。在临床系列中，腰大池脑脊液引流压力通常大于 5cmH_2O（3.7mmHg），脑脊液引流量是硬膜下血肿的危险因素，硬膜下血肿患者的死亡率为 50%。近年来三个大型回顾性临床研究表明，腰大池脑脊液引流后硬膜下血肿的发生率为 0.45%~2.0%[70-72]。与硬膜下血肿相关的症状和体征通常是非特异性的，包括血性脑脊液、昏迷、嗜睡、共济失调、头痛、恶心和轻偏瘫等。也有报道指出，颅内低血压引起的小脑内出血是腰椎脑脊液引流的并发症[72-74]。对于接受腰大池脑脊液引流术后出现精神状态改变或非局灶性神经功能缺损的患者，应进行头部 CT 扫描，以检查是否存在硬膜下血肿或颅内出血。连续监测腰大池脑脊液压力、限制每小时引流的脑脊液量及在拔除引流管前让腰脑脊液压力恢复正常等策略，可以降低硬膜下血肿的发生

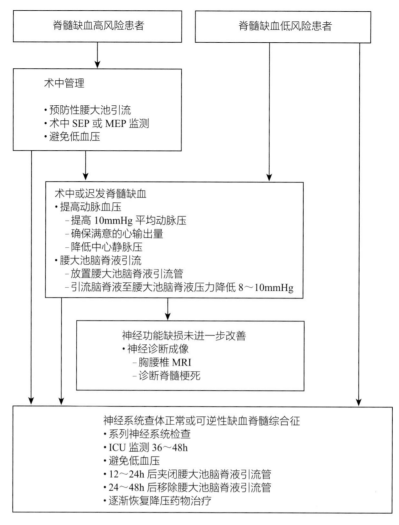

▲ 图 28-9 开放或血管腔内胸腹主动脉瘤修复术患者脊髓缺血的预防和治疗流程

表 28-5 腰大池脑脊液引流并发症及减少并发症的对策

并发症	减少并发症的对策
硬膜外血肿	在放置和移除腰椎导管时保持凝血功能正常 腰大池脑脊液引流时，避免抗凝治疗或抗血小板治疗
导管断裂	只能由有经验的人员放置和移除导管
硬膜下血肿 腰椎穿刺后头痛 小脑出血 外展神经麻痹	在脑脊液引流期间保持腰大池脑脊液压力大于 8～10mmHg 监测和限制每小时脑脊液引流量 在移除前夹闭腰椎 CSF 导管 12～24h
感染 脑脊液漏	保持封闭的脑脊液收集系统 尽量减少脑脊液引流的持续时间 不使用时取出 CSF 导管

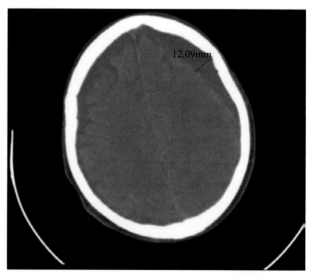

▲ 图 28-10 胸主动脉腔内修复术患者在移除腰部脑脊液引流导管后出现意识模糊和难治性恶心，头部 CT 平扫显示双侧额顶区硬膜下血肿

硬膜下血肿在 CT 扫描中表现为邻近大脑皮质的轴外、新月形集合，可能产生占位效应，导致脑沟消失或中线移位

风险 [1, 69, 70, 72, 75]。

　　腰大池脑脊液引流较为少见的并发症包括导管断裂、脑脊液漏、硬膜穿刺后头痛、外展神经麻痹和脑膜炎 [70, 72, 75]。由熟悉导管材料特性的有资质的人员在监督下移除导管可能会降低导管断裂的风险。一些导管断裂的患者需要进行椎板切除术以去除导管碎片 [70, 72, 75]。通过封闭贮液器监测、排出和收集脑脊液，并在无须引流时立即取出导管，可将脑膜炎的风险降至最低 [75]。研究报道，保守治疗和硬膜外血补丁均可用于治疗持续性脑脊液漏或硬膜穿刺后头痛 [72]。脊髓、硬膜外或椎管内血肿，甚至导管置入或移除过程中直接导致脊髓损伤仍然是术后重要的并发症，但相关文献报道较少 [76-78]。在为数不多的脊髓和硬膜外血肿的报道中，有 2 例在引流过程中出现相关并发症，最终通过磁共振成像明确诊断，并进行保守治疗或开放手术减压。如果在术前插入导管并在凝血功能恢复后移除导管，手术期间使用肝素全身抗凝不会增加腰大池脑脊液引流导致出血并发症的风险 [70, 72, 75]。

第 29 章 心脏手术中的神经监测
Neuromonitoring During Cardiac Surgery

Choy Lewis　Suraj D. Parulkar　John Bebawy　Charles W. Hogue　著

李雪霏　译

要点

◆ 脑电图具有特异性，但受灵敏度低、技术复杂、干扰因素较多的影响，限制了其在脑缺血监测中的常规应用。

◆ 体感诱发电位可以监测到包括感觉皮质在内的背侧上行感觉神经系统的紊乱（如生理性、手术性）。

◆ 运动诱发电位用于监测前额叶运动皮质和腹侧下行运动束的缺血或损伤。

◆ 经颅多普勒监测可为术中确定双侧脑灌注和监测脑栓塞提供重要信息，但由于易受运动和电伪差的影响，其应用受到限制。此外，超过 10% 的患者无法监测到大脑中动脉声波。

◆ 利用颈静脉球血氧饱和度监测脑氧供与代谢性氧需的关系。这项技术的广泛应用需要特殊的专业知识，通常需要放射线检查确认正确的放置位置，并且颅外的静脉会进一步混淆数据解释。

◆ 脑氧饱和度的近红外光谱监测提供了一种连续测量脑供氧和脑氧代谢需求匹配。

◆ 前瞻性多中心研究表明，60%～70% 的患者在体外循环期间出现低 $rScO_2$。

◆ 虽然一些干预措施广泛应用于逆转局部低 $rScO_2$（如提高平均动脉压、提高吸入氧浓度、调整 CPB 流量和 $PaCO_2$ 等）是有效的，但对神经系统并发症等术后并发症的临床益处尚不明确。

◆ 脑血流自动调节的临床监测目前可使用以 TCD 为基础的、结合平均动脉压的脑血流速度测量。

◆ 实验室和临床研究已经证实 $rScO_2$ 可作为床旁监测脑血流自动调节的代替手段。

◆ 越来越多的临床数据表明，平均动脉压偏离自动调节极限与术后并发症有关，提示基于这一生理特点的患者血压管理可确保手术期间的器官灌注。

心脏术后的神经系统并发症是患者发病率、死亡率增加和生活质量恶化的一个重要原因，美国每年为这类患者的医疗费用超过 20 亿美元[1]。这些并发症代表了一系列疾病，包括脑卒中、术后谵妄和术后认知功能障碍（postoperative cognitive dysfunction，POCD）。所有神经系统并发症的发生率取决于患者的风险状况、手术类型，更重要的是，术前检查的全面性。冠状动脉旁路移植术后约 2% 的患者发生脑卒中，但根据敏感脑磁共振成像报告，高达 50% 的患者出现无临床症状的急性缺血性损伤[1]。此外，受是否由经过培训的人员使用确证的仪器进行详细检查，以及存在谵妄评估方法影响，心脏术后谵妄的发生率可在 10%～50%[2]。脑栓塞在很

大程度上被认为是脑损伤的主要原因，麻醉医师意识到脑灌注不足是心脏术中脑损伤的一个重要原因，因此心脏术中神经监测的重要性得到认可[1]。

在这一章中，我们将提供心脏和大血管手术期间中枢神经系统监测方法的概述，包括对脑电图、体感诱发电位、运动诱发电位、经颅多普勒监测和脑氧平衡监测的讨论。TCD 的使用或经过处理的近红外光谱监测脑血流自动调节将在后面讲解。

一、脑电图

脑电图的监测需要从头皮的电极获取皮质电信号，头皮电极按照 "10-20 系统" 放置在标准化的位置。这

些电信号代表来自大脑皮质的突触后锥体神经元的、不同频率的微电压。电压频率通常按照特定频率分为表 29-1 中所列各项。在任何特定的大脑状态、特定的麻醉药和脑环境中，这些波可以重叠，并且可以用傅立叶变换来解析其中存在的各个成分。

与脑氧代谢需求相关的脑氧供减少导致 EEG 向较慢的 θ 和 δ 频率偏移。这种急性脑电图改变是脑缺血的特异性表现。然而，脑电监测对脑缺血的敏感性常常被一些因素所混淆，包括在未监测到的、如较深的脑区内发生的缺血。影响 EEG 监测脑缺血的其他混杂变量包括低温、麻醉药、肌电图伪影、电刀或 CPB 泵本身的干扰。此外，脑电图只监测大脑皮质的浅层。

二、处理后脑电图

虽然基础脑电图监测在大多数心脏手术中心不常规应用，但对处理后脑电图（processed EEG, pEEG）的监测，如脑电双频指数监测仪（BIS，Medtronic, Inc., Minneapolis, MN, USA）、SEDline（PSI, Masimo Corporation, Irvine, CA USA）、Narcotrend 监测仪（MonitorTechnik, Bad Bramstedt, Germany）、E-Entropy（GE Healthcare, Chicago, IL）和 NeuroSENSE（Neuro Wave systems, Inc., Cleveland, OH）更为常见。每种 pEEG 都有自己的专有算法。BIS 最初被提议作为镇静深度监护仪，可能对确保全身麻醉期间遗忘具有重大的临床意义。有几项研究评估了 BIS 在预测或预防全身麻醉下术中知晓的应用[3-5]。在大多数情况下，这些研究显示出与不包括特殊监测的标准医疗相比，BIS 监测对预防术中知晓的潜在益处。相反的是，与基于呼气末药物浓度监测的挥发性麻醉药滴定法相比，BIS 监测在这方面似乎没有价值。如果使用 TIVA，BIS 监测有助于确保术中遗忘。

其他数据表明，虽然对心脏外科患者的益处尚未明确，BIS 监测可减少其他患者麻醉用药，以保证更快的术后恢复[6]。随机研究支持基于 BIS 监测的滴定镇静或

麻醉深度可降低术后谵妄的发生率和（或）严重程度。Cochrane 系统回顾和 Meta 分析发现，BIS 指导下的麻醉滴定与常规医疗相比降低了术后谵妄的发生率，但证据质量被认为是中等的[7]。

三、体感诱发电位

SSEP 是一种神经监测方式，可以监测到背侧上行感觉神经系统（包括感觉皮质）紊乱（如生理性、手术性）。从技术上讲，SSEP 是通过刺激复合的周围神经，通常是上肢的正中神经、尺神经或下肢的胫后神经，然后记录 Erb 点（邻近锁骨）、皮质下（颅骨内侧）或是对侧的体感皮质对刺激的反应。麻醉药物对这些低电压电位在皮质水平有着较大的影响，必须清楚地了解各麻醉药物及其作用。因为这些信号的振幅很小（中位电压，1μV），它们需要一段时间（数分钟）内的信号平均值和过滤（以减少 EEG、EMG 和 ECG 污染）（图 29-1）。

SSEP 在心脏手术中的应用主要是监测体感皮质的功能障碍（与灌注不足或栓塞所致缺血有关）。SSEP 常用于主动脉弓或半主动脉弓置换术，术中经颈动脉向脑皮质的充分灌注是非常关键的。脑电图也常用于这种情况，并且因为信号采集比 SSEP 更快、更敏感而成为监测脑缺血的首选方法。SSEP 在经胸和胸腹主动脉手术中也得到了广泛应用，并且被证明其信号丢失与脊髓缺血和永久性瘫痪的发展密切相关[8]。在这种临床背景下，通过手术或麻醉调整来保留或恢复减少或缺失的 SSEP，似乎是保留脊髓功能完整和避免手术结束时截瘫的积极预后指标。在这方面，SSEP 变化的特异性很高，在大多数研究中接近 90%，而敏感性似乎较低（接近 50%）。

四、运动诱发电位

在过去的 20 年中，MEP 得到了越来越多的应用，包括在心脏手术中的普及，这是因为它比上面列出的神经监测方式更具有特定优势。MEP 起源于在皮质产生的高电压（100～500V）刺激（通常通过头皮的阴极和阳极电极经颅产生），并通过被称为复合肌肉动作电位的量化记录在重要的外周肌群中。与 SSEP 不同的是，这些信号通常具有稳定的振幅，不需要信号平均或滤波，并且易于快速获得（图 29-2）。

SSEP 监测上行背侧感觉束和感觉皮质的破坏，而 MEP 用于监测前额叶运动皮质和腹侧下行运动束的缺血或损伤。与 SSEP 相似，MEP 对所用的麻醉药均非常敏感，有必要避免使用非去极化肌松药和高浓度的强效吸入麻醉药。

MEP 在心脏手术中的作用与 SSEP 类似，是监测运

表 29-1　脑电图波和频率

电　波	频率（Hz）
γ	26～80
β	13～25
α	9～12
θ	5～8
δ	1～4
慢波	＜1

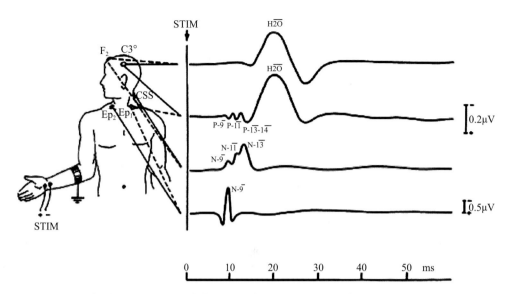

▲ 图 29-1 体感诱发电位起源于右侧正中神经，记录在右侧 Erb 点、内侧皮质下和左侧体感皮质（按升序）
横轴表示延迟时间（ms），而纵轴表示电压幅度（μV）

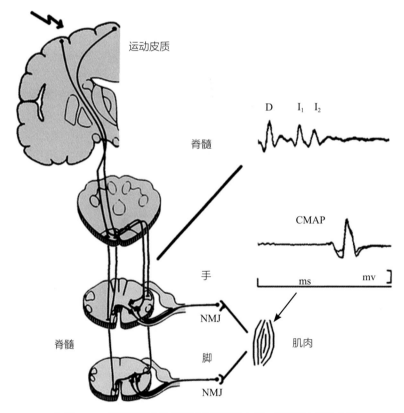

▲ 图 29-2 运动诱发电位起源于右侧运动皮质，记录于左手和左脚
运动诱发电位仅在对侧肢体（同侧肢体不受影响）激发

动皮质中确定的或即将可能发生的缺血。它们在胸主动脉和主动脉弓手术中的应用也已被证实。与 SSEP 相似，MEP 在胸腹主动脉手术中也得到了广泛的研究，在预测脊髓缺血引起的神经损伤方面已被证明是有益的[9]。有证据表明，在胸腹动脉瘤修补中持续监测 MEP 对预测术后截瘫有价值[10]。

五、经颅多普勒

利用 TCD 监测脑血流速度可为手术提供重要信息，例如为主动脉弓手术中常用的顺行脑灌注时确定血流方向。即使在常规手术中，TCD 监测也能提供早期预警，如提示由于动脉插管错位或主动脉夹层导致的 CBF 降低。早期发现这些潜在的灾难性事件可能有助于校正外科方式以预防脑缺血损伤。TCD 监测大脑中动脉被认为是检测脑栓塞的一种手段，表现为高强度信号（high-intensity signal，HITS）。HITS 突然增加可以提醒临床医生寻找栓塞的来源，如夹带的空气。

尽管有上述潜在效用，TCD 监测仍有一些局限性。首先，这种类型的监测需要专业技能。此外，在高达10%～15% 的患者中，大脑中动脉的经颅声窗不存在。TCD 监测的其他局限性包括其对运动和电伪影的敏感性，前者通常需要频繁地重新定位 TCD 探头。尽管如此，最近的一项系统性综述认为，TCD 在减少微小栓塞所致术后认知功能障碍方面的应用有限[11]。心血管手术监测指南将 TCD 列为监测脑栓塞或低灌注的 III 级适应证[12]。

六、局部脑氧饱和度

在过去，测量颈静脉球血氧饱和度是临床上唯一可用于监测脑氧平衡的方法。但这种方法有些局限性，包括通过颈内静脉插管逆行放置血氧仪导管的技术性挑战，需要通过放射照片确认其位置，以及存在静脉引流造成的颅外源污染。

NIRS 监测局部脑氧饱和度在临床上应用受到热捧，因为其首次为临床医生提供了无创、连续评估脑氧输送能否满足脑氧代谢需求的能力，这种方法的原理是利用近红外光谱（700～900nm）中的光穿透骨骼、肌肉和其他组织的物理特性。氧合血红蛋白和脱氧血红蛋白的不同峰吸收光谱区别于总血红蛋白的光谱。因此，$rScO_2$ 被确定为氧合血红蛋白和总血红蛋白的相对浓度。然而，这个概念上简单的模型却存在一些潜在的误差源，包括由于组织界面和成分的变化而引起的潜在光反射和散射。

微分近红外光谱是另一种提高空间分辨率并同时考虑了光散射的 NIRS 算法。这种方法是除远端传感器以外，在光源附近再放置一个传感器以接收颅外的光吸收[13]。

临床上，NIRS 可以提供大脑氧供需平衡的评估。这是因为 NIRS 不涉及对脉搏血氧饱和度的容积描记。这样，光从动脉、毛细血管、静脉及任何发色团吸收，而大脑中的大部分血液是静脉血。虽然制造商之间存在差异，但 NIRS 算法假设静脉血和动脉血之间的分布是固定的（70%～75% 静脉血和 25%～30% 动脉血）。在低 SaO_2 和低碳酸血症的情况下，静脉 - 动脉血分布的变异性可影响 $rScO_2$ 的准确性[14]。

一些临床研究质疑了在 $rScO_2$ 计算时浅表组织光吸收减法算法的准确性。$rScO_2$ 降低与同侧 TCD 脑血流速度降低相关（r=0.56），而与头皮的激光多普勒血流速度无关（r=0.13）。除伴有低血压或颅内外分流的情况，阻断同侧颈外动脉时 $rScO_2$ 无明显下降。$rScO_2$ 监测脑血流减少的敏感性为 87.5%，特异性为 100%[15]。

七、$rScO_2$ 监测对患者有益处吗

多个研究报道了在心脏手术中 NIRS 监测对患者预后的益处。在一项系统综述中，一些较小的非对照观察性研究表明，NIRS 监测可以在能尽早矫正的时间窗内检测到 CPB 插管错位。其他研究发现，术中应用 $rScO_2$ 监测可降低脑卒中风险。九项评估认知结局的研究中有六项报道，体外循环期间急性 $rScO_2$ 减少导致术后认知障碍。然而，这些研究有许多局限性，包括在一些研究中有限的心理测试组合，以及评估时间点为出院前而非术后[16]。

已有两项前瞻性多中心研究评估了体外循环期间低 $rScO_2$ 发生率和一种干预治疗方法的有效性。我们的研究组在美国 8 个中心登记了 235 例接受冠状动脉旁路移植和（或）瓣膜手术的患者[17]。我们观察到，61% 的患者发生了低 $rScO_2$（比室内空气下基线降低 20% 以上）。在 340 个确切的低 $rScO_2$ 事件中，34% 通过常规临床医疗得到解决，66% 通过干预得到治疗。在加拿大八个医疗中心对 201 例接受心脏手术的患者进行的一项研究中，102 例干预组患者中有 71 例（70%）发生低 $rScO_2$（与基线相比减少 > 10%），99 例对照组患者中有 56 例（57%）发生低 $rScO_2$（P=0.04）[18]。干预组 69 例（97%）患者逆转成功。没有发现 Murkin 等早期发现的两组之间不良事件的差异[19]。

表 29-2 展示了几项评估 CABG 和（或）心脏瓣膜手术期间 $rScO_2$ 监测潜在益处的前瞻性随机对照研究[18-24]。这些研究评估了包括认知功能和术后并发症在内的各种结果。

大多数研究认知相关结局的研究都使用了不敏感的方法，没有采用详细的心理测试。其他的问题包括主治临床医生的非盲性、对处理低 $rScO_2$ 干预方法的依从性差、术后早期未继续在 ICU 行 $rScO_2$ 干预及试验样本量不足。Serraino 和 Murphy[25] 最近进行了一项系统回顾和 Meta 分析，证明心脏手术期间目标导向的 $rScO_2$ 优化可减少神经系统并发症（神经认知功能、生物标志物）、器官损伤、红细胞输注、死亡率和医疗费用。在纳入的 10 项前瞻性随机对照试验中，只有两个被认为是低风险偏倚。Meta 分析发现，与对照组相比，手术期间 $rScO_2$ 优化对死亡率（RR=0.76，95%CI 0.30～1.96）、主要发病率（包括脑卒中）（RR=1.08，95%CI 0.40～2.91）、红细胞输注或医疗资源利用率没

表 29–2 评估 CABG 术后逆转局部脑氧饱和度急性下降的干预措施能否改善患者预后的前瞻性随机研究

研　究	年　份	样本量	低 $rScO_2$ 的定义	主要结局	主要发现	局限性
Murkin 等[19]	2007	200	降幅＞基础值 30% 持续 1min 以上	术后并发症	与干预组相比，对照组患者低 $rScO_2$ 持续时间延长（$P=0.014$），ICU 停留时间延长（$P=0.029$）。对照组的主要器官系统发病率和死亡率[a]高于干预组（$P=0.048$）	评估神经系统结局和总体并发症的检验效能不足；缺少风险校正
Slater 等[20]	2009	240	降幅＞基础值 20%	认知功能减退	两组间认知能力下降无差异。持续低 $rScO_2$ 与住院时间延长、出院前认知能力下降的风险增加相关，但与术后 3 个月认知能力下降无关。两组主要并发症无差异	对术中干预逆转低 $rScO_2$ 的依从性差；低 $rScO_2$ 持续时间延长是根据已收集数据事后定义
Mohandas 等[21]	2013	100	绝对值＜50% 或降幅＞基础值 20%（降幅＞基础值 15% 时干预）	＞术后 1 周和 3 个月的简明精神状态量表或抗痉挛眼动测试下降 20%	干预组术后 1 周和 3 个月认知功能障碍发生率更低	研究无检验效能计算；评估认知功能的方法不敏感；未对研究方案依从性进行评估
Colak 等[22]	2015	200	降幅＞基础值 20%	简明精神状态量表评分降低≥3 分和术后 7 天色彩追踪或沟槽钉板试验下降≥1 个标准差	相比于对照组，干预组认知能力下降更少（58% 和 28%）	有限的成套心理测验；非标准的认知能力下降的定义；临床医生对 $rScO_2$ 数据非盲；干预方案的依从性未量化
Kara 等[23]	2015	79	降幅＞基础值 20%	蒙特利尔认知评估量表评定认知功能	干预组的认知功能表现高于对照组	排除 I 类错误的检验效能不足；评估认知功能的方法不敏感；没有逆转 $rScO_2$ 降低的特定方案
Deschamps 等[18]	2016	201	降幅＞基础值 10% 持续 15s	逆转较基线下降＞ 10% 的 $rScO_2$ 的成功率	干预组低 $rScO_2$ 低于对照组。干预组和对照组在临床谵妄发生率、机械通气持续时间、ICU 停留时间和主要系统发病率或死亡率[a]方面无差异	样本量不足，无法排除术后并发症干预的益处（次要研究目的）
Rogers 等[24]	2017	204	绝对值＜50% 或降幅＞基础值 30%	术后 3 个月认知功能	干预组与对照组的术后认知功能无差异。干预组的口语流利度得分高于对照组。在红细胞输注、脑生物标志物、肾损伤或心肌损伤、不良事件和医疗费用方面，两组之间没有差异	医疗人员对 $rScO_2$ 数据的盲法有限。干预组未遵守方案的比率较高（18%）

a. 脑卒中、需要透析的肾衰竭、机械通气＞48h、胸骨深部切口感染、再次手术或死亡

有影响。然而，评估这些结果的现有证据质量被评为低或非常低。此外，评估这些结果的研究的综合样本量范围为 958～1138 例患者。在 Deschamps 等[18] 的研究中，作者估计一项评估 $rScO_2$ 监测与当前医疗标准相比是否对患者有益的随机研究需要 3080 例受试患者检测死亡率差异，4638 例患者检测脑卒中差异，1610 例患者检测谵妄差异。

因此，目前的数据显示了手术期间低 $rScO_2$ 与术后不良事件之间的联系。这些数据进一步支持了一种用于逆转低 $rScO_2$ 的干预方法的有效性。

尽管如此，低 $rScO_2$ 的逆转是否能改善患者预后还没有得到明确的证据。接下来的问题是，监测设备是否是能够导致改善患者预后的干预措施，虽然它并不是监管部门批准的标准监测，也不是手术室或 ICU 采用其

他监测设备的衡量标准(如心电图监测、呼末 CO_2 监测、经食管心脏超声等)。此外，在之前的研究中评估的许多结果具有多因素的病因，使得仅对 $rScO_2$ 这一个变量的效果评估难以衡量。

八、脑自动调节监测

经计算机处理的血流动力学数据信息可用于床旁监测患者的 CBF 自动调节。一些 CBF 的替代监测，如颅内压相关数据和 TCD，已用于此目的[26]。提倡早期 CBF 自动调节监测主要局限于神经危重症领域。在创伤性颅脑创伤患者中，基于自动调节指标的脑灌注压优化与改善患者预后相关[27]。

一种监测 CBF 自动调节的方法是，利用与血管舒缩自动调节相关的低频（0.2s 至 2min）滤波信号，连续计算 TCD 测量的 CBF 速度和 MAP 之间的 Pearson 相关系数，生成平均速度指数（Mx）。在完整的脑自动调节下，Mx 接近于零，因为 CBF 速度和 MAP 之间没有相关性。然而，当 MAP 超出自动调节范围时，Mx 接近 1，因为此时 CBF 速度和 MAP 是相关的，或者说脑血流量依赖于动脉压力。

如前所述，TCD 监测有许多局限性，包括对运动和电干扰的敏感性。在一系列的实验室和临床研究中，我们小组已经证实 $rScO_2$ 可以作为 CBF 的替代用于临床

脑血流自动调节监测手段[28]。这种方法的监测基础依赖于这样的事实，即 $rScO_2$ 提供了氧供能否满足适当氧需的指示，以及除 CBF 以外的决定 $rScO_2$ 的因素（血红蛋白浓度、氧饱和度、脑氧代谢率）短时间内在较低自动调节频率下是稳定的。与 Mx 相似，COx 变量代表脑灌注压与 $rScO_2$ 之间的相关系数。当 MAP 在脑血流自动调节范围内时，COx 接近于零，但当 MAP 低于或高于自动调节极限时，COx 接近于 1，因为 CBF 和 MAP 的变化是相关的。图 29-3 和图 29-4 显示了成人患者 CPB 期间获得的 Mx 和 COx 的示例。

在我们进行中的临床研究中，我们在 CPB 期间自动调节下限（lower limit of autoregulation，LLA）观察到较大的 MAP 范围（40～90mmHg）。这一发现的意义是，当根据经验选定血压目标时，许多患者的 MAP 低于 LLA。我们已经报道，这种情况与术后更高的发病率有关，包括急性肾损伤、脑卒中等主要器官并发症和死亡[29]。同时，我们进一步观察到，MAP 高于自动调节上限与临床谵妄有关[30]。因此，在体外循环期间系统性地提高 MAP 目标可能会导致一些患者的脑过度灌注，增加脑血栓负荷，并可能因手术炎症反应损伤毛细血管完整性而导致脑水肿。无论如何，越来越多的证据表明，基于 CBF 自动调节进行体外循环期间 MAP 目标个体化可能提供一种减少围手术期并发症的方法。

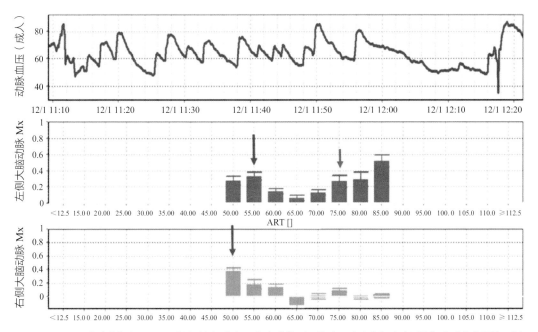

▲ 图 29-3　平均速度指数（Mx）由体外循环期间经颅多普勒测量的脑血流速度与动脉压的相关系数获得的示例
图中显示了由左右大脑中动脉测量的 Mx 值。上图是在时间线上的血压波动图。左右大脑中动脉 Mx 取平均值，并放入 5mmHg 血压间隔的箱图中。当血压处于自动调节范围时，Mx 接近零。当血压低于或高于自动调节限值时，Mx 接近 1。长箭表示自动调节下限值，短箭表示自动调节上限值。值得注意是右侧大脑中动脉没有探测到自动调节上限，并且左右两侧的自动调节下限不同

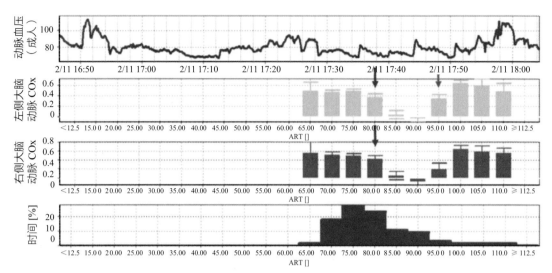

▲ 图 29-4　脑血氧饱和度指数（COx）由体外循环期间的经滤过局部脑血氧饱和度信号与动脉血压之间的相关系数获得的示例

图中显示左右两侧的 COx 值。上图是在时间线上的血压波动图。将 COx 平均值放入 5mmHg 血压间隔的箱图中。底部的图为间隔 5mmHg 记录的动脉血压占比。当动脉血压在自动调节范围内，COx 接近于零。当血压低于或高于自动调节限值时，COx 接近于 1。长箭表示自动调节下限值，短箭表示自动调节上限值。值得注意的是，该患者在体外循环大部分时间血压低于自动调节下限（约 80mmHg）

第 30 章　围手术期监测技术和管理：凝血功能监测技术

Perioperative Monitoring Technology and Management: Coagulation Monitoring Technologies and Techniques

Pascal Colson　Seema Agarwal　Aamer Ahmed　On behalf of Haemostasis and Transfusion EACTA Subcommittee　著
程　怡　译

要点

- ◆ 围手术期凝血功能监测在患者血液管理中占有至关重要的作用。
- ◆ 术前采用标准实验室检验进行全面的临床检查。
- ◆ 即时检验可筛查未诊断的出血倾向和抗血小板治疗相关并发症。
- ◆ 强烈推荐心脏手术术中或术后采用 POCT 监测凝血功能。
- ◆ POCT 应是整体血液保护策略的一部分。

围手术期血液保护能改善患者长期预后。心脏手术消耗了 20% 的血制品[1]。而这类手术的大量失血与获得性凝血因子缺乏密切相关。通过实验室检验或即时检验治疗凝血因子缺乏能有效地控制出血[2]，减少同种异体血液或血制品输注[3]，从而改善患者预后[2]。

从家庭医生转诊到首诊外科医生，从术前到术后转回普通病房的整体临床路径管理之重要性得到广泛关注[4]。由澳大利亚国家血液管理局及欧洲心胸麻醉协会[5]和欧洲麻醉医师协会共同提出的血液管理改善患者预后的理念已在美国和欧洲获得广泛认知[6]。而其核心就是围手术期凝血功能管理。

美国血液管理发展委员会定义患者血液管理为：以维持血红蛋白浓度、优化止血方案及减少血液丢失的循证医学和外科学即时管理策略以改善患者预后。目前已证实遵循这种理念能达到改善患者预后的目标[2]。其中即时检验动态管理围手术期出血是其不可或缺的一部分。

一、标准实验室检验

定义：凝血功能标准实验室检测项目如下。

- 血小板计数。
- 凝血酶原时间（加入含有组织因子，钙和磷脂的促凝血酶原激酶激活外源性凝血途径）。
- 活化部分凝血活酶时间（在不含组织因子的血浆中加入硅土和磷脂，激活内源性凝血途径）。
- 纤维蛋白原检测。

实时监测方面的局限性

尽管上述实验室检验能帮助明确出血原因，但其有诸多局限性。他们均只能反应某个时间节点上凝血系统的部分功能。其中某些实验检测结果需要等待 30min 以上，因此对动态监测急性失血状态变化的意义有限。并且这些检验样本基本为血浆而非全血，而其检验温度均为标准 37℃ 而非患者实际体温。此外，血小板功能往往只能血液病专科实验室才能检测并且需要耗时数小时。鉴于上述局限性，临床医师更倾向于 POCT。

二、即时检验：POCT

（一）全血：TEG™/ROTEM™

先进的 POCT 床旁技术，让临床医生能通过即时检验数据持续监测患者凝血功能变化。目前投入使用的主要设备包括：TEG™（TEG Haemonetics Corporation）和 ROTEM™（Rotational Thromboelastometer，TEM International）。两

者均是通过血栓形成的可视化过程对凝血功能的全貌进行评估。检测的血样为枸橼酸抗凝全血或者新鲜全血。

1. 原理

上述设备均是采用低剪切下血液黏弹性测试的工作原理。TEG™是将血液置入每 10 秒振荡一次的圆柱型试管中检测。监测悬浮于血样中与扭力丝相连杯盖的运动。一旦纤维蛋白原 – 血小板发生连接，瓶盖将与试管一起运动，这种运动被转化为电信号记录下来，即血栓弹力图[7]。由于两者结合的强度直接影响瓶盖运动，因此其输出信号可以直接反应血凝块的强度。随着血凝块收缩和降解，纤维蛋白原 – 血小板连接将断裂。ROTEM™也是采用上述一样的原理，其工艺上主要的不同是瓶盖旋转而试管不动。由于 ROTEM 系统采用了鞣花酸而非高岭土作为触发剂，因此其对残余肝素的敏感度会降低。上述两种设备都缺乏良好的质控，并且操作者可导致明显误差[8]。两者的结果密切相关，但是并不等同[3]。

新一代智能化 TEG™和 ROTEM™系统操作更简单（TEG 6s 和 ROTEM Sigma）。其新引入的测试盒设备能有效提高质控，减少操作者误差和技术错误。例如 TEG 6s，将全血加入测试盒后，通过电压传动装置发射多频信号触发血样传输到微孔。其不是直接检测血凝块的黏弹性，而是基于凝血过程中血样从液态到凝胶和固态，其谐运动会发生改变，因此谐运动数据就类似于血栓弹力图[9]。TEG 6s 能对同一枸橼酸抗凝血样进行 4 次检测。ROTEM Sigma 基于前期旋转瓶盖的设计理念下，改进了小号采样管。

2. 用途

可以通过一系列实验方法来评估凝血系统功能（表30-1 和表30-2）。肝素酶对比实验能评估肝素存在时的凝血状态。图 30-1 和表 30-2 列举了常用的参数变量。ROTEM™还提供了评估抑肽酶抗纤溶实验检测（APTEM），尽管其能提供的纤溶信息比较有限。

必须承认所有的检测方案均有其局限性。例如所有的监测均是在 37℃下进行，因此无法评估低温对凝血的影响。由于上述实验对血小板黏附性反应不敏感，因此不能检测血友病因子缺乏。大部分 POCT 设备的结果都会受到血液稀释、血小板减少及输注羟乙基淀粉的影响。其结果的准确性需要良好的质控和定期校准。

（二）抗凝监测：活化凝血时间

体外循环、ECMO 和经皮冠状动脉成形术中常用 ACT 这种 POCT 方法检测低分子肝素的抗凝效果。CPB 的肝素剂量一般应维持 ACT400～480s。

由硅藻土激活 Hemochron 系统（International Technidyne

表 30-1　常规 TEG™/ROTEM™检测

TEG™检测	ROTEM™检测	功能
高岭土实验	INTEM	通过内源性激活途径观察凝血全貌，常用于基线参考值
功能性纤维蛋白原实验	FIBTEM	纤溶状态评估
快速 TEG®	EXTEM	通过组织因子激活外源性凝血途径，快速评估学凝血强度
肝素酶对比实验	HEPTEM	通过内源性凝血途径评估肝素中和后全血凝血状况

表 30-2　TEG™/ROTEM™检测异常意义

TEG™	ROTEM™	参数含义	异常意义
R 时间	CT	血栓形成时间，凝血开始	参数值延长表示凝血因子缺乏或者肝素过量
K 值	CFT	凝血速度	参数值降低表示纤维蛋白原 – 血小板连接降低
α 角	α 角	血栓硬度	
MA（最大振幅）	MCF（血栓最大硬度）	血栓最大硬度	参数值降低表示纤维蛋白原或血小板减少（非血小板功能抑制）
LY30	CL30	MA 值最大振幅出现后 30min 内血栓的振幅衰减百分比	参数值增加表示纤溶亢进

Inc.，Edison，New Jersey）和由高岭土激活的 Hemotec 系统（Medtronic Hemotec，Parker，Colorado）是检测 ACT 最常用的两种设备。

1. 原理

将新鲜全血加入采样管后，系统将自动触发内源性凝血途径并记录血凝块形成时间。

2. 用途

由于激活剂的种类、与血样的比例及血凝块的检测方法不同，不同 ACT 机的检测结果也有差异。

采用硅藻土激活剂的 ACT 机，非抗凝患者 ACT 正常值为 107±13s；滴定式给予肝素，维持体外循环期间 ACT 为 400～600s，ECMO 期间为 200～260s。

ACT 受诸多因素影响。例如抑肽酶能延长凝血时间，导致肝素浓度被高估（导致 ACT 延长）；而这种

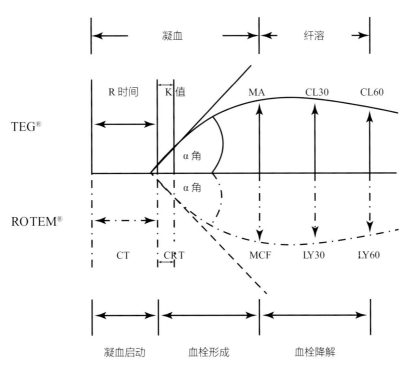

▲ 图 30-1　TEG™和 ROTEM™常用测量参数

R 时间 /CT 凝血时间：测试开始到血栓阻力使曲线振幅达 2mm 的时间；K 时间和 CFT（血栓形成时间）：测试开始 2min 到曲线振幅达 20mm 的时间；α 角：TEG 中指 R 水平线和 K 切线之间的夹角，ROTEM 中指 2mm 振幅时曲线切线与水平线的夹角；MA：最大振幅；MCF：血栓最大硬度；CL/LY（血栓降解），MA（TEG）/CT（ROTEM）后 30min，血栓振幅衰减的百分比

作用对于高岭土激活的 ACT 机干扰较小。此外低体温、血液稀释及凝血因子缺乏均会导致 ACT 延长。

（三）抗凝监测：止血管理系统

止血管理系统（hemostasis management system，HMS）通过肝素和鱼精蛋白的剂量反应关系监测两者作用，可以作为 ACT 监测的另一种 POCT 设备。Hemochron PRT 和 Hepcon 仪（Medtronic Hemotec，Parker，Colorado）能进行鱼精蛋白剂量反应实验。

1. 原理

HMS 是全血凝血功能检测试剂盒。其肝素剂量反应实验可用于肝素的个体化治疗。HDR 试剂盒配备六个不同剂量肝素采样管，将患者非肝素化的全血加入采样管并记录凝血时间。根据数据结果描绘肝素效价曲线图以预估 ACT 达到 480s 所需要的肝素剂量。

Hemochron PRT 检测是将肝素化后的血样加入含固定剂量鱼精蛋白的试剂盒中测定 ACT 值。Hepcon 仪则采用滴定实验进行鱼精蛋白反应测试。

2. 用途

肝素滴定试剂盒可用于监测患者体外循环期间血液中肝素浓度，并预估充分中和肝素所需要的鱼精蛋白量。可在鱼精蛋白中和后重复行肝素实验测定 ACT，以评估是否有肝素残余，以及 ACT 是否达到基础值。

然而，有研究表面采用 HMS 系统可能会导致肝素过量或鱼精蛋白补充不足。

（四）血小板功能监测

现有多种设备能够帮助我们在心脏手术中监测血小板功能，包括 Multiplate™、TEG™、VerifyNow™ 和 Plateletworks™。这些设备的工作原理均是采用血小板激活剂触发血小板凝聚；若血小板功能障碍，则不会发生凝聚反应。应根据抗血小板药物种类不同选择不同的触发剂：阿司匹林选用花生四烯酸，而 ADP 拮抗药则应选择 ADP。

Multiplate™ 是一种多电极凝集仪，其通过监测抗凝全血发生凝集后电阻的变化评估血小板功能。激动药触发血小板在电极表面发生凝集反应后，两者间的电阻发生改变。连续监测电阻变化描绘阻抗曲线。除采用 AA 和 ADP 触发剂外，还可用 TRAP 实验监测使用 Gp2b3a 拮抗药后的血小板功能。

传统 TEG™和 ROTEM™的塑料检测杯会导致凝血酶过量产生，因此两者不能评估抗血小板药物的疗效。而改进版 TEG™ PlateletMapping™（TEG™ PM）采用肝素化全血抑制凝血反应，可用于评估阿司匹林和 ADP 拮抗药的抗血小板治疗效果。肝素化的血样能同时产生两条曲线，一条体现纤维蛋白原对血凝块强度的贡献，另一条则评估纤维蛋白原和未被抑制血小板对血凝块强度的共同作用。通过对比两条曲线与患者非肝素化 TEG™结果，评估目前血小板功能对血凝块强度的贡献。TEG 6s 则进一步改进为简单易操作的自动检测试剂盒。而 ROTEM™并没有在其设备中采用血栓弹力图来测试血小板功能。其设备包含两个血小板凝集试验反应槽（工作原理同 Multiplate）来评估抗血小板药物效果。VerifyNow™工作原理则是利用凝聚反应对透光率的影响。其配备包被纤维蛋白原玻璃粉和血小板触发剂的一次性检测试剂盒。将枸橼酸抗凝血样加入试剂盒，凝集反应触发后，血小板于包被纤维蛋白的玻璃粉上聚集而导致其透光率增加。而功能抑制的血小板则不会发生凝聚反应，因此其透光率不会发生改变。

Plateletworks™的工作原理则是对比含有触发剂和不含触发剂全血中血小板含量来评估其功能。触发剂能导致功能正常的血小板激活凝集；因此，第二个含触发剂的试管能导致更多的血小板凝集，导致全血中血小板的计算降低。

三、检验时机

（一）术前评估

SLT

应对有出血临床表现或家族史患者行 SLT，并结合用药史进行评估。否则会掩盖出血或相关疾病而导致术中止血失败[10]。

除体外循环心脏手术外，其余择期手术不推荐常规行术前 SLT[9]。而 POCT 亦能替代体外循环手术对术前 SLT 的要求[11]。

（二）POCT

没有明确证据支持何时行 POCT 是恰当的。如果术前有凝血功能障碍的表现，则应在切皮前尽早实施 POCT。尽管目前绝大部分建议推荐在术中采用 TEG 或 ROTEM 监测肝素化前的基础值和鱼精蛋白中和后的状态。但是基础值与后期出血相关性的证据支持不足。TEG 的阴性预测值更高，所以其排除术后出血的监测价值更大。

（三）血小板监测

许多心脏手术患者术前会服用抗血小板药物。由于许多口服药物有较长的半衰期，所以术前 24～48h 停用并不足以消除其抗血小板聚集效应。血小板功能检验能判断血小板抑制程度，而决定最佳的手术时机和输注血小板的必要性。

尽管血小板功能检验与围手术期出血的相关性并不强，但是采用 POCT 检测血小板功能仍然是输血管理的一部分[12, 13]。

（四）抗凝治疗

1. 肝素治疗

低分子肝素是体外循环期间最常用的抗凝血药。由于体外循环期间不能进行常规抗凝因子 Xa 床旁检测，因此必须使用 POCT 监测。

（1）ACT：任何肝素抗凝治疗前必须测量基础 ACT 作为参考。体外循环期间应每隔 30min 测量 ACT，然后追加肝素。由于肝素敏感性不一样，所以体外循环期间 ACT 结果与肝素实际血浆浓度关系并不大。

（2）肝素浓度：鉴于 ACT 结果的不确定性，可以选择如 Hepcon HMS 系统等这类肝素定量检验。但 Hepcon 检测也有其准确度和误差偏倚，因此我们在体外循环抗凝期间，不论选择 ACT 还是肝素浓度监测，都应充分考虑其局限性[14]。目前欧洲心胸外科协会推荐常规采用 Hepcon 监测（推荐等级Ⅱb，证据水平 B）。

（3）POCT 检测：体外循环结束期间，需检测患者的凝血功能状态。根据患者的基础值及纤维蛋白原水平，给予肝素酶来逆转全身肝素化效应，然后判断是否需要输注血制品。

体外循环停机后，需要给予鱼精蛋白中和残余的肝素作用，并将预充的血制品回输。其后续的输血需要在 POCT 设备的指导下进行。因此，我们需要采用四种检测方法来评估残存肝素、纤维蛋白原，以及快速评估血凝块强度（图 30-2）。

2. 其他（比伐卢定、阿加曲班等）

直接凝血酶抑制药能在心脏手术体外循环期能安全替代低分子肝素。由于比伐卢定、阿加曲班半衰期较短，因此它们可作为低分子肝素的首选替代品。但是目前体外循环期间并未批准使用阿加曲班。尽管蛇静脉凝酶时间和其相关校正检验是心脏手术中唯一能检测上述药物效果的 POCT 方法[15]，但是也可采用 ACT 监测。给予比伐卢定前测定基础 ACT 值，然后在体外循环期间维持 2.5 倍基础值水平。研发凝血酶抑制药相关 POCT 设备亦是相关研究方向之一[16]。

3. 鱼精蛋白

目前大多数中心是根据给予低分子肝素的初始量计量逆转肝素的药物需要量，然后根据 ACT 值判断是否完全逆转，但 ACT 值对于肝素是否完全中和并不敏感。

研究证实采用鱼精蛋白剂量反应曲线能减少为降低术后出血中鱼精蛋白的用量[17]。

肝素反跳指在鱼精蛋白逆转后 1h 内通过高敏肝素浓度检验方法检出低浓度的残余肝素，并且持续超过术后 6h。

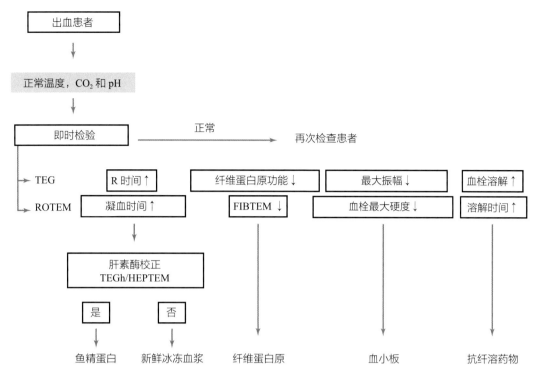

▲ 图 30-2　TEG ™和 ROTEM ™主要结果检测决策示意

肝素中和凝血时间（heparin neutralized thrombin time，HNTT）通过检验补充鱼精蛋白后的凝血酶时间（thrombin Time，TT）来评估残余肝素水平。如果 HNTT 正常而 TT 延长，表明存在肝素参与；而如果 HNTT 和 TT 均延长，则表示是纤维蛋白原缺乏或者肝素水平太高，导致 HNTT 检测中不能完全中和。

4. POCT 监测

TEG ™和 ROTEM ™均能精准监测肝素。即使 ACT 正常，高岭土曲线和肝素酶曲线（或者 ROTEM ™对应的参数）仍然能显示差异 [常常为高岭土曲线的 R 时间延长和（或）MA 减小，而肝素酶曲线正常]。这个时候通过追加肝素往往能纠正。

5. 出血管理

(1) 术中：逆转肝素后出血，可以选择 TEG 或 ROTEM 检验判断出血原因，如鱼精蛋白中和不足、组织中肝素反跳、凝血因子缺乏、低纤维蛋白血症、纤溶亢进，以及一定程度的血小板功能障碍。结合血小板激活剂反应，还能评估血小板抑制程度。通过区分最大振幅中血小板活性与纤维蛋白原的贡献，即能判断血小板功能抑制程度。

(2) 术后（ICU）：监护室中常见的出血原因包括外科出血、术后血液稀释导致的贫血、酸碱失衡、低钙血症、失温、残余肝素作用（肝素反跳），以及尿毒症导致的血小板功能障碍。如果存在静脉 - 静脉（V-V）和静脉 - 动脉（V-A）ECMO 的抗凝效应，则出血原因分

析会更复杂。

术后持续血液丢失的患者应采用 POCT 检验来指导成分输血。给予临床干预后均应对出血患者进行重复检验，如肝素反跳给予补充鱼精蛋白，凝血功能障碍补充血制品或者纤维蛋白原。这些可以指导再次手术的必要性和时机。可以借助 TEG ™或 ROTEM 系统帮助决策（图 30-2），但是必须警惕两者的结果不能相互替代 [3]。

四、凝血监测是血液管理策略中不可分割一部分

血液管理的三大要素包括：优化造血系统，减少血液丢失和出血，以及利用优化对贫血的生理耐受能力。针对术前、术中和术后，这三大要素都包含不同的内容（图 30-3）[18]。

而这三大元素均包含凝血管理的内容，其中凝血检验包括 SLT 和 POCT。尽管 SLT 仍被认为是最精准的，但是 POCT 设备如 TEG ™或 ROTEM ™的快速便捷让其应用越来越广。

（一）术前

术前部分患者已行抗血小板或抗凝治疗。尽管 TRUST 或 TRACK 等评分量表明确贫血是出血和输血的危险因素 [19, 20]。然而，并没有研究表明术前的这些治疗是其相关危险因素。

要素 1 优化造血系统　　　　　要素 2 减少血液丢失和出血　　　　要素 3 利用和优化贫血的生理耐受能力

术前

- 排查贫血
- 明确导致贫血的潜在原因
- 纠正贫血原因
- 必要时再次评估
- 治疗离子不足导致的慢性贫血
- 治疗其他造血元素缺乏造成的贫血
- 注意: 贫血是择期手术的禁忌证

- 明确和处理缺血风险
- 减少医源性血液丢失
- 设置和演练相关流程
- 术前准备自体血液（择期手术选择合适的病例）
- 其他

- 评估 / 优化患者的生理耐受能力和危险因素
- 权衡预估出血量与患者个体化出血耐受能力
- 制订患者个体化血液保护方案以减少血液丢失，改善红细胞功能和处理贫血
- 限制性输血阈值

术中

- 手术时机应在造血系统优化后

- 严格的止血和外科技术
- 外科节约用血措施
- 麻醉血液保护策略
- 自体血回输
- 药物 / 止血材料

- 优化心排量
- 优化通气和氧合
- 限制输血阈值

术后

- 刺激红细胞生成
- 注意药物源性贫血

- 严密监测和管理术后出血
- 避免继发性出血
- 快速复温 / 保温（低温治疗除外）
- 自体血液回收
- 减少医源性血液丢失
- 止血 / 抗凝治疗
- 预防上消化道出血
- 避免 / 尽快感染治疗
- 警惕药物不良反应

- 优化贫血耐受能力
- 增加氧供
- 减少氧耗
- 避免 / 尽快治疗感染
- 限制输血阈值

▲ 图 30-3　患者血液管理概念

三大要素包括优化造血系统，减少血液丢失和出血，以及利用和优化贫血的生理耐受能力。患者血液管理三大要素包括术前、术中和术后三个阶段（经许可转载，改编自 Hoffman A. et al.[18]）

近年来越来越多的术前抗血小板治疗，导致心脏病医师会在择期或急诊心脏手术中遭遇这样患者。这种情况下，POCT 在监测未诊断的出血倾向或者排查抗血小板治疗相关并发症方面凸显其优势。

（二）术中

由于体外循环期间低纤维蛋白血症和非波动性血流导致的微循环障碍会促使远隔脏器氧供失衡。最终导致凝血因子缺乏，特别是肝源性凝血因子Ⅶ、Ⅸ和Ⅹ。

POCT 可用于指导凝血因子替代和自体输血治疗。图 30-4 为 TEG™相关的临床管理策略，涵盖每一种凝血功能障碍的整体处理方案。这种采用及时流程处理策

略被证实能有效地降低自体血液和血制品输注[1, 2]。

（三）术后

术后凝血功能障碍会导致术后出血和相关并发症。体外循环后低体温、低心排相关酸血症和乳酸性酸中毒及电解质失衡（如低钙血症）等都会导致术后 ICU 患者凝血功能障碍。建议采用 POCT 将外科出血与凝血功能障碍相鉴别，然后再选择血制品输注或开胸探查等外科干预。

综上所述，患者的血液管理是一种整体多学科的手术临床路径管理方案。其中 TEG/ROTEM 和实验检验指导的精准凝血管理策略是减少输血和出血的关键。

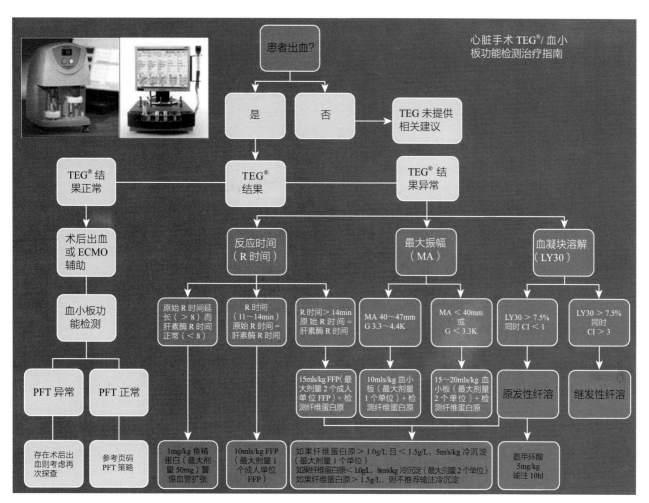

▲ 图 30-4　临床出血患者凝血管理策略

第31章 围手术期经食管超声心动图在心脏手术中的应用

Perioperative Transesophageal Echocardiography in Cardiac Surgery Procedures

Annette Vegas 著

於章杰 译

要点

◆ TEE 是用于手术室中指导外科操作及评估手术效果的一项有价值的诊断和监测方法。

◆ 被用于评估左心室功能和瓣膜损伤病变程度的参数会随着麻醉和负荷的变化而变化。

◆ 准确的诊断是建立在丰富的操作经验和对解剖、病理充分了解基础上的。

一、技术

食管超声心动图技术通过数十年从原始的 M 型成像（1979 年）、单平面探头（1982 年）、双平面探头（20 世纪 80 年代后期）发展到可提供二维图像、多普勒及其他模式的多平面探头（20 世纪 90 年代）。现在矩阵阵列 TEE 探头（2007 年）可对心脏进行容积扫描，以实时显示其三维图像[1]。越来越先进的超声机软件使快速分析返回可供量化分析心室功能和瓣膜结构的超声数据具有可行性。

TEE 探头类似胃镜，长度约 90cm，直径约 1cm，由头端、轴杆和手柄组成。TEE 探头头端容纳一个由多个压电晶体（2D 和 3D 成像分别需要 256 个、超 2000 个）组成的传感器。高频 TEE 探头（5.0MHz）位于食管接近心脏的位置，以减少组织穿透便于显示高分辨率超声图像。与经胸超声心动图相反，TEE 显示心脏图像是从后向前的。

每个超声模式通过不同方法阐明和展示回声波。2D 模式展现结构解剖用于量化及评估心脏和瓣膜功能。彩色多普勒模式通过不同的色彩图展现心脏和大血管内血流。正常血流是单向且平滑的（层流）。由于血流速度的变异性，典型的反向或狭窄性跨瓣血流或通过异常通道的血流显示为湍流。脉冲和连续波多普勒模式通过速度相对时间的一种光谱描记法来提供有关时间、方向和血流量的信息。血流速度的量化可用于压力梯度的计算

和血流动力学信息的推导。整合不同多普勒参数可判定瓣膜病变严重程度。组织多普勒成像和斑点追踪超声心动图是两种新的超声模式，用于查看低速心肌运动，更好地评估心脏力学。

二、TEE 切面

2D TEE 探头产生一个扇形平面扫查心脏，而 3D TEE 探头获取的 3D 数据集可被瞬时处理，显示心脏容积。TEE 探头操控包括轴杆的（A）前进 / 后退或（B）右旋（顺钟向）/ 左旋（逆钟向），探头的（C）左 / 右侧屈或（D）前屈 / 后伸及（E）改变传感器角度（0°～180°）。轻轻操纵探头或改变传感器角度可使 TEE 图像产生变化。建议使用高保真模型或带 3D 增强心脏模型的在线模拟器增强对探头和心脏切面互相作用的理解[2]。

实施全面 2D 和 3D 心脏超声图像相关指南包括常规心脏切面，后者将命名标准化并产生全面的心脏评估所需信息[3-5]。目前 ASE/SCA 指南推荐 28 个 2D TEE 切面（图 31-1）。每个切面根据探头位置、主要解剖结构、切面方向 [长轴（LAX）或短轴（SAX）] 和扫查角度来命名。该文件被称为详细解读如何获得及确认每个切面内容的最佳指南。

三、作用及适应证

在术前检查中，TTE 给大部分患者提供足够信息，故 TEE 缺乏必要性。然而 TEE 可提供高分辨率图像且

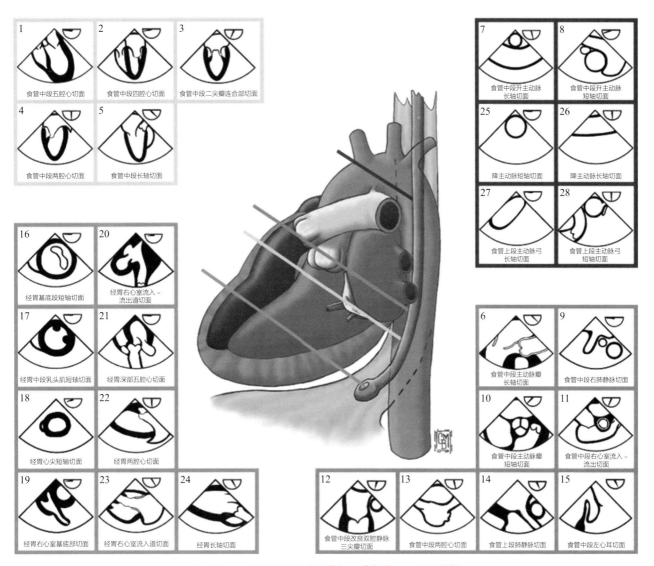

▲ 图 31-1　美国超声心动图学会 28 个标准 TEE 切面图解

可将心脏结构在三个位置进行分类和成像：①食管上段（UE）；②食管中段（ME）；③经胃底（TG）。6 个 UE/ME 切面用于观察主动脉疾病，如动脉瘤、夹层或粥样斑块。13 个 ME 切面可分类评估：①左心室（LV）和二尖瓣（MV）；②主动脉瓣、肺动脉瓣和三尖瓣；③房间隔、左心耳和肺静脉。将探头深入胃部可得到 9 个 TG 切面。通过在基底部、中部和心尖部获得的经典左心室横断切面可用于评估左心室功能。由于 TG 切面在使用频谱多普勒技术评估主动脉瓣跨瓣压力梯度和左心室流出道压力梯度时无成角，故较为重要。右心评估可从不同的 ME 和 TG 切面查看（经许可转载，引自 Willa Bradshaw and Gian-Marco Busato）

当低质量的 TTE 图像无法解决临床问题时，尤其是在评估自身瓣膜疾病、人工瓣功能、心室功能和先天性心脏病方面，TEE 是有指征的[6]。TEE 在诊断主动脉夹层、心内膜炎并发症和心源性栓塞方面优于 TTE。TEE 在指导经皮及其他心脏操作时是一项必要的辅助工具。TEE 在诊断术后即刻血流动力学不稳方面存在价值。由于需要特定的仪器和操作者的经验，启动和持续进行 TEE 监测是一项昂贵的围手术期程序。

目前 SCA 和 ASA 围手术期 TEE 操作指南同意对所有心脏或胸部主动脉手术患者实施 TEE[7]。这些推荐基于临床决策和心脏超声评估患者预后有效性的科学性证据（表 31-1）。

术中 TEE 使用指征有明确定义。在体外循环前通过对所有心脏结构进行全面检查，使得超声心动图医师确认已知病变及任何可改变手术方式的新发现。CPB 后更聚焦的检查被用于评估手术效果、心室功能及需要进一步手术干预的并发症（表 31-2）。超声心动图医师目标为帮助手术医师和麻醉医师的决策提供及时的信息。TEE 与肺动脉导管相似，尽管没有任何大型研究证实广泛使用 TEE 或相关技术可改变患者预后，它仍是一项评估心肌缺血、左右心室功能及容量状态的高级监测工具。

四、禁忌证与并发症

TEE 的绝对禁忌证包括口咽、食管或胃的显著病

表 31-1 围手术期 TEE 作用

术前 [5]	术中 [6]	术后 [6]

• 评估
  – 自身瓣膜病变
  – 人工瓣膜功能
  – 心室功能
  – 先天性心脏病
• 诊断
  – 主动脉夹层
  – 心内膜炎并发症
  – 脑卒中病因
	强力证据支持 TEE 的使用
	• 瓣膜修复术
	• 先天性心脏病
	• 梗阻性心肌病
	• 心内膜炎
	• 主动脉夹层
	• 心室辅助装置
	• 血流动力学不稳定
	• 心脏移植
		• 血流动力学不稳定
		• 心脏压塞（局部）
		• 心内膜炎

表 31-2 术中 TEE 发现

手术类型	CPB 前	CPB 后
冠状动脉旁路移植术	• 心室功能（局部、整体） • 室壁瘤 • 血栓 • 二尖瓣反流	• 心室功能（局部、整体） • 残余二尖瓣反流 • 左心室重构
瓣膜修复术	• 瓣膜解剖 • 瓣叶、瓣环钙化 • 反流严重程度 • 心腔大小	• 修复后解剖 • 残余反流 • 新的瓣膜狭窄，压力梯度 • 心室功能 • 并发症
瓣膜置换术	• 瓣环大小 • 瓣环钙化 • 病变严重程度 • 心腔大小	• 人工瓣膜功能 • 压力梯度 • 瓣周漏 • 心室功能
先天性心脏病	• 心脏解剖 • 分流 • 心腔大小 • 右心室收缩压 • 继发病变	• 修复后解剖 • 残余分流 • 梗阻 • 瓣膜反流 • 心室功能
肥厚型梗阻性心肌病	• 左心室流出道湍流 • 室间隔厚度 • 前叶 SAM 征 • 二尖瓣反流 • 压力梯度（LVOT，心腔内）	• LVOT 层流 • 室间隔厚度 • 残余 SAM 征 • 残余二尖瓣反流 • 压力梯度 • 排除室间隔缺损、主动脉瓣反流
心内膜炎	• 多个瓣膜累及 • 赘生物 • 反流，狭窄 • 脓肿 • 假性动脉瘤 • 瘘	• 修复或置换 • 瓣膜功能 • 心室功能 • 排除分流

（续表）

手术类型	CPB 前	CPB 后
主动脉病变	• 粥样斑块（部位、活动度） • 动脉瘤（大小、部位、AI） • 夹层（撕裂内膜、真/假腔、AI、心包积液、血胸） • 心室功能	• 粥样斑块 • 保留瓣膜 • 瓣膜置换 • 假腔残余血流 • 心室功能
心室辅助装置	• 右心功能 • 左心血栓 • AI • 卵圆孔未闭/房间隔缺损	• 插管部位 • 插管血流 • 心室减压 • 残余 AI、PFO
心脏移植	• 右心室收缩压 • 下腔静脉、上腔静脉大小	• 心室功能 • 吻合口 • PFO
经皮微创手术	• 确认解剖 • 引导导丝 • 装置释放	• 装置功能 • 心室功能 • 并发症
血流动力学不稳定	• 心室功能 • 瓣膜功能 • 心包积液 • 肺动脉栓塞 • 容量状态	

变。当 TEE 的风险大于收益时，可使用心外膜扫查 [8]，即将无菌套包裹的标准经胸超声探头直接置于心脏上进行成像。从 7200 例术中 TEE 操作得出：合理使用 TEE 是安全的，没有严重并发症 [9]。最常见的并发症是咽喉痛，最严重的并发症是食管穿孔。超声心动图需要操作者专注于获取和解读图像。在 CPB 后即刻进行 TEE 检查而忽略了麻醉管理对患者是有害的。对图像的错误解读会导致患者遭受过度治疗或治疗不足的风险。

术中 TEE 操作的技术性限制包括灯光不足、电刀干扰及搬动心脏。另外麻醉可改变心脏负荷，继而影响瓣膜疾病严重程度的评估。

五、围手术期 TEE 应用

（一）心功能监测

TEE 主要用于冠状动脉旁路移植术评估左右心室功能。由于右心室的功能如同左心室的低压容器，两者在结构和功能方面迥异。为了便于交流，ASE 和 SCA 推荐采用 16 节段的模型来描述左心室 [10]，即将基底段和中段各分 6 个节段，而心尖分为 4 个节段。通过多个左心室切面来检查所有 16 个节段并评估总体大小、整体功能和室壁节段性活动异常（regional wall motion abnormality，RWMA）。

在目前临床实践中，分析左心室节段性功能基于对收缩期每个节段的心内膜活动和（或）心肌增厚的观察。对室壁活动的定性评估量表具体如下：①节段的增厚和内向运动正常；②节段的增厚和内向运动减弱；③室壁节段无增厚或无运动；④室壁节段收缩期变薄或反向运动。基于STE的整体纵向应变测量可对RWMA进行半定量评估[10]。

肉眼观察室壁活动可迅速但非精确地评估心室整体功能。由2D和多普勒图像衍生出反映左右心室收缩功能的若干定量参数（表31-3和图31-2）。

TTE相关的正常值被认为同样可用于TEE[10]。但大部分参数是动态的，并且持续受麻醉、负荷、心率和心律影响。面积变化分数（fractional area change，FAC）和缩短分数（fractional shortening，FS）被用于评估收缩功能。在无法测量RWMA情况下，这些简单快捷的技术可提供心室整体功能的半定量信息。由于对左心室排血量和射血分数（ejection fraction，EF）的可靠计算

是基于对不同时相心脏容量的测量，尽管此种方法较为费时，但基于3D数据集或STE技术得到的舒张末期、收缩末期心室容积可更精确地计算EF。

（二）瓣膜修复及瓣膜置换

TEE可精确定义瓣膜解剖（瓣叶数量、增厚、钙化），确定瓣叶功能障碍的机制（瓣叶活动度）和量化瓣膜病变的严重程度。建立正确的诊断需要操作者有丰富的经验和对解剖和病理的全面理解。从2D和3D图像获得的详细解剖学数据可指导外科医师选择瓣膜修复或瓣膜置换。瓣膜修复的优点包括减少围手术期患病率和死亡率，无须抗凝治疗，更长的使用期限，以及避免二次手术。使用多种参数且最好在术前合适的负荷情况下评估瓣膜病变的严重程度[11, 12]。TEE也可检查心室对容量或压力超负荷的反应，是否存在心内血栓和确定插管位置。

1. 二尖瓣

二尖瓣瓣器是一个复杂的解剖结构，为了发挥功能需要以下所有部分相互作用，包括瓣叶、瓣环、腱

表31-3　心室收缩功能指标

收缩指标	方　法	左心室		右心室	
		正　常	异　常	正　常	异　常
缩短分数（M型）	$FS = 100 \times \dfrac{(LVIDd-LVIDs)}{LVIDd}$	＞26%～45%（33±7）	＜25%	未报道	未报道
面积变化分数（2D）	$FAC = 100 \times \dfrac{(EDA-ESA)}{EDA}$	＞40%～60%（57±20）	＜40%	＞42%～56%（49±7）	＜35%
射血分数	$EF = 100 \times \dfrac{(EDV-ESV)}{EDV}$	＞55%（62±7）	＜55%	＞51.5%～64.5%（58±6.5）	＜45%
瓣环收缩期位移（MAPSE/TAPSE）	M型超声评估三尖瓣、二尖瓣外侧瓣环运动	（12±2）mm	＜8mm	21～27mm（24±3.5）	＜17mm
S′（TDI）	三尖瓣、二尖瓣外侧瓣环收缩期峰值速度	＞8cm/s	＜5cm/s	＞9.8～16.4（14.1±2.3）	＜9.5cm/s
心肌做功指数（通过脉冲*或组织多普勒**）	$MPI = \dfrac{(ICT \pm IRT)}{ET}$	0.39±0.05	＞0.50	0.26±0.08*0.38±0.08**	＞0.43*＞0.54**
dP/dt	MR=32mmHg/time　　TR=12mmHg/time	＞1200mmHg/s	＜800mmHg/s	＞400mmHg/s	＜400mmHg/s
整体纵向收缩期峰值应变（GLPSS）	斑点追踪超声心动图	＞-20（数值更低）	＜-20（数值更高）	＞-29±4.5（数值更低）	＜-20（数值更高）

LVID. 左心室 d（舒张期）或 s（收缩期）内径；EDA. 舒张末期面积；ESA. 收缩末期面积；EDV. 舒张末期容积；ESV. 收缩末期容积；ICT. 等容收缩期；IRT. 等容舒张期；ET. 射血期；MR. 二尖瓣反流；TDI. 组织多普勒成像；TR. 三尖瓣反流
*. 为根据测量方法为脉冲多普勒还是组织多普勒，其相应界值不同

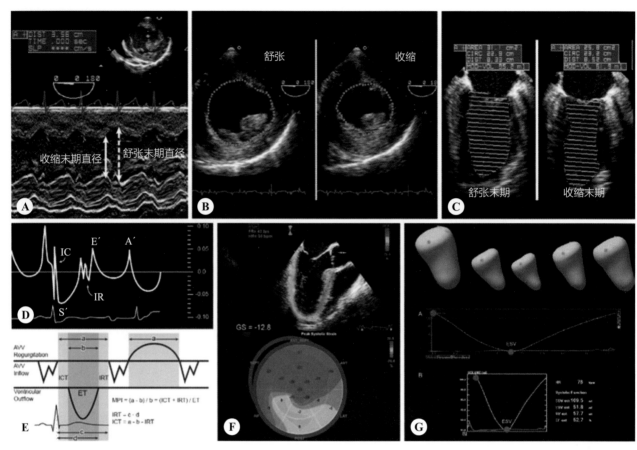

▲ 图 31-2　左心室功能评估（彩图见书末）

左心室功能可通过不同技术进行评估。A. 从经胃底中段心室短轴切面线性测量舒张末期和收缩末期左心室直径，得到缩短分数来评估收缩功能；B. 从经胃底中段心室短轴切面测量舒张末期和收缩末期左心室面积，得到面积变化分数；C. Simpson 法是从食管中段两腔心或四腔心切面描记收缩末期和舒张末期心内膜，机器整合软件将左心室分成数个切片来计算容积；D. 从食管中段四腔心切面可获得二尖瓣瓣环外侧的组织多普勒成像（TDI），S′ 波与收缩功能相关；E. 心肌做功指数是在主动脉流出道和二尖瓣流入道使用频谱多普勒技术得到的；F. 从食管中段两腔心切面使用斑点追踪技术可获得以牛眼图格式显示的应变和应变率，以及收缩期峰值应变。G. 可分析基于 3D 数据集的心内膜管型来评估左心室容积和射血分数

索、乳头肌和 LV 室壁。异常可发生于每个部分，故精确评估可指导外科医师进行 MV 修复或置换的选择。使用 3D TEE 可对瓣叶动态功能进行实时评估（图 31-3）。3D 数据集处理可生成提供多个参数的静态或动态二尖瓣 3D 模型[13]。

瓣叶的结构性（原发）病变和二尖瓣瓣下结构的功能性（继发）病变可引起不同程度的瓣叶狭窄、反流或复合病变。二尖瓣狭窄可发生于风湿性或钙化性疾病，通常需要二尖瓣置换。基于二尖瓣瓣叶活动有几种可能的潜在病因，Carpentier 将二尖瓣反流机制进行以下分类[12]。

- 1 型，瓣叶活动正常：扩张性心肌病，瓣叶穿孔。
- 2 型，瓣叶活动过度（脱垂、连枷）：纤维弹性疾病，Barlow 病。
- 3 型，瓣叶活动受限：（收缩和舒张）风湿性，（收缩）缺血性。

纤维弹性缺陷或黏液变性（Barlow 病）引起的二尖瓣退行性疾病是一系列有瓣叶活动过度表现的紊乱，后者包括喀喇音、脱垂至连枷样运动。CPB 前 TEE 检查可确定涉及瓣膜（单瓣、双瓣）、瓣环大小和二尖瓣反流束方向及严重程度。CPB 后 TEE 检查可评估残余二尖瓣反流，前叶收缩期前向运动和左心室功能。

功能性二尖瓣反流发生于正常二尖瓣瓣叶，并经常由于左心房或左心室扩张或继发于局部室壁活动异常的左心室几何结构改变引起的瓣叶关闭不全。固定的瓣叶和腱索长度限制了瓣叶活动，引起朝向固定侧的偏心性二尖瓣反流；如果两个瓣叶都受累，则引起中心性二尖瓣反流。功能性二尖瓣反流手术获益有限，故只有出现严重二尖瓣反流和（或）出现症状且药物治疗效果不佳[14]。

2. 主动脉瓣

主动脉根部是指支撑主动脉瓣的结构，包括主动脉

瓣环、瓣尖、Valsalva 窦、窦管交界和升主动脉近端。左心室流出道位于主动脉瓣下，并且支撑主动脉瓣环。与二尖瓣类似，正常瓣膜功能的维持需要以上所有结构的协同作用。

在北美，主动脉狭窄是最常见的单瓣手术疾病。其常见病因为进行性主动脉瓣钙化、二叶瓣畸形或更少见的风湿性瓣膜疾病（图 31-3）。术前使用 TTE 对主动脉瓣狭窄程度进行评估[11]。根据患者合并症、累及瓣叶结构、外周血管通路和冠状动脉疾病程度来选择外科主动脉瓣置换术或经导管主动脉瓣置换术。

与二尖瓣类似，主动脉瓣关闭不全的机制可根据瓣尖活动度进行分类并指导手术[15]。

- 活动正常：穿孔，主动脉根部（动脉瘤，夹层）。
- 活动过度：脱垂，连枷。
- 活动受限：钙化，风湿病。

AI 的严重程度难以量化，尤其当射流为偏心性时[12]。CPB 前 TEE 检查可评估主动脉瓣瓣尖数量和活动度。AI 射流的方向和严重程度，并测量主动脉根部大小。这些信息可帮助确定是保留还是置换主动脉瓣。进行保留主动脉瓣术后使用 TEE 检查评估主动脉瓣根部形态，残余反流和左心室功能。

3. 三尖瓣

三尖瓣是最大的心脏瓣膜，其结构与二尖瓣类似，同样包括瓣叶、瓣环、腱索、乳头肌和右心室壁。瓣环扩张引起的功能性（继发）三尖瓣反流比结构性（原发）三尖瓣病变更常见。左心系统瓣膜病变伴有严重的 TR 和（或）瓣环扩张是三尖瓣修复的手术指征[14]。在没有右心室流出道梗阻或肺动脉狭窄的前提下，三尖瓣反流峰压加上右心房压可作为评估肺动脉收缩压的一种简易无创方法（图 31-3）。

4. 瓣膜置换

瓣膜置换术期间，CPB 前测量瓣环大小，观察是否存在钙化和其位置，以及是否累及多个瓣膜可指导手术管理。CPB 后评估人工瓣膜功能、跨瓣压差，以及是否存在瓣周漏。TEE 彩色多普勒技术在鉴别瓣周漏和正常机械瓣的生理性冲刷血流方面具有高敏感性[16]。小的瓣周漏往往可在使用鱼精蛋白后改善，而大的瓣周漏需要再次手术。由于负荷条件的变化，高跨瓣压差往往发生于 CPB 后即刻。应排除瓣膜置换相关的其他并发症，包括其他瓣膜功能恶化、心室功能障碍（整体或局部）和左心室流出道梗阻。因 AS 行主动脉瓣置换术后如有室间隔肥厚和低血容量，可发生明显的左心室流出道梗阻。保留二尖瓣瓣下和支撑结构可导致二尖瓣置换术后的左心室流出道梗阻。

（三）先天性心脏病

TEE 探头大小限制了术中 TEE 在儿科先天性心脏病手术中的早期应用。更小的 TEE 探头和经心外膜扫查技术的出现提高了儿科手术期间超声心动图的作用。超声心动图可确认先天性心脏病病变、继发病变和纠治

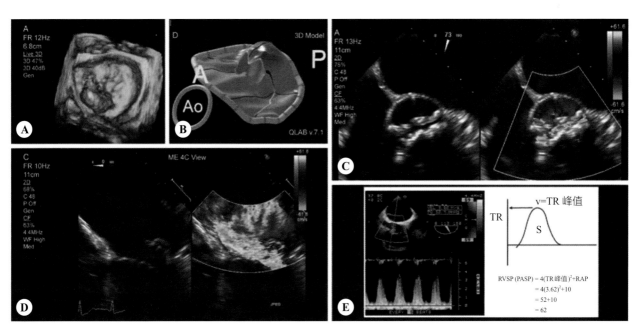

▲ 图 31-3　瓣膜病变（彩图见书末）

A 至 C. 使用 3D TEE 正面视图（A）、静态二尖瓣模型（B）和带彩色多普勒的 2D 成像来显示二尖瓣弹性纤维疾病引起的 P₂ 段脱垂（C）；D. 带彩色多普勒的食管中段主动脉瓣短轴 2D 切面显示伴有瓣叶增厚且最小收缩期血流的二叶式主动脉瓣；E. 三尖瓣反流频谱多普勒描记得到的峰值流速和估计的右心房压（RAP）可用于评估右心室收缩压（RVSP）或肺动脉收缩压（PASP）

221

性或姑息性手术效果。这些对于患者成像具有挑战性，因此结合超声心动图和先天性心脏病的专业知识对于准确评估至关重要。

简单先天性心脏病，如房间隔缺损、室间隔缺损、动脉导管未闭和主动脉缩窄，可通过 2D 和彩色多普勒模式进行成像。复杂先天性心脏病（大动脉转位、法洛四联症和单心室）的评估可分为无法纠治、姑息性纠治或完全纠治，并且成像是基于顺序节段性分析法来观察心房、心室和大血管的布局。术中 TEE 可评估病变类型、分流方向、心腔大小、右心室压力、心室功能和继发病变。CPB 后 TEE 检查可评价间隔缺损修补的效果，并确认是否存在残余分流，梗阻和瓣膜关闭不全。

（四）肥厚型梗阻性心肌病

肥厚型梗阻性心肌病（hypertrophic obstructive cardiomyopathy，HOCM）是一种见罕但致命的遗传性心脏病。室间隔心肌切除术适用于严重的药物难治性症状或在静息 / 激发状态下左心室流出道平均压力梯度 > 50mmHg。

超声心动图结果显示左心室流出道的动态性梗阻。增厚的室间隔心肌在收缩期收缩，将二尖瓣前叶吸引至左心室流出道，被称为收缩期前向运动（systolic anterior motion，SAM），导致左心室流出道湍流和向后的二尖瓣偏心性反流。

CPB 前 TEE 检查可测量室间隔最大厚度和深入左心室程度，前叶 – 室间隔碰触点及与右冠瓣距离，是否存在二尖瓣反流和通过 "匕首" 样连续多普勒频谱描记得到的 LVOT 峰值压差。CPB 后 TEE 检查可观察到心肌切除后 SAM 征消失，LVOT 血流呈现层流，二尖瓣反流减少，激发后（室性期前收缩后心室收缩）的 LVOT 峰压 < 20mmHg 且无医源性的室间隔缺损。

（五）心内膜炎

根据 Duke 标准，超声心动图是诊断心内膜炎的一种成像技术。主要诊断包括赘生物、脓肿、新发的人工瓣膜部分分离及新发瓣膜反流，而次要诊断包括新发瓣膜结节性增厚、瓣膜穿孔和固定团块。

已证实 TEE 对于检测自身瓣膜和人工瓣膜赘生物和瓣周并发症，如脓肿、假性动脉瘤或瘘，都较为敏感和特异。超声心动图可鉴别赘生物，后者表现为不规则高密度且独立活动团块，并可记录其部位、数量和大小。由于可累及多个瓣膜，故所有瓣膜均需检查。由于缝合的瓣环是主要感染部位，瓣周脓肿在人工瓣膜心内膜炎中较为常见。当 > 40% 环周分离时，人工瓣发生摆动。术中 TEE 可确认瓣膜反流病因，包括瓣叶对合不良、瓣叶穿孔、腱索撕裂、连枷状瓣叶或瓣周漏，并

评估瓣膜修补或置换指征。

（六）主动脉粥样硬化

脑卒中是心脏手术最严重并发症之一。而脑卒中病因是多因素的，一项主要因素是在主动脉插管处存在斑块。TEE 在检查近端升主动脉、主动脉弓和降主动脉方面是有用的，尽管气管在升主动脉远端，即主动脉插管常规位置，可造成观察盲点。此区域可使用无菌套包裹的超声探头置于升主动脉表面，用于主动脉的短长轴成像[17]。

主动脉扫查可精确定位和描述主动脉斑块的性质。在确认主动脉斑块方面，主动脉超声优于 TEE 和外科触诊。确认存在主动脉粥样斑块使外科医生考虑主动脉插管的备选策略。升主动脉粥样斑块的识别和外科技术的改变是否能减少脑卒中发生尚未被证实。

（七）主动脉瘤和夹层

主动脉瘤是一种主动脉的持续性局部扩张，其直径至少为给定节段正常值的 1.5 倍。主动脉大小的测定可由超声心动图、计算机断层扫描或磁共振成像完成[18]。当主动脉直径 > 50mm，需要进行紧急手术以避免扩张段的破裂。

急性主动脉综合征继发于不同病理，如主动脉夹层、壁间血肿和穿透性溃疡，需要进行紧急手术以防止致命后果。主动脉夹层涉及内膜撕裂，导致血液进入内膜层与中膜 / 外膜层间，形成假腔。当血流分开这些结构时，内膜层受压形成了更小的真腔。

TEE 已发展为诊断主动脉夹层的有力工具之一，具有较高的敏感度（97%）和特异性（100%）。其被广泛应用于临床，并且具有床旁操作期间不干扰重症监护或治疗的优势。TEE 评估夹层包括确认内膜的原发破口位置、夹层累及范围、真假腔灌注比例、左心室功能和有无并发症。使用 TEE 可观察到的并发症包括心包积液，以及是否存在继发冠状动脉夹层的 AI 和 RWMA 及其严重程度。若主动脉瓣结构正常，对于 CPB 后记录有残留 AI，则可以进行保留自身瓣膜的修复术。

（八）植入装置

TEE 在引导经皮手术 [如放置各种封堵器（ASD、VSD、左心耳）]、经导管瓣膜置换或修复方面价值很高。实时 3D TEE 可提供更好的空间定位来引导用于安全释放装置的导丝和导管。TEE 评估着重于装置的完整功能及释放相关的并发症。

TEE 在放置心室辅助装置手术期间也很重要。CPB 前可用于确认房水平分流（PFO、ASD）、AI 和心室血栓，而 CPB 后可用于检查置管位置、排气、心室减压和右

心功能情况。

（九）血流动力学不稳定

对于在 ICU，恢复室和非心脏手术期间血流动力学不稳定的患者，TEE 可提供一些基本信息。小样本量研究显示该技术总体是获益的。超声心动图可鉴别严重心功能不全和由其他危及生命因素所引起的低血压，如瓣膜疾病、心包积液 / 心脏压塞和肺栓塞。在心脏术后循环不稳定患者行紧急 TEE 检查，结果无法预测，但可指导临床管理。

TEE 定性检查可估计心室充盈和功能，并指导液体、正性肌力药物和血管收缩药物的管理。严重低血容量表现为伴有射血分数增加的心室舒张末面积显著降低。动脉扩张、严重 AI 或 MR 与 VSD 可表现为类似的左心室充盈和射血模式，但可使用彩色多普勒鉴别。

第 32 章　超声心动图在结构性心脏病手术中的应用
Echocardiography for Structural Heart Disease Procedures

Stanton K. Shernan　著

曾　蓉　译

要点

- 在接受经导管主动脉瓣置换术的患者中，依据常用的连续性方程使用三维超声心动图，可以更准确地评估计算出自体和人工主动脉瓣面积。测量两个冠状动脉开口的高度，确定 TAVR 在释放区域的定位，评估瓣膜钙化的程度和分布，以及诊断相关术后并发症（包括残余主动脉瓣反流），这些都是围手术期超声心动图全面检查的重要目标。

- 在行 MitraClip 手术的患者中，二尖瓣的最佳形态学适应证包括起源于中段（$A_2 \sim P_2$ 区）的二尖瓣反流，无明显钙化和瓣中裂，MV 开放面积 $> 4 cm^2$，后叶长度 $> 10mm$，连枷宽度 $< 15mm$，连枷间隙 $< 10mm$，瓣叶间隙 $< 2mm$，二尖瓣关闭时瓣尖接合长度 $> 2mm$，瓣尖接合处相对于瓣环深度 $< 11mm$。

- 置入 MitraClip 后，应进行超声心动图检查，以确定残余二尖瓣反流的程度 $\leqslant + \sim ++$；不存在明显的二尖瓣狭窄（通常定义为二尖瓣平均跨瓣压差 $> 5mmHg$），并且两个孔口的解剖和功能面积 $\geqslant 1.5cm^2$，在理想情况下应 $> 2cm^2$。

- 对于接受经皮瓣周漏封堵的患者，轻度、中度和重度 PVL 的截断值分别是缝合环周长的 $< 10\%$、$10\% \sim 20\%$ 和 $> 20\%$。然而，当反流没有占据较大的圆周范围，但具有较大的径向宽度时，这种技术可能会导致对 PVL 的低估。此外，将多个同时存在的非连续反流束的圆周范围相加，可以获得单一 PVL 的严重程度可能是直观的，可是这种方法还没有得到正式的验证。

- 对于接受左心耳封堵术的患者，围手术期经食管超声心动图在 0°、45°、90° 和 135° 多角度多切面观察左心耳的结构与形态，以确保设备尺寸和开口闭塞的准确性。对于 Watchman LAA 封堵器，其锚定区直径是从左心耳口下缘的冠状动脉回旋支水平与左上肺静脉缘嵴下 $1 \sim 2cm$ 处的距离。LAA 深度的测量与以上测量正交。

从 1953 年 Edler 和 Hert 的最初描述到目前的三维矩阵显示，超声心动图技术的发展轨迹非同寻常[1]。随着技术的复杂化，超声心动图临床应用的多样性也在不断扩大。超声心动图曾主要用于非卧床人群的诊断，现已成为心血管疾病手术患者术中心脏功能的基本监测手段。此外，TEE 和经胸超声心动图目前被用于术前对患者进行风险分级和分诊，以获得最佳的围手术期护理，以及术后对在危重监护环境中血流动力学不稳定的患者进行评估。虽然透视仍然是介入心脏病学手术的传统成像技术，但显著的辐射暴露和需要静脉注射对比剂

以显示软组织结构仍然是其限制性的特征。因此，即使超声心动图不能作为用于指导结构性心脏病介入心脏病学手术的标准成像模式，也至少是一种补充方式，从而提升了作为联合手术医生和结构性心脏病团队中的超声麻醉医生的重要性。超声心动图可能在具有临床用途的结构性心脏病手术中的应用数量呈指数增长。本章将重点介绍超声心动图在接受经导管主动脉瓣置换术、MitraClip、瓣周漏和 Watchman 作为左心耳封堵器的患者中的主要原理和实际应用。

一、TAVR

2002 年，Cribier 等首次报道了将牛心脏生物假体植入不锈钢球囊扩张的支架内，并成功经皮植入一名出现心源性休克的严重主动脉瓣狭窄患者[1-3]。自这一历史性事件以来，经导管主动脉瓣置换术彻底改变了严重 AS 的治疗方法。2012—2014 年，美国在 350 多个中心进行了超过 26 000 次 TAVR，全球范围内的 TAVR 远远超过 200 000 次[4]。虽然这种介入方法最初是作为传统手术 AVR（surgical AVR，SAVR）的替代方案引入的，用于治疗无法手术的患者，但随着适应证的扩大，TAVR 的数量预计在美国和欧洲会增加[5-7]。美国心脏协会 / 美国心脏病学会推荐 TAVR 作为不能手术患者的Ⅰ类适应证，以及作为适合手术但 SAVR 后死亡和并发症风险较高的患者的Ⅱa 类适应证[8]。来自 PARTNER-2A 随机临床试验的最新数据显示，TAVR 的脑卒中和死亡率较低，这使得 FDA 甚至批准将其用于中风险患者[5]。因此，TAVR 技术的发展和对其操作方法的熟悉程度，已使该项技术变得安全和经济有效，并且在一些研究中，与 SAVR 相比，对于高风险、中风险甚至低风险的 AS 患者来说，即使不是更好的选择，也是同等的选择[9]。这一点可能尤其重要，因为 TAVR 术后并发症正在减少，结果正在改善，而进行药物治疗的患者 1 年死亡率为 51%，平均生存期仅为 1.8 年[5]。

虽然全球接受 TAVR 的患者数量在过去几年中显著增加，但随着瓣膜和经导管输送系统技术的一些变化，以及患者群体的日益熟悉，介入技术和围手术期管理都发生了重大变化。最初被确定为一种经股动脉入路技术，高风险患者可能需要一些新方法，如通过经锁骨下、经心尖甚至经腔静脉技术等。此外，虽然在 TAVR 的早期应用阶段主要使用全身麻醉和有创监测，但在欧洲，使用短效静脉给药的监测技术已经成为该操作过程的常规，并在美国逐渐变得流行起来。同样，虽然术中透视仍然是 TAVR 的标准成像方法，但 TEE 作为心脏疾病和并发症的诊断工具，以及心脏性能监测和自体瓣膜成像的设备，正迅速被术前 CT 扫描筛查和经胸超声心动图所取代。尽管如此，一些 CT 成像不足的患者，以及不能耐受大量对比剂的慢性肾功能不全的患者，甚至许多高危患者，仍可能受益于术中 TEE。此外，全身麻醉和 TEE 在美国的大多数场所仍常规使用[10]。因此，对于负责 TAVR 患者的麻醉医生来说，对 TEE 在此过程中的作用有一个基本的了解仍然是很重要的。

对于行 TAVR 手术的患者，术中使用 TEE 主要侧重于评估主动脉瓣病理状态和毗邻结构，以确认术前 CT 和超声心动图检查结果，或者在这些信息不完整或不可用的情况下作为初始的综合成像方式。其中判断 AS 的严重程度和并发的主动脉瓣关闭不全是很重要的。还应确定 AV 的解剖结构，包括瓣叶的数量，以及是否有钙化和钙化位置，这些因素已被证明与 TAVR 置入决策和术后瓣周漏相关。AV 瓣环径、窦部和窦管交界处直径的测量会影响 TAVR 瓣膜型号的选择。此外，识别胸主动脉、弓部和升主动脉的显著动脉粥样硬化也很重要，因为这可能会使基于经股动脉导管的入路技术复杂化，因此需要考虑采用不同的方法进行 TAVR。虽然所有这些信息现在几乎都是由术前 CT 扫描确定的，但如果这些数据不可用，TEE 的作用就至关重要。

随着 TAVR 手术的迅速扩展及 TEE 在这些介入治疗中的应用，人们对主动脉根部的几何形状有了更深入的理解。3D 超声心动图已经证明，外科手术中主动脉瓣环的形状通常是椭圆形的（图 32-1），而非一个对称的圆形，据此能够更准确地确定自体瓣环和人工瓣膜的大小[11]。

同样，3D 超声心动图显示左心室流出道通常是较大的椭圆形，而不是较小的圆形。因此，与 2D 超声心动图相比，当选择常用的连续性方程计算时，3D 超声心动图可以更准确地估算出的自体和人工 AV 的瓣口面积[12]。同样重要的是，要确定两个冠状动脉开口的高度，理想情况下，相对于瓣叶在瓣环的基底附着点的距离至少 11mm，以避免在人工瓣膜放置后被自体瓣叶阻塞。即使术前 CT 扫描已经排除相关并发症，为了避免这种情况的发生，也可能需要在手术过程中使用 TEE 来协助 TAVR 的放置和判断冠状动脉口是否会阻塞。在极少数情况下，可能需要预防性置入支架以保护冠状动脉口免受阻塞。此外，最初的术中 TEE 检查应包括对常见问题的综合评估与筛查，包括是否合并病理性的二尖瓣或三尖瓣反流，以及心室有无任何整体或局部的损伤。最后，如果考虑选择使用另一种经心尖入路，全面的 TEE 检查还应包括对心尖的可见性和病理性的筛查。

术中 TEE 检查应根据手术步骤依次进行。全程评估导丝、导管和人工瓣膜的放置过程，对于排除胸主动脉和主动脉根部结构的损伤非常重要。此外，TAVR 的经心尖入路可能会导致二尖瓣瓣下装置的损伤。TEE 的使用还可以作为透视引导的一种有用的补充工具，以便在最后释放之前确定人工瓣膜的定位和定向（图 32-2）。

熟悉不同人工装置和释放技术的正常超声心动图的表现非常重要。美国批准使用的两种最常用的是 Sapien3（Edwards Lifescience，Irvine，CA）和 CoreValve Evolut-R（Medtronic，Minneapolis，MN）。这两种瓣膜装置使用后的远期转归都较好，但它们的设计差异具有临床意义[13]。Sapien 瓣膜是一种球囊扩张

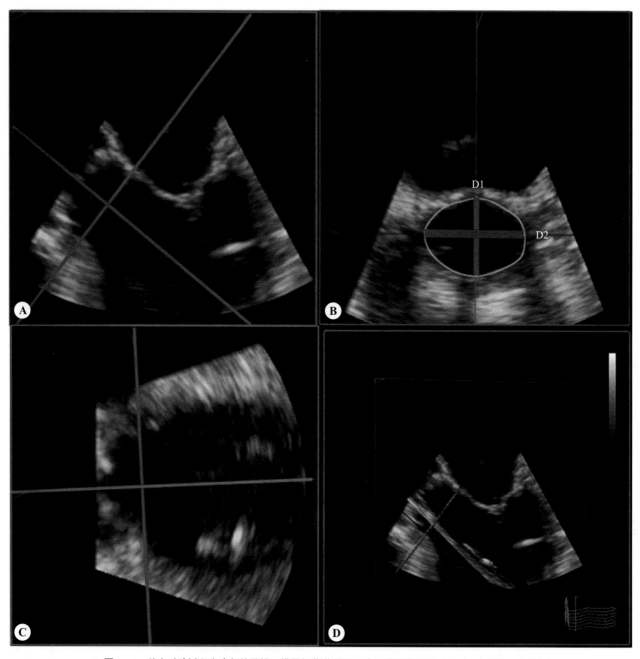

▲ 图 32-1　从主动脉瓣和心底部的原始三维数据集获得的三个二维图像平面（A 至 C）（彩图见书末）

A. 长轴视图的矢状多平面横断面；B. 冠状面的多平面显示主动脉瓣环成椭圆形；C. 长轴多平面横断面正交于 A 所示的图像平面；D. 在 A 至 C 中显示的三个多平面横断面的三维成像

装置，需要在放置时快速心室起搏，以最大限度地减少动脉压和跨主动脉血流，从而有助于减少顺行或逆行迁移，甚至栓塞。CoreValve 是自膨胀型，不需要起搏，因为它会逐渐释放并置入到位。然而，它的外形越长，围手术期需要临时起搏的风险就越大。虽然快速起搏的目的是在瓣膜成形术中降低血压以最大限度地减少心脏压力，但一些心功能不全的患者在恢复阶段可能仍处于低血压状态。此外，在瓣膜成形或放置期间，栓子可能会释放到冠状动脉内或全身，从而导致显著的血流动力

学和（或）神经系统不稳定。因此，复苏药物、起搏甚至体外循环的准备是必要的。瓣膜放置后仍然需要血管活性药物支持的心功能下降的病因，应使用 TEE 或 TTE 进行评估，并与其他结构性心脏团队成员沟通，以讨论出最有效的治疗方案。

在 TAVR 放置之后，全面评估是否存在持续性的并发症至关重要，包括记录人工瓣膜的反常运动、实际顺行或逆行栓塞、心包积液的存在、局部和整体心室功能的变化。TAVR 后持续性反流并不少见。至少在最

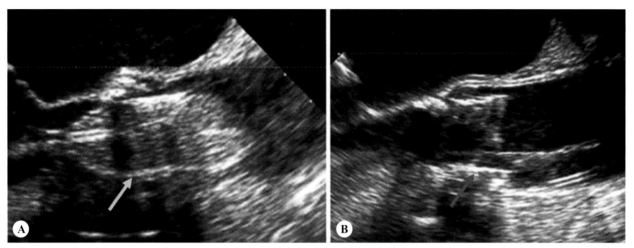

▲ 图 32-2　TAVR 术中经食管超声心动图食管中段主动脉瓣长轴切面
A.TAVR 放置期间的瓣内球囊膨胀（箭）；B. 放置在自体主动脉瓣装置内的 TAVR（箭）

初经常观察到中央型反流，而这一表现通常是良性的（图 32-3）。

然而，还可能会发生人工瓣叶损伤，需要额外的球囊扩张甚至需要放置第二个人工瓣膜。瓣周漏也受到了极大的关注，因为较大的瓣周漏与术后发病率增加相关[14]（图 32-4）。因此，诊断应包括位置和严重程度的分级。治疗还可以包括尝试通过额外的球囊扩张，或在 TEE 引导下放置封堵器来解决术后较大的瓣周漏问题[15]。

二、MitraClip

退行性二尖瓣疾病（degenerative mitral valve disease，DMVD）是美国最常见的器质性二尖瓣病变，估计全球超过 1.5 亿人群中发病率为 2%~4%[16]。大多数患者虽然没有症状，但是其中 5%~10% 会进展为严重的二尖瓣关闭不全，1 年死亡率为 6%~7%[16]。在过去的几十年里，瓣环成形术和瓣膜置换术一直是 DMVD 侵入性治疗的主要外科治疗方法，而一些不同类型的经导管微创治疗 MV 相关疾病的方法是目前研究的热点[17]。然而，目前美国唯一批准用于该适应证的经导管设备是 Mitraclip（Abbott），它能够通过经房间隔入路实现缘对缘的瓣叶修复（图 32-4）。进行该方式治疗的 DMVD 患者术后，似乎有利于改善 MR 严重程度、左心室的几何形态、NYHA 分级和再入院的比例[18]。而 Mitraclip 在功能性 MR（functional MR，FMR）患者中的使用较少。

围手术期超声心动图对 MitraClip 的作用可分为三类：①患者选择；②介入指导；③ MitraClip 释放后评估。超声心动图对患者选择的初始评估包括识别和明确 MR 病因、机制、严重程度分级和整体评估 MitraClip 放

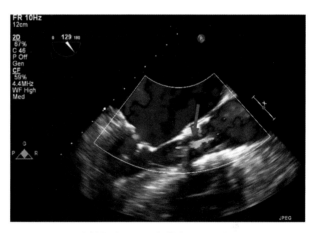

▲ 图 32-3　经食管超声心动图食管中段主动脉瓣长轴切面显示 TAVR 置入后的轻度中央型反流（箭）

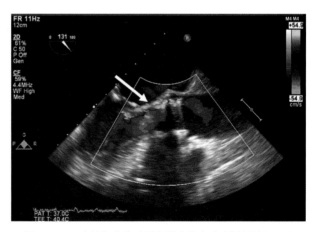

▲ 图 32-4　经食管超声心动图食管中段主动脉瓣长轴切面显示 TAVR 置入后轻、中度瓣周漏（白箭）（彩图见书末）

置的适应证。MitraClip 已在全世界范围内用于 DMVD 患者，最近也用于 FMR 的患者[19]。依据目前的指南建议，可以利用超声心动图对行 MitraClip 患者的 MR 严

重程度进行分级[20]。对 MitraClip 干预最敏感的 MV 的形态学特征有一系列的特点呈现[21, 22]。虽然这些理想特征不可能在每种情况下都会遇到，但患者最佳形态的 MR 通常是起源于中间部分（$A_2 \sim P_2$ 区），并且此处没有一级腱索，从而最大限度地减少 MitraClip 放置时潜在的干扰。同时前后瓣叶 A_2、P_2 处尽可能无钙化。因此，风湿性心脏病、心内膜炎和瓣裂穿孔的患者通常不是 Mitraclip 的最佳适应证人群。理想情况下，MV 面积＞ $4cm^2$，后叶长度＞ 10mm 以通过最小的小叶应力闭合，连枷宽度＜ 15mm，连枷间隙＜ 10mm，瓣叶间隙＜ 2mm，二尖瓣关闭时瓣尖接合长度＞ 2mm，瓣尖接合处相对于瓣环深度＜ 11mm[21]。而合并重度肺动脉高压的 FMR 患者术后发病率可能会增加[23]。随着手术团队经验的增加，这些标准可能会放宽，如二尖瓣交界部的病变、拴系导致的 FMR、少量的钙化甚至瓣中裂，也可以尝试 MitraClip 技术。

尽管透视仍然是 MitraClip 手术的重要成像工具，但 2D 和 3D TEE 的介入引导仍然不可替代。然而，在 MitraClip 手术期间使用超声心动图可能极具挑战性，需要先进的 2D 和 3D 技术来获取图像，并全面了解 MV 解剖学、动态几何学和生理学。此外，对 MitralClip 技术和程序步骤的透彻了解，以及警惕性和出色的沟通技巧是麻醉医生和超声心动图医生必不可少的能力。首先确认患者是否可以行此类手术，然后筛查其他瓣膜病变（如三尖瓣反流、AS 等）、与术前成像数据的对比、局部和整体心功能的判断、是否有心包积液的存在，下一步是重建房间隔，并确定最佳的跨间隔穿刺部位（图 32-5）。

通常穿过的房间隔部位是在其上 - 后入口，不过这取决于 MV 的病变部分，如果病变区域偏内侧，则需要更偏向下方穿过房间隔，以获得足够的高度。根据第一个闭合夹释放位置需要偏内侧还是外侧，来微调穿入房间隔是偏上方还是后方[21, 24]。为了使 MitraClip 输送系统与 MV 接合线形成理想的平行方向，应避免经房间隔前方穿刺。此外，对于不同的患者选择 IAS 穿刺的定位也不同，DMVD 患者应定位在瓣环平面上方 4～5mm 处，但稍靠后方，而 FMR 患者仅需定位在 3～4mm，就可以解决瓣环平面下方对合点的心尖拴系[21]。应避免通过房间隔动脉瘤、未闭的卵圆孔或房间隔缺损穿刺。通常选用 TEE 食管中段双腔静脉切面显示上下平面，以及同步的正交切面显示前后平面，来确定 IAS 的最佳穿刺部位（图 32-6）。

在穿刺和扩张之后，引导导管穿过 IAS 并朝着左肺静脉方向前进。然后，在 TEE 和透视引导下置入 MitraClip 输送系统，闭合夹被引导进入左心房，在瓣叶活动度最大和 MR 最严重的位置上方停留，注意过程中不要刺穿左心房。然后，通常在 3D TEE 引导下将闭合夹旋转到垂直于对合线的方向，以最大限度地减少与附近腱索的接触（图 32-7）。

应选择经食管中段二尖瓣联合切面的正交双平面进

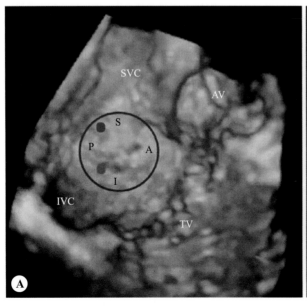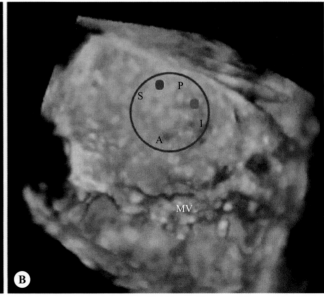

▲ 图 32-5 经食管超声心动图显示房间隔的三维图像（彩图见书末）

A. 从右心房面的三维经食管超声心动图，显示 IAS 的上（S）、下（I）、前（A）和后（P）缘；B. 从左心房面的三维经食管超声心动图视图，显示上（S）、下（I）、前（A）和 IAS 的后（P）缘。红点为 MitraClip 手术的经房间隔心房切开术入路的理想部位（上 - 后方）。绿点为 Watchman 左心耳封堵手术的经房间隔心房切开术入路的理想部位（下 - 后方）。AV. 主动脉瓣；TV. 三尖瓣；MV. 二尖瓣；IVC. 下腔静脉；SVC. 上腔静脉

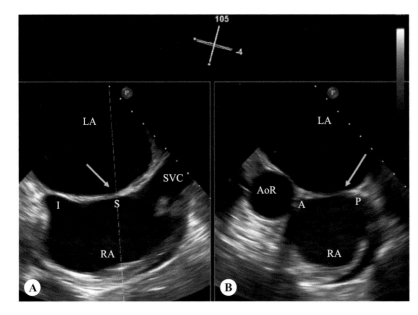

◀ 图 32-6　房间隔的正交 2D 双平面图像显示了 MitraClip 手术的经房间隔心房切开术入路的理想部位 [上（S）- 后（P）]，由箭显示

A. 双腔静脉切面中显示的 IAS 的上缘和下缘；B. 从与左图平面正交切面显示的 IAS。AoR. 主动脉根部；LA. 左心房；RA. 右心房；SVC. 上腔静脉；A. 前部

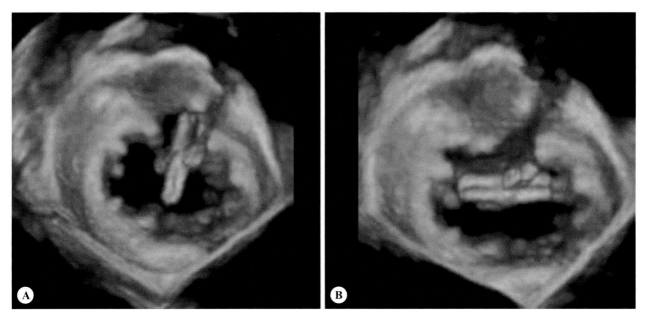

▲ 图 32-7　左心房角度观察的三维经食管超声心动图图像（彩图见书末）

A. 正确定位的 MitralClip，垂直于二尖瓣对合线；B. 当 MitraClip 与二尖瓣对合线平行时，MitraClip 的方向不正确

行确认。如果闭合夹真正垂直于对合线，那在二尖瓣联合切面时夹臂应该是不可见的，而在对应的正交长轴切面夹臂，则以相等的长度显示（图 32-8）。

最符合条件的 DMVD 患者通常在 A_2/P_2 产生病变，虽然该区域没有腱索或腱索密度较低，但经验丰富的介入医生可以成功地将闭合夹放置在更外侧和内侧的部位，这可能同时需要更高程度的 TEE 专业知识和指导以防止闭合夹的缠绕。随后我们需要降低 MV 的 3D TEE 正面图像的增益，以实现最佳可视化和引导闭合夹进入左心室。一旦初始定位，使用 TEE 确认对合不良部位的前叶和后叶尖是否与每个夹臂的锚定区有直接接触是非常重要的。然后可以进行抓取试验，使用 2D 和 3D 灰阶评估闭合夹放置的位置，二尖瓣瓣叶活动情况，通过 2D 和 3D 彩色血流多普勒，以评估不应大于 +～++ 的残余 MR。二尖瓣狭窄通常定义为二尖瓣平均跨瓣压差 > 5mmHg，也可以通过频谱多普勒进行评估 [25, 26]。夹闭后产生的双孔均可以通过连续多普勒进行评估。实际压力梯度与孔的大小无关（图 32-9）[27]。

应使用 3D TEE 测量两个孔口的解剖和功能面积，目标值均不小于 1.5cm² [28]，但理想情况下建议 > 2cm² [29]（图 32-10）。

如果测量结果不理想，可以再次展开 MitraClip 臂，

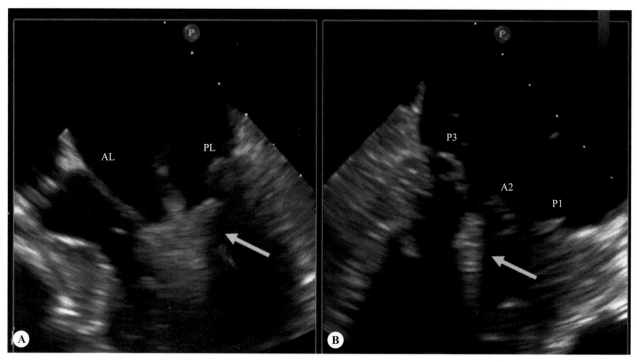

▲ 图 32-8 正确定位的 MitraClip 在二尖瓣瓣叶尖端下方推进的正交二维双平面图像

A. 前后方向显示 MitraClip 的两个臂位于前（AL）和后（PL）瓣叶下方；B. 左图的正交切面，显示二尖瓣瓣叶对合线正下方的 MitraClip。P1. 二尖瓣后叶的外侧扇叶；P3. 二尖瓣后叶的内侧扇叶；A2. 二尖瓣前叶的中间扇叶

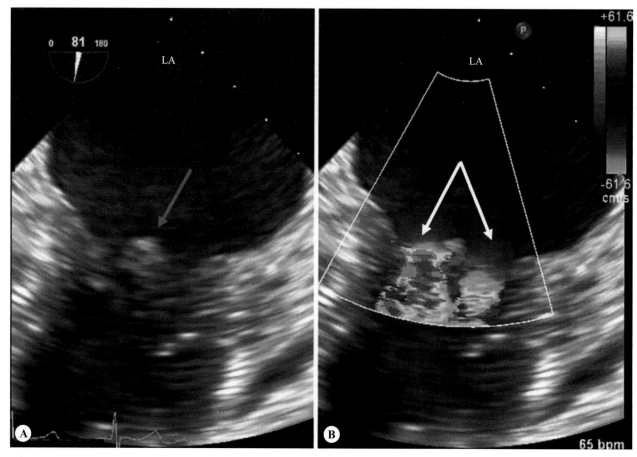

▲ 图 32-9 二维经食管超声心动图中经食管中段二尖瓣联合部切面，显示放置后的 MitraClip（彩图见书末）

A. 灰阶下的 MitraClip（红箭）；B. 彩色血流多普勒下夹闭后舒张期双孔口（白箭）血流图像

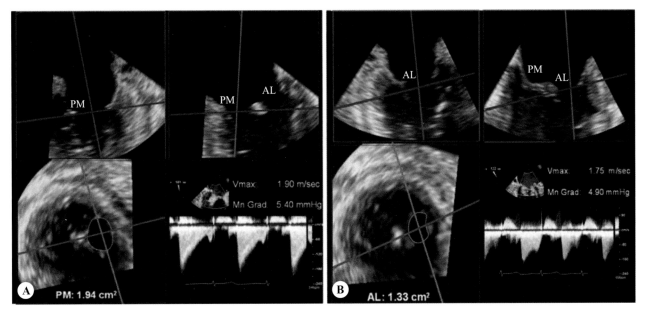

▲ 图 32-10　从 3D 数据集获取的图像显示 MitraClip 夹闭后的二尖瓣双孔口（彩图见书末）

A. 后内侧（PM）孔口面积（左下）和跨瓣压力梯度（右下）的测量值；B. 前外侧（AL）孔口面积的测量值（左下）和跨瓣压力梯度（右下）。请注意，尽管存在不对称性，但 PM 和 AL 孔口面积（$1.94cm^2$ 和 $1.33cm^2$）及平均压力梯度之间的差异（Mn Grad：5.4mmHg 和 4.90mmHg）在临床上并不显著。V_{max}. 最大跨孔速度

并在释放之前重新定位闭合夹。或者，排除了二尖瓣狭窄后，可以在残余反流部位放置第二个甚至第三个闭合夹，并重复该过程直到获得满意的结果。在每个闭合夹放置后重新评估残余反流或狭窄，因为输送系统产生的张力会在释放前扭曲二尖瓣装置的功能几何形状。最后，TEE 检查应包括对任何并发症的全面评估，包括心室功能的局部或整体变化、左心房或毗邻结构的损伤，包括与输送系统相关的心包积液，以及表现为顽固性低氧血症的医源性 IAS 穿刺引起的心房分流，此时需要闭合该分流口。

三、瓣周漏

瓣周漏是指发生于人工瓣环外的病理性反流，通常是由于人工瓣膜和自体瓣环对合不紧密造成。PVL 的发生率为 2%～17%，与 AV 置换（2%～10%）相比，MV 置换（7%～17%）后的瓣周漏更为常见[30]。远期的术后发病率可能更高[31]。PVL 的机制可能因出现的时间不同而有所不同。早期的 PVL 通常出现在手术室，并且通常与手术缝合技术直接相关。术后较晚出现的 PVL 可能因缝线裂开或感染引起。PVL 发生的危险因素包括使用生物瓣膜、CPB 时间延长、术前合并心房颤动、明显的自体瓣环钙化、再次手术和采用 TAVR 术式[32, 33]。虽然大多数 PVL 没有必要修复，大约 1.5% 的患者存在明显充血性心力衰竭的体征或症状，或存在对缝合口裂开的担忧，这种情况通常需要介入治疗[34, 35]。多达

6% 的瓣膜修复不完善的患者或大于轻度的 PVL 患者可能需要早期干预，而大多数缩流颈宽度＜ 0.3cm，血流动力学反应不明显的 PVL，存在极小或没有额外的风险[34, 35]。PVL 还可能与心房颤动、脓毒血症、湍流导致的溶血性贫血而增加输血需求、增加 ICU 时长和总住院时间有关[31, 36]。重建 CPB 时应考虑到长时间的主动脉夹闭和手术时间延长的风险。对高风险患者，可以考虑经皮封堵术。据报道，经皮封堵 PVL 的成功率为60%～90%，考虑到行再次手术的 PVL 患者死亡率为16%，该方法应该是可行的[37]。

对于接受 PVL 封堵术的患者，术中 TEE 检查首先应确定瓣膜反流的位置和严重程度。对于前者，关键是要区分人工瓣环内的中心性反流与真正的 PVL（图 32-11）。

微量或轻度反流通常可见于瓣叶对合的中心点或偶尔在人工瓣膜的接合处发生。另外，机械瓣通常会出现正常的闭合流，这代表了瓣膜关闭前的瞬时跨瓣血流。机械瓣还可以在瓣膜铰链点的接合处或铰链点和瓣架间出现冲洗血流，把机械瓣设计成冲洗血流的目的，是要减少瓣膜下的血栓形成，并且该血流通常是中央型的，尽管数量和射流方向可能会因人工瓣膜的血流动力学而有显著不同。异常瓣内反流也可能发生在缝合部位，通常在注射鱼精蛋白后消失，而比较严重的中心性反流可能是由缝合、碎片、钙化和瓣膜下结构造成的瓣膜阻塞所致[38]。确定反流的具体位置也很重要，特别是在

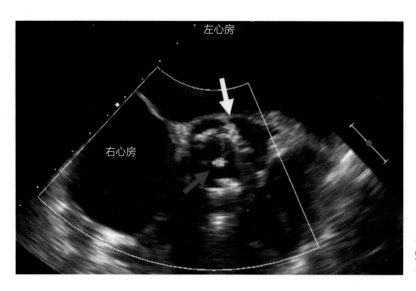

◀ 图 32-11　TAVR 手术的经食管中段主动脉瓣短轴切面，显示中心性反流（红箭）和瓣周漏（白箭）（彩图见书末）

预计要进行手术修复的情况下，在 CPB 期间，心室被放空而没有正常的跨瓣压差的情况下，外科医生可能无法看到反流孔。采用 CFD 在多个食管中段二维切面上，根据其相对于自体前叶和后叶瓣膜的位置描述二尖瓣置换后 PVL 的位置。想要经食管中段 AV 长轴切面判断主动脉瓣置换后 PVL 可能很困难，因反流束会被人工瓣膜声影遮挡而成像模糊。因此，观察 AVR PVL 的位置最好从食管中段 AV 短轴和经胃左心室长轴切面，并应根据其相对于右冠瓣、左冠瓣和无冠瓣的位置进行判断。在尝试经皮心脏不停搏下进行 PVL 封堵期间，尽

管连续实时 3D CFD 成像仍然是辅助透视引导的关键成像工具，并且可以提供更有效的定位 PVL 的方法，但其实使用或不使用 CFD 的 2D 成像也是足够的，之后再将相关的重要信息有效地传达给外科医生或介入医生（图 32-12）。

TAVR 术后，多达 70% 的病例可能会出现 PVL。更严重的反流与 30 天和 1 年死亡率增加有相关[39, 40]。因此，掌握确定 PVL 的存在和位置的专业知识仍然是一项重要的技能。

PVL 严重程度的准确分级是必要的，因为微量甚

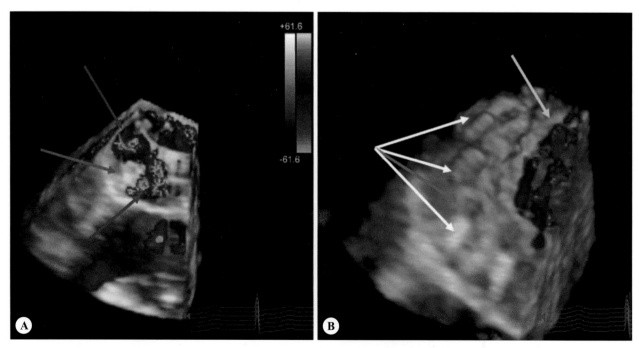

▲ 图 32-12　经导管封堵双叶机械二尖瓣瓣周漏的三维经食管超声心动图（彩图见书末）

A. 单个封堵器（绿箭）两侧的瓣周漏（红箭）；B. 在放置三个额外的封堵器（白箭）后，瓣周漏被消除，还显示了双叶机械瓣的正常冲洗血流（黄箭）

至轻度的反流通常不需要处理。多普勒技术可用于评估反流束的体积、反流口面积和反流分数。缩流颈宽度（vena contracta width，VCW）已被证明与评价 PVL 严重程度的血管造影分级有很好的相关性，但与自体二尖瓣偏心性反流相似，从贴壁反流束测量的反流面积可能会低估了整体反流的严重程度[14, 33]。此外，反流束对跨瓣压差很敏感，因此当左心室压力降低时，反流束可能会变小。最重要的是，VCW 和反流面积是对潜在复杂的和不对称的有效反流口的单维度测量，因此这可能是一种过于简化的确定 PVL 严重程度的技术。然而，使用 3D CFD 超声心动图多平面重建 PVL 可能更有效地确定有效反流口的实际 VCA，其值为 ≥ 0.13cm² 表明大于轻度的 MVR PVL（EROA）（图 32–13）[33, 41]。

同样的技术可用于测量 AVR 后的 PVL 严重程度。然而，TEE 经食管中段主动脉长轴切面中显示的反流束宽度和 VCW 可能受到声影或偏心射流或多束反流的限制。采用多平面重建的 3D TEE 技术可以创建更精准的短轴平面，通过测量 VCA 对 AVR PVL 进行分级。AVR PVL 的分级技术最近有所发展，尤其是随着 TAVR 技术的发展，包括了 PVL 反流口周长与 TEE 食管中段短轴切面中显示的缝合环总周长的比值[14, 30]。轻度、中度和重度 PVL 的截断值分别为占缝合环周长的 < 10%、10%～20% 和 > 20%[33]。然而，当反流不占据较大的圆周范围但具有较大的径向宽度时，这种技术可能会低估 PVL 的严重程度[14]。此外，虽然将多个同时不连续反流束的周长相加以作为单个 PVL 严重程度等级评估可能是直观的，但这种方法尚未得到正式验证[14, 30]。一种多窗口、多参数的评估 PVL 严重程度的方法可能是可行的，尤其是在有多束反流的患者中，该方法有最多七

个等级的分级方案来限制可变性[42]。

四、左心耳封堵

心房颤动在 1%～2% 的美国人口中普遍存在，占所有脑卒中的 15%～20%[43-45]。AF 患者 90% 以上的脑卒中是由左心耳栓子引起的。虽然华法林仍然是有血栓形成和栓塞性脑卒中风险的 AF 患者的主要治疗药物，但这些患者中有多达 50% 未接受抗凝药治疗，因此可能有必要使用 LAA 封堵器来预防栓塞[43-45]。在已评估的各种 LAA 封堵装置中，Watchman 封堵装置（Boston Scientific）自 2015 年以来已获得 FDA 批准，并且仍然是研究最广泛的装置之一[46]。在一项对 2400 名接受 Watchman 封堵的患者进行的 Meta 分析中，其出血性脑卒中、心血管疾病、不明原因死亡及非手术性出血的发生率，与接受华法林治疗的患者相比显著降低[47]。

围手术期超声心动图是透视检查的重要补充，以确定 Watchman LAA 封堵器是否适用于患者、术中操作指导和诊断术后并发症。全身麻醉诱导和气管插管后，首要的 TEE 检查应包括确定心包积液的基线、肺静脉和冠状动脉回旋支的位置，并排除 LAA 血栓的存在。TEE 其余大部分检查内容应用于确定 LAA 解剖结构和几何形状，包括其形状、长度、叶数和开口尺寸。LAA 形状异常多变，可呈现多叶状。有几种形状已经被报道，包括锥形、仙人掌、风向标和花椰菜[48]。虽然存在争议，但一些人认为由于其固有的显著不对称性和锐角，LAA 的"鸡翅"形成与最具挑战性的封堵成功率相关[46]。确定多个叶片，包括浅的和靠近华法林嵴的叶片，也可能对最佳封堵状态提出挑战。一旦确定了大致形状后，应对 LAA 解剖参数进行全面的超声心动图

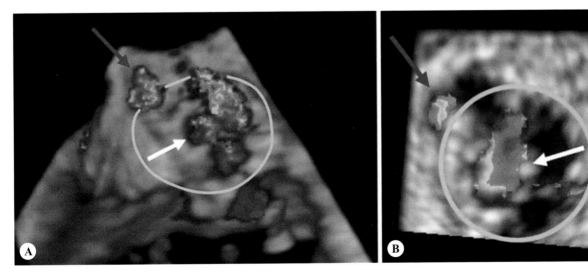

▲ 图 32–13　三维经食管超声心动图显示，人工生物二尖瓣同时存在前内侧瓣周漏（红箭）和病理性中心性反流（白箭）（彩图见书末）
A. 三维 TEE 全景视图；B. 轴视图上瓣周漏的缩流颈（红箭）。黄圈. 人工生物瓣膜

检查，以确定准确的封堵装置的尺寸和开口的闭塞。尺寸过小可能会导致封堵装置残余漏或栓塞，但尺寸过大可能会导致心脏损伤。最佳尺寸需要在 0°、45°、90° 和 135° 旋转角度进行多平面 TEE 扫查（图 32-14）。

对于 Watchman 左心耳封堵器装置，锚定区的测量是从冠状动脉回旋支水平的左心耳开口下缘，到 LUPV 缘嵴下 1~2mm 的距离。较大的直径通常在 120°~135° 切面获得[46, 47]。LAA 深度的测量与该测量平面正交。LAA 的 3D TEE 测量已被证实与 CT 结果的相关性比 2D TEE 更强，并且可用于获得正面视图及 LAA 的周长和最大直径[48-50]。

在引导 LAA 封堵器放置的手术步骤中，超声心动图成像与透视成像相得益彰。最初的经房间隔穿刺应在房间隔的正交双平面和 3D TEE 成像引导下定位在后下方（图 32-5）。下一步是将输送鞘管引入左心耳，然后放置设备。放置设备的理想位置是要避免周围组织结构的损伤（如肺静脉、二尖瓣、冠状动脉回旋支），不存在封堵器周围残余漏（通过 2D 和 3D CFD 测得残余漏尺寸 ≤ 5mm，以及封堵器装置突出左心耳开口不大于 7mm）[46, 51]（图 32-15）。

当固定器与左心耳壁接触时，装置的稳定性最佳；与放置前测量直径相比，可以确认 8%~20% 的装置压缩，并且轻微的导管牵拉（"拉力试验"）不会导致封堵装置相对于周围结构的偏移（图 32-16）。

封堵装置放置后，重要的是要排除并发症，包括是否有新的心包积液、封堵器栓塞或有症状的医源性 ASD。

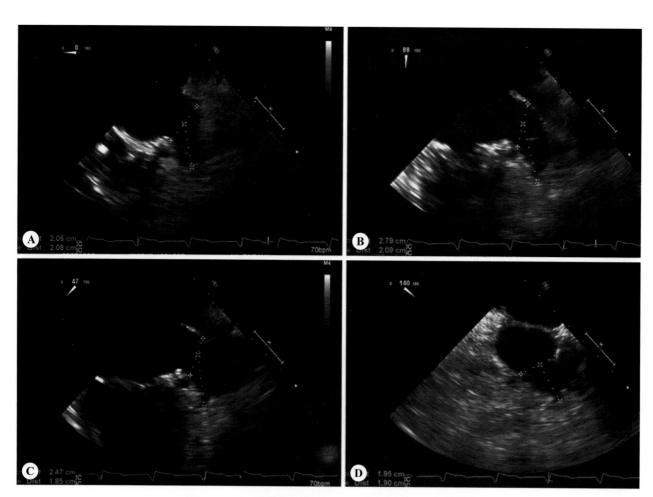

▲ 图 32-14　多平面旋转重建的左心耳二维经食管超声心动图切面
LAA 在短轴的直径和长度都应进行测量，以获得 LAA 的最大尺寸并确定封堵器装置的尺寸

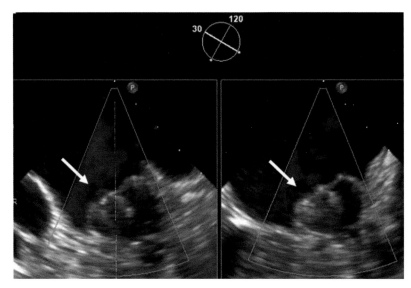

◀ 图 32-15　彩色多普勒正交双平面图像显示了刚刚放置的 Watchman 左心耳封堵器（箭）（彩图见书末）

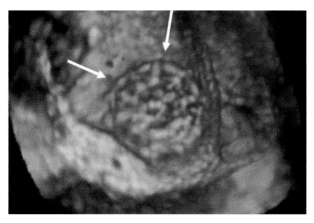

▲ 图 32-16　三维超声心动图显示了刚刚放置的 Watchman 左心耳封堵器的短轴视图（箭）（彩图见书末）

第 33 章　围手术期经胸超声心动图
Perioperative Transthoracic Echocardiography

Y. E. Chee　H. B. Song　著

徐怡琼　译

要点

◆ 经胸超声心动图是心脏手术中广泛使用的经食管超声心动图的一种无创的替代方法，具有一定的诊断和监测能力。

◆ 未明确诊断的杂音、不明原因的呼吸困难或低氧血症、不明原因的低血压、活动耐量的降低、无脉性电活动、心搏骤停都是围手术期最常见的 TTE 指征。

◆ 围手术期通常需要进行 TTE 评估的病因包括瓣膜病、低血容量、右心室功能障碍或衰竭、左心室收缩功能受损和肺栓塞。

◆ 强烈建议在围手术期采用 FoCUS 方案，以系统路径进行高效扫描和准确诊断。

心脏超声自 20 世纪 70 年代应用于临床以来，有了前所未有的发展[1]。这项当今最先进的技术通过全面标准的超声心动图检查，提供了有关心脏形态、生理学和功能方面的有用信息。便携式超声仪器的出现让超声心动图进入了床旁成像模式（point-of-care cardiac ultrasound，POCUS），使得超声心动图成为了可在患者床边进行的检查。由此，心脏超声由此成为一种床边实时诊断工具，在许多急症环境中，如急诊科（emergency departments，ED）和重症监护室（critical care unit，CCU）及最近兴起的围手术期，成为标准体格检查的有效补充。

尽管经食管超声心动图已经成为心脏外科不可或缺的工具[2-4]，心脏手术麻醉医师已经接触 TEE 技术超过 35 年，但是 TEE 微创的特点及其罕见且潜在的致命性并发症，阻碍了其在心脏手术以外和手术室外的广泛应用[5]。为此，经胸超声心动图提供了具有同等诊断和监测能力的无创替代方案，特别是对于心脏外科 ICU 的术后患者。

一、可行性和效果

非心脏病专家使用 TTE 进行床边诊断已经在多个学科中得到了很好的验证，包括围手术期的环境[6-20]。研究已经证明了非心脏专科的新手通过超声心动图识别主要病理变化的可行性，新手与心脏专家的判断有很好的一致性（90%～99%）[21-23]。

Canty 等[19] 对麻醉医师在术前评估门诊（preoperative assessment clinic，PAC）为 100 名 65 岁以上或疑似有心脏疾病的择期手术患者进行 TTE 检查，对后续麻醉管理计划的可行性和效果进行了研究。结果发现，54% 的麻醉计划发生了改变，其中包括 20% 有治疗计划的升级和 34% 治疗计划的降级。这些变化中包括因心脏转诊推迟手术的决定、采用不同的手术技术或麻醉方式、使用有创血流动力学监测、术中升压药物的选择、术后转运到监护等级更高的病房单元。

Cowie[24] 调查了围手术期麻醉医师主导的 TTE 检查对麻醉管理的可行性和效果。在整个围手术期，当主管麻醉医师认为有需要，可以转诊心脏专科的心超检查。结果显示，根据麻醉医师报告的 TTE 结果，有 84% 的患者的围手术期监护计划进行了修正。

Song 等[25] 开发了一种定制的 TTE 探头支架，用于在胸骨旁进行连续术中 TTE 监测（continuous intraoperative TTE，cTTE）（图 33–1）。

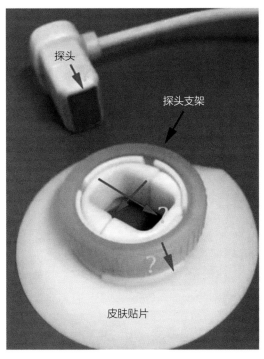

▲ 图 33-1　TTE 支架，可以在胸骨旁长轴进行连续 TTE 监测

迄今为止，这是有史以来首次报道的用于心功能评估的术中连续无创超声心动图监测设备。这种新的 TTE 装置已成功应用于循环衰竭和出现心脏骤停期的成人患者，以及经皮室间隔缺损封堵术的儿科患者。

在患者围手术期监护的其他几项由麻醉医师主导的 TTE 检查的研究，也得到了类似的、有临床价值的可行性结果，并且适用于择期和急诊手术，尤其在急诊手术中价值更大 [14-18]。

二、围手术期 TTE 的适应证

麻醉医师常常会遇到临床意义不明确的心脏状况，因此在决定是否延期手术进行适当的心脏检查或仅仅是谨慎地进行手术时面临两难。以往，怀疑或有心脏方面症状的患者在 PAC 就会被转诊到心脏专科医师那里，在择期手术前进行心脏的评估。由于许多中心心脏专科的咨询需求量大，等待时间长，这必然导致手术的不适当延迟。为了确定麻醉医师在 PAC 进行 TTE 其可行性和效果，为了确定 POCUS 的范围，使其充分涵盖需要超声心动图评估的各种病因，麻醉医师们已经做了大量的工作。

在 Canty 关于麻醉师在 PAC 进行 TTE 的研究中 [19]，通常需要进行超声心动图检查的原因包括：怀疑有未诊断的心脏疾病或是已知心脏状况恶化、不明原因的收缩期喷射性杂音（systolic ejection murmur，SEM）的症状和体征，心脏功能受损、心脏体检的异常、怀疑肺动脉

高压或有心室功能不全。影响后续麻醉管理的 TTE 阳性发现（按频率递减顺序排列）如下：左心室功能障碍、PHT、严重的主动脉瓣狭窄、二尖瓣反流、主动脉瓣反流、三尖瓣反流。

在 Cowie 关于围手术期麻醉医师主导的 TTE 检查的研究中 [24]，需要转诊到心脏专科的超声心电图常见原因有不明原因的杂音（56%）、血流动力学不稳定（26%）、怀疑心室功能障碍（10%）。其中不明原因的收缩期射血杂音（38%）是最常见的围手术期 TTE 转诊的指征。最常见的转诊地点是 PAC（68%），其次是 PACU（16%）和手术室（12%）。

Jasudavisius 等 [26] 对在高危或血流动力学不稳定患者的围手术期使用 TTE 和 TEE 进行了系统性回顾。一共纳入了 13 项研究，分析了 968 名患者，其中 568 名患者是术前评估为高危的患者，还有 400 名为出现大的血流动力学搏动或心脏骤停的术中会诊。相应的，术前最常见的病因是：瓣膜病变（24.4% 是主动脉瓣疾病，20% 是二尖瓣疾病）、左心室射血分数低（25.4%）、右心室衰竭（6.6%）和低血容量（6.3%）。术中最常见的诊断是：低血容量（33.2%）、低射血分数（20.5%）、室壁运动异常（10.1%）和肺栓塞（5.8%）。其他诊断结果小于 10%。

关于该研究的报道，重点突出以下几方面。

- 在围手术期环境中遇到的病理学与急诊室或 ICU 中常见的病理学有所不同，并且差异更大。
- 需要在 PAC 进行超声心动图评估的病因与术中或术后所遇到的病因也有所不同。
- 在患者未插管和机械通气的术前和术后期间，TTE 可能有用。

根据有限研究的证据，围手术期 TTE 的适应证可以归纳为（但不限于）以下五个方面。

- 不明原因的杂音。
- 无法解释的低血压。
- 不明原因的呼吸困难或低氧血症。
- 活动耐量改变。
- 非休克性心脏骤停。

为了在围手术期的环境多样性和非心脏专科操作人员（本例中的麻醉医师）的超声心动图能力之间取得平衡，围手术期 TTE 的诊断目标设计如下。

- 左心室直径和收缩功能。
- 右心室直径和收缩功能。
- 容积状态。
- 心包积液和心脏压塞状况。
- 定性或半定量瓣膜评估。
- 无脉性电活动（PEA）/ 心脏停搏时的自发心脏运

动（spontaneous cardiac movement，SCM）。

这些诊断目标符合 WINFOCUS 对聚焦心脏超声（Focused Cardiac Ultrasound，FoCUS）的建议[27]。

三、有限的、聚焦的或模式识别：专业金字塔

尽管 TTE 在包括急诊和重症医学在内的许多学科中得到广泛应用[7-10, 21, 27, 28]，但麻醉医师对 TTE 的接受程度及进行系统培训的进程仍然是滞后的[29]。遗憾的是，围手术期 TTE 的循证课程尚未成熟，其能力要求仍然不太明确。

麻醉医师完成的围手术期 TTE 并不打算替代由心脏科专家完成的标准全面的超声心动图检查，而是作为床边实时诊断的工具对体格检查的结果进行补充，并收集足够的信息进行生理状况的评估。最终的目标是为特定的干预（如容量负荷或强心）或是临床决策（如急性心脏压塞）提供必要、及时的信息[30-35]。

因此，本文仅描述和 FoCUS[27] 检查相关的超声心动图，以及 3D 超声和心肌应变成像技术（因为它们在经历自动化技术改造后可能被纳入 FoCUS）。

可以通过 Royce CF 描述的专业能力金字塔（图 33-2）[36] 来理解围手术期 TTE 技术。金字塔的底部很宽，代表大多数急诊室医师所掌握基本心脏超声扫描，金字塔的顶部代表训练有素和合格的 TTE 专家。金字塔的中间则是在 TTE 方面具有一定的高级技能和知识的临床医生[37-41]。

四、FoCUS 的特点

正如 WINFOCUS 于 2014 年发布的"FoCUS 心脏超声的国际循证建议"所述，FoCUS 具有以下特征[27]。

- 问题导向。
- 目标导向。
- 省时。
- 简化为有限的心超切面。
- 定性或半定量。
- 可重复。
- 诊室进行。
- 临床医生操作。

在 FoCUS 中，不需要识别所有的心脏病理情况，也不用对每一个检查到的病理情况进行迅速诊断。如果 FoCUS 不能说明临床怀疑的病因，则应将患者转诊到心脏科进行正式全面的心超检查[27, 42-45]。

五、超声心动图切面

FoCUS 检查不需要进行标准全面心脏超声的所有切面的扫查。在大多数情况下，胸骨旁长轴、胸骨旁短轴（中段乳头肌水平）、剑突下长轴、剑突下下腔静脉和心尖四腔等切面足以得出可能的诊断。但是，如果临床情况允许，应尝试获取多个切面。

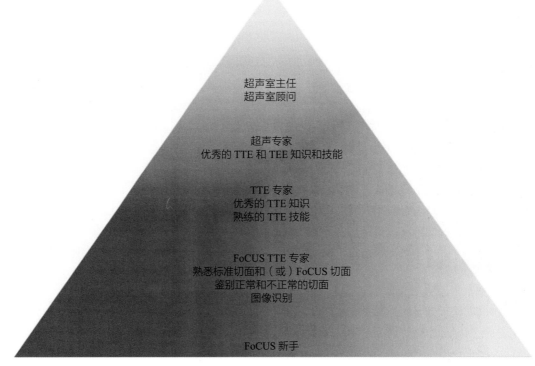

超声室主任
超声室顾问

超声专家
优秀的 TTE 和 TEE 知识和技能

TTE 专家
优秀的 TTE 知识
熟练的 TTE 技能

FoCUS TTE 专家
熟悉标准切面和（或）FoCUS 切面
鉴别正常和不正常的切面
图像识别

FoCUS 新手

▲ 图 33-2 专业能力金字塔

（一）胸骨旁切面

将探头放置在胸骨左侧缘，心尖搏动和右锁骨终点的连线上，通常位于第 3 肋或第 4 肋间，将探头的标记点（orientation marker，OM）指向患者的右肩，就能获得胸骨旁长轴（parasternal long-axis，PLAX）切面（图 33-3）。将探头顺时针旋转 90°，就能获得胸骨旁短轴（parasternal short-axis，PSAX）切面（图 33-4）。让患者向左侧转身能获得更好的图像质量。

在 PLAX 切面，可以用经典 M 型超声进行室壁厚度和心腔直径的定量测量。此外，PLAX 切面也可以测量左心室流出道的直径，观察肥厚梗阻性心脏病或二尖瓣前叶的收缩期前向运动。

PSAX 切面是一个常用的超声切面，用于多种心脏病理情况的快速诊断，包括低血容量或高动力状态、左心室收缩功能障碍、局部室壁运动异常（regional wall motion abnormality，RWMA）、左心室肥厚、右心室扩张和心包积液。

（二）心尖四腔切面

将探头置于心尖搏动处，OM 指向患者左侧并向头侧倾斜，使得超声束平行于心脏长轴。微调位置直到所有四个腔室都在屏幕上显示。

心尖四腔（apical 4-chamber，A4C）切面（图 33-5）可以对左心室和右心室的收缩功能、左心房大小和右心室大小进行定性评估。如果 LV 大小正常，则 RV 不应超过 LV 的 2/3。

（三）剑突下长轴切面

探头放在右侧肋弓下，指向患者的左肩，可以获得长轴切面（subcostal long axis view，SCLAX）（图 33-6）。OM 指向患者左侧并靠向尾部，直到所有四个心腔在屏幕上显示。通过逆时针旋转探头，可以获得剑突下短轴视图，显示左心室和部分右心室的短轴。剑突下长轴切

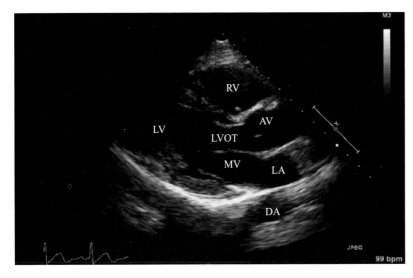

◀ 图 33-3　舒张期二尖瓣开放时的胸骨旁长轴切面

RV. 右心室；LV. 左心室；LVOT. 左心室流出道；MV. 二尖瓣；AV. 主动脉瓣；LA. 左心房；DA. 降主动脉

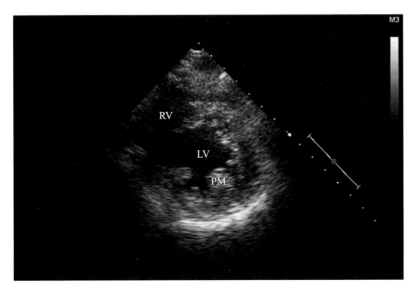

◀ 图 33-4　胸骨旁短轴切面

RV. 右心室；LV. 左心室；PM. 后内侧乳头肌

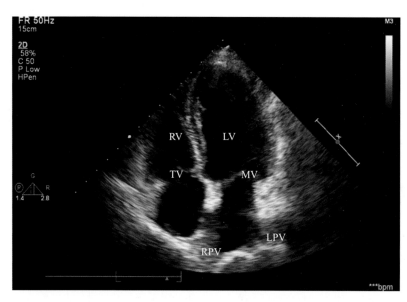

◀图 33-5　心尖四腔切面
TV. 三尖瓣；LPV. 左肺静脉；RPV. 右肺静脉；
RV. 右心室；LV. 左心室；MV. 二尖瓣

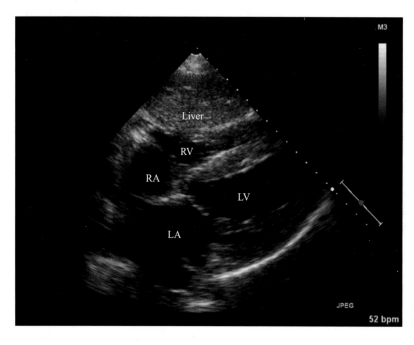

◀图 33-6　剑突下四腔切面
RA. 右心房；RV. 右心室；LV. 左心室；LA. 左心房；
Liver. 肝脏

面是诊断房间隔缺损的理想切面，也是观察两个心室压塞情况和收缩功能的理想切面。

（四）剑突下 IVC 切面

为了获得剑突下下腔静脉视图（图 33-7），要将探头从 SC LAX 切面位置向中间移动，使得 RA 显示在屏幕的右侧，此时切面显示大部分肝脏。然后，将探头逆时针旋转 90°，直到下腔静脉的长轴穿过肝脏并汇入 RA。

显示下腔静脉汇入 RA 非常重要，因为腹主动脉具有相似的形态和直径，这是区分下腔静脉与腹主动脉的最可靠方法。通过汇入的显示，可以确定观察到的是下腔静脉，而不是主动脉。

六、围手术期 TTE 测量

在缺乏围手术期 TTE 测量应包括的超声心动图检查方法权威指南的情况下，本文作者自由地构建了一个指导意见。

（一）通用原则

在围手术期的大多数情况下，定性评估足以获得诊断并给予干预措施[7-10, 21, 22, 27, 28, 46]。然而，定量评估提供的客观和量化的数据，可以作为后续系列比较的基线[47]。时间和情况允许的情况下，应尝试进行定量评估。

大多数急性情况下，FoCUS 中 2D 和 M 型的最基本的心脏超声成像技术就足够了[14, 27-29, 31, 48, 49]。在怀疑

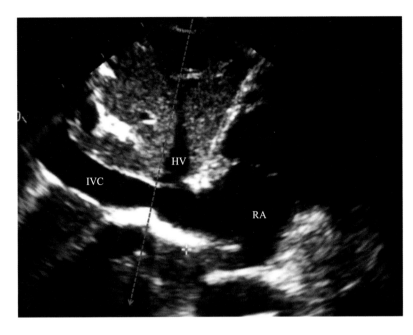

◀ 图 33-7　剑突下下腔静脉长轴视图
RA. 右心房；HV. 肝静脉；IVC. 下腔静脉；红虚箭 .
M 型测量

有瓣膜病变时，彩色多普勒显示的血流路径可以作为有用的筛查工具[27]。其他多普勒模式在 FoCUS 中的作用尚不明确。

为了便于标准化，将舒张末期定义为二尖瓣关闭后的第一帧或是测得左心室直径最大值时的图像。收缩末期定义为主动脉瓣关闭后的第一帧或是测得左心室直径最小值时的图像[50]。

所有测量都应在一个以上的心动周期上进行单独的测量。对于正常窦性心律的患者，建议取 3 个心动周期的平均值，对于心房颤动患者，建议至少取 5 个心动周期的平均值[50]。所有测值在做不同体型患者之间比较时，都应以 BSA 指数计算。

随着超声技术的发展和知识体系的更新，实时三维超声心动图（RT 3DE）和心肌变形成像（应变和应变率）正迅速成为心室定量和左心室收缩功能评估的新指标[51]。这两项技术目前主要的缺点在于冗长的分析过程，但是这个缺点很快会被自动化适应分析技术克服[51]。因此，本文对这两项技术进行了简要的介绍。

（二）左心室

左心室功能可通过定性和定量方法进行评估。胸骨旁的二维切面常用于进行左心室收缩功能的总体评估，得到 LVEF 的粗略测值，并识别局部室壁运动异常。

1. 左心室大小

作为对左心室功能评估的一部分，应常规测量左心室大小。LV 壁厚和直径应从 PLAX 切面（图 33-8）中获得，可使用 2D 基础上 M 型或 2D 模式。测量左心室直径时，应将卡尺或取样线置于二尖瓣叶顶端并垂直于左心室长轴。在 M 型下，应从前缘到前缘进行测量，在 2DE 模式下从后缘到前缘进行测量[50]。

双平面容积求和法（改良 Simpson 法）是目前推荐的超声心动图容积定量方法。图像优化后，描记 A4C 和 A2C 切面中的左心室心内膜边界。描记时除外乳头肌，并以连接二尖瓣环两端的直线结束描记。LV 长度定义为从该连接线中点到心尖的距离。记录 A4C 和 A2C 切面中两次测量值中较长的一个数值。应努力避免左心室心尖短缩，并优化增益以更好地描绘心内膜边界。

当多个心内膜节段显示不佳时，可以使用对比剂以改善心内膜轮廓，但在围手术期不实用，也很少使用。

三维超声心动图的容量定量技术不会受左心室心尖缩短的影响，是专业许可情况下的首选技术。然而，该技术在许多小型便携式机器上仍不可用，不太方便在围手术期使用。

一般而言，在二维超声心动图中将左心室舒张末期容量 74ml/m²（男性）、61ml/m²（女性）和左心室收缩末期容量 31ml/m²（男性）、24ml/m²（女性）作为正常范围的上限。

2. 左心室整体收缩功能

缩短分数可通过方程对 2D 图像或 2D 图像基础上 M 型成像获得的线性测量得出：FS=（LVIDd-LVIDs）÷LVIDd×100% 得出，其中 LVIDd 和 LVIDs 分别是舒张末期和收缩末期的左心室内径。

面积变化分数通过在舒张末期和收缩末期胸骨旁短轴视图中的左心室心内膜边界描记获得的舒张末期面积（EDA）和收缩末期面积（ESA）计算得到。公式为 FAC=[（EDA-ESA）÷EDA]×100%。

FS 和 FAC 技术都简单且易于重复。FAC 与放射性

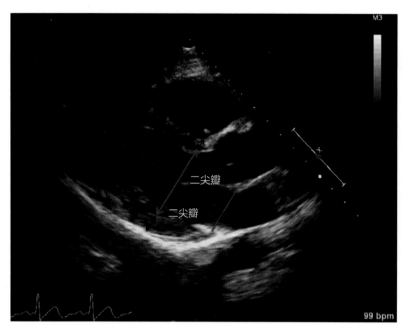

◀ 图 33-8　左心室舒张末期内径测量

左心室长轴：长箭；左心室舒张末期内径：长双箭；前间隔壁和侧后壁厚度：短双箭

核素血管造影术和闪烁扫描法测得的 EF 具有良好的相关性。但是，这些技术都依赖于负荷，因此当冠状动脉疾病或传导异常导致 RWMA 时，其相关性就会受到严重影响。

射血分数由 EDV 和 ESV 计算得出，公式为 EF=（EDV-ESV）÷EDV，其中 EDV 和 ESV 可从上述 2DE 或 3DE 中得到。双平面容积求和法（改良 Simpson 法）是目前推荐的用于评估左心室射血分数的 2D 方法。基于 3DE 的 EF 测量准确且可重复，应在可行的情况下应用[52, 53]。一般来说，在 20 岁以上的成年人中，正常的 EF 值为 53%～73%。基于 BSA 的 EF 指数可降低性别和年龄的变异性，因此是评估心功能的首选。

整体纵向应变是一种应用斑点跟踪技术测量整个心动周期中的左心室纵向形变的方法[54-56]，是最常用的基于应变的左心室整体收缩功能测量的方法。测量 LV 纵向应变需要心尖四腔、二腔和三腔视图的图像，而测量径向应变和周向应变则需要基底、中部和心尖水平的短轴视图。GLS 峰值描述了左心室心肌在舒张末期和收缩末期之间的相对长度变化，计算公式为 GLS%=（MLs-MLd）÷MLd，其中 MLs 和 MLd 分别是收缩末期和舒张末期的心肌长度。由于收缩期心肌长度较短，GLS 的测值为负数。GLS 的正常值随取样部位、机器厂商和软件版本的不同而不同，因此在已发表的文献中存在相当大的差异[57-59]。健康受试者的 GLS 峰值约为 -20%。GLS 峰值绝对值降低与收缩功能异常的可能性增加有关。GLS 是一个有价值且敏感的随访工具，前提是使用相同的机器和软件版本（表 33-1 列出了相关公式，表 33-2 总结了与围手术期 TTE 相关的左心室测值和功能

表 33-1　整体收缩功能评价相关公式

公式
FS=（LVIDd-LVIDs）÷LVIDd×100%
FAC=[（EDA-ESA）÷EDA]×100%
EF=（EDV-ESV）÷EDV
GLS%=（MLs-MLd）÷MLd
CI=[IVC$_{max}$-IVC$_{min}$]÷IVC$_{mean}$
DI=[IVC$_{max}$-IVC$_{min}$]÷IVC$_{min}$

FS. 缩短分数；LVIDd. 左心室舒张末期内径；LVIDs. 左心室收缩末期内径；EF. 射血分数；EDV. 舒张末期容积；ESV. 收缩末期容积；FAC. 面积变化分数；EDA. 舒张末期面积；ESA. 收缩末期面积；GLS. 整体纵向应变；MLs. 收缩末期心肌长度；MLd. 舒张末期心肌长度；CI. 塌陷指数；DI. 扩张指数；IVC$_{max}$. 下腔静脉最大最大径；IVC$_{min}$. 下腔静脉最小内径；IVC$_{mean}$. 下腔静脉平均内径

的正常值）。

节段和局部室壁运动异常是通过对心内膜增厚或心内膜运动的视觉观察进行局部心肌功能评估的半定性方法。为了便于局部功能评估，左心室被划分为多个节段，心肌分段（图 33-9）也可反映冠状动脉灌注区域。

为了应对不同的临床需求，设计了三种左心室的分段模型（16 节段、17 节段和 18 节段模型）。16 节段模型最常用于 RWMA 的评估，因为心尖顶部的心内膜增厚或运动通常很难察觉。应对每个节段进行多个切面的评估，并应采用四级评分系统评估：①正常或运动增强；②运动减弱或增厚减少；③无运动或不可见的增厚；④运动障碍或收缩期变薄或膨隆（表 33-3）。

表 33-2　不同性别二维超声心动图左心室大小和功能的参考值

测量项目	男　性	女　性
相对室壁厚度（cm）	0.24～0.42	0.22～0.42
室间隔厚度（cm）	0.6～1.0	0.6～0.9
LVIDd（mm）	50.2±4.1	45.0±3.6
LVIDs（mm）	32.4±3.7	28.2±3.3
EDV（双平面）（ml）	106±22	76±15
ESV（双平面）（ml）	41±10	28±7
EDV 指数（ml/m²）	54±10	45±8
ESV 指数（ml/m²）	21±5	16±4
LV EF（双平面）	62±5	64±5
GLS（%）	＞ –20	＞ –20

LVIDd. 左心室舒张末期内径；LVIDs. 左心室收缩末期内径；EF. 射血分数；EDV. 舒张末期容积；ESV. 收缩末期容积；FAC. 分数面积变化；GLS. 整体纵向应变

表 33-3　局部室壁运动异常分级评分系统

分　级	心肌运动状况
1	正常或运动增强
2	运动减弱或增厚减少
3	无运动或不可见的增厚
4	运动障碍或收缩期变薄或膨隆

对于没有经过系统培训 FoCUS 检查者来说，评估局部室壁运动异常是一项挑战，尤其是存在牵拉、传导异常或起搏心律的情况下。

（三）右心室

右心室复杂的几何形状（新月形）对超声心动图的成像和定量提出了挑战。这些问题随着技术的发展已被克服，如组织多普勒成像、应变成像和三维成像技术，其中 DTI 和应变成像可用于右心室局部功能评估，3D 则可用于右心室容积和射血分数的定量测量[60, 61]。

1. 右心室大小

在急诊手术的围手术期，常用 PSAX 或 A4C 切面进行左心室和右心室大小的定量测量和比较。左右心室比大于 0.6 看作是右心室增大（图 33-10）[47, 62]。

进性定量测量时，右心的大小最好在聚焦右心室的心尖四腔切面中进行。切面中注意确保左心室心尖在扫描扇区的中心位置，可以测量右心室基底部的最大直径。通常，在聚焦 RV 的切面中，基底部直径＞ 41mm，中部直径＞ 35mm，表明右心室扩张[47, 62-65]。

由于右心室具有独特的新月形，因此大多数用于左心室容量定量的二维超声方法都无效。通过二维切面进性右心室容积的定量很困难。大多数方法都很复杂，需要的切面都很难在患者身上获得，并且准确性有限，缺乏大样本的验证。因此，利用二维超声心动图测定的右心室容量仍然值得研究，包括测定的右心室射血分数对右心室功能评估的实用性也存疑。

2. 右心室收缩功能

三尖瓣收缩期位移是目前广泛采用的右心室收缩功能的替代指标，可在心尖四腔切面中，用二维图像基础上的 M 型方法，记录三尖瓣环侧壁在心尖到基底（纵向）方向上的运动[47, 62]（图 33-11）。尽管只是一个单向的测量，但其与核素测量的右心室 EF 有很好的相关性。

但是，当切面上的右心室存在平移运动的情况下，TAPSE 可能过度或低估 RV 功能[47, 62, 66]。总的来说，TAPSE ＜ 17mm 高度提示右心室收缩功能障碍，而性别差异较小（表 33-4）。

2D FAC：在心尖四腔心切面进性 FAC 的测量可以估测右心室整体收缩功能。测量中需确保不论在收缩期还是舒张期，包括心尖和有理壁在内的整个右心室都能显示清楚。描记右心室大小似乎需要包含小梁和调节带。RV FAC ＜ 35% 表示 RV 收缩功能障碍[47, 62, 63]。

DTI 测得的三尖瓣外侧瓣环收缩期速度（S'）：由于组织多普勒技术不常规在 FoCUS 中应用，因此这项指标的纳入还存在争议。但是在缺乏右心收缩功能有效评价参数的情况下，DTI 测得的 S' 波的速度（心尖四腔心）还是可以参考的，因为它易获得、可靠、可重复，并且与其他整体右心室收缩功能的评价指标相关性良好[67]。重要的是保持基底段和瓣环运动方向与多普勒取样线一致，以避免速度低估。与 TAPSE 类似，S' 是单向测量，因此受心脏平移运动的影响。通常，在游离壁侧测得的 S' ＜ 9.5cm/s 表明右心室收缩功能障碍。

应变和应变率：目前关于 RV GLS 的大量可用证据主要来源于单中心研究，受试者数量有限，仅涉及两个生产厂家提供的设备和软件，并且使用的是专为左心室测量设计的软件，外推至右心室获得测量结果。因此目前针对整体或局部的右心室应变或应变率，没有推荐的参考范围。除了上述的限制外，右心室游离壁的应变和应变率已经证实，在临床工作中可以用来评估整体和局部的右心室收缩功能。作为参考，汇总数据表明 RV 游离壁的整体纵向应变的绝对值＜ 20% 可能表明 RV 收缩功能异常，但是这主要是基于一家厂商的超声数据，并应进行相应解释[62, 66]（表 33-4 和表 33-5）。

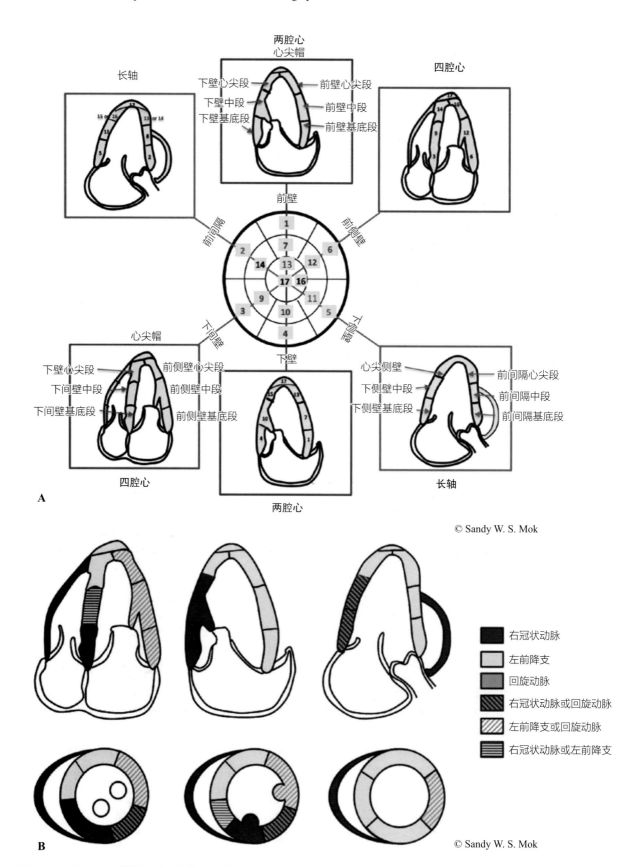

© Sandy W. S. Mok

▲ 图 33-9　**A.** 显示了牛眼图中左心室各节段（中心）与心尖四腔心、两腔心和左心室长轴的对应关系。上排显示的是采集的真实图像，下排通过示意图显示了左心室壁的各个节段。**B.** 右冠状动脉、左前降支和左回旋动脉的典型分布。不同患者的动脉分布不同。某些节段的冠状动脉灌注有变异

引自 Lang RM et al. Recommendations for cardiac chamber quantification by echocardiography in adults: an update from the American Society of Echocardiography and the European Association of Cardiovascular Imaging. J Am Soc Echocardiogr. 2015; 28: 1-39

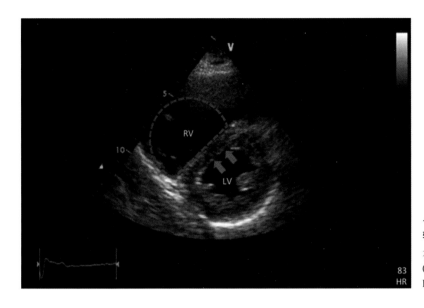

◀ 图 33-10　胸骨旁短轴切面

右心室增大：RV/LV 比 >
0.6，室间隔变平（粗箭）；
D 形左心室

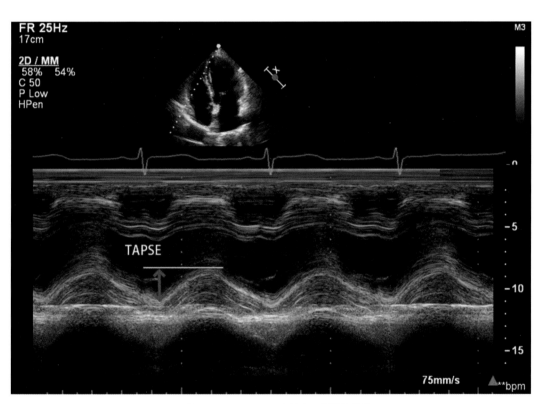

▲ 图 33-11　TAPSE 三尖瓣环平面收缩位移

表 33-4　二维超声心动图中右心室测量的参考值

项　目	均值 ± 标准差	参考范围
右心室基底段直径（mm）	33±4	25～41
右心室中段直径（mm）	27±4	19～35
右心室长轴直径（mm）	71±6	59～83
右心室壁厚度（mm）	3±1	1～5

表 33-5　二维超声心动图中右心功能参数的正常值

项　目	均值 ± 标准差	正常值
TAPSE（mm）	24±3.5	< 17
RV FAC（%）	49±7	< 35
脉冲多普勒 S 波（cm/s）	14.1±2.3	< 9.5
右心室游离壁二维应变（%）	−29±4.5	> −20

（四）容量状态和液体反应性

1. 左心室的定性评估

通过胸骨旁长轴和短轴切面对左心室的定性评估，可以用来对容量状态进行整体评估。收缩末期左心室腔的消失或"乳头肌对吻"征（图 33-12），都高度提示血容量减少[68]。

2. 左心室舒张末期面积

在胸骨旁短轴切面的左心室中段乳头肌水平水平（测量不包括乳头肌），进性左心室舒张末期面积的测量，常用来评估相对的或绝对的容量状况。EDA 在 8～15cm² 表示正常血容量，＜ 8cm² 表示低血容量，＞ 15cm² 表示容量过荷[68]（图 33-13）。

3. 下腔静脉

IVC 的直径及其在整个呼吸周期中的变化已证实与中心静脉压或右心房压相关，而后两者都是充盈压力和容积状态的常用间接指标[69, 70]。根据 2015 年美国超声心动图学会指南的建议，最大下腔静脉直径仰卧位肋下下腔静脉长轴切面，在下腔静脉 – 肝静脉连接处的尾测，使用 M 型超声进行边缘测量（血管壁的两侧缘）（图 33-7）。这个取样点距下腔静脉和右心室汇入点 1～3cm[69-75]。

下腔静脉直径＜ 1.1cm 提示容量不足的可能，而下腔静脉直径＞ 2.1cm 则提示相对或绝对容量过荷的可能[69-75]。呼气末以前是测量 IVC 参数的呼吸周期的首选阶段，这一点已被最近的研究否定，研究证明，不同呼吸期测量的 CVP 的预测性相似。因此，最新 ASE 指南中没有关于 IVC 测量的最佳呼吸周期的具体建议[50]。

机械通气会增加胸腔内压，减少静脉回流，进而影响腔静脉的大小和塌陷性。因此，尤其是在应用呼气末正压时[69-75]，机械通气患者下腔静脉内径与 CVP 之间的相关性通常变异度大且不可靠。ASE 的最新指南提出并建议不常规应用 PEEP。尽管如此，机械通气患者的下腔静脉直径细（＜ 1.2cm）提示右心充盈压力降低和容量不足，在无 PEEP 的情况下相关性更强。

低 CVP 不一定与液体反应性有关。不论是对于自主呼吸患者还是机械通气患者，IVC 的直径都不能预测液体反应性。一般来说，自主呼吸和机械通气患者在进行被动抬腿（passive leg raising，PLR）时，速度时间积分或每搏输出量的变化＞ 20%，可以准确预测其液体反应性[76-78]。这需要脉冲波多普勒检查参与。

下腔静脉呼吸变异、塌陷指数（collapsibility index，CI）和扩张指数：在自主呼吸期间，胸膜压力的周期性变化被传递到右心房，导致静脉回流和下腔静脉出现周期性变化。胸腔内压在吸气结束时最低，在吸气结束时达到峰值呼气结束，导致正常血容量患者在整个呼吸周期内下腔静脉直径变化在 50% 或以上。下腔静脉的呼吸变异等于下腔静脉最大和最小直径之差除以其最大直径。

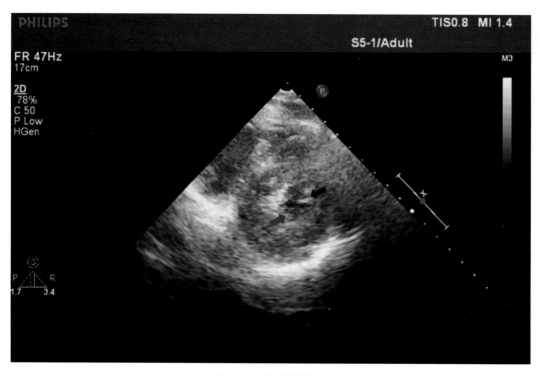

▲ 图 33-12　胸骨旁短轴切面

严重低血容量时收缩期末期左心室腔的消失，也称为"乳头肌对吻"征

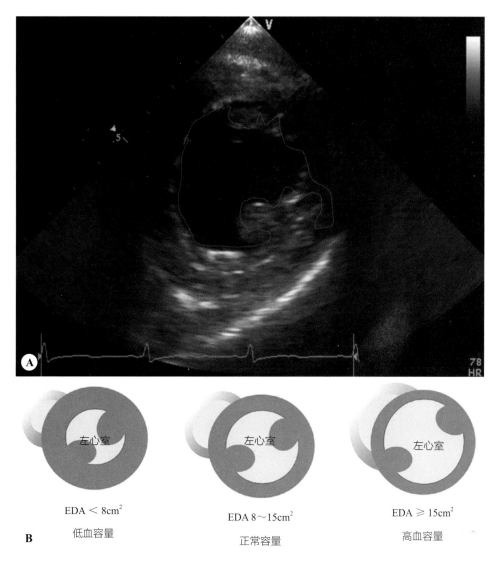

▲ 图 33-13　A. 胸骨旁短轴切面，左心室 EDA 示踪不包括乳头肌；B. 左心室 EDA 测量结果和容量状态估计

在自主呼吸患者中，下腔静脉直径＜ 1.1cm 和吸气期的完全塌陷提示 CVP ＜ 5mmHg 及容量不足，而下腔静脉的扩张（直径＞ 2.1cm）缺乏呼吸变异可提示 CVP ＞ 20mmHg。这些 IVC 参数与 CVP 读数之间的相关性如表 33-6 所示。

在正压通气中，下腔静脉塌陷指数定义为最大和最小下腔静脉直径之间的差值除以其平均直径（表 33-1），CI ＞ 12% 意味着容积不足和有液体反应性[71-73]。相反，下腔静脉扩张指数表示为最大和最小下腔静脉直径之间的差值除以其最小直径（表 33-1），DI ＞ 18% 表示容积不足，提示机械通气患者有液体反应性[68, 79]。

（五）心包

心包积液表现为内脏心包和壁心包之间无回声的间隙。超声心动图评估的目的应该是：①区分全层积液和局限性积液；②定量测量；③描述积液表现；④诊断或

表 33-6　下腔静脉直径、呼吸变异度和 RAP/CVP

下腔静脉直径（cm）	呼吸变异度（%）	RAP/CVP（mmHg）
＜ 1.1	自动塌陷	0～5
1.1～2.1	＞ 50%	5～10
1.1～2.1	＜ 50%	10～15
＞ 2.1	＜ 50%	15～20
＞ 2.1	很小 / 无变化	＞ 20

RAP. 右心房压；CVP. 中心静脉压

排除心脏压塞状况[80]（图 33-14）。

常用四个标准切面（PLAX、PSAX、SC-LAX 和A4C）进行心包积液的诊断和全层心包积液和局限性心包积液的鉴别。在急性病变中，一个切面（常为 SC-LAX）就可以做出心包积液的明确诊断，但应注意由于

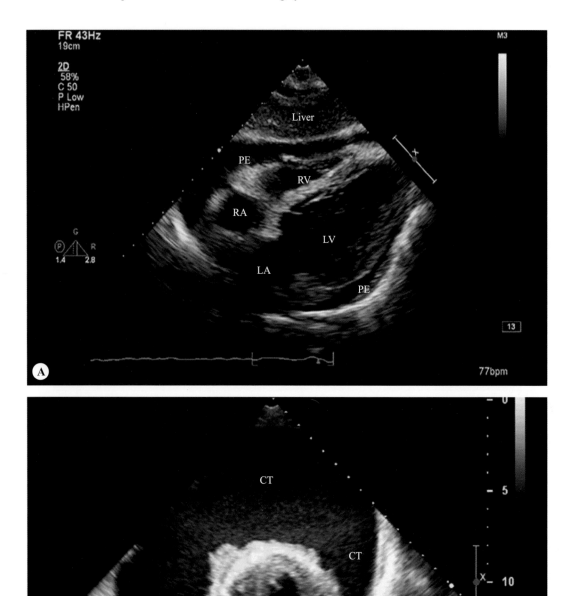

▲ 图 33-14　A. 胸骨下长轴切面，少量心包积液；B. 心尖四腔切面，显示心脏压塞
Liver. 肝脏；PE. 心包积液；RV. 右心室；RA. 右心房；LV. 左心室；LA. 左心房；CT 心脏压塞

角度依赖造成高估的风险。成人心包积液根据舒张末期前后径的测量可以分为轻微（仅收缩期可见）、轻度（＜10mm）、中度（10～20mm）和重度（＞20mm）[81-83]。临床体征不一定与检测到积液量成比例。

如果怀疑心脏压塞，应立即进行超声心动图检查。常见的二维和 M 型征象包括大量心包积液、收缩期 RA游离壁塌陷、舒张期 RV 游离壁塌陷、室间隔"弹跳"和下腔静脉扩张。

（六）瓣膜评估

射血收缩杂音很常见，据报道，60 岁以上的未经筛选的患者中有 50% 具有射血收缩杂音，这使得在术前评估诊所中检测到临床意义不确定的射血收缩杂音成为常见现象之一[48, 84-88]。研究表明，中度或以上的未经治疗的瓣膜病变与非心脏手术围手术期心脏病发病率和死亡率增加有关，尤其是同时存在左心室功能受损时[89-93]。超声心动图瓣膜评估是复杂的，所使用的多普勒技术[92-96]需要更深入的超声心动图培训，因此远远超出FoCUS 的范围。但是，能认识到严重瓣膜功能障碍对休克和心力衰竭中的潜在影响无疑可以挽救生命[97]。

在由非心脏病专家进行围手术期 TTE 的情况下，对于心脏病患者，常采用 2D 和 M 型的图像进行"形态诊断"，如严重主动脉瓣狭窄患者的主动脉瓣增厚和钙化且活动度显著降低（图 33-15）。许多可行性研究的结果支持了这种简化方法，这些研究证明，非心脏病专家在使用便携设备进行有限的训练后，根据简单的形态学变化可以识别主要的瓣膜病[23, 98-100]。在 PAC 发现的未经诊断的杂音，不论是否有症状，最好在择期手术前转诊到心脏科进行评估。

（七）心脏骤停

心脏骤停时进行 TTE 检查是为了确定心肌机械活动的存在，并发现可逆的原因包括严重低血容量[101, 102]、心脏压塞[103-105]、肺栓塞[60, 61]和张力性气胸。在不明原因发生心脏骤停的患者中检测到存在 MMA，预示着有更好的生存可能性[106-108]，明确了可逆的原因更有利于干预。然而，尚未获得在心脏骤停中使用 TTE 有利的结果[27, 35, 109-111]。

ACLS 中 FoCUS 评估的要点。

- 根据 AHA/ERC/ILCOR 指南，在考虑进行超声心动图检查之前，毫不迟疑地进行至少 5 个心动周期的胸外按压 / 通气[112]。
- 在进行 CPR 的同时进行 FoCUS 评估的准备。
- 对于非休克性心脏骤停的患者进行超声心动图的评估。
- 超声操作者不是进行 BCLS/ACLS 的人员。
- 只应选择在动脉搏动检查的 10s 无血流间隙期进行超声心动图检查[111, 113]。
- 优先选择 SC LAX 切面，以尽量减少无血流间歇期的 CPR 恢复的延迟。
- 如果在 10s 的 NFI 内无法做出诊断，则停止扫查并迅速恢复 CPR，并在 5 个周期后再次进行尝试。如果胸骨下入路不能明确诊断，可考虑进行胸骨旁切面扫查。
- 就超声心动图的检查结果与复苏团队进行清晰的沟通。
- 完善的文件记录至关重要。

七、FoCUS TTE 方案

使用预设的扫描顺序进行系统扫查可以提高筛查能力和诊断准确性。急诊和重症的文献中描述了不同种重点在 TTE 的方案（表 33-7）[6-10]，其中许多已被证明有助于指导血流动力学不稳定或危重患者的临床管理[6]。然而，这些方案有些包含了与围手术期无关的图像，有些则排除了手术期间或手术后重要的图像[14, 31, 91, 115, 116]。文献中描述的基于方案的证据[6, 7, 10-13, 29, 109]，强烈建议采用成熟的围手术期 FoCUS 方案[27]。

尽管有很多学科已经证实了床旁经胸超声心动图的诊断价值，麻醉医师和围手术期的应用仍然是滞后的。多项研究证明了在围手术期由麻醉师进行 TTE 检查的

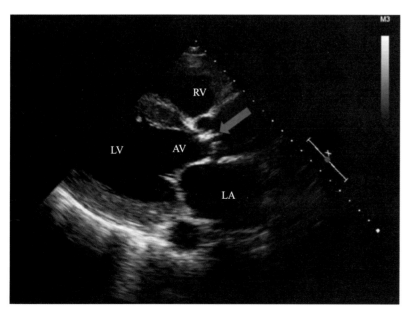

◀ 图 33-15　胸骨旁长轴切面，严重主动脉瓣狭窄伴主动脉瓣增厚和钙化（箭）

RV. 右心室；LV. 左心室；LA. 左心房；AV. 主动脉瓣

可行性及其对患者管理的影响。各种适应证（不明原因的杂音、不明原因的低血压、活动耐量的变化、原因不明的呼吸困难或低氧血症和无脉性电活动、心脏骤停）和病因（瓣膜病、左心室收缩功能受损、低血容量、右心室收缩功能异常或衰竭和肺栓塞）都需要围手术期的 TTE 评估，为了满足这种多样性的临床需求，必须在住院医师培训计划中加入结构化的围手术期 TTE 课程，并为围手术期专门设计 TTE 方案。

表 33-7　关注 TTE 的方案

简　写	英语全称	名　称
FAST	Focused abdominal sonography for TRAUMA	创伤患者的腹部中心的超声检查
UHP	Undifferentiated hypotensive patient ultrasound protocol	不明原因低血压患者的超声检查方案
FATE	Focused assessment with transthoracic echocardiography	以经胸超声心动图为中心的评估
FEER	Focused Echo evaluation in resuscitation	复苏患者的超声评估
CAUSE	Cardiac arrest UltraSound exam	心搏骤停患者的超声检查
RUSH	Rapid ultrasound in shock	休克患者的快速超声检查
FEELS	Focused echocardiographic evaluation in life support	生命支持过程中的超声评估
EGLS	Echo guided life support	超声引导的生命支持
CORE	Concentrated overview of resuscitative efforts	复苏过程中的集中检查
BEAT	Bedside echocardiographic assessment in trauma/critical care	创伤或重症监护室的床旁超声评估
BLEEP	Bedside limited Echo' by emergency physicians	急诊医师操作的床边部分超声检查

第 34 章　心脏手术中的心肌保护
Myocardial Protection During Cardiac Surgery

Amine Mazine　Myunghyun M. Lee　Terrence M. Yau　著
章　燕　周荣华　译

要点

- 目前使用的两种心脏停搏液主要有晶体（无细胞）停搏液和含血停搏液。
- 含血停搏液在理论上有许多代谢优势，已被证明可以减少术后低心排血量综合征的发生和酶的释放，但与晶体停搏液相比，尚未明确表明会对死亡率有影响。
- 心脏停搏液可以是冷的、温的或微温的。每种温度都有其优缺点。虽然常温停搏液可以减少低心排血量综合征的发生和酶的释放，但停搏液温度对死亡率的影响尚未得到证实。
- 心脏停搏液可顺行、逆行或顺行、逆行联合灌注。最佳的灌注方式应根据患者的临床和解剖学特点而定。
- 近年来，特别是在瓣膜手术中使用改良的晶体停搏液（通常是单次给药，可延长心肌保护期）引起了越来越多的关注。虽然初步结果令人鼓舞，但还需要进一步的研究来证实这些方法的安全性，并将它们与现有的心肌保护方法在不同亚组患者中的有效性进行比较，特别是那些患有冠心病或既往存在心功能不全的患者。

心脏手术中心肌保护的目标是减少体外循环期间的心肌缺血 / 再灌注损伤，主要是通过减少心肌耗氧量和需氧量来实现。心脏停搏液可以实现心肌保护目标，使心脏停搏在舒张期产生轻到中度的低温，缓冲缺血性酸中毒，减轻底物耗竭和离子紊乱，防止细胞内水肿。虽然存在许多非心脏停搏的心肌保护方法（如间歇性主动脉阻断、体外循环中低温心室颤动不阻断主动脉、体外循环中心脏不停搏、深低温停循环），但这些都超出了本章的范围，本章将重点介绍心脏手术期间应用心脏停搏液的各个方面。

一、历史背景

1883 年，Sydney Ringer 描述了钾对心肌收缩的拮抗作用[1]。这一开创性工作为目前高钾停搏液诱导心脏停搏的方法提供了科学依据。随着体外循环下心内直视手术的出现，需要一些方法来创造一个静止、无血的手术区域，并保护心脏免受缺血性损伤。最早使用的方法之一是由 Bigelow 及其同事在 20 世纪 50 年代在多伦多首创的低温停搏[2]。几年后，Melrose 及其同事引入了在主动脉根部注射枸橼酸钾可逆性化学心脏停搏的概念[3]。在最初的热情高涨过后，随着几项研究的发表，证明了枸橼酸钾停搏与严重的心肌坏死之间存在联系，Melrose 的方法才基本上被舍弃了。直到几年后，最初和 Melrose 液相关的不良结果才被归因于过高的钾浓度[4]。在接下来的几年里，许多外科医生从使用高钾诱导的停搏转变为常温心肌缺血、间歇性主动脉阻断或心脏不停搏的持续冠状动脉灌注。尽管临床证据表明常温心脏缺血与缺血性心肌挛缩（"结石心脏"）的发展有关，但这些技术仍在美国取得了一些成功[5]。

在北美，心脏停搏液基本上已经被舍弃，取而代之的是替代技术，而在德国，Bretschneider 和他的同事继续研究化学诱导的心脏停搏，并最终引入了一种组氨酸蛋白缓冲、低钠、无钙、含普鲁卡因的溶液（Bretschneider 溶液）[6]。不久之后，Hearse 和他的同事在 Ringer 溶液的基础上引入了一种晶体溶液，其钠和钙浓度正常，并添加了氯化钾和氯化镁，可以迅速停止心脏跳动，并提供额外的心肌保护[7]。这种停搏液于1975年由 St. Thomas 医院的 Braimbridge 及其同事首次引入临床实践，因此被命名为 St. Thomas 液[8]。

在心脏停搏液的使用可以改善临床结果的基础上，北美在20世纪80年代开始重新使用心脏停搏液进行心肌保护，并逐渐取代常温主动脉阻断。然而，关于晶体停搏液的理想成分仍然存在争议。伴随这场争论的是一种新的心脏停搏液的转变，即富含钾的含血停搏液[9]。尽管在过去的30年里有了进一步的改进和创新，但低温和钾介导的心脏停搏至今仍是心肌保护的基石。

二、心脏停搏液的种类：晶体 vs. 血液

心脏停搏液的目的是使心脏在舒张期迅速停止，产生松弛的心脏，为手术医生提供一个静止、无血的区域，保护心脏免受缺血 – 再灌注损伤，更重要的是，在缺血间隔后，允许心肌恢复足够的电机械活动，以迅速支持全身循环。目前，使用的心脏停搏液主要有两种：晶体（无细胞）停搏液和含血停搏液。

（一）晶体停搏液

晶体停搏液是在几十年前提出的，多年来，已经研发出了许多不同的配方。尽管成分不同，但这些配方的特点都是钾浓度相对较高，可以诱导高钾性舒张期停搏，而且都会出现轻微的低温。一般说来，晶体停搏液可分为两类：细胞内型，以低钠、低钙为特征（如Bretschneider 液）；细胞外型，含相对较高的钠、钙浓度（如 St. Thomas 液）。

构成晶体溶液的各种成分有不同的用途。

- 使用钾诱导心脏停搏。
- 使用碳酸氢盐、磷酸盐、组氨酸或三羟甲基氨基甲烷（tris-hydroxymethyl-aminomethane，THAM）等缓冲液稳定 pH。
- 维持细胞内离子和代谢稳态（如通过提供低钙溶液和添加镁来避免细胞内钙超载）。
- 用类固醇、钙拮抗药、普鲁卡因和（或）氧自由基清除剂（如谷胱甘肽）稳定细胞膜。
- 加入胶体如甘露醇以维持正常的胶体压力，以防止细胞水肿。
- 添加葡萄糖、胰岛素、核苷和 L– 精氨酸刺激 NO 的产生，避免底物耗竭。
- 降温可降低心肌耗氧量，减少能量需求，保存 ATP 能量储备。

晶体停搏液的主要缺点是携氧量有限。有人提出使用含氧晶体停搏液来克服缺氧问题，但尚未取得显著的临床效果[10]。

（二）含血停搏液

为了避免使用晶体停搏液出现相关的缺氧问题，血液作为一种更有效的输送钾诱导心脏停搏的载体，在20世纪70年代末被引入。自那以后，含血停搏液已成为北美最常用的心脏停搏液。含血停搏液的生理优势如下。

- 增强氧气和二氧化碳交换能力，使心脏在停搏期间间歇性再氧合。
- 缓冲和还原能力强。
- 胶体的存在避免了过大的胶体压力梯度。
- 存在内源性抗氧化剂和氧自由基清除剂。
- 与晶体停搏液相比，血液稀释程度有限，特别是在大量使用停搏液的情况下。
- 符合生理状态下的电解质组成和 pH。
- 与晶体停搏液相比，能更好地保留微血管反应[11]。

虽然已经提出了几种不同的含血停搏液配方，但以前的方案是将来自灌注回路的自体血液与由枸橼酸 – 磷酸 – 葡萄糖（用于降低离子钙）、三羟甲基氨基甲烷（用于缓冲）和氯化钾（用于诱导舒张期停搏）组成的晶体溶液混合而成。现在，不再普遍添加 THAM（因为停搏液中血液成分的内源性缓冲能力超过了 THAM 的缓冲能力），通常添加镁以稳定细胞膜。用于心脏停搏的钾的最终浓度为 20～30mEq/L。在最初的诱导量之后，随后的维持量可能是间歇性或持续性使用 8～10mEq/L 的钾浓度，但这个浓度可以随时改变，以便在最小剂量钾的情况下维持心脏停搏。随着时间的推移，血液和晶体的比例通常从 2∶1 增加到（4～8）∶1。最终，为了最大限度地减少血液稀释，引入了含有最少晶体添加剂的未稀释含血停搏液，即迷你停搏液[12]。

（三）可比研究

尽管已提出含血停搏液的生理优势，但其优于晶体停搏液的优势仍然存在争议。某些研究表明含血停搏液效果更好，而另一些研究则表明两种停搏液没有明显差别。更为重要的是，围绕这一问题的大多数证据都来自于具有显著局限性的单中心研究，例如只纳入了少数患者，研究的患者子集中存在异质性，以及缺乏关于临床管理的细节。

2006 年，Guru 及其同事报道了对 34 个随机对照试验的 Meta 分析结果，这些试验比较了成年患者使用含血停搏液和晶体停搏液的区别[13]。作者发现，使用含血停搏液，术后低心排综合征的发生率较低，肌酸激酶 MB 的升高程度较轻，但在死亡或心肌梗死等硬性临床终点的发生率方面没有显著差异[13]。

（四）停搏液的温度

心脏停搏液的理想温度是一个有争议的问题，已被广泛研究（表 34-1）。输注含血或晶体停搏液的标准方法是在 8～12℃ 的温度下间断低温灌注，并不断改变停搏液配方中全身血液和晶体成分的比例和温度。低温会降低心肌新陈代谢，因此允许长时间的心脏停搏，从而有利于手术暴露。即使在停搏液持续灌注不完全可行的情况下，这种策略也能提供极好的心肌保护。尽管低温停搏液能产生较好的心肌保护作用（包括高危患者），但它的缺点是，不仅在心脏停搏期间，而且在主动脉开放后的再灌注期间，低温停搏液也会降低心肌新陈代谢。结果就是，由于线粒体能量产生不足，这种心肌有氧代谢的延迟恢复会导致心室功能恢复延迟。

为了缩短主动脉开放后代谢和功能障碍的持续时间，Teoh 及其同事引入了在主动脉开放前（"热点"）灌注温血停搏液的概念，以加速依赖温度的线粒体呼吸的恢复[14]。几年后，随着持续停搏液灌注系统的出现，开始引入温血停搏液技术。温血停搏液通过机电方式停止心脏搏动并持续灌注。这种方法的基本原理是，如果能够在主动脉阻断期间持续灌注温停搏液，那么在停搏期间心肌的温度依赖性线粒体酶功能可以得到保护，从而早期改善心室功能[15]。这对于在手术中出现心肌缺血的患者特别有用，以便在心脏停搏但灌注的情况下允许细胞修复。此方法的其他优势如下。

- 无氧缺血性损伤基本消除。
- 主动脉阻断后早期恢复正常窦性心律。
- 避免长时间复温和再灌注，减少体外循环总时间。
- 消除全身低温及其伴随的血管收缩。

尽管温血停搏液有这些优点，但还是有一些重要的注意事项。

- 手术术野可视化困难（如在进行冠状动脉远端吻合术时），经常要求暂时停止心脏停搏液灌注。如果停搏液灌注中断超过 13min，可能会导致缺血性损伤增加[16]。
- 如果温血停搏液不能匀速灌注（如在存在主动脉瓣关闭不全或左主干狭窄时，或在逆行灌注时，心脏

停搏液经心最小静脉和窦静脉分流为非有效性灌注），外科医生通常面临常温灌注不足区域缺血的风险。

- 温血停搏液往往伴随完全机电停搏困难。
- 在体外循环期间，温血停搏液通常与全身血管扩张有关，这要求使用血管收缩 α 受体激动药来维持足够的灌注压。
- 温血停搏液和体温升高至 37℃ 会增加神经系统不良事件的发生率[17]。因此，在使用温血停搏液时，应允许系统灌注温度复温至 34℃，缓慢复温，以避免温度过高导致的脑损伤。

温血心脏试验随机选择了 1732 名只行冠状动脉旁路移植术（coronary arterybypass grafting，CABG）的患者，他们分别接受温血或冷血停搏液及常温和轻度低温全身灌注。试验表明，两组患者早期死亡率、心肌梗死或脑卒中的发生率在统计学上没有显著差异。但是，研究发现温血停搏液组与低心排综合征的发生率显著降低及围手术期肌酸激酶 MB 轻度升高相关[18]。这项试验的后期结果显示，两组患者在长期存活率方面没有统计学意义上的显著差异，并且进一步证明，经历非致命性围手术期事件的患者，晚期存活率有所降低[19]。

为了克服温血停搏液的不足，在不改变冷血停搏液缺点的情况下，引入了微温停搏液（29℃）。Hayashida 和他的同事展示了与使用温和冷血停搏液相比，在停搏期间使用微温停搏液可以减少无氧代谢乳酸的生成[20]。然而，微温停搏液是否能改善临床预后还没有明确。

（五）灌注方法

心脏停搏液可以顺行灌注（通过主动脉根部直接进入冠状静脉口，或通过隐静脉移植），逆行灌注（直接进入冠状静脉窦），或通过顺行和逆行联合灌注。最佳的灌注方法应根据患者的具体情况而定（表 34-2）。

当主动脉不需要打开时，主动脉阻断时顺行送入主动脉根部是最常用的心脏停搏液灌注技术。心脏停搏的诱导通常是以每千克体重 10～15ml 的停搏液（对于肥厚的心室患者更多），按照每分钟 250～300ml 的速度灌注，进而确保主动脉瓣关闭。调整灌注速度以维持主动脉根部的灌注压力 60～80mmHg。在诱导期间，持续监测左心室，以确保不会发生继发于主动脉瓣关闭不全的扩张。冠状静脉口直接插管常用于需要开放升主动脉的病例（如主动脉瓣置换、主动脉根部或升主动脉根部置换术），或存在中度或重度主动脉瓣关闭不全时。在顺行灌注心脏停搏液初始诱导剂量后，整个过程中间歇灌注 300～500ml 的低钾停搏液以维持心脏停搏。对于 CABG 患者，维持量通常在 1～2 次吻合完成后开始

表 34-1　温停搏液与冷停搏液的主要优点和局限性

温　度	优　点	局限性
冷	心肌新陈代谢低，可以安全地进行复杂的外科干预	心肌细胞线粒体代谢和心室功能恢复延迟
温	心肌代谢的快速恢复	潜在增加神经损伤的风险，需要连续匀速的灌注

表 34-2　各种心脏停搏液输送方法的主要优点和局限性

灌注方法	优　点	局　限
顺行灌注	简单、可重复的技术 可预测的心肌保护	• 可能需要频繁中断（除非心脏停搏液插管直接插在冠状动脉中） • 主动脉瓣关闭不全患者存在心室扩张 • 主动脉瓣手术中处理更为复杂 • 二次行 CABG 患者术中有冠状动脉栓塞的风险 • 左主干较短的患者存在选择性插管的风险 • 冠状动脉狭窄或闭塞患者存在远端灌注减少
逆行灌注	可持续灌注	• 需要冠状静脉窦插管 • 在存在持续性左上腔静脉时不可行 • 右心室和后间隔灌注不充分
联合灌注	心肌保护最大化	• 复杂烦琐的灌注方式

灌注。对于瓣膜手术，每 15～20 分钟灌注 1 次，如果有证据表明心电活动恢复，则提前灌注。在每次灌注之前，都要对主动脉根部进行仔细的排气。

使用上述方法进行顺行心脏停搏液灌注是简单、可重复性的，并提供可预测的心肌保护。但是，它有几个局限。

- 导管插入部位的动脉粥样硬化斑块可能破裂，如果直接插管，可能导致动脉栓塞或升主动脉或冠状动脉剥离。
- 对于完全闭塞或冠状动脉严重狭窄的患者，可能难以实现远端灌注和充分的心肌保护。但是，这对于有良好侧支循环的慢性病变患者来说，并不是一个问题。
- 顺行停搏液灌注可能导致主动脉瓣关闭不全患者（术前存在主动脉瓣关闭不全，或手术中心脏回缩引发的主动脉瓣关闭不全）发生心室扩张。心室扩张降低了跨心肌灌注压梯度，从而减少了停搏液的输注，不利于心肌保护。
- 顺行停搏液灌注在主动脉瓣手术中可能很麻烦，这通常需要对冠状静脉口进行个体化插管。此入路与发生率低但潜在的致命的医源性冠状动脉剥离或狭窄（与未识别的插管损伤相关）有关。
- 在左主干较短的情况下，插管有可能无意地进入冠状动脉左前降支或回旋支，从而严重损伤到心脏侧壁和前壁。

- 二次行 CABG 手术时，顺行停搏液灌注必须谨慎。因为老化的未闭大隐静脉移植物通常表现为弥漫性和易碎的动脉粥样硬化，顺行停搏液灌注时可能会栓塞冠状动脉。

为了克服顺行灌注的局限性，经冠状静脉窦逆行灌注技术应运而生。这种方法的概念起源于 Pratt 的工作，他在 1898 年证明了氧合的血液可以通过冠状静脉系统输送到缺血的心脏[21]。然而，直到 60 年后，当 Lillehei 及其同事在主动脉瓣手术中使用逆行冠状静脉窦灌注来保护心脏时，这种方法才首次被引入临床[22]。逆行停搏液灌注技术需要在体外循环开始前或在体外循环期间部分阻断静脉回流的情况下，将导管（带或不带自充气气囊袖带）插入冠状静脉窦（以允许右心房扩张，并便于导管在冠状静脉窦中的定位）。逆行停搏液灌注可用于诱导和维持心脏停搏。它允许在整个过程中持续灌注心脏停搏液，通常速度为 200ml/min，确保冠状静脉窦灌注压不超过 40mmHg，以避免内皮损伤和冠状静脉窦破裂，这是一种罕见但潜在的严重并发症。

与顺行灌注相比，逆行灌注的其他优点如下。

- 停搏液可以分布到严重狭窄或闭塞的冠状动脉供血的心肌区域。
- 增强心内膜下停搏液的分布。
- 二次行冠状动脉手术期间，既能防止冠状动脉栓塞，又能清除大隐静脉移植物中先前栓塞的碎片。

逆行停搏液输注的局限性如下。

- 偶尔出现技术问题，特别是在操作心脏进行侧壁移植时，导管难以插入冠状静脉窦，或导管容易脱位至右心房。
- 由于心脏静脉解剖的变异或导管气囊阻塞后室间静脉的开口，对心脏，特别是后间隔的保护可能不均匀。
- 由于分流至心最小静脉和窦静脉，对右心室的心肌保护不足。
- 由于冠状静脉窦压力 > 40mmHg 可能导致冠状静脉窦破裂，仅使用逆行停搏液灌注很难保护肥厚的心脏，这需要更高的冠状动脉灌注压才能获得令人满意的跨心肌压差。
- 肺动脉高压和右心室肥厚患者右心室心肌保护不足的危险性增加。

顺行联合逆行灌注可以同时使用这两种策略。虽然大多数常规的体外循环心脏手术只使用顺行停搏液灌注就可以安全地进行，但是联合顺行和逆行灌注的双重方法对于左心室功能较差的患者、预计需要长时间主动脉阻断的患者及患有闭塞性冠状动脉疾病的患者可能更有益。虽然这种方法有一些理论上的好处，但其临床优势尚未明确。

虽然许多研究已经证明了各种停搏液灌注方法的安全性和有效性，但缺乏大样本的前瞻性随机对照研究进行比较。由于缺乏高质量的数据，临床实践中存在相当大的可变性。然而，获得良好心肌保护最重要的方法是有一名外科医生能够仔细关注手术的这一方面。

三、心肌保护的新策略

总体而言，单剂量停搏液策略在新生儿和儿科手术中更为常用。然而，近年来，特别是在瓣膜手术中，在成人中使用单剂量停搏液引起了越来越多的关注。因此，人们重新对晶体停搏液的使用产生了兴趣。在这一部分中，我们将简要讨论有关使用 Custodiol 和 Del Nido 心脏停搏液的最新研究。

（一）Custodiol 停搏液

Custodiol，也称为组氨酸 – 色氨酸 – 酮戊二酸（histidine-tryptophan-ketoglutarate，HTK）心脏停搏液，是一种细胞内晶体停搏液，在一些中心中用于复杂心脏手术期间的心肌保护，以及移植手术中的器官保护[23]。Custodiol 心脏停搏液值得注意的成分如下。

- 组氨酸，作为缓冲剂。
- 酮戊二酸，促进再灌时三磷酸腺苷的生成。
- 色氨酸，稳定细胞膜。
- 甘露醇，可减轻细胞水肿，清除自由基。

表 34–3 详细说明了 Custodiol 停搏液的全部组成。这种心脏停搏溶液的主要优点是，单次灌注后可以提供长达 3h 的心肌保护，从而允许进行复杂的手术而不用中断。这种方法在微创心脏手术中特别有吸引力，而如果频繁地重复灌注停搏液，可能会导致主动脉阻断时间的显著增加。

表 34–3　Custodiol 溶液的组成 [23]

钠（Na+）	15mmol/L
钾（K+）	9mmol/L
镁（Mg2+）	4mmol/L
钙（Ca2+）	0.015mmol/L
组氨酸	198mmol/L
色氨酸	2mmol/L
酮戊二酸	1mmol/L
甘露醇	30mmol/L
pH	25℃时 pH7.02～7.20

虽然比较 Custodiol 心脏停搏液和传统心肌保护技术的研究很少，但有限的证据表明，Custodiol 可能提供与传统心脏停搏液相当的心肌保护。在一项对 2114 名患者的系统回顾和 Meta 分析中，Edelman 及其同事发现，接受 Custodiol 停搏液的患者与接受常规停搏液的患者的早期死亡率、心肌梗死、低心排血量综合征的发生率相似，肌酸激酶 MB 也有类似的增加[23]。重要的是，这项 Meta 分析中纳入的所有研究要么是观察性的，要么是小样本的随机对照研究，需要进一步通过前瞻性大样本的随机对照研究来证实。

（二）Del Nido 停搏液

Del Nido 溶液是一种无钙、富钾、非葡萄糖的溶液，其电解质组成与细胞外液相似（表 34–4）。它与充分氧合血液以 4∶1 的比例混合。其作用机制涉及钾引起的心肌细胞去极化，同时伴有利多卡因钠通道阻滞。它还含有可作为自由基清除剂、缓冲剂和钙通道阻滞药的添加剂。

Del Nido 心脏停搏液是单次灌注（20ml/kg 体重，最高 1000ml），提供长达 180min 的心肌保护。它已经在一些机构使用了 20 多年，主要用于儿科心脏手术[25]。然而，就像 Custodiol 的情况一样，关于 Del Nido 停搏液在成人中使用的公开数据很少，到目前为止还没有发表过将这种停搏液与传统停搏液进行比较的随机对照试验。

在一项纳入 220 名接受二尖瓣手术的患者和 170 名接受主动脉瓣手术的患者的倾向匹配分析中，Mick 及其同事证实了在手术死亡率和围手术期并发症方面，Del Nido 心脏停搏液和含血停搏液具有相似的结果[24]。心肌损伤的指标（如肌钙蛋白 T 水平）、术后左心室射血分数和术后强心 / 升压药的使用在两组之间无显著差异。然而，Del Nido 停搏液与术中血糖水平波动幅度的降低、术后胰岛素输注需要的减少、手术时间的缩短及住院费用的降低有关。尽管有这些令人鼓舞的结果，但这项研究的作者指出，在没有任何随机数据的情况下，

表 34–4　Del Nido 溶液的组成

血浆 –Lyte A	1000ml
甘露醇（20%）	16ml
硫酸镁（MgSO4）（50%）	4ml/L
碳酸氢钠（NaHCO3）（1mEq/ml）	13ml/L
氯化钾（KCl）（2mEq/ml）	13ml/L
利多卡因 1%	13ml

考虑到含血停搏液提供的出色的和经过时间检验的结果，在成人心脏手术中采用 Del Nido 心脏停搏液仍然需要谨慎，还需要进一步的研究来完善其在这种情况下的适应证。在成人中使用 Del Nido 或 Custodiol 停搏液的主要问题之一是，缺乏证据支持其在缺血性心脏中的使用，在缺血性心脏中，严重的冠状动脉疾病可能导致不均匀或不完全的灌注。

四、结论

尽管在心脏手术中心肌保护领域已经取得了长足的进步，但理想的心脏停搏液和最佳的灌注方法仍然是未知的。由于许多理论上的生理优势，在大多数北美中心，含血停搏液比晶体停搏液更受青睐，尽管没有任何令人信服的证据表明其在临床指标方面的优越性。心脏停搏液的最佳温度也趋于平衡，近年来逐渐转向使用温热（29℃）或轻度低温。顺行和逆行灌注方法仍然是有价值的选择，它们的使用必须根据一些解剖和生理因素因人而异。最后，使用改良晶体溶液的新策略（单次灌注，延长心肌保护期）为微创和复杂的瓣膜手术提供了便利。然而，在将这些新策略纳入常规实践之前，必须对它们的安全性和有效性进行严格的评估，并将其与在不同亚组患者中已有的心肌保护方法进行比较。

第35章　体外循环和非体外循环下冠状动脉血运重建术
On-Pump and Off-Pump Coronary Revascularization Surgery

Louay M. Habbab　André Lamy　著

肖正华　译

要点

◆ 非体外循环冠状动脉旁路移植术是为了避免体外循环和体外循环 CABG 过程中主动脉操作相关的并发症而建立的；然而，全世界只有 20% 的心肌血运重建手术是在非体外循环下进行的。

◆ 数个大规模的 RCT 并没有显示主要不良心脑血管结局的差异，而一些研究显示，在非体外循环 CABG 手术中不完全血运重建率更高，这降低了移植血管的长期通畅率，同时提高了死亡率。但是，这些 RCT 同时证实了非体外循环 CABG 手术的通气时间、ICU 住院时间和输血率较低，这与开展非体外循环 CABG 手术经验是否丰富紧密相关。

◆ 在对来自这些大规模 RCT 的患者进行多变量分析，确定哪些亚组患者将从非体外循环 CABG 或体外循环 CABG 获益及在当前指南更新之前，非体外循环 CABG 的单一绝对适应证是严重动脉粥样硬化。

◆ 来自特定高危亚组人群的回顾性数据表明，在女性、75 岁或以上的患者及胸外科医师协会（Society of Thoracic Surgeons，STS）预测风险评分较高（＞ 3%）的患者中，非体外循环 CABG 能使患者显著获益。

◆ 非体外循环 CABG 的绝对禁忌证包括心源性休克、缺血性心律失常、有阻止心脏旋转的解剖因素及左主干冠状动脉疾病的紧急 / 急症病例。

◆ 在非体外循环 CABG 手术中常用静吸复合麻醉，伴或不伴局部阻滞麻醉，目标是早期拔管和快速康复。

◆ 对于心脏肥大和严重左心室功能障碍、心肌内冠状动脉深部靶点及预期需要动脉内膜切除术或成形术的患者，非体外循环 CABG 可能非常具有挑战性。

冠状动脉疾病是世界范围内导致住院和死亡的主要原因。冠状动脉旁路移植术（coronary artery bypass grafting，CABG）降低了广泛冠状动脉疾病患者的死亡率[1]。冠状动脉旁路移植术发展的第一个里程碑是不需要体外循环（cardiopulmoanry bypass，CPB）支持（表 35-1）。

由于非体外循环 CABG 对干净、静止和无血区域的要求非常高，这导致了 1967 年体外循环 CABG 的引入。由于这种手术相当好的操作条件，并且能够由绝大多数外科医师进行，因此这类手术带来了更理想和可重复的结果。然而，人们对体外循环 CABG 的热情逐渐让位于对其安全性的担忧，尤其是对 CPB 引起的并发症（不仅仅是 CABG）的担忧。这些问题包括主动脉操作过程中引起的微栓塞和神经认知功能障碍，以及由于 CPB 过程中继发于接触激活补体级联反应而产生的全身炎症反应，导致能影响肾、肝、肺、脑和心脏本身的多器官功能障碍。体外循环 CABG 患者的围手术期死亡率约为 2%，另外 5%～7% 的患者发生心肌梗死、脑卒中或需要透析的肾衰竭。无并发症的患者比例仅为

表 35-1 冠状动脉旁路移植术的发展历史

年 份	主要事件
1876	首次证实冠状动脉供血中断可引起心绞痛和心肌梗死
1910	首次在动物体内尝试冠状动脉旁路移植术（CABG）
1916	发现肝素
1926	首次研制出用于动物全身灌注的体外循环 CPB 机器
1950	首次将乳内动脉植入心肌
1953	利用 CPB 机器在人体内首次成功开展了心内直视手术（ASD 修补）
1953	首次将动脉移植物移植进入冠状动脉循环
1955	首次采集大隐静脉，并将其作为移植血管将主动脉与心肌相连
1958	首次在非体外循环条件下行开放冠状动脉内膜切除术
1960	利用特殊设计的金属环，利用乳内动脉（IMA）首次进行非体外循环 CABG
1962	首次进行心脏冠状动脉造影可视化实践
1964	首次使用缝合技术成功进行非体外循环下 IMA–冠状动脉吻合术
1967	首次在体外循环条件下使用大隐静脉进行 CABG
1967	首次发表关于非体外循环条件下左侧 IMA-LAD 吻合术的系列研究
1968	首次发表关于体外循环条件下利用大隐静脉作为移植血管恢复冠状动脉血运的系列研究
1971	首次使用桡动脉作为移植血管
1973	首次在跳动的心脏上成功完成吻合
1975	首次通过采用安全的灌注技术，并利用冷心脏停搏液进行心肌保护
1980s	体外循环 CABG 的使用率和安全性得到提高
1986	第一份关于使用 IMA 与单独使用大隐静脉移植对于改善临床结局的报道
1990s	人们开始对非体外循环 CABG 术产生兴趣，以避免体外循环 CABG 相关并发症
1998	首次进行胸腔镜下左侧 IMA 游离术
2000	首次进行机器人微创手术

64.3%。随着手术器械的改进、药理器官稳定剂的改进和冠状动脉内分流术的发展，非体外循环 CABG 在 20 世纪 90 年代早期重新出现。

一、一般特性

胸骨正中劈开在体外循环和非体外循环 CABG 中

均可实施。所使用的血管类型及用于血管吻合的技术对于两种手术都是相同的。体外循环和非体外循环 CABG 在以下方面有所不同：灌注方法和泵相关并发症、手术视野稳定性、插管方式、阻断类型和肝素化。此外，非体外循环 CABG 手术需要专门的麻醉管理，重点是短效药物、保持正常血量、积极的血流动力学支持、早期拔管和术后镇痛。表 35-2 提供了体外循环和非体外循环 CABG 手术的比较结果。

表 35-2 体外循环和非体外循环 CABG 术的特点比较

特 征	体外循环	非体外循环
灌注	泵氧器有氧灌注	心脏跳动下有氧灌注
泵相关并发症	系统炎症反应可能引起中枢神经系统、心脏、肺、肾和胃肠道相关并发症	无泵相关并发症
稳定性	停搏液使心脏停止跳动	心外膜稳定器使手术视野的移动最小化
管道	需要主动脉和静脉插管	不需要侵入性插管
主动脉钳夹	远端吻合需要进行主动脉完全阻断	近端吻合需要进行部分阻断或使用无接触技术
肝素化	需行全身肝素化来进行 CPB，同时抗纤维蛋白溶解的使用是很常见的	需要更低剂量的肝素
麻醉药物	长效	短效
体温管理	低体温	正常体温，在整个操作过程中需要主动加温措施
血流动力学紊乱	微小	主要是由于心脏操作，需要积极的血流动力学支持
肌力支持药物的使用	为了与 CPB 脱机	用于支持血流动力学，常常在远端吻合结束后停止使用
静脉液体管理	通常被限制以减少血液稀释	通常需要一定的液体负荷以保证足够的血流动力学稳定
拔除气管插管	和非体外循环 CABG 相比，拔管和恢复相对更慢	拔管早，恢复更快

二、非体外循环和体外循环 CABG 手术技术比较

（一）术前评估

对非体外循环 CABG 患者进行术前评估需要注意以下几点。

- 仔细的病史采集和彻底的体格检查，以便调查和围手术期发病率和死亡率增加相关的风险因素的存在，并计算风险评分，实现个体化治疗并告知充分告知患者风险。
- 检查患者的冠状动脉解剖结构和心脏缺血情况，以选择合适的麻醉方法。
- 与团队讨论手术计划、麻醉管理和冠状动脉血运重建的顺序，以便在随后的吻合和心脏移位过程中改善血流和心肌氧合。

（二）术前用药

术前用药如下。

- 一种中间作用的苯二氮䓬类药物（如替马西泮或劳拉西泮），在手术前 1h 口服，以减轻患者的焦虑。
- 为了防止心律失常，在用药前使用 β 受体拮抗药，如口服阿替洛尔或美托洛尔。

（三）手术室准备

手术室设备程序如下。

- 在体外循环灌注师的参与下快速装备体外循环机。
- 室温 24℃，在手术台上放加热垫或床垫，并使用空气加热装置。
- 连接到除颤器的外部垫（同时也应准备好内部垫和起搏器）。

（四）监控

监测内容如下。

- 具有自动 ST 段分析的 5 导联表面心电图（基本标准包括 II 导联和 V_5 导联）。
- 血氧饱和度监测（脉搏血氧测定）。
- 持续导尿（Foley 尿管）。
- 呼气末二氧化碳监测。
- 食管和直肠温度监测。
- 通过桡动脉和（或）股动脉插管测量动脉血压。
- 中心静脉导管。
- 具有连续心输出量和中心静脉氧饱和度监测能力的 Swan-Ganz 导管仅用于心室功能不良的高危患者。
- 如果需要，肺动脉起搏导管可允许心房或心室起搏。
- 经食管超声。
- 全身麻醉手术患者的昏迷程度。
- 神经肌肉监测。
- 凝血功能检测。

（五）术前计划

术前考虑的内容如下。

- 对细节的一丝不苟，这对于成功至关重要，因为与

传统的体外循环 CABG 相比，非体外循环 CABG 的安全性更低。

- 心脏外科团队的每个成员，包括外科医生、麻醉医生、手术助理、护士和灌注师，都应该熟悉非体外循环 CABG 步骤，并了解体外循环和非体外循环 CABG 之间区别。如果需要时，他们能够准备好进行体外循环。
- 不同于麻醉医生在体外循环 CABG 过程中扮演被动角色，麻醉团队的参与对于实施成功的非体外循环 CABG 至关重要。
- 如果出现 ST 段紊乱或节律紊乱，以及如果血压对药物干预没有反应，麻醉医生应该在计划使用升压药或强心药时通知外科医生。
- 外科医生应该在计划搬动心脏、钳夹冠状动脉、插入或移除分流器之前，特别是在心脏再灌注时，与麻醉医生进行充分沟通，因为在手术过程中，每一项操作都可能导致严重的血流动力学障碍。

（六）术中计划

1. 麻醉注意事项

除了使用最大限度减少心肌缺血的技术提供安全的诱导和麻醉维持（任何其他冠状动脉手术的首要目标），非体外循环 CABG 手术管理的麻醉目标包括：考虑快通道麻醉，维持正常体温，并维持血流动力学稳定[2, 3]。

(1) 考虑快通道麻醉：快通道麻醉包括平衡阿片类药物和吸入性全身麻醉、快速苏醒和适当的术后护理计划。适当的术后护理计划包括早期拔管、下床活动、良好的术后镇痛[4]。

- 这是目前非体外循环 CABG 手术中最常用的做法。
- 研究表明这样做是安全的，没有证据表明它会增加心肺并发症发病率。
- 它具有成本效益，并有许多潜在的好处。
  - 改善术后血流动力学。
  - 术后早期活动。
  - 降低呼吸机相关性肺炎的风险。
  - 降低呼吸机相关费用。
  - 缩短 ICU 住院时间。
  - 缩短整体住院时间。

非体外循环 CABG 手术的三种麻醉方法[3] 如下。

- 控制性通气全身麻醉，全身麻醉包括静吸复合麻醉或全静脉麻醉。
- 控制性通气联合全身麻醉 / 高胸硬膜外局部镇痛或全身麻醉 / 鞘内吗啡镇痛（intrathecal morphine, ITM）。这种方法可能是有益的，但需要进一步的研究来验证这种技术的有效性，并确定吗啡的最佳

用量，以便提供充分的镇痛，并将呼吸抑制的风险降至最小（术后较为重要的并发症）；

- 在患者清醒/进行自主通气时单独使用 TEA 进行区域麻醉。这项技术的可行性已经得到证实，然而其安全性和有效性尚未得到证实。

麻醉诱导和维持通常使用诱导剂量的丙泊酚，同时使用低剂量麻醉药和平衡浓度的神经肌肉阻滞药和吸入麻醉药物。

- 麻醉药。
  - 瑞芬太尼、舒芬太尼和芬太尼[5]，三种药物效果类似。
- 神经肌肉阻滞药。
  - 推荐使用短效神经肌肉阻滞药（顺式阿曲库铵、罗库溴铵或维库溴铵）。
  - 如果使用长效神经肌肉阻滞药，如潘库溴铵，应注意避免间歇性再次推注，拔管前应逆转神经肌肉阻滞效果。
- 吸入麻醉药物。
  - 短效药物，如七氟醚和地氟醚，有利于合适的患者在手术室拔管。

术后镇痛方案管理如下。

- 最常见的是在手术结束前通过静脉泵入吗啡，伴或不伴非甾体抗炎药镇痛。
- 使用更高剂量延长瑞芬太尼（昂贵）的输注时间，以达到足够的镇痛水平。
- 在一些中心中，使用右美托咪定（一种没有止吐效果的理想麻醉辅助剂）可能会通过减少阿片类药物的术中和术后消耗、更好的血流动力学稳定性来更好地控制术后疼痛。
- 麻醉诱导前使用吗啡单次注射或通过硬膜外导管连续注射用于术后镇痛。

(2) 维持正常体温：维持正常的体温（34～36℃）对于优化患者的结局和在非体外循环 CABG 期间的血流动力学稳定性是极其重要的。

术后体温过低会增加以下风险。

- 心肌梗死。
- 伤口感染。
- 失血。
- 延长麻醉护理。
- 康复时间和住院时间延长。

防止意外低温的被动和主动加温技术如下。

- 毛毯和防体温过低帽。
- 在手术开始前将手术室温度预热到 24℃，然后将室温降低到使手术团队感到舒适的水平。
- 在开始手术前，在患者头部和身体两侧盖上一层

Cath Lab 毯子。
- 术中使用温热的冲洗液。
- 使用温热的静脉液体。
- 使用血液加温器。
- 通过气道热/湿交换器加热和加湿通风器气体。

(3) 提供血流动力学稳定性：麻醉医生在整个非体外循环 CABG 手术过程中持续观察和处理血流动力学变化和节律反应是非常重要的，尤其是在心脏操作和局部缺血期间。与血流动力学不稳定相关的三个关键因素包括：心脏的垂直搬动，心肌稳定器对心肌的压迫，冠状动脉吻合时的心肌缺血。在进行心脏操作和定位之前，应使用静脉加压剂和 Trendelenberg 体位将血压升高至少 20%。

血流动力学目标可以通过以下方式实现。

- 液体管理。
- 调整手术台位置。使用 Trendelenburg 体位将最大限度地充盈心脏并增加血压。当外科医生处理对角支和回旋支时，将手术台向右侧倾斜可以利用重力将心脏调整过来，并提供通往后壁的道路。
- 使用小剂量的去甲肾上腺素或左旋肾上腺素来维持血压和心输出量，但应尽量避免明显的肌力增强或升压药支持。

图 35-1 显示了在非体外循环 CABG 期间诊断和处理血流动力学不稳定的不同原因的简化方法[6]。

2. 手术考虑

(1) 初始阶段考虑事项：具体如下。

- 进行传统的胸骨正中开胸。
- 左侧 IMA 应该取得尽可能长，以避免在抬高心脏进行 LIMA-LAD 吻合结束后，移植血管过度紧张。LIMA 骨骼化是不错的选择，因为可以在最短的时间内获得最大的血管长度。
- 全动脉血运重建术是可行的，使用左侧和右侧 IMA 组成的复合血管（Y 形或 T 形）和桡动脉是首选。
- 肝素的剂量（1～1.5mg/kg）是体外循环标准的 1/3。目标 ACT 大于 300s。ACT 应每 30 分钟复查一次，并根据需要补充肝素。

暴露冠状动脉血管。

- 在非体外循环 CABG 期间，外科医生需要良好的冠状动脉显露视野，需要在不影响心脏自主泵血能力的情况下固定心脏。因此，应该允许花费额外的时间来获得最佳的显露视野和稳定性。
- 如果不能够获得足够的显露视野，应采用体外循环 CABG。
- 在固定心脏前，应首先评估胸腔中的解剖结构，包括胸骨、胸膜和心包边缘，因为它们会压迫心脏，

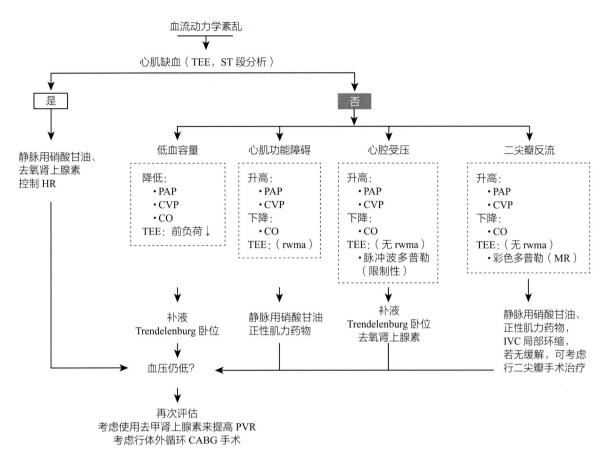

▲ 图 35-1 非体外循环 CABG 术中血流动力学紊乱的诊断与处理

CABG. 冠状动脉旁路移植术；CVP. 中心静脉压；CO. 心输出量；HR. 心率；IV. 静脉内；IVC. 上腔静脉；MR. 二尖瓣关闭不全；MV. 二尖瓣膜；NTG. 硝酸甘油；PAP. 肺动脉压力；RWMA. 局部心壁运动不协调；SVR. 体循环血管阻力；TEE. 经食管超声心动图（经许可转载，引自 Couture et al. Mechanisms of hemodynamic changes during off-pump coronary artery bypass surgery. Can J Anesth. 2002: 49: 835-859. ）

导致非体外循环 CABG 时心输出量减少和血流动力学不稳定。

(2) 固定心脏：非体外循环 CABG 固定心脏的关键在于保持良好的显露视野，并且维持血流动力学稳定性。外科医生和麻醉医生之间的沟通是手术成功的关键。

正确的心脏定位和稳定对于非体外循环 CABG 的成功至关重要，这可以通过许多可用的专用仪器来实现。

- 抽吸装置：这类装置有一个可以通过调节和收紧得以变得坚硬的柔性臂，以及可以连接到胸骨撑开器上的夹子。有两种类型的抽吸装置：
  - 放置在心尖以便定位和稳定的杯形装置。
  - 一个双叉足，将双叉放在目标动脉的两侧，以稳定心脏的那个区域。
- 胶带和套圈：用宽胶带（或小包）固定在左、右上肺之间的后心包上，然后套圈。牵引胶带和圈套器的作用是抬高心尖。
- 直接压力稳定器：这是一种简单的刚性系统，通过

压紧金属板来稳定移植目标区域。它们不像抽吸装置那样稳定有效，而且往往会造成更多的血流动力学损害。这些设备更多用于小型开胸冠状动脉手术，因为它们比吸引稳定器体积小，而且可重复使用。

使用稳定器的缺点。

- 吸力过高会导致心肌挫伤。
- 当胸膜开口过大时，可能损伤膈神经。
- 如果心包内缝线位置过深，可能损伤降主动脉和食管。
- 通过压缩和搬动心脏可能降低心输出量。

(3) 吻合顺序：冠状动脉应按照心脏搬动的顺序进行移植：前壁血管、下壁血管，最后是侧壁血管。因此，通常是 LIMA 吻合至 LAD，其次是下壁移植物（PDA 和 RCA），最后是侧壁移植物（OM）。基本原则是，随着血运重建越来越完全，对搬动心脏引起的血流动力学紊乱更加耐受。虽然近端吻合术可以在远端吻合术之前或之后进行，但先完成近端吻合术具有在远端吻

合术完成后立即通过移植血管进行灌注的优点。目标血管的近端阻断是通过在血管近端使用环绕的缝合线或硅胶带来完成的（不需要夹闭远端）。从左侧进行钝缘支的吻合更加容易。在阻断分叉近端的右冠状动脉之前，应放置临时起搏导线以处理可能发生的房室传导阻滞。CO_2 在心脏手术中至关重要，但必须非常小心地使用，流速不能 > 5L/min，以防止损伤冠状动脉内膜。为了防止气体栓塞或内膜剥离，必须避免将气体直接导向血管腔。

(4) 处理心肌缺血：减少非体外循环 CABG 期间心肌缺血可通过以下方法实现。

- 通过以下方式增加氧气输送。
  - 维持适当的平均动脉压：这是减少心肌缺血最重要的操作。
  - 使用冠状动脉内分流器：在冠状动脉内插入一个小的分流器对于尽量减少缺血和提高手术的安全性是非常有用的。

    维持远端灌注。

    提供无血区域。

    能够指导吻合缝线的放置。
  - 硝酸盐：硝酸甘油（nitroglycerin，NTG）已用于治疗活动性缺血。然而，它降低了前负荷，当需要更高的充盈压力来确保最佳心室充盈时，它可能是有害的。
- 通过降低心率和收缩力来降低耗氧量以及减少心律失常的发生。可采用以下药理学预防措施。
  - 围手术期使用 β 受体拮抗药，如艾司洛尔或美托洛尔。
  - 钙拮抗药，如地尔硫卓。
- 增加对缺血的耐受性（预处理），这些措施如下。
  - 机械性：尽管使用频率在下降，通过阻断冠状动脉后再灌注一段时间这样的缺血预处理方式也可以增加对缺血的耐受性，并可用作心肌保护技术。
  - 药理学：缺血损伤前 30min，以最小肺泡浓度使用七氟醚和异氟醚可激活与处理机制。

(5) 无主动脉接触的全动脉移植术（无接触策略）：具体如下。

- 对非体外循环 CABG 的扩展，旨在优化血管移植物的通畅性，并将脑卒中风险降至最低。
- 这项技术带来的脑卒中率最低。
- 这是通过单侧或双侧 IMA 顺序移植来完成的。
- 根据冠状动脉解剖和可用的血管，有几种潜在的移植物 - 靶血管排列。
  - 双侧 IMA 和桡动脉 / 大隐静脉做 T/Y 形吻合。

- 双侧 IMA 和桡动脉 / 大隐静脉延展。
- IMA 和动脉移植物做 K 形吻合。

(6) 肝素逆转：具体如下。

- 虽然肝素逆转不是强制性的，但可以给予计算的鱼精蛋白剂量的一半。

三、体外循环和非体外循环 CABG 的文献复习

非体外循环 CABG 手术的开展是为了规避 CPB 和主动脉操作所带来的并发症；然而，尽管最初对这种技术充满热情，但全世界只有 20% 的心肌血运重建手术是在非体外循环下进行的。在外科血管重建术的大型回顾性研究中，非体外循环 CABG 在风险校正手术死亡率等主要结局方面优于体外循环 CABG [7, 8]。然而，这些研究可能具有选择偏差，这导致了几项大规模随机对照试验的开展 [9-17]。一些大型 RCT 在主要不良心脑血管结局方面没有显著差异，而另外一些试验显示非体外循环 CABG 的死亡率更高、不完全血运重建更普遍，并且远期移植血管通畅率降低 [18]。但是，这些 RCT 同样显示，非体外循环 CABG 的通气时间、ICU 住院时间和输血率更低，更重要的是，不同中心在使用非体外循环 CABG 技术的经验上存在显著差异。来自特定高危亚组人群的回顾性数据表明，非体外循环 CABG 能使女性、75 岁或以上患者和 STS 预测风险评分升高（> 3%）的患者显著获益。表 35-3 总结了这些随机对照试验的细节及其随访数据。

四、当前建议

（一）实践指南中关于体外循环 CABG 的建议

美国心脏病学会 / 美国心脏协会（ACC/AHA）、欧洲心脏病学会 / 欧洲心胸外科学会（ESC/EACTS）和胸科医生学会（STS）已经发布了关于体外循环 CABG 的临床指南 [19-23]。这些指南提供的建议汇总如表 35-4 所示。

关于冠状动脉旁路移植患者术前和术后抗血小板治疗的管理建议 [24, 25]，总结于表 35-5。

（二）指南中关于非体外循环 CABG 的建议

非体外循环和体外循环 CABG 的问题仅在 2011 年 ACC/AHA 关于 CABG 的指南和 2014 年 EACTS 关于心肌血运重建指南中被讨论过。

在 ACC/AHA 指南中，没有给出正式的建议，但在结论中着重强调了应避免进行主动脉操作，对有主动脉粥样硬化疾病证据的患者采用非体外循环 CABG 相较于体外循环 CABG 可能更容易实现无主动脉操作的目的。

表 35-3　对比体外循环和非体外循环 CABG 的主要随机对照试验

研　究	发表年份	体外循环 / 非体外循环 CABG（n/n）	F/U（年）	说　明	主要结论
Octopus[9]	2007	139/142	5	仅纳入低风险人群	认知功能或心脏结局无差异
BHACAS I & II[10]	2009	201/200	6~8	在非体外循环 CABG 第一和第二阶段试验有显著改善	移植物通畅性和生活质量无差异
ROOBY[11]	2009	1099/1104	1	仅纳入轻度 - 中度风险（相对年轻和健康）男性能熟练进行非体外循环 CABG 的外科医生少由非体外循环 CABG 转而进行体外循环 CABG 的概率非常高	神经心理学结果无差异 非体外循环 CABG 患者移植物通畅率较低，患者死亡率较高
SMART[12]	2011	99/98	6~8	单中心研究能熟练进行非体外循环 CABG 的医生多	死亡率或移植物通畅率无差异，非体外循环 CABG 费用更低
CORONARY[13, 14]	2013	2377/2375	1	迄今为止最大的多中心 RCT 研究能熟练进行非体外循环 CABG 的医生多，包括一个风险稍高的患者群体	在死亡、心肌梗死、脑卒中、需要透析的肾衰竭、生活质量、认知功能或再次冠状动脉血运重建等方面没有显著差异
GOPCABE[15]	2013	11797/1191	1	患者年龄＞75 岁（中位年龄为 78.5 岁）	在早期死亡、脑卒中或心肌梗死方面没有明显差异
CORONARY[16]	2016	2377/2375	5	与 1 年随访时相同	在死亡、脑卒中、心肌梗死、肾衰竭或再次冠状动脉血运重建等方面没有显著差异
ROOBY-FS[17]	2017	1099/1104	5	与 1 年随访时相同	非体外循环 CABG 组的死亡率明显较高，无并发症生存率明显较低

BHACAS. 心脏跳动对抗心脏停搏的研究；CORONARY. 不停搏 / 停搏冠状动脉旁路移植的再血管化治疗研究；GOPCABE. 德国老年患者不停搏搭桥研究；ROOBY. 不停搏 / 停搏搭桥的随机对照研究；SMART. 动脉再血管化治疗的外科管理

表 35-4　指南关于体外循环 CABG 的适应证

适应证	2011ACC/AHA	2014ACC/AHA	2017ACC/AHA	2014EACTS
左主干疾病	I 级		I 级	I 级
伴或不伴近端 LAD 疾病的冠状动脉三支病变	I 级		I 级	I 级
伴近端 LAD 疾病的冠状动脉两支病变	I 级		I 级	I 级
无近端 LAD 疾病的冠状动脉两支病变	IIa 级：广泛缺血		IIa 级：广泛缺血	IIb 级
伴近端 LAD 疾病的冠状动脉单支病变	IIa 级：使用 LIMA 可长期获益		IIa 级：使用 LIMA 可长期获益	I 级
无近端 LAD 疾病的冠状动脉单支病变	III 级：有害		III 级：有害	IIb 级
左心功能不全	IIa 级：EF35%~50% IIb 级：EF＜35%		IIa 级：EF35%~50% IIb 级：EF＜35%	I 级：EF＜40%
缺血相关性室性心动过速引起的心源性猝死幸存者	I 级		I 级	I 级
冠状动脉三支病变糖尿病患者	IIa 级：尤其当使用 LIMA 与 LAD 吻合时	I 级：涉及近端 LAD 的冠状动脉三支病变或复杂冠状动脉两支病变，尤其是如果 LIMA 可用于 LAD，并为手术提供了良好的候选对象	IIa 级：使用 LIMA 移植是合理的	I 级：手术风险可接受

EF. 射血分数；LAD. 左前降支；LV. 左心室；LIMA. 左乳内动脉

表 35-5　CABG 患者术后的抗血小板治疗

推　荐	2011ACC/AHA	2012ACC/AHA	2012STS	2014ACC/AHA	2014EACTS
术前管理					
CABG 患者术前服用阿司匹林	I级：100～325mg/d	I级		I级：81～325mg/d	I级：75～160mg/d
出血风险高且拒绝输血患者，在术前 3～5 天停服阿司匹林			IIa 级		I级
对于非紧急 CABG 患者，在手术前停用氯吡格雷和替卡格雷至少 5 天，停用普拉格雷至少 7 天，以减少输血	I级	I级		I级	I级
对于急诊 CABG 患者，停用氯吡格雷和替卡格雷至少 24h，以减少主要出血并发症	I级			I级	
对于急诊 CABG 患者，停用依替巴肽和替罗非班至少 2h，停用阿昔单抗至少 12h	I级	I级：停用依替巴肽和替罗非班 4h		I级	
术后管理					
CABG 患者终身服用阿司匹林	I级：100～325mg/d		I级	I级：81～325mg/d	I级：75～160mg/d
除阿司匹林外，服用氯吡格雷和替格瑞洛 12 个月				I级	IIb 级
对阿司匹林不耐受或过敏的患者，氯吡格雷（75mg/d）是合理的替代方案	IIa 级			I级	I级
在急性冠状动脉综合征后的 CABG 术中，当出血风险降低时，可以重新开始双重抗血小板治疗			I级		
一旦术后出血风险降低，可以考虑通过基因检测或即时血小板功能测试来测试抗血小板药物的反应，以优化抗血小板药物效果，并最大限度地降低静脉移植物的血栓风险			IIb 级		

　　2014 年的 EACTS 指南通过更加可靠的数据，提出了以下建议。

- 对于升主动脉有明显动脉粥样硬化的患者，建议使用非体外循环 CABG 和（或）升主动脉无接触式体外循环技术，以防止围手术期脑卒中的发生（I级）。
- 对于开展非体外循环 CABG 经验丰富的医疗中心，可以"考虑"对高风险亚组患者进行非体外循环 CABG 手术。

　　随后的对照试验和大量回顾性研究数据显示，关于体外循环和非体外循环 CABG 之争主要围绕于手术本身和患者，主要争论点通常总结如下。

　　支持非体外循环 CABG 的观点认为，非体外循环 CABG 具有以下优势。

- 可通过避免插管和主动脉钳夹来减少神经功能认知障碍。
- 可避免全身炎症反应及术后后遗症。
- 可减少血液制品的使用，术后肺功能和肾功能恢复更好。

　　支持体外循环 CABG 的观点认为，体外循环 CABG 具有以下优势。

- 非体外循环 CABG 血运重建不完全，导致移植物远期通畅性较差。
- 若将非体外循环 CABG 紧急转换为体外循环 CABG 手术，将可能导致更高的死亡率。
- 非体外循环 CABG 的技术难度较高，在重要的临床结局方面没有被证实具有优势。

　　在被报道的大型 RCT 中，涉及数千名患者的多变量分析可能会确定能够从体外循环 / 非体外循环 CABG 手术中获益的亚组患者。若能实现这一目的，则可为患者选择采用最为适合的手术方式。在此之前，并在当前指南得到更新之前，可以提出以下建议。

- 非体外循环 CABG 的唯一绝对适应证是严重的动脉粥样硬化性主动脉，因为非体外循环 CABG 可以采用完全无接触主动脉技术。
- 对于有以下危险因素的患者，非体外循环 CABG 手术可能会带来更有利的结果。
  - STS 预测风险评分升高（＞ 3%）。
  - 年龄≥ 75 岁的患者。
  - 女性。
  - 急性 / 亚急性非 ST 段抬高性心肌梗死。
  - 再次冠状动脉旁路移植。

- 肾衰竭。
- 既往有脑卒中 / 脑血管病史。
- 非体外循环 CABG 手术的绝对禁忌证如下。
  - 心源性休克。
  - 缺血性心律失常。
  - 阻止心脏旋转的解剖学因素。

  既往左肺切除术病史。

  重度漏斗胸。

  - 程度危重 / 紧急的左主干冠状动脉疾病。
- 使非体外循环 CABG 极具挑战性的因素如下。
  - 心脏肥大性左心功能不全。
  - 冠状动脉靶点位于心肌深部。
  - 预期需要行动脉内膜切除术或成形术。

第36章　机器人冠状动脉血管重建术
Robotic Coronary Artery Revascularization

Bob Kiaii　著

肖正华　译

> **要点**
>
> ◆ 机器人手术提供了一个界面，可以提高灵活性，允许缩放运动，提供震颤过滤，并允许进行内镜显微手术。这样的界面存在于外科医生的手与手术器械之间。
>
> ◆ 机器人冠状动脉手术在实践中分为三个层次，分别是：①远程机器人血管采集和手动吻合；②心脏停搏下全腔镜下冠状动脉移植；③全腔镜下冠状动脉移植。
>
> ◆ 机器人血管重建术的适应证包括：左心功能 I～II 级的冠状动脉单支或双支病变患者，胸骨正中入路风险高的患者，需杂交技术的冠状动脉多支病变，冠状动脉开口狭窄不适于 PCI 的患者。

直到 1995 年，心脏外科在微创外科领域的发展仍远远落后于其他外科专业[1]。随着体外循环技术的改进和切口尺寸的减小，一些心脏外科手术能够安全有效地进行。然而，尽管早期对微创心脏手术充满热情，但大多数外科医生对通过小切口进行心脏外科手术持怀疑和批评的态度，因为这可能降低手术的安全性，同时手术结果也较差。尽管新方法很难被接受，但其仍在短时间内取得了重大进展并获得了令人鼓舞的成果。心肺灌注、内镜可视化、仪表化和机器人远程操作方面的同步进步，导致了一个戏剧性的转变，即通过微创通路实现了高效而安全的心脏手术。如今，通过小切口进行各种不同的心脏手术已经成为许多外科医生的标准做法，同时患者也对微创心脏手术越来越了解。

一、进展

微创心脏手术意味着手术切口尺寸较小、避免了胸骨切开，以及在某些情况下可以避免进行体外循环。到目前为止，用于微创心脏外科手术的切口包括：小胸骨切口、胸骨旁切口、小胸廓切开术和内镜 / 全端口切口。为了进行理想的最小通路心脏手术，外科医生必须熟悉在内镜和相关增强装置的辅助下通过小切口在狭窄的空间内进行手术[1]。

理想心脏手术的标准

- 微小切口。
- 内镜端口。
- 中枢顺行灌注。
- 触觉反馈。
- 类似眼 – 脑的三维可视化。
- 足够的心内视野。
- 没有仪器干扰。

改编自 *Franco, KL, Verrier ED, Advanced Therapy in Cardiac Surgery.2003 Randolph Chitwood, Robot-assisted Mitral Valve Surgery.*

由于传统内镜设备的限制，只有少数外科医生会规律采用这些技术，因此内镜手术在心脏外科手术中仍然具有挑战性[1]。随着机器人手术系统或计算机辅助手术系统的发展，传统内镜途径所存在的许多限制已逐渐被克服。

机器人手术为外科医生的手和器械之间提供了一个数字界面。该界面提高了灵活性，允许缩放运动，提供震颤过滤并支持内镜显微手术的进行[1]。因此，在过去的几年中，机器人外科系统的使用使得心脏外科医生能够在跳动的心脏上进行微创内镜冠状动脉旁路移植术，并随着体外循环系统的改进而进行心脏直视手术。这避免了进行胸骨切开，减少了组织创伤，从而降低患者并发症发病率，提高患者满意度，缩短住院时间，并降低潜在的医疗成本。

二、远程操作系统

最初有两个远程操作系统可以使用，分别为宙斯手术系统（ZEUS ™，Computer Motion®，Goleta，CA）和达芬奇手术系统（da Vinci ™，Intuitive Surgical®，Sunnyvale，CA）。然而，由于这两家公司已合并，因此目前只有达芬奇操作系统可供使用。这也是目前全球大多数医疗保健中心使用的唯一机器人手术系统。

达芬奇手术系统（da Vinci ™，Intuitive Surgical®，Sunnyvale，CA）到目前已经进化了无数代，从最初的一代，到 S 和 Si，直到最近的 Xi。

达芬奇手术系统由外科医生控制台、手术推车和视觉系统组成。外科医生控制台包括显示系统、主手柄、用户界面和电子控制器。控制台上的外科医生能够通过高分辨率 3D 显示器查看手术区域的传输图像。该系统能够提供自然的手－眼配合。运动缩放允许掌握器械动作的各种比例。震颤过滤可将不自觉的颤动降至最低。手术推车位于手术台一侧，由四个机械臂组成。一个主臂用于安置内镜，另外三个机械臂用于安置外科器械。外科器械（末端执行器）连接在三个机械臂上，由系统自动识别。这些仪器易于互换使用。由于仪器的固有特性，总共有 6 个自由度可供选择。

三、微创机器人辅助冠状动脉旁路手术的进展

在过去的 15 年里，心脏外科医生已经认识到实现视频灵敏度的重要性，同时越来越多的医生开始采用视频辅助技术。巴黎的 Nataf 博士、亚特兰大的 Mayfeld 博士和辛辛那提的 Wolf 博士等[1, 2]所做的早期工作为内镜微创化革命奠定了基础。视频辅助技术的发展和新设备在心脏手术中的使用，代表了在我们的努力下实现了能提供创伤较小的冠状动脉血运重建手术模式的转变和巨大的飞跃。同时，新的机器人技术正在出现，并在其他学科的内镜手术中初现成效。

目前有三个级别的机器人冠状动脉手术正在进行中。

- 远程机器人血管采集和手动吻合术，称为内镜下无创冠状动脉旁路移植术（endoscopic atraumatic coronary artery bypass，endoACAB）。在这个过程中，外科医生从主控制台采集胸廓内动脉（internal thoracic artery，ITA），并通过小切口进行手动吻合。

- 心脏停搏下全内镜冠状动脉旁路移植术。在这一过程中，外科医生从主控制台采集 ITA，其后从主控制台通过端口到达停搏的心脏，远程控制机器人进行吻合。

- 全内镜下冠状动脉旁路移植术。在该过程中，血管采集、准备、目标血管准备、控制和吻合都由外科医生从主控制台上经由端口途径在跳动的心脏上远程执行完成。

四、机器人血管重建手术适应证

- 心功能 Ⅰ～Ⅱ级的冠状动脉单、双支病变患者。
- 冠状动脉：左前降支，开口狭窄不适于经皮冠状动脉介入治疗。
- 采用杂交技术的冠状动脉多支病变（单侧或双侧 ITA 移植，PCI 治疗其他病变血管）。
- 胸骨正中入路高风险患者。
  - 升主动脉粥样硬化或钙化主动脉。
  - 心室功能差。
  - 合并症使得传统手术风险很高。

（一）患者选择

除了了解冠状动脉重建术的标准禁忌证外，进行机器人冠状动脉重建的患者还应完成病史收集和体格检查，这些检查对于揭示影响胸部内外结构的因素有着重要的作用。妨碍术前端口放置的解剖位置、限制机械臂运动（工作空间）或缩小胸腔内本已有限的视野将导致手术失误的机会会显著增加，并将患者暴露于不必要的风险中。虽然胸内的工作空间和一般胸部状况（如肥胖）似乎可以直观地根据外部解剖结构进行评估，但事实并非如此，这种想法可能导致更高的转为胸骨切开术的概率。术前计算机断层扫描可以极大地帮助评估胸内工作空间，在某些情况下，可以预测胸内肥胖。

（二）机器人冠状动脉手术血运重建的患者选择

- 绝对禁忌证。
  - 胸膜广泛粘连。
  - 既往左肺手术史。
- 相对禁忌证。
  - 病态肥胖。
  - 心脏明显增大（胸腔空间不足）。
  - 胸壁肥厚。
  - 既往冠状动脉旁路移植手术史。
  - 弥漫性远端病变性冠心病。
  - 心肌内冠状动脉。
  - 严重肺部疾病（不能耐受单肺通气）。

五、手术技术

（一）麻醉注意事项

- 椎旁阻滞或鞘内阻滞用于术后疼痛控制。
- 双腔气管插管或支气管阻滞药。
- 中心静脉压 /Swan Ganz 导管。
- 手术过程中使用二氧化碳充盈胸腔，胸腔内压力 5～15mmHg。
- 用加温和正压通风毯维持正常体温。

（二）准备、定位和定位

患者的初始位置会对手术过程产生相当大的影响，因为正确的定位可以最大限度减少机器人设备对内、外部身体结构带来的干扰。在这一阶段，为了在术中最大限度地提高机械臂的可操作性，应小心谨慎地在端口放置必要标志。

患者被安置在手术台的左侧。一个舒适的支撑物被放置在患者胸腔左侧远端 2/3 的下方。这种支撑物通常采用卷起的毛巾形式，将患者的胸部向上抬高 6～8 英寸（15.24～20.32cm）。左臂应放置在手术台的侧面，以便让左肩向后下垂。手术台向上旋转 30°，以便让患者处于左倾位置（图 36-1）。

导线和体外除颤电极位于患者胸部，远离左胸侧和锁骨中段区域，以免干扰端口的布置。一个电极片放在右前胸侧，另一个放在左后胸。患者以常规方式准备常规冠状动脉旁路移植术。准备过程中唯一的变化是暴露患者一侧的胸腔和腋窝，以便布置端口。

（三）端口布置

正确的端口布置是手术成功的基础。每个端口的布置都以构建一个理想的配置为中心，以确保 ITA 能够从第 1 肋移动到第 6 肋，同时对机械臂的阻抗最小。

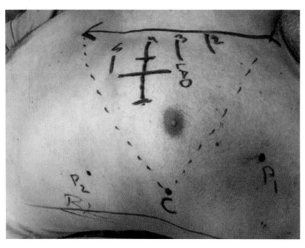

▲ 图 36-1 患者的正确定位

外科医生必须对每位患者一丝不苟，花费必要的时间确保在继续手术前正确地完成端口布置工作。次优的端口放置经常会导致危险的内部和（或）外部机械臂碰撞。

胸内视野的缺乏是对确定端口位置的首要挑战。术前仔细复查冠状动脉造影、胸部 X 线片及心脏计算机断层扫描，以及在手术室直接检查患者个体的解剖结构，有助于解决这一问题。

- 胸部 X 线片。
  - 有序进行胸部 X 线片评估。识别并标记以下胸部标志。

  胸骨上切迹。

  Louis 角。

  剑突。

  第 2 肋、第 3 肋、第 4 肋、第 5 肋间隙（intercostal spaces，ICS）。

  左胸廓内动脉和右胸廓内动脉位置，即胸骨外侧 1～3cm。

  - 注意心脏在纵隔内的位置。
  - 注意心脏相对于胸腔入口侧胸膜空间的大小。
  - 侧面观：观察心脏前表面和胸腔下侧之间的间隙程度。
- 心脏 CT。
  - 评估胸腔内空间。在相机端口处，胸膜表面到纵隔的距离不能小于 1.7cm（通常在第 5 肋间隙）（图 36-2）。如果距离小于 1.7cm 就不能为机械臂的自由活动提供足够的胸腔内空间。
  - 排除其他的解剖异常，如石棉斑块（图 36-3）。
  - 测量胸腔的前后径和横向径。如果 AP/Trv 比值低于 45%，就会降低机器人辅助冠状动脉血运重建的成功率[3]。LAD 到胸壁的垂直距离也是手术成功的一个因素。如果该距离小于 15mm，则能够进行机器人操作的可能性较小[3]（图 36-4）。
  - 如果评估心肌内血管，则需对冠状动脉进行定位。进入心肌内血管进行血运重建具有挑战性，并可能导致中途转为开胸手术（图 36-5）。
- 对患者胸部的直接检查。
  - 评估患者胸部的外部解剖特征，并根据之前看过的胸部平片、CT 和术前冠状动脉造影来认识患者的内部解剖特征。
- 参照如下文所述标准化指南，用毛毡标记出进入胸腔的每个端口位置（图 36-1）。根据从影像诊断和患者检查中获得的信息，对个别患者进行必要的调整。

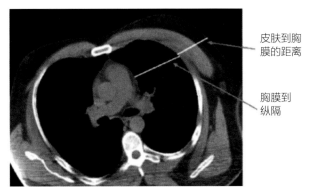

▲ 图 36-2　计算机断层扫描显示胸膜到纵隔的距离

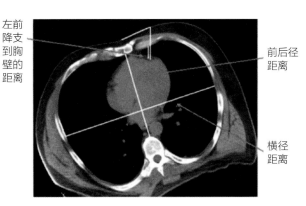

▲ 图 36-4　前后径、横径和左前降支到胸壁的距离

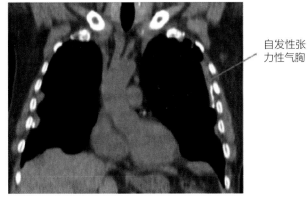

▲ 图 36-3　石棉板的存在，对于确定安全的端口位置很重要

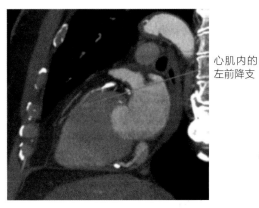

▲ 图 36-5　左前降支的心肌内定位

端口布局标准化指南

- 三角结构模型[2]。
  - LITA 近端到远端为三角形的一边（手术区域）。
  - 内镜位于腋中线第 5 肋间隙处（三角形的一个顶点）。

- 来自内镜端口的线延伸到 LITA 的近端和远端（形成三角形）。
- 创建"相机锥体"区域（图 36-6）。
- 仪器端口放置在相机锥体的外部（图 36-1 和图 36-7）。

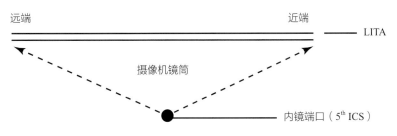

◀ 图 36-6　三角结构模型
改编自 Falk et al. 2001 [2]

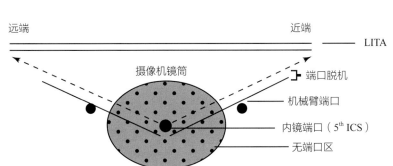

◀ 图 36-7　基于三角形结构模型的端口布局定位
改编自 Falk et al. 2001 [2]

– 端口放置在距离定义的三角形线几厘米的地方。
– 端口之间允许有 7～10cm 的距离，以确保机械臂在不发生碰撞的情况下有足够的活动空间。
– 以相机端口为圆心画一个直径 7～10cm 的圆，并避免将端口放置在该圆内。
• 公共端口位置。
– 端口的位置会因身体习惯而异。较大的胸腔需要更多的钝角来观察整个解剖结构，而较小的胸腔由于同样的原因需要更多的锐角。
– 内镜端口：位于腋前线第 5 肋间或稍向内侧一点，这取决于身体习惯.
– 右侧和左侧的仪器端口：分别位于第 3 肋和第 7 肋间隙。腋前线内侧 2～3cm 或位于腋前线与锁骨中线之间。

（四）取下左侧胸廓内动脉

一旦机器人器械在胸腔内被充分定位，就可以使用单肺通气和连续吹入 CO_2 以保证胸腔内压力在 5～10mmHg，使得用于采集 LITA 的手术空间最大化[4, 5]。在整个手术过程中，外科医生的眼睛必须保持高度警觉，以弥补机器人辅助所带来的触觉反馈的缺乏。这能够避免在移动期间对血管不必要的牵张或损伤。经由相机端口插入一个 30° 斜向上的内镜，对 ITA 及其与胸腔内其他组织结构的关系进行初步检查，程序如下。

• 要求单肺通气，并通知麻醉医生开始通气。
• 经由内镜端口插入。确保胸腔内无粘连，因为粘连将导致无法开展内镜手术。偶发的粘连可以被安全地取下来；如果不能，就必须转用传统手术治疗。通过内镜套管上的吹气口向胸腔内吹气，使吹气压力保持在 5～10mmHg，同时确保血压不下降。
• 通过外科医生的手，可以让内镜在整个活动范围内自由插入和移动。定位 LITA 的远端和近端，注意确保内镜不会与外部身体组织（如臀部或肩部）碰撞（偶尔通过同一端口切口能到达胸廓内动脉的下 1/3，而此时端口会被下压至第 4 肋间）。
• 用内镜检查胸腔，以确保有插入仪器端口的明确路径。
• 内镜下直接观察仪器端口的插入。
• 和机器人相对接，将机械臂对接至合适的内镜端口。
• 仪器通过端口插入并连接到仪器臂上。
• 在第 6 肋间左右插入一根 verres 针，并将其连接到低压处，用于排气。
对 LITA 的初步观察。

• 定位 LITA（在第 2 肋处最明显）。
• LITA 在锁骨下动脉的起点附近发出，远端可达第 6 肋间。动脉搏动能够给出有效提示。脂肪组织和肌肉分别在中、下 1/3 处掩盖动脉。
• 定位膈神经。穿过心包时应该清晰可见。它向近侧延伸到 ITA 的起点。

机器人辅助下摘取胸廓内动脉需要记住的要点如下。

• 可以使用骨骼化技术或者带蒂血管的方式获取 ITA。
• 其过程务必以缓慢且可控，以防止出血。
• 识别 ITA 及其静脉，从已知到未知进行工作。
• 始终保持 ITA 和机器人仪器位于视野范围内。
• 使用"无接触"技术来移动 ITA，以减少创伤。
• 将腐蚀 / 刮刀刀片接于右臂，将 DeBakey 接于左臂。
• DeBakey 仪器可以与机器人双极镊交替使用。在最显著的位置将壁胸膜切开。在第 2 肋内侧 1cm 处，使用 10～15W 单极电刀进行烧灼。
• 用刮刀在 LITA 外侧和内侧 1cm 处划开筋膜，并开始进行游离。
• 由外向内进行游离，并结合刮刀刀片钝性剥离和电灼的方式慢慢取下 LITA。
• 近端达第 1 肋的顶部，远端达第 6 肋间。在移动过程中注意不要对血管蒂施加过度的张力。向第 1 肋骨顶部的活动为血管蒂提供了额外 3～4cm 的长度，使得远端吻合更加容易。
• 在距离血管蒂安全的距离烧灼 LITA 的小分支，较大的分支需要用夹子进行夹闭。
• 一旦采集到足够长度的 LITA，就将血管远端骨骼化。
• 肝素化后，将 LITA 远端夹闭并将其留在胸壁上。
• 对于双侧 ITA 采集，需首先进入右侧胸腔，使用完全相同的技术采集 RITA。可能偶尔需要切换到 0°内镜。
• 麻醉团队需要注意在 ITA 采集期间处理双侧气胸。

（五）止血管理

为了在出血发生时有效止血，需要评估出血量与内镜投影图像放大倍数的关系。当小静脉或动脉分支出血时，可用机器人器械尖端对出血区域施加 2～3min 的轻微压力。通常这样做即可止血。如果持续出血，并且出血部位清晰可见，则可用夹子夹住血管并烧灼血管末端止血。机器人的双极设备可能会有所帮助。如果需要，也可以在出血区域填充 Surgicel ™止血纱。

如果出血严重或患者出现血流动力学不稳定的迹

象，应当立即移除机器人器械，通过胸骨正中开胸将手术方式转换为传统的 CABG 术。

（六）LITA-LAD 吻合术

如果需要通过小切口手动进行吻合，则可通过相同的端口切口使用 Octopus Nuvo stabilizer（Medtronic，Minneapolis，MN）进行吻合（图 36-8）。然而，如果要用机械人进行吻合，则第四内镜端口可被安置于稍靠肋缘左侧的剑突下区域，并与第四机械臂相连。da Vinci endowrist stabilizer（图 36-9）被放置于这个端口。

1. 心包切开术

- 在膈神经前 2~3cm。
- 使用第四机械臂首先去除心包脂肪。
- 打开心包。
- 根据 LAD 在室间隔和心尖的位置来识别 LAD。

2. 吻合

- 如果完全在内镜下进行，在进行吻合之前，不要将 ITA 血管蒂从胸壁上分离，以避免造成移植血管扭转。
- 如果通过小切口进行，ITA 血管蒂被切断，为了避免扭转，可用夹子在它要进行吻合的部位以正常解剖方向附着在心包边缘。

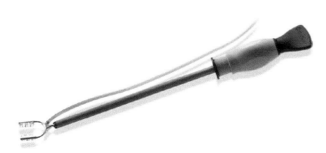

▲ 图 36-8 Octopus Nuvo 稳定器

Medtronic, Minneapolis, MN

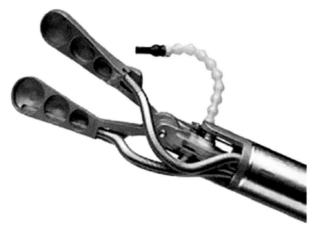

▲ 图 36-9 da Vinci endowrist 稳定器

3. 小切口开胸手术或无创冠状动脉旁路移植术[5, 6]

- 在内镜直视下插入一根长针，以确定进行开胸手术的最佳肋间隙，从而使 LAD 得到最佳显露。
- 吹气可以暂时停止，以消除纵隔移位。
- 使用电灼术从内部标记肋间隙。
- 移开机器人设备，同时移除仪器插入端口。
- 进行小切口开胸手术。
- 确定心包切开部位和 ITA 血管蒂。
- ITA 被分离，通过切口安置两条悬吊缝线以防止血管蒂扭曲。
- 评估 ITA 的长度和血流量，准备吻合。
- 选择 endoscopic Octopus Nuvo stabilizer（Medtronic，Minneapolis，MN）的端口位置（图 36-8）。
- 胸内内压力达到稳定。
- 根据患者的血流动力学，采用近端和远端套扎或血管内分流。
- 以通常的方式进行吻合。
- 使用术中流量测量装置检查移植物血流量。
- 在专门的杂交手术间中，通过术中血管造影术检查 ITA 的通畅程度，并对其他病变冠状动脉行 PCI 术（图 36-10）。

全内镜下冠状动脉旁路移植术可以在心脏停搏（arrested heart TECAB，AHTECAB）或不停搏（beating heart TECAB，BHTECAB）时进行。在 AHTECAB 中，患者通常通过外周血管进行体外循环，心脏停搏通常通过主动脉内球囊阻断实现。随后开始吻合[7]。

- 一旦确定了 LAD 上的吻合部位，就在近端和远端放置闭塞硅胶圈套以阻断血流。
- 用于吻合的缝线放置在胸腔内，以免手术过程中 CO_2 泄露。
- 通过剑突下端口插入 da Vinci endowrist stabilizer（图 36-9），选定操作区域压力达到稳定。
- 以通常的方式进行吻合，将第一针缝入 ITA，此时 ITA 仍与胸壁相连。
- 缝合完毕后，取下 ITA，以通常的方式完成吻合。
- 如果吻合连接器可用，可借助连接器实现吻合，如 Cardica C-port 远端吻合系统[8]（Cardica Inc.，Redwood City，CA）。
- 在吻合过程中持续吹气是目标血管不受血液干扰，为 LAD 提供足够的干净视野。
- 如果需要，可在杂交手术室中通过术中血管造影同时检查 ITA 的通畅度，并进行 PCI 手术[9,10]（图 36-10）。

（七）随访

患者的远期随访时间平均为 8 年。根据 Seattle 心

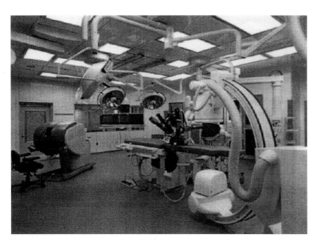

▲ 图 36-10　伦敦健康科学中心和加拿大外科技术与先进机器人公司（Canadian Surgical Technologies & Advance Robotics, CSTAR）

这个房间为机器人手术、血管造影术和经皮冠状动脉介入术配备了全套设备

绞痛调查问卷显示，除良好的满意度外，CT 冠状动脉造影的通畅率达 93%[11]。

六、未来的方向

机器人技术、成像技术和吻合技术的不断进步有可能彻底改变冠状动脉血运重建术的现状。微创机器人辅助冠状动脉重建术保证了胸腔的稳定性，并提供了极好的美容效果。更小的切口可以减少伤口疼痛和感染，减少失血和输血需求，更早出院，更快恢复，以及更早地恢复日常活动。随着更精细的机器人系统和性能更优异的器械的发展，机器人辅助冠状动脉血运重建术将会得到更大发展。在未来，最佳的血运重建策略很可能是需要整个心脏团队共同努力的方案，它结合了内镜下机器人辅助冠状动脉移植和介入手术，能够让患者经历一段非常快的恢复过程[12]，同时减少住院时间。

第 37 章　主动脉瓣根部手术

Surgery of the Aortic Valve and Root

Tirone David　著

肖正华　译

要点

- 主动脉瓣膜和根部疾病的病因包括解剖结构正常的三叶瓣钙化导致的主动脉狭窄、先天性二叶式主动脉瓣、单一主动脉瓣和四叶式主动脉瓣、主动脉根部扩张伴或不伴相关遗传综合征，如马方综合征和 Loeys-Dietz 综合征。
- 在西方，二叶式主动脉瓣和主动脉根部扩张是导致主动脉瓣关闭不全最常见的原因。
- 大多数主动脉瓣疾病患者需要接受主动脉瓣置换术，主动脉瓣瓣叶正常或轻度病变的主动脉瓣关闭不全患者可接受主动脉瓣修复。
- 患者年龄和心脏 / 非心脏合并症会影响主动脉瓣疾病的手术死亡率。

一、功能解剖

主动脉瓣最好被描述为主动脉根部，因为它的功能不仅仅取决于主动脉瓣叶。主动脉根部包括四个解剖结构：主动脉瓣环、主动脉瓣叶、主动脉窦 /Valsalva 窦、窦管交界（图 37-1）。主动脉瓣环或主动脉 - 心室交界将主动脉根部连接到左心室，其具有扇形结构，便于插入半月形的主动脉瓣叶。主动脉瓣环周径的 45% 与室间隔相连，而周径的 55% 与纤维组织相连。在近端的主动脉瓣环和远端的窦管交界之间的部分被定义为主动脉窦部，其共有三个主动脉窦及相应瓣叶，分别为右冠窦、左冠窦和无冠窦。左冠状动脉起源于左冠窦，右冠状动脉起源于右冠窦。

主动脉瓣叶的最高点，即两个主动脉瓣也靠近的地方，叫作连合。主动脉瓣叶共有三个连合，它们下部的三角区域被称为连合下三角，对主动脉瓣的功能很重要。左、右瓣叶间的连合下三角由心肌构成，而另外两个由纤维组织构成。

窦管交界是主动脉窦部的远端和升主动脉起始部的分界线。主动脉瓣的连合位于窦管交界的正下方。如图 37-2 所示，窦管交界处的扩张将瓣叶拉开使之不能对合，从而导致主动脉瓣关闭不全。而如图 37-3 所示，主动脉瓣环的扩张也可以通过移动瓣叶的底部和降低连合下三角的高度而引起主动脉瓣关闭不全（Aortic insufficiency，AI）。

主动脉窦对于促进主动脉瓣叶的开放和关闭及降低心动周期间对瓣叶的机械应力是非常重要的，但单独的主动脉窦部解剖异常不会引起 AI。这也是为什么主动脉窦破裂进入另一个心腔的儿童可能有一个完全正常的主动脉瓣的原因。

年轻患者的主动脉根部和升主动脉中的大量弹性纤维能保证这些结构能在心动周期中进行收缩和舒张。而弹性纤维的数量随着年龄的增长而减少，主动脉根部和升主动脉管径随着管壁顺应性的逐渐降低而变得越来越大。在儿童，瓣叶最低点的主动脉瓣环的横径比窦管交界处横径大 15%～20%。而在成年人中，这两个部位的横径趋于相等，有时甚至相反（图 37-4）。

二、病理学

解剖结构正常的三叶式主动脉瓣可能在晚年发生钙化，从而导致主动脉瓣狭窄。这种病变被称为营养不良性钙化、老年性钙化或退行性钙化。这种退化过程是西

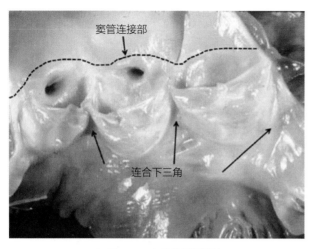

▲ 图 37-1　主动脉根部照片

显示连合下三角、主动脉 - 心室连接部、主动脉瓣叶、主动脉窦、冠状动脉开口和窦管连接部

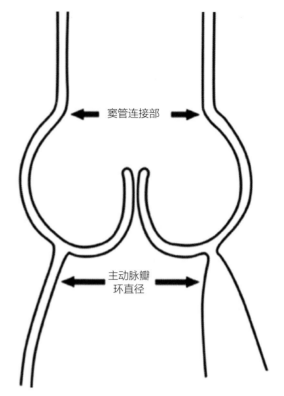

▲ 图 37-4　儿童的主动脉瓣环直径比窦管连接部的直径大 15%～20%，但随着年龄的增长，直径趋于相等甚至变小

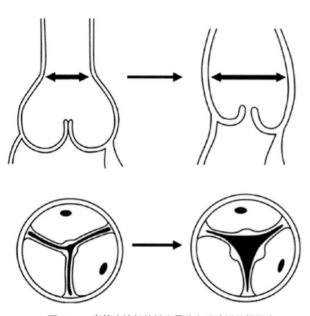

▲ 图 37-2　窦管连接部的扩张导致主动脉瓣关闭不全

方最常见的心脏瓣膜病变，其特征是进行性的主动脉瓣狭窄，目前没有任何治疗可以阻止其发展。这种疾病的病理生理学机制尚不完全清楚，但它类似于动脉粥样硬化，伴有内皮损伤、脂质浸润、炎症、纤维化和主动脉瓣叶钙化，有时还伴有主动脉窦部钙化。

　　普通人中大约有 1% 的人群患有先天性二叶式主动脉瓣（bicuspid aortic valve，BAV）。男性患者多于女性患者，比例为 4∶1。家族聚集性的发生率相对较高，提示常染色体显性遗传，外显率较低。由于这种疾病很可能具有遗传性，目前正在从基因层面对二叶式主动脉瓣进行广泛研究。大多数 BAV 患者具有三个主动脉窦和两个不同大小的瓣叶。较大的瓣叶通常包含有一个中缝而不是连合。中缝从瓣叶中部延伸到主动脉瓣环，它在主动脉根部的位置比另外两个连合更低。BAV 的大体形态通常可采用 Siever 分类：0 类，二叶式主动脉瓣合并两个主动脉窦，没有中缝，此种类型并不常见；1类，具有 1 条中缝，此类型最常见；2 类，具有 2 条中缝（也被称为单叶瓣）。1 类和 2 类可以根据融合的瓣叶分为不同亚型，其中 L-R 是最常见的类型，即左冠瓣和右冠瓣融合亚型。大多数 BAV 患者具有优势回旋支动脉和较小的右冠状动脉。BAV 的功能可能是正常的，直到患者晚年，它可能变得钙化和狭窄。它也可能失去正常功能，尤其是在年轻患者中，通常与主动脉瓣环扩

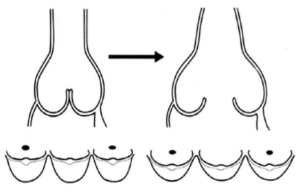

▲ 图 37-3　主动脉瓣环的扩张缩短了连合高度，并导致主动脉瓣关闭不全

张和瓣叶脱垂有关。

单叶瓣和四叶瓣瓣膜并不常见。单叶瓣通常导致主动脉瓣狭窄，而四叶瓣通常导致主动脉瓣关闭不全。具有单叶瓣和 BAV 的患者主动脉根部和升主动脉中膜通常发生过早的退行性改变，并且有发展为主动脉根部瘤、升主动脉瘤和主动脉弓部瘤的风险。

主动脉瓣下室间隔缺损可导致瓣环扭曲和瓣叶脱垂，从而导致 AI 的发生。主动脉根部的另一个先天性异常是主动脉瓣上狭窄，由非常狭窄的窦管交界、扩张的主动脉窦部和冗长的主动脉瓣叶组成。在一些患者中，瓣叶增厚可能不仅导致主动脉瓣狭窄，也可能导致冠状动脉开口狭窄。

在西方，主动脉根部扩张和 BAV 是导致 AI 最常见的病因。主动脉根部瘤通常是由动脉中膜变性引起，这可能影响所有年龄段的患者。从动脉中层的重度退行性改变（这可能在部分病例早期具有重要的临床意义，如 Loeys-Dietz 综合征和马方综合征）到老年患者中不具有临床意义的轻度扩张，退行性病变包括了一系列病理和临床改变。绝大多数患者在 20—30 岁时被诊断患有主动脉根部瘤。这些患者由于窦管交界扩张和（或）主动脉瓣环扩张而出现 AI。主动脉瓣环扩张是用来描述主动脉的瓣环周径扩大的词语。然而，这些患者在出现瓣膜功能障碍之前通常就需要接受手术治疗，因为动脉瘤可能会引起主动脉夹层和（或）破裂。

有几种遗传异常与主动脉根部瘤相关。马方综合征和 Loeys-Dietz 综合征是其中最常见的两类。马方综合征是一种常染色体显性遗传的结缔组织疾病，可能累及心血管、骨骼、眼和其他系统。据估计，其患病率为 1 : 5000。其临床特征是由于原纤维蛋白 1（一种糖蛋白和微纤维的重要成分）发生缺陷从而导致支撑组织变得薄弱的结果。原纤维蛋白 1 的基因在 15 号染色体上，目前已记录有数百个突变位点。而对马方综合征的诊断是基于临床表现和症状。此类患者常常出现主动脉根部瘤，这可能会引起破裂或主动脉夹层。而二尖瓣黏液样变伴瓣环扩张和二尖瓣反流也可能同时存在，或者是作为初始症状出现。马方综合征患者的预后很大程度上取决于主动脉根部瘤，如果不治疗，它可能会破裂、出现主动脉夹层或导致 AI 及随之而来的心功能衰竭。Loeys-Dietz 综合征也是一种遗传性疾病，其结缔组织异常比马方综合征更加严重。它是由编码转化生长因子 -β（transforming growth factor-beta，TGF-β）的五个基因之一的遗传突变引起的，分为 1 型、2 型、3 型、4 型和 5 型。这种突变会导致心脏、动脉、骨骼、关节、皮肤和内脏器官出现问题。而 Loeys-Dietz 综合征的预后比马方综合征更差，尽管主动脉根部扩张程度比较

小，但主动脉夹层常常在早期发生。

累及升主动脉的主动脉夹层可导致主动脉瓣一个或多个连合发生分离，从而引起 AI。

风湿性主动脉瓣膜疾病也存在于北美地区，但主要发生在移民群体中。这种疾病可导致主动脉瓣叶纤维化、连合融合、瓣叶增厚和挛缩；在后期也可能发生瓣叶钙化，继而导致 AS 和 AI。

主动脉瓣感染性心内膜炎通常发生在已有主动脉瓣病变的患者，尤其是 BAV 患者，但也可能发生于心脏瓣膜正常的患者。感染会导致一个或多个瓣叶毁损，从而导致 AI 的发生。

还有几种结缔组织疾病会导致 AI，如强直性脊柱炎、Reiter 综合征、成骨不全综合征、类风湿性关节炎、系统性红斑狼疮。

导致主动脉瓣疾病的另外一个越来越常见的原因是机械瓣和生物瓣功能障碍。机械瓣可能因为血管翳或血栓的形成而变得狭窄，而生物瓣和主动脉瓣同种移植物可能会因为组织增生 [这通常与钙化和（或）瓣叶撕裂相关] 而出现狭窄或反流。最后，肺动脉移植物（Ross 手术）可能会因为瓣叶脱垂和（或）根部扩张及随之而来的组织退行性改变而失效，并最终导致 AI。

三、病理生理学

获得性主动脉瓣狭窄是一个逐渐发展的过程，在这个过程中，左心室通过肌节复制和向心性肥大进行自我适应。随着心室质量增加，其顺应性降低，左心室舒张末压和左心房压随之增加。当主动脉瓣面积小于 $0.5cm^2/m^2$ 体表面积或收缩期峰值压差大于 50mmHg 而心输出量正常时，可认为主动脉瓣重度狭窄。

AI 的血流动力学结局取决于它的严重程度和病程长短。急性重度 AI 患者的左心室耐受性差，心力衰竭和休克通常不可避免。慢性进行性 AI 可导致左心室舒张末容积逐渐增加，从而导致舒张末期压力升高。这些容积和压力的变化促进肌节的连续复制，从而导致左心室偏心性肥大。由于这种肥大，尽管左心室舒张末期容积很大，左心室射血分数仍能保持，但最终左心室会走向衰竭。

四、自然病程

无症状主动脉瓣狭窄患者预后较好。在无症状患者中很少出现猝死的情况。但一旦患者出现临床症状，预后就会变得很差，大约一半患者会在几年内死亡。慢性主动脉瓣关闭不全的患者在很多年内可能没有症状，但一旦症状出现，则预后不良。患有主动脉根部瘤的患者可能会出现主动脉瓣关闭不全，但随着瘤体的逐渐扩张，

发生主动脉夹层和（或）瘤体破裂的风险也逐渐增加。

五、诊断

AS 的典型表现（如充血性心力衰竭、心绞痛和晕厥）通常发生在疾病发展后期。大多数患者是在症状出现前的常规体检中被诊断患有主动脉瓣狭窄。心脏听诊可闻及响亮的收缩期杂音，向颈部放射。有时在胸骨左缘可扪及震颤。第二心音是柔和而微弱的，或可闻及反常分裂。颈动脉搏动减弱并延迟。心电图可能提示左心室肥厚。心脏彩超可以帮助明确诊断，并提供关于病变严重程度、左心室大小和厚度及肺动脉高压等信息。45 岁以上的患者应进行冠状动脉造影，如果有冠状动脉疾病危险因素，小于 45 岁的患者也应进行冠状动脉造影检查。

由于 AI 患者在症状出现前不会进行常规检查，因为很难早期诊断 AI。患者在活动时可能会出现心悸和头痛症状，也可能出现心绞痛，但不像主动脉瓣狭窄那样常见。晕厥很少出现。充血性心力衰竭的症状通常预示着左心室功能不全。查体可发现患者脉压差大。心脏彩超可帮助明确诊断，并提供关于 AI 的产生机制和左心功能的其他重要信息。随着左心室舒末压的增高，AI 的程度会逐渐降低，因为在舒张期主动脉和左心室间的压力阶差会变得更低。

对主动脉根部瘤的诊断可以通过心脏彩超、计算机断层扫描、磁共振成像或对比血管造影对主动脉成像来进行。

六、手术适应证

所有出现症状的患者和主动脉瓣面积小于 $0.5cm^2/m^2$ 的无症状患者都应该考虑手术治疗，尤其当他们合并左心室肥大时更应该考虑手术。合并高血压可能是导致左心室肥厚的主要原因。

有症状的 AI 患者和左心室收缩功能开始恶化的无症状患者应该考虑手术治疗。

人工主动脉瓣功能障碍患者的手术适应证与原发性主动脉瓣疾病相同，但其临床表现更加广泛和复杂。当患者因瓣周漏出现溶血和贫血时，应该考虑再次手术。由血管翳或血栓引起的机械瓣膜狭窄也是再次手术的指征。当心脏彩超提示中度或重度瓣膜功能障碍时，应重新更换生物瓣和生物假体。

当主动脉根部瘤直径达到 55mm 时，应该考虑手术治疗。当患者合并马方综合征时，手术干预的阈值为 50mm，当合并 Loeys-Dietz 综合征时，手术干预的阈值为 40mm。当患者有主动脉夹层家族史时，即使主动脉直径较小，也建议手术治疗。当 BAV 患者主动脉根部

直径超过 50mm 时，建议手术治疗。

七、主动脉瓣膜手术

大多数主动脉瓣膜疾病患者需要接受主动脉瓣膜置换术。机械瓣经久耐用，但需要终身使用华法林抗凝，以防止瓣膜血栓形成和血栓栓塞。目前有几种组织瓣可供选择：同种主动脉瓣、自体肺动脉瓣（Ross 手术）和市售生物瓣膜。生物瓣通常由猪瓣或牛心包制成。无论是哪一种类型，异种移植组织都要用戊二醛进行化学处理，以降低其抗原性并增强其抗疲劳能力。同种主动脉瓣和生物瓣的耐久性有限，但不需要华法林抗凝。

AI 和主动脉瓣正常 / 轻微病变的患者适合进行主动脉瓣修复。这时候主动脉瓣的功能解剖情况在手术方式的选择上非常重要。术前经食管心脏彩超是确定适合进行主动脉瓣重建病例的最佳诊断工具。由于主动脉根部扩张是 AI 最常见的原因，因此在主动脉瓣修复的同时也可能需要更换主动脉根部。这类手术方式被称为主动脉瓣保留手术。

八、患者 - 假体匹配

将患者与心脏瓣膜的类型和大小相匹配并不总是一件简单的事情。机械瓣耐用，但由于必须口服华法林抗凝，因此患者存在出血的风险。生物瓣不需要抗凝，但其耐久性有限。因此，预期寿命长于生物瓣使用时间的患者很可能在以后需要接受再次手术治疗（开放手术或经导管瓣中瓣置换手术）。生物瓣尤其适合于 70 岁以上的患者，因为由于瓣膜衰败而需要接受再次手术的可能性很低。同种主动脉瓣移植适合于活动性感染性心内膜炎患者，尤其是当这些患者合并主动脉根部脓肿时。Ross 手术非常适合于儿童和年轻人，尤其是育龄女性。

主动脉瓣置换术需要关注的另外一个重要方面是植入瓣膜的有效瓣口面积。梗阻性的人工瓣膜可能会导致高跨瓣压差，从而引起"患者 - 假体不匹配"。理想情况下，人工瓣膜的有效瓣口面积应 $\geq 0.85cm^2/m^2$（主动脉瓣口面积 / 体表面积）。如果主动脉瓣环径太小，可以通过补片扩大瓣环来植入更大的瓣膜。扩大瓣环主要有两种技术，第一，沿着瓣环纤维部分将主动脉瓣环切开，通常是沿左冠窦和无冠窦之间的连合下三角切开，直达二尖瓣前叶基底部。这种技术允许植入比主动脉瓣环径大一个尺寸的瓣膜而不会引起二尖瓣变形。另一种技术是 Konno 手术，即沿着左、右冠状窦之间的连合下三角切开主动脉瓣环。在这个过程中，肺动脉瓣和室间隔正下方的右心室必须被打开 2~4cm，具体大小取决于需要扩多大。重建室间隔和右心室需要两个独立的补片。Konno 手术允许植入比原瓣环径大 2~3 个尺寸

的瓣膜，但它是一个更为复杂的手术，并且常常伴有更高的手术死亡率和并发症发生率。

自 TAVI 技术出现及生物瓣在老年患者中得到广泛应用以来，对患者 - 假体不匹配的评估变得更加重要。对体内出现毁损的 21 号及更小尺寸的生物瓣患者，采用瓣中瓣技术可能存在风险，因为它们会导致不可接受的高压力阶差。因此，在首次 AVR 时植入一个更大的生物瓣可以保证更好的远期效果，尤其当必须要做瓣中瓣手术时。

九、手术技术

主动脉瓣手术可以通过胸骨正中劈开（全部或部分）或通过右前外侧小切口进行。体外循环、主动脉阻断、升主动脉切开和停搏液心肌保护对心脏瓣膜手术而言是必需的。

（一）主动脉瓣置换术

可以沿着窦管交界上方 1cm 做一个横切口或做一个延伸至无冠窦的弯切口来打开升主动脉（我们倾向于选择第一种方法）。完全切除病变主动脉瓣叶，沿着主动脉瓣环剔除所有钙化组织。使用特定制造商的瓣膜分度器来测量主动脉瓣环径。不同类型的人工瓣膜被缝合固定在主动脉瓣瓣环上。我们更喜欢用 2-0Polyester 做 20～30 个单纯间断缝合来固定机械瓣。目前使用的带支架生物瓣被设计为在环上位置植入，因此，我们水平间断缝合 10～12 个 Polyester 缝线，并将垫片放置于左心室侧。

在过去的 10 年中，相对于传统的手术主动脉瓣置换，经导管主动脉瓣植入术已经成为治疗主动脉瓣狭窄的替代治疗方案，并且尤其适用于中高风险患者。TAVI 也可用于主动脉瓣生物瓣失效的患者，然而，失效的生物瓣必须足够大，以允许安置一个大小适宜的新瓣膜。

（二）主动脉根部置换术

患有主动脉根部瘤和瓣叶钙化 / 纤维化或其他根部异常（如广泛夹层、钙化或心内膜炎）的患者需要进行主动脉根部置换，有时还需要置换升主动脉。主动脉瓣和主动脉窦部及部分升主动脉的联合置换被称为 Bentall 手术。可以用机械瓣或生物瓣进行主动脉根部置换。现有市售的涤纶管道，在其一端装有机械瓣。主动脉根部置换是通过在窦管交界上方切断升主动脉并切除病变瓣叶来完成。将冠状动脉从主动脉根部剥离，在冠状动脉开口周围保留 3～5mm 的主动脉窦壁。如同使用机械瓣完成主动脉瓣置换术一样，使用间断缝合的方法将带瓣管道的机械瓣缝合环固定在主动脉瓣瓣环上。如图 37-5 所示，将带垫缝线的垫片置于瓣环主动脉侧。只有当瓣

环扩大并能容纳足够大的瓣膜时，才能使用这种缝合技术。随后将冠状动脉与人工血管相连，而人工血管的远端与升主动脉相吻合。

如果使用生物瓣，应将其缝合到距离人工血管一端 5～10mm 的位置，再将管道固定到主动脉瓣环上，如图 37-6 所示。这种方法便于在生物瓣衰败时进行再次手术。

使用同种主动脉瓣移植或自体肺动脉移植的主动脉根部置换术采用类似技术，但通常使用 4-0 聚丙烯缝线对近端进行连续或间断缝合。

冠状动脉移植是主动脉根部置换术的唯一弱点。除了在冠状动脉和主动脉根部人工血管间进行止血吻合术之外，将它们正确对齐，以防止冠状动脉扭结或扭转引起的心肌缺血也是极其重要的。后者更常见于右冠状动脉。

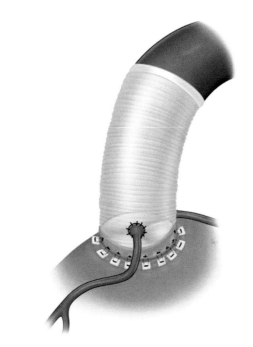

▲ 图 37-5　机械瓣置换 Bentall 手术

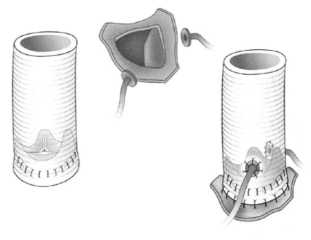

▲ 图 37-6　生物瓣置换 Bentall 手术

（三）主动脉瓣修复和主动脉瓣保留手术

有以下几种技术可用于修复异常主动脉瓣。

(1) 瓣叶穿孔：偶尔发生，瓣叶穿孔是导致 AI 的唯一原因。穿孔可能是医源性、心内膜炎后遗症或乳头状纤维瘤切除术后的结果。使用单纯的新鲜或戊二醛固定的自体心包补片足以解决这个问题。新鲜的自体心包也可用于修复小缺损（＜6mm），但补片应大于缺损范围，因为它在愈合过程中会逐渐回缩。用聚丙烯缝线将补片缝合在瓣叶主动脉侧。

(2) 瓣叶扩大：瓣叶延长扩大术已被用于修复因风湿性和先天性疾病导致的 AI。戊二醛固定牛心包或自体心包可用于此操作。

(3) 瓣叶脱垂：瓣叶脱垂是由其游离缘过长所致。可以通过用细聚丙烯缝线沿着 Arantius 结进行折叠来纠正。通过检查其他瓣叶并使脱垂的瓣叶和正常瓣叶处于相同的对合水平来确定合适的折叠短缩程度。

(4) 连合下折叠：主动脉瓣环扩张与瓣叶连合下三角的增宽有关。可以通过将缝线垫片放于瓣环上方进行缝合以折叠连合下三角来降低扩张程度。图 37-7 显示了用于纠正三叶式和二叶式主动脉瓣脱垂的瓣叶折叠和连合下折叠术。

(5) 瓣叶应力性开窗：窦管交界的扩张增加了靠近连合处瓣叶游离缘的机械应力，使其变薄，有时甚至脱离连合，从而导致应力性开窗。可以通过使用 7-0 或 6-0 膨胀聚四氟乙烯缝线沿着连合 - 连合或连合 -Arantius 结的瓣叶游离缘进行双层缝合来矫正这一类型的病变（图 37-8）。

升主动脉瘤和（或）主动脉根部瘤的患者可能有正常或接近正常的主动脉瓣叶，保留主动脉瓣叶的主动脉根部重建手术通常是可行的。目前存在两种主要的

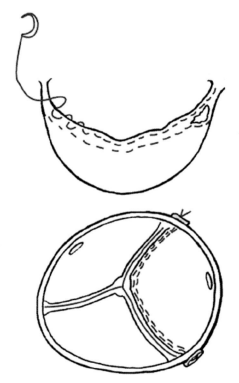

▲ 图 37-8 用精细的 Gore-Tex 缝线加固瓣膜的游离缘

保留主动脉瓣的术式：主动脉根部重建和主动脉瓣再植入。主动脉根部重建适用于因窦管交界扩张而引起升主动脉瘤、主动脉瓣关闭不全同时主动脉窦部正常的患者。使用人工血管替代升主动脉能够纠正扩张的窦管交界，从而恢复瓣膜原有的功能（图 37-9）。

如果一个主动脉窦扩张，可以用一个大小合适的定制人工血管替代（图 37-10），如果三个窦均呈瘤样扩张，也是如此（图 37-11）。在这些手术中，主动脉瓣也可能需要进行修复。

主动脉瓣再植入技术用于主动脉根部动脉瘤伴遗传综合征、二叶式主动脉瓣关闭不全或任何其他伴主动脉瓣环扩张（图 37-3）的患者。在这个手术中，窦部被切除，同时从周围组织中游离出主动脉 - 心室交界，直到其下方为止。直径相当于正常窦管交界直径（或大约 2 倍对合高度）的人工血管沿着主动脉 - 心室连接最低水平以下的水平面缝合到左心室流出道（避开左、右窦间的连合区域，以防止房室束受损）。这三个连合部被悬挂在人工血管和主动脉环内，主动脉窦的残余部分被缝合在人工血管上。冠状动脉被重新植入它们各自的窦内。如果需要新的主动脉窦，可以使用比所需大一个型号的人工血管，并且可以将褶皱置于连合部之间以形成新的主动脉窦部（图 37-12）。一些外科医生更喜欢使用市售自带主动脉窦的人工血管。如有必要，可进行瓣叶修复。重要的是，主动脉瓣瓣叶应被吻合于人工

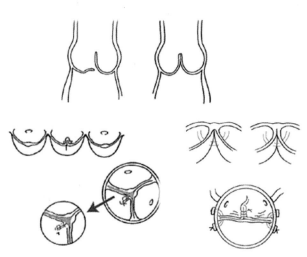

▲ 图 37-7 瓣膜修复技术：中央部分折叠和连合下折叠

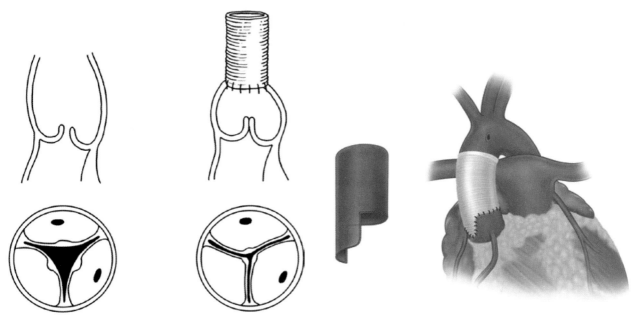

▲ 图 37-9　通过置换升主动脉和调整窦管连接部直径来重建主动脉根部

▲ 图 37-10　通过置换一个主动脉窦部并调整窦管连接部直径来重建主动脉根部

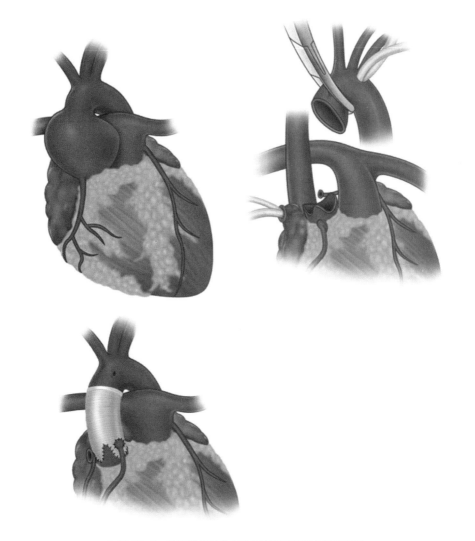

▲ 图 37-11　通过置换三个主动脉窦部来重建主动脉根部

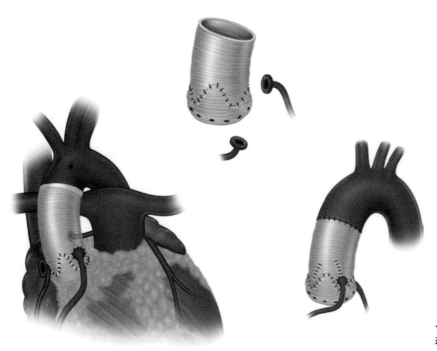

▲ 图 37-12　用圆柱形移植物重新植入主动脉瓣（左图）和重建主动脉窦（右图）

血管内部，并且吻合高度至少为 8mm。

当瓣叶质量良好且 AI 主要是由于瓣叶脱垂所导致时，二叶式主动脉瓣导致的 AI 也可以通过主动脉瓣修复来纠正。瓣叶修复过程同上述。绝大多数主动脉瓣关闭不全的二叶式主动脉瓣患者具有主动脉瓣环扩张的特点，对其而言，主动脉瓣再植入可能是最好的方案。

十、手术死亡率与并发症发病率

主动脉瓣置换术的手术死亡率因患者年龄、心脏和非心脏合并症而异。首次接受单选择性主动脉瓣单瓣置换的健康患者手术死亡率＜ 1%。当患者合并冠状动脉疾病、高龄、活动性感染性心内膜炎（尤其当合并瓣周脓肿）及其他系统性疾病（如外周血管疾病、肾衰竭和严重慢性阻塞性肺疾病）时，手术风险会增加。手术风险可以通过使用 STS 风险评分（riskcalc.sts.org/）来进行评估。据报道，与主动脉瓣修复和主动脉根部重建相关的手术死亡率为 1%～3%，这取决于患者具体的临床表现。

2%～5% 的患者术后出血过多，可能需要再次进行纵隔探查。有 1%～2% 的患者可能发生围手术期心肌梗死，尤其当这些患者合并冠状动脉疾病时。心肌梗死可导致危及生命的心室节律紊乱和（或）心力衰竭。围手术期脑卒中的风险高低随患者年龄、冠状动脉疾病及升主动脉和主动脉弓部粥样硬化而异。它在年轻患者中很少见，但高达 10% 及以上的老年患者可能出现围手术期脑卒中。其他并发症，如肾衰竭和呼吸衰竭并不常

见，通常是可以预测的。如果进行严格的无菌手术和重症监护室操作，胸骨伤口感染是很罕见的。人工主动脉瓣患者经常有发生人工主动脉瓣心内膜炎的风险，这种风险在术后数月内最高，可发生于 1%～2% 的患者。因此，预防性抗生素应在手术后的前 2 天使用，若患者有肺部或伤口感染，则应使用更长时间。

机械瓣患者应在移除胸腔引流管后数小时内开始使用肝素或低分子肝素抗凝，并在能够吞咽时立即使用华法林抗凝。有证据表明，生物瓣患者在术后前 6 个月可通过抗凝获益。我们接着给这些患者只服用阿司匹林，但我们没有记录到我们的患者第 1 年死亡或不良事件的风险增加。

虽然主动脉瓣手术是在术中心脏彩超的辅助下进行的，但出院前仍应复查术后心脏彩超，以排除心包积液并评估瓣膜和心室功能。

十一、远期结果

接受过主动脉瓣手术的患者必须接受心脏病专家的随访，并应每年进行心电图和心脏彩超检查。当人工瓣膜功能发生障碍时，最好在心室功能正常时治疗。因此，生物瓣衰败的患者应在身体状况良好时进行手术，而不是等到出现严重的心力衰竭或心源性休克时再进行干预。

主动脉瓣置换术后的远期生存取决于患者的年龄、手术时的心功能情况、左心室功能、冠状动脉疾病和其他全身性疾病。所植入瓣膜的类型似乎并不影响长

期存活。接受主动脉瓣置换的成年人平均年龄为 65 岁，10 年生存率约为 60%（根据合并症的情况波动于 40%～80%）。

发生血栓栓塞事件（通常是短暂性脑缺血发作或脑卒中）的年风险约为 1%～2%，但其随着患者年龄和相关疾病而变化。因此，在生物瓣年轻患者中，血栓栓塞的风险几乎为零，而在老年患者中，发生血栓栓塞的风险约为每年 3%。机械瓣也是如此。同时，动脉粥样硬化会增加血栓栓塞性脑卒中的风险。

口服抗凝血药引起出血的风险随国际标准化比值和患者而异。主动脉瓣位置机械瓣的抗凝推荐 INR 范围为 2～3。在这种抗凝水平下，每年大出血的风险低于 1%。出血的风险随着 INR 的升高而增加。

每年发生人工瓣膜感染性心内膜炎的风险为 0.3%～1%。人工瓣膜患者出现菌血症时，需要抗生素预防。其他与瓣膜相关的问题包括生物瓣衰败、瓣叶撕脱、溶血、血管翳导致的瓣膜狭窄或血栓形成。这些并发症大多需要接受再次手术治疗。

经过 20 年的随访，Ross 手术因其持久性和瓣膜相关不良事件豁免性而重新引起了年轻人的兴趣。数个中心报告称，随访 20 年后，85% 的患者没有再接受于 Ross 手术相关的再次干预，而超过 90% 的自体肺动脉瓣移植的患者免于再次手术，使得这种手术非常适合育龄期女性。

在经验丰富的中心，主动脉瓣修复和主动脉根部重建的远期效果非常好。远期可能出现的主动脉瓣关闭不全是这类手术所面临的主要问题。根据我们在过去 25 年中对 500 多名患者进行手术的经验来看，术后 15 年需要接受主动脉瓣再次手术的患者仅为 5%。其他瓣膜相关并发症在这些患者中很少见。

第 38 章　二尖瓣手术
Surgery of the Mitral Valve

Tirone David **著**

赁 可 谢 林 **译**

> **要点**
> - 常见的二尖瓣功能不全的病因包括风湿热、二尖瓣退行性病变及心肌病。
> - 在西方国家导致二尖瓣反流最常见的原因是退行性病变所致的二尖瓣脱垂。
> - 对于二尖瓣退行性病变的患者，二尖瓣修复较二尖瓣置换能够提供更好的长期预后。
> - 患者年龄、左心室功能及冠状动脉疾病是二尖瓣手术患者长期生存率的影响因素。

一、功能解剖

二尖瓣是由以下部分组成的一个复杂结构：左心房、二尖瓣环、瓣叶、腱索、乳头肌及左心室壁（图 38-1）。二尖瓣环是心脏从侧面到中心纤维三角的中央纤维体的延伸。二尖瓣后瓣附着于左心室后壁，二尖瓣前瓣附着于分隔主动脉瓣和二尖瓣的瓣间纤维体。由于二尖瓣后瓣附着于基底部收缩肌（球形和窦螺旋形肌束），二尖瓣瓣环有类似于括约肌的功能。在收缩期，二尖瓣面积大约减少 25%。二尖瓣瓣环在舒张末期呈环形，而在收缩期变得更加扁平。

二尖瓣瓣膜是一个单一的结构，但在功能上呈两个，即前瓣和后瓣。前瓣基部的长度大约相当于二尖瓣瓣环径的 1/3，后瓣基部的长度相当于剩下的 2/3。前瓣较后瓣更加狭窄且冗长，但是两个瓣叶的面积是相似的。

两个瓣叶融合的地方称为交界，分别包括前交界和后交界。后瓣也有两个假性的交界将其分为三部分，即外侧、中央及中间扇形。Carpentier 分类法是对各种二尖瓣瓣叶分段是普遍使用的（图 38-2）。

腱索是瓣叶到乳头肌的延续，起自瓣叶的游离边和心室表面。瓣叶游离边的腱索为一级腱索，心室表面的为二级腱索，将瓣叶直接连接于心室壁的为三级腱索。

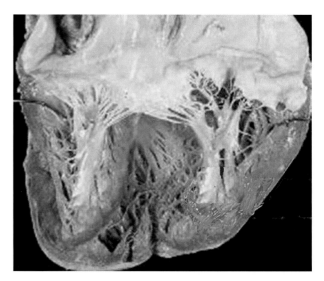

▲ 图 38-1　二尖瓣的照片
每个乳头肌锚定前叶和后叶的一半

乳头肌有两种，包括前乳头肌和后乳头肌。前乳头肌锚定于二尖瓣的外侧部分，而后乳头肌锚定于中间部分。前乳头肌从左前降支的分支和回旋支获得血供，而后乳头肌只有单一的血供，来自右冠状动脉的后外侧分支。乳头肌是心室壁的延续。

一条假想线将二尖瓣分成两半：内侧和外侧。内侧半部由后乳头肌固定，外侧半部由前乳头肌固定。两个小叶（A_2 和 P_2）的中央部分由两个乳头肌锚定。

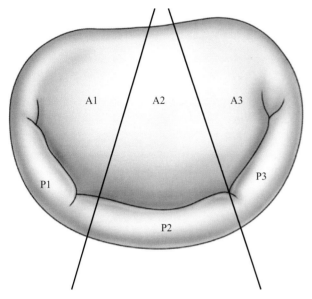

▲ 图 38-2 Carpentier 对二尖瓣各节段的分类

二、二尖瓣病理

在发展中国家，风湿热依然是一个常见问题，它会导致严重的二尖瓣功能不全。在急性期会导致二尖瓣反流，之后可能会引起二尖瓣狭窄，二尖瓣反流或两者都有。二尖瓣所有组成部分的纤维化是慢性风湿性瓣膜病的基本病理特征。瓣叶增厚，交界融合，腱索增厚、融合、短缩。交界和其他部分可能钙化。乳头肌增大、肥厚。左心房常常扩张，左心耳会由于二尖瓣狭窄而充满血栓。

二尖瓣退行性病变包括从非常正常瓣膜的腱索断裂（称为弹性纤维缺乏症）到不同程度的黏液瘤样退变，瓣环、腱索有时甚至乳头肌的严重钙化等不同种类。黏液瘤样退变是二尖瓣退行性病变的最常见的类型。二尖瓣瓣环扩张，瓣叶卷曲如海浪般，腱索可能增厚、拉长或断裂。这些异常会导致瓣叶脱垂，进而导致二尖瓣反流。在西方国家，二尖瓣脱垂是导致二尖瓣反流最常见的病因。

二尖瓣瓣环的营养不良性钙化可能会单独发生，也可能与二尖瓣疾病合并存在（如黏液瘤样疾病、少见于风湿性疾病），通常见于老年患者，并且通常女性患者多于男性患者。

功能性二尖瓣反流定义为局部或整个左心室功能疾病，通常由于拴系导致解剖完整的瓣叶无法有效闭合。功能性二尖瓣反流见于缺血性和非缺血性心肌病的患者。在缺血性二尖瓣反流，瓣膜的功能不全可以由于心肌梗死而是急性的，也可以由于坏死心肌重构而是慢性的。乳头肌断裂可以导致大量二尖瓣反流及心源性休克，需要紧急行手术治疗。先天性二尖瓣疾病较获得性瓣膜病更加少见。

三、二尖瓣疾病的病理生理

（一）二尖瓣狭窄

二尖瓣狭窄通常由风湿热所致。正常的二尖瓣口面积为 $4 \sim 6cm^2$。二尖瓣狭窄发生于瓣口面积小于 $2cm^2$ 时，而当瓣口面积减小至 $1cm^2$ 时，二尖瓣狭窄变得更加严重。瓣口面积减少导致左心房压力升高，进而导致肺静脉和肺毛细血管楔压升高甚至肺水肿。这一情况会由于运动、压力和心房颤动而加重。在二尖瓣狭窄患者，其左心室通常较小。

（二）二尖瓣反流

二尖瓣反流的病理生理是复杂的，因为反流的二尖瓣口在功能上与主动脉瓣口相竞争。大于主动脉瓣口的反流瓣口与正常者不相容。二尖瓣反流的血液流速取决于即时的反流瓣口直径和左心室与左心房之间的压力差。二尖瓣反流可以是急性的，也可以是慢性的。在急性二尖瓣反流，左心室通过更加彻底的排空、增加前负荷进行代偿，从而降低室壁张力。随着反流量变为慢性，心室扩张，根据 Laplace 原理，室壁张力最终增加至超常水平。扩张的左心室导致二尖瓣瓣环扩张，进而增加反流瓣口面积，导致恶行循环称为二尖瓣反流，从而导致更大的二尖瓣反流。左心房和肺静脉床的顺应性是二尖瓣反流血流动力学和临床表现的一个重要决定因素。

四、病史

二尖瓣狭窄症状的发生是隐匿的，患者倾向于调整他们的活动来尽量减轻症状。大多数患者在寻求医疗帮助时，通常处于较差的心功能分级，尤其是在一些风湿热仍然是主要健康问题的国家。在外科手术出现前的年代，心功能 NYHA 分级 3 级和 4 级的二尖瓣狭窄患者的 5 年生存率分别为 62% 和 15%。

二尖瓣反流的病史取决于反流的严重程度、左心室功能及导致二尖瓣功能不全原因。伴有严重二尖瓣反流和心室功能受损的患者无论有无症状都无法长时间存活。由于二尖瓣脱垂导致的慢性二尖瓣反流在出现左心室功能受损前通常能够耐受多年，但是如果大多数患者瓣膜是可修复的，在此之前常已接受手术治疗。缺血性二尖瓣反流患者预后较差，手术可能仅能改善症状，如果左心室射血分数低，对生存率并无明显作用。有心肌病所致的二尖瓣反流同样也是如此。

五、临床表现和诊断

二尖瓣狭窄的主要症状为呼吸困难，其余症状包括乏力、运动耐量降低、咯血和胸痛。取决于病情阶段，这些患者可能发生肺动脉高压、症状性三尖瓣反流，以及出现静脉高压的征象，如肝大、外周水肿、腹水及胸腔积液。

慢性二尖瓣反流的患者在很长一段时间没有任何症状，但是一旦出现症状，表明左心室功能不全可能已经发生。早期症状包括乏力、运动耐量降低。急性二尖瓣反流导致肺淤血和呼吸困难，取决于严重程度，有可能会导致心源性休克。

二尖瓣疾病的诊断根据详细的体格检查和心脏彩超可以得出。如果经胸超声心动图的图像不足以诊断，可以通过行经食管超声心动图进一步做出诊断，并提供瓣膜功能不全机制的相关信息。如果存在手术指征，对于年龄大于45岁的患者，需要行冠状动脉造影以排除冠状动脉疾病。

六、治疗

（一）二尖瓣狭窄

通过予以利尿药和限制钠的摄入，有症状的患者能够得到明显的改善。洋地黄是对心房颤动患者唯一有效的药物。β受体拮抗药能够通过减慢心率增加运动耐量。合并心房颤动患者应该服用华法林抗凝治疗以减少血栓形成风险。新型口服抗凝药对于风湿病患者并不如华法林有效。有症状的患者应该被仔细评估，如果合适，可行经皮球囊瓣膜切开术或二尖瓣修复。

二尖瓣修复和经皮球囊瓣膜切开术的可行性通常经术前 TEE 评估而决定。拥有薄而柔软的瓣叶和至少1cm 长腱索的狭窄瓣膜通常适合行经皮球囊瓣膜切开术或手术修复。手术修复包括交界切开，以及增加瓣叶和融合腱索的活动度（如去除瓣叶的纤维层、腱索切除和乳头肌离断）。

瓣膜狭窄合并严重的纤维化改变是瓣膜置换的最佳选择。瓣膜应该被完全切除，然后将人工瓣膜固定于瓣环上。我们认为用 4-0Gore-Tex 缝线将乳头肌再悬浮能减少二尖瓣置换术后房室分离的风险，并且可能保持左心室收缩功能。

（二）二尖瓣关闭不全

后负荷的降低对于急性和慢性二尖瓣反流患者都是有益的。硝普钠降低心脏后负荷是急性二尖瓣反流心源性休克患者的抢救措施。主动脉内球囊反搏也有助于稳定造影和手术术中患者。有症状的慢性二尖瓣反流患者在使用血管紧张素抑制药或口服肼屈嗪降低心脏后负荷后，症状可以得到改善。应该查出二尖瓣反流的病因，并且有症状的患者应该接受手术治疗。如果二尖瓣修复

手术是可行的，对于严重二尖瓣反流的患者，如果他们年轻并且手术风险非常低（＜1%），即使没有症状也应该考虑手术治疗。对于 NYHA 心功能分级Ⅲ级和Ⅳ级的患者，如果修复手术不可行，应该考虑行瓣膜置换手术。

二尖瓣反流患者行二尖瓣修复手术的可行性取决于二尖瓣病理和手术者经验。尽管风湿性二尖瓣反流能够通过瓣膜成形（通过增加瓣叶的活动度）和瓣环成形术得到矫正，但长期疗效欠佳并且只有瓣叶薄而柔韧的年轻患者才能行修复手术。由腱索断裂引起二尖瓣脱垂或黏液样变性所致的二尖瓣反流是二尖瓣修复成形手术的理想指征。TEE 能够评估瓣膜脱垂的区域、瓣叶厚度及瓣环和瓣膜其他部分的钙化。对于有经验的医生来说，超过 95% 的患者适合行二尖瓣修复手术。修复包括部分瓣叶切除、腱索转移或 Gore-Tex 缝线替代腱索、缘对缘缝合及瓣环成形术。

功能性二尖瓣反流仍然是一个具有挑战性的外科问题。它的病理生理是复杂的，通过 TEE 可以得到最好的评估。最常见的机制是由于心室功能不全所致的二尖瓣瓣叶拴系。在缺血性二尖瓣反流，由于下壁心肌梗死，常常只有瓣膜的中间部分受到影响。后乳头肌延长引起的部分瓣叶脱垂也可能导致二尖瓣反流。有时候，这两种机制共同作用所致的缺血性二尖瓣反流，会进一步使得手术治疗变得更加复杂。二尖瓣瓣环可能也会扩张。瓣膜修复应该致力于矫正异常的病理生理。对于功能性二尖瓣反流的患者，一个简单的限制性瓣环成形术已经得到提倡，但同时，其也伴随着高的复发率。有些外科医生建议离断二级腱索联合限制性瓣环成形术。其他人建议在两个乳头肌之间悬吊一种生物材料来使得它们相互靠近。如果不适合修复手术，应该保留二尖瓣瓣环和乳头肌之间的附件进行二尖瓣置换。

七、人工二尖瓣

如果二尖瓣无法得到修复，那么有必要使用机械或生物瓣膜进行二尖瓣置换。机械瓣耐久性强，但是需要终身服用华法林抗凝治疗。生物瓣耐久性较差，但是在窦性心律的情况下，不需要抗凝治疗。二尖瓣生物瓣膜的耐久性并不像主动脉瓣那么好。年龄在生物瓣的耐久性中扮演着重要的角色：65 岁以上患者瓣膜 10 年内免于衰败的概率约为 80%，而年轻患者约为 60%。

瓣膜的选择并不简单，患者在术前应该被详细告知。如果一个患者为心房颤动心律，并且已经服用华法林，那么对于这位患者而言，机械瓣似乎更加合适。但是，如果患者本身的预期寿命较生物瓣短，即使其本身为心房颤动心律，那么似乎使用生物瓣更加合适，因为

抗凝能够维持于一个较低水平。此外，目前已经有治疗措施来处理心房颤动。

八、手术技术

二尖瓣手术可以通过胸骨正中切口（部分或全部）或右侧胸廓切开（直视或内镜下手动或机器人辅助）进行。体外循环、主动脉阻断、打开右心房、心脏停搏保护心肌均是有必要的。

（一）二尖瓣退行性病变的二尖瓣修复

二尖瓣后瓣中央扇形区域脱垂（Carpentier 分类的 P_2 区）是导致二尖瓣反流最常见的原因。它可以单独存在，也可以与其他区域的脱垂联合存在。P_2 通常在脱垂前变得冗长。可以通过行四边形、矩形、三角形切除脱垂部分来进行矫正（图 38-3）。

如果有切除基底部分的必要，通过切开游离后瓣的剩余部分然后行滑动成形术来避免瓣环某一区域的皱缩似乎是一个更好的选择（图 38-4）。

如果后瓣短小，最好不要切除任何部分，而应该通过缝合 5-0Gore-Tex 人工腱索来锚定脱垂部分（图 38-5 和图 38-6）。

尽管前瓣的脱垂可以通过三角形瓣叶切除进行矫正（图 38-3），但是由于其可能对修复手术的耐久性造成不利影响，所以最好不要进行切除。脱垂可以通过腱索转移或缝合人工 Gore-Tex 腱索进行矫正（图 38-5 和图 38-6）。除了将腱索从后瓣向前瓣转移外（图 38-5），一些外科医生还采用 Alfieri 缘对缘技术进行修复，创造一个双口二尖瓣（图 38-7）。由于二尖瓣反流的患者几乎总是伴有扩张的二尖瓣瓣环，因此行二尖瓣瓣环成形

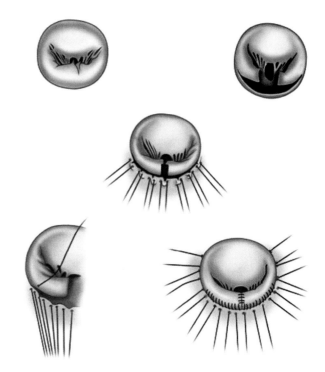

▲ 图 38-4　Carpentier 滑动成形术切除部分后叶

术是有必要的（图 38-8）。当左心室功能正常时，环缩后瓣即可，而对于收缩功能受损的患者，选择完全的刚性环可能更加合适。

（二）二尖瓣置换

如果后瓣是正常的，在进行二尖瓣置换时应该予以保留（图 38-9）。保留二尖瓣与乳头肌之间的附件可以保留左心室功能，并且防止左心室后壁的自发性破裂（二尖瓣置换术一个罕见但是致命性的并发症）。如果瓣叶过度病变，如同那些需要瓣膜置换的情况，瓣膜需要完全切除并且通过 Gore-Tex 缝合将乳头肌进行再悬吊（图 38-10）。

伴有瓣环营养不良性钙化和瓣膜功能不全的患者是一个相当棘手的问题。在二十多年前，我们采用了一种手术技术，通过切除钙化部分，用自体心包或戊二醛固定的牛心包进行瓣环重建，并根据瓣叶的质量对其进行修复或置换。然而，很少有外科医生掌握这项技术，而且当治疗这些患者时，他们更倾向于安置一个生物瓣膜而不切除钙化部分，但这并不总是可行。在进行二尖瓣修复或置换手术时，应该切除左心耳或关闭其内口。

经导管二尖瓣介入治疗对风湿性二尖瓣狭窄患者已经取得了相当成功的疗效，并且球囊瓣膜切开术对于二尖瓣狭窄患者的治疗几乎已经取代了开放性手术治疗。矫正二尖瓣反流的技术和设备并不如经导管主动脉瓣置换术那样成功，主要是二尖瓣复杂的功能解剖的原因。大量的设备已经被研发、测试然后放弃。MitraClip

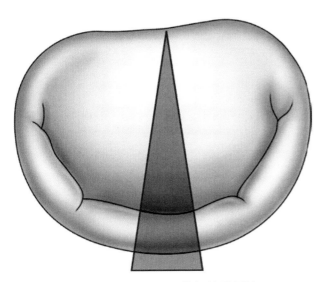

▲ 图 38-3　Carpentier 的小叶切除原则

前部为三角形，后部为矩形或四边形。根据节段的异常情况，后叶也可采用三角形切除术

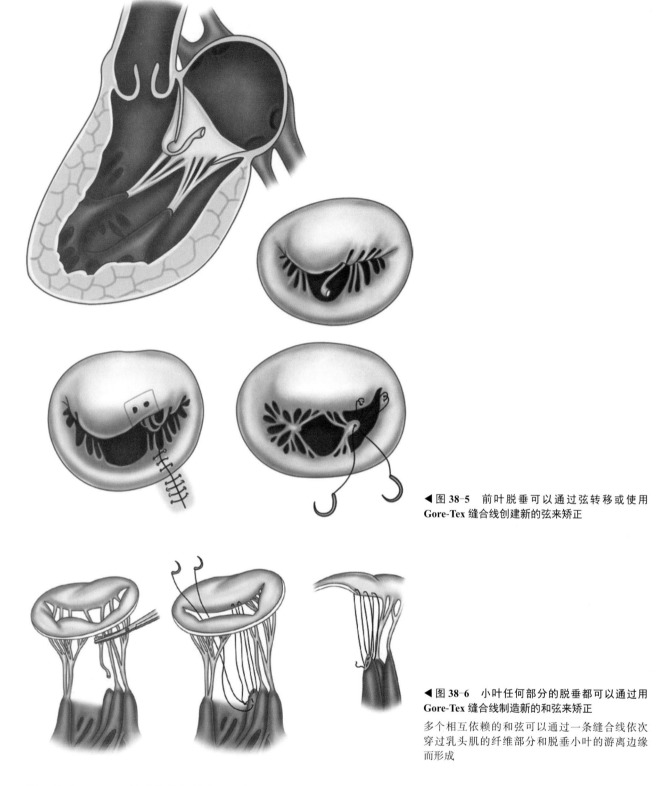

◀ 图 38-5　前叶脱垂可以通过弦转移或使用 Gore-Tex 缝合线创建新的弦来矫正

◀ 图 38-6　小叶任何部分的脱垂都可以通过用 Gore-Tex 缝合线制造新的和弦来矫正

多个相互依赖的和弦可以通过一条缝合线依次穿过乳头肌的纤维部分和脱垂小叶的游离边缘而形成

是一种基于 Alfieri 缘对缘修复技术的设备，它在 2003 年被首次应用，并且目前已经得到 FDA 的认证来作为治疗二尖瓣反流的一种手术选择，主要是针对无法行手术治疗的患者。现在在超声引导下通过经左心室心尖引入输送鞘管，抓住脱垂部分，使用 Gore-Tex 缝线将末端外化并系于心脏表明能够在没有体外循环下情况下

矫正瓣叶的部分脱垂。目前已有两种设备处于研究中：Neochord 和 Harpoon。

九、术后护理

患者在术后即转入 ICU 进行监护。如果有任何的人工材料（人工瓣膜或瓣环）被安置于二尖瓣，那么术

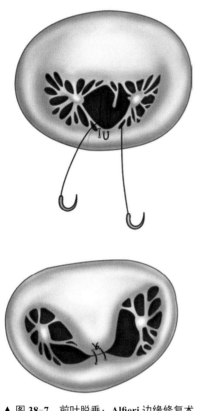

▲ 图 38-7　前叶脱垂：Alfieri 边缘修复术

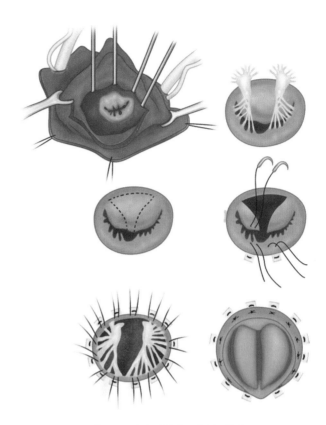

▲ 图 38-9　保留腱索的二尖瓣置换术

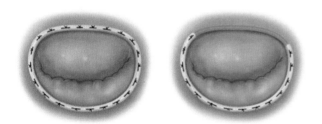

▲ 图 38-8　二尖瓣环成形术在二尖瓣反流修复中是必要的，环或后束是有效的

后所有患者都应该服用华法林抗凝治疗。对于瓣膜修复或生物瓣置换的患者，INR 应该维持于 2～3；而对于机械瓣置换的患者，INR 应该维持于 2.5～3.5。对于行瓣膜修复或生物瓣置换的窦性心律患者，在 6 个月后可以停止抗凝治疗。可根据需要使用利尿药、血管紧张素抑制药和抗心律失常药物。术后 5 天或 6 天应该行心脏彩超检查评估瓣膜和心室功能，并且排除心包积液。

十、临床结局

　　对于由风湿性或退行性病变引起的二尖瓣狭窄或二尖瓣反流，单纯二尖瓣修复手术的死亡率较低，在有经验的中心常常约为 1%。对于功能性二尖瓣反流和合并有冠状动脉疾病的患者，死亡率较高。二尖瓣置换的

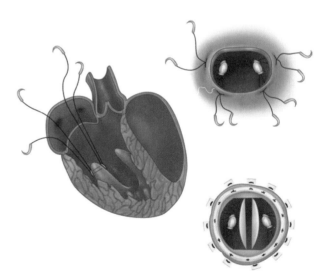

▲ 图 38-10　用 Gore-Tex 缝线重新悬吊乳头肌的二尖瓣置换术

手术死亡率通常较二尖瓣修复手术高，取决于患者的临床表现、心室功能、冠状动脉疾病以及合并症。在病情稳定的患者，选择性手术可在手术死亡率 3%～10% 的情况下进行，这取决于它是一个单纯的问题还是合并有其他问题，如三尖瓣修复和冠状动脉疾病。在胸外科医生协会数据库中，对单纯二尖瓣置换的手术死亡率为 6%，而同时有冠状动脉旁路移植者为其 2 倍。继发于

心肌梗死的急性二尖瓣反流所致的心源性休克患者，有相当高的手术死亡率，介于 25%～50%。

二尖瓣手术后的长期生存率取决于患者的年龄、左心室功能和冠状动脉疾病。对于因退行性病变行二尖瓣修复术者，10 年生存率为 70%～80%。对于因所有病变行二尖瓣置换术者，平均年龄 60 岁患者的 10 年生存率约为 50%。对于功能性二尖瓣反流性瓣膜修复或置换手术者，其长期生存率更低。

对于行二尖瓣手术的患者，必须每年看一次心脏医生，并且进行一个充分的体格检查和心电图、心脏彩超检查。如同所有心脏瓣膜病患者一样，除了心房颤动以外，他们还存在发生瓣膜相关并发症的风险，如心内膜炎、血栓栓塞、瓣膜裂开引起二尖瓣反流、血栓或血管翳引起瓣膜狭窄及生物瓣瓣膜退变。

十一、心房颤动的迷宫手术

迷宫手术用于治疗心房颤动。这一手术在过去数十年间逐渐发展，目前能单独用于治疗孤立性心房颤动或更常联合二尖瓣手术用于治疗阵发性或慢性心房颤动。最初的操作描述为"切割－缝合"迷宫，即在两个心房做一组切口，并在不能切割的区域进行冷冻损失以消融心房组织，从而防止心房的异常电流再次折返进入。由于肺静脉是心房颤动最常见的焦点，大多数外科医生仅在左心房进行迷宫手术。

在过去 20 多年间，有几种新型组织消融技术作为"切割－缝合"迷宫手术的替代方案被引入手术治疗中。射频和冷冻消融是被用于组织消融最常见的方法。而其他方法，如微波、激光、超声技术则很少使用。

使用"切割－缝合"迷宫手术的心房颤动消除率高于其他技术。大多数外科医生报道第 1 年的消除率至少有 80%。阵发性心房颤动的结果优于持续性心房颤动。新型技术组织消融的长期有效率是满意的，但随着时间的推移，仍有稳定的复发率。

第 39 章　三尖瓣手术
Tricuspid Valve Surgery

Tirone David　**著**

赁　可　谢　林　**译**

要点

◆ 与三尖瓣相关的病理改变包括右心室扩张伴前、后瓣叶拴系（致使三尖瓣反流）、先天性病变、黏液变性、创伤、肿瘤、缺血和风湿热。

◆ 单独针对三尖瓣的心脏手术是并不常见的。

◆ 为了避免重度的三尖瓣反流，外科医师通常会在进行二尖瓣和主动脉瓣手术的同时对中度的三尖瓣反流进行矫治。

一、功能解剖学

三尖瓣的功能解剖学是相对复杂且尚未被研究透彻的。三尖瓣为右侧的房室瓣，其主要包括三个部分，即前瓣、隔瓣和后瓣。隔瓣的基部通过纤维束（环）与室间隔相连，其游离缘通过腱索直接与室间隔相连。前瓣的基部通过纤维环附着于右心室前壁，其游离缘由腱索锚定，其腱索主要附着于前乳头肌临近隔瓣的部位及室间隔侧的隔束区域。后瓣的基部通过纤维环与右心室后（膈）壁相连，其游离缘则通过腱索与后乳头肌和前乳头肌相连。上述的三个瓣叶的解剖结构使得三尖瓣功能相较于二尖瓣而言更为复杂。成人的三尖瓣口面积约为 $8cm^2$，其瓣环周长则为 $11\sim14cm$。

二、病理学

由右心室扩张伴前瓣及后瓣拴系所致的三尖瓣反流是该瓣膜最常见的功能异常。由于瓣叶的解剖特点，三尖瓣瓣环的扩张并不是对称的，其主要累及前瓣和后瓣的对合缘区域（图 39-1）。由于瓣叶和腱索本身是正常的，故而此种类型的病变被称为"功能性三尖瓣反流"，其多与由二尖瓣或其余病变导致的肺动脉高压有关。

随着研究的进展，目前一个愈发普遍的问题在于：如何解释诸多不存在二尖瓣病变及肺动脉高压的老年个

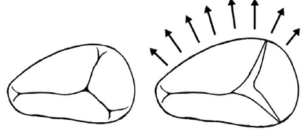

▲ 图 39-1　功能性三尖瓣反流是由右心室扩张，前后叶拴系所致

体中存在的功能性三尖瓣反流。它的机制相对难以捉摸，因右心室及三尖瓣瓣环均未扩张。

先天性异常、风湿热、黏液变性、心内膜炎、缺血、外伤和肿瘤是致使器质性三尖瓣病变的常见原因。风湿性三尖瓣病变并不单独发生，其多与风湿性二尖瓣病变共同发生。三尖瓣的风湿性病变会导致瓣膜的纤维化、瓣叶对合缘的融合及腱索的纤维化和短缩。由于上述的病变特点，风湿性三尖瓣病变多为狭窄和反流共存。三尖瓣的黏液变性会导致瓣叶脱垂及腱索延长，继而导致三尖瓣反流。累及三尖瓣的心内膜炎多见于长期静脉用药者。乳头肌的梗死 / 断裂是三尖瓣反流的罕见病因，其中乳头肌断裂也可能由创伤所致。在类癌综合征的患者中，由于腱索的短缩和纤维化，三尖瓣狭窄及反流通常同时存在。

三、病理生理学

三尖瓣反流会致使右心扩大，其最终会导致右心室收缩功能不全。体静脉高压是重度三尖瓣病变的标志。除心脏损害外，重度三尖瓣病变尚可导致周围性水肿、肝脾肿大和腹水；若不予以治疗，其最终可导致心源性肝硬化。三尖瓣狭窄亦会导致体静脉高压及其并发症。

四、诊断

由于独立的三尖瓣病变相对罕见，因此左心衰竭相关的症状可能为患者的主要表现。但患者可同时存在如周围性水肿、腹围增加及腹部饱胀感等由体静脉高压所致的症状。超声心动图为确诊三尖瓣病变的手段，多数三尖瓣病变的患者同时伴发有二尖瓣病变及肺动脉高压。针对有手术指征的患者，如果其年龄大于 45 岁，则需要于术前常规进行冠状动脉造影检查。

五、治疗

低钠饮食及利尿药为针对腹水和周围性水肿的主要手段。针对存在重度三尖瓣反流及肺动脉高压的患者，外科手术通常是必须的。针对功能性三尖瓣反流的患者，三尖瓣瓣环成形术应在进行左心瓣膜手术的同时进行（如二尖瓣手术时）。如果三尖瓣病变为风湿性病变所致，三尖瓣的修复通常更为复杂，其主要包括：对合缘切开、腱索离断及瓣环成形。如果瓣膜纤维化的程度及其严重，则应行三尖瓣置换术。

感染性心内膜炎所致的三尖瓣病变通常对抗生素的反应良好，但金黄色葡萄球菌和真菌所致的感染性心内膜炎通常难以通过抗生素疗法根治，此外此种患者通常会合并肺部脓肿。针对上述患者，外科手术通常是必须的，瓣膜修复和置换手术的选择主要取决于瓣膜损毁的程度。在我们的经验看来，单纯的瓣膜切除术可能并非一个合适的选择，因此种手术后的患者通常会发生低心排量综合征及腹水。

创伤所致的独立三尖瓣反流通常在多年内能被良好耐受，但此类患者的右心功能需被密切监测。瓣膜修复术需在右心室显著扩张前进行，如果患者出现右心室运动功能减退，外科手术将难以改善患者症状或改变疾病进展。

（一）三尖瓣瓣环成形术

功能性三尖瓣反流可通过缩小前瓣和后瓣对应的三尖瓣瓣环实现，其主要部位为前瓣和后瓣的对合缘处。目前有多种市售的三尖瓣成形环可供选择，依性质其可被分为刚性及柔性两类，其中刚性成形环被认为更适用于功能性三尖瓣反流。成形环的尺寸和缝线的分布对于纠正瓣环的扩张畸形至关重要，一个简要的原则为：控制术后的三尖瓣开口面积小于三尖瓣前瓣的面积，并且瓣环的缩小应主要沿对合缘及假性对合缘进行。

DeVage 瓣环成形术利用双层不可吸收缝线缩小三尖瓣前瓣及后瓣对应部位的瓣环，针对右心室压力增高的患者，部分外科医生会在术中使用聚四氟乙烯垫片以防止缝线切割瓣环及瓣叶（图 39-2）。

相较于 DeVage 瓣环成形术，成形环目前被认为能提供更加稳定的修复效果（图 39-3）。

（二）三尖瓣置换术

机械瓣和生物瓣均可用于三尖瓣置换术，目前尚无

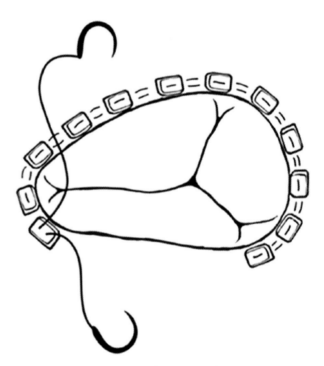

▲ 图 39-2　改良 DeVega 环成形术

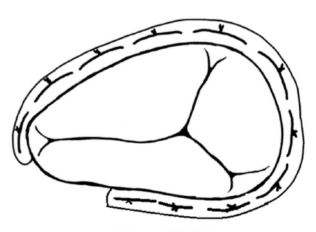

▲ 图 39-3　卡氏环成形术

确切证据表明其中一种瓣膜显著优于另一种。相较于左心而言，上述两种瓣膜在右心更可能出现问题，其可能与右心的解剖结构和血流动力学特点有关。机械瓣置换术后的主要风险为血栓形成，而生物瓣置换术后的风险则主要为血管翳形成和瓣膜狭窄。由于存在传导阻滞或日后需要安置永久起搏器的风险，三尖瓣置换术后的患者应常规安置永久性心外膜起搏导线。

六、临床结局

三尖瓣置换术后的患者可能因数月乃至数年的体液潴留倾向而需服用利尿药。针对进行机械瓣置换术后的患者，其需要长期服用华法林抗凝，并且抗凝强度需大于进行二尖瓣机械瓣置换的患者，其 INR 通常应维持在 3～4。

三尖瓣手术很少单独进行，有时三尖瓣手术可能在患者二尖瓣手术后间隔较长一段时间后方才进行，但由于患者的术前状况通常不理想，其手术死亡率多为两位数。二尖瓣功能障碍矫治后，三尖瓣反流通常采取保守治疗，当患者接受外科手术矫治时，其纽约心功能分级多已处于晚期阶段，右心室功能已明显受损。仅出于上述原因，即使是中度三尖瓣反流也应在二尖瓣/主动脉瓣手术时予以纠正，以防止发生严重三尖瓣反流和最终右心室功能不全。三尖瓣修补术对二尖瓣手术后患者的长期生存并无显著影响，但如果在二尖瓣/主动脉手术的同时不进行三尖瓣反流的矫治，则可能会对心功能分级和生存产生不利影响。另外，如果患者进行三尖瓣置换术，则患者的生存率将降低。针对无显著三尖瓣反流的患者，其于进行左心瓣膜手术的同时进行三尖瓣瓣环成形术的手术指征尚在不断变化，并且有望在未来得到明确。最后，相较于针对其余病变而言，针对功能性三尖瓣反流的三尖瓣瓣环成形术在晚期随访中展现出了更高的三尖瓣反流复发率。

第40章 机器人心脏瓣膜手术
Robotic Cardiac Valvular Surgery

Bob Kiaii 著

胡 佳 译

要点

◆ 最佳的手术结局源于最好的患者筛选,以及术前影像评估胸腔和肋间隙。

◆ 由于计算机远程操作系统、微创手术技术和仪器、心脏麻醉和灌注技术的进步,机器人手术已经成为可能。

◆ 微创手术的优点包括减少失血和输血需求,减少伤口疼痛和感染,提前出院,并缩短恢复时间。

一、机器人辅助微创二尖瓣手术的研究进展

1996 年首次报道了微创瓣膜手术[1-4]。微创瓣膜手术开始于视频辅助手术。随着机器人技术的发展(图40-1)[4],机器人技术应用于心脏瓣膜手术,特别是二尖瓣手术,得到了更广泛的接受[5-14]。随着达芬奇左心房牵开器的应用,更多的中心开始开展机器人辅助的二尖瓣手术。随着许多中心的经验不断扩大,机器人辅助的二尖瓣手术显然是安全的,可以产生良好的结果,并降低输血率[8-14]。

二、患者选择

患者的筛选对于机器人二尖瓣手术的成功是至关重要的。这样才能取得最佳的手术结果[15]。术前影像(如胸部 X 线片检查和计算机断层扫描)有助于评估胸腔和肋间隙,以提供进入二尖瓣的最佳途径。此外,评估升主动脉、股动脉和髂动脉粥样硬化情况和是否适合进行动脉阻断和插管。

机器人瓣膜手术的患者筛选[15]

排除标准如下。

• 二尖瓣瓣环严重钙化。

• 严重肺动脉高压 > 2/3 体循环压。

• 需要同期行血管重建的严重冠状动脉疾病。

• 严重的外周动脉疾病。

• 右胸手术史。

纳入标准如下。

• 原发性二尖瓣疾病。

• 二尖瓣再次手术患者。

• 可修复的二尖瓣。

• 三尖瓣和二尖瓣联合手术。

• 房间隔缺损修复。

• 心房肿瘤切除术。

• 轻度瓣环钙化。

• 肥胖或体型较大的患者。

• 老年患者。

三、手术技术

(一)准备、体位和铺巾

患者位于手术室手术台面的右边缘。在患者右胸的外侧 2/3 放置一个舒适的支撑垫。这种支撑垫通常采取卷治疗巾的形式,应该将患者的胸抬高 6~8 英寸(15.24~20.32cm)或以上。右臂位于手术台面的一侧,以抬高右肩,使右腋窝充分打开。台面向上旋转 30°(图 40-2 和图 40-3)。

灌注技术说明如下。

传统灌注方法与新技术相结合,促进以下几个方面的发展。

- 薄壁动脉和静脉插管。
- 经胸主动脉插管。
- 主动脉内球囊封堵器。
- 改良的主动脉阻断装置。
- 经皮冠状动脉窦心脏灌注导管。
- 真空辅助静脉引流。
  动脉通路说明如下。
- 顺行性主动脉插管。
- 逆行性股动脉灌注。
  静脉通路说明如下。
- 右心房直接通过同一切口或单独的皮肤切口。
- 双腔静脉管道。
  – 采用 Seldinger 技术和超声心动图引导，结合 17F 经皮颈内静脉插管进入右心房（图 40-4A）。
  – 超声心动图引导下经皮多孔引流股静脉插管进入上腔静脉（图 40-4B）。
  辅助静脉引流说明如下。
- Bio-medicus 离心涡流泵产生负压。

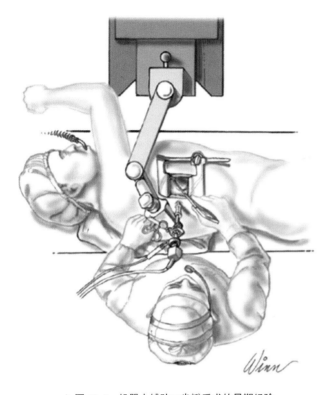

▲ 图 40-1　机器人辅助二尖瓣手术的早期经验

改编自 Franco, KL, Verrier ED, Advanced Therapy in Cardiac Surgery. 2003 Randolph Chitwood, Robot-assisted Mitral Valve Surgery

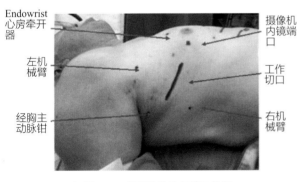

▲ 图 40-2　患者体位和各端口位置

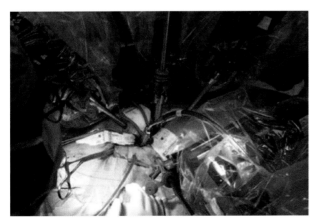

▲ 图 40-3　适用于机械臂的内镜端口

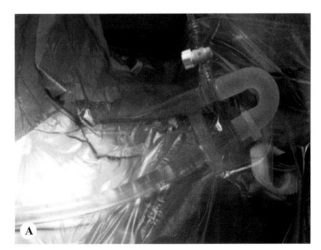

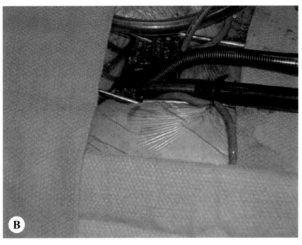

▲ 图 40-4　A. 颈内静脉插管；B. 股动脉和股静脉插管

- 流动式辅助引流，无储存器，如同微循环（图 40-5）。
- 硬壳式心脏切开储血器和真空辅助静脉引流。心肌保护说明如下。
- 顺行灌注方法。
- 逆行灌注方法。
  - 直接插入。
  - 采用端口接入技术经皮逆行插入。主动脉阻断说明如下。
- 灵活的主动脉阻断钳。

- 经皮经胸（Chitwood）主动脉阻断。
- 主动脉内球囊封堵器。
  - 逆向方式引入。
  - 超声心动图的引导和监测非常重要。
  - 错位会导致严重的问题。心脏排气说明如下。
- 持续的二氧化碳吹入。
- 在取出主动脉阻断钳之前，保持左心房和主动脉根部持续吸引排气。

（二）手术室准备

手术室布置应进行修改，以容纳机器人和体外循环泵适应管道[15]（图 40-6）。

（三）二尖瓣和三尖瓣的外科手术过程

机器人端口接入，在右膈神经前 2～3cm 处打开心包，经指定肋间隙缝合悬吊固定心包至胸壁。这样可以更好地暴露房间沟。然后心脏灌注管插入升主动脉。用经胸口阻断钳阻断升主动脉。如果应用主动脉腔内球囊阻断，心肌保护则通过主动脉内球囊提供。打开左心房或右心房置入引流管。用第四机械臂上的心房内腕牵引器牵拉心房壁（图 40-7）。暴露二尖瓣或三尖瓣，并进行适当的瓣膜干预治疗（修复或置换）。然后用适当的排气方法和连续的二氧化碳注入来关闭心房。

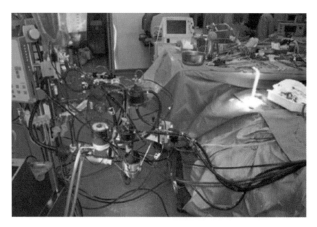

▲ 图 40-5 微循环式流动辅助

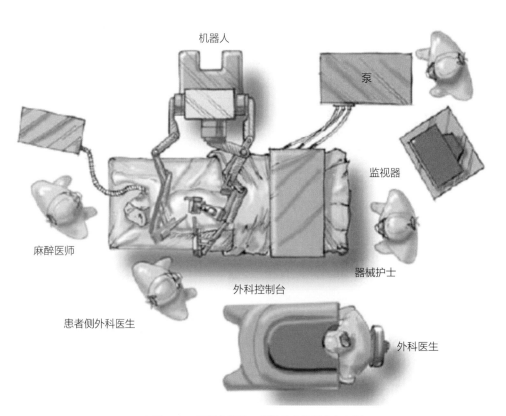

▲ 图 40-6 机器人辅助二尖瓣手术的手术室布置

改编自 Franco, KL, Verrier ED, Advanced Therapy in Cardiac Surgery. 2003. W. Randolph Chitwood, Robot-assisted Mitral Valve Surgery

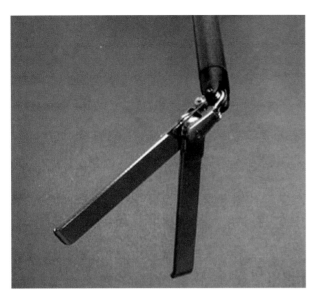

▲ 图 40-7　心房内腕牵引器

四、其他各种机器人辅助程序

国外有中心，还进行了许多其他机器人辅助手术，包括简单或复杂的房间隔缺损修补[15]、CryoMaze 心房颤动消融术[16]、安置心外膜起搏器导线、用心包切除术切除心内和心包占位，以及医源性右心房异物取出术[17]。对于主动脉瓣手术初步工作已经完成，正在进行进一步开发机器人辅助主动脉瓣手术[18-20]。在描述了第一个人类全内镜主动脉瓣置换术之后[21]，人们对进一步发展机器人辅助技术在主动脉瓣手术中的应用很感兴趣。

第 41 章　停循环及脑保护策略
Circulatory Arrest and Cerebral Protection Strategies

Christopher L. Tarola　Michael W. A. Chu　著

余　惠　译

要点

- 脑保护是主动脉弓手术最重要的内容，大脑是最容易发生缺血损伤的器官。
- 许多脑保护策略已经成熟运用，包括低温治疗、广泛性选择性顺行脑灌、逆行脑灌等。
- 停循环时的监测措施包括温度、代谢指数、大脑和系统的近红外光谱及其他脑监测。

大脑仍然是对缺血性损伤最敏感的器官，因此优化脑保护策略是主动脉弓手术中最重要的内容。在正常体温时，大脑自动调整不同脑灌注压匹配脑血流量和代谢活动。然而，大脑对缺血的耐受性在正常体温时被限制在 5min 以内。在心脏手术中需要停循环时这至关重要，尤其是主动脉夹层、瓷化主动脉和主动脉瘤等疾病行半弓和全弓置换手术的时候。目前，已有许多灌注和麻醉的保护策略通过增加大脑对缺血的耐受性减轻停循环期间的脑损害，低温就是最典型的策略。

低温停循环（hypothermic circulatory arrest，HCA）的概念，在 19 世纪 50 年代首次被 Bigelow 等提出，他们通过在犬模型中应用深低温把停循环时间延长到了 10min [1]。在 19 世纪 70 年代，Griepp 等在主动脉手术中应用深低温，并研究其对代谢的影响 [2]。这些研究表明低温导致脑代谢率降低，使得在停循环期间获得了一个短暂的"临床安全期"，从而延长大脑对缺血的耐受，使现代弓修复术成为可能。

HCA 的术中管理方式因外科医生和机构不同而具有显著差异性，并且受到手术复杂性、患者年龄、患者整体身体状况等的影响。因此，本章节的目标是总结可用的脑保护策略，这可以划分为两个类别：系统降温程度，以及辅助脑灌方法。

一、系统降温、深低温停循环及其局限性

全身系统降温被分为以下四类：①轻低温，28~34℃；②中低温，20~28℃；③深低温，14~20℃；④超深低温，<14℃ [3]。深低温停循环（deep hypothermic circulatory arrest，DHCA）是第一个用于主动脉弓手术的脑保护方法，已证实其能有效延长脑缺血时间，降低术中神经系统事件风险。多个大型系列研究证实，永久性神经系统损害的发生率为 1.3%~7%，其中 30%~40% 的损害是由低灌注所导致。然而，深低温的应用被一过性神经功能障碍（transient neurologic dysfunction，TND）和精细运动损害所限制，尤其是在老年人群中，当停循环时间大于 30min 时，就会导致住院时间延长 [4-7]。在某些情况下，一过性神经功能障碍被证实与术后 6 周发生的认知功能下降有关 [7, 8]。

值得注意的是，尽管通常认为 25~30min 的缺血时间是可以耐受的，但大脑在深低温停循环时持续耐受缺血的时间仍是不确定的。虽然这仍是一个有争议的话题，但对于降低体温与降低代谢需求之间的关系目前已经有了很好的阐述，深低温停循环超过 60min 仍会导致更高的术后死亡率 [9]。关于脑代谢，1999 年，McCullough 等从左颈动脉和颈静脉球采集血液标本，通过氧耗估测停循环时的脑氧代谢率。通过利用 Q_{10} 温度系数（温度变化 10℃ 时代谢率的变化比率），他们估算出不同温度条件下停循环的安全时间 [9]。Fischer 等的研究报道，在 15℃ 的深低温时停循环，30min 后额叶皮质的血氧饱和度就低于了 60% 的界限，从而导致住院

时间延长 4 天（ICU 内时间延长 3 天），这同时增加了严重不良事件的风险，包括死亡、脑卒中和持续的神经功能损害等[10]。

虽然深低温在停循环期间提供了脑保护，但它对凝血功能的不良影响可能导致严重的术后出血，器官功能障碍（肾损伤、内脏缺血），并且长时间体外循环会导致复温时间延长，这也使这项技术受限。然而，系列研究显示主动脉弓手术使用直接 DHCA 表现出良好的 5 年结局[11]。Bachet、Kazui 等采用选择性顺行脑灌注（selective antegrade cerebral perfusion，SACP），使主动脉弓手术能更长时间地控制在更低的温度下，并且在其他方面保持同等效果，从而可能获得更好的结局[12, 13]。

二、选择性脑灌注与中低温停循环

顺行和逆行脑灌策略是用于主动脉弓手术中低温时脑保护的重要辅助措施，它能够延长停循环时的安全时间。从概念上讲，虽然只是无脉性低温血流，但选择性顺行脑灌维持了术中脑灌注。选择中低温停循环（moderate hypothermic circulatory arrest，MHCA）和选择性顺行脑灌，而非深低温停循环，这本身就是由深低温停循环的相关并发症所决定的。系列研究已经证实，与深低温停循环相比，中低温停循环联合选择性顺行脑灌对肾功能损害减少一半[14, 15]。在一项 2017 年的回顾性研究中，Englum 等通过 STS 数据库证实，当低温未辅助脑灌时，死亡率和神经损伤的风险明显增高[16]。此外，2013 年，Tian 等的一项 Meta 分析比较了持续深低温停循环和中低温停循环联合选择性顺行脑灌，结果显示中低温停循环联合顺行脑灌组永久性神经系统损害显著减少，分别为 12.8% 和 7.3%，而在一过性神经功能障碍、出血导致二次手术、死亡等方面，两者没有区别[17]。

在拓展主动脉弓手术的连续脑灌策略时许多因素都应该考虑，包括单侧 / 双侧脑灌、直接弓部血管插管 / 旁路移植，以及腋动脉 / 无名动脉插管。历史数据表明，大多数主动脉弓术后脑卒中都与栓塞有关。目前的数据显示，使用直接弓部血管插管进行选择性顺行脑灌与持续深低温停循环相比并不会导致更差的神经系统结局。这可能表明，仔细的直接头部血管插管联合术中维持脑灌，可以减少由低灌注导致的术中神经损伤，其策略包括改变插管部位（腋动脉），以及使管路远离动脉粥样硬化斑块，这也许能进一步降低风险。

三、顺行脑灌的管路策略

许多策略被用于为主动脉弓部手术提供选择性顺行脑灌，包括直接血管插管、靶血管人工血管吻合，以及多数机构倾向的腋动脉或者无名动脉插管技术[18, 19]。腋动脉或无名动脉插管哪种方法能有效改善术后结局目前仍是不确定的，为解决这一问题开展的主动脉手术脑保护评价 ACE 随机试验（随机腋动脉或无名动脉插管行广泛性脑灌）仍在继续进行中。目前，通过一个涤纶的人工血管与腋动脉吻合实施选择性顺行脑灌是主动脉弓手术脑保护的首选方法，而通过无名动脉实施（直接或通过一个侧支）成为了最近的另一种选择（图 41-1）。

许多不良事件被认为与腋动脉插管相关，包括血肿、臂丛神经损伤、手臂低灌注、手臂缺血、腋动脉损伤及一个额外手术部位感染的风险等[19, 20]。因此，许多外科医生采用无名动脉进行选择性顺行脑灌。2016 年，作者报道了其所在两个中心连续 140 名患者实施主动脉弓修复术时行腋动脉或无名动脉插管的情况，当选用无名动脉插管时，可以显著减少手术时间和机械通气时间[20]。这些发现也被其他医生所证实，他们同样报道了使用无名动脉与腋动脉插管相比减少了插管相关并发症，尽管理论上使用无名动脉的策略增加了脑栓塞的风险[20, 21]。这两种策略带来的有利结果是，在主动脉弓手术中联合中低温还是单独的深低温停循环，应该根据每个人的具体情况在术前 CT 发现的基础上进行"合理"选择。例如，在主动脉夹层累及无名动脉或无名动脉严重钙化时，可以选择腋动脉策略。在全弓置换头部血管重建的过程中，我们更倾向于使用腋动脉，确保无名动脉血流。

四、单侧和双侧脑灌

对于主动脉弓手术停循环过程中应用单侧（U-SACP）或双侧选择性脑灌（B-SACP），存在很大争议。机构和外科医生的策略通常取决于个体实际情况的变异。理论上，单侧脑灌依赖于一个完整的循环体系，即大脑动脉环及颅外络脉丛，以确保对侧灌注，解剖异常或同侧颈动脉狭窄都会造成重大问题[18, 19]。单侧脑灌策略的支持者认为，这种策略可以避免过度操作弓部血管（如果使用腋动脉插管技术可以避免影响左颈总动脉和无名动脉）。前期解剖研究显示大脑动脉环可能存在显著的解剖变异，尽管最初的想法这种变异是罕见的，但这种变异可能威胁到低灌注期间单侧脑灌注范围高达 60%。而且这些推测是基于预期的动脉直径能够提供足够的流量，但据估计，15% 的患者大脑动脉动脉环不完整[22, 23]。而腋动脉和无名动脉插管策略仍然存在右侧椎动脉和颅外脉络丛灌注，这就可以为半弓和全弓置换术中的单侧选择性脑灌提供良好的结局，这一结论已经在几个研究中得到证实。Leshnower、Urbanski 及其同事的研究证实，整体死亡率为 1.2%～7%，一过性

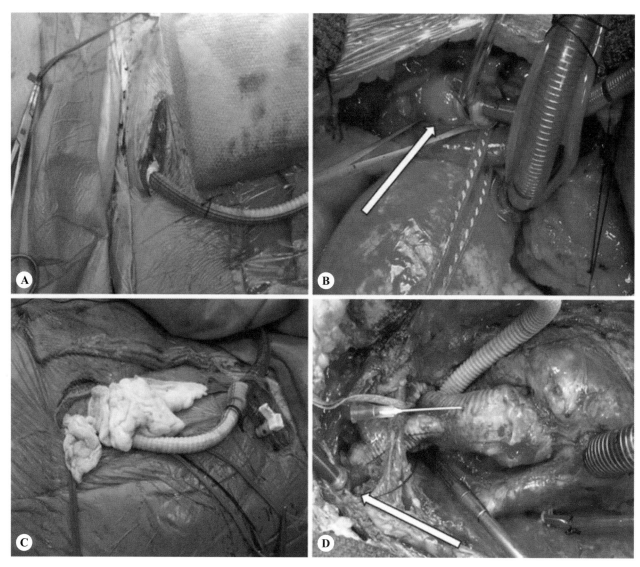

▲ 图 41-1　主动脉弓修复术中的插管策略

A. 右腋动脉 8mm 涤纶导管；B. 右股动脉插管；C. 体外循环过程中 16F 动脉插管直接经皮置入无名动脉；D. 主动脉全弓置换直接无名动脉插管

和永久性神经功能障碍的发生率分别为 2.3%～5.1% 和 0.9%～3.6% [24, 25]。

目前支持常规使用双侧或单侧选择性脑灌。一项纳入 5400 例患者的 Meta 分析显示，在接受选择性双侧脑灌的患者中，一过性神经功能障碍的发生率明显降低，永久性神经功能损害的发生率相等 [26]。另一项纳入 3500 例患者的回顾性研究显示，使用这两种策略最终的神经系统结局相同，但预计停循环时间长时应考虑使用双侧脑灌 [27]。

为获得平衡，许多外科医生选择使用单侧脑灌进行半弓修复，而在全弓修复或当预期停循环时间超过 30min 时使用双侧脑灌。然而，与永久性神经功能损害和死亡率相关的关键因素似乎是总的停循环时间，而非脑灌注策略的选择及术中脑灌注流量监测策略对最终可

能选择单侧或是双侧脑灌做出的指导。我们更喜欢优先采用单侧脑灌技术，而当对侧脑氧较基线降低超过 20% 时，我们将放置一个逆行的冠状动脉灌注插管直接进入左颈动脉启用双侧脑灌。

五、顺行和逆行脑灌注

在许多中心顺行脑灌通常是停循环时首选的脑灌方式，而目前许多重要研究已经完成，值得简短回顾。这两种策略的优缺点是：顺行脑灌提供了独立的脑部温度和流量控制，但对头部血管进行插管和血流灌注可能导致斑块脱落和栓塞；逆行灌注避免了对弓部血管的外科操作，但可能被静脉瓣影响，并最终导致脑水肿（特别是灌注压＞ 25mmHg 时）。逆灌在循环停止后通过上腔静脉实施，需要隔离和选择性的上腔静脉管路。这一系

统被加压到 20～25mmHg，确保血流进入上肢和大脑系统。

一项纳入 5060 名患者的 Meta 分析研究了选择性顺行脑灌和右侧脑灌的保护效果，显示两者之间死亡率、一过性和永久性神经系统损害均没有差别[28]。一项纳入 7023 例患者的回顾性研究表明，术后一过性神经系统损害的发生率在深低温停循环 + 顺行脑灌组明显低于深低温停循环 + 逆行脑灌组，而在永久性神经系统损害、脑卒中及早期死亡率方面没有显著差异[29]。目前普遍认为，逆行脑灌能保持大脑低温，而一些研究已经证实逆行脑灌维持脑代谢的能力减弱[20]。因此，逆行脑灌通常作为一个在深低温停循环预计时间小于 30min 时的辅助措施。当使用更高的系统温度时，逆行脑灌的保护作用是不确定的。

六、停循环期间的监测

（一）温度和流量

温度监控在低温停循环过程中对于脑保护至关重要，这一理念已被广泛接受。因此，我们依靠外周温度测量，最中心的温度通常通过鼻咽和膀胱或直肠温度监测反应。鼻咽温度被认为是最佳的大脑温度监测，而膀胱温度更能反映全身体温。然而，在复温期间鼻咽温度的测量值往往比大脑温度低（2～3℃），因此复温期间应该特别小心谨慎，避免高热[30]。

虽然既往研究建议，顺行选择性脑灌的流量为 5～10ml/（kg·min），以维持右侧桡动脉血压达到 50～70mmHg 为目标[20]，而我们倾向于更高流量 10～15ml/（kg·min），这是由于停循环期间我们通常使用更高的温度（25～28℃）。

（二）血糖控制

术中高血糖能促进无氧代谢，导致细胞内酸中毒。心脏手术过程中严格血糖控制的获益是经文献证实有据可查的，应该扩展到低温停循环和主动脉弓手术中。鉴于术中高血糖对术后结局的不利影响，建议优先积极处理停循环期间高血糖，当血糖 > 10mmol/L 时，神经系统不良事件的风险明显增加。

（三）pH

停循环期间，生物酶生理反应的最佳 pH 值，随温度、pH 值改变而波动，这点是术中的一个重要影响因素。动脉血 CO_2 分压是低温停循环时脑血流的主要调节方式，两个主要使用的术中血气调节：α 稳态和 pH 稳态[19]。α 稳态调节已被证实能保护大脑自我调节，在正常体温的情况下能维持正常的 pH 值和 $PaCO_2$，在低温条件下则会导致碱中毒和低碳酸血症。相反的，pH 稳态在低温条件下纠正 pH 值和 $PaCO_2$，分别到 7.4 和 40mmHg，而当患者被复温时则会导致酸中毒和高碳酸血症，并且由于大脑血管持续舒张，导致大脑的自动调整功能丧失。虽然我们中心喜欢 α 稳态监测，但最佳的 pH 监测策略尚不明确。一些调查显示，α 稳态监测能改善神经系统结局，并认为这源于大脑的生理耦合自动调整功能和新陈代谢，尽管 pH 稳态监测表现出对新生儿和婴儿有益[19]。

（四）脑灌监测策略

在常规心脏手术过程中，一些策略在低温停循环主动脉弓手术期间，可以用于监测脑灌注和氧合，包括近红外光谱或脑氧定量、脑电图、脑电双频谱指数。

近红外光谱利用近红外光线测量动脉、毛细血管及额叶表面静脉的血氧饱和度，数值应维持在 50～80，并且不超过 10 个点的差异。在所有情况下我们都可以利用脑血氧定量法，并且选择性脑灌方法是否需要改变可直接取决于脑血氧定量读数的变化。在所有主动脉弓手术中，我们同样在双下肢放置近红外线监测监控远端肢体灌注，特别是在急性主动脉夹层修复术中担心管路策略和识别动态灌注不良时，这种方法特别有用（图 41-2）。脑电图是手术室内常用的监测神经活动的方法，但需要由专业人员操作。BIS 将脑电图的图形简化为一个数字，而非通常的 4～16 通道脑电图，其范围在 0（基线）和 100（清醒患者）之间。

经颅多普勒超声通过大脑中动脉测量流量是另一种策略，但可能会受到头部、插管位置或体外循环灌注压的影响。运动和感觉诱发电位最初被运用在胸腹主动脉手术中，用于检测主动脉阻断后的脊髓缺血，其作用也能扩展到停循环时，但在体温过低时读数受限。

七、低温停循环的建立：泵的设置

心肺旁路的设置通常据设备不同而各异。我们中心实施中低温停循环及选择性顺行脑灌时，使用一个特制的环路（图 41-3A），包括五个部分的体外循环机（一个主泵，一个心脏停搏灌注泵，两个吸引器，两个排放口），一个 HCU30 加热器 / 冷却器（Maquet，Rastatt，Germany），一个 Capiox SX25 膜氧合器（Terumo，Ann Arbor，MI），以及一个 1 夸脱（0.946L）的动脉滤器（Maquet，Rastatt，Germany）和微栓过滤系统（Quest，Allen，Tx）[30]。当利用全身灌注技术（SACP 结合下肢灌注，如本章后面部分所述），我们使用第二个心脏停搏灌注泵泵（Medtronic，Minneapolis，MN）连接到第二个 HCU30 加热器 / 冷却器进行下身灌注与独立温控[31]。

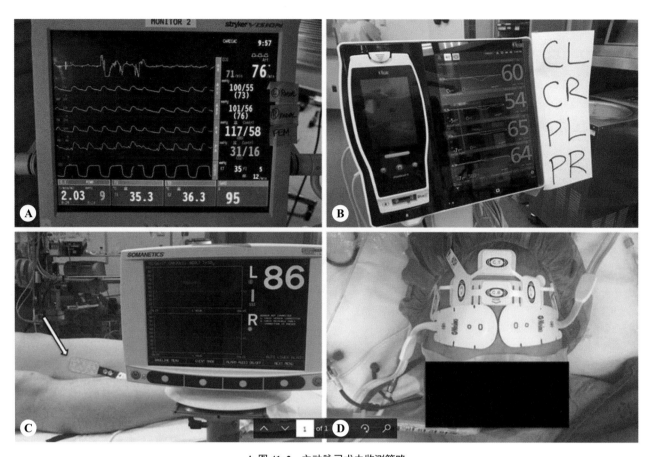

▲ 图 41-2　主动脉弓术中监测策略

A. 上下肢血压同时监测；B. 脑和下身 NIRS 监测；C. 下身 NIRS 监测；D. 脑部 NIRS 传感器

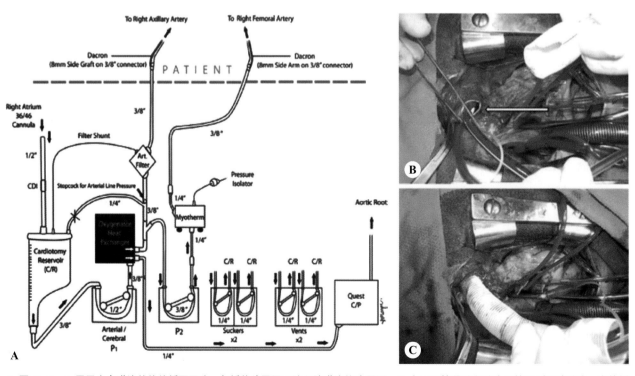

▲ 图 41-3　**A.** 用于全身灌注的体外循环回路，包括单独用于下肢和脑灌注的滚压泵；**B.** 人工血管通过主动脉弓放置到远端动脉，在停循环时提供持续的下肢灌注；**C.** 远端动脉吻合到人工血管提供持续的下肢灌注

八、代谢负债（Metabolic Debt）和全身灌注

尽管对停循环期间优化脑灌注有着强烈的信任，但缺血对各脏器造成的负担仍然是一个普遍存在的事实，包括脊髓、肠系膜脏器、下肢、合成代谢负债等，尤其是在停循环温度偏高时。针对脊髓缺血的研究已在动物模型证实，当温度适当降低时，缺血耐受性明显增加，停循环期间不能忽视温度偏高对脊髓缺血的威胁[19]。2007 年，Kamiya 及其同事调查了深低温和中低温的影响，28℃下半身停循环持续时间超过 60min，会导致 18.2% 的截瘫发生率[32]。

术后高乳酸已证实是心脏术后主要并发症和死亡率的一个独立危险因素，许多研究者已经证实主动脉弓手术中下身缺血带来的负面影响[33]。我们曾经描述过，在低温停循环中除使用选择性顺行脑灌外使用同步下身灌注，称"全身灌注"。我们发现，使用这种新的灌注策略能减少 ICU 停留时间和住院时间，使术后乳酸水平快速正常化，减少肾功能障碍，缩短机械通气时间[34-36]。在我们的机构使用全身灌注策略，通过右腋动脉插管，采三种下身灌注方式之一：① 5.5mm 导管经过主动脉弓进入胸降主动脉（图 41-3B 和 C）；② 8mm 涤纶股动脉导管与股动脉吻合；③在弓和象鼻支架重建过程中远端肢体象鼻管路植入（Vascutek Terumo，Scotland，UK）[30, 34]。25～30℃时，下身使用 1～3L/min 的灌注流量，目标维持下肢 NIRS 波动在基线 20% 的范围内，并且下肢 MAP > 50mmHg。Della Corte 及其同事使用 1～1.5L/min 流量维持下身灌注，Song 及其同事使用 1～1.5L/min 流量，每 1～2 分钟间歇行下身灌注[35, 36]。此外，我们使用双腿 NIRS 监测停循环期间身体低灌注时的下肢缺血情况。

研究结果显示，使用选择性顺行脑灌注和下身灌注的全身灌注策略能够减少内脏和脊髓缺血导致的并发症，尤其是在全弓手术中。我们仍需进一步研究，确定这种策略能否改善并发症发生率及死亡率。

第42章 主动脉弓部重建术
Aortic Arch Reconstructive Surgery

Matthew Valdis Olivia Ginty Michael W. A. Chu 著

肖正华 译

要点

- 主动脉弓部重建适用于瘤体直径大于 55mm 的动脉瘤。
- 可用的外科术式有半弓重建、象鼻支架重建和利用冷冻象鼻支架的杂交弓部修复。
- 困难左锁骨下动脉的处理方式包括术前颈动脉 – 锁骨下动脉转位或搭桥、术中解剖 / 解剖外重建、利用杂交手术方式将人工血管从主动脉内直接插入锁骨下动脉内口、术中结扎后进行修复 / 搭桥。

一、手术指征

根据 2014 年加拿大心血管学会（Canadian Cardiovascular Society，CCS）胸主动脉疾病指南，当瘤体直径达到 55～60mm 时，需进行主动脉弓重建[1]。同样，2010 年美国心脏病学院和美国心脏协会及 2014 年欧洲心脏病学会主动脉疾病诊断和治疗指南也建议对直径大于 55mm 的无症状患者的孤立性主动脉弓部动脉瘤进行修复，因为这类患者手术风险较低[2, 3]。此外，指南还建议主动脉修复经验丰富的心脏中心对合并结缔组织疾病、有明确家族史、动脉瘤快速扩张或既往发生过动脉夹层 / 破裂等情况的特定患者的手术干预标准可以降低[3]。因为这些情况的存在有助于筛选出那些即将发生灾难性事件的高风险患者，即便他们不符合目前指南基于主动脉直径所推荐的早期手术干预标准。对患有马方综合征、Ehlers-Danlos 综合征血管型、特纳综合征、Loeys-Dietz 综合征等遗传疾病的患者，由于其发生主动脉破裂或夹层的风险显著增加，均应更加积极地进行干预。

除此之外，我们还需要留意女性及那些具有极端体型的患者。主动脉测量时可以参考高度测量主动脉相对扩张程度。这种技术可能尤其适用于马方综合征或特纳综合征患者，因为这两者的动脉瘤瘤体大小可能会被他们的身材所掩盖。

所有的这些因素都应该与患者年龄、合并症和手术修复的风险一同被考虑到。然而不幸的是，许多患者仍未能被及时确诊，直到出现主动脉破裂或主动脉夹层时才首次出现症状。这显然使得治疗此类患者所需的护理和手术变得更加复杂。本章将从主动脉瘤及主动脉夹层弓部手术治疗的一般原则和技术方面进行着重介绍。

二、半弓重建

升主动脉瘤和近端弓部动脉瘤的修复是经由传统的胸骨正中切口进行的。在全身肝素化之前，首先游离无名静脉以便对主动脉弓上血管进行游离、暴露和环绕。然而，对于主动脉组织脆弱或发生了夹层破裂的患者，主动脉准备工作可在体外循环开始后进行，而在某些情况下，需要在停循环条件下进行。打开主 – 肺动脉窗和升主动远端的心包反折后，可对升主动脉和弓部近端进行环绕。要注意应沿着喉返神经旁进行分离并且远离弓部远端，以避免对喉返神经造成损伤。将心包向前抬高，使主动脉进入最佳手术视野。主动脉插管的方式包括：直接插管或经由右腋动脉、无名动脉、弓部远端或动脉瘤远端升主动脉涤纶移植物侧插管。我们倾向于在由停循环过渡到顺行性脑灌期间采用持续性灌注，例如将一个 8mm 人工血管与右侧腋动脉行端侧吻合或同时进行主动脉插管和用 16F 鞘管进行无名动脉插管。

体外循环一旦开始，剩下的主动脉就会被游离出来。患者体温则被降至目标温度（25～28℃），而目标温度的高低取决于预期主动脉重建时间的长短。在绝大多数的安全情况下，随着升主动脉阻断，主动脉根部的重建工作随之开始。一旦达到目标温度，就可以利用血管钳或者双环血管环控制无名动脉和腋动脉血流量以便开始顺行性脑灌，期间不用阻断脑部血供。升主动脉被切开后，沿着主动脉弓下弯，在无名动脉和颈动脉下方斜行切除主动脉，在弓部后端保留下稍长的主动脉组织。我们通常对 26～28mm 的人工血管进行修剪以保留主动脉弓部大弯 / 小弯，同时用 5-0Prolene 缝线将人工血管与剩下的弓部远端血管吻合，最大限度地减少针孔出血。在首先完成后部缝合并将人工血管放至弓部后壁后，我们通常将一根 5.5mm 直径的气管插管放入降主动脉，恢复下肢血供（见上文）。

完成弓部吻合后，再次阻断并开始复温。根部近端工作完成后，在新的窦管交界处横断主动脉根部人工血管，然后将根部人工血管拉伸延长吻合于弓部移植物近端，在内侧进行大针距缝合以缩短和重建正常的主动脉小弯解剖结构（图 42-1）。升主动脉通过放置在升主动

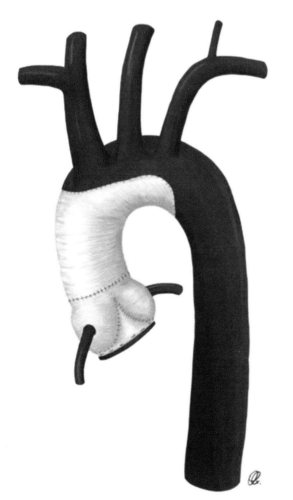

▲ 图 42-1　保留瓣膜的主动脉根部重建（再次植入）和半弓重建

脉中的 18G 针头排气，在移除针头后，可以通过摩擦针孔两侧的移植物来重新对齐涤纶纤维，这样可以不用缝合而闭合升主动脉。

当遇到急性 A 型主动脉夹层（acute type A aortic dissection，ATAAD）时，尤其应该考虑半弓重建。尽管关于钳夹撕裂的升主动脉存在争议，我们仍然发现大多数主动脉夹层患者的钳夹是安全的，血管破裂风险低。这可以在低温期间开始近端根部修复来优化手术效率。当主动脉夹层延伸到左冠窦或右冠窦或一部分无冠窦时，我们倾向于使用主动脉根部置换策略，因为我们认为这样止血效果更好，并且改善了患者的远期预后。相对的是，基于患者因素和偏好，用机械瓣或生物瓣带瓣管道进行根部置换手术就足够了。虽然我们倾向于在主动脉重建过程中尽量减少毛毡的使用，但对于主动脉组织脆弱的高龄患者，使用毛毡可以改善止血效果。

三、全弓重建和传统象鼻支架置入

主动脉弓的初始准备和弓上血管的分离与前面描述的半弓修复技术类似。通常采用两种弓部重建策略：①首先可以在停循环后或中心降温期间用三分支人工血管重建弓上血管（图 42-2A）；②停循环后，首先重建主动脉弓远端，然后直接通过岛状移植或单独的头部血管移植将头部血管重新连接到弓部人工血管上。我们更倾向于对需要标准弓部置换的患者使用第一种技术，对使用新型冷冻象鼻移植物进行杂交修复的患者使用第二种技术（本章稍后讨论）。

虽然弓部远端和降主动脉近端可以通过纵隔进行游离，但这样具有较高的喉返神经损伤发生率。我们倾向于在颈动脉底部和左锁骨下动脉之间进行弓部 2 区吻合，这使得吻合部位更加靠前，并保留了喉返神经。锁骨下动脉的管理将在本章节后讨论。在停循环和持续 ACP 开始后，切开主动脉弓并切除弓背以确定弓部吻合的最佳缝合位置（无钙化、无穿通性主动脉溃疡）。这个吻合区域被修剪成为圆形的吻合口。我们更喜欢在远端弓部血管外周用带垫片的 2-0Ethibond 缝线作径向缝合，在拉高远端血管的同时落下弓部人工血管，或在原位安置象鼻支架。然后在第二层用 2-0 或 3-0Prolene 连续缝合加固弓部吻合口。随后我们通过弓部人工血管的侧支或先前的股动脉插管开始进行下肢灌注。然后将头部血管重新连接到人工血管的弓上分支或者先前已经缝合到位的三分支血管。然后，主动脉根部近端的工作完成后，在新的窦管交界处吻合弓部人工血管和根部人工血管。当使用弓部分支血管时，可以在进行下肢灌注时完成颈动脉吻合，然后重新开始双侧顺行脑灌。这使得

弓部人工血管可以与根部人工血管进行吻合，并能更早地恢复心脏灌注，最后再重新吻合无名动脉。我们不推荐使用岛状移植技术，因为担心弓部血管钙化、止血不充分和残留主动脉病变等问题。

当我们处理 ATAAD 时，我们将在以下几种情况时进行全弓置换和象鼻支架置入：①原发破口位于主动脉弓部；②发生了弓部血管破裂；③重要的弓上血管存在灌注不良现象；④主动脉弓动脉瘤。

（一）传统象鼻支架技术

当动脉瘤疾病范围超过主动脉弓而进入降主动脉近端时，可以进行象鼻支架置入术，这可能需要进行二阶段操作（图 42-2A）。对于主动脉弓动脉壁非常脆弱（如合并穿透性溃疡或急性 A 型主动脉夹层）的患者，我们也可以使用短象鼻支架来改善远端吻合口的止血效果。我们发现在弓部远端"吻合区域"的四角外分别安置四条带毛毡的 2-0Ethibond 缝线有助于将其向前抬高并提供反向牵引作用。随后，我们在其中套叠一个 24～26mm 的人工血管，并在管口周边缝合一个不透射线的环来标记人工血管远端，并将其放入降主动脉。将 Ethibond 缝线穿过人工血管，另外四条外翻带垫片的 2-0Ethibond 缝线在之前的缝合线之间穿过远端吻合口和象鼻支架。当这些缝线被系紧后，用 2-0 或 3-0Prolene 缝线在吻合口周围作第二层加固以妥善止血。然后将象鼻支架的弓状部分拉回纵隔，并按照类似于前文描述的顺序重建头部血管。市场上也可以买到具有较厚缝合袖口的弓部人工血管和象鼻支架。对于较小的主动脉弓动脉瘤或急性主动脉夹层患者，将象鼻支架放入降主动脉较为困难。在这些情况下，我们更倾向于使用带垫 Ethibond 缝线闭合假腔并重建主动脉壁，然后在象鼻支架内放置一个更小的人工血管。

（二）杂交主动脉弓和冷冻象鼻支架重建

2016 年，CCS 关于胸主动脉疾病开放手术和腔内手术的联合声明建议，杂交弓部技术"可考虑用于累及升主动脉、弓部和降主动脉的弥漫性动脉瘤患者的一期修复"[4]。最初，使用传统的 off-lable 胸主动脉腔内修复支架经过主动脉弓被顺行放入降主动脉。然后将传统的弓部人工血管与 TEVAR 支架吻合，或利用一小段原有的弓部血管进行原位半弓重建（图 42-2B）。虽然这样做可行，但使用 off-lable TEVAR 支架有几个问题，其中包括顺行放置不易操作、没有被设计为通过弓部曲线的支架、需使用近端开放的支架与 TEVAR 支架直接缝合、TEVAR 支架没有经过预先抗凝处理。部分研究也阐述了使用全弓去分支和 0 区支架进行的主动脉弓部杂交技术，但是我们没有采用这种方案，因为

我们对 0 区支架和现有装备的一致性和稳定性抱有担忧。目前，市场上有两种可进行肢体灌注的预制杂交冰冻象鼻支架，包括 E-vita OPEN PLUS 支架（JOTEC，Hechingen，Germany）和四分支 Thoraflex 杂交支架（Vascutek Terumo，Scotland UK）（图 42-3）。

由于我们对使用 Thoraflex 杂交支架具有丰富的经验，我们将使用此种装置来阐述杂交主动脉弓和冷冻象鼻支架重建技术（图 42-2C）。

使用三维计算机断层扫描重建，可以将弓部 FET 放到降主动脉锚定区，其中重叠部分 2～3cm。对动脉瘤患者，所用 FET 管径应超过 20%。对夹层（测量真腔长轴）或结缔组织病患者，所用 FET 管径应超过 0%。我们对所有接受杂主动脉弓和 FET 重建的患者均采用 8mm 人工血管进行右腋动脉插管。主动脉弓和弓上血管的显露和准备工作与前文所述的传统弓部置换手术类似。

肝素化后，首先放置 6F 股动脉鞘管，在经食管超声引导以确保鞘管在真腔的前提下，将导丝及导管先后沿降主动脉置入主动脉弓。在降温至 25℃ 的过程中，我们完成了对主动脉根部的处理或用 26mm 管道替换了升主动脉。在停循环和 ACP 开始后，切除主动脉弓，并通过导管将 260cm Amplatz 超硬导丝（Cook Medical，Bloomington，USA）从主动脉弓穿入纵隔内。然后，我们确认并准备最佳的吻合部位，最好是 2 区，用外翻的、带垫片的 2-0Ethibond 缝线径向围绕弓部远端进行缝合。Thoraflex 杂交血管通过导丝穿过弓部远端进入降主动脉。头部血管分支的方向保持朝向头部，灌注肢体对准患者的左臂。将 FET 套囊安置于吻合区后，拉回导丝并释放 FET 移植物。将 2-0Ethibond 缝合线穿过 FET 的涤纶套囊，打结系紧后用 2-0Prolene 缝线作第二层加固以确保止血。将动脉插管安置于灌注支内，在灌注支近端阻断弓部杂交血管后同时开始下部肢体灌注和复温。由于锁骨下动脉常常太过于靠近弓部吻合口，因此，我们通常在弓部吻合前缝合一个单独的 8mm 人工血管或在术前进行颈 – 锁骨下动脉转位术来解决这个问题。颈动脉被切开后，开始进行双侧顺行脑灌。然后我们将杂交弓部血管近端连接到主动脉根部移植物或升主动脉移植物上，以便进行心肌再灌注。

最后，我们将最近端的分支血管吻合于无名动脉来完成整个手术（图 42-2C）。离开手术室前，应通过经食管超声心动图评估 FET 是否完全展开及其远端吻合是否严密。由于镍钛诺合金支架的设计，最终的评估应推迟到完全复温后进行。我们通过采用放置第二个末端 TEVAR 支架解决了透视引导下顺行球囊扩张 FET 支架安置不到位及远端 1 型内漏的问题。

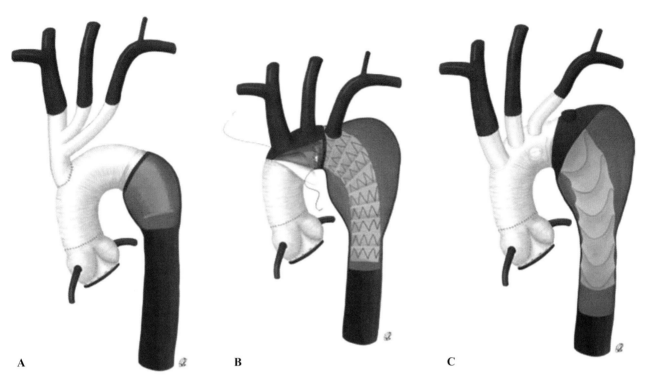

A　　　　　　　　**B**　　　　　　　　**C**

▲ 图 42-2　**A.** 传统的主动脉弓和象鼻支架重建，头部血管用三分叉移植物重建；**B.** 杂交主动脉弓修复，传统胸内移植物顺行穿过主动脉弓，其近端缝合至原主动脉，并进行半弓重建；**C.** 采用四分支移植物进行杂交主动脉弓（2 区）和冷冻象鼻重建术

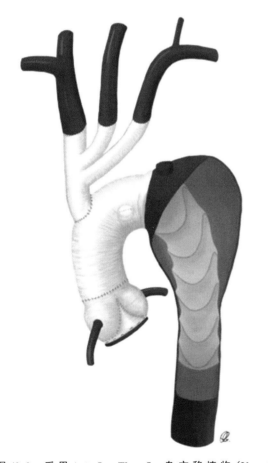

▲ 图 42-3　采用 Ante-flow Thoraflex 杂 交 移 植 物（Vascutek Terumo, Scotland, UK）进行杂交弓部重建（2 区）和冷冻象鼻重建术，采用三分支移植物进行头部血管重建

四、对困难左锁骨下动脉的处理

主动脉弓修复期间处理左锁骨下动脉可能极具挑战性。许多复杂的弓部动脉瘤会将锁骨下动脉开口推入左侧胸腔，使得通过胸骨正中入路难以获得良好的手术显露。此外，直接重建左锁骨下动脉开口与喉返神经损伤的风险高度相关。我们认为，术前周密的计划通常有助于降低左锁骨下动脉的难度。这里有几种术前、术中和术后技术可以帮助处理困难左锁骨下动脉（图 42-4）。

（一）术前颈 - 锁骨下动脉转位或旁路结扎（图 42-4）

这是对选择性患者的理想方案。此方案简化了弓部重建，不需要暴露颈动脉以外的远端弓部血管，同时允许更近端的 2 区弓部吻合。必须小心地从主动脉内部检查锁骨下动脉开口，以确保没有因为结扎不确切或侧支血管充盈引起的锁骨下动脉背侧出血，否则会导致 II 型内漏。如果发现背侧出血，则必须结扎锁骨下动脉。

（二）术中解剖 / 解剖外重建

当手术部位显露满意时，与锁骨下动脉开口直接吻合可能仍是最佳解决方案。由于 SCL 和弓部的吻合具有相似性，可以提前将一个单独的 8mm 人工血管与 SCL 吻合，其后在复温时将移植物近端与弓部近端重新连接以构建弓部血管（图 42-5）。当 SCL 开口较深

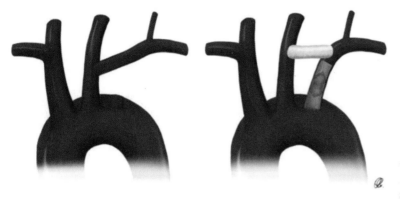

◀ 图 42-4　颈动脉锁骨下转位术（左）和颈动脉-锁骨下动脉旁路移植术，采用 Amplatzer 血管阻塞装置闭塞锁骨下动脉近端（St.Jude Medical Inc，St.Paul，USA）

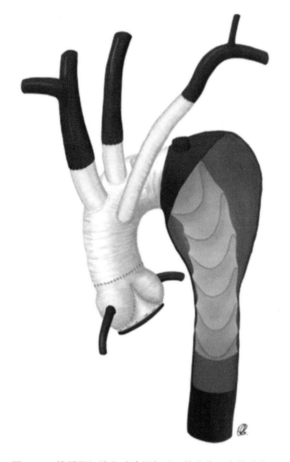

▲ 图 42-5　停循环切除主动脉弓部后，首先将一个单独的 8mm 涤纶移植物与"难以达到"的锁骨下动脉吻合。再完成其他所有吻合后，将近端分支吻合到近端弓部移植物上

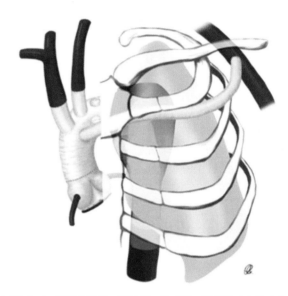

▲ 图 42-6　越过左肺尖，通过第 1 肋或第 2 肋间隙对左腋动脉完成一个解剖外的 8mm 旁路吻合。当难以通过纵隔触及锁骨下动脉残端时，这种技术十分有用

锁骨下动脉内口插入并展开，其近端可与弓部移植物相吻合（图 42-7）。

（四）术中结扎伴术后修复/搭桥

最后，可以在术中结扎锁骨下动脉内口，并在术后重新评估左臂缺血或肌力情况。这项技术要求术前仔细评估优势椎动脉，以避免灾难性的后循环脑卒中。

五、结论

使用象鼻支架对动脉瘤性疾病进行选择性主动脉弓部置换的临床效果良好。Svensson 等在 2013 年发表的一篇论文报道称，在 526 名患者中，住院死亡率为 7.6%，脑卒中风险为 8%[5]。此外，象鼻支架手术已被证明具有良好的安全性，即使应用于急性 A 型夹层也有良好的效果。2015 年一项关于象鼻支架治疗急性 A 型主动脉夹层的系统回顾和 Meta 分析纳入了 11 项研究，包括 881 名年龄在 45—67 岁的患者，发现住院死

时，我们选择将锁骨下动脉开口结扎，并通过锁骨下入路将弓部与左腋动脉通过解剖外旁路相连。8mm 血管移植物经由第二肋间隙跨过左肺尖，并于纵隔腔内的弓部近端吻合（图 42-6）。

（三）用杂交血管移植物从主动脉内直接插入 SCL 内口

当锁骨下动脉有钙化或薄弱时，可以用 Gore 杂交血管或 Viabahn 移植物（Gore Medical AZ，USA）沿着

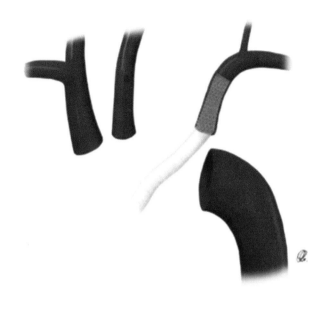

▲ 图 42-7　图示为 Gore 杂交血管移植物（Gore Medical AZ, USA）

将其放置于左锁骨下动脉内，当锁骨下动脉远端深且难以通过纵隔触及时，这样便于进行重建

亡率仅为 8%[6]。尽管研究只纳入了能够耐受象鼻支架手术这样大型有创操作的急性主动脉夹层患者，可能存在明显的选择性偏差，但与国际急性主动脉夹层注册数据库（International Registry of Acute Aortic Dissection database，IRAD）报告的死亡率（16.2%～27.4%）相比，这样的死亡率尚可接受[7,8]。

　　杂交弓部手术和 FET 手术报道了相似的临床结局，住院死亡率在 1.8%～17.2%[9]。患者面临最大的风险似乎是脊髓缺血，而其病因是多因素的，并且随着肋间动脉（尤其是 $T_{7\sim8}$ 以下平面）的阻塞，发生脊髓缺血的风险将大大增加。在对几项小型研究的回顾性分析中发现，发生脊髓损伤的风险在 0%～6%，而杂交 FET 手术的脑卒中发生率在 5%～10%[10]。更大规模的 E-Vita 杂交假体临床试验是存在的，它于 2005 年创建并开放注册，迄今为止从 10 个不同的欧洲中心纳入了 575 名患者。登记报告的住院死亡率介于 12%～18%，脊髓损伤和脑卒中的发生率分别为 3%～4% 和 0%～6%，这取决于临床具体情况（动脉瘤或急性夹层）[9]。

第 43 章　胸降主动脉手术
Surgery of Descending Thoracic Aorta

Martin Misfeld　Khalil Jawad　Michael A. Borger　著

胡　佳　译

要点

- 胸降主动脉病变包括动脉瘤、夹层、动脉粥样硬化性溃疡、壁内血肿和外伤。
- TEVAR 手术的成功应用使得胸降主动脉疾病的外科手术适应证发生了显著改变。
- 由于合并症和年龄，许多降主动脉患者手术效果不佳，而 TEVAR 可以减少这类患者的手术创伤和生理应激。

胸降主动脉开始于左锁骨下动脉的远端，结束于横膈平面。涉及这一区域的病变包括动脉瘤、夹层、动脉粥样硬化性溃疡、壁内血肿和外伤。

一、胸降主动脉瘤

主动脉动脉瘤是指主动脉的异常扩张（如超过正常尺寸的 1.5 倍）。主动脉瘤的形成是继动脉粥样硬化之后第二常见的主动脉疾病。胸降主动脉瘤（descending thoracic aortic aneurysm，DTAA）的诊断并不排除另一个主动脉瘤的存在，因此对这类患者筛查整个主动脉是必要的。包括 DTAA 在内的所有胸主动脉瘤的年发生率为（5～10）/10 万人，其中男性多于女性。动脉粥样硬化虽然与动脉瘤相关，但不是动脉瘤形成和生长的直接原因。有证据表明，它有一种遗传上的偏好。其他危险因素包括高血压、慢性阻塞性肺病、慢性主动脉夹层和主动脉壁感染。

患者通常无症状，但可能出现继发于周围结构受压的体征和症状。由于对左喉返神经、气管、食管和上腔静脉的侵犯，可能会出现声音嘶哑、喘鸣、呼吸困难、吞咽困难和体液潴留症。

DTAA 的自然历程随生长速率而变化。降主动脉的动脉瘤的生长速度比升主动脉的生长速度要快（每年 3mm vs. 每年 1mm）[1]。与直径小于 6cm 的动脉瘤相比，大于 6cm 的动脉瘤 5 年破裂的风险是前者的 2 倍（16% vs. 31%）[2]。

二、胸降主动脉夹层

主动脉夹层是指内膜破裂导致血液进入主动脉内膜，使其与外膜分离，形成真腔和假腔。当内膜破口和随之而来的夹层发生在降主动脉时，它被归类为 Stanford B 型。Stanford B 型主动脉夹层比 A 型（升主动脉）夹层少见，其年发病率约为 3/10 万。男性比女性更易患 B 型主动脉夹层。高血压是最重要的危险因素，但其他促进因素包括结缔组织疾病（如马方综合征、Loyes-Dietz 综合征）、主动脉瓣二叶式畸形、主动脉缩窄、妊娠和主动脉手术操作。罪魁祸首的内膜撕裂通常发生在动脉韧带远端，这是血流动力学应力最大的地方。如果不治疗，可能发生内脏和周围组织灌注不良。瘤样扩张和破裂是晚期并发症。

三、穿透性动脉粥样硬化性溃疡

1934 年，Shennan[3] 首次描述了穿透性动脉粥样硬化性溃疡（penetrating atherosclerotic ulcer，PAU）。PAU 多见于胸降主动脉中下段。它们是由大的动脉粥样硬化斑块穿过内膜进入中膜，导致主动脉壁内血肿引起的。PAU 的临床表现与经典的主动脉夹层相似，尽管许多患者无症状。自然进程尚不清楚，但被认为进展缓慢。PAU 与低但明确的急性破裂发生率相关。如果不及时治疗，PAU 可能导致假性动脉瘤、壁内血栓形成或急性主动脉夹层。

四、壁内血肿

60%～70% 的壁内血肿（intramural hematoma，IMH）患者累及胸降主动脉。IMH 被认为是主动脉壁内滋养血管破裂的结果，导致主动脉壁分层和血肿的形成。没有内膜撕裂是 IMH 和 PAU 的区别。局部增厚的主动脉壁，没有内膜片和对比剂注射后无增强被认为是可以诊断壁内血肿。IMH 患者中大约 1/3 发生扩大和破裂，1/3 大小没有变化和破裂，余下 1/3 则消退且没有后遗症。

五、胸降主动脉外伤

主动脉外伤并不常见，但常常是致命性的，占机动车死亡人数的 10%～25%。超过 90% 的病例发生在动脉韧带远端，继发于加速 - 减速损伤。胸降主动脉中段损伤并不常见，通常是由于脊柱压迫引起。80% 的受害者会立即死亡。在存活的人中，25% 的人在前 24h 内死亡，另外 40% 的人在前 4 天内死亡，其余的人每年有 2% 的假性动脉瘤形成导致晚期破裂的风险[4]。创伤性主动脉损伤仅内膜撕裂为 I 型，存在 IMH 为 II 型，导致假性动脉瘤为 III 型，发生主动脉破裂则为 IV 型。

六、诊断

降主动脉疾病患者的体格检查通常无特殊。许多胸部 X 线检查的发现已经被描述过，但也是无特殊。计算机断层扫描和磁共振成像已经取代主动脉造影术作为诊断性检查的选择。超声心动图和血管内超声在某些病例选择中可能有帮助。

主动脉造影术能够提供有关内膜破口、夹层和动脉瘤位置的信息，极大地有助于手术策略。主动脉造影术对明确主动脉腔内修复术后内漏特别有帮助。缺点包括缺乏关于周围结构的细节，以及对比剂引起的肾衰竭或过敏反应。

CT 需要放射暴露和存在肾损伤风险的对比剂，但比 MRI 更容易获得。与升主动脉检查截然不同的是，降主动脉的 CT 检查不需要心电图门控。MRI 可能是降主动脉的影像学检查的一种选择，但在急性情况下的使用有限。它可准确识别假腔入口，并可区分假腔血栓和主动脉周围血肿。TEE 可以精确成像主动脉壁病变、真腔和其他区域之间的血流，同时提供有价值的心脏信息[5]。TEE 的缺点是需要镇静、可用性有限和操作者依赖性。

七、手术适应证

由于 TEVAR 的成功应用，降主动脉疾病的手术治疗适应证已显著改变[6]。对于退行性或慢性动脉瘤患者，如果直径为 > 6cm 或有症状，并且解剖结构不适合 TEVAR 治疗，建议选择性手术切除。一个较低的阈值（5.5cm）可适用于适合 TEVAR 治疗的患者，因为围手术期并发症的风险较低。对于马方综合征或其他结缔组织疾病的患者，当直径超过 5.5cm 时，由于主动脉破裂的风险增加，需要手术治疗。此类患者应禁用 TEVAR。

大多数 B 型主动脉夹层患者并不复杂，应通过药物治疗作为决策的桥梁。TEVAR 治疗适用于具有适当解剖结构并存在先兆破裂（持续疼痛、低血压和左侧血胸）、灌注不良（外周或内脏缺血、肾衰竭、下肢轻瘫或截瘫）或药物治疗失败（未控制的高血压或降主动脉快速生长）等表现的患者。对于没有适当解剖结构的患者（通常缺乏近端锚定区），可以考虑传统开放手术。

胸降主动脉的 PAU 和 IMH 首先采用药物治疗。对于有症状或生长迅速的 PAU 患者，可以选择 TEVAR 治疗，传统手术仅适用于没有 TEVAR 治疗合适解剖结构的患者。

特殊情况

应注意区分 PAU 和细菌性动脉瘤，这可以根据全身感染的症状和体征来区分。细菌性动脉瘤虽然罕见，但是它适用于常规开放手术，不应使用 TEVAR 治疗。

TEVAR 术后出现胃肠道出血的患者应仔细检查主动脉 - 食管瘘。诊断通过 CT 确认，采用分期、多学科治疗。第一阶段，进行颈段食管分流术和经皮内镜胃造瘘术。然后在体外循环下切除降主动脉（同期或分期），关闭胸内食管近端和远端。几周后再进行胃上拉手术。

八、治疗

（一）药物治疗

急性患者应入 ICU 进行有创血压监测和末梢器官功能监测。药物治疗是通过降低收缩压和尽可能降低主动脉压强来最小化主动脉壁剪切力和心脏收缩力。目标收缩压为 100～120mmHg。可以使用短效静脉注射 β 受体拮抗药和硝普钠。优先选择使用 β 受体拮抗药，以避免使用硝普钠后反射性心动过速。预防性使用 β 受体拮抗药、血管紧张素转换酶抑制剂和血管紧张素 II 受体拮抗药对马方综合征患者有帮助，因为有研究表明，使用这些药物可以减少动脉瘤的进展或并发症的发生。应建议患者立即戒烟。研究表明，吸烟者的主动脉瘤生长速度比非吸烟者每年快 0.4mm。虽然适度的运动可以预防动脉粥样硬化，但主动脉瘤患者应该避免竞技运动。未接受手术的患者应该定期复查影像学检查，其频率根据动脉瘤的大小决定。

（二）手术治疗

手术治疗的原则是消除降主动脉病变节段，恢复真腔（主动脉夹层病例中）和相关分支的血流。可采用多种手术入路和方法进行循环支持。标准的方法是使用部分左心转流和适度的全身低温（30℃）。对于降主动脉近段的手术，在胸主动脉远端行动脉插管，或者对于延伸进入腹部的手术，可以在股动脉进行动脉插管。静脉插管通过左下肺静脉或左心耳。与完全体外循环相比，左心循环术具有肝素需要量低的优势，但缺点是无法应对大的、突然的血容量变化。

单肺通气，经左后外侧开胸。切除最少量的主动脉，以保持肋间动脉供应脊髓血供，避免截瘫。采用现代手术技术和脊髓保护的病例中，截瘫发生率为2%～5%[7]。

体外循环开始后，通常在左颈总动脉和左锁骨下动脉之间进行主动脉弓阻断。如果近端疾病妨碍进行主动脉阻断，则需要进行 CPB 深低温停循环。主动脉在左锁骨下远端横切，并与胶原浸充的人工血管相吻合。然后取下阻断钳，并夹在人工血管上。远端胸降主动脉纵行切开。T_6 以上的肋间动脉需要吻合，而这个水平以下的动脉需单独检查。回血不佳的肋间动脉应予以再植，而回血良好的动脉则可予以牺牲。当每个分支被重新吻合后，主动脉阻断钳依次沿移植物向下移动，保障早期脊髓灌注。最后做远端吻合，然后取下阻断钳。

脊髓缺血的发生率因手术技术的不同而变化。左心转流下进行手术发生率最低（2%）。然而，这部分原因是因为用这项技术进行的大范围主动脉切除手术较少。与 CPB、肝素化分流和"阻断–缝合"技术相关的截瘫率更高。当缺血时间超过 30min 时，后一种技术损伤最大。中度低温、脑脊液引流、硬膜外局部脊髓冷却、术前识别和术中脊髓动脉移植及药物制剂（如类固醇等）也可降低脊髓损伤的风险。

（三）胸主动脉腔内修复术

由于合并症和年龄的原因，许多胸降主动脉患者手术效果不佳。TEVAR 将这类患者的手术创伤和生理压力降到最低。PAU 是 TEVAR 治疗的理想选择，因为这类患者通常有相关的并发症，手术操作具有远端栓塞事件的高风险。TEVAR 是复杂 B 型主动脉夹层患者的首选治疗方法。TEVAR 不适用于 IMH，因为没有原发性内膜损伤。血管内支架的技术局限性包括：需要放射引导，至少 2cm 的正常近远端主动脉以保证足够的锚定，具有相对较大的外周入路血管。TEVAR 后最常见的并发症是内漏，这通常需要开放手术治疗。

九、结果

（一）胸降主动脉瘤

未经治疗的 DTAA 长期生存率 1 年约为 80%，5 年约为 40%。选择性手术修复后的 30 天生存率为 90%，5 年生存率为 60%。主要并发症包括截瘫、下肢轻瘫和急性肾衰竭。5% 的既往健康患者和 17% 的术前肾功能障碍患者需要进行血液透析[8,9]。

（二）胸降主动脉夹层

尽管过去几年主动脉手术取得了重大进展，但急性 B 型主动脉夹层的结果仍不令人满意，住院死亡率为 25%～50%[10]。因此，TEVAR 是治疗复杂急性 B 型主动脉夹层的首选方法。

所有 B 型主动脉夹层患者的 1 年生存率为 65%，5 年生存率为 50%。接受药物治疗的患者 1 年生存率为 73%，5 年生存率为 58%。药物治疗失败而需要手术的患者 1 年生存率为 47%，5 年生存率为 28%[11]。

对于慢性 B 型主动脉夹层合并动脉瘤形成需要手术干预的患者，传统开放手术治疗通常优于 TEVAR 治疗。在这类患者人群中，TEVAR 的结果普遍令人失望，因为有一些解剖和技术问题，包括不合适的锚定区、狭小的真腔作为"操作空间"、硬化的夹层内膜片及多发破口。

（三）PAU 和 IMH

关于胸降主动脉 PAU 和 IMH 患者是否进行手术的长期生存率[12]，文献中缺乏证据。TEVAR 对于降主动脉 PAU 患者是一个很好的选择，因为它比传统开放手术的发病率和死亡率更低，而且这类患者往往有满意的锚定区。

（四）胸降主动脉外伤

外伤性降主动脉损伤具有相对较高的主要并发症发生率，如截瘫、脓毒血症、肾衰竭、出血和急性呼吸窘迫综合征。然而，如果患者在最初的事件中存活下来，长期的结果是理想的。由于共存的多发损伤，外伤性主动脉损伤患者不适合需要完全肝素化的传统手术修复。因此，TEVAR 是此类患者的首选治疗方法，其死亡率明显低于开放式手术（9% vs. 19%）[13]。

第 *44* 章 心脏和血管联合手术
Combined Cardiac and Vascular Surgery

Piroze Davierwala Alexandro Hoyer Michael A. Borger 著

肖正华 译

要点

- 彻底的术前评估和精心设计的手术计划对需要接受联合手术的患者是至关重要的。
- 需要接受冠状动脉旁路移植的患者常常合并有脑血管疾病；对于需要接受 CABG 手术和颈动脉内膜切除手术的患者而言，目前有三种选择，分别是联合治疗、分期治疗和逆分期治疗。
- 尽管不是很常见，但 CABG 患者可能同时合并有腹主动脉瘤。应选择性地对部分患者同时进行 CABG 和 AAA 手术治疗。

动脉粥样硬化是一种全身性疾病，患有冠心病或其他动脉粥样硬化病变的患者其他血管分支受累及的风险增加，从而使他们更易心血管事件的影响。对于有心脏手术指征的患者，可以选择同时处理心脏和血管病变的联合治疗。对于围手术期合并症发病率及死亡率较高的患者，联合手术治疗的主要目的是防止由于同时存在的血管疾病引起的灾难性并发症的发生。需要联合手术的患者应尽早接受彻底而全面的术前评估和精细的手术计划，以期获得最佳结果。同时，对这类患者也应该考虑腔内介入治疗方案，后者已越来越多地被应用到动脉粥样硬化性血管疾病的治疗中。

一、颈动脉狭窄与心脏手术

接受 CABG 的患者通常伴有脑血管疾病。25%～30% 的症状性颈动脉狭窄（carotid artery stenosis，CAS）患者伴有显著的冠心病，而在接受 CABG 的患者中显著性 CAS（如狭窄程度＞ 50%）的估计患病率为 6%～10%[1]。除了动脉粥样硬化性疾病，CAS 还是心脏围手术期期间发生脑卒中的主要危险因素之一[2]。联合手术的主要目的是预防围手术期脑卒中和（或）心肌梗死。然而，只有当两种手术都有适应证时，才应考虑联合手术。更明确的证据表明，接受联合治疗的有症状 CAS 患者获益比接受联合治疗的无症状 CAS 患者大得多[3, 4]。

接受 CABG 和 CEA 患者的可选择的治疗方式包括联合治疗、分期治疗和逆分期治疗。然而，目前缺乏随机对照试验证据来比较联合治疗和分期治疗，使得干预时机仍存在争议。此外，以颈动脉血管成形术和支架置入术形式出现的介入治疗拓宽了 CAS 患者的治疗选择。

（一）心脏手术前对颈动脉狭窄的评估

是否需对心脏手术患者进行术前常规颈动脉筛查目前尚无明确共识。ACCF/AHA 颈外动脉和椎动脉疾病管理指南建议，对于 65 岁以上、合并左主干冠心病、外周动脉疾病、吸烟史、脑卒中或短暂性脑缺血发作和（或）体检时发现颈动脉杂音的患者，应进行颈动脉双功能超声检查[5]。术前筛查内容如下。

- 病史：应积极询问患者脑卒中、可逆性缺血性神经功能缺陷（reversible ischemic neurological deficit，RIND）或短暂性脑缺血发作病史。
- 体格检查：应进行颈部听诊，检查颈动脉是否有杂音。
- 非侵入性检查。
  - 双功能扫描结合了多普勒扫描和超声检查，是首选检查方法。
  - 若双功能扫描结果异常，应进行磁共振血管造影和（或）计算机断层扫描血管造影。

– 若有脑卒中病史，应进行脑部 CT 或 MRI 检查。
- 侵入性检查：若担心远端血管内径 / 血管质量或主动脉弓部疾病时，应进行颈动脉血管造影。

（二）颈动脉内膜切除术的适应证

- 有症状 CAS：最近 6 个月内出现同侧视网膜或大脑半球缺血症状，狭窄率＞80%（Ⅱa 级，证据等级 C 级）[5]

- 无症状 CAS：目前存在争议（Ⅱb 级，证据等级 C 级）。无症状颈动脉粥样硬化研究（Asymptomatic Carotid Atherosclerosis Study，ACAS）表明，如果 CEA 可以在围手术期并发症发病率和死亡率低于 3% 的风险下进行，则超过 60% 的无症状 CAS 患者术后 5 年发生同侧脑卒中的风险将降低[3]。无症状颈动脉外科临床试验（Asymptomatic Carotid Surgery Trial，ACST）研究显示，年龄小于 75 岁的无症状重度 CAS 患者 CEA 术后 10 年的脑卒中风险降低，其中一半属于致残性或致死性脑卒中[4]。然而，上述研究排除了患有严重心脏病的患者，同时，如果围手术期脑卒中发病率和（或）死亡率超过 3%，CEA 的获益将会丧失。而如此低的围手术期脑卒中发病率和死亡率在接受 CEA 和 CABG 联合治疗的患者中很难实现。而最近发表的冠状动脉旁路移植术和颈动脉内膜剥脱术与独立冠状动脉旁路移植术临床研究（Coronary Artery Bypass Grafting and Carotid Endarterectomy Versus Isolated Coronary Artery Bypass Grafting trial，CABACS）结果支持这一观点，该试验结果证实了 CEA 和 CABG 联合治疗方案似乎并不具备优势[6]。不幸的是，由于研究纳入率过低、研究经费不足，此项实验不得不被停止。目前患者的五年随访仍在进行中。

（三）外科血管重建策略

目前有三种手术策略适用于接受 CABG 和 CEA 联合手术的患者。
- CABG 和 CEA 手术同时进行的联合治疗方案。
- 分期治疗方案，即 CEA 作为单独的手术操作先于 CABG 进行。
- 逆向分期治疗方案，即 CABG 先于 CEA 进行。

而同时合并 CAS 和 CAD 患者的另一个选择是单独进行 CABG 手术，对颈动脉病变不予干预[7, 8]，这可能是无重度双侧 CAS 的无症状患者的最佳选择。CABG 可以在非体外循环条件下进行，并不需要使用心肺循环，但避免手术过程中可能出现的低血压是非常重要的，尤其是在为了吻合后外侧壁冠状动脉而固定心脏时。

（四）联合手术的手术技术

以下是我们对 CABG/CEA 联合手术技术的描述。除特殊情况外（见下文），我们倾向于在 CPB 开始前进行 CEA，以尽量缩短 CPB 时间及其相关并发症的发生率。具体手术步骤如下。

- 同时暴露心脏和颈动脉。
- 在采集大隐静脉的同时进行 CEA。
- 在进行 CEA 的过程中，可选择性使用颈动脉分流器。检查被阻断的颈内动脉远端的逆向血流量或压力（最好大于 25mmHg）对决定是否使用颈动脉分流器是有用的。
- 如果内膜较厚，可以用 2～3 根间断缝线将远端内膜加固到动脉壁上，以降低产生夹层的可能性。
- 可以采用大隐静脉作为补片延展内膜切除后的颈动脉，尤其是在原本口径不大的情况下。
- 接着进行 CABG。
- 轻 - 中度低温 CPB（28～34℃）期间，保持较高的灌注压力（＞70mmHg）。
- 在患者接受鱼精蛋白前，不要关闭颈部切口。

CEA 也可以在 CPB 期间进行，尤其适用于合并有双侧颈动脉重度病变的患者。CEA 期间的中度或深度低温可能会提供额外的脑保护，但会增加手术时间、转机时间和凝血异常的风险[9]。总体而言，在低温 CPB 期间进行 CEA 的获益目前尚未得到证实[10]。

（五）术中需要注意的问题

CABG 术中发生的绝大多数脑卒中是由升主动脉粥样硬化引起的，而非颈动脉疾病所导致[2]。患有颈动脉疾病的患者同时合并升主动脉粥样硬化的风险特别高，因此应对所有的此类患者均进行主动脉检查。如果存在显著病变，应当考虑在颈动脉起始点以外的主动脉弓插管，以尽量减少脑栓塞的风险。或可经由无名动脉插管，如果它没有病变。无主动脉操作的不停搏 CABG 可能是最好的选择，这可以通过原位或复合动脉移植实现。近端吻合可以用自动化近端吻合装置在最少的主动脉操作下进行。正如上文提到的，当搬动心脏时必须避免低血压的发生。

（六）术后护理的关键

保持足够的灌注压力、氧合和心脏输出。留意颈部区域的出血 / 血肿情况。如果发现颈部血肿扩大，应立即重新插管。

到达重症监护室后，应尽早唤醒患者，以评估其神经功能状况。无论患者是否拔管，患者清醒后都存在三种可能性。

- 神志清、定向力良好：继续术后常规管理。
- 意识模糊伴定位征消失：应排除引起意识模糊的其他原因，如果担心颈动脉的通畅问题，应考虑多普勒超声检查。
- 偏瘫：应当考虑急诊造影，必要时可考虑对颈动脉进行再次探查。

（七）CABG 和 CEA 联合治疗的结果

前瞻性随机研究表明，在高级别 CAS 患者中，CEA 优于目前最佳的药物治疗[3, 4]。此外，有证据表明，在标准和高危患者中，颈动脉内支架置入术预后效果并不比 CEA 的预后效果差[11, 12]。然而，与单独 CABG 相比，同期 CEA 和 CABG 治疗具有更高的发病率，尤其是脑卒中及死亡率。一项 Meta 分析显示，联合手术后脑卒中、心肌梗死和死亡的发生率分别为 6%、5% 和 5%[13]。另外，涉及 CEA 或颈动脉内支架植入及后期 CABG 的阶段疗法与围操作期（CEA/ 支架置入术）或桥接期发生 MI 的风险相关，而这对生存率具有负性影响[14]。上述结果显然提出了一个问题，即在 CABG 时，哪种手术策略能够为高级别 CAS 患者提供最好的治疗效果。在这方面，仍需要更多的数据支持，这些数据最好来自随机临床试验。

CABACS 试验是一项针对合并重度 CAS 的无症状患者的 RCT 研究，结果表明 CABG 和 CEA 联合治疗效果并不优于单独 CABG 手术，接受单独 CABG 的患者具有在几乎所有的主要和次要结局上都具有更好的结果的趋势[6]。此外，在合并重度 CAS 的患者中，采用现代抗血小板、降脂和降压药物的内科治疗可能会进一步削弱 CEA 相对于药物治疗的优势[15]。

对那些具有明确 CABG 和 CEA 手术指征（见下文）的患者，在手术策略方面没有明确的建议。每种手术策略都有发生脑卒中和（或）MI 的风险。一项倾向匹配分析将接受分期颈动脉内支架置入术或 CEA 后行心内直视手术（open heart surgery，OHS）的患者与接受同期 CEA 和 OHS 手术的患者进行了比较，结果显示分期支架置入 –OHS 术和联合 CEA-OHS 术在短期内具有相似的死亡、脑卒中及心肌梗死风险，而两者均优于分期 CEA-OHS，主要是由于分期治疗期间出现 MI 的风险更高。然而，支架置入 –OHS 术后 1 年的随访结果具有显著优势[14]。CEA 和 CABG 联合治疗方案应只在具有血管外科经验丰富的外科医生的专业医疗中心进行。

对单侧颈动脉疾病的无症状患者，无论 CAS 的严重程度如何，我们都建议在不处理颈动脉的前提下进行单独 CABG 术。我们仅对具有双侧重度 CAS（如一侧颈动脉完全闭塞，另一侧颈动脉狭窄程度 > 70% 或双侧丝状病变）的无症状患者或患者单侧重度 CAS 且急需行 CABG 的有症状患者进行联合手术治疗。对于所有其他有症状的单侧重度 CAS 患者，CABG 可以安全地推迟 4～6 周，颈动脉内支架置入术后分期行 CABG 可能是最佳选择。

二、心脏和腹主动脉联合手术

接受 CABG 的患者中合并腹主动脉瘤（abdominal aortic aneurysm，AAA）的发生率低于 5%，但合并升主动脉瘤的发生率则提高到了 10%～20%。有症状的腹主动脉瘤患者通常具有亚临床冠心病，其发病率约为 50%[16, 17]。然而，有症状的 AAA（如破裂或先兆破裂）通常在被诊断冠心病前即需要被紧急处理。因此，同期行 CABG 和腹主动脉瘤修复术是一种不常见的手术，但可以在非常特殊的患者中考虑使用。

若在 CPB 条件下行 CABG 手术，那么 CABG/AAA 联合手术的一个潜在优势在于能够在动脉瘤的修复过程中清除流出的血液，保证良好的手术视野。也可以将腹主动脉夹置于减压的升主动脉上，暂时减少 CPB 血流。在 CPB 期间进行主动脉手术也避免了主动脉夹闭导致的左心室后负荷的增加。尽管多年来已有文献描述了 CABG/AAA 联合手术，但经皮支架介入治疗在这类高危患者中的应用已越来越普遍。目前没有足够的数据来支持进行联合手术的循证建议。此外，在一项前瞻性随机试验中，大血管手术前预防性冠状动脉重建并未使患者获益[18]。目前，我们建议对大多数患者在进行 CABG 之前进行腹主动脉瘤的腔内治疗，仅对那些解剖结构不适合腔内修复的患者采用联合手术治疗。

（一）AAA 的诊断

- 病史：通常无症状，但患者可能有背部或者腹部疼痛。
- 体格检查：触诊可发现腹部搏动性肿块，另外可存在因髂总动脉闭塞引起的外周循环缺血征象。
- 影像学：超声、CT、MR 或常规血管造影。CT 血管造影已成为首选，因为它可以显示动脉瘤的大小和位置（如肾下或肾上），以及主要分支（如肠系膜下动脉）的状态。当 CT 血管造影不确定时，可考虑常规血管造影。

（二）AAA 修复和 CABG 联合治疗指征

- 围手术期风险低的健康患者。
- AAA 瘤体直径 > 5cm，可用人工直血管或主 – 髂动脉人工血管进行瘤体置换修复。
- 需要手术干预的显著性 CAD（如重度冠状动脉左主干狭窄）。

- 在解剖学上不适合进行腔内修复的 AAA。

（三）手术技术

- 使用抗纤维蛋白溶解剂减少术后出血。
- 先进行 CABG 术。在 CPB 期间保持高灌注压力（＞70mmHg）以最大限度地减少末梢器官缺血。
- 冠状动脉移植后，进行开腹手术并在 CPB 支持下修复瘤体，同时保证心脏正常跳动。

（四）术后护理

- 术后前 6h 内维持血压波动于 100～120mmHg。如果有证据表明肾脏灌注不足，可考虑维持更高的血压。
- 鼻胃管至少保持 2 天，或知道有证据表明胃肠蠕动正常。
- 优化液体管理：因为存在大量液体流失到腹腔内间隙。
- 拔管后密切观察呼吸功能，因为腹内肿胀和疼痛对呼吸有一定程度损害。
- 保证足够的尿量。
- 当心过多的液体需求或血细胞比容下降，这可能提示隐匿性腹腔内或腹膜后出血。

（五）结局

CABG 和 AAA 修复联合手术是一种不常见的手术方式，尤其是在当前腔内修复日益增多的年代更是如此。因此，大多数有文献报道的研究纳入患者样本量较少。同时，此类手术的手术死亡率相较其他手术明显增高，可达到 10% 左右。死亡原因包括 MI、低心排综合征和凝血功能障碍。术后长时间的呼吸支持（＞48h）也很常见，大约 1/3 的患者会出现这种情况。术后 4 年生存率为 75%，尚可接受[18]。

第 45 章　心肌梗死机械性并发症手术
Surgery for Mechanical Complications of Myocardial Infarction

Tirone David　**著**

肖博文　郭应强　**译**

> **要点**
>
> ◆ 心肌梗死的机械性并发症包括：心脏破裂、二尖瓣反流及左心室室壁瘤。
>
> ◆ 心脏破裂最常发生在左心室游离壁，其次常发生于室间隔（室间隔破裂可导致室间隔缺损）
>
> ◆ 手术方案包括心肌再灌注治疗、二尖瓣置换及补片修补术。

心肌梗死的机械性并发症包括心脏破裂、二尖瓣反流及左心室室壁瘤。随着近年来药物治疗和介入手术的发展，急性心肌梗死患者的病程进展有了显著变化。以往，心脏破裂和左心室室壁瘤是心脏外科的常见病例，而现今已少见于急性透壁心肌梗死患者。左心室室壁瘤及缺血性二尖瓣反流将在本书其他章节讨论。

一、心室游离壁破裂

急性透壁心肌梗死发生后，心脏破裂最常发生于左心室游离壁。心脏破裂通常发生在心肌梗死后 4～5 天，但也可在心肌梗死后数小时至数周后发生。外侧心室壁是最常见的破裂位置，较常发生在女性患者及老年患者中。

心脏破裂的病理生理学仍未明确，可能由于梗死面积扩大导致心室壁张力增加、心室扩张而破裂。心脏破裂的预后主要取决于坏死心肌的破裂速度及大小。大面积的急性左心室游离壁破裂可在几分钟内导致循环崩溃、严重低血压、电 – 机械分离及死亡。小面积的亚急性破裂可暂时被血凝块或纤维心包粘连封堵，可维持数小时至数天稳定，偶可形成假性动脉瘤。

急性心室游离壁破裂可致命，而亚急性破裂可导致心包积血及急性心脏压塞症状。亚急性破裂患者若未经手术治疗，可在数小时至数天内死亡。外科手术治疗包括使用 Dacron 补片、猪心包或自体心包进行补片修补。若慢性假性动脉瘤的边界已形成心肌瘢痕，其手术方式

同真性动脉瘤，但常常仍需要应使用补片重建左心室几何结构。

多数心室破裂相关的病例研究报道了该类患者的手术死亡率。1993 年，我们报道了 12 例急性或慢性假性动脉瘤手术患者，其中 3 例术后死亡。10 例患者有下壁假性动脉瘤（其中 3 例合并重度二尖瓣反流），2 例患者有前壁假性动脉瘤。

二、心肌梗死后室间隔穿孔

室间隔是心脏破裂第二常见的位置，可导致室间隔穿孔，常见于前壁或后壁透壁心肌梗死。室间隔穿孔通常发生在心肌梗死后 2～4 天。室间隔前部穿孔由前降支闭塞导致。而室间隔后部穿孔由优势右冠闭塞导致，穿孔位置多位于室间隔后部的近端一半。右冠优势患者的室间隔后部穿孔常合并广泛右心室梗死。

多数心肌梗死后室间隔穿孔患者会进展为心力衰竭或心源性休克。因此，急诊手术是最佳治疗方案。心源性休克患者必要时应使用主动脉内球囊反搏、扩血管药物、正性肌力药物及机械辅助通气以维持循环稳定。血流动力学稳定后，应尽快行冠状动脉造影及手术治疗。循环稳定的患者应紧急行手术治疗以避免病情恶化；一旦患者出现多器官功能衰竭，死亡率显著升高。

外科手术包括心肌再灌注治疗及室间隔穿孔修补术。早期室间隔穿孔修补术包括心肌梗死块切除术及使用 Dacron 补片重建室间隔（图 45–1）。

20 世纪 80 年代中期，心肌旷置技术（图 45-2 和图 45-3）的发明显著改善了患者生存率，尤其是对于手术死亡率较高的室间隔后部穿孔患者。

美国胸外科医师学会数据库的一项研究纳入了 1999—2010 年美国 666 个中心 2876 名患者，年平均手术量为 0.09~3.7 人 / 中心。换言之，极少数医生每年完成 1 例以上心肌梗死后室间隔穿孔修补术，而大部分医生每 4 年完成 1 例该手术。因此，该类患者的管理及手术经验难以积累。该研究队列中，心肌梗死后 7 天内行手术死亡率为 54.1%（1077/1990），而心肌梗死后 7 天以上行手术死亡率为 18.4%（158/856）。在我们的经验中，手术死亡率取决于患者手术前临床表现。因此，血流动力学稳定患者的室间隔穿孔修补术死亡率为 10%~20%，而心源性休克患者的室间隔穿孔修补术死亡率为 40%~50%。手术成功的患者远期生存率较高，尤其是心功能未明显降低、同期行心肌再灌注治疗患者。

经导管封堵室间隔穿孔的各种器械已用于部分患者且效果良好，该技术的发展前景较好。

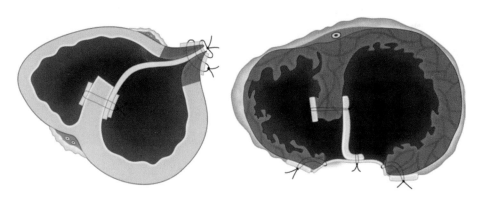

▲ 图 45-1 早期心肌梗死后室间隔穿孔修补术包括心肌梗死块切除术及使用 Dacron 补片重建室间隔

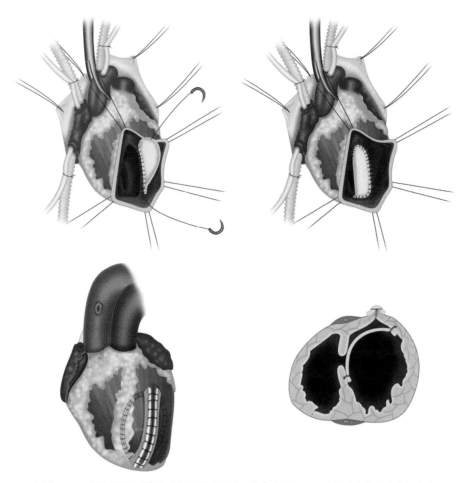

▲ 图 45-2 心肌旷置技术修补室间隔前部穿孔：作心室壁切口，使用心包片隔离梗死组织

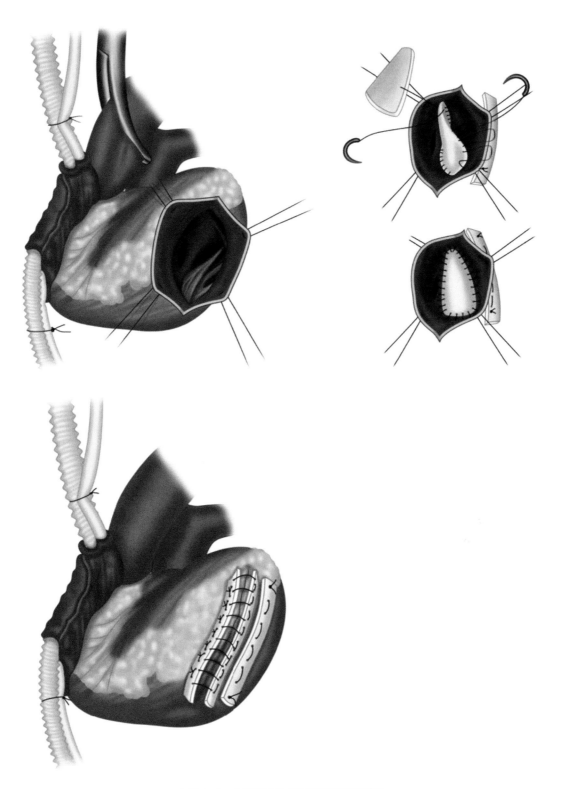

▲ 图 45-3　心肌旷置技术修补室间隔后部穿孔

第 46 章　终末期心脏病的手术治疗和心脏移植
Surgery for End-Stage Heart Disease and Heart Transplantation

Vivek Rao　著

李田歌　罗书画　译

要点

◆ 对于术前评估合格的患者，心脏移植仍然是终末期心力衰竭的"金标准"治疗方法。

◆ 对于外科治疗的候选患者，外科血管重建术和适当的左心室重建术能够提供生存获益。

◆ 保护心肌细胞、正确的液体管理及监测肾功能变化等围手术期处理对于这些高风险患者是必要的。

在发达国家，充血性心力衰竭仍然是唯一发病率持续上升的心血管疾病。心脏移植对于不能接受其他任何常规治疗的终末期心脏病患者是"金标准"治疗方法[1]。不幸的是，由于心脏供体难以获得，很多本可以接受心脏移植并从中获益的患者未能得到有效及时的治疗。因此，一些中心重新评估高风险手术的作用，以求"替代"移植手术。尽管这些高风险手术的远期效果有待评估，但因可能延缓患者病情进展，而备受期待。对于可以提供机械辅助循环（见第 48 章）的中心，有心室辅助装置作为预备手段的情况下，高风险手术可以被应用于终末期心脏病患者[2]。

大多数终末期心脏病患者同时患有缺血性心肌病，并可能从冠状动脉旁路移植术（CABG）、二尖瓣成形 / 置换术、左心室重建术等传统手术治疗中获益。

一、诊断

缺血在终末期心肌病患者中的作用仍然存在争议[3]。在没有其他导致心力衰竭的病因的情况下（如急性心肌炎，连枷状二尖瓣等），推荐使用冠状动脉造影排除潜在的冠状动脉疾病（CAD）。通常 CAD 是一种弥漫的、广泛的病变，传统的血管重建术疗效不佳。然而，即使是可以进行血管重建术的 CAD 患者，如果伴有严重的左心室功能不全，仍然很难决定进行手术。缺血性充血性心力衰竭的外科治疗（surgical treatment of ischemic congestive heart failure，STICH）试验是一项

大型的、多中心的国际试验，旨在明确血管重建术联合或不联合左心室重建术对缺血性心肌病患者的好处[4, 5]。2009 年和 2011 年分别报道了假设 1 组和假设 2 组试验的初步结果。2016 年发表了后续研究（STICHES 或 STICH– 拓展研究），拓展了假设 1 组的观测结果[6]。

假设 1 组比较了外科血管重建术和药物治疗的功效，假设 2 组评估了外科心室重建术的附加获益。2011 年发表的最初的假设 1 组的结果很有迷惑性，是因为在随机化后的 1 年之内，很多患者从药物治疗转变为了手术治疗。因此，意向治疗分析的结果并无临床意义，但接受治疗分析表明手术是有益的。有趣的是，后续 STICHES 的结果表明，即使是意向治疗分析也显示手术治疗是明显有益的。与最佳药物治疗相比，手术治疗降低了总体死亡率、心血管病死亡率和心力衰竭再入院率（图 46–1）。最惊人的结果是各项子研究表明，不管症状、潜在左心室功能、存活心肌或诱导缺血情况如何，手术治疗均明显有益[7, 8]。

当 CAD 可以进行外科血管重建术时，大多数中心提倡用心肌生存能力测试进行风险分层。心肌生存能力测试最可靠的方法是使用放射性碳水化合物（FDG）的正电子发射断层扫描（PET）或注射钆剂的磁共振成像（MRI）。注射钆剂延迟显像提示固定、失活的心肌组织。除了生存能力评估外，MRI 还提供了心脏结构和功能的复杂细节，并能区分存活心肌的缺血性运动障碍节段和真性动脉瘤形成。存活心肌和诱导缺血的存在可以

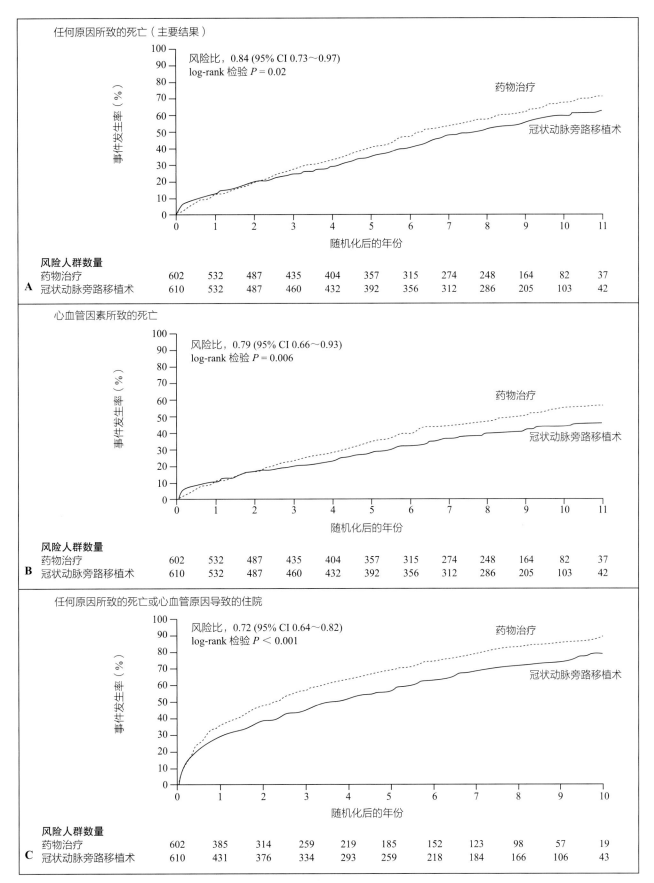

▲ 图 46-1　缺血性充血性心力衰竭的外科治疗 - 拓展研究试验对比了外科血管重建术和最佳药物治疗。手术显著降低了死亡率和心血管疾病的再入院率

引自 Velasquez E, et al. N Engl J Med

减少手术风险（增加获益），STICHES 还说明了即使没有存活心肌和诱导缺血，手术仍然是有益的。然而，当决定是否需要对边缘性候补患者进行手术时，这些测试是有必要的。例如，如果一个健康的患者有良好的手术指征，但没有存活心肌，仍然应该接受手术。相反，如果患者有多种合并症，并且无存活心肌或诱导缺血，则应该进行药物治疗。然而，如果这样的高危患者有存活心肌和（或）可诱导缺血的证据，则应考虑手术。

经胸超声心动图（TTE）提供了关于整体和局部心室功能、瓣膜形态和功能及横（降）主动脉粥样硬化的重要信息。经食管超声心动图（TEE）应该作为所有终末期心力衰竭患者手术过程中的辅助检查而常规使用。

为了确定患者是否有资格进行心脏移植，一些筛查实验试图识别可能阻碍心脏移植顺利进行的合并症[1]。表 46-1 列举了最常见的筛选评估。

尽管每种方法可能有各自确定移植适应的标准，但各方法都有一些公认的禁忌证：①固定的肺动脉高压，定义为＞4Wood 单位，平均肺内压梯度（平均肺动脉压 – 肺毛细血管楔压）＞14mmHg，即收缩期肺动脉与全身动脉压之比＞0.5；②近期（＜5 年）恶性肿瘤史；③活动期全身感染；④严重的全身性疾病（如糖尿病、淀粉样变、血色素沉着病）；⑤其他终末期器官衰竭。相对禁忌证包括周围血管疾病、年龄＞65 岁、情绪不稳定、对医疗方案缺乏依从性等。重要的是，要认识到大部分的患者仍然能够从心脏移植中获益，但是由于合适心脏供体的长期短缺，移植计划必须包含对那些最可能长期受益的患者进行合适的护理。可能的心脏移植候选人会由一个多学科委员会进行评估，以便公平分配稀少的供体资源。

二、外科手术技术

（一）冠状动脉旁路移植术

STICHES 现已证实血管重建术对无心绞痛的孤立性心力衰竭患者的好处[6]。冠状动脉左前降支通常是完全闭塞的，即使该患者可以进行血管移植，仍然会造成区域缺血。因此，作者倾向于将 LIAT 移植物应用于重要的侧壁目标区域。同样，右冠状动脉（right coronary artery，RCA）常被发现弥漫性病变或慢性闭塞，没有可识别的目标区域。在这种情况下，经常可以发现一个急性产生的边缘分支，它为右心室游离壁和室间隔提供重要的灌注。

在这些病例中，由于心肌保护不足，患者几乎没有心肌储备，所以心脏停搏液的供应是极为重要的。逆行灌注可能是有益的，特别是在 LAD 长期闭塞的情况下。使用特殊的诱导或再灌注措施，如末端热灌注或富含氨

表 46-1 通常用以评估心脏移植资格的筛查项目

常规项目	附加项目
会诊	
心脏病学	口腔外科
心血管外科	牧师
精神病学	呼吸病学
社会工作	移植免疫学
移植协调员	移植传染病
麻醉学	肝脏病学
	神经病学
	血液学 / 肿瘤学
	胃肠病学
检查	
左心和右心导管检查术	肝组织活检
经胸超声心动图	神经传导功能检查
心电图	胃肠镜检查
肺功能检查	骨髓检查
动脉血气分析	胸部 CT
胸部 X 线片	腹部超声或 CT
心肺运动负荷试验	
实验室检查	
ABO 血型及筛查	蛋白电泳
全血细胞计数、血沉（ESR）、血涂片、网织红细胞检查	粪便寄生虫检查、细菌培养、药敏试验及便血检查
凝血酶原时间、部分凝血酶时间、国际标准化比值、出血时间	
电解质、肌酐	
尿常规、24h 内生肌酐清除率	
甲状腺功能检查	
肝功能检查	
血糖（空腹、餐后 2h）	
胆固醇和甘油三酯	
抗体筛查（HBV、HCV、HIV）	
人类白细胞抗原分型	
抗 HLA 抗体（群体反应性抗体）	
抗体滴度（CMV、EBV、HSV、弓形虫）	

基酸的再灌注，也可能是有益的（见第 34 章）。

（二）二尖瓣修复术

充血性心力衰竭患者通常有明显二尖瓣功能不全的证据。大多数患者的二尖瓣瓣叶正常，或仅仅是轻度增厚。导致二尖瓣关闭不全的机制通常是二尖瓣环环状扩张和（或）腱索病变。

Bolling 及其同事报道了二尖瓣修复术用于各种原因导致的射血分数降低的患者，取得了令人鼓舞的结果[9]。然而，这些手术的持久性仍然不确定，2 年内免于二尖瓣反流复发的患者仅有 70%。最近美国国立卫生研究院发起的两项试验评估了二尖瓣手术在中、重度缺血性二尖瓣反流（MR）中的作用[10, 11]。对于中度 MR 的研究显示，在外科血管重建术的基础上进行二尖瓣修复没有额外收益，尽管进行二尖瓣修复的试验组残余 MR 更少[10]。重度 MR 试验比较了二尖瓣修复术和二尖瓣置换术，作为主要结果的左心室大小没有明显统计学差异；然而，二尖瓣修复组更容易复发 MR[11]。因此，这些结果提示，对于中度功能性 MR 的患者，可以考虑进行二尖瓣修复术；但对于更严重的反流，保留瓣膜下结构的二尖瓣置换术应作为首选。

伴发肾功能不全（此类患者群体的常见合并症）的患者，必须权衡二尖瓣修复术带来的收益与手术时间长、手术复杂带来的风险。当然，如果有证据表明单瓣或双瓣存在黏液瘤，提示需要进行复杂的手术，患者可以选择进行二尖瓣置换术，同时保留所有的瓣膜下结构。

（三）左心室重建术

对于左心室真性或假性动脉瘤的患者，左心室重建术的作用是明确的。然而，对于存在由肌肉和瘢痕组织混合而成的无运动性心肌区域的患者，左心室重建术的作用尚不明确。STICH 试验的第二个主要假设是确定左心室重建在缺血性心肌病患者中的作用[4]。Jones 等的最初报道表明，在进行外科血管重建术的缺血性心肌病患者中额外进行左心室重建术绝对没有好处。但由于患者招募（并非所有患者都对心前壁存活心肌进行充分的评估）和重建效果（左心室容量减少只是 RESTORE 注册表中的一小部分）的不一致，该报道引发了大量争议[12]。

DOR 术式最初描述于 1989 年[13]。大多数外科医生现在采用其改良术式，即在用补片修补前荷包缝合左心室缺损。Mickleborough 及其同事也报道了使用改良的线性封堵术可以达到预期的临床结果[14]。图 46-2 和图 46-3 说明了 DOR 修复术和 Mickleborough 封堵术。

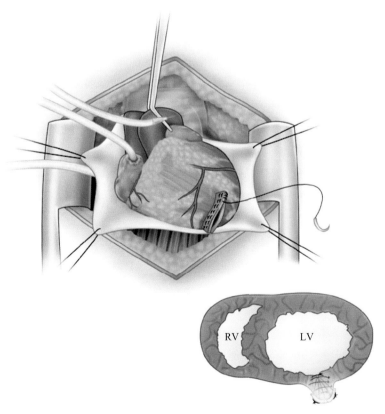

▲ 图 46-2　左心室动脉瘤的改良线性封堵术（**Mickleborough 封堵术**）

RV. 右心室；LV. 左心室

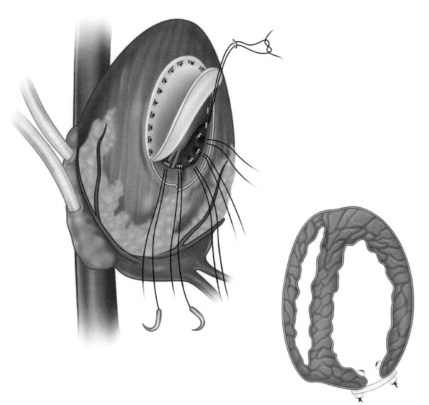

◀图 46-3　左心室动脉瘤的改良 DOR 修复术

Michler 及其同事进行的 STICH 后续研究表明，适当的左心室重建可使 STICH 研究中的人群生存获益[15]。术后左心室收缩末期容量指数小于 70ml/m² 的患者与单纯接受 CABG 的患者相比，4 年死亡率较低（图 46-4）。因此，在所有心脏手术都仅仅只在患者有

明确适应证，并且手术正确地进行时才是有益的。

（四）心脏移植

实验性器官移植始于 20 世纪初，由 Charles Guthrie 博士和 Alexis Carrel 博士在实验狗身上进行的胸外异位移植。直到 1958 年体外循环技术的发展，原位心脏移

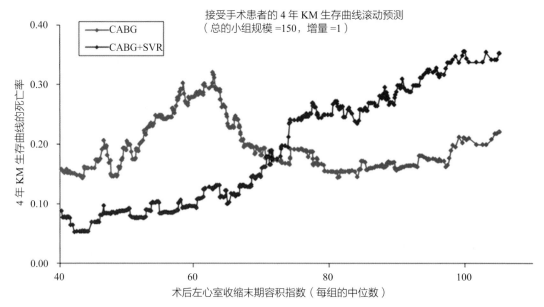

接受手术患者的 4 年 KM 生存曲线滚动预测
（总的小组规模 =150，增量 =1）

▲ 图 46-4　完全左心室重建术的重要性

术后左心室收缩期末体积指数小于 70ml/m² 的患者 4 年死亡率明显降低（引自 Michler RE, et al. J Thorac Cardiovasc Surg）
CABG. 冠状动脉旁路移植术；SVR. 手术心室恢复

植技术才得以完善。斯坦福大学的 Shumway 小组进行的关键研究为 1967 年 Barnard 首次进行人体心脏移植铺平了道路。经历了最开始一段时间不规范的移植操作，心脏移植由于顽固的免疫排斥和感染，几乎被遗弃了。20 世纪 70 年代，环孢素的使用彻底改变了所有实体器官移植，并迎来了心脏移植的第二个时代。

传统的捐献者需要通过神经学来判定死亡，而最近，心脏移植术引入了循环停止的捐献者的心脏，该领域因此而变得活跃起来。目前，在循环判定死亡后捐献的心脏需要在移植之前进行体外灌注来评估其功能[16]。

Shumway 所述的最初的心脏移植技术包括使用受体左心房、右心房袖口的双心房吻合术。缝合技术和外科技术的进步促进了腔静脉 – 腔静脉技术的使用，甚至在一些中心，将左肺静脉、右肺静脉袖口缝合到供体左心房的完全原位移植术也已经得到应用（图 46–5）。

三、围手术期注意事项

无论采用何种手术干预，终末期心脏病患者都需要非常注意围手术期液体和血液制品的使用。对于出现充血性心力衰竭和容量超负荷的患者，应考虑推迟手术，直到肾、肺和心脏功能恢复到可以耐受手术的水平。当需要急诊手术时，通常在体外循环回路中加入血液透析或超滤回路，以实现有效的血液浓缩，并避免围手术期

贫血的不利影响。对于潜在的心脏移植候选者，必须考虑使用血液制品的免疫成本。特别是输注血小板可导致 HLA 致敏，并大大增加免疫排斥反应发生的风险。

虽然大多数患者表现为左心室功能不全，但右心室衰竭也是一种具有毁灭性和高度致命性的并发症。谨慎、积极地止血，可以最大限度地减少血液制品的使用。而输血相关的细胞因子释放与右心室衰竭直接相关。心肌保护不足也可导致明显的右心室功能不全（特别是在右冠状动脉区域没有完全恢复血运的情况下）。作者倾向于采用积极的措施预防右心室衰竭，而不是患者血流动力学不稳定后再进行治疗。预防性地使用米力农（一种磷酸二酯酶抑制药）已被证实对这些危重患者是一种有效的辅助治疗方法。使用方法为在再灌注开始时直接将负荷剂量 3～5mg 注入泵回路。与负荷剂量相关的低血压通常可以通过增加泵流量或间歇使用血管收缩药物来控制。如果需要，可以尝试在脱离体外循环时开始持续输注。

如前所述，肾功能不全是这一患者群体常见的合并症。迄今为止，还没有任何一种肾保护策略经过前瞻性随机临床试验验证有效。然而，许多机构倾向于在体外循环期间和术后早期给予低剂量多巴胺 [2～4μg/（kg·min）]。目前，其他策略包括 N– 乙酰半胱氨酸和抗利尿激素输注、脉冲式体外循环和 BNP 类似物奈西立肽正处于研究当中。

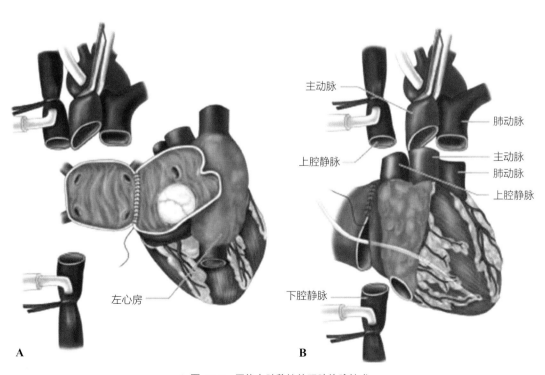

A

B

▲ 图 46–5　原位心脏移植的双腔静脉技术

第47章 肺移植和心肺联合移植：外科手术和围手术期的考量

Lung and Heart-Lung Transplantation: Surgical Technique and Postoperative Considerations

Andrea Mariscal　Marcelo Cypel　Shaf Keshavjee　著

李晓欧　译

要点

- 患者在移植后的临床结局情况受供体特征的影响。
- 供体管理的标准化对有利于提高捐献器官的使用率。
- 当患者被列入肺移植受者名单时，所有的临床、心理和社会特征都需要被考虑在内。
- 肺移植心肺联合移植患者的术后照护应由一个跨学科团队管理，包括移植外科医生、移植肺科医生、重症医学科医生、感染专科医生、移植协调员、护士、药理学家、物理治疗师、营养学家、疼痛管理专科医生和社会工作者。

一、供体

（一）供体选择标准

众所周知，供体的特征会对移植后患者的短期和长期临床结局产生影响。理想供肺的标准见表47-1。这些标准是在早期肺移植时确立的。其中包括：年龄在55岁以下，吸烟指数小于20包/年，胸部X线片显示肺野相对清晰，氧合指数（动脉血氧分压PaO_2/吸入氧浓度FiO_2）大于300mmHg，无胸部外伤史或心胸手术史，痰革兰染色未查见致病微生物[1]。随后，大部分大型器官移植中心为了扩大供体库开始放宽供体纳入标准。目前缺乏前瞻性对照研究证明使用边缘性供肺所带来的确切风险和限制，不过大多数中心基于目前研究显示两者临床结局相似，因而继续使用这样的边缘性供肺标准[2, 3]。重点是，如何在使用边缘性供肺标准与不使用该标准时患者在等待期间可能面临的死亡风险之间找到平衡[4-6]。

（二）供体管理

在供体管理方面，肺是特别脆弱的移植器官。只有15%～25%潜在肺源可以修复并用于移植[7]。脑死亡供体是目前提供移植肺源的主要供体，但其发生肺损伤的风险很高[8]。脑死亡过程会释放促炎因子引起全身炎症反应。这一过程中机体也会释放儿茶酚胺以调节血管增加脑灌注，可能导致高血压和左心室压力的升高，从而加剧神经源性肺水肿[9, 10]。呼吸机相关肺损伤、胃内容物误吸相关肺损伤和呼吸机相关肺炎也较为常见，可进一步影响肺源质量并危及潜在供肺[8]。

目前的研究证实，供体管理的标准化在捐献器官的使用率方面有积极的影响[11, 12]。在预修复阶段供体管理的目标大多与维持供体血流动力学的稳定有关，以便能够保留尽可能多的器官用于移植。这些管理目标包括：平均气道压、氧合、pH值、电解质水平、尿量、单用血管加压素和中心静脉压[11]。

Franklin等在2010年发表的一项研究表明，对于胸腔内器官，尽量减少血管加压素的使用及避免氧分压过高，对捐献器官的使用率有重要影响[11]。2013年，Munshi等回顾了肺移植前ICU的供体管理和供肺维护，为了最大限度地扩大供体库，研究给予以下推荐意见：

机械通气时的潮气量保持在 6～8ml/kg，吸入氧浓度保持在 50%，呼气末正压保持在 5～10cmH₂O，中心静脉压保持在 6～8mmHg，使用血管加压素作为起始升压药（去甲肾上腺素、肾上腺素或去氧肾上腺素作为二线治疗，以防血流动力学不稳定），使用甲泼尼龙和其他激素的替代疗法[8]。表 47-1 总结了多伦多肺移植计划的供肺维护技术。

（三）供体手术

在开始供体手术前，应进行支气管镜检查清除分泌物，并寻找感染、误吸或肺部病变的迹象。支气管镜检查后，供体手术过程中，供体肺通气的吸氧浓度设置为 FiO₂50%，PEEP5cmH₂O，VT8ml/kg。进行胸骨正中切口，检查胸腔，麻醉医师膨肺并维持 30cmH₂O 压力，通过轻轻按摩肺部使其完全膨胀。用 20～30cmH₂O 压力膨肺 30s，然后断开气管导管，以评估肺顺应性。负责取肺的外科医生将术中发现连同预估的钳夹时间交班给负责受体的外科医生。

打开心包，游离上腔静脉，用 0 号丝线打结，游离升主动脉与肺动脉。在肺动脉内（肺动脉瓣和分叉处的中点）用 4-0 聚丙烯缝合线进行荷包缝合，以固定肺动脉灌洗管。插管前大约 5min，供体需给予肝素（300U/kg）。准备含有前列腺素 E₁（500μg）的冷低钾右旋糖酐液（low potassium dextran，LPD）（Perfadex®），液体挂在距离心脏水平上方 30cm 处。肝素注射 3～5min 后，将肺动脉导管插入肺动脉，确保导管尖端位于肺动脉分叉的近心端；然后将肺动脉管与灌注管相连接。将前列腺素 E₁

（500μg 配至 10ml 生理盐水中）直接注射到主肺动脉。前列腺素 E₁ 给药后，患者血压会下降；然后夹闭主动脉，结扎上腔静脉，在横膈上方剪断下腔静脉。切除左心耳尖，以便灌注液外溢。接来下开始器官保存液的灌洗。LPD 溶液引流到胸腔，覆盖表面冷却肺部。在 4L 顺行肺灌注后，灌洗液颜色通常已清亮，双肺看起来发白。

完成肺动脉灌注后，先移除心脏。在肺动脉置管处切断肺动脉。离断主动脉、下腔静脉和上腔静脉。提起心脏显露肺静脉，左心房切口开始于右下肺静脉和冠状静脉窦中间。然后在直视下延伸切口保持肺静脉在视线内，确保左心房和供侧的肺静脉都有合适的心房袖口。心脏从手术视野中取出后，用 LPD 溶液对肺进行 1L 逆行灌注，使用 18～20F 的带球囊的 Foley 导管将 250ml 灌注液注入肺静脉。

逆行灌注后，分离肺下韧带，并定位食管，继续沿着食管前壁一直到左侧主动脉和右侧奇静脉分离组织并且离断。在修建所有纵隔组织后保留贴近支气管的接地组织环绕气管。给予 FiO₂50%、持续气道压力 15～20cmH₂O 使肺膨胀后，用 TA-30 吻合器两次缝合气管。缝合的时候，肺应该膨胀了 75% 左右。气管在两条吻合器线之间离断，以避免局部污染。将肺浸在一个 3L 容量的 4℃ Perfadex® 的三层塑料袋中，然后把这个袋子放在冰上放进保温箱中运输。

心源性死亡后供肺捐献的特殊考量

当撤下生命支持设备时（通常在 ICU），供体小组在手术室等待。撤机前 5～10min 给予供体肝素（500～1000U/kg），鼻饲管置管，床头抬高，避免拔管后发生误吸。在宣布死亡后，捐献者会被转移到手术室。供体一到手术室，立即重新气管插管，启动标准化的供体通气模式（VT8～10ml/kg，FiO₂50%，PEEP5cmH₂O）。快速完成支气管镜检查以清除分泌物和评估有无误吸征象。胸骨正中切开，打开心包，予以肺动脉置管，同时膨肺。将前列腺素 E₁（500μg）注入肺动脉，并手动进行 3～5 次心脏按压。接下来用与脑死亡供体相同的方式开始肺灌注。供肺离体后，外科医生会仔细检查。

（四）受体后方操作台：供肺解剖

将肺放在盆中，用两条湿的浸泡了 Perfadex® 灌注液的纱布覆盖肺部以保持冷却，同时暴露肺门和中纵隔结构。两侧肺由肺静脉和纵隔组织之间的中线分隔开。在不剥离支气管周围组织的情况下将气道离断。在靠近隆突位置用一个 GIA60 切割吻合器离断左主支气管。分离好肺门结构，分离肺动脉的鞘膜直至肺动脉第一支并进行修剪。最后，在供肺植入时，在吻合器夹闭处打

表 47-1　多伦多肺移植计划的供肺维护技术

供肺维护技术	
供肺保护	
甲泼尼龙	供体给予 2g 静脉注射
Perfadex®（低钾右旋糖酐液）	50ml/kg，4℃，肺动脉灌洗
PGE₁	500mg 直接注入肺动脉
PGE₁	500mg 溶解入灌洗液中
肺保持膨胀状态（吸氧浓度＞50%）保存在 4℃以供转运	
术中肺保护	
肺移植术中，使用冷却装置保持肺部冷却	
再灌注前需要清除血液和分泌物，轻柔操作使肺膨胀（25cmH₂O）	
逐渐松开肺动脉钳 10min 以上（改良再灌注技术）	
灌洗液灌注，经心房吻合口排气	

开支气管，并修剪到肺叶分叉处离近心端一个软骨环的距离。应避免游离支气管周围组织，并应保留支气管周围组织结构来支撑吻合处。

二、受体

（一）肺移植候选人的选择

将患者列入肺移植等待名单的决定非常复杂，因为这涉及患者的特点，包括临床、心理和社会特征，以及对手术本身和地理因素的考量。2015 年，国际心肺移植协会发布了一份共识文件，即肺移植受者的选择[13]。成年受者在等待名单中应具备的一般标准包括：如不进行肺移植，患者 2 年内因肺部疾病死亡的风险大于 50%；肺移植术后存活 90 天以上的可能性大于 80%；考虑到整体疾病状况，移植后存活 5 年的可能性大于 60%。

肺移植的绝对禁忌证包括：近期有恶性肿瘤病史（恶性肿瘤复发风险低的小于 2 年，其他类型的肿瘤小于 5 年），另一重要器官发生无法治疗的功能障碍（除非可以选择联合移植），伴有缺血或功能障碍的未经纠正的动脉粥样硬化性心脏病（包括不能进行血管重建的冠状动脉疾病），急性心肌不稳定的情况（败血症、心肌梗死），出血倾向，患有高毒力或耐药微生物所致控制不佳的慢性感染（或活性结核分枝杆菌），严重胸壁或脊柱畸形导致严重功能受限，肥胖（体重指数 > 35kg/m²），既往有无法坚持治疗的历史，存在导致无法配合治疗的精神或心理问题，没有可靠的社会结构，功能状态严重受限，没有康复潜力，物质滥用（酒精、烟草和其他毒品）。相对禁忌证包括：年龄 > 75 岁，肥胖或营养不良，严重的骨质疏松症，部位广泛的胸部手术史，以及感染高度耐药菌的患者，包括伯克霍尔德菌、HIV、乙肝和丙肝病毒（取决于移植中心的经验）等。

（二）受体手术

在使用双腔气管内插管前，先予以桡动脉和静脉置管。进行支气管镜检查以确定气管导管的位置，查看气道解剖结构，并获得移植前微生物培养作为基线水平。在颈部放置一根深静脉导管和一根 Swan Ganz 肺动脉导管。

在双肺移植中，尽管可能有其他的供体和受体特征会影响这一选择，但肺血流量最小的一侧（由术前肺通气灌注扫描定量评估且选择优先手术侧）应首先移植。应将胸部、腹部和双侧腹股沟进行消毒作为无菌区域准备，以便在患者需要体外支持时能够进行股血管置管。双肺移植患者应平卧位，保持双臂外展。

单肺移植可以通过标准的后外侧开胸或前开胸进行（该方法的优点是在紧急情况下可以更快地进行中央部

位的插管）。双肺移植通常采用经第 4 肋间隙胸骨切开术，但也可采用分开的双侧前开胸而不分割胸骨。结扎并离断乳腺血管。如果需要切割胸骨，应该用斜持的胸骨锯横向切割，以提高胸骨线闭合后的稳定性。

如果有粘连，应处理所有粘连。在行全肺切除术的过程中，应特别注意避免伤及膈神经和喉返神经。先剥离肺动脉，然后剥离上肺静脉。韧带被分离到下肺静脉。如果需要中央部位的插管，可以打开心包。确保 Swan-Ganz 导管不在肺动脉被环绕的那一边。人工阻断肺动脉几分钟以测试血流动力学稳定性。接下来游离肺静脉，用 2-0 号丝线扎紧肺动脉的第一个分支并分离包绕的组织。缝合肺动脉和肺静脉，并尽在远端尽可能分开。离断支气管后，靠近隆突的边缘用手术刀修剪短。在支气管的膜性部分和软骨部分之间成角处用两条 3-0PDS 缝线缝合。支气管应该剪短（距离隆突两个软骨环的距离）。避免支气管动脉出血，确保未来的血供不受影响。吸出支气管内的所有分泌物。

首先进行支气管吻合。供体支气管修剪到距离肺分叶处近心端一个软骨环的距离且保留支气管周围组织。在受术者的胸腔内放入冷却水套，以在手术期间保持肺部冷却。尽量避免气道操作是很重要的。供体支气管的膜和软骨部分与提前放置固定缝线的受体部分相连。用 4-0 聚丙烯线缝合支气管的膜性部分，用 4-0Prolene 线间断缝合软骨环，间隔 2~3mm。完成气道吻合后立即进行支气管镜检查，查看气道的完整性，并抽吸所有气道内血液和分泌物。

为了进行肺动脉吻合，首先将血管钳置于肺动脉近心端，然后移除切割缝合器。肺动脉的每个边缘用 5-0 聚丙烯缝线缝合；肺动脉第一分支的位置用来定位肺动脉所在，以避免扭转发生。吻合采用 5-0 聚丙烯线连续间断两处缝合。在前壁缝合前，为了使肺动脉排气，将导管插入肺动脉内，并灌注 10~15ml 生理盐水。

为了进行心房吻合，用 Judd-Alice 钳钳夹住肺静脉残端，左心房钳夹位于左心房近端。将肺静脉切割缝合器移除，并将孔连接起来形成一个单独的心房孔。每个部位均用两根 4-0 聚丙烯缝合线进行缝合。吻合采用水平外翻垫进行内皮与内皮的贴合[14]。在吻合口的前中点暂不缝合，等待再灌注肺血管排气后再进行。

取出冷却水套，在再灌注前给予 20cmH₂O 的持续气道压力，随后采用压力控制通气模式，将气道压力峰值限制在 15~20mmHg，吸氧浓度 FiO₂ < 50%，PEEP 设定 5cmH₂O。等到肺完全膨胀后，部分打开肺动脉钳口，缓慢再灌注移植肺，在再灌注过程的前 10min 期间需要保证对肺的保护性低压。排空气体后将心房吻合缝线打结。完全打开肺动脉钳后，在压力控制模式下通气

或保持潮气量 5~7ml/kg，PEEP 设定在 5cmH$_2$O。

让患者维持这样的状态稳定 10~15min，然后以同样的方式植入另一侧肺。在每侧胸腔内放置两根胸管。两根直管被放置在胸腔的顶端，而曲线胸管被放置在每一边的横膈上。

关胸前应仔细检查止血情况。在关胸前关闭蛤壳式切口需在左右两侧均使用四组八号肋间缝合线。胸骨用三根胸骨线对合。

体外循环或体外肺支持（ECLS 或 ECMO）的使用

体外膜氧合越来越多的用于许多肺移植手术[15, 16]。不到 40% 的患者在肺移植期间需要体外心肺支持。ECMO 的使用通常限于不能耐受单侧肺通气或患有肺动脉高压的患者。目前有一些肺移植中心对所有肺移植手术常规使用体外心肺支持，据报道效果良好[17]。常规使用心肺支持装置是可取的，因为对于再灌注的可控程度更高，并且能确保较长时间内肺动脉压力保持低水平，并能够带来潜在的获益[18, 19]。

传统的肺移植手术以往多采用体外循环心肺支持装置；然而，正如多伦多肺移植团队近期所报道的那样，因为体外肺支持（ECLS 或 ECMO）具有抗凝血药量更小、全身炎症反应更少等优点，正被越来越多的中心作为标准化支持技术使用[20]。但是，对于心脏骤停或大出血的紧急情况下需要心脏修复的患者，仍然需要使用体外循环。

三、心肺联合移植手术

心肺联合移植手术是通过蛤壳式切口进行的。蛤壳式切口可以更好地暴露整个胸部，包括后纵隔和胸腔。这种暴露降低了术后出血的发生率。

对于心肺联合移植，患者按照标准方式进行体外循环插管（无名动脉基部附近的升主动脉和双腔静脉插管）。建立体外循环后移除心脏。主动脉被交叉夹住，并在瓣膜水平上方离断。于两侧膈神经的侧前方并且平行于膈神经的位置打开心包。左心房后壁在左右肺静脉之间的中线处离断。肺静脉和左心房其余部分的离断手术在位于膈神经蒂后，在心包外完成。肺动脉在分叉处离断，并在动脉导管周围留下部分组织以保留喉返神经。从侧面离断肺动脉。上腔静脉和下腔静脉在心房上横断，为双腔静脉吻合留出宽大的袖口。两个主支气管都被钉合且分开。隆突和钉合的主支气管此时位于原位。移除了心脏和双肺后，在外科医生完全暴露后纵隔床的同时进行精细止血。

一旦该区域准备好植入心肺组织，并尽量不动远端气管以保持其血液供应。气管在隆突上方一软骨环的位置进行修剪。将供体的心肺组织放入胸部。右肺通过

右膈神经后面的右心包窗放入，同样，左肺通过左侧的心包窗放入左胸。然后采用端对端方式进行气管吻合，在气管的膜部使用 4-0PDS 连续缝合，在软骨环上使用 3-0Prolene 间断缝合。气管前的供体组织和受体组织贴近前外侧吻合处给予支撑。随后给予保护通气模式（每分钟 6 次呼吸，小潮气量 5ml/kg，吸氧浓度 FiO$_2$ 设为 0.5）。

使用 4-0 聚丙烯缝合线连续吻合主动脉。静脉侧首选双腔吻合术。主动给予心脏排气并开放主动脉夹，停用体外循环，仔细止血并在关胸前确认清楚。

四、术后管理

肺移植（LTx）或心肺联合移植（HLTx）患者的术后管理可能具有挑战性，它应该由移植外科医生、重症医学科医生、移植肺科医生和感染科专家的多学科团队来完成。移植协调员、护士、药理学家、疼痛管理专家、物理治疗师、营养学家和社会工作者也是这个团队的重要成员。

（一）早期手术后管理

早期的术后管理在移植术后患者还在手术室时就开始了。期间主要的重点是血流动力学的管理、呼吸支持、免疫抑制和预防感染。手术完成后，将双腔气管导管换成单腔气管导管，并进行支气管镜检查，以评估气道吻合情况，清除气道内血液和分泌物。

手术后，必须非常关注并且优化患者的血流动力学。应测量心输出量、充盈压力和全身血管阻力。肺移植患者常表现为较低的全身血管阻力状态，这可能是再灌注损伤引起的相关全身炎症反应的表现。这些患者对为恢复血管张力用升压药（去甲肾上腺素）的反应比补液更好。其目的是达到一种正常的容量状态。

中心静脉压和毛细血管楔压尽可能保持低水平，维持平均动脉压 > 65mmHg 和足够的尿量即可。低全身血管阻力状态通常会持续 12~24h，需要持续输注去甲肾上腺素或联合多巴胺。术前肺动脉压升高的患者往往血流动力学更不稳定，更难管理。

1. 呼吸支持和脱机

在选择移植术后的通气模式和脱机策略之前，应考虑肺移植的类型（单侧肺移植或双侧肺移植）和潜在的肺部疾病的情况。最重要的目标是，避免呼吸性酸中毒和维持满意的氧合状态。最佳的保护性通气策略已被证实可以减少移植术后原发移植物功能障碍和感染的发生率。当患者入 ICU 时，通气参数 FiO$_2$ 设置为 1.0，呼气末正压设置为 5cmH$_2$O，此时的血气结果作为基线动脉血气。

根据急性呼吸窘迫综合征患者的治疗经验，通常采用低潮气量（根据供体预测体重，VT < 6ml/kg）和中等水平呼气末正压（PEEP < 10cmH$_2$O）的肺保护性通气策略。调节呼吸频率，保持适当的分钟通气。对于术前有慢性高碳酸血症（囊性纤维化、肺气肿）的患者，一定程度的高碳酸血症是可以接受的。在单肺移植的情况下，通气策略会根据所患肺部疾病而做出调整。PEEP 通常保持得很低（< 5cmH$_2$O）或避免给予呼气末正压。这在肺气肿或其他阻塞性肺病患者中更为重要，需避免气道远端气体陷闭。

肺动脉高压患者的呼吸机脱机策略有所不同。这些患者经常需要镇静 24～48h，以防出现肺动脉压力升高和血流动力学不稳定的情况。

推荐使用短效镇静药物，以便能尽快拔管。大多数患者可在肺移植术后的最初 6～12h 脱机并拔管。这可以预防医院内感染，并且可以让患者开始进行康复。所有患者应尽早开始胸部物理治疗，使用激励式肺量计帮助肺复张，以及早期下床活动。

2. 血流动力学管理

术后持续性低血压较为常见。液体管理的目标是维持足够的血管内容量。肺毛细血管楔压应保持在尽可能低的水平（5～15mmHg），并应仔细监测尿量。对于输入的扩容液体，胶体通常是一个更好的选择：根据需要选择 5% 或 25% 白蛋白；血浆或红细胞悬液，根据需要进行容量置换；纠正凝血功能或血红蛋白水平。血液制品通常是为了将血红蛋白水平维持在 90～100mg/L。吸入氮氧化物常用于改善氧合，并用于原发性或继发性肺动脉高压患者。

低血压可能是由细胞因子释放或药物引起全身血管舒张所致。在这种情况下，短效 α 受体激动药是首选的治疗药物。导致全身性低血压的其他原因还有失血、严重的心肌损伤、感染和气胸。

肺移植术后常见室上性心律失常（室上性心动过速或心房颤动）。首选 β 受体拮抗药和钙通道阻滞药作为这些患者的治疗药物。通常尽量避免使用胺碘酮，因为其特殊的继发的毒性作用可能导致肺部受损，但有时仍可作为对电转复、β 受体拮抗药和钙通道阻滞药无反应的患者的最终治疗药物。对于心房颤动患者，抗凝药物可能是必要的。

3. 原发性移植物功能障碍的处理

原发性移植物功能障碍（primary graft dysfunction，PGD）是一种急性肺损伤综合征，可发生在术后早期，一般在肺移植术后的 3 天内。肺缺血再灌注损伤是原发性移植物功能障碍发生的主要原因之一。原发性移植物功能障碍的临床表现为低氧血症和胸部 X 线片的肺浸润影。原发性移植物功能障碍是移植后初期死亡的主要原因，也促使患者更易发生慢性同种异体肺移植功能障碍[21]。

保护性肺通气可降低原发性移植物功能障碍。吸入性一氧化氮已被用于治疗严重的原发性移植物功能障碍，并证实可以改善氧合和降低肺动脉高压。严重原发性移植物功能障碍患者对较弱的治疗措施可能没有反应，则这类患者还可选择体外膜氧合。如果继续给予更多的保守治疗但是仍未见效，则应尽早进行 ECMO 替代治疗直到急性移植肺功能障碍恢复。

（二）免疫抑制

在术中需给予第一种免疫抑制药（麻醉诱导时给予静脉注射甲泼尼龙 500mg）。术后免疫抑制包括三种药物：类固醇 [前 3 天甲泼尼龙 0.5mg/（kg·d），第 4～14 天泼尼松 0.5mg/（kg·d），然后每周逐渐减少 5mg，直至泼尼松剂量降至 20mg/d]；钙调磷酸酶抑制药（每天 2 次口服环孢素 5mg/kg，前 6 个月目标水平为 250～350），或每天 2 次口服他克莫司 0.03mg/kg（前 6 个月目标水平为 10～20ng/ml，随后为 10ng/ml）；细胞增殖抑制药 [每天口服硫唑嘌呤 1.5mg/（kg·d），或每天分剂量共口服霉酚酸酯 2～3g]。多伦多肺移植计划使用的术前、术中和术后早期免疫抑制方案见表 47-2。

（三）抗凝

肺移植患者术后发生静脉血栓栓塞的风险为中等风险。支气管吻合口的愈合依赖于肺与支气管侧支微循环血流，因此有必要进行抗凝，同时也需要预防深静脉血栓和肺栓塞。静脉血栓栓塞的预防在移植后即可以启动，除非遇到需要关注患者出血的情况。大多数患者接受皮下注射低剂量普通肝素治疗。

（四）感染预防

感染是肺移植术后发病和死亡的主要原因之一。针对细菌、病毒和真菌的感染预防从围手术期则开始，并在最初 72h 内经验性给药。然后根据可用的供体或受体阳性培养结果，停用或调整抗生素。表 47-3 和表 47-4 显示了多伦多肺移植计划使用的抗生素方案的示例。如果担心供体肺可能存在感染侵袭或供肺培养阳性，则继续抗生素治疗，疗程 14 天。囊性纤维化或支气管扩张患者通常存在更耐药的微生物定植，常根据以往的药敏接受抗生素治疗。

肺移植和心肺联合移植是终末期肺病或合并心肺衰竭患者的挽救生命的治疗手段。想要获得最佳的临床结局依赖于对供体和受体的仔细筛选，以及对重症患者复杂手术的许多细节的关注。

表 47-2　多伦多肺移植计划术前、术中和术后早期免疫抑制方案

术　前	
钙调磷酸酶抑制药	
环孢素	术前 5mg/kg，口服
他克莫司	术前 0.05mg/kg，口服
术　中	
糖皮质激素	
甲泼尼龙	诱导时 500mg，静脉注射
术后早期	
糖皮质激素	
甲泼尼龙	前 3 天 0.5mg/（kg·d）
泼尼松	第 4 天开始 0.5mg/（kg·d），每周减量 5mg，直至剂量降至 0.25mg/（kg·d）
钙调磷酸酶抑制药	
环孢素	5mg/kg，每天 2 次，口服，根据目标浓度调整
他克莫司	0.1mg/kg，每天 2 次，口服，直至达到目标浓度
核苷酸阻滞药	
硫唑嘌呤	1.5～2.0mg/（kg·d），鼻饲或口服
霉酚酸酯	1～1.5g，每天 2 次，静脉注射
单克隆抗体	
巴利昔单抗（Simulec）	通常不用于诱导，但如果延迟使用环孢素或他克莫司，也可以使用该药

表 47-3　多伦多肺移植计划对非囊性纤维化患者的感染治疗和预防

感染治疗及术后预防
哌拉西林他唑巴坦 3.375g，每 6 小时静脉注射，疗程 3 天
• 如果临床有担忧：改用以培养结果为导向的抗生素
• 如无临床问题，可逐步降级以下其中一项
– 头孢曲松钠 1g，静脉注射，每 24 小时
– 阿莫西林 – 克拉维酸酯 875mg，口服，每 12 小时
– 莫西沙星 400mg，口服或静脉注射，每 24 小时（如青霉素 / 头孢菌素过敏）
如果培养出的微生物对任何降级抗生素不敏感
– 哌拉西林他唑巴坦
如青霉素过敏
– 环丙沙星 400mg，静脉注射，每 12 小时
– 万古霉素 1g，静脉注射，每 12 小时

表 47-4　多伦多肺移植计划对囊性纤维化患者的感染治疗和预防

洋葱伯克霍尔德菌阴性	
头孢他啶	2g，静脉注射，每 8 小时，持续 14 天
美罗培南	2g，静脉注射，每 8 小时，持续 14 天
妥布霉素	160mg，吸入，每天 2 次
黏菌素	75mg，吸入，每天 2 次，持续 3 个月
+ 沙丁胺醇	妥布霉素治疗前吸入 1～2 次沙丁胺醇（以移植前患者的吸入药物为准）

洋葱伯克霍尔德菌阳性	
美罗培南	2g，静脉注射，每 8 小时，持续 21 天
头孢他啶	2g，静脉注射，每 8 小时，持续 21 天
妥布霉素	160mg，吸入，每天 2 次
阿奇霉素	500mg，静脉注射，每天，持续 21 天

出院后：
妥布霉素 160mg，吸入，每天 2 次；或黏菌素 75mg，吸入，每天 2 次，持续 3 个月

第48章 左心室辅助装置
Ventricular Assist Devices

Vivek Rao 著

王方舟 黑飞龙 译

要点

◆ 患者筛选和术前优化至关重要,对于急重症患者(INTERMACS1~2级),可以考虑 ECMO 或短期支持治疗作为植入心室辅助装置前的桥接治疗。

◆ 对于相对平稳的患者(INTERMACS3~4级),在术前建议改善容量负荷以减少术后右心室衰竭概率。

◆ 即使左心室辅助装置明显改善血流动力学,仍需逐渐撤除正性肌力药物,以避免快速撤药造成的右心功能障碍。

◆ 建立早期术后抗凝和血压管理机制,以避免严重的并发症,如血栓和脑卒中。

充血性心力衰竭是唯一一种在发达国家中发病率不断增加的心脏病。对于传统治疗方式无效的终末期心脏病患者,心脏移植是治疗的金标准。但是由于供体有限,很多患者无法接受心脏移植治疗。左心室辅助装置可为危重患者提供机械循环支持,直到匹配到合适的心脏供体。如今多种短期辅助设备和长期辅助设备已应用于临床,并取得了一定的临床疗效,但并未达到理想的临床效果[1]。

机械辅助循环的成功应用作为移植术前的桥接治疗,可以达到"目标"治疗效果。对于无法接受移植的难治性心力衰竭患者,REMATCH 中记录左心室辅助装置可以实现确切的治疗效果[2]。最初,大型搏动装置总体 2 年总体生存率低,导致技术没有大规模应用。直到近年来连续流量泵的应用,使得 VAD 在非移植患者上应用迅速增加[3](图 48-1)。

虽然有些中心报道 VAD 可明显改善心肌功能,但大部分中心并无相关报道[4]。目前有研究旨在增加心肌自身对撤除左心室辅助装置治疗的反应,包括异体干细胞移植治疗。相关研究仍在进行中[5]。

无论使用何种 VAD,都应该根据机械辅助循环情况确定 VAD 术前、术期及术后的患者管理。此外,严格的患者筛选对于取得良好的临床预后至关重要。

一、机械辅助循环的适应证

当前对于重症急性或慢性心功能衰竭患者,机械辅助循环已成为标准治疗。装置类型的选择取决于多个因素,如原发病、患者的短期预期、神经精神状态和体型。总体来说,心功能不足以维持终末器官灌注是机械辅助循环的绝对适应证。通常血流动力学标准包括液体复苏及正性肌力药物治疗后肺动脉楔压大于 20mmHg,动脉收缩压小于 80mmHg,心指数小于 2.1L/(min·m²)。对于慢性心功能衰竭等待心脏移植的患者,VAD 的早期应用指征还应包括体重大于 100kg、少尿和氮质血症、正性肌力药物依赖,难治性肺动脉高压和恶性心律失常。表格 48-1 介绍了当前主流 VAD。

VAD 主要适用于可能接受进一步外科治疗及可以恢复的患者,包括心脏移植、双心室支持治疗。所有需要呼吸及循环支持的患者在肺功能恢复之前,不能脱离呼吸功能支持而单独使用心功能辅助设备,因此体外膜氧合(ECMO)不在上述 VAD 适用情况中。此外,随着技术发展,如今 ECMO 治疗不再需要高强度抗凝。多个中心将 ECMO 作为 INTERMACS 中 1 级患者的一线治疗[6](表 48-2)。此类患者病情危重,血流动力学不稳定,需要高剂量正性肌力药物治疗。通常这些患者

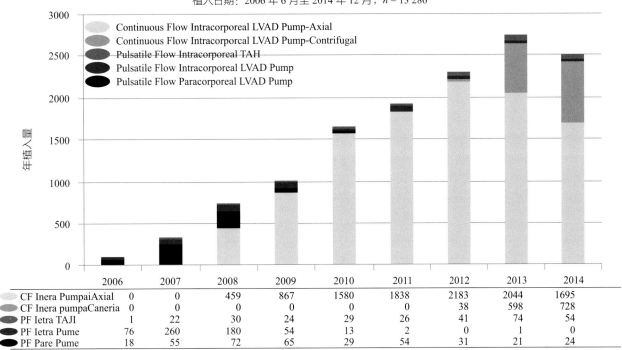

植入日期：2006 年 6 月至 2014 年 12 月，*n* = 13 286

	2006	2007	2008	2009	2010	2011	2012	2013	2014
CF Inera PumpaiAxial	0	0	459	867	1580	1838	2183	2044	1695
CF Inera pumpaCaneria	0	0	0	0	0	0	38	598	728
PF Ietra TAJI	1	22	30	24	29	26	41	74	54
PF Ietra Pume	76	260	180	54	13	2	0	1	0
PF Pare Pume	18	55	72	65	29	54	31	21	24

▲ 图 48-1　机械循环支持装置植入物的年使用量，数据来源于 2015 年第 7 版 INTERMACS 报告

20% 黑色 . 连续流式体内左心室辅助装置 - 轴向型；40% 黑色 . 连续流式体内左心室辅助装置 - 离心型；60% 黑色 . 脉搏流式全人工心脏；80% 黑色 . 脉搏流式体内左心室辅助装置；100% 黑色 . 脉搏流式体外左心室辅助装置

表 48-1　当前主流 VAD

名　称	类　型	机　制	辅助时长	是否可经皮置管	位　置
TandemHeart	双心室	离心式	数天	可以	体外式
Impella	双心室	轴向式	数天	可以	体外式
Centrimag	双心室	离心式	数周	不可以	体外式
HeartMate Ⅱ	左心室	轴向式	数年	不可以	植入式
Syncardia	全人工心脏	搏动式	数月	不可以	植入式
HeartWare	左心室	离心式	数年	不可以	植入式
Jarvik2000	左心室	轴向式	数年	不可以	植入式
HeartMate Ⅲ	左心室	离心式	数年	不可以	植入式

表 48-2　晚期心力衰竭患者的 INTERMACS 分类量表 [6]

分　级	定　义	描　述
INTERMACS1	严重心源性休克	尽管儿茶酚胺用量增加，伴或不伴机械循环辅助，血流动力学仍不稳定 重要器官灌注严重不足（严重心源性休克）
INTERMACS2	进行性恶化	静脉使用正性肌力药，血压在可接受范围 肾功能、营养状态或充血性心力衰竭症状快速恶化
INTERMACS3	正性肌力药依赖性或稳定	在小剂量或中剂量正性肌力药时血流动力学稳定，存在症状恶化或进行性肾衰竭
INTERMACS4	频繁波动	可短期停用正性肌力药，但患者常出现症状复发和液体超负荷
INTERMACS5	不能离家	体力活动完全停止，休息时病情稳定。经常出现中度水潴留和不同程度肾功能损伤
INTERMACS6	体力受限	日常活动轻度受限，休息时无症状 轻度活动即感疲乏
INTERMACS7	进展性 NYHA Ⅲ级症状	心功能 NYHA Ⅰ级或Ⅱ级的患者 无当前或近期的出入量不平衡

存在随时循环衰竭的危险，或近期已经接受复苏治疗而病情仍不稳定。经皮穿刺置管 ECMO 可以在最短的时间内稳定血流动力学，也是评估神经状态和器官损伤最具成本效应的方式[7]。

二、术前注意事项

如前文所述，患者筛选对 VAD 治疗的成功至关重要。诸多学者通过多变量 logistic 回归分析制定危险因素评分，用于评估患者病情。由 Cowger 等制定的 HeartMate Ⅱ 危险因素评分与之前的评分不同，旧的评分仅包括第一代脉动泵，而 HeartMate Ⅱ 包含了新一代连续流量泵 LVAD[8]。需要注意的是，即便是低风险患者，由于病情危重，其手术死亡率仍明显高于大部分常规心脏外科手术。除并发症外，对可能使用 VAD 的患者，术前的麻醉及外科评估非常重要，通常需包括以下方面。

- 抗凝治疗的评估，包括对符合适应证的镰状细胞患者。对于非复杂 VAD 患者，血库通常需准备 4 个单位浓缩红细胞，4 个单位新鲜冰冻血浆及 10 个单位血小板。
- 明确有无可能导致 VAD 相关心内膜炎的感染。如果感染已经控制，VAD 可正常植入。但对于未明确病灶的脓毒血症患者，植入 VAD 会显著增加死亡率。
- 经食管超声排除心内分流。即使是小房间隔缺也会导致明显的右向左分流及术后低氧血症，因此应该在术前修补房间隔缺损。应用连续流量泵 VAD 且心室负荷不完全的患者，小房间隔缺损可以接受保守治疗。对于术后右心室功能衰竭的患者，持续的房间隔缺损通常难以控制，因此如果术前发现房间隔缺损，建议手术修补。
- 经食管超声需评估瓣膜功能。严重的主动脉瓣关闭不全可导致盲襻现象和心输出量"真性"减少，因此需要在 LVAD 植入前处理。主动脉瓣狭窄通常无明显影响，除非患者有术后可预期恢复的可能。瓣膜选择上，生物瓣膜优于机械瓣膜，机械瓣膜即使使用治疗剂量的抗凝治疗，血栓风险仍高于生物瓣膜。大部分装置可完全放空左心室，消除了残存的二尖瓣关闭不全，因此二尖瓣关闭不全通常采取保守治疗。但是，对于轴向装置及可预期恢复的患者，有学者建议行二尖瓣成形或置换。机械瓣膜可有正常的经二尖瓣血流，在合适抗凝治疗的情况下可以使用。二尖瓣狭窄可导致 VAD 充盈不佳，VAD 植入前建议行二尖瓣置换。继发性三尖瓣关闭不全在双心室功能衰竭患者上常见，会增加 VAD 患者管理难度。在大多数病例中，随着机械循环介入，肺血管阻力下降，三尖瓣反流通常会减少[9-11]。

- 适合手术治疗的冠心病在缺血性心肌病患者中很常见。对于接受左心室支持治疗的患者，需要同时接受改善右心室功能的治疗。在 LVAD 植入前，任何右冠状动脉血管病变均应进行血运重建，或者改用双心室辅助设备。慢性右冠状动脉阻塞通常有充分的侧支循环代偿，可暂不需临床干预。
- 在心室辅助装置植入后，心脏充分减压使得室性心律失常发生显著减少。仅使用左心室辅助的患者，右心室功能衰竭仍可导致可引起血流动力学不稳定的心律失常。尽管大多数心律失常（房性或室性）可以耐受，但心律失常往往会导致 LVAD 流量下降，以及在负荷增加时正常生理性反应的消失。持续性心房颤动会导致血栓形成，因此需接受药物治疗或射频消融治疗。

三、围手术期注意事项

预防性抗生素的使用应取决于各医院的常见菌种，通常需包括抗革兰阳性菌药物。绝大部分辅助装置可由标准正中胸骨切口植入。有学者报道，对于曾经多次行胸骨切开术的患者，可由胸腔侧切口植入 VAD[12]。对于危重患者，VAD 植入前早期建立体外循环可稳定血流动力学。对于病情更稳定的患者，可不建立体外循环直接植入 VAD。一旦建立体外循环，正性肌力药通常可以减至半量（但不可停药），血管活性药用量根据血管麻痹情况而定，通常自每小时 2~6U 起。

大多数长期辅助装置需经左心室心尖插管，短期装置可由右心房或左心房提供流入血流，即便如此，对于短期装置如 CentriMag，仍推荐采取心室插管以实现更彻底的心室减压、更好的流量和更少的血栓。PREVENT 研究已经建立 VAD 围手术期管理策略，可减少严重不良事件发生，如泵内栓塞和脑卒中[13]。虽然 PREVENT 研究是基于 MeartMate Ⅱ 进行的，但管理原则适用于所有辅助装置，如桥接肝素治疗、避免泵速过低、严格的血压控制等早期抗凝治疗。图 48-2 写明了对 HeartMate Ⅱ 泵体和引流插管方面一些具体的说明。

术中经食管心脏超声对重新评估瓣膜功能非常重要，排除心内右向左分流并帮助设备植入后排气。撤除体外循环需要调控 VAD 灌注师、麻醉师和外科医生共同努力。在体外循环流量大于 2L/min，存在循环进气及脑栓塞风险时，禁止辅助装置启用。即使对于需要抗凝治疗的装备，撤除体外循环后仍需鱼精蛋白充分中和肝素。心力衰竭患者常存在凝血功能异常，病情需要时使用血液制品纠正。

平均动脉压搏动较大，并且对容量变化敏感。目标平均动脉压为 65~75mmHg，过高的平均动脉压

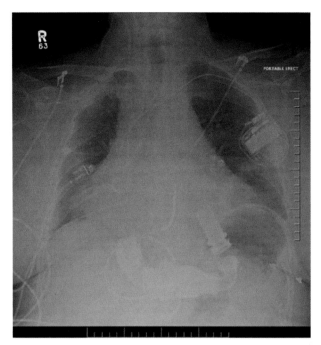

▲ 图 48-2　胸部 X 线片显示了 HeartMate Ⅱ 的理想植入状态，注意泵体的水平方向和流入左心室顶点的流入套管的角度，与室间隔平行

可引发脑出血，而过低的平均动脉压可影响右心室功能 [14, 15]。需要注意，各种装置植入后后负荷的反应会存在较大差异。总体来说，HVAD 对后负荷反应最为敏感，HeartMate Ⅲ 其次。而轴向血流的 HeartMate Ⅱ 的反应最为不敏感。对于 HVAD，平均动脉压升高 10mmHg 可使流量下降 0.5L/min。

四、术后注意事项

在术后早期阶段，除了监测 VAD 功能，还需常规监测血流动力学指标。术后凝血障碍很常见，如果持续胸腔引流不减少，应早期手术探查，主动脉吻合口是术后出血最常见的部位。当 VAD 流量低于目标值时

$[2L/（min·m^2）]$，鉴别诊断包括血容量不足、心脏压塞和右心室衰竭（在仅使用左心室辅助装置时）。当血容量充足（CVP > 15mmHg），除外心脏压塞时，右心室衰竭可能是 LVAD 输出下降的原因。米力农、多巴酚丁胺和一氧化氮可有效治疗右心室衰竭。在大约 15% 的病例需要暂时性的右侧 VAD 支持 [16]。大部分情况下，LVAD 可改善肺血管阻力，从而改善右心室功能。因此大多数病例中，临时的 RVAD 可在应用 3～5 天后撤除。

五、临床预后

随着新一代心室辅助装置的应用，VAD 的总体死亡率已显著降低至 5%～10%（图 48-3）[17]。当前对大多数应用 LVAD 患者可按常规流程治疗，并在出院后常规门诊复查，等待心脏移植。少数患者因发生脑卒中等并发症，而无法接受心脏移植治疗。与未接受 VAD 桥接治疗的心脏移植患者相比，VAD 可明显改善患者状态，接受 VAD 桥接治疗的患者在心脏移植后预后更佳 [18]。

VAD 的晚期并发症因设备不同而不同，通常包括导管相关感染、囊袋感染、血栓栓塞事件和 HLA 过敏事件。晚期并发症会显著增加心脏移植后急性排异反应的发生率。

大多数治疗流程重新建立抗心力衰竭治疗（β 受体拮抗药和 ACEI 等），以促进潜在的心肌恢复。Harefield 团队发现克仑特罗，即一种 β 受体拮抗药，可能改善心肌肥大 [19]。但是，准确预测哪些患者能恢复最初的心功能（或长时间维持心功能）仍然难以实现，所以大部分患者仍需接受心脏移植治疗。

对于急性或慢性心力衰竭患者，机械辅助循环支持已经成为常规治疗流程的一部分。下一代心室辅助装置会体积更小，并发症更少，并且比目前装置更可靠耐用。随着技术进步，机械辅助装置终会有一天可替代传统心脏移植治疗。

Intermacs 统计 2013—2016 年连续流动左心室辅助装置 / 双心室辅助装置植入情况（n=10 726）

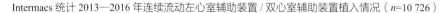

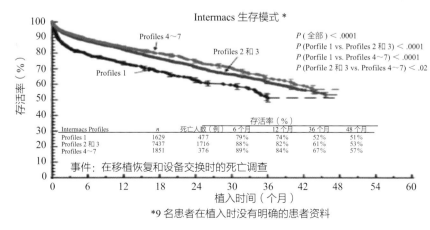

◀ 图 48-3　基于 INTERMACS 的生存分级（第 7 版 INTERMACS 报告，2015）

第49章 左心室室壁瘤
Left Ventricular Aneurysm

Tirone David　著

肖博文　郭应强　译

要点

◆ 随着溶栓及心肌血运重建技术的发展，左心室室壁瘤发生率逐渐下降。

◆ 最常见且最棘手的问题是缺血性心肌病合并室壁运动异常及心室扩大。

◆ 室壁瘤切除术或左心室重建患者术后早期需要维持较高的心率。

◆ 手术死亡率取决于患者基线情况及合并症，近50年手术死亡率明显下降至10%以下。

缺血性心脏病治疗长久以来是一项挑战，而越来越多的患者表现为充血性心力衰竭。对于有冠心病及心肌梗死病史的患者，其坏死心肌被纤维组织替代。若坏死范围较大，则表现为室壁不运动或反常运动。为了代偿心肌收缩力的下降，心室发生扩张并重构。根据心肌瘢痕范围等因素，坏死心肌明显变薄并扩张形成室壁瘤（left ventricular aneurysm，LVA）。对于前壁心肌梗死，左心室前壁、前间隔及下间隔节段向长、短轴水平扩张，导致前乳头肌移位扭曲，从而导致二尖瓣反流。对于下壁心肌梗死，心室肌向短轴水平扩张更明显，因此更常导致二尖瓣反流。

早期，左心室壁瘤病例较多。随着溶栓及心肌血运重建技术的发展，左心室室壁瘤发生率逐渐下降。缺血性心肌病合并室壁运动异常及心室扩大是目前最常见且最棘手的病例。

一、诊断

左心室增强造影或心脏彩超可诊断左心室壁运动异常，但磁共振最适合用于诊断心肌瘢痕及变薄节段，并协助判断是否适合外科切除。这些患者还需要进行冠状动脉造影和心脏彩超以评估二尖瓣反流。

二、手术指征

手术指征包括：充血性心力衰竭、室性心律失常、心绞痛、二尖瓣反流、由节段性室壁运动异常导致的血栓形成和栓塞。

三、左心室室壁瘤切除术及左心室重建术

经典术式包括切除较大的室壁运动异常节段，尤其是前壁室壁瘤。1985年，外科医生认识到重建左心室正常大小及几何形状的重要性，将合适尺寸及大小的Dacron补片缝合于心肌瘢痕及正常心肌。这一技术使得手术效果提升。此外，左心室重建术可拓展应用至具有较大的室壁运动异常节段但无明显室壁瘤的患者。这一手术可减小左心室容积并重建其几何结构。这一术式并无标准，因此外科医生使用多种方法重建左心室腔形状。所有方法均采用左心室前壁切口，完全切除受累心肌节段并缩小心室腔容积。大多数情况下重建左心室前壁，但是对于回旋支或优势右冠闭塞患者，可重建左心室后壁。多数患者同期行冠状动脉旁路移植术，部分患者还需同期行二尖瓣修复或置换术。

术后管理

室壁瘤切除术或左心室重建术后早期，患者需要使用心房起搏以保持较高的心率，并保持较高的灌注压以维持血压及心排出量。正性肌力药及主动脉内球囊反搏对于术后早期尤为重要。随着心脏的适应和恢复，可加用利尿药以排出多余水分，尤其对于术前有心力衰竭的患者。液体管理目标是在不影响患者肾功能的前提下尽

可能排干水分。可使用胺碘酮或 β 受体拮抗药治疗室性心律失常。若患者肾功能正常，可加用血管紧张素转换酶抑制药。患者应使用华法林抗凝至术后 3～6 个月以减少血栓形成风险。出院时，应由一名心力衰竭专家随访并调整其液体管理及药物方案。

四、临床结局

近 50 年来，手术死亡率显著下降，目前低于 10%；然而这一数据随着患者人口学特征及合并症改变。术后死亡的预测因素包括：老年、女性、心功能差、急诊手术、心肌血运重建不完全、左心室射血分数＜ 30%、同期行二尖瓣置换术、肺动脉高压及肾功能不全。远期生存率主要与残余心室功能及冠心病严重程度相关。早期病例提示 10 年生存率约为 35%[1, 2]。

STITCH 试验是一项前瞻性随机对照试验，纳入 1000 名解剖结构适合及左心室重建术、LVEF ＜ 35% 的患者，研究结果显示仅仅行血管再灌注术对生存率无明显获益。多项研究显示，左心室重建术可使部分患者症状缓解并提高远期生存率[3]。

第50章　快通道和超快通道心脏手术的复苏管理
Fast Track and Ultra-Fast Track Cardiac Surgery Recovery Care

Janet Martin　Daniel Bainbridge　Davy C. H. Cheng　著

胥明哲　林　静　译

要点

◆ 快通道心脏麻醉是心脏手术复苏的标准。为了更大程度地缩短带管时间和ICU停留时间，避免患者不良预后，快通道麻醉管理需要一个多部门协作且贯穿整个围手术期的临床路径。

◆ 快通道麻醉促进了从传统的在重症监护室通气脱机下复苏向争取在恢复室里早期拔管快速出院转变。

◆ 心脏术后复苏的目标模式应该是建立一个术后复苏室，根据患者病情需求采取不同级别的监测和监护等级，尤其是在当今这个微创心脏手术和心脏介入手术盛行的时代。

◆ 讨论心脏手术术后快速康复的临床路径。

◆ 本书附录D和附录B展示了术后复苏的案例集。

一、术后复苏模式

随着快通道心脏麻醉的日益发展，常规的心脏手术患者能在术后1～6h拔管，非体外循环下冠状动脉旁路移植术的患者和TAVI手术的患者可以在手术室内或术后4h内拔管。一些医学中心采用超快通道方法拔管（少于1h），但尚未证明超快通道会减少费用及提高患者安全性。超快通道拔管内容将在本书的第5章、第7章、第27章、第35章中探讨。为了最大限度发挥快通道的优势，应选择不同复苏模式（图50-1）。在并行模式中，患者术后直接送入心脏复苏区（cardiac recovery area，CRA）进行复苏，护患比为1∶1进行监测直至拔管。随后，根据患者病情对已拔管患者降低护理级别，护患比为1∶2或1∶3。其中需要夜间行机械通气的患者均转至ICU继续监护。该并行模式的主要缺点是CRA和ICU为分开的两个独立护理单元，导致患者会在两个区域之间转运。整合模式则通过将所有患者集中到同一区域来克服这些不足。目标是术后复苏室根据患者的病情可以进行不同级别的监测和管理[1-3]。超快通道模式则绕过ICU，让患者术后直接抵达麻醉复苏室（post-anesthetic care unit，PACU）。符合出室标准后转回心脏外科病房，不符合则转入ICU继续治疗。随着越来越多的心脏患者仅接受镇静或超快通道手术，在手术间或者PACU快速拔管变得可行。这种模式的局限性就是需要确保医疗机构对这类患者拥有足够的术后护理能力和技能。超快通道复苏模式的转变包括使用ICU冠状动脉监护病房代替PACU，其目的在于术后2～3h将患者转入普通病房。经股动脉主动脉瓣置换的病例中常采用镇静麻醉行超快通道模式[4]。快通道的复苏是一项采用多模式管理技术的多学科交叉的管理流程，旨在提高术后管理的效率和安全性，同时合理利用已有资源。

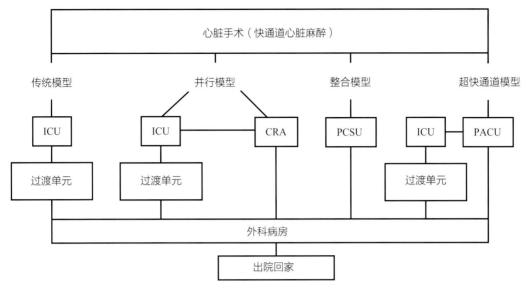

▲ 图 50-1　心脏外科术后复苏模式

ICU. 重症监护室；CRA. 心脏复苏室；PCSU. 心脏外科术后单元；PACU. 麻醉复苏室 [改编自 Bainbridge D, Cheng D. Current evidence on fast track cardiac recovery Management. Eur Heart J Suppl.2017; 19(Suppl A), A3–A7]

二、快通道心脏麻醉患者的术后管理

（一）心脏手术的加速康复

心脏加速康复外科协会（ERAS® Cardiac）的任务是优化心脏手术患者的围手术期管理[5]。加速康复外科（Enhanced Recovery After Surgery，ERAS）方案的目的是促使患者早期康复，即在开展 ERAS 路径的医学中心对心脏手术患者在围手术期管理期间践行基于循证的专家共识（表 50-1）[6]。总之，推荐在心脏手术患者中应用该围手术期临床路径。

（二）术后转运的护理

一旦患者到达了 CRA，手术室护士应当和 CRA 护士完成转运交接，首要任务就是完成患者生命体征交接以确保患者安全。麻醉医生应该交接患者病史、麻醉实施、血制品输注、体外循环脱机难易、正性肌力药物、尿量、TEE 的结果及其他任何相关并发症。此外还包括最近的钾离子、血红蛋白、血糖、$PaCO_2$、pH 值及碳酸氢盐。交接的术前常规实验室结果包括电解质、血细胞计数、动脉血气、凝血功能（INR、APTT）、肌酐、尿素和血糖。影像学包括心电图和胸部 X 线结果。血液稀释和持续出血后常有贫血应该及时评估患者血红蛋白水平。输血应该个体化，但当血红蛋白低于 70mg/dl 时就应该及时输血。体外循环后常伴随低钾血症尤其是术中给予了利尿药。低钾血症会增加心脏自律性，并可能导致室性异位心律、室性心动过速或心室颤动。低钾血症的治疗包括静脉输注钾（20mEq 的钾溶于 50ml 液体，输注时间大于 1h），直至血钾超过 3.5mEq/ml。如果仍

表 50-1　心脏加速康复外科协会（ERAS® Cardiac）的围手术期建议

推荐等级（强度）[a]	证据级别（质量）[b]	建　议
术前		
I 级	C-LD	推荐术前筛查吸烟和危险饮酒，应在择期手术前 4 周停止吸烟和饮酒
	B-NR	对于合并多种并发症及明显功能退化的患者，择期心脏手术前预防性康复训练有益
IIa 级	C-LD	推荐术前测定糖化血红蛋白和白蛋白
	C-LD	尽可能纠正术前营养不良
	C-LD	患者可通过线上或应用系统参与病情管理以促进健康宣教、依从性，以及利于患者报告检查结果
IIb 级	C-LD	全身麻醉前 4h 可以考虑口服清饮料
	C-LD	术前可考虑予以补充碳水化合物
术中		
I 级	A	在体外循环的心脏手术中给予氨甲环酸或氨基己酸以减少出血
	B-R	最佳的集束化管理以减少手术部位感染
IIa 级	B-R	稳固的胸骨固定有助于减少纵隔切口并发症
III 级（有害）	B-R	体外循环复温及术后早期体温升高（T > 37.9℃）可能有害，应该避免
术后		

（续表）

推荐等级（强度）[a]	证据级别（质量）[b]	建　议
I 级	B-R	建议控制围手术期血糖
I 级	B-R	采取目标导向性治疗以减少术后并发症
	B-NR	术后疼痛管理推荐多模式镇痛，减少阿片类药物使用
	B-NR	推荐术后在护士每班次交接班至少进行一次系统性谵妄评估
	B-NR	建议在保证无菌术野下维持胸腔引流管的通畅以减少血液滞留胸腔相关并发症
	B-NR	术后早期应避免体外循环后的持续低体温（T < 35℃）。此外，术后早期应避免体温升高（T > 38℃）
IIa 级	B-R	生物标记物有助于识别急性肾损伤的高危患者
	B-NR	所有围手术期高血糖患者均应注射胰岛素控制血糖
	B-NR	术后早期拔管
	C-LD	心脏术后使用药物预防血栓
III 级（无益）	A	不推荐术后常规拔除胸腔引流管

引自 Engelman DT, et al. Guidelines for Perioperative Care in Cardiac Surgery: Enhanced Recovery After Surgery Society Recommendations. JAMA Surg. 2019 May 4.doi: 10.1001/jamasurg. 2019.1153.

a. 推荐等级：Ⅰ（强推荐），收益远高于风险数倍；Ⅱa（中等推荐），收益远大于风险；Ⅱb（弱推荐），收益大于风险；Ⅲ，无益（中等），收益等于风险；Ⅲ，有害（强烈），风险大于收益

b. A. 高质量证据来自于多个 RCT、高质量 RCT 的 Meta 分析、一个或多个注册实验证实的 RCT；B-R. 来自中等质量的多个 RCT 或 RCT 的 Meta 分析；B-NR. 来自一个或多个设计并实施良好的非随机研究或观察性研究；C-LD. 存在一定设计或实施不足的随机或非随机注册或观察性研究

存在心律失常，可继续增加血钾浓度至 5.0mEq/ml 来降低心室异位心律的发生。应该每 15 分钟检查一次胸腔引流管的引流液以辅助判断凝血功能异常。对低凝状态的初始治疗包括 50～100mg 的鱼精蛋白超过 2h 静脉输注，以确保肝素完全逆转，特别是手术室中鱼精蛋白中和后输注肝素化的机血。患者到达复苏室后应监测患者体温，并采取积极措施给低体温患者保温。这一措施可改善凝血，减少因寒战引发的耗氧增加，这有助于早期拔管。

搭桥手术术后的疼痛管理已经成为了新的关注焦点，因为术后患者给予更少的麻醉药，以及更早停用了大剂量镇静药。静脉注射吗啡仍然是目前搭桥手术术后的镇痛方法。最常见的是护士根据患者的疼痛情况按需静脉注射吗啡。对于肾损伤和出血风险低的患者，可予以小剂量非甾体抗炎药以助于控制疼痛和减少吗啡的使用。

（三）延迟拔管、ICU 停留时间延长和死亡的危险因素

在快通道麻醉的优势中，与临床密切相关的是缩短了带管时间和 ICU 停留时间，并且没有增加死亡率和术后相关并发症[7]。已有部分研究报道了在快通道麻醉患者，导致延迟拔管、因并发症致 ICU 停留时间延长（超过 48h）及死亡的相关预测风险因素。影响延迟拔管的术前危险因素是高龄和女性，术后危险因素包括安置主动脉球囊反搏、使用正性肌力药物、术后出血和房性心律失常。ICU 停留时间延长的术前危险因素包括高龄和女性，以及近期心肌梗死病史。死亡相关的术前危险因素包括女性、急诊手术、左心室功能差[8]。

三、术后并发症的管理

术后并发症的管理详见本书第 52 章至第 63 章。心脏术后并发症比较常见。许多并发症都是短暂性的，如心房颤动，但是某些（脑卒中、肾衰竭）是长期的灾难性事件，会严重影响患者全身的功能状态。已经有很多研究报道了这些术后并发症的发生率和高危因素，并且都有针对性的处理方案，这些方案可以改善术后转归（表 50-2）[9]。

由于术后出血是术后拔管延迟和病死率增加的主要危险因素之一，因此心脏外科围手术期综合血液管理至关重要。表 50-3 总结了关于微创和传统心脏手术的药品、技术、技巧的建议[10]。

四、结论

随着新式的微创心脏手术和介入手术及机器人和杂交手术的涌现，心脏外科患者的管理也在不断更新发展。快通道管理有赖于术前根据患者手术类型、合并症因素谨慎选择患者。快通道的管理在术中持续进行，目的是早期拔管，直到术中和术后的高危因素证实早期拔管无法实现。专业的术后心脏外科和麻醉重症监护团队是识别和处理潜在并发症[11]。最后，一个专业的心脏外科复苏室应该拥有完善的最佳术后管理路径，才能确保患者得到最好的术后护理与康复。

表 50-2　术后并发症的管理

并发症	处理措施
出血 / 二次开胸探查	容量复苏 输注鱼精蛋白 氨甲环酸 纠正凝血功能障碍：血小板、新鲜冰冻血浆、冷沉淀 纠正 pH、电解质 维持正常体温 外科探查
心房颤动	控制心室率：钙通道阻滞药、β 受体拮抗药、地高辛 控制节律：胺碘酮、索他洛尔、普鲁卡因胺 预防血栓：心房颤动患者＞ 48h
左心衰竭 / 右心衰竭	增加前负荷，晶体液 增加心肌收缩力：正性肌力药（肾上腺素、米力农、去甲肾上腺素） 减低后负荷（药物、吸入前列腺素 E、一氧化氮） 用亚甲蓝治疗顽固的血管麻痹性休克 机械辅助：IABP、ECMO
胸骨切口感染 / 清创术	外科通过清除所有坏死组织和异物进行清创 抗生素冲洗伤口 深部切口培养（如果可行） 初始抗菌治疗针对最常见的分离微生物（金黄色葡萄球菌和革兰阴性葡萄球菌）
肾衰竭 / 透析治疗	清除诱发物质（非甾体抗炎药、抗生素） 必要时血流动力学支持 水化 支持治疗
谵妄	通常为自限性 需密切观察 可以使用镇静药（咪达唑仑、劳拉西泮）
脑卒中	支持治疗 避免潜在的加重因素（高血糖、高热及严重贫血）

表 50-3　围手术期血液管理

推荐等级 （强度）	证据级别 （质量）	建　议
心脏手术中的赖氨酸衍生物		
I 级	A	氨基己酸和氨甲环酸减少了患者在体外循环心脏手术术中输注异体血。常规推荐这些药物作为心脏手术患者血液保护策略之一
IIb 级	C	氨甲环酸的应用强调不要超过最大推荐剂量（50～100mg/kg），因为存在潜在的神经毒性，尤其在老年人和开胸心脏手术中
III 级	A	在有进一步研究证实抑肽酶的安全性之前，成人心脏手术不推荐使用
氨甲环酸用于 OPCAB		
I 级	A	在 OPCAB 术中氨甲环酸被推荐作为血液保护的一部分
IIb 级	C	在 OPCAB 术中氨甲环酸的剂量需进一步研究，尤其是相关的潜在神经毒性，如癫痫发作
去氨加压素		
I 级	A	谨慎控制去氨加压素的输注速率，以避免明显的低血压
IIa 级	A	在 CABG 中可以考虑预防性使用去氨加压素，尤其是 7 天内使用过 ASA 或体外循环时间超过 140min 的患者

（续表）

推荐等级 （强度）	证据级别 （质量）	建 议
外用止血药		
Ⅱa 级	A	不建议在心脏术中常规外用抗纤溶药物
Ⅱb 级	C	在临床中外科手段和药物止血效果均无效的情况下，即出血问题是局部而非全身性，可以考虑外用纤维蛋白制剂
Ⅶa 因子		
Ⅱa 级	A	不推荐预防性使用Ⅶa 因子，因为血栓和脑卒中风险明显增加
促红细胞生成素 + 铁剂		
Ⅱa 级	A	在贫血或拒绝输注血制品的患者中，术前（2～4 周）给予促红细胞生成素来增加红细胞数量，将此作为血液管理策略可行
心脏术前的抗血小板药物		
Ⅰ级	A	在没有 DES 的择期冠状动脉旁路移植稳定患者中，术前 5 天应停用氯吡格雷
Ⅱa 级	B	ASA 可以持续用到术前
	B	在接受冠状动脉旁路移植术的 ACS 患者中，直接使用 P2Y$_{12}$ 受体拮抗药可能比氯吡格雷更好
Ⅱb 级	B	1 岁以下行择期冠状动脉旁路移植术稳定患者，考虑继续使用氯吡格雷或肝素作为桥接直至手术
心脏术后的抗血小板药物		
Ⅱb 级	B	行 CABG 的稳定患者（非 ACS 患者）中，术后不常规使用氯吡格雷和 ASA
急性等容血液稀释		
Ⅱa 级	A	急性等容血液稀释可以用于某些特定患者（术前血红蛋白水平较高）来减少体外循环后出血
Ⅱb 级	B	不推荐常规患者使用急性等容血液稀释
逆行自体血预充		
Ⅰ级	A	逆行自体血预充可作为心脏术中一种减少输注异体血的血液保护方法
血液回收		
Ⅰ级	A	在预计失血量多的手术中，建议常规使用血液回收
Ⅱa 级	A	应在整个手术过程中使用血液回收，而不仅仅将它作为体外循环心脏切开后吸引器的替代品
生物涂层的体外循环管路		
Ⅱb 级	A	常规应用生物涂层的体外循环管路是多模式血液保护策略的一部分。然而，产品表面涂层的不均一性、抗凝管理和体外循环技术对于外科出血和输血没有显著影响
迷你型体外循环		
Ⅱa 级	A	MECC 是一种减少异体血输注的血液保护方法；然而，与肝素化管理和生物涂层相关的问题还有待阐明
超滤（体外循环）		
Ⅱb 级	A	超滤可以作为血液保护方法之一；然而，对临床结局的影响仍未被证实，不同超滤技术和超滤时机等相关问题有待阐明
血小板血浆置换		
Ⅱa 级	A	心脏术中通过血小板血浆置换进行血液管理可行
即时技术		
Ⅱb 级	A	由于应用证据不充分，不推荐常规应用即时技术，尚未证实其对临床结局的影响
微创技术		
Ⅱa 级	A	虽然血液保护不首先考虑微创心脏手术，但在为患者选择手术方式时，应考虑平衡利益和风险以减少异体血输注

ACS. 急性冠状动脉综合征；ASA. 阿司匹林；CABG. 冠状动脉旁路移植术；DES. 药物洗脱支架；FVIIa.VIIa 因子；MECC. 迷你型体外循环回路；OPCAB. 非体外循环下冠状动脉旁路移植术；推荐等级和证据级别的定义见表 50-1

引自 Menkis A, Martin J, Cheng D, et al. Drug, Devices, Technologies, and Techniques for Blood Management in Minimally Invasive and Conventional Cardiothoracic Surgery. A Consensus Statement from the International Society for Minimally Invasive Cardiothoracic Surgery（ISMICS）2011. Innovations: Technology and Techniques in Cardiothoracic and Vascular Surgery 2012; 7(4): 1–14.

第51章　房性和室性心律失常的管理

Atrial and Ventricular Arrhythmia Management

Yatin Mehta　Dheeraj Arora　著

朱馥如　译

要点

◆ 房性心律失常在围手术期相当常见，它的表现形式不一，可表现为窦性心律失常或室上性心动过速等多种类型。它们可能无任何症状，但也可能导致血流动力学不稳定。

◆ 围手术期心律失常是导致心脏手术和非心脏手术死亡的主要原因。

◆ 使用完善的监测对围手术期心律失常进行识别。

◆ 大多数心律失常可以通过纠正可逆性原因得到控制，如电解质紊乱和酸碱平衡失常、物理刺激、低体温和通气问题。

◆ 应根据现有的方案和指南及时治疗危及生命的恶性心律失常。

◆ 室上性心动过速（SVT）是一个统称，用于描述任何起源于希氏束或希氏束以上部位的心动过速（心率＞ 100 次 / 分）。根据患者血流动力学情况选择不同的治疗方法，立即转复或药物治疗。

◆ 心房颤动（AF）是心脏手术后最常见的心律失常，特别是冠状动脉手术后，发生率为 30%。治疗包括转复、药物治疗和抗凝治疗。

◆ 围手术期室性心律失常多见于合并有心脏病的患者，常常会危及生命。它们起源于希氏束远端，QRS 波宽大畸形时限大于 110ms。常见的室性心律失常有室性期前收缩（PVC）、室性心动过速和心室颤动。

◆ 如何处理室性心动过速取决于它是可触及脉搏的室性心动过速还是无脉性室性心动过速（心跳骤停）。对于无脉性室性心动过速，应启动心脏骤停的处理程序（高级生命支持）。

◆ 房室传导阻滞常见于心肌梗死、药物的使用（地高辛、β受体拮抗药、钙通道阻滞药）、传导系统炎症或纤维化及心脏瓣膜手术后。它们通常症状不明显，如果血流动力学不稳定，可能需要植入起搏器。

心律失常是围手术期心脏手术和非心脏手术最常见的心血管系统并发症。由于其会引起心输出量（CO）的下降，是导致围手术期血流动力学不稳定的主要原因之一。在接受全身麻醉的患者中，报告的总发生率高达 70%[1]。在心脏手术和非心脏手术的发生率分别达到 60% 和 90%[2, 3]。应快速识别和干预围手术期心律失常，以预防围手术期致命性并发症。

正常心电图由 P 波、QRS 波和 T 波组成，这些波与心动周期中的电活动相对应。P 波是由于窦房结（Sino-Atrial，SA）的放电和电脉冲引起的心房收缩而形成的，通过结间束到达房室结（atrioventricular，AV）。

随后，心房复极（由于心室去极化，其常被更大的 QRS 波群所掩盖）。PR 间期（0.16s）表示心房收缩和心室收缩之间的间隔。心室去极化是由于冲动从房室束中的传导纤维传到心尖处，脉冲随后传至浦肯野纤维引起心室收缩。QRS 波群正常时限 ＜ 0.12s，以 ST 段和 T 波为心室复极的标志。

一、围手术期注意事项

围手术期心律失常在高危患者中尤其常见，例如存在有合并症的老年患者在接受择期或急诊手术的时候，可能会导致显著的长期的影响。术前检查的重点应是鉴别高危患者，并识别其他危险因素，如冠状动脉或瓣膜性心脏病、电解质失衡、激素或自主神经功能紊乱等。术后任何类型心律失常（如心房颤动）都可能引起心排血量降低，导致充血性心力衰竭、脑卒中或心肌梗死等终末器官损害。围手术期心律失常可能与患者本身状况有关，也可能与麻醉或手术相关。

心律失常的主要发病机制[4] 如下。

- 病理学机制：心脏传导系统的损伤或损害。
- 折返：可能诱发多种室上性和室性心律失常。
- 自动除极：手术期间心房或心室除极化异常可能导致心律失常。
- 离子通道机制：由于这些通道主要负责去极化，离子通道的改变可能会导致心律失常。
- 异位或异常激动点。

（一）患者围手术期心律失常的诱发因素[5]

- 潜在心脏病（缺血性或瓣膜性心脏病、心肌病、心力衰竭）。
- 电解质或酸碱平衡紊乱（低钾血症、高钾血症、低镁血症、高钙血症、酸中毒）。
- 内分泌失调（甲状腺功能亢进、嗜铬细胞瘤）
- 颅内出血（蛛网膜下出血）。
- 药物（地高辛、β 受体拮抗药、钙通道阻滞药、茶碱、抗抑郁药）。

（二）围手术期心律失常的可逆性原因[6]

- 低氧血症、高碳酸症。
- 酸中毒、电解质失衡。
- 低血压。
- 机械性刺激因素：肺动脉导管、胸导管、心脏手术过程中的心脏处理。
- 低体温。
- 迷走反射：浅麻醉、术中牵引、眼心反射、牙科或颈动脉手术。
- 致心律失常药物：挥发性麻醉药、肌松药等。
- 心肌缺血。

（三）围手术期常见心律失常

1. 室上性心律失常

心动过缓、室上性心动过速、心房扑动、心房颤动。

2. 室性心律失常

室性期前收缩、非持续性 / 持续性室性心动过速、心室颤动、尖端扭转型室性心动过速。

（四）围手术期心律失常的处理

围手术期心律失常的初步处理包括治疗可逆性病因，如代谢异常、手术原因、麻醉深度不足等。在查明原因后，应进行 12 导联心电图检查。在心电图中，我们应该关注以下几点[7]。

- 心率是多少。
- 节律是否规整。
- QRS 波前是否都有 P 波。
- QRS 波是否正常。
- 是良性心律失常，还是恶性心律失常。
- 是否需要治疗，应该如何治疗。

了解清楚以上几点后，确定心律失常的性质和严重程度，做相应的处理。

1. 房性心律失常

房性心律失常在围手术期较为常见。它可能是良性的，但也可能会导致血流动力学不稳定。包括有窦性心律失常和室上性心动过速。

(1) 窦性心律失常：对于窦性心律失常，有窦性心律，但 R-R 间隔时间不同。这可能是一个正常的发现，特别是在年轻患者中，可随着呼吸而改变。在围手术期中出现通常无关紧要，无须治疗。它可以在麻醉较浅的时候观察到[8]。

(2) 窦性心动过速：窦性心动过速是围手术期最常见的心律失常。它具有窦性心律和正常的 P-QRS-T 波形，但心率超过 100 次 / 分。它被进一步分为以下情况。

- 生理性窦性心动过速：在运动或其他交感神经张力增加的情况下，窦性心率有所提高。
- 病理性窦性心动过速：休息状态下窦性心率 > 100 次 / 分，24h 平均心率 > 90 次 / 分，并非由于适应性的生理反应或常见的原因，如甲状腺功能亢进或贫血。

窦性心动过速的原因可能是多因素造成的（继发于疼痛、焦虑、低血容量、发热、贫血、缺氧、高碳酸、低心排血量状态、败血症和甲状腺功能亢进等交感神经活动增加的因素），也可能继发于药物，如强心剂，或其他药物，如阿托品、麻黄碱、氨茶碱和沙丁胺醇。持续的心动过速可导致心脏舒张时间缩短，引起心肌缺血，特别是在冠状动脉储备受损的患者中[7]。治疗上通常是针对诱因进行处理，冠心病的患者应该继续使用 β 受体拮抗药。美托洛尔（2.5～5mg，IV，如果需要每 2 分钟重复，总量 15mg）和艾司洛尔 500mg/kg，IV，然后以 50～300mg/（kg·min）持续泵注[9]。

(3) 窦性心动过缓：窦性心动过缓是一种心率低于 60 次 / 分，具有正常 P-QRS-T 形态的窦性心律。通常没有明显的临床症状，是由于迷走神经张力的增加，或由于一些药物，如麻醉药、β 受体拮抗药、胺碘酮等引起。也可继发于疼痛、恶心、血管扩张和颈动脉窦综合征、低氧血症、低体温、甲状腺功能减退和颅内压升高等情况。心脏方面的其他原因有心肌梗死和病态窦房结综合征[10]。如果血压不低，则不需要任何治疗。如果存在低血压或低心输出量状态，应首先治疗可逆原因。治疗包括阿托品 0.5mg 静脉注射，总量不超过 3mg；或格隆溴铵0.1mg 静脉注射，需要每 2～3 分钟重复注射；以及肾上腺素或异肾上腺素输注。顽固性心动过缓可能需要（经静脉、经皮）安装临时起搏器作为围手术期的临时处置方案，同时也是术后安装永久性起搏器的过渡方案[10]。

（4）房性期前收缩：房性期前收缩或房性异位心律是由两个心房的异位起搏点发出的冲动所致。心电图表现为有时难以识别的异常 P 波，隐藏在 QRS 波或之前的 T 波中。它通常是良性的，不影响血流动力学，有时可能导致室上性心律失常。不影响血流动力学的房性期前收缩不需要任何的处理，当房性期前收缩伴有血流动力学波动时可用 β 受体拮抗药进行治疗。

（5）室上性心动过速：室上心动过速是一个总称，用来描述任何由房室束或以上传导系统引起的心动过速（心率＞100 次 / 分）。它包括窦性心动过速、房性心动过速（局灶性或多源性）、交界性心动过速、房室结折返性心动过速（AV nodal reentrant tachycardia，

AVNRT），或旁路折返性心动过速。心电图特征包括形态异常的 P 波，通常多于 QRS 波，而多灶性房性心动过速有三种或三种以上的 P 波形态伴不规则的 QRS 波。交界性心动过速心率为 150～200 次 / 分，P 波隐藏或紧跟 QRS 波。

SVT 在美国成年人中比较常见，每年有 89000 例新确诊的病例，其中大约有 50000 例急诊病例[11]。

SVT 的治疗包括与可能危及生命的室性心动过速的鉴别。窄型多源性心动过速也应与其他形式的房性心动过速区别开来（图 51-1）。

如果患者血流动力学不稳定，应立即使用 200J 同步直流电复律进行转复（Ⅰ 类）[9]（图 51-2）。如果患者血流动力学稳定，初始处理应通过按摩颈动脉窦（Ⅰ类），激活压力感受器至迷走神经张力增加诱发短暂房室传导阻滞，有助于区分室上性心动过速、心房扑动和心房颤动[9]。如果患者对上述方法没有效，应考虑药物治疗[9]。

• 腺苷（Ⅰ 类）：一种快速起效的超短效作用的内源性嘌呤核苷。它可以终止心律失常，起效快，半衰期极短（10s），在哮喘和预激综合征（Wolff Parkinson White，WPW）患者中应避免使用[9]。

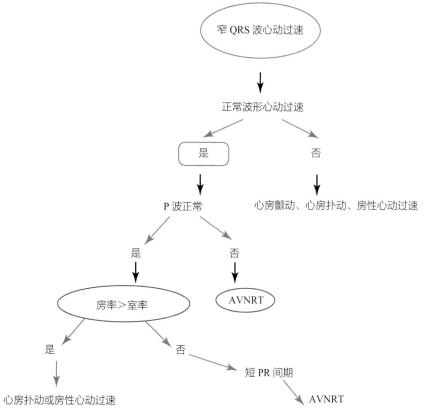

▲ 图 51-1　成人窄 QRS 波心动过速的鉴别诊断

AV. 房室；AVNRT. 房室结折返性心动过速；AVRT. 房室折返性心动过速；ECG. 心电图；MAT. 多源性房性心动过速；PJRT. 持续性交界区反复性心动过速

- 非二氢吡啶类钙通道阻滞药（Ⅱa 类）：维拉帕米、地尔硫卓。
- β₁ 受体拮抗药（Ⅱa 类）：美托洛尔、艾司洛尔（图 51-2）。
- 胺碘酮（ⅡA 类）：如果患者对上述药物无反应也可使用胺碘酮。剂量为 150mg，静脉注射时间大于10min，随后持续泵注 0.5～1mg/min，持续 24h。
- 伊布利特：禁用于 QT 间期＞ 440ms 患者。剂量为 1mg，注射时间＞ 10min，可在 10min 后重复使用。
- 地高辛：剂量 0.25～0.5mg 滴定，可重复使用0.25mg，24h 最大剂量为 1mg，肾功能不全及房室传导阻滞时应避免使用。
- 伊伐布雷定：剂量为 5mg，口服，每天 2 次。心力衰竭、肝衰竭、低血压时应避免使用。

（6）心房扑动：心房扑动是由于电脉冲折返进入心房。这是一种较常见的快速型房性心律失常，通常伴有传导阻滞。它的特征是窄而有规律的 QRS 波前出现锯齿状的颤动波。在下肢导联（Ⅱ、Ⅲ、aVF）或 V₁ 导联最为明显。一般情况下，心房率为每分钟 300 次，房室传导呈 2∶1 下传，心室率为每分钟 150 次。心房扑动和房性心动过速均可发生任何类型的房室传导阻滞（2∶1、3∶1 等），这些患者更易发生血栓栓塞。

治疗上取决于血流动力学状态（图 51-3）。对低血压患者应进行同步直流心脏电复律（ⅠB 级）。血流动力学稳定的患者，治疗上包括控制心率、转为窦性心律及长期抗凝治疗以预防血栓栓塞性脑卒中。控制心室率可采用 β₁ 受体拮抗药、非二氢吡啶类钙通道阻滞药（ⅠB 类）和地高辛。胺碘酮（ⅡA 类）对左心室功能降低的患者可能有效。最近发现，口服多菲莱德或静脉注射用伊布利特（ⅠA 类）对心房扑动患者的急性药物性复律有效[9]。静脉注射伊布利特可使大约 60% 的心房扑动患者转为窦性心律。

（7）心房颤动：心房颤动是一种不规则的快速型心律失常。伴随着基线消失，不规则 QRS 波前 P 波消失。它是一种独立且不协调的心房电活动，心室率依赖于间歇性房室结传导。心房收缩贡献了正常心室充盈的30%～40%，快速心房颤动（＞ 90 次 / 分）可导致心室充盈减少、心排血量减少和血压降低。此外，快速的心室率舒张时间减少可导致心肌缺血。

心房颤动是心脏手术后最常见的心律失常，特别是冠状动脉手术后其发生率为 30%[12]。这可能与心力衰竭、缺血性心脏病、二尖瓣疾病、心肌病、电解质异常、败血症和先天性心脏病（如房间隔缺损）有关。心房颤动是左心房血栓形成并导致血栓栓塞的一个危险因素。

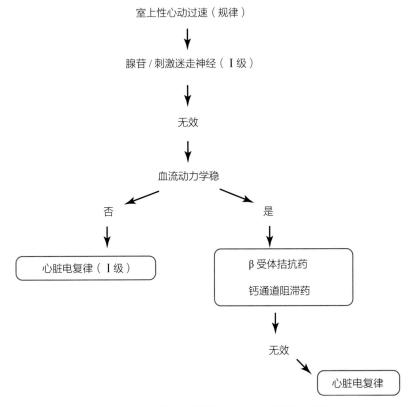

▲ 图 51-2 机制不明的规律室上性心动过速的紧急处理

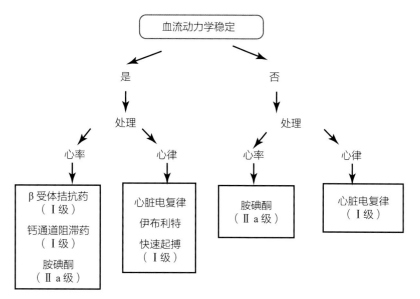

▲ 图 51-3　心房扑动的紧急处理

心房颤动的初步处理措施包括纠正潜在的病因。血流动力学不稳定的新发心房颤动应该使用同步直流电复律，如果复发可再次电复律。对血流动力学稳定的患者进行选择性电复律。处理措施包括控制心室率、转变成窦性心律、长期抗凝治疗预防栓塞性脑卒中[13]。β 受体拮抗药、非二氢吡啶类钙通道阻滞药和地高辛都可以用来控制心室率。左心功能降低的患者可以使用胺碘酮。其他药物，如普鲁卡因胺，可在持续监测 QT 间期的情况下使用。在有静脉通路的血流动力学稳定的患者中推荐使用伊布利特或氟卡尼。索他洛尔和伊布利特应谨慎使用，因为如果 QTc ＞ 500ms，它们会导致尖端扭转型室性心动过速[14]。对于 3 天以上的心房颤动，在控制心率的同时，应开始预防性的抗凝治疗。

2. 室性心律失常

室性心律失常多见于已存在心脏病患者的围手术期，常被认为可危及生命。室性心律失常起源于房室束远端，以宽大畸形的 QRS 波为特征，时限＞ 110ms。

(1) 室性期前收缩：室性期前收缩是起源于房室结以下和心室肌细胞的异位搏动，因此 QRS 波前没有 P 波。此外，异位脉冲不通过快速传导的正常通路进行，从而产生一个宽大畸形的 QRS 波（＞ 120ms）。它可以是单源性的，多源性的，或窦性搏动与室性期前收缩交替出现（二联律），或每三个出现一个室性期前收缩（三联律）[7]。多源性室性期前收缩可导致室性心动过速。

初级管理应集中于可逆的潜在的病因，如低氧血症、低血压、低通气、低钾血症、低体温，以及避免机械性刺激[15]。药物治疗包括静脉注射利多卡因 1～1.5mg/kg，然后 1～4mg/min 泵注。二线用药有普鲁卡因胺和溴苄胺。如果室性期前收缩合并窦性心动过缓，则需要安装心脏起搏器。

(2) 室性心动过速：VT 定义为连续 3 次或 3 次以上室性期前收缩，心率＞ 100 次 / 分[15]。典型 VT 的特征是有节律规则的宽 QRS 波（＞ 120ms）。它可能与灌注或休克状态相关，可进展为心室颤动，最终导致心源性猝死[16]。心动过速的常见原因包括急性心肌梗死或缺血、心肌病（扩张或肥大）、瓣膜性心脏病、二尖瓣脱垂、心肌炎或电解质失衡。

如果 VT 持续时间＜ 30s，则称为非持续性室性心动过速（NSVT），如果形态一致 QRS 波的心率＜ 120 次 / 分，则称为加速性心室自主心律，这两种形式的室性心动过速通常不需要任何治疗。然而，对于血流动力学有改变的 NSVT，应考虑静脉使用胺碘酮（300mg，IV）[16]。

反复持续的室性心动过速，尤其是多形性室性心动过速，可能是不完全性再灌注或急性缺血发作的一个标志，并可能进展为心室颤动。VT 的典型心电图征表现为：没有典型的右束支传导阻滞或左束支传导阻滞形态，心电轴偏移（"西北方向"），QRS 波增宽（＞ 160ms），房室分离和心室夺获或室性融合波（图 51-4）。

VT 的处理取决于它属于什么类型，包括可触及脉搏的和无脉性室性心动过速（心脏骤停）。对于无脉性室性心动过速，应立即进行初级心肺复苏，以及复苏后的高级心脏生命支持（图 51-5）。

血流动力学不稳定的室性心动过速需要立即行直流电复律（Ⅰc 级）[16]。如果患者对抗心律失常药物没有反应，也是使用电复律的一个指征。纠正潜在电解质异常和缺血，调整目标血清钾 4.5～5mmol/L。

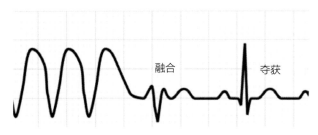

▲ 图 51-4 室性心动过速伴心室夺获和融合

根据患者左心室功能的不同，稳定型室性心动过速适用于药物治疗。如果左心室功能良好，可用胺碘酮或利多卡因处理室性心动过速。如果患者无反应，可谨慎使用普鲁卡因胺、普罗帕酮、美西汀和奎尼丁，因为它们可能导致窦房结功能障碍。索他洛尔也可用于难治性宽 QRS 波心动过速。而左心室功能障碍的患者，推荐使用胺碘酮或利多卡因[16]。

其他非药物方法，如超速起搏和导管消融术（Ⅰb级）[17]，或植入式心脏除颤器（Ⅰc级），应考虑用于治疗难治性室性心动过速[16]。星状神经节阻滞也成功用于难治性室性心动过速。

(3) 心室颤动：VF 是一种危及生命的心律失常，其特征是突然出现的不同形态、持续时间和振幅的混乱、不规则的波形，无法识别的 QRS 波和 T 波。在心律失常时心室没有输出，导致无脉搏状态并在几秒钟内失去意识。

处理包括启动心脏骤停的紧急处理流程（图 51-5）[16]。只有恢复窦性心律后药物才会有效。利多卡因、艾司洛尔和胺碘酮主要用于 VF 的预防性治疗。

(4) 尖端扭转型室性心动过速：尖端扭转型室性心动过速是一种多形性室性心动过速。心电图表现为 QRS 波形态和振幅不断变化，由正到负交替，以致 QRS 波似乎围绕等电位线扭曲。

治疗包括纠正可逆的原因，药物选择静脉注射硫酸镁 1～2g 大于 1～2min。异丙肾上腺素和超速起搏可用于复发性尖端扭转型室性心动过速[15]。

3. 房室传导阻滞

房室传导阻滞常见于心肌梗死、药物的使用（地高辛、β 受体拮抗药、钙通道阻滞药）、传导系统炎症或纤维化及心脏瓣膜手术后。围手术期房室传导阻滞分类如下。

• PR 间期延长：以 PR 间隔超过 200ms，每个 P 波

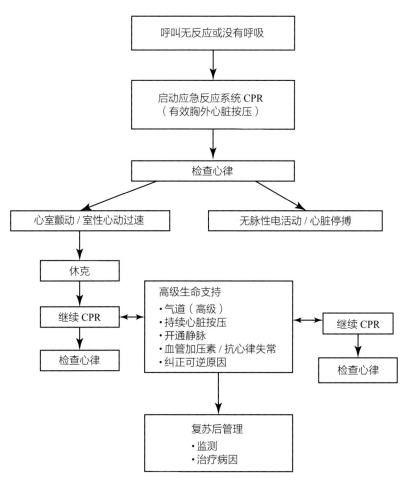

▲ 图 51-5 心脏骤停抢救流程图（高级生命支持）

后连着一个 QRS 波为特征。它一般是良性的，无任何症状，不需要任何治疗[18]。

- 二度房室传导阻滞：在这种类型中，一些心房冲动无法传导到心室。它有两种类型：莫氏Ⅰ型和Ⅱ型。

  - 莫氏Ⅰ型(文氏现象)：特征是 PR 间隔持续延长，直到 P 波后脱落一个 QRS 波，传导在 ECG 上显示暂停。随着 PR 间隔的延长，R-R 间隔也会缩短。它通常是良性的，不需要任何治疗。

  - 莫氏Ⅱ型：PR 间隔保持不变，P 波下传突然中断，导致 P 波后没有 QRS 波，结果 P 波与 QRS 比值 > 1。当 P：QRS 比为 3∶1 或以上时，称为高级别二度房室传导阻滞。常见于前壁心肌梗死和瓣膜手术后，并可进展为完全性房室传导阻滞。高度阻滞可能需要植入起搏器[7, 18]。

  - 完全性房室传导阻滞：心房和心室活动毫无关联，导致房室分离，因此没有一个 P 波传导到心室。心电图显示 P-P 间期和 R-R 间期固定不变，但 P 波和 QRS 波完全没有关系。患者心排量降低，症状上表现为劳力性呼吸困难或晕厥。通常在下壁心肌梗死、主动脉瓣手术（尤其是主动脉瓣钙化狭窄术后）和先天性心脏病手术后发现。如果阻滞是持续性的，则需要安装永久性起搏器[18]。

二、心脏手术后的心律失常

心律失常，特别是房性心动过速，是心脏手术后的常见并发症。发病率和死亡率取决于患者的病程、心室反应率、心脏的储备功能和患者的合并症[19]。器质性心脏病、年龄、左心室功能和炎症是心律失常的重要危险因素。此外，体外循环所致的缺血性损伤、阻断时间、停搏液类型、冠状动脉旁路移植手术等因素也是心脏手术中心律失常的重要因素。保留心外膜前脂肪垫也会减少房性心律失常的发生[19]。减少炎症反应的手术方式，如非体外循环冠状动脉旁路移植术和微创心脏手术，可减少心律失常的发生率[20]。

复杂的先天性心脏手术在手术矫正后也容易出现心律失常，有时为了保证体外循环的顺利进行，需要体外膜肺的支持[21]。心脏外科联合 ECMO 支持可将心律失常发生率从 36% 降至 16%[21]。

左心室功能差、血流动力学不稳定的难治性心绞痛患者术前使用主动脉内球囊反搏泵治疗，则术后低心排和室性心律失常发生率更低。IABP 通过增加舒张期冠状动脉血流，增加麻醉诱导期血流动力学稳定性，增加体外循环后血流量，以提高心肌氧供 / 需值[22]。此外，心脏手术轻柔操作，缩短主动脉阻断时间，维持电解质平衡，防止缺氧、高碳酸血症、酸中毒和低体温，也可预防心律失常。

第52章　心脏手术高级生命支持
Cardiac Surgery Advanced Life Support (CS-ALS)

Osama Sefein　Jeff Granton　Dave Nagpal　Cheryl Kee　Jian Ray Zhou　著

余　惠　译

要点

◆ 多数心脏术后心搏骤停都是由可逆原因引起的，快速识别和治疗将挽救生命。主要管理措施是早期除颤、复律、再次开胸。

◆ STS 专家共识对再次开胸的时机进行了规范：胸外心脏按 5min，自主循环仍然没有恢复。从实际角度出发，再次胸骨切开必须在心搏骤停达到 5min 目标时立即开始。每个机构的实际流程可能会因实施的便捷程度及外科对 ICU 的干预而有所不同。

◆ 关键是要有一个简单清晰的流程，让医疗团队熟悉且练习掌握，并协调医疗过程改善治疗的关键步骤。实施模拟训练能增加医疗团队知识，巩固技能，并且改进团队合作沟通及医疗流程。

心脏术后心搏骤停是一种特殊情况。标准的高级心脏生命支持流程[1]，可能并不适用，并且事实上可能会对心脏术后患者造成伤害。欧洲复苏委员会发布了一个正式的心脏术后患者复苏实践指南[2]，而许多北美心脏手术中心并没有一个特定的针对这类特殊患者的心搏骤停处理流程。为解决这一明显不足，2017 年心脏节律协会发布了心脏术后患者心搏骤停复苏心胸外科专家共识[3]，作为 2015 年欧洲复苏委员会指南针对心脏术后患者管理的一个更新[2]。

既往经验显示，心脏术后患者心搏骤停完全不同于其他患者，他们有更好的自我恢复能力，能更获得更高的存活率[3]。欧洲中心数据显示，心脏术后心搏骤停的发生率为 0.7%～2.9%，而美国的发病率在 0.7%～8%[3]。心脏术后患者院内心搏骤停的出院存活率相对较高，在 60%～79%[4]；相比而言，所有院内心搏骤停患者总的出院存活率仅为 22.7%[5]。

为什么心脏术后患者的存活率更高？首先，高占比的心跳停止是由可逆的病因所导致：25%～50% 是由于心室颤动、无脉性室性心动过速、心脏压塞或继发性大出血导致的严重血容量减少。其次，大多数心脏骤停发生在重症监护室，密切的监控和熟练的辅助措施是快速有效的。最后，流程化管理在心搏骤停发生时提高了准确诊断的速度，并指导了适当的治疗。我们相信，通过建立并遵循特定的心脏术后复苏指南，如心脏手术高级生命支持（Cardiac Surgery Advanced Life Support，CS-ALS），患者的生存率将有所提高。

本章讲述了 CS-ALS 的重要内容，突出 CS-ALS 的关键角色，并回顾了伦敦健康科学中心心脏外科重症监护室（London Health Sciences Centre，LHSC）流程的证据。

一、复苏目标

CS-ALS 复苏目标的三个关键如下。

• 快速精准治疗。
　– 在胸外心脏按压前除颤或复律。
　– 在 5～10min 再次开胸。当心脏压塞及严重血容量减少导致 CPR 无效时，这是一个重要目标。此外，胸内心脏按压比胸外心脏按压更有效。

• 快速诊断并治疗可逆的导致心搏骤停原因。

• 早期紧急通知外科急诊手术，以确保快速手术反应。这包括早期的外科医生床旁到位和手术室的快速准备，以确保开胸和二次手术探查。

二、6 个关键角色

领导能力和组织能力被认为是确保心脏骤停处理成功最重要的关键点。对复苏团队适当培训，确保所有团队成员熟悉他们在团队中的职责和角色至关重要。

心脏术后患者的复苏有 6 个关键角色。这个序列也可能会扩大到 8 个角色，包括另外 2 个在需要时执行二次开胸的成员。关键角色如下所述．

(1) 团队领导：团队领导由一位医学专家担任，负责管理整个心搏骤停团队，并组织实施心搏骤停后处理，确保人员到位并按照流程实施。此外，团队领导还应在需要时确保团队成员迅速做好再次开胸准备。

(2) 除颤和复律：这个团队成员负责管理在需要时进行电击或复律。这通常由床旁护士负责，其是心搏骤停的第一响应者。当进行紧急开胸时，这个团队成员应连接并准备好心内除颤器，并选择适当的能量（10～20J）进行心内除颤。

(3) 胸外心脏按压：高质量的按压被定义为每分钟 100～120 次的按压频率，2～2.5 英寸（5.08～6.35cm）的按压深度。按压质量应为达到动脉波形显示收缩压大于 60mmHg 的目标。适当的时候，胸外心脏按压应适当推迟长达 1min，允许试验性除颤或复律。实施按压的成员应周期性轮换，防止疲劳和按压质量下降。

(4) 气道管理：负责气道管理的角色通常由呼吸治疗师担当。气道管理包括通过面罩或确切的气道提供 100% 的氧气。这个成员还必须排除呼吸道问题，包括气胸、血胸或气管插管移位错位、堵塞。

(5) 协调：协调员负责协调外周资源至床旁。这一角色通常是由护士长或高级护理单元领导担任。协调员需确保再次开胸车在床旁为可能的再次开胸做好准备，一旦心脏骤停复苏需要时，指导可用人员，并呼叫额外援助，包括心脏外科医生、手术室护士长、麻醉师、灌注师。

(6) 再次开胸团队（角色 7 和角色 8）：一旦心脏骤停确定，复苏正在进行，再次开胸团队（包括心脏外科医师和外科助理）就应穿上手术衣戴上手套并做好准备，一旦复苏失败尽快再次开胸。

三、CS-ALS 流程

CS-ALS 流程应适用于所有心脏术后 10 天以内发生的心搏骤停患者。超过 10 天，团队领导则必须权衡由于术后胸内粘连导致的再次开胸风险与获益[3]。LHSC 心脏手术重症监护室的 CS-ALS 流程为图 52-1。

与所有的心脏骤停管理一样，关键步骤是识别心搏骤停，识别心律，寻求帮助，以及早期除颤。

（一）胸外心脏按压

CS-ALS 和 ACLS 相比较一个主要变化是，延迟开始胸外心脏按压长达 1min 以确定治疗（表 52-1）。

心脏术后患者更少首选 ECM，有证据表明，对不稳定胸骨进行按压会造成胸心血管和胸骨的损伤。一项 Meta 分析显示，多达 11% 的患者有多个 CPR 相关损伤，并且 3%～7% 有严重损伤包括胸骨骨折（15%）、肋骨骨折（32%）、心包损伤（8.9%）和心室撕裂或破裂（0.6%）[6]。

当 ECM 开始时，按压应该按照标准化的 ACLS 流程执行速度为每分钟 100～120 次且深度为 2～2.5 英寸（5.08～6.35cm），允许胸部完整回弹，避免任何中断[1]。如果动脉波形监控在心搏骤停期间可用，可以通过达到收缩压大于 60mmHg 的目标确保 ECM 的有效质量。

（二）按压前除颤及复律

如果心搏骤停的原因是心室颤动或无脉性室性心动过速，确切治疗是除颤。目前的指南建议 3 次 200J 双相波连续电击。在一项最近的 Meta 分析中，首次电击达到恢复灌注心律的成功率为 78%，第二次电击下降到 35%，第三电击为 14%，第四次电击成功的可能性最小不到 10%[7]。

如果三次重复电击未能实现自主循环恢复（return of spontaneous circulation，ROSC），ECM 应该开始为早期紧急再次开胸做准备，以方便由一位有经验的医生进行胸内心脏按压和胸内除颤（ⅠB）[3]。一项涉及 22 个研究的系统回顾于 2008 年由欧洲心胸外科协会发表，研究表明没有证据显示院内心脏骤停时在除颤之前进行 ECM 能够获益[8]。一项纳入 6789 名患者的诊断院内心脏骤停的研究显示，在发病 1～2min 进行早期除颤是患者生存的一个重要预测因素[9]。

如果心脏骤停的原因是心跳停搏或严重的心动过缓，确切治疗是心外膜导线电起搏（Ⅱa）[3]。节律应设置为 DDD 模式下每分钟 80～100 次用最大输出电量起搏（ⅠC）[3]。大多数心脏起搏器都有应急功能，默认为该设置。当没有心外膜起搏导线时，应考虑心外起搏板。

当无脉性电活动心搏骤停时，任何起搏器活动都必须关闭以排除潜在的心室颤动（ⅡA～C）[3]，如果没有明确的必要治疗 ECM 应立即开始。

（三）气道管理

心脏跳骤停时气道管理的主要目的是预防缺氧，可通过球囊面罩通气或建立一个明确的气道通气，从而输送 100% 的氧气达到目的；而呼气末正压通气应避免增加被动静脉回流。呼吸末二氧化碳监测应尽可能地使

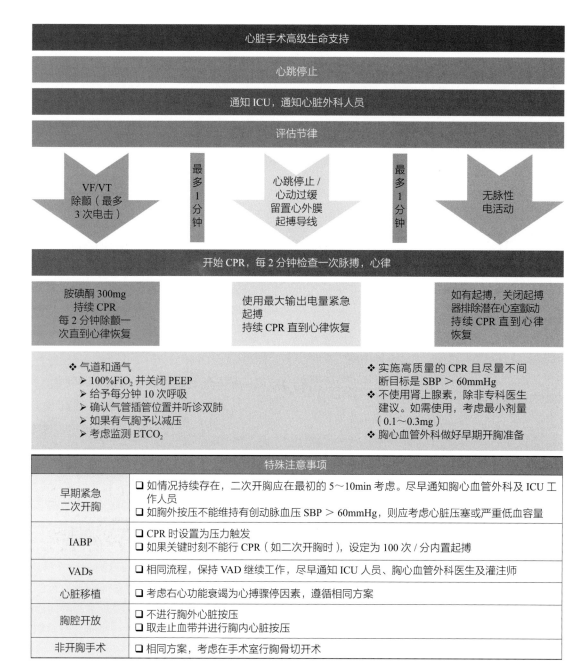

▲ 图 52-1 伦敦健康科学中心心脏手术高级生命支持的流程

VF/VT. 心颤 / 室性心动过速；PEA. 无脉性电活动；CPR. 心肺复苏术；FiO₂. 吸入氧浓度；ETCO₂. 呼末二氧化碳；SBP. 收缩压；ICU. 重症监护室；IABP. 主动脉内球囊反搏；VAD. 心室辅助装置

用。同样重要的是积极排除和气道相关的心搏骤停因素，包括张力性气胸、血胸，或意外脱管。早期气管插管可以被认为是安全的气道，应在二次开胸时建立，并且有助于转移患者到手术室。

（四）药物管理

另一个与标准 ACLS 流程相反的部分是药物管理，特别是阿托品和肾上腺素。阿托品在 CS-ALS 对严重心动过缓、心脏停搏的处理中没有地位，这是由于缺乏有利的证据。

肾上腺素和血管加压素对心脏术后患者具有潜在危害，当自主循环恢复后，反弹性高血压可能引起高危的缝线切割，导致致命性出血。其他注射肾上腺素的可能危害有主动脉破裂、心功能障碍、心律失常加重、心肌耗氧量增加、移植冠状动脉破裂。此外，目前没有安慰剂组对照试验表明在复苏中使用缩血管药物可以改善患者的神经系统预后[1, 10]。因此，这些血管活性药物只能由一个管理心脏术后心搏骤停经验丰富的专家医生处方。

表 52-1　ACLS 和 CS-ALS 的比较

ACLS 对心搏骤停的建议	CS-ALS 对心脏术后心搏骤停的建议
心室颤动或无脉性室性心动过速	
立即胸外心脏按压	如果 1 分钟内可以实施则首先除颤
胸外心脏按压→单次电击→再次电击前胸外心脏按压 2 分钟	开始胸外心脏按压前先进行 3 次重复电击
心脏停搏或严重的心动过缓	
胸外心脏按压→缩血管药物	如果 1 分钟内可以实施，则 DDD 模式按最大输出电量起搏→胸外心脏按压
所有无脉性心搏骤停	
肾上腺素 1000μg 每 3～5 分钟	整个心跳停止期间不使用肾上腺素或减量到 100μg 对心跳将要停止的患者使用
在组长的指导下使用特定角色	在心搏骤停的管理中使用 6 个关键角色
	如果初始治疗无效则紧急二次开胸

ACLS. 高级生命支持；CS-ALS. 心脏手术高级生命支持

静脉注射胺碘酮 300mg 应该是在患者连续 3 次电击失败后。所有静脉输注，尤其是镇静药和降血压的药物，在复苏过程中应当停用，避免出现低血压和负性肌力作用。所有输注还应该进行检查，避免任何可能的药物错误。在患者恢复自主循环的过程中，一旦药物治疗错误被排除，血管支持药物可以重新使用。

（五）紧急床旁开胸

在复律、除颤、按压及其他可逆病因治疗等措施失败后，早期紧急床旁再次开胸被认为是 CS-ALS 确切复苏措施的另一个支柱。再次开胸准备应当在 ECM 时立即启动，以减少心脏按压的时间及其相关创伤。目标是开始胸外按压 5～10min 启动再次开胸[3, 11]，以便于直接控制止血，以及解除可能发生的心脏压塞。

再次开胸还能进行胸内心脏按压和胸内除颤。胸内按压已证明和胸外按压相比具有 2 倍的心输出量，能优化冠状动脉和脑的灌注，增加自主循环恢复率，与 ECM 相比能进一步提高生存率[11, 12]。

每个心脏外科 ICU 都应当有一个专用的简单再次开胸车和工具包。简化再次开胸工具包能够加快工作流程且减少干扰。每个工具包都应该备有无菌吸引器、手术刀、钢丝钳、粗针持针钳和单边胸骨撑开器（图 52-2）。

一个治疗巾和皮肤消毒盘同样能让患者更快做好准备（图 52-3）。

额外的手术器械包括缝线、海绵和持针器，可以放在一个单独的完整工具包内。一旦患者成功复苏就，应该在手术室内进行更进一步的手术修复。这些患者还应考虑使用额外的抗生素及无菌消毒。

再次开胸发生在术后 10 天以内效果是最好的；除此之外，粘连形成会使再次开胸更具挑战性和危险。术后 10 天之后，重新开胸应该由一位高年资外科医生决定[3]。

（六）心搏骤停后 ECMO

应当对可逆原因造成心搏骤停的心脏术后患者考虑使用 ECMO。1994 年的一项小型研究显示，即使开胸心肺复苏仍然顽固性心室颤动的患者在 ICU 内行 ECMO 治疗，最终成功获救的存活率为 56%[13]。

（七）CS-ALS 中的特殊考虑

1. 主动脉内球囊反搏

IABP 应该设置为"压力触发"，以便于充气和放气

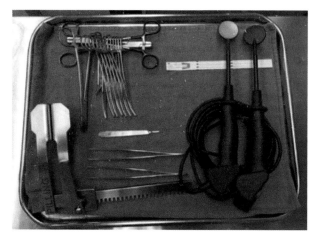

▲ 图 52-2　再次开胸托盘包括基本仪器和胸内除颤板

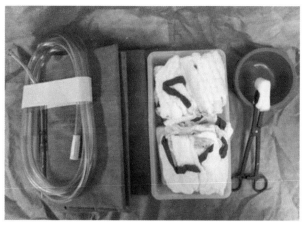

▲ 图 52-3　治疗巾和皮肤消毒盘

的时间配合机械性心脏按压。胸外按压中断时，如再次开胸时，IABP 应该设置为内置模式 100 次 / 分，直到心脏按压恢复[3]。

2. 心室辅助装置

有 VAD 的患者和没有 VAD 的患者都会因为类似的原因导致心搏骤停。此外，他们还可能出现机械性的 VAD 失败，以及在左心室辅助装置的情况下右心室功能衰竭。ECM 的效果并不清楚，数据仅限于零星的病例报道，显示胸外按压会损坏设备和心室。一方面，机械按压可能加重右心室舒张功能障碍，但更重要的是，当 VAD 失败时，按压可以提供维持生命的循环。Mabvuure 和 Rodrigues 在系统回顾中报道，没有足够的数据支持 VAD 患者从 ECM 中获益或遭受损伤，这还需要更多的研究[14]。平衡上述潜在风险和获益，我们建议 VAD 患者实施心肺复苏术。

VAD 患者的管理还面临一个潜在的挑战，由于设备的无脉性血流特征使得侵入性监测措施不可用，此时如何识别心脏骤停，以及进行之后的自主循环恢复。有几种不同的方法来识别这类患者的心脏骤停，包括脑的低灌注迹象（如意识丧失），有创动脉血压监测降低类似中心静脉压，大动脉多普勒波形消失，设备屏幕出现不正常的波形参数，机械通气患者呼末二氧化碳波形消失，以及超声心动图证明设备和心室不活动。

VAD 患者的管理应有别于 CS-ALS 流程。在患者术后 10 天之后发生的心搏骤停，应考虑 ECMO 支持。

3. 移植后患者

在心脏，心肺或双肺移植后出现心脏骤停时，应遵循相同的建议，包括再次开胸。由一个外科专家医生在原有的胸骨切口外重新开胸或双侧切口开胸。

4. 胸骨开放患者

延迟关胸的患者也应遵循 CS-ALS 流程。在实施按压时，着力点应为胸部的中点，而非胸骨。通常应适当降低力度，但仍需确保在动脉波形监测中维持一个合适的收缩压。

由于没有缝线需要去除，对胸骨开放患者进行胸内心脏按压更简单。必须注意，在去除包裹物时防止伤害附着的组织或深部的右心结构。偶尔，周围的包裹物导致心脏压塞可以引起心搏骤停，这可以通过去除包裹物来解决。

5. 非开胸手术患者

尽管非开胸心脏手术仅涉及微创开胸或单独小切口，但 CS-ALS 流程仍然可以适用，因为胸外按压可导致这些患者产生和全胸骨切开术患者同样的并发症。如果需要一个新的开胸手术，则应该由一位训练有素的外科医生进行。

第53章　心脏压塞和再次开胸
Tamponade and Chest Re-opening

Amit Korach　Benjamin Drenger　著
范景秀　译

要点

◆ 心脏手术后由于纵隔出血而导致的再次开胸率为 2%～5%。

◆ 心脏压塞主要基于临床诊断。对心脏压塞的诊断，食管超声具有很高的敏感性和特异性，而传统的经胸超声和胸部 X 线检查则帮助有限。

◆ 严重的纵隔出血或心脏压塞应选择在手术室实施再次开胸治疗。

◆ 如果血流动力学特别不稳定，或者出血特别严重，心脏压塞允许在床旁进行开胸探查。

◆ 如果发生胸骨裂开，建议再次进行胸骨固定。

◆ 心脏压塞和严重纵隔出血治疗过程中，建议使用麻醉药物依托咪酯和氯胺酮。

心脏术后早期再次开胸指征如下。

• 严重的手术部位出血或者心脏压塞。

• 紧急外科情况处理，如冠状动脉移植手术桥血管堵塞、存在功能障碍瓣膜的置换或修复和主动脉假性动脉瘤等。

• 胸骨裂开。

• 胸骨深部伤口感染。

本章节重点介绍因出血或者心脏压塞而进行的再次开胸。

心脏手术患者术后出血风险很高。这与很多患者使用过影响血小板聚集或功能的药物和抗凝药物有关，如阿司匹林、P2Y$_{12}$ 受体拮抗药、华法林或肝素。此外，体外循环、血液稀释、降温和全身肝素化等因素也会增加患者术后出血倾向。

血小板、红细胞及炎症和凝血系统成分的变化会一直持续到术后。血小板不仅会被消耗，而且会被激活导致脱颗粒，后者同时释放二磷酸腺苷，并在血小板表面表达其他因子和受体，从而引起血小板聚集和永久功能障碍。术后即刻发生上述变化，先是血小板迅速黏附在位于手术部位或冠状动脉移植物处的裸露内皮下区域，

随着血小板逐渐恢复，术后第 7 天血小板增多反弹。

此外，在心脏手术过程中，胸骨被锯开，心包内血管暴露，均存在出血可能。心脏术后严重出血，无论是否进行手术部位的重新探查，均与患者的不良预后和住院费用增加有关[1-3]。

心脏术后需要再次开胸止血的严重出血发生率为 2%～5%，有的研究报道得更高。相关危险因素很多，但术前进行抗凝治疗、高龄、欧洲心血管手术危险因素评分高、瓣膜手术和体外循环时间延长等是最常见的危险因素[4-6]。

一、术前评估

评估患者心脏术后出血风险，需要关注术前是否存在出血倾向或者凝血功能紊乱，需要定期监测血常规和凝血功能。近年来，越来越多的患者接受双联抗血小板治疗（通常是阿司匹林联合 P2Y$_{12}$ 受体拮抗药，如氯吡格雷、普拉格雷或替格瑞洛）。还有患者使用华法林衍生物、低分子肝素或新型口服抗凝血药。这些抗凝药物的作用机制、半衰期和对血块形成能力的影响各不相同。心脏术前停用阿司匹林不会导致术后出血的明显减

少。术前 24～48h 需要强制停用新型口服抗凝药物。有研究表明，患者的出血倾向可能与使用 $P2Y_{12}$ 受体拮抗药有关。大多数研究发现，心脏手术围手术期严重出血、再次手术探查和死亡率均与使用氯吡格雷、替格瑞洛或阿司匹林有关[7, 8]。当然，一些研究也认为没有相关性[9]。冠状动脉旁路移植患者术前使用阿司匹林不会增加出血率，也不会增加术后的死亡风险[10]。2014 年 ESC/EACTS 心肌血运重建指南建议接受 $P2Y_{12}$ 受体拮抗药治疗的患者，拟行非急诊 CABG 手术，术前至少停用波立维或替格瑞洛 5 天，或普拉格雷 7 天[11]。

二、术中管理

对于防止手术部位出血，最重要的还是精细的外科技术和减少术中创面。术中使用氨甲环酸可以减少术后出血和再次开胸的概率[12]。体外循环期间维持正常体温和鱼精蛋白对肝素的完全中和也是十分重要的。但不会常规补充凝血物质，如血小板、新鲜冰冻血浆或冷沉淀物。某些情况下容易出现严重的凝血功能紊乱，如使用了深低温停循环技术，或者术前就有凝血功能的问题，这时在肝素中和完毕后可以输一些凝血因子和血小板。为避免血液积聚在心包腔里造成心脏压塞，要放置引流管进行充分引流。一般放一根 36F 胸腔引流管，以及 28F 前纵隔和 36F 下纵隔引流管各一根。

输注鱼精蛋白使 ACT 回到基础值后，麻醉师可以使用血栓弹力图进行分析，预测患者心脏术后回到监护室后出血的风险。这样可以有效提供何时使用预防出血措施的信息[13]。

患者回到监护室后，引流管的引流量需要单独计量。如果出血量大，鉴别诊断应该包括残余肝素反跳作用、凝血因子消耗导致的凝血功能障碍，以及由于 APD 治疗导致的残留纤维蛋白溶解或血小板功能障碍。肝素残留可以通过 TEG 的肝素酶杯进行确认，此时输注鱼精蛋白可能使患者获益。TEG 中 R 值延长表示血凝块形成延迟，应该用新鲜冰冻血浆治疗；如果是纤溶亢进，则可以使用氨基己酸或氨甲环酸进行抗纤溶治疗。TEG 最大振幅（maximum amplitude，MA）可以通过血小板作图，检测阿司匹林或氯吡格雷对血凝块强度的残余作用。MA 减小最好的处理方式是输注血小板[14]。

如果患者存在血小板计数降低（＜ 50000）或 INR/PTT 延长，为了防止术后严重出血，可以输注血小板和新鲜冰冻血浆。体温过低会引起凝血功能紊乱，维持正常体温对于预防术后出血至关重要。

有时，即使血压控制满意、体温正常、凝血功能也好，但患者仍有引流。这时需要考虑再次剖胸探查止血的必要性。但相关手术指征基于不同医院和外科医生差别很大。一般情况下，心脏术后再次剖胸探查指征是：胸腔引流管引流量第 1 小时大于 500ml，前 2h 每小时大于 400ml，前 3h 每小时大于 300ml，前 4h 总量大于 1000ml，前 5h 总量大于 1200ml，突然出现大量引流[15]。过去 20 年来，由于大量输血与术后并发症的高发病率和死亡率相关，外科医生对于再次剖胸探查相对更积极，以减少术后输血量[4, 16]。

三、心脏压塞

液体或血液在心包腔内快速积聚会导致心脏压塞的出现，继发临床表现有呼吸困难、心动过速、心音遥远、低血压和颈静脉怒张。触诊外周动脉时容易发现脉搏强度的变化。自主呼吸引起心包内压力变化，从而导致肺血管床容量增加。心脏表面的过度压塞和吸气时胸腔负压均会导致静脉回流增加，室间隔向左心室膨出，射血分数降低[17]。

心脏压塞的非特异性诊断包括胸片上心影增大和心电图 QRS 波幅降低。ECG 也可以呈现一种 QRS 振幅的周期性交替。心包积液的逐步积聚会影响心脏收缩，左右心室依次容积减少甚至塌陷，最终心输出量减少。

心脏术后心脏压塞的典型症状和体征会有别于其他的胸腔病理状态。由于出血和"第三间隙"血管内容量（前负荷）减少，呼吸机正压通气比自主呼吸状态下降低更多前负荷。许多情况下，心脏术后不关心包，因而心包内血凝块的分布不均匀，从而血凝块对心包内不同部位形成的压力不同。这区别于其他心包积液的压力在密闭心包腔内的均匀分布。例如，积聚在后心包的血凝块就可能影响左心房和左心室的充盈，但不会影响右心系统。

心脏压塞首先是一个临床诊断。临床出现血压降低、肺动脉压或右心房压增高的时候，需要考虑心脏压塞的可能。心脏术后出现低心排综合征导致的尿量减少、代谢性酸中毒、混合静脉血饱和度差和皮温降低时，也要考虑心脏压塞的可能。尤其是当纵隔引流管早期引流量很大，出现突然减少，要高度怀疑心脏压塞的可能，可能有血块堵住了引流管。即使中等量的纵隔引流被堵塞，也能导致心脏压塞。

非临床的诊断工具对心脏术后心脏压塞的诊断价值不大。某些情况下，胸片会看到纵隔影增宽。TTE 的诊断价值也不大，主要与肺过度通气、声窗限制和纵隔引流管的遮挡等技术原因有关。而与 TTE 相比，TEE 诊断心脏压塞的敏感性和特异性都很好。它不仅能发现心包积液或积血，还能发现可能导致右心室受压的很小范围的积血。然而，由于 TEE 操作的有创性和在心脏术后 ICU 实现操作的滞后性，使其在心脏术后心脏压塞的快速诊断方面应用受限。没有血凝块和纤维条索的大量心包积液可以在 TEE 检查中表现"心脏摆动"现象，并与心电图上 QRS 波群振幅的交替相对应[18]。

治疗

一旦考虑心脏压塞或者存在持续出血，最根本的治疗还是再次开胸探查，这样可以确切地探查心包腔，清除血凝块和处理出血的部位。理想情况下，再次开胸应该在心脏手术室进行，如果出血特别多，就只能在心脏术后 ICU 床旁开胸了。

当患者被紧急转运到心脏外科手术室时，可以像首次手术那样，仰卧于手术台，去除敷料，胸部以标准方式准备。为避免污染术野，引流管和起搏导线要摆放在术野之外（图 53-1）。

去除皮肤、皮下的缝合及固定胸骨的钢丝，目的是尽快解除填塞，使出血停止。我们小心地撑开胸骨边缘，放置胸骨撑开器，探查纵隔。去除术野的血凝块时，要特别小心，不要损伤冠状动脉旁路移植的桥血管，因为容易看不清它们。操作过程中用温热的生理盐水冲洗凝块。清理完心包腔的积血和血凝块后，后续要关注和探查心包腔内缝合部位的出血情况。需要仔细探查整个术野的出血来源，包括大血管和心室腔的缝合处、冠状动脉移植物和吻合口、乳内动脉床、小的纵隔血管和胸骨等。60%～80% 再次开胸探查的病例可以找到出血来源，所以还是主张尽早探查[4, 19]。其他情况下的出血则考虑弥漫性凝血病。最多有 25% 再次剖胸探

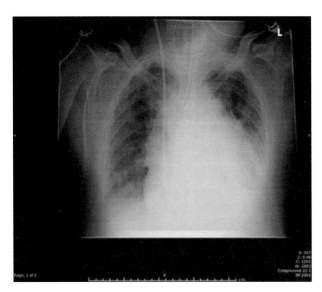

▲ 图 53-1　心脏术后胸部 X 线片显示纵隔增宽，高度提示心脏压塞

查的病例没有发现明显出血来源[20]。保证术野充分引流出血停止后，冲洗引流管保证其通畅，常规关胸。特别严重的凝血功能障碍的出血患者会延迟缝合伤口和关胸。

如果出血或填塞导致血流动力学特别不稳定，这个时候往手术室转运患者是很不安全的，要考虑在心脏外科监护室进行床旁开胸探查，以减轻心包内压力和止住主要出血。

极少情况下，在监护室内无法实现彻底止血。此时，做好局部止血后就要把患者转运至手术室进行止血。

心脏外科术后监护室应该配备床旁开胸相关物资和设备。除了常规监护设备外，还应具备清洁无菌手术间、直射光、无菌铺巾和手术衣及全套手术室无菌器械。

遇到以上情况，对于重症监护室医生而言，"首要规则"是"求救"！理想情况下，床旁开胸人员配备包括两名外科医生、一名麻醉师、两名手术室护士和两名重症监护室护士（手术室外一名）。一般情况下，在监护室开胸的流程和在手术室是一样的。

即使血压低，还是要实施全身麻醉。为了避免后期出现并发症，必须坚持严格的无菌环境和标准的外科操作流程。开胸去除血凝块缓解心脏压塞，然后寻找主要出血来源。

如果患者血流动力学稳定，出血已经控制，可以在监护室进行胸骨钢丝固定和关胸。

四、因胸骨裂开行再次开胸

心脏术后发生胸骨愈合不良的情况较少见。可能愈合不良的原因包括：胸骨对合不良，胸骨锯偏和"脆弱"胸骨（老年患者和长期使用类固醇激素的患者）、中心性肥胖、剧烈咳嗽导致的间歇性胸内压增高和感染因素。胸骨愈合不良可能导致胸壁的矛盾运动和呼吸功能受损。其诊断时间点可以在术后几天到几周，但一般是在术后 2 周。症状也各有不同，有些患者没有症状，有些觉得胸骨中间痛或呼吸困难。体格检查可发现胸骨边缘分离和不稳定，咳嗽时尤其明显。胸片通常发现胸骨钢丝错位（图 53-2），有时候钢丝会离断。CT 比胸部 X 线片诊断胸骨裂开更灵敏。

胸骨裂开的治疗取决于胸骨不稳定的程度和患者的症状。如果症状轻微并且胸骨裂开程度轻，可以在充分镇痛的基础上使用胸骨外部柔性支撑。如果疼痛持续存在或有呼吸困难，则需要再次开胸固定胸骨。

再次开胸固定胸骨一般在全身麻醉下进行。去除胸

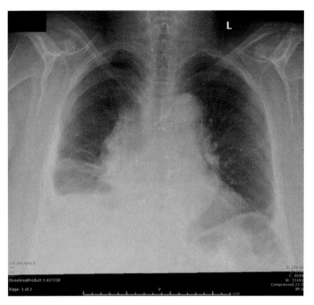

▲ 图 53-2　胸骨裂开的结果，胸骨钢丝移位

骨钢丝，评估胸骨和纵隔。即使没有脓液，也会常规做纵隔引流液的细菌培养。大多数情况下，很少合并单边或双边的胸骨骨折。

1977 年，Robicsek 等首先报道了我们的胸骨固定技术，并开始广泛推广和应用[21]。简而言之，这个技术就是用八字走行钢丝垂直固定胸骨骨折边缘，然后再从水平方向通过垂直方向的钢丝来固定胸骨边缘。这样可以把胸骨的水平张力转移到垂直的胸骨钢丝上（图 53-3）。这种方法很少失败。如果失败，可以考虑使用其他

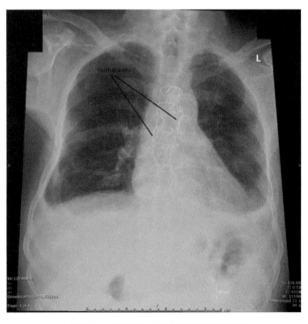

▲ 图 53-3　沿胸骨外侧边缘垂直放置钢丝

胸骨固定装置，如放置金属板和螺钉，但应用有限。

五、因胸骨伤口感染行再次开胸

心脏术后胸骨深部伤口感染特征明显[22]。其发生率因机构和区域存在差异。胸外科医生协会成人心脏外科数据库报告的发生率为 1%。其发生的危险因素包括慢性阻塞性肺病、未控制的糖尿病、使用双侧乳内动脉、体外循环时间延长、肥胖、充血性心力衰竭和急诊手术[23, 24]。

大多数情况下，胸骨深部伤口感染需要重新开胸。其目的是去除异物（胸骨钢丝）并清创坏死和受感染的组织。有时，还需要使用肌肉或网膜瓣进行胸部重建。

该操作在全身麻醉下进行，常规进行胸部皮肤消毒和铺巾，经原切口开胸。小心地移除胸骨钢丝。当分开胸骨边缘的时候，要特别小心感染的纵隔和脆弱的心肌组织。清除坏死和感染的组织。胸骨清创的深度取决于感染的程度。放置纵隔引流管，可以用肌肉或网膜瓣重建胸部组织。

六、心脏压塞的麻醉管理

心脏压塞麻醉管理的四大要素如下。

• 正压机械通气或高 PEEP 可能会通过减少心脏充盈影响心输出量，进而损害患者的血流动力学状态。因此，无论高频低潮气量的自主呼吸或机械通气，都需要低的吸气峰压。

• 低血压和低血容量状态下的液体和血制品输注管理对心脏压塞很重要；尽管代表心脏外部压力的充盈压升高，但如何管理液体输注以保持足够的每搏输出量非常有挑战。对于急性心脏压塞，特别要小心过多的液体负荷可能会加重双心室的相互影响。

• 正性肌力支持是一项重要的复苏措施。使用去甲肾上腺素将维持交感神经张力，并避免心动过缓和麻醉药物引起的血管舒张。

• 麻醉药物的选择应强调使用能迅速诱导深度麻醉状态，但血管舒张作用最小的药物。氯胺酮和依托咪酯是首选药物，输注应根据效果循序渐进。

氯胺酮是苯环烷衍生物和 NMDA 受体拮抗药，可诱导分离性全身麻醉。它的拟交感神经作用及其增加神经末梢释放去甲肾上腺素的能力，有助于增加血压和心率。以上这些作用加上呼吸抑制作用小是氯胺酮的主要优点。患者的血流动力学稳定之后，需要联合使用咪达唑仑，以对症处理其精神症状不良反应，如幻觉和谵妄。

依托咪酯是一种全身麻醉诱导药物，具有显著的血流动力学稳定性。它不抑制交感神经张力或心肌收缩力，因此它对血压和心率的影响很小。血流动力学不稳定的心脏压塞患者可以安全地使用依托咪酯或氯胺酮麻醉。

综上所述，心脏手术后再次开胸的情况很少，仅限于出血 / 填塞、胸骨裂开或胸骨深部伤口感染。对于术前还在接受双联抗血小板治疗的患者，麻醉师可能会使用血小板作图进行血栓弹力图检测，以预测回到心外 ICU 时术后出血的风险。为避免心脏压塞导致血流动力学不稳定后影响心功能，心脏术后手术部位的出血应尽快处理，最好在手术室进行。当临床考虑心脏压塞且填塞尚未解除时，心外 ICU 医生或麻醉师应尽可能避免使用正压通气。如果需要全身麻醉，自主呼吸通气是比较好的，首选氯胺酮，对呼吸影响小。手术团队准备切开时再开始做麻醉诱导，以减少血压降低的风险。

第 54 章　肾衰竭和透析
Renal Failure and Dialysis

Anne D. Cherry　Benjamin Y. Andrew　Jamie R. Privratsky　Mark Stafford-Smith　**著**

康　慧　**译**

要点

- 急性肾损伤在心胸外科手术后常见，并与术后发病率和死亡率显著增加相关。不幸的是，目前的风险模型并不能很好地预测 AKI。
- 心胸外科患者 AKI 诊断主要基于血清肌酐升高。目前的共识标准可将肾脏损伤的识别延迟至 48h。目前正在寻找更有用的早期 AKI 生物标志物。
- 透析和肾移植是目前唯一改善肾功能的治疗方法。因此，作为心胸外科整体护理的一部分，避免肾脏风险的策略是最重要的。
- 肾脏最佳实践方法已被证明可以减少患者队列中的 AKI 负担，但个别患者仍将维持 AKI。
- 对确诊 AKI 患者的治疗包括主要支持方案。在某些情况下，早期肾脏替代治疗可能改善患者的预后。

一、诊断和分类

心脏手术相关急性肾损伤（cardiac surgery-associated acute kidney injury，CS-AKI）的共识诊断标准与其他临床环境中使用的标准一致。最常用的包括以下三种：① RIFLE[风险（Risk），损伤（Injury），衰竭（Failure），损失（Loss），终末期肾脏疾病（End-stage kidney disease）]；② AKIN[急性肾损伤网络（Acute Kidney Injury Network）]；③ KDIGO[改善全球肾脏病预后（Kidney Disease：Improving Global Outcomes）] 标准（表 54-1）[1]。虽然每种标准在 AKI 分期的细节上有所不同，但都使用血清肌酐和（或）尿量标准。上述标准中 KDIGO 是最新的，它结合了 RIFLE 和 AKIN 的成分，利用相对和绝对血清肌酐变化，以及急性（48h）和慢性（7天）时间窗（表 54-1）。最后，胸外科医师协会对急性肾衰竭的定义已经被用于进一步理解心脏手术后的肾功能障碍。这个定义的分级是根据血清肌酐比基线增加 3 倍或肌酐增加到 ≥ 4mg/dl 或新的透析要求来划分的。在使用不同标准的研究中，比较 AKI 的发生率和严重程度时，必须考虑这些 AKI 定义的差异。

对于所有主要的 AKI 标准来说，血清肌酐的蓄积反映了肾小球滤过率的降低，肾小球滤过率是整体肾功能受损的替代标志物。然而，肾小球滤过率与血清肌酐之间的关系在本质上是非线性的（图 54-1）。肾损伤后的血清肌酐蓄积可能至少需要长达 48h，临床才能识别 AKI。而且，虽然有重大的肾脏打击，血清肌酐也可能永远无法达到诊断阈值：血清肌酐的微小变化与心脏手术后的死亡率显著相关 [3, 4]。

尽管 AKI 的所有共识定义中都包含了少尿标准，但心脏手术后早期少尿的额外诊断价值证据有限且相互矛盾，围手术期 AKI 研究往往将诊断标准局限于肌酐基准。术后少尿很常见，可能只是对低血容量的一种适当的稳态反应，而不是对肾损伤的病理反应（急性肾"成功"）[5]。血清肌酐（AKIN）标准加上尿量标准确实会增加 AKI 发生率，但可能不会增加长期结局的预后价值 [6, 7]。

总之，虽然最初定义于非手术人群，但共识诊断的 AKI 标准有效地识别了围手术期肾损伤相关的重要风险。然而，这些工具忽略了在心脏术后患者中仍然具有临床重要性的较轻 AKI。最后，少尿作为术后早期 AKI

表 54-1 共识的急性肾损伤的定义和分类系统[1]

	血清肌酐	尿 量
RIFLE 标准		
风险期（Risk）	在 7 天内 SCr 增加到 ≥1.5 倍基线水平或 GFR 下降＞25%	尿量＜0.5ml/（kg·h）持续时间＞6h
损伤期（Injury）	在 7 天内 SCr 上升至＞2 倍基线水平或 GFR 下降＞50%	尿量＜0.5ml/（kg·h）持续时间＞12h
衰竭期（Failure）	在 7 天内 SCr 升高至＞3 倍基线水平或 GFR 降低＞75%，或 SCr 升高至≥4mg/dl 且急性升高达 0.5mg/dl	尿量＜0.3ml/（kg·h）持续时间＞24h 或无尿持续时间达到 12h
损失期（Loss）	肾功能完全丧失，需要透析＞4 周	
终末期肾脏疾病（ESRD）	肾功能完全丧失，需要透析＞3 个月	
AKIN 标准		
1 期	在 48h 内 SCr 增加≥0.3mg/dl 或增加到≥1.5 倍基线水平	尿量＜0.5ml/（kg·h）持续时间≥6h
2 期	在 48h 内 SCr 增加至＞2 倍基线水平	尿量＜0.5ml/（kg·h）持续时间≥12h
3 期	在 48h 内 SCr 增加到＞3 倍基线水平，或在 24h 内 SCr 增加至≥4mg/dl 且升高达 0.5mg/dl，或开始透析	尿量＜0.3ml/（kg·h）持续时间≥24h 或无尿持续时间≥12h
KDIGO 标准		
1 期	在 48h 内 SCr 增加≥0.3mg/dl 或在 7 天内 SCr 增加≥1.5 倍基线水平	尿量＜0.5ml/（kg·h）持续时间≥6h
2 期	在 7 天内 SCr 增加＞2 倍基线水平	尿量＜0.5ml/（kg·h）持续时间≥12h
3 期	在 7 天内 SCr 增加到＞3 倍基线水平或 SCr 增加到≥4mg/dl 或开始透析	尿量＜0.3ml/（kg·h）持续时间≥24h 或无尿持续时间≥12h

GFR. 肾小球滤过率；SCr. 血清肌酐；ESRD. 终末期肾病

诊断工具的价值尚不确定。

二、流行病学

在全球范围内，CS-AKI 的发病率为 22.3%[8]。大多数 CS-AKI 的严重程度较低（第 1 阶段，13.6%），少

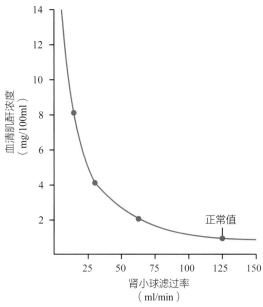

▲ 图 54-1 肾小球滤过率与血清肌酐的关系
经许可转载，引自参考文献 [2]

数病例达到较严重阶段[8]。AKI 的发生率因手术方式不同而异，主动脉（29%）和瓣膜（27.5%）手术的发生率高于单独的冠状动脉旁路移植术（19%）[8]。

三、病因和病理生理学

CS-AKI 的发展受到许多不同因素的影响。检查病理生理学时要以循序渐进的方式，首先了解正常的肾脏生理，包括肾脏对缺血损伤的自相矛盾的脆弱性，然后理解肾损伤的主要机制。损伤机制将在主要围手术期危险因素、临床和实验室诊断生物标志物的背景下构建。

（一）肾脏生理学与脆弱性

相对于其他内脏器官，肾脏降低了其缺血耐受性，因为解剖循环和血流调节。肾髓质中逆流的毛细血管循环允许生理性的尿液浓缩，但也允许氧气从流入毛细血管"逃逸"到流出毛细血管。此外，肾脏接受 20% 的心输出量，其中大部分被分流，远离了直小血管和肾髓质组织。总的来说，这些因素是导致肾髓质常态缺氧的原因，髓质生理静息氧张力为 10～20mmHg[9]。体外循环过程中的非搏动性血流可能进一步加剧髓质和皮质间的灌注不平衡[10]。

正常的肌源性自调节反射负责调节肾血流，通过调节传入小动脉的张力，在较低血压时将全身血液转移向肾脏滤过，同时在较高血压时保护肾小球免于承受过多血流。值得注意的是，这个系统主要是由肾小球滤过的需要来调节的，而不是像大多数稳态灌注机制一

样，由氧的需要来调节。肾脏的供氧需求也很有趣，增加的肾血流量确实增加了组织的整体供氧量，但也增加了氧气需求，因为增加了肾小球滤过和溶质再摄取的需要。

（二）肾损伤机制

1. 缺血再灌注损伤

心脏手术过程中，缺血再灌注损伤（ischemia-reperfusion injury, I/R Injury）可发生在多个阶段。例如，在全身性低血压或心源性休克的情况下，肾动脉低灌注。另外，在体外循环期间，平均血压正常的情况下，伴随长时间的低血流量。也有越来越多的证据表明，肾静脉异常，如中心静脉压升高导致充血，也可能是导致 CS-AKI 发生的病理生理重要因素[11]。最后，与肾动脉夹层或栓塞现象有关的梗死，如脱落的粥样斑块、血栓、肿瘤或感染，也可能导致缺血。

2. 肾毒性因子

许多肾毒性因子，包括外源性和内源性，可以参与 CS-AKI 的病理生理学。内源性毒素的产生通常是由于在手术干预期间释放肾毒性的游离血红蛋白或肌红蛋白。在心脏手术中，红细胞暴露在体外循环回路中也会引起对细胞的损伤，游离的血红蛋白释放到血浆中。游离血红蛋白通过以下机制导致肾损伤：①产生自由基；②在收集系统中使 Tamms-Horsfall 蛋白沉淀；③通过消耗一氧化氮诱导肾小动脉血管收缩[5]。此外，对红细胞的损伤增加了循环铁，这有助于活性氧的产生。事实上，发生 AKI 的心脏手术患者在体外循环期间和撤离之后血浆游离血红蛋白水平显著升高[12]。此外，术后血清肌红蛋白升高（一个已知的 AKI 危险因素）在心脏外科患者中很常见，可能代表亚临床横纹肌溶解[13]。

3. 炎症

炎症性 AKI 是一种被充分描述的现象，与 CS-AKI 相关[5, 14]。在成人和儿童人群中的研究已经确定了术前和术后炎症标志物与 CS-AKI 风险之间的关联[15, 16]。值得注意的是，在心脏手术的背景下，炎症与 I/R 内在相关，因为 I/R 导致下游促炎介的上调。

（三）风险因素

CS-AKI 的危险因素存在于术前、术中和术后（表54-2）。许多是不可优化但可用于预测风险，其他的可以优化以减轻风险。许多术前和术中临床风险评分工具已经被开发，以便对高危患者进行优先管理。总的来说，预测新的肾替代治疗（renal replacement therapy, RRT）的模型比预测 AKI 的模型更有用[17, 25]，因为既存的 CKD 合并 AKI 会增加 RRT 的风险。RRT 预测工具中，克利夫兰诊所模型[26]表现出优越性[27]。

表 54–2　心脏术后 AKI 的危险因素[17-24]

术前
年龄
性别（女）
脉压升高
单纯收缩期高血压
血压不稳定
高血压史
糖尿病史
充血性心力衰竭史
慢性阻塞性肺病史
高脂血症史
慢性肾病病史
周围血管疾病史
贫血
心肌梗死史
吸烟史
遗传因素
术中
复杂手术（联合 CABG+ 瓣膜）
紧急手术
CPB 持续时间延长
主动脉阻断时间延长
多次 CPB
术中使用呋塞米
术中使用正性肌力药物
术中输红细胞
CPB 期间极度贫血
术后
术后使用正性肌力药物
术后使用利尿药
术后使用血管收缩药
术后输血红细胞
心源性休克

CABG. 冠状动脉旁路移植手术；CPB. 心肺旁路

慢性肾脏疾病和其他高危人群

(1) 慢性肾病：CKD 定义为肾小球滤过率＜ 60ml/（min·1.73m²）或存在肾脏损害的证据＞ 3 个月[28]。依据疾病病因、eGFR 和蛋白尿水平的 CKD 分期，可以进行风险分层和预测。由于适应性高滤过，早期轻度肾功能不全通常被正常的血清肌酐掩盖。这可能导致进一步的肾小球损害以及进展为肾衰竭。CKD 的并发症包括：①容量过负荷；②血钾过高；③代谢性酸中毒；④高血压；⑤贫血；⑥血脂异常；⑦骨骼矿物质紊乱。CKD 患者发生额外 CS-AKI 的风险增加[2]。

(2) 老龄化：50 岁以后，整个肾脏体积下降[29]，随着皮质体积的加速减少（女性的髓质容量也在减少）。在微观解剖水平上，衰老的肾脏表现出肾硬化和功能肾单位数量下降的迹象[30]。30 岁后，肾小球滤过率相应下降，每年大约 0.75ml/min[31]。这些变化使老化的肾脏容易受到损伤，并增加了 CS-AKI 的风险[5]。

(3) 高血压：高血压是肾脏功能障碍的病因之一，也是 CKD 的病理后遗症。持续高血压会引起肾脏内一些适应性显微解剖改变，包括血管壁增厚、硬化和肾小球滤过屏障的破坏[32]。在一些分析中，高血压诊断被认为是 CS-AKI 的术前危险因素[17]。

(4) 糖尿病：糖尿病肾病的发展经过不同的病理生理阶段[33]。起初肾小球高滤过，随后一段时间正常滤过，无蛋白尿。逐渐出现微量白蛋白尿（肾小球滤过正常），后续为大量白蛋白尿和进行性肾小球滤过下降及 CKD。一些心脏外科队列的分析已经确定术前糖尿病是 CS-AKI 和 RRT 的重要危险因素[17, 34]。

（四）生物标志物

基于肌酐只能诊断而不能预测 AKI 发病。因此，目前正在研究一些更早的 AKI 生物标志物，以便更好、更早地预测损伤；然而目前还没有标志物在临床环境中得到一致验证和广泛采用。这些新开发的 AKI 生物标志物在肾损伤时连续表达。其中一些与急性损伤前肾应激期有关，该期通常先于肾结构损伤和随后明显的 GFR 损失[35]。因此，有一些 AKI 生物标志物可以检测：①肾脏应激；②功能受损，无结构损伤；③功能完整的结构损伤；④既有结构损伤，又有功能丧失[36]。下面各段将对此进行讨论。此外，关于这些生物标志物如何用于识别肾脏损伤的阶段，以期指导干预措施，以防止进一步的损伤，概述在图 54–2。

1. 肾脏应激

两个主要的肾脏应激生物标志物是胰岛素样生长因子结合蛋白 7（IGFBP7）和金属蛋白酶组织抑制药 –2（TIMP-2），两者都能抑制细胞周期的 G_1 期。Meta 分析

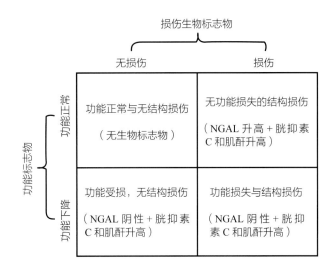

损伤生物标志物

	无损伤	损伤
功能正常	功能正常与无结构损伤（无生物标志物）	无功能损失的结构损伤（NGAL 升高 + 胱抑素 C 和肌酐升高）
功能下降	功能受损，无结构损伤（NGAL 阴性 + 胱抑素 C 和肌酐升高）	功能损失与结构损伤（NGAL 阴性 + 胱抑素 C 和肌酐升高）

▲ 图 54–2　当前生物标志物范例的结构

损伤和功能生物标志物的联合使得对肾脏功能障碍病理生理学的更具体的识别成为可能。每个象限显示了每种生物标志物组合的典型例子（经许可转载，引自参考文献 [36]）

显示，心脏手术后早期尿液中这两种生物标志物的浓度乘积（TIMP2×IGFBP7）可预测随后的 AKI[37]。

2. 肾脏损害

提示肾脏损伤的主要生物标志物有三种：①中性粒细胞明胶酶相关脂质蛋白（neutrophil gelatinase-associated lipocalin，NGAL）；②IL-18；③肾损伤分子1（kidney injury molecule-1，KIM-1）。

NGAL 是一种在急性肾小管损伤中显著上调的小蛋白，排泄到尿液或释放到血浆后可作为 AKI 生物标志物被测量。Meta 分析表明，尿 NGAL 对 CS-AKI 有一定的识别力 [复合 AUC=0.72（0.66～0.79）]。循环血浆 NGAL 也有类似结果 [复合 AUC=0.71（0.64～0.77）][38]。

肾损伤后近端小管内诱导 KIM-1 的表达和释放。尿液 KIM-1 水平在识别 CS-AKI 方面与 NGAL 水平相似 [复合 AUC=0.72（0.59～0.84）]。

最后，在肾损伤的背景下，IL-18 是参与小管缺血进展的促炎细胞因子。作为 CS-AKI 的生物标志物，尿液中 IL-18 水平与 KIM-1 和 NGAL 水平相似 [复合 AUC=0.66（0.56～0.76）][38]。

3. 肾脏功能

血清肌酐和尿量都是公认的 AKI 诊断指标，可以作为肾脏滤过功能的替代指标。然而，由于肾小球滤过率与血清肌酐之间的非线性关系（图 54–1），肾小球滤过率的早期异常不容易通过血清肌酐水平的变化检测出来。此外，由于在肾功能下降和可检测的血清肌酐积累之间有大约 48h 的滞后，在临床管理中，肌酐作为生物标志物及时预警能力有限。临床上可用的血清肌酐替代品是胱抑素 C，即一种有核细胞都可产生的半

胱氨酸蛋白酶抑制蛋白。这种生物标志物可被肾小球自由过滤，随后在肾小管中完全重吸收。不幸的是，最近的一项大型 Meta 分析发现，术后在尿液中测量的胱抑素 C 对 AKIN CS-AKI 缺乏识别力 [复合 AUC=0.63（0.37～0.89）]，而在血浆中测量的胱抑素 C 仅具有适度的识别力 [复合 AUC=0.69（0.63～0.74）][38]。

四、术前

大多数心脏手术相关的肾脏受损发生在术中，术前计划可识别和改善可变因素来减少肾损害。这些包括：①手术计划；②心肾综合征的识别和治疗；③尽量减少肾毒性药物的暴露。

（一）手术方案选择和手术计划

术后 AKI 风险与许多手术方式特征相关，包括：①急诊手术；②再次手术；③瓣膜置换手术；④ CPB 持续时间较长；⑤需要循环停止的手术。对于肾脏风险最高的患者，非手术治疗可能是更好的选择，而替代手术治疗可能减少较低风险患者的 CS-AKI 风险。

1. 手术

与传统手术方法相比，微创心脏手术可以通过减少创伤和减弱生理应激来限制肾损伤。在这方面致力于：①避免 CPB；②减少组织损伤。

2. 避免体外循环

早期推测，通过非体外循环策略避免体外循环将降低 AKI 发生率，但许多体外循环 CABG 与非体外循环 CABG 的随机研究未能证明术后 RRT 率的显著降低[39]。然而，有研究报道了非体外循环 CABG 与体外循环 CABG 相比，整体 AKI 发生率降低[40, 41]。有人质疑非体外循环方法不能达到主动脉冠状动脉旁路移植手术的目标，使得对研究结果的解释变得更加复杂。

非体外循环 CABG 与体外循环 CABG 的回顾性比较必须考虑两组患者特征可能不相似的事实；非体外循环冠状动脉旁路移植患者的基线趋势更健康，肾脏风险更小。将患者按肾脏危险程度进行分层有助于探讨 CS-AKI 与 CPB 之间的关系。在术前 CKD4 期患者中，非体外循环 CABG 手术可降低死亡率和需要 RRT 的概率[42]，但对于已确诊的 ESRD 患者，似乎没有短期或长期的好处[43]。因此，在大多数患者中，避免 CPB 似乎没有提供重要的肾保护；然而，一些证据表明，非体外循环 CABG 可能与 4 期 CKD 患者的风险降低有关，但与 ESRD 患者无关。

3. 减少组织损伤

在心脏手术中，通过使用较小的切口（如微创开胸术或微创胸骨切开术）和导管技术，微创手术方法可以减少组织创伤。避免组织损伤理论上限制了相关的炎症性肾损伤。此外，微创手术可能有更短的恢复时间，更少的暴露于肾毒性损伤。

（1）小切口：微创开胸术或微创胸骨切开术。与传统胸骨正中切口相比，二尖瓣和主动脉瓣手术可以通过迷你胸部切开术或迷你胸骨切开术进行。然而，目前还不清楚这些微创入路是否能减少术后肾损伤。早期回顾性分析表明，经小胸骨切开术的二尖瓣和主动脉瓣手术改善了 CS-AKI 率[44, 45]。然而，后续的回顾性研究并没有证实 CS-AKI 率或新的 RRT 需求的降低[46, 47]。与非体外循环 CABG 一样，微创瓣膜手术可能有利于已有 CKD 的患者[48]。

（2）血管内手术：在腹主动脉瘤修复的血管内支架植入术中，术后 AKI 得到了广泛的研究，但结果有些矛盾。几项大型倾向匹配回顾性研究表明，血管内修复比开放修复的 CS-AKI 负担更低[49, 50]，但数据显示术后 RRT 率相似[51]。血管内手术可扩大符合手术条件的人群，将此能力与潜在的肾脏益处（可能因创伤小）分离是有问题的。因此，血管内入路治疗主动脉瘤可能降低 CS-AKI，但基于现有证据，采用血管内入路或是开放入路来干预高危病变的决策，不应基于能否降低肾脏风险。

相对于腹部 EVAR，血管内胸主动脉瘤修复与肾脏预后的关系较少被研究。迄今为止最大的回顾性研究发现，血管内修复和开放修复在肾脏并发症发生率方面没有差异[52]，但较小的研究表明，血管内修复[53]或杂交手术（主动脉去分支和血管内修复）可以减少肾损伤[54]。然而，在主动脉弓部动脉瘤疾病患者中，研究发现 AKI 率和新 RRT 需求没有差异[55, 56]。

在因主动脉瓣狭窄需主动脉瓣置换术的患者中，经导管置换术正迅速变得越来越常见。虽然 TAVR 最初仅限于高危患者，但对于中危患者，它现在也是一种可接受的 SAVR 替代方案[57]。重要的是，一项针对中危患者的大型随机试验发现，与 SAVR 相比，TAVR 患者显著降低了 AKI 率[58]。肾脏风险似乎与手术方式特点和术前肾功能有关。关于手术方式特点，一项 Meta 分析报道称，与经股动脉 TAVR 患者相比，经心尖 TAVR 患者发生 CS-AKI 的风险更高[59]。经心尖 TAVR 通常用于解剖不良的患者（如股血管细小或主动脉严重钙化），这类患者也可能有更高的肾损伤风险，这可能部分解释了这个发现。关于基线肾功能，一项回顾性研究发现，术前肾功能恶化与 SAVR 术后死亡率升高递增相关，但与 TAVR 无关[60]。因此，在肾脏风险方面，TAVR 似乎比 SAVR 更有利，特别是在经股入路时。同样，基线肾功能不全的患者可能从微创主动脉瓣置换术中获益最多。

（二）心肾综合征

心血管系统和肾脏系统相互作用，其中一个系统的功能障碍经常与另一个系统的紊乱联系在一起。这种现象被称为心肾综合征（cardiorenal syndrome，CRS），分为 5 个不同的亚型[61]：1 型和 2 型是由心功能障碍引起的肾功能不全，3 型和 4 型是由肾功能不全引起的心功能不全，5 型是由全身损伤引起的心脏和肾脏功能障碍。

1 型和 2 型 CRS 分别涉及急性或慢性心力衰竭导致的肾功能损害。在这些情况下，肾脏作为一个"前哨"器官，其功能下降反映了整体心输出量有限，以及随之而来的神经激素适应，肾灌注减少，有时与右心室功能障碍相关的肾静脉充血；这些因素共同导致肾功能受损[62]。值得注意的是，CRS1 型和 CRS2 型肾小球滤过率降低，但没有结构性肾脏疾病。在心脏手术人群中，术前 1 型 CRS 最常与急性心脏事件相关（如与心肌梗死相关的心源性休克）。相比之下，2 型 CRS 通常是慢性心力衰竭患者的一个特征表现，这些患者正在考虑放置左心室辅助装置或心脏移植。

3 型和 4 型 CRS 分别涉及急性或慢性肾病引起的心功能障碍。在 3 型 CRS 中，AKI 导致液体超载、中毒性代谢物积聚和全身炎症，这些共同导致心功能障碍[62]。在 4 型 CRS 中，CKD 导致高血压和动脉粥样硬化加速，这两者都导致病理性左心室肥厚和随后的心功能障碍。在心脏手术人群中，3 型 CRS 常因心脏手术后 AKI 或显性肾衰竭而在术后出现，而 4 型 CRS 常发生在 ESRD 或进展性 CKD 的术前。

最后，5 型 CRS 是由全身性损伤（如败血症、糖尿病、肝硬化、狼疮、血管炎等）导致的心脏和肾脏功能同时障碍。严重感染或多系统器官衰竭时，5 型 CRS 可发生在围手术期。它也可以继发于心脏骤停，全面缺血打击后。

（三）术前优化

1. 药物治疗

由于大多数关于慢性药物治疗的围手术期管理及其对心脏手术后肾脏结果的影响研究都是回顾性的，因此缺乏高质量的证据来指导临床实践。现有的研究主要集中在利尿药、肾血管紧张素系统（renal-angiotensin system，RAS）阻滞药、他汀类药物、β 受体拮抗药，以及需静脉注射对比剂暴露的外科手术时。

关于术前利尿药，两项对心脏手术人群的回顾性分析表明，需慢性襻利尿药治疗的患者死亡率和 CS-AKI 的风险均增加[63, 64]。围手术期管理应考虑在使用的利尿药（如为了高血压控制良好）。值得注意的是，这种不

良关联不包括噻嗪类利尿药。

尽管慢性 RAS 受体拮抗药治疗（血管紧张素转换抑制药和血管紧张素受体拮抗药）通常用于治疗高血压或减缓 CKD 的进展，但指导心脏手术患者术前使用或停用它们的证据令人困惑：研究显示既有积极的效果，也有消极的效果。在术前服用 RAS 受体拮抗药的患者中，一项大型 Meta 分析（主要是回顾性研究）发现 CS-AKI 风险和死亡率均增加[65]。相反，另一项 Meta 分析（包括心脏和普通外科患者）没有发现相关性。最后，对单一随机对照试验和倾向匹配回顾性研究的 Meta 分析发现，RAS 受体拮抗药具有净保护作用[66]。因此，根据现有资料，术前 RAS 阻滞药与 CS-AKI 之间的关系尚不清楚。需要进一步的研究来确定这些药物在围手术期的作用。

最后，对心脏手术围手术期他汀类药物或受体拮抗药的术前使用进行了更深入的研究。一项对 9 个术前使用他汀类药物的随机对照试验的 Meta 分析发现，他汀类药物在预防 CS-AKI 或 RRT 方面均无净获益[67]。一项大型回顾性分析发现术前 β 受体拮抗药治疗与 CS-AKI 无关[68]。因此，这些药物似乎与围手术期肾脏结局没有任何关系。

2. 静脉注射对比剂暴露

对比剂肾病是静脉注射对比剂引起的一种易识别的并发症，长期以来被认为是导致 CS-AKI 的原因之一，尤其是在影像学检查后立即进行紧急手术时。在指南方面，一项大型回顾性 Meta 分析评估了相对于对比剂暴露的手术时机，反映了一个普遍的原则，即 24h 延迟（相对于更长的延迟）足以降低肾脏风险[69]。回顾性数据表明，暴露于对比剂 7 天内 CS-AKI 发生率升高[70]。

然而，随着低毒性对比剂和低剂量策略的出现，消除了对围手术期对比剂暴露的担忧。在诊断性 CT 扫描时，急诊患者暴露于对比剂与 AKI 增加无关[71, 72]，但这些结果可能不适用于心脏手术患者，后者通常需要更高的对比剂负荷，随后的急诊手术也会造成额外的肾脏打击[73]。此外，糖尿病和（或）CKD 患者对比剂肾病的风险更高。对比剂暴露前用碳酸氢钠或口服乙酰半胱氨酸预处理似乎没有帮助[74]。

3. 远程缺血预处理

远程缺血预处理（remote ischemic preconditioning，RIPC）是指在一个部位有意地应用短周期的轻度缺血和再灌注来触发保护（通过尚未完全确定的机制），以防止在另一个部位随后发生的明显 I/R 损伤。这种策略的典型例子即反复的血压袖带充气，以中断手臂的血液供应，来提供肾保护。RIPC 在预防 CS-AKI 中的潜在价

值已经得到了充分的研究。一项对 12 项试验的 Meta 分析发现，在心脏手术前随机分为 RIPC 组和假手术组的患者之间，AKI 发生率没有差异[75]。事后亚组分析确实表明，在三个未使用异丙酚的试验中，AKI 率较低，这表明该药物可能减弱或掩盖 RIPC 的作用。此外，在高危患者中，RIPC 与 3 个月发生主要不良肾脏事件（major adverse kidney events，MAKE）的风险降低相关（复合结局包括持续性肾功能障碍、新 RRT 和死亡率）[76]。在这些高危患者中，RIPC 似乎是安全的，但没有足够的证据支持它作为一种肾保护策略的常规使用。

五、术中

在 CS-AKI 的背景下，已经研究了许多保护肾脏的术中干预措施，其中许多都没有显示出显著效果。

（一）肾对手术和麻醉的反应

尿量下降常被用作血容量低的间接标志。然而，在手术和麻醉期间，即使是容量正常的患者也可能会减少尿量达到公认的 AKI 诊断阈值。这些变化与围手术期血压波动、肾血流、肾小球滤过及肾小管功能有关。例如，在麻醉诱导时，血压和心输出量的适度下降与肾小球滤过和术中尿输出量的类似下降有关。甚至当外科刺激引起高血压反应时，肾小球滤过的增加往往被应激相关的抗利尿激素的相反作用超过。

这些概念也适用于体外循环过程中的尿量，平均动脉灌注压可以高度预测尿量，但不能预测 CS-AKI 的风险。这一发现在围手术期是一致的：对心脏手术和非心脏手术人群的研究发现，术中少尿不能预测术后肾

功能障碍[6]。

（二）肾脏对体外循环的反应

体外循环时，肾内血管收缩和分流使肾血流量减少。合并血液稀释，血流减少可使肾脏供氧减少 20%，这反过来又迫使肾脏增加对氧气的摄取。这些发现在体外循环撤机期间加剧，因为在血液稀释和氧气输送减少的情况下，氧气消耗再次增加[77]（图 54-3）。

（三）术中监测

除了标准的心血管监测外，没有其他监测显示可以降低 CS-AKI。目前已经确定了几个公认的早期 AKI 生物标志物，包括小分子（如胱抑素 C、TIMP、KIM-1 等）和肾血流多普勒指标（如肾阻力指数）[78]，目前还没有证据证明在手术室环境中能够可靠地识别 AKI。

（四）麻醉药品和其他围手术期药物

麻醉对血压和心输出量的影响通常导致肾小球滤过和尿量减少。虽然没有麻醉药具有真正的肾保护特性，但一些麻醉策略与降低 CS-AKI 的风险有关。重要的是，一些围手术期使用的药物具有肾毒性特征。

胸椎硬膜外镇痛联合全身麻醉可以降低 CS-AKI 的风险[79]。对开胸手术的回顾性研究也报道了类似的观察结果。理论上，胸椎硬膜外麻醉阻断手术引起肾上腺素能应激反应，包括调节肾血管收缩和扩张的 α 肾上腺素能受体。

避免术中使用肾毒性药物也可降低 CS-AKI 的风险。这些包括但不限于：放射对比剂，抗生素（如氨基糖苷类、头孢菌素类），襻利尿药（如呋塞米），抗排斥移植

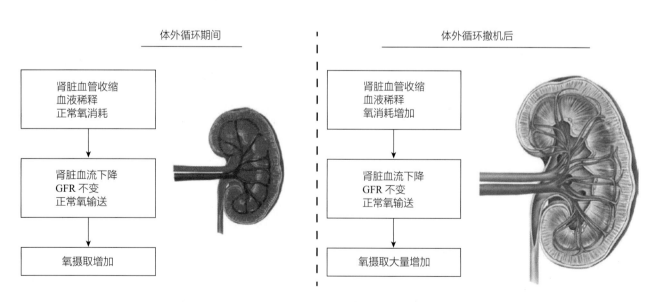

体外循环期间

体外循环撤机后

肾脏血管收缩
血液稀释
正常氧消耗

↓

肾脏血流下降
GFR 不变
正常氧输送

↓

氧摄取增加

肾脏血管收缩
血液稀释
氧消耗增加

↓

肾脏血流下降
GFR 不变
正常氧输送

↓

氧摄取大量增加

▲ 图 54-3　心脏手术患者在体外循环过程中及术后的肾功能变化

引自 Cherry et al.

药物（如钙调磷酸酶抑制药），以及非甾体抗炎药。虽然这些药物的使用是不可避免的，但保持最低剂量是一种有效的肾保护策略。

有研究表明，抑肽酶和胶体淀粉溶液等具有潜在肾毒性药物增加了肾损伤的风险，目前在临床实践中很少使用[80]。值得注意的是，虽然用于抗纤溶作用的赖氨酸类似物（ε- 氨基己酸、氨甲环酸）会导致蛋白尿，但这些药物的使用与术后 AKI 无相关性[81]。

挥发性麻醉药，如现在很少使用的甲氧基氟烷和安氟烷与多尿肾功能不全相关，由于其代谢相关的无机氟水平[82]。值得注意的是，七氟醚代谢也释放氟化物离子和"化合物 A"，它也有潜在的肾毒性。然而，在人体研究中，七氟醚的使用与术后 AKI 风险无关。

（五）静脉注射液体管理

1. 液体的选择

虽然没有强有力的证据支持任何特定的胶体或晶体溶液围手术期的肾保护作用，但 KDIGO 指南建议使用等渗晶体液[83]。富氯晶体溶液（如生理盐水）会增加高氯代谢性酸中毒的风险，而高氯代谢性酸中毒又与几种肾脏反应有关（肾血流和肾小球滤过减少，传入小动脉张力增加，肾素分泌调节）。尽管在心脏手术中研究较少，但在一项研究中，在危重患者中，限制氯离子（对比不限制氯离子）补液方案与降低 AKI 率有关[84]，但随后的随机对照试验（缓冲晶体液对照生理盐水）没有证实这一观察结果[85]。

2. 液体管理策略

心脏外科患者的液体管理策略是避免与低血容量（如肾灌注减少）和高血容量（如静脉充血）有关的并发症，维持体液平衡，最大限度地降低肾脏风险。在 AKI 患者中，静脉高血压与死亡风险增加相关[86]。在一项心脏手术队列研究中，即使在中心静脉压 < 10mmHg 的情况下，术后 6h 中心静脉压升高也可预测肾衰竭和死亡率[87]。

存在各种方案化的液体管理策略（如"目标导向""限制性"）。目标导向治疗包括在监测（经食管多普勒、经食管超声心动图、连续乳酸水平）指导下进行干预，通过前负荷（液体）管理、后负荷（血管加压药管理）和收缩性（正性肌力药物管理）来优化灌注。一项针对围手术期目标导向治疗的随机对照试验的 Meta 分析发现，接受目标导向治疗的患者 AKI 率降低。然而，液体量的总体差异很小（中位数差异为 555ml），在研究中注意到，在不使用方案化液体给药的情况下使用正性肌力药物可最大限度地降低 AKI 风险[88]。血管活性药物（见下文）可能是维持灌注的最佳方法。

（六）正性肌力药物和血管加压素的选择

虽然比较每种血管活性药物 CS-AKI 风险的证据有限，但大量回顾性分析表明，一般情况下，正性肌力药物的使用与 CS-AKI 风险增加相关。值得注意的是，回顾性研究不能将正性肌力药物相关 AKI 风险与其他围手术期因素分开，这些因素通常需要正性肌力药物治疗，同时存在肾脏风险（如败血症）。然而，如前所述，正性肌力药物在目标导向治疗中被有效使用，与降低肾脏风险相关。在 26 个德国心脏中心的调查中，患者 CS-AKI 率最低的 ICU 更喜欢将去肾上腺素作为升压药（vs. 肾上腺素或多巴胺），而避免将多巴胺（vs. 肾上腺素）作为正性肌力药物[89]。值得注意的是，这些发现与最近其他涉及血管活性药物选择的研究一致：SOAP II 试验发现，去甲肾上腺素对心源性休克患者优于多巴胺[90]；存活脓毒症运动指南中血管活性药物排序将去甲肾上腺素作为一线升压药，其次是肾上腺素和血管加压素，多巴胺和去氧肾上腺素的指征有限[91]。

（七）贫血和输血管理

心脏手术过程中不同时间点（术前、术中、体外循环和术后）贫血的回顾性调查发现，极低的血细胞比容值是 AKI 的危险因素[18, 19, 92]。最大样本量的证据涉及体外循环过程中极度的血液稀释；一些研究报道称，血细胞比容 21% 阈值以下是肾脏风险上升的"拐点"[93]，这已经被用来支持在这个水平开始输血。有趣的是，TRICS III 试验发现，在心脏手术患者中，7.5g/dl 时开始输血与较高的阈值（9.5g/dl）相比，肾衰竭和其他主要并发症方面为非劣效性[94]。这一点很重要，因为输血本身与 AKI 风险升高独立相关，最好避免输血[95, 96]。有趣的是，无论是高龄患者输入红细胞，还是使用血液回收技术以避免输血，以及 CPB（泵流量维持）期间伴随低血压的极端贫血，似乎都不会影响 AKI 风险[92, 97-100]。一项心脏外科随机试验的 Meta 分析表明，输血前进行白细胞过滤可大大降低（5 倍）AKI 风险[101]。虽然之前的研究普遍支持避免极端贫血和输血，并且这两个因素一致预测了 CS-AKI 的风险，但奇怪的是，到目前为止，术前优化策略的纠正贫血的肾保护价值还没有研究数据。

（八）血糖管理

目前围手术期胰岛素治疗建议给药达到目标血糖水平 150～200mg/dl。在术中和（或）术后使用"严格"的血糖控制方案与强化胰岛素治疗（如血清目标 80～100mg/dl），与更传统的血糖控制方法（如目标 150～200mg/dl）相比，尚未被证明具有肾保护作用[102-104]。此外，这种强化治疗方案与严重低血糖（＜40mg/dl）的风险增加约5倍相关[104]。在一项随机研究中，与脑卒中风险增加和术后30天死亡率有关[102]。

值得注意的是，回顾性心脏手术研究经常报道术中高血糖与CS-AKI风险之间的关联，即使考虑了糖尿病等情况，这些研究可能没有考虑与肾脏风险相关的其他AKI风险来源（如代谢综合征）。

（九）心肺旁路管理

由于CPB过程中肾脏灌注发生变化（髓质缺氧增加），全身炎症和应激激素反应可能增加CS-AKI风险，因此关于最佳灌注策略的问题仍然存在。除了贫血和输血（见上文）风险外，CPB管理的各个方面可能与CS-AKI相关：①血压管理；②搏动流与非搏动流；③温度管理。

1. 体外循环期间的血压管理

一项比较两种CPB平均血压目标（75～85mmHg和50～60mmHg）肾脏风险的随机试验结果发现，CS-AKI率没有差异[105]。值得注意的是，两组的CPB血流维持在相同的速率。同样，许多大型回顾性分析未能确定CPB中血流维持（伴或不伴贫血）时低血压（＜55mmHg）的累积程度和持续时间与CS-AKI风险之间的重要关系[92, 106-108]。

2. CPB的温度管理

由于低温是肾移植手术中器官保护的主要组成部分，因此降低CS-AKI似乎是一种合理的策略。然而，一项对298例冠状动脉旁路移植手术患者的随机研究比较了CPB目标温度（28～30℃ vs. 35.5～36.5℃），发现没有肾保护作用[109]。相比之下，回顾性分析表明，在CPB期间和术后，高体温与CS-AKI风险增加有关（动脉出口温度累计持续＞37℃ vs. 36～37℃）[110, 111]。总的来说，这些发现表明，避免过度的CPB复温策略可能是明智的，而降低CPB目标温度对肾脏风险的影响并不重要。

3. CPB回路预充

CPB预充液成分与CS-AKI风险相关的研究很少。在两项小型随机试验中，有或没有CKD的患者，添加甘露醇与CS-AKI之间均无相关性[112, 113]。

六、术后

（一）手术早期、手术后持续期和新发AKI

在术后早期，CS-AKI主要局限于术中损伤，典型表现为血清肌酐上升，在第2天或第3天达到峰值，随后恢复到术前水平。即使是不符合AKI诊断共识定义的血清肌酐小幅增加也与较差的结果相关（重要）[3, 4]。

除了术中肾损伤外，许多术后因素也可能使患者更容易发生AKI。例如，手术并发症，如术后出血和低心排血量综合征，可能造成持续的肾损伤。其他重要的非手术因素也可能增加AKI的风险，最明显的是暴露于肾毒性药物和术后感染或败血症。

（二）肾保护策略

除了肾衰竭使用RRT外，已出现的CS-AKI没有有效的治疗方法，通常是采用支持性的护理。注意营养很重要，因为AKI合并营养不良患者死亡风险增加[114]。特别是在RRT的情况下，热量和蛋白质的需求都可能会升高[7]。即使不需要RRT，KDIGO为AKI患者制订的指南也包括有热量摄入目标。

值得注意的是，尽管已经对已形成的CS-AKI进行了大量研究，临床前证据显示了希望，目前还没有有效的药物治疗CS-AKI。一项利用呋塞米治疗AKI研究的Meta分析发现，没有降低医院死亡率和新的RRT需求[115]。也研究了使用"肾剂量"静脉滴注多巴胺[1～3μg/（kg·min）]，因为这可以增加肾血管扩张、肾小球滤过和利钠。然而，一些在心脏和非心脏手术人群中进行的随机对照试验的Meta分析表明，其在死亡率、肾功能或AKI发生率方面没有任何优势[116, 117]。非诺多巴胺是一种选择性更强的多巴胺-1受体激动药，相比多巴胺，可有类似的肾脏作用，但限制了伴随的肾上腺素能激活。在已确诊的AKI患者中，一项多中心随机对照试验提供了强有力的证据，反对使用非诺多巴胺，因为它会增加低血压风险，但没有任何益处（RRT需求或死亡率）[118]。尽管初步的预防性研究表明对预防心脏手术后RRT有潜在益处，但这些分析都提出了担忧[119]。有趣的是，对肾脏高风险患者预防性使用非诺多巴胺（术后24h输注）最大的一项随机试验是与降低CS-AKI的风险有关[120]。最近一项针对CS-AKI患者的多中心随机对照试验发现，使用异基因人间充质干细胞并没有减少肾功能恢复的时间[121]。总的来说，尽管有大量评估肾保护药物的试验，但目前还没有特定的CS-AKI治疗方法。

在没有有效疗法的情况下，一系列旨在支持护理和避免肾毒性药物的治疗，如"KDIGO bundle"，最有希望减少CS-AKI[122]。Meersch和他的同事将心脏外科肾脏高风险患者随机分为常规治疗组和KDIGO治疗组，报道了KDIGO治疗组在血流动力学、血糖控制及CS-AKI的发生率和严重程度方面的改善[122]。这种协同治疗是直观的，目的为支持性干预和避免进一步的肾损伤，这似乎是目前最有效的肾保护策略。

（三）肾脏替代治疗

有时心脏手术后 AKI 严重到需要实施 RRT。对患者进行 RRT 的评估包括：①适应证和时机；②模式；③剂量和期望终点；④抗凝治疗；⑤ RRT 膜特性。有关这些问题的注意事项见表 54-3。

1. 指征和时机

对于代表 CS-AKI 患者的 RRT 适应证的阈值临床和实验室结果有普遍共识，包括无法控制的液体过负荷、高钾血症（如＞ 6.5mEq/L）、严重代谢性酸中毒（如 pH ＜ 7.1）和其他尿毒症的临床症状。值得注意的是，危重患者在 RRT 开始时的液体过负荷程度与随后的死亡率相关，表面优先选择 RRT 可能将别有利于液体过负荷的患者[123]。在缺乏此类紧急标准的情况下，RRT 启动最佳时机的证据就不那么明确。比较危重患者早期和延迟 RRT 启动的随机对照试验结果相互矛盾。AKIKI 试验未发现早期（KDIGO3 期诊断）和晚期（标准 RRT 标准）启动之间的死亡率差异[124]，ELAIN 试验报道了较早开始 RRT（KDIGO2 期 vs.3 期）90 天死亡率较低、肾恢复率较高、RRT 和住院时间较短[125]。此外，ELAIN 试验发现了早期 RRT 开始至 1 年的益处（肾性死亡率、主要肾脏不良事件和肾脏恢复）[126]。然而，由于最近一项涉及外科（心脏和非心脏）和非外科患者（10 个 RCT，1636 例患者）的 Meta 分析发现，早期 RRT 与死亡率（30 天、60 天、90 天、住院）或 90 天透析

率之间没有关联，因此还需要进一步的试验来确定早期 RRT 的获益[127]。

2. RRT 模式

在可用的各种策略中，最常见的术后 RRT 通过持续 RRT 或间歇血液透析进行。有时延长间歇 RRT 和腹膜透析是术后的其他选择。在三种 CRRT 模式中，血液过滤（对流）、血液透析（扩散）或血液透析过滤（对流和扩散），没有哪种模式显示出更具优越性。一些研究表明，与 IHD 相比，CRRT 有助于肾脏恢复，但这在 RCT 和前瞻性队列研究的 Meta 分析中并不明显[128]。与 IHD 相比，CRRT 的其他优势包括改善血流动力学稳定性，更好的净液体清除，以及增加炎症介质清除。虽然这些因素与重要结果的关系尚不清楚，但心脏手术患者需要血流动力学稳定性。尽管如此，上述的大多数证据并不是专门来自心脏外科的研究。

在一些医院，由于技术和人员问题，因为需要护士严密的监测和护理，CRRT 的应用可能受到限制。延长间歇 RRT（prolonged intermittent RRT，PIRRT）包括延长间歇 RRT 时间，使用 IHD 机器，得到 CRRT 的相似效果，同时可最大限度地减少人员需求[129]。比较 PIRRT 和 CRRT 的死亡率和肾功能恢复的研究的 Meta 分析发现，两者治疗效果类似[130]。

3. RRT 剂量和终点

关于 CRRT 的 KDIGO 指南（2012 版）建议将废液量目标定为 20～25ml/（kg·h），而 IHD 的目标是每周 3.9Kt/V，间断分期完成。关于 IHD 频次的指导证据有限，因为比较高强度（每天 1 次）和低强度（每隔 1 天 1 次）IHD 方案的研究显示了相互矛盾的结果[131, 132]。对于 CRRT，研究发现较高的输出流量并没有带来进一步的死亡率改善或透析依赖率的差异[133]。

RRT 停止的指标包括：少尿缓解，反映肾脏恢复，在 RRT 方案稳定的情况下血清肌酐水平下降，或肌酐清除率改善的其他证据（如尿肌酐水平升高）。

4. RRT 的抗凝

一般来说，接受 RRT 的患者首选抗凝治疗，因为无论是 IHD 还是 CRRT，体外滤过器都可能形成血栓。针对心脏手术患者，抗凝还会带来其他重大风险（如术后出血）[83]。有出血疾病史的患者在不进行抗凝治疗的情况下实施 CRRT。值得注意的是，在消耗性凝血病的情况下，实验室抗凝测量可能错误地提示血栓风险降低。为了延长透析滤器的功能寿命（无血凝块），流速应保持在较高水平。

在心脏手术后，选择抗凝策略以延长 RRT 管路的寿命，取决于选择的 RRT 方式和患者因素。对于

表 54-3　肾脏替代治疗的注意事项

	建议和证据
指征	核心指征： • 难控制的液体过负荷 • 高钾血症（如＞ 6.5mEq/L） • 尿毒症的临床症状或体征 • 代谢性酸中毒（如 pH ＜ 7.1）
起始时间	存在核心指征的情况下： • 在有核心指征的情况下，建议立即启动 • 现有证据尚不明确，尽管最适用于心脏外科手术人群的试验（ELAIN）表明，早期开始治疗对手术死亡率和肾脏恢复有益[119]
方式	虽然没有强有力的证据支持一种 RRT 方式优于另一种（CRRT vs. IHT），但 CRRT 可能增加血流动力学稳定性
剂量	间歇 HD：每周 3.9Kt/V，分阶段进行 CRRT：废液量为 20～25ml（kg·h）（较高速率没有优势）
抗凝	IHT：普通肝素或低分子肝素（出血或滤器凝血风险无差异） CRRT：枸橼酸局部抗凝（减少出血和过滤器凝血 vs. 全身肝素）

CRRT，由于枸橼酸局部抗凝有效地延长了管路寿命，并且大出血并发症更少，当出血风险高时，这种方法优于全身肝素治疗[83, 134]。相反，对于 IHD 患者，一般推荐使用普通肝素或低分子肝素[83]。用于间歇 RRT 的普通肝素和低分子肝素在出血风险方面是相似的，并且预防管路血栓也同样有效[135]。

值得注意的是，当接受肝素治疗的透析患者出现早期滤器凝血时，应怀疑肝素诱导的血小板减少症的存在[136]。HIT 导致需要停止肝素抗凝治疗时，考虑到 HIT 伴随血栓形成的高风险，采用替代抗凝方案比完全停止抗凝治疗更可取。推荐使用直接凝血酶抑制药（如阿加曲班）或 Xa 因子抑制药（如戊肝）[83]。

5. 肾功能恢复

患者的肾脏恢复潜力各不相同，而且似乎与 CS-AKI 的易损性或程度无关。虽然定义不同，但 CS-AKI 术后较好的肾脏恢复与术后死亡率降低相关[137, 138]。在这方面，AKI 后早期（7 天内）和晚期（90 天内）的肾脏恢复与所谓的"持续性急性肾病"和 CKD 的发展是有区别的[139]。肾的恢复通常反映近端小管上皮细胞的恢复，主要是由未受伤的内源性小管细胞再生[140]。在某些情况下，受损的肾小管会经历适应性不良的修复，包括持续性炎症、纤维化和血管密度降低，这些都可能导致 CKD[139]。患者肾恢复不良的危险因素包括：高龄、慢性肾病史，合并症（高血压、糖尿病、心脏病）[139]。虽然还处于早期阶段，但目前正在研究能够预测肾脏恢复潜力的生物标志物。

第 55 章　心脏手术后的神经系统并发症：脑卒中、谵妄、术后认知功能障碍和周围神经病

Neurologic Complications After Cardiac Surgery: Stroke, Delirium, Postoperative Cognitive Dysfunction, and Peripheral Neuropathy

Janet Martin　Davy C. H. Cheng　著

曹　舸　译

要点

◆ 神经系统并发症包括脑卒中、谵妄和癫痫等，这些并发症与住院时间延长、出院后需长期进行专业护理的风险，以及短期和长期死亡率提高相关。

◆ 预防和治疗策略包括最大限度地减少与脑卒中、认知功能障碍、谵妄和周围神经病等与长期神经功能障碍相关的风险。

◆ 大多数脑卒中发生在心脏手术的 24～48h，术中和术后脑卒中可能有不同的病因和预后。

◆ 瓣膜修补术（特别是二尖瓣介入治疗）与冠状动脉旁路移植或瓣膜联合比单纯 CABG 有更高的脑卒中风险。

◆ 既往脑血管疾病和影响主动脉或冠状动脉的动脉粥样硬化性疾病是围手术期脑卒中的重要危险因素。

◆ 心脏外科患者缺血性脑卒中的处理与其他疾病相似，不同之处在于，心脏手术后禁止使用组织型纤溶酶原激活药，因为存在严重出血的风险。

◆ 谵妄是比较常见的术后并发症，有多种可能的病因和危险因素。术后精神障碍是长期神经认知功能障碍的危险因素，特别是如果术后精神障碍持续存在，则有可能是多因素引起的。少数患者会有持续性的神经认知功能障碍。对这些患者精神状态的评估须先排除脑血管事件与可逆性中毒和代谢状态。

◆ 心脏手术的周围神经并发症不太常见（如上肢臂丛神经病相关的运动感觉障碍，肋间神经病伴有局限性疼痛或感觉障碍），甚至罕见（入呼吸机依赖膈神经病），而且通常是一过性的。

一、概述

谵妄、急性精神错乱和脑卒中等的神经系统症状仍然是心脏手术后最可怕的并发症之一。神经系统并发症可能导致住院时间延长、出院后依靠护理机构进行护理，以及在住院期间和出院后发生多种疾病和死亡的风险升高[1]。

本章将讨论心脏手术后人群中的神经学并发症，涉及以下几类：脑卒中、谵妄和其他神经精神性脑病、外周神经病。

二、脑卒中

（一）发病率

心脏手术后脑卒中的发生率取决于患者特征和手术类型。基于大规模观察性研究发现，在接受闭合室心脏手术的患者中，脑卒中的发生率通常在 1.5%～2.5%[2]。在 2019 年一项对心脏手术的随机试验和前瞻性观察研究 Meta 分析中，发现术后脑卒中总体发生率为 2.08%[3]。在其他研究中，CABG 术后 1%～5% 的脑卒中发生率的异质性在很大程度上可以由手术类型及患者基线风险来

解释[3, 4]。流行病学研究表明，过去几十年中，经年龄调整后的围术脑卒中的年龄风险可能降低[5]。

（二）时机

心脏手术患者的大多数临床相关的脑卒中在术后前2天内发生，其中30%～50%发生在术中，50%～70%发生在术后[3, 5, 6]。虽然神经影像学研究表明，心脏手术后无症状性脑缺血的发生率很高，但这些神经损伤的替代标记物的临床相关性仍不清楚，因此预防临床相关的脑卒中和神经并发症仍然是重点[2, 7]。

（三）风险因素

许多患者相关和手术相关的围手术期脑卒中危险因素与脑卒中风险增加有关，应该从它们是可修改的风险还是不可修改的风险的角度进一步考虑这些风险（表55-1）。

目前已发表了许多风险评分标准，以便对严重神经系统并发症和死亡的个体进行风险评估[8, 9]。这些风险模型的预测有效性各不相同，但是至少在进行心脏手术前，它们可以作为对有脑卒中风险患者进行医学决策及术前告知风险的依据。

（四）早期脑卒中与迟发性脑卒中的病因学比较

区分早发性脑卒中（术中或术后24h内）和迟发性脑卒中（术后＞24h）是很重要的。由于各种因素通过不同的途径诱发脑卒中，所以对于早期和迟发性脑卒中需要有不同的预防和管理方法。

1. 术中脑卒中

术中脑卒中最可能的可改变因素包括脑低灌注和动脉粥样硬化栓塞。

脑灌注：为避免脑低灌注，应适当管理血压和心输出量。

- 平均动脉压在50～70mmHg是体外循环期间通常推荐的目标；然而，最近来自随机试验和观察性研究的证据表明，较高的MAP（80～100mmHg）可能会减少神经和心脏并发症[10, 11]。但还是需要进行更大规模的临床试验，以便在患者亚组内和不同类型的心脏手术中提供关于最佳MAP靶点的明确结论。

- 栓塞：心脏手术期间有三种主要类型的栓子构成风险，即血栓栓子、动脉粥样硬化栓子和空气栓子。在夹闭和松开升主动脉、升主动脉近端吻合口的构建过程、钙化瓣膜切除期间，或者在病变主动脉内的主动脉插管的湍流高速血流过程中，动脉粥样硬化碎片可能会栓塞病变的主动脉。气态栓子通过开放的心腔、血管插管部位或动脉吻合口进入动脉循环。虽然小气态栓子的临床相关性仍有争议，但与较大栓子相关的风险显然与脑卒中的直接风险有关[12]。

减少术中脑卒中的方法包括最大限度地减少主动脉操作，减少或取消体外循环，术前升主动脉CT扫描、颈动脉双向扫描和主动脉外膜超声以告知形态学风险[6]。

2. 术后脑卒中

心脏手术后但在最初24h内发生的脑卒中，很可能与房性心律失常或其他潜在心脏病相关的心源性栓塞有关。预防术后脑卒中的关键方法可能包括药物和非药物预防心房颤动（β受体拮抗药、镁、胺碘酮、心房起搏、后心包切开术）、使用抗凝药物用于预防和阻止特别是左心耳的血栓形成（正在进行临床随机研究）。

术前使用CHA2DS2-VASC评分或其他评估危险因素的方法已被建议用于对术后脑卒中风险进行分层，也可以用于支持术前讨论与手术相关的风险－收益的决策[8]。

关于心脏手术后患者脑卒中治疗的报道仍然很少。根据非手术患者脑卒中治疗的间接证据，结合目前心脏外科的经验，下面的列表建议了心脏手术后脑卒中的常见处理方法。

- 心房颤动、低氧血症、低灌注、壁内血栓等诱发因素的处理是关键。

表 55-1　脑卒中风险因素

患者相关风险因素	手术相关风险因素
高龄	开腔手术（瓣膜手术）
主动脉粥样硬化	联合手术延长体外循环时间
严重颈动脉狭窄	主动脉内固定
脑卒中或短暂性脑缺血发作病史	温度升高
围手术期心房颤动	急诊手术
近期心肌梗死或不稳定型心绞痛	体外循环期间的血流动力学不稳定
高血压	手术性低血压
左心室功能不全	手术相关心率失常
低心排血量综合征	
外周动脉疾病	
女性	
糖尿病	
肾衰竭	

- 应避免缺氧、高氧、低血压、高血压、低血糖、高血糖和发热。
- 阿司匹林、氯吡格雷或替卡瑞尔抗血小板治疗已被证明可以改善急性脑卒中的预后, 也可能改善 CABG 术后移植物通畅相关的临床预后, 而且出血风险增加不大[13]。
- 心脏手术后脑卒中患者由于存在严重出血的风险, 禁止使用药物溶栓剂, 如 TPA 和 rPA。
- 根据每个患者在有效时间窗内的稳定性和耐受性, 其他机械再灌注技术可被考虑用于心力衰竭后脑卒中。
- 氧气补充应只针对缺氧患者, 目标 SaO_2 水平应在 92%～96%[14]。较高的 SaO_2 水平(> 96%)可能是有害的, 因此不鼓励在没有缺氧的情况下常规补充氧气[14]。
- 一般来说, 对于不符合溶栓条件的患者, 不建议对急性缺血性脑卒中进行降压治疗, 除非患者的 SBP > 220mmHg 或 DBP > 120mmHg, 或者患者有非常高的心肌梗死、夹层或心力衰竭的风险, 降压可适当降低这种风险。应避免低血压, 如果发生低血压, 应合理的液体管理, 采取仰卧位, 如有必要, 合理使用血管增压药, 如小剂量的去氧肾上腺素。
- 在急性脑卒中环境中, 发热也与较差的预后有关; 如果体温升高, 一般建议使用退热药来控制脑卒中后的发热。
- 他汀类药物推荐用于心脏手术后患者心脑血管事件的二级预防, 对有脑卒中病史的患者尤其重要[13]。
- 高压氧仍然是治疗空气栓塞的一种研究方法。

(五)颅内出血

原发性颅内出血在心脏手术后是罕见的, 最常见的是缺血性脑卒中诱发 ICH, 或者是在手术前没有停用足够长时间的抗凝血药的情况下进行手术。重要的是, 心内膜炎可能是脑出血的危险因素, 因此如果血流动力学允许, 可能需要推迟手术, 先进行抗生素治疗以降低风险。

(六)脑卒中后死亡

围手术期脑卒中与心脏手术后较低的短期和长期存活率有关。根据心脏外科临床试验和前瞻性研究的综合分析, 在心脏手术期间或之后发生脑卒中的患者中, 早期脑卒中的手术死亡率约为 29%, 延迟脑卒中的手术死亡率约为 18%, 而非脑卒中患者的手术死亡率为 2.4%[3]。在平均随访 8.25 年中, 早期脑卒中的晚期死亡率约为 12%, 迟发性脑卒中的晚期死亡率约为 9%, 而非脑卒中患者的晚期死亡率为 3.4%。这相当于发生围手术期脑卒中的患者的死亡风险是未发生脑卒中的患者的 3～4 倍[3]。脑卒中还会使患者面临功能缺陷、依赖性和长期康复需求的风险。

三、谵妄

谵妄是一种急性脑功能障碍, 其特征是注意力、意识和认知障碍, 与先前存在的神经认知障碍无关。临床上可能表现为活动不足(警觉性降低、运动活动减少、快感缺乏)或活动过度(烦躁、攻击性)。在麻醉后即刻出现的早期谵妄被称为"浮现性精神错乱"。术后谵妄可在苏醒后的任何时间发生, 最长可至术后 5 天[15]。

据报道, 心脏手术后 3%～50% 的患者(取决于所用的定义和诊断工具)和 25% 的患者在术后 6 个月至 1 年出现谵妄[16-18]。然而, 值得注意的是, 在接受心脏手术的患者中, 约有 20% 存在术前认知障碍[16]。危险因素可能包括虚弱、高龄、营养不良、既有痴呆症、既往脑血管病、既往脑卒中、酒精使用障碍和感觉障碍。冠状动脉旁路移植术后精神障碍的病理生理学仍不明确, 是一个当前研究热点。研究表明, 术后精神障碍, 尤其是老年患者, 与没有术后精神障碍的患者相比, 预后较差, 包括长期认知功能障碍和功能衰退的风险增加, 死亡风险增加。心脏手术后持续谵妄与长期神经认知障碍和死亡率的高风险相关[15, 19, 20]。

检测和治疗谵妄仍然是一个挑战, 因为它可能很难与其他条件相关的神经功能障碍区分开来, 包括脑卒中、短暂性脑缺血发作、肾功能障碍、肝衰竭和(较少见的)甲状腺异常。

术后早期发现神志不清是确保消除诱发因素和指导治疗的关键。所有患者在急救期间都应进行躁动检查, 通常使用 RASS 镇静评分(表 55-2)[21]。

对于术后恢复情况, 已经评估和验证了一些评估工具。ICU(CAM-ICU)工具的混合评估方法更适合于检测插管患者的谵妄(图 55-1), 而其他工具更适合于检测非插管患者的神志不清, 如谵妄 3min 诊断性访谈(3-Minute Diagnostic Interview for Confusion Assessment Method, 3D-CAM)、混淆评估法(Confusion Assessment Method, CAM)和护理谵妄筛查量表(Nursing Delirium Screening Scale, Nu-DESC)[15]。精神错乱评估工具可从 icudelirium.org 下载, 非 ICU 精神错乱评估工具请参见 Hospital alelderlife Program.org/delirium-Instruments。

谵妄可能表现为波动的过程, 评估工具可能具有不同的敏感性和特异性, 这取决于使用时间、使用评估工具的人员及评估工具的内容。这些评估工具在预测值方

表 55-2　RASS 镇静评分评估镇静深度

分　数	症　状	描　述
+4	有攻击性	有暴力行为
+3	非常躁动	试着拔出呼吸管，胃管或静脉点滴
+2	躁动焦虑	身体激烈移动，无法配合呼吸机
+1	不安焦虑	焦虑紧张但身体只有轻微的移动
0	清醒平静	清醒自然状态
−1	昏昏欲睡	没有完全清醒，但可保持清醒超过 10s
−2	轻度镇静	无法维持清醒超过 10s
−3	中度镇静	对声音有反应
−4	重度镇静	对身体刺激有反应
−5	昏迷	对声音及身体刺激都无反应

方法
1. 观察患者。患者是否保持警觉和冷静（0 分），患者是否有与焦躁不安或躁动相一致的行为（使用上述描述中列出的标准打分 +1～+4）
2. 如果患者没有警觉，大声说出患者的名字，并引导患者睁开眼睛看着扬声器。如有必要，重复一次。可以提示患者继续看扬声器。患者有眼球睁开和眼神接触，持续时间超过 10s（评分 −1）；患者有睁眼和眼神接触，但这种情况不会持续 10s（评分 −2）；患者对声音有任何反应，但不包括眼神接触（得分 −3）
3. 如果患者对声音没有反应，请通过摇肩来刺激患者，如果对摇肩没有反应，则通过摩擦胸骨部位来刺激患者。患者对物理刺激有任何动作（评分 −4）。患者对声音或身体刺激无反应（评分 −5）

面的表现需要额外的研究，然后才能从中选出评估效果最优的一种工具[15, 18]。

（一）术后谵妄的预防和治疗

虽然精神错乱的病因尚不清楚，但已经推测了一些因素，包括主动脉操作后可能传播到大脑的微栓子。开腔心脏瓣膜手术引起的气体栓塞也被认为是一种重要的机制。许多患者在弥散加权 MRI 上可检测到微栓子，然而，微栓子与谵妄或术后认知功能障碍的关系仍然微乎其微，同时相关用于降低微栓子的干预方法尚未被明确发现可以改善神经认知结果[18]。

氧输送和利用的失调，以及脑血流的失调也是一个重要的研究领域。然而，关于维持靶 MAP 或氧气输送方法的明确结论仍处于初步阶段，同样没有明确的证据

来指导临床。

关于非体外循环代替传统的体外循环搭桥手术是否能降低谵妄和术后认知功能障碍的风险的研究一直是相互矛盾的。虽然最初的随机试验表明避免体外循环有保护作用，但最近更大的随机试验和更新的 Meta 分析表明，非体外循环和体外循环手术在认知功能障碍方面可能没有相关差异[18]。

证据普遍支持体温管理（或至少预防体温过高）和葡萄糖稳态，防止缺氧和高氧，预防高血压或低血压。未来的证据应该集中在更好地确定体温、血糖、脑氧合和 MAP 的具体最佳目标上[18]。

1. 预防谵妄：不可改变的危险因素与可改变的危险因素

许多易感因素，其中许多是不可改变的，与术后精神错乱有关，包括年龄增加、多种合并症、酗酒、滥用药物、虚弱、既有痴呆或认知障碍、既往脑卒中、抑郁、肾功能障碍、糖尿病和心脏病[19]。

手术后谵妄的处理包括纠正任何潜在的可逆原因，识别和管理触发因素，例如适当的疼痛控制和患者定位。当务之急应该是尽量减少患者暴露在可改变的危险因素中，包括对疼痛、血压、血糖控制、睡眠干扰、环境压力和围手术期的刺激进行适当的管理。此外，由于苯二氮䓬类药物和麻醉药与神志不清有关，尽量减少过量暴露，同时适当控制围手术期的疼痛和焦虑仍然是预防谵妄的关键。表 55-3 概述了心脏外科环境中可能发生精神错乱的围手术期危险因素。

2. 谵妄的预防：经处理的 EEG

许多随机试验已经评估了使用经过处理的脑电图监测（如 BIS 引导监测）的麻醉与常规护理 [使用临床参数监测麻醉和（或）终末麻醉气体浓度引导监测，ETAG] 相比是否减少了总麻醉药暴露和术后精神错乱。随机试验的结果好坏参半，一些人认为术后神志不清的情况明显减少，另一些人则没有显示出差异（图 55-2）[23]。结果不同的原因可能与对照组的不同（临床麻醉与 ETAG 引导麻醉）、麻醉类型和 BIS 靶点的不同及 BIS 信息使用方式的不同有关。此外，大多数研究都是在非心脏手术的背景下进行的。

鉴于这些挑战，BIS 在降低精神错乱风险方面的确切作用尚不清楚。另外，BIS 引导的麻醉可以降低术中意识的风险，并可推荐用于此目的。考虑到证据的不确定性，以及临床试验中 BIS 信息的使用方式、提供的麻醉类型及与之比较的异质性，BIS 使用的正式指南仍然有些不同[15, 19]。

POQI2020 版预防术后精神错乱状态指南[19]显示："没有足够的证据建议在接受全身麻醉的老年高

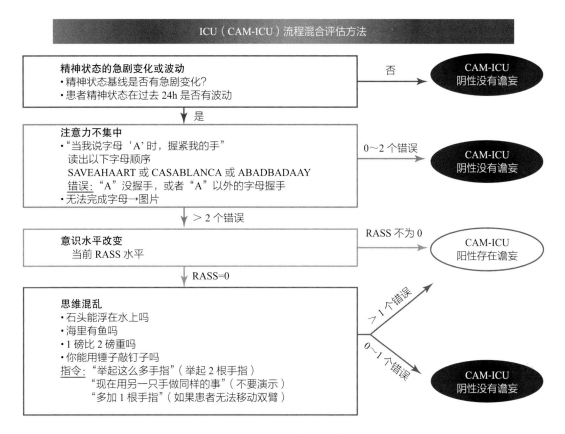

▲ 图 55-1　ICU 谵妄评估方法

危外科患者中使用经过处理的脑电图监测，以降低术后精神错乱的风险。" 在对现有脑电图监测与常规护理随机试验进行的支持性 Meta 分析中（图 55-2），总体上精神错乱的发生率为 22.5%，尽管不同试验之间的异质性很大（图 55-2），但脑电图引导麻醉与常规护理相比减少了精神错乱的发生率（RR=0.78，95%CI 0.61～0.98，I^2=70%），而且在排除了单独的镇静试验后，结果就不那么确定了（RR=0.80，95%CI 0.60～1.07，I^2=78%）[19, 23]。

3. 预防谵妄：右旋美托咪啶等麻醉止痛方案

在心脏外科领域，最近对围手术期使用右美托咪啶麻醉和镇静的随机试验的 Meta 分析显示，术后精神错乱的风险显著降低（OR=0.35，95%CI 0.24～0.51），并且心脏手术和非心脏手术患者的降低程度相似（图 55-3）[24]。在这些研究中，右旋美托咪啶主要用于术后恢复室和 ICU 的镇静。

关于围手术期使用苯二氮䓬类药物的研究表明，增加了术后精神错乱的风险[25]。其他预防术后神志不清的药理药物的研究，包括吸入麻醉和静脉麻醉的研究，一般都不能明显降低术后谵妄的发生率（表 55-4）[25, 26]。然而，现有的证据仍然缺乏说服力，并且缺乏对谵妄的标准化定义[17, 25, 26]。

4. 谵妄的治疗

最近对药理活性物质（奥氮平、氟哌啶醇、可乐定、右美托咪啶、咪达唑仑）的随机试验和 Meta 分析尚未显示出对心脏手术后人群和普通重症监护环境中的精神分裂症的临床相关影响[19, 27, 28]。

鉴于治疗谵妄的药物表现令人失望，在最近的临床试验中提出了一些非药物干预措施，包括睡眠卫生、耳塞、音乐治疗、患者重新定向治疗，以及具有专门路径的多方面计划，促进整个护理过程中共同管理的团队方法，以及致力于预防、监测和管理谵妄的专职人员[15, 17, 19]。

疼痛管理、睡眠管理和控制过度的环境刺激是导致谵妄的重要的可改变的危险因素，而在繁忙的康复单元和 ICU 环境中，这些因素往往被遗忘。

支持非药物干预的具体方法的证据正陆续报道，包括睡眠卫生（暗室、支持昼夜节律的规律睡眠模式、耳塞）、音乐、患者定位策略、家庭 / 访客教育和支持，以及改善睡眠质量的特定通气模式（图 55-5）。一些正在进行的研究将更好地告知哪些策略对优化患者环境最有效，以降低谵妄的风险[29-31]。

表 55–3 术后谵妄的可调性围手术期危险因素

风险因素	术 前	术 中	术 后
酗酒	√		
苯二氮草类药物	√	√	√
其他高风险药物治疗 [a]	√	√	√
氯胺酮		√	√
阿片类药物过量	√	√	√
低氧血症（或高氧血症）	√	√	√
动脉压管理		√	√
血压控制	√	√	√
体外循环持续时间		√	
手术的持续时间		√	
血糖控制	√	√	√
血液稀释		√	
镇静状态			√
疼痛	√	√	√
睡眠干扰	√		√
睡眠呼吸暂停	√		√
体温管理			√
感染	√	√	√
多因素谵妄管理行为 / 环境规划 [b]	√	√	√

a. 见表 55–5

b. 见图 55–5

此外，还有许多药物易导致患者谵妄或认知功能障碍。这些药物包括苯二氮草类药物、抗精神病药物和中枢作用的抗组胺药物、吩噻嗪类药物、止吐药物和抗胆碱药物。表 55–5 概述了一些与精神错乱或急性混乱状态有关的药物，特别是在老年患者中。

（二）近期指南和建议

一些麻醉学会和研究团队已经出版了预防和处理术后谵妄的指南 [15, 19]。其中大多数是针对各式手术设置的，并不是专门针对心脏手术的。建议谨慎使用这些指南，因为许多研究依据仍然薄弱，并且可能会随着临床数据的变化而变化。值得注意的是，考虑依旧存在的争论（很大程度上是由于对现有证据及其优缺点的不同解释），一些陈述相互矛盾，特别是关于经处理 EGG 防止谵妄的作用（在 ASA/POQI 指南中，不建议常规使用来防止精神错乱；但在 ESA 指南中，建议常规使用）[15, 19]。指南之间另一个相互矛盾的领域涉及抗精神病药物在术后谵妄治疗中的作用。大多数指南不推荐使用抗精神病药物治疗术后精神错乱，因为在随机试验中未显现出益处，但是 ESA 指南在前期基础上建议使用抗精神类药物治疗谵妄。这些矛盾凸显了以特异性证据作为基础提炼成具有指导实践的明确陈述所面临的挑战，随着证据的演变，需要重新审视这些观点。

围手术期质量倡议（Perioperative Quality Initiative, POQI）6 工作组最近发布了最新的术后精神障碍预防

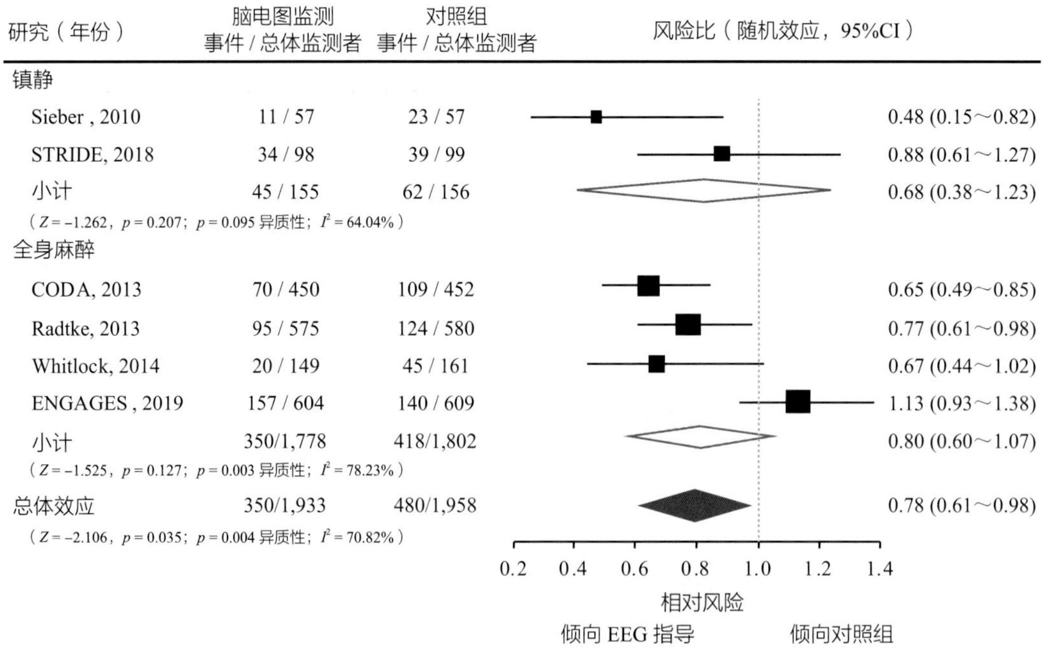

▲ 图 55–2 脑电图引导麻醉与常规护理的术后谵妄：随机试验的 Meta 分析

经许可转载，引自 Perioperative Quality Initiative [23]

第 55 章　心脏手术后的神经系统并发症：脑卒中、谵妄、术后认知功能障碍和周围神经病

Neurologic Complications After Cardiac Surgery: Stroke, Delirium, Postoperative Cognitive Dysfunction, and Peripheral Neuropathy

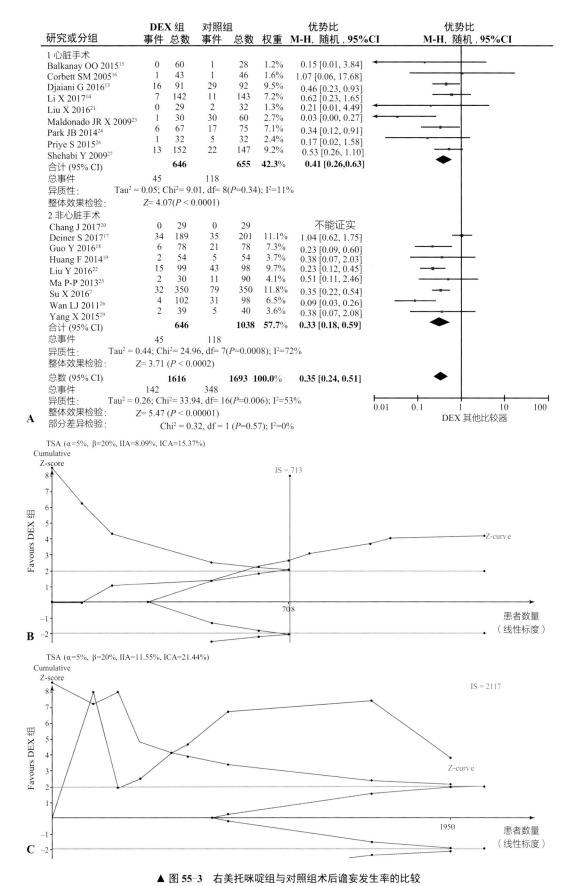

▲ 图 55-3　右美托咪啶组与对照组术后谵妄发生率的比较

A. 右美托咪啶与对照组随机试验中术后精神错乱的森林图，按心脏手术和非心脏手术分组；B 和 C. 概述试验序列分析，以证明样本大小对于心脏外科研究和非心脏外科研究的充分性。知识共享开放档案：https://bjanaesthesia.org/article/S0007-0912 (18) 30447-1/fulltext

指南。他们采用多组分方法（图 55-5），推荐了一种综合策略，解决了术前、术中和术后的考虑因素（图 55-4），表 55-6 总结了这些建议。

（三）脆弱脑功能与谵妄

研究表明，心脏手术患者在手术前如果符合脆弱脑功能的诊断，更有可能在手术后发生谵妄。对于心脏外科患者来说，术前常规筛查脆弱脑功能程度和相关痴呆风险的确切作用是一个正在进行的研究领域，未来的证据应该告诉我们，在术前环境中，哪些脆弱脑功能的筛查方法和干预措施对于降低术后神志不清的风险是有效的[32]。虚弱脑功能的患者应该被警告他们术后谵妄的额外风险。

四、癫痫

据报道，心脏手术后癫痫的发生率为 0.01%～3.5% 不等，各种病因包括代谢紊乱（低血糖、低钠血症）、脑卒中、颅内出血、药物毒性（利多卡因、普鲁卡因胺）和使用大剂量的氨甲环酸[33]。

癫痫发作可表现为全身性强直阵挛、局灶性发作或混合性发作。心脏手术后癫痫发作与住院时间增加 2 倍，死亡风险增加 2.5 倍有关，并有可能增加谵妄和长期生活质量低下的风险。癫痫发作并不总是很容易被识别，可能与颤抖或非癫痫肌阵挛运动相混淆。对于术后

24h 仍无反应的患者，应考虑进行脑电图检查，以检测非抽搐发作。

避免代谢紊乱和药物毒性（如利多卡因、普鲁卡因胺）是降低癫痫风险的关键。重要的是，氨甲环酸往往没有被认为是癫痫发作的一个可避免的危险因素，特别是在剂量超过 80mg/kg 的情况下。与使用氨甲环酸相关的癫痫发生率为 0.5%～7.3%，高剂量、年龄大、疾病严重程度评分高、肾功能障碍和既往神经功能障碍的风险较高。大多数病例发生在开腔手术中（主动脉瓣修复／置换）。与氨甲环酸相关的癫痫发作通常发生在术后 5～8h，即镇静脱机期间。包括异氟醚和异丙酚在内的麻醉药及包括苯二氮䓬类药物在内的镇静剂对癫痫有保护作用。因此，如果癫痫发作是在氨甲环酸之后发生的，最有可能发生在手术后 5～8h，那时麻醉效果已经消失，并且是在脱离镇静状态时发生的。重要的是，神经肌肉阻滞药可以掩盖癫痫的存在。

在考虑使用氨甲环酸降低出血风险时，应权衡中等剂量氨甲环酸减少术后出血的预期益处大小和相应的术后癫痫发作风险[34]。

五、术后认知功能障碍

心脏手术后的短期和长期认知功能障碍仍然是一个令人担忧的问题。POCD 通常包括记忆、注意力或执

表 55-4　预防全麻术后谵妄的围手术期麻醉药：来自网络 Meta 分析结果

治疗方法	OR	95%CI	I^2 统计学
右美托咪定与安慰剂比较	0.45	0.33～0.60	16%
右美托咪啶与咪达唑仑比较	0.11	0.04～0.28	27%
右旋美托咪定与异丙酚的比较	0.23	0.07～0.73	45%
异丙酚与七氟醚的比较	0.54	0.15～1.99	73%
异丙酚与地氟醚的比较	0.96	0.46～1.99	0%
氯胺酮与安慰剂的比较	0.57	0.10～3.47	65%
异丙酚与咪达唑仑的比较	1	0.36～2.75	NE
七氟醚与安慰剂的比较	6.89	0.35～134.75	NE
异丙酚与安慰剂的比较	NE	NE	NE
七氟醚与地氟醚的比较	NE	NE	NE

一致性检验：Chi^2（5）=5.51，P=0.357
OR. 比值比；95%CI.95% 置信区间；NE. 无法估算
经 Elsevier[25] 许可转载，引自 Journal of Clinical Anesthesia, 5; 59, Cui Y, Li G, Cao R, Luan L, Kla KM, The effect of perioperative anesthetics for prevention of postoperative delirium on general anesthesia: A network meta-analysis, 89–98, Copyright 2019.

表 55-5　易导致谵妄和急性精神错乱的药物[22]

药物或药物类别	举　例	避免的理由
第一代抗组胺药物	苯海拉明	中枢抗胆碱能作用
吩噻嗪型止吐药	异丙嗪	中枢抗胆碱能作用
解痉药／抗胆碱能类药物	阿托品、东莨菪碱	中枢抗胆碱能作用
抗精神病药物（第一代和第二代）	氟哌啶醇	认知障碍、精神错乱、抗精神病药物恶性综合征、迟发性运动障碍的风险。
苯二氮䓬类药物	咪达唑仑、地西泮	认知障碍、精神错乱的风险
皮质类固醇	氢化可的松、甲泼尼龙	认知障碍、神志不清、精神错乱的风险
H_2 受体拮抗药	雷尼替丁、西咪替丁	有迷惑、神志不清的危险
甲氧氯普胺		锥体外系效应
哌替啶		神经毒性效应
骨骼肌松弛药	环苯扎林	抗胆碱能作用

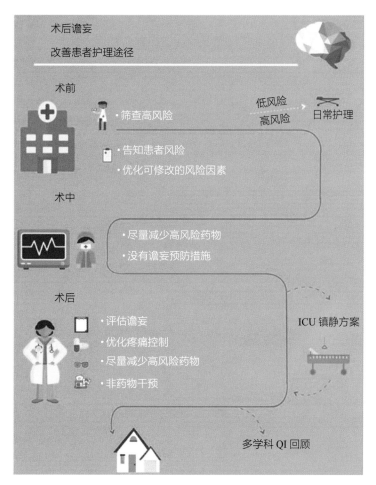

▲ 图 55-4　贯穿术前、术中和术后护理过程的预防谵妄的一种系统方法[19]

经许可转载，引自 Perioperative Quality Initiative

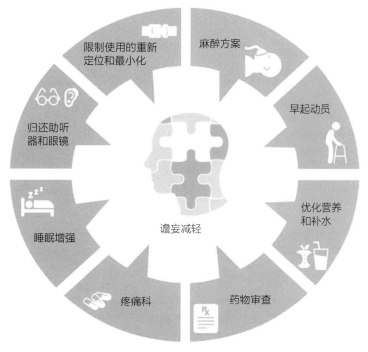

▲ 图 55-5　减少术后谵妄的多成分干预[19]

经许可转载，引自 Perioperative Quality Initiative

表 55-6　POQI 的共识和建议 [19]

声　明	强度 a	LOE b
我们建议医院和卫生系统制订流程，通过不断的多学科质量改进流程来减少术后精神错乱的发生率和后果	强	D
我们建议医护人员识别外科手术患者术后神志不清的高危人群	强	C
我们建议被确认为术后精神错乱高风险的外科患者被告知他们的风险	弱	D
我们建议医院和卫生系统制订一个评估老年高危患者术后精神错乱的程序	强	C
我们建议在老年高危患者中使用多种非药物干预措施来预防术后精神错乱	强	B
我们建议尽量减少已知的与老年高危外科患者术后精神错乱风险增加相关的药物	强	C
没有足够的证据建议在接受全身麻醉的老年高危外科患者中使用经过处理的脑电图监测来降低术后精神错乱的风险 c	N/A	N/A
没有足够的证据推荐特定的麻醉药或剂量来降低术后精神错乱的风险	N/A	N/A
没有足够的证据推荐区域/神经阻滞作为降低术后精神障碍风险的主要麻醉技术	N/A	N/A
我们建议优化术后疼痛控制以降低术后精神错乱的风险	弱	C
没有足够的证据建议使用预防性药物来降低术后精神错乱的风险	N/A	N/A
我们建议在需要术后机械通气的患者中使用包括右旋美托咪啶镇静在内的ICU方案来降低术后神志不清的风险	强	B

a. 每个 GRADE 过程的推荐强度
b. 每个 GRADE 过程的证据级别
c. 共识会议后发表的其他证据导致推荐声明发生变化
N/A. 未报道
经许可转载，引自 Hughes CG, Boncyk CS, Culley DJ, Fleisher LA, Leung JM, McDonagh DL, Gan TJ, McEvoy MD, Miller TE; Perioperative Quality Initiative (POQI) 6 Workgroup.American Society for Enhanced Recovery and Perioperative Quality Initiative Joint Consensus Statement on Postoperative Delirium Prevention. Anesth Analg. 2020 Jan 31

行功能障碍，严重程度从轻微到临床明显不等。有关 POCD 的报道显示，冠状动脉旁路移植术后最初几周的发病率为 3%～79%，在第 1 年后有所下降。这种特异性可能与测量时间和方法的问题有关，也与患者基线风险和手术风险的差异有关。POCD 的危险因素包括高血压、高龄、既往脑卒中、颈动脉疾病、肺部疾病。对于大多数患者来说，早期神经认知障碍通常在手术后 3～12 个月消失；尽管较长期的认知障碍可能会持续，

特别是对于更严重的 POCD 患者 [35]。POCD 与住院时间延长和住院死亡风险增加有关。

可改变的危险因素包括术中低血压、术中高血压、长期低氧血症和术后体温过高。避免这些可能会降低 POCD 的风险。早期的报道表明非体外循环搭桥手术降低了非体外循环搭桥手术的风险，但在随后的更大规模的试验中没有得到证实，而且非体外循环手术和非体外循环手术被认为是 POCD 的相似风险。

心脏手术后报道的 POCD 可能不完全归因于心脏手术，也不是心脏手术独有的。POCD 的风险应该参照其他研究来解释，这些研究将心脏手术后 POCD 与其他患有类似并发症的非手术成人进行比较。一项比较冠状动脉旁路移植术后 3～12 个月的神经认知功能的研究表明，冠状动脉旁路移植术患者的认知测试表现与非手术心脏病患者没有差别 [35]。然而，有证据表明，心脏手术后神经认知功能障碍的发生率高于其他类型的手术，如外周血管手术，这表明心脏手术特有的因素可能是部分原因 [36-38]。心脏和主动脉操作（插管、抽吸）过程中产生的微栓子和心脏手术过程中释放的炎症因子被认为是神经认知损伤的潜在风险。然而，这些仍然存在争议，因为研究表明，术中和术后在磁共振成像或炎性介质浓度的生化分析中发现的微栓子之间的相关性不一致 [18]。

迟发性 POCD

冠状动脉旁路移植术患者长期认知功能下降的风险是否更高仍存在争议。虽然一些早期对 CABG 患者的非比较研究表明，认知能力下降的发生率随着时间的推移而增加，但更相关的问题是，相对于年龄匹配和疾病匹配的人群，这些患者是否表现出加速下降的趋势。在较新的纵向研究中，比较冠状动脉旁路移植术后患者和对照组未接受手术的冠心病患者，认知功能减退的比率相似，这表明晚期认知功能减退不是由于手术，而是其他因素，如潜在的脑血管病或血管性痴呆，甚至心脏病本身（低心输出量、心力衰竭）[39]。

六、周围神经病变

外周神经病变，表现为上肢麻木、疼痛、虚弱、反射减少和（或）协调性降低，已在 2%～15% 的心脏手术患者中发现。神经病相关疼痛提示周围损伤。偏侧神经病、偏瘫和脑神经受累提示中枢性损伤（表 55-7）[40, 41]。

通常，心脏手术后 1 个月内周围神经病变改善或消失。因此，周围神经病的保守治疗包括物理治疗，目的是继续使用受影响的肌肉，以提高力量和灵活性，同时神经性麻痹在手术后的头几周和几个月内消失。轴突受

表 55-7　心脏手术后的周围神经病变[40, 41]

症　状	推定病因学
上肢（相对常见）	
无名指和尾指的感觉障碍	• 下（内侧）臂丛神经损伤 • 肘部尺神经损伤
食指伸肌、拇短展肌无力 对这些患者的评估侧重于排除脑血管事件和可逆性毒性和代谢状况	• 累及下颈神经根的神经丛病变（不累及尺神经） • 可能与臂丛牵引、胸骨回缩时锁骨与肋骨间的臂丛压迫或乳内动脉夹层时的神经损伤有关
肋间神经（相对常见）	
胸骨或左前外侧胸壁麻木、感觉障碍、灼热	• 肋间神经损伤可能发生在 ITA 采集过程中，通常在 4 个月内痊愈。一些患者在术后 1~2 年持续存在
下肢（不常见）	
腿部无力或麻木，步态受损	• 股神经损伤，可能是由于 IABP 置入、局部创伤、假性动脉瘤、血管闭塞或栓塞
隔膜（罕见）	
膈肌功能障碍（罕见，尤其是考虑到外科技术的进步，减少使用冰冻降温）	• 膈神经损伤，可能是由于心脏降温方法（冰冻降温）或其他直接损伤。可能会导致对通气设备的长期依赖 • 单侧膈神经损伤通常发生在 IMA 移植物的同侧 • 双侧膈神经损伤可能需要长时间的通气支持 • 注：膈肌功能障碍并不总是由膈神经损伤引起的
运动障碍（罕见）	
运动障碍（泵后舞蹈病）	• 不确定关于发病率；罕见的病例报道在儿童先天性心脏病后的心脏手术，以及在一系列成人接受肺动脉内膜切除术与冠状动脉旁路移植。术后 3 天出现症状，一般在几周到几个月内消失

累较不常见，需要延长康复时间。肋间神经损伤可能在临床上出现，明显的膈神经损伤可能需要 1~2 年的时间才能恢复。通常，如果神经病变症状在术后 3~4 周没有改善，应该考虑神经传导检查和肌电图来指导进一步的治疗。

七、结论

心脏手术的神经系统并发症仍然是心脏外科术后的一个常见问题，需要采取策略预防和管理，以减少如脑卒中、认知功能障碍、精神错乱和周围神经病变等长期神经功能障碍的相关风险。

• 大多数脑卒中发生在心脏手术进行后的 24~48h。
• 术中或术后脑卒中有不同可能的原因和疾病进程。
• 瓣膜修复（尤其是二尖瓣手术）及瓣膜手术联合冠状动脉旁路移植，比单独的冠状动脉旁路移植有更高的脑卒中风险。
• 术中及术后缺血性脑卒中的机制包括脑低灌注、动脉 - 动脉栓塞、心源性栓塞。
• 前脑血管疾病和动脉粥样硬化疾病影响主动脉或冠状动脉是重要的围手术期脑卒中的危险因素。
• 管理心脏手术患者的缺血性脑卒中和其他的流程相类似，除外组织纤溶酶原激活物在心脏术后禁忌使用，由于严重出血的风险。
• 由于存在多个可能的病因和危险因素，谵妄是一种相对常见的术后并发症。术后谵妄是长期神经认知功能障碍的一个危险因素，尤其是当谵妄在术后持续存在时，而且它可能有多种病因。少数患者可能会持续存在神经认知功能障碍。评估这些患者应关注排除脑血管事件和可逆的毒素和代谢疾病。
• 心脏手术的周围神经并发症是不常见（臂神经丛相关的上肢运动感觉障碍、肋间神经病变相关的局部疼痛或感觉障碍）或罕见（膈神经病变导致的长期呼吸机依赖）的，并且通常是一过性的。

第 56 章　机械通气脱机困难与气管切开护理

Difficult Weaning from Mechanical Ventilation and Tracheotomy Care

Martin Lenihan　George Djaiani　著

基　鹏　魏小珍　译

要点

- 22% 以上的心脏外科手术患者出现机械通气时间延长。
- 根据脱机困难程度和机械通气时间，脱机可分为三种：简单脱机、困难脱机和延迟脱机。
- 机械通气的撤离大部分是基于临床判断。
- 患者脱机失败的混杂因素包括呼吸机相关性肺炎、心力衰竭、谵妄、ICU 获得性衰弱、营养状态、急性呼吸窘迫综合征、输血相关性肺损伤。

目前，快通道心脏麻醉是麻醉及外科领域的研究热点[1]。肺功能不全是心脏外科术后患者死亡的主要原因之一[2]。术后肺部并发症发生率在 10%~25%，其中 2.5% 的患者伴有重度肺功能障碍和急性呼吸窘迫综合征（acute respiratory distress syndrome，ARDS）[3]，以及 1.36% 的气管切开术后患者[4]。长期机械通气是术后并发症的重要组成部分，据报道其发病率高达 22%[5]。胸外科医师协会提出将心脏术后 6h 内气管拔管作为医疗质量的评价标准[6]。

如何定义延长机械通气有不同的阈值选择。由于心脏手术患者的风险预测在几十年的时间里已经发生改变，越来越多的老年患者伴有多种并发症，心脏外科手术也更复杂，因此 Sharma 等[5]建议术后 48h 为时间间隔点。派生组和外部验证组患者延长机械通气的发生率分别是 6.2% 和 7.3%[5]。长期机械通气的主要预测因子和危险因素如下。

- 既往心脏手术。
- 心源性休克。
- 延长体外循环时间。
- 慢性肾衰竭。
- 周围血管疾病。
- 动脉粥样硬化。
- 糖尿病

- 高血压。
- 主动脉内球囊泵存在。

麻醉、胸骨切开、手术操作和体外循环均会对肺功能产生短暂的不利影响。其机制包括：功能残气量减少；通气/血流比失调引起的低氧血症；肺顺应性降低，引起呼吸做功和耗氧量增加；肺活量短暂下降 50%~75%；肺不张和血管内肺水增多。患者呼吸力学和呼吸肌的变化可持续到心外科术后 8 周。

一、非计划再次插管

近期一项纳入约 18 500 例心脏手术的研究中，Beverly 等[7]报道入院期间心脏手术后非计划再次气管插管的发生率约 4%，有近一半的再次插管发生在术后 5 天及以上。再次插管和机械通气脱机失败的危险因素包括年龄增加、虚弱、慢性肾病、既往肺功能不全、感染、既往心脏手术史和充血性心力衰竭。

二、机械通气患者脱机

脱机是从机械通气到自主呼吸的逐渐过渡，允许患者在没有机械支持的情况下自主呼吸[8]。根据其困难程度和持续时间，脱机可分为三类：简单脱机（第一次尝试即可成功拔管），困难脱机 [第一次拔管尝试失败，并且需要 3 次的自主呼吸测试（Spontaneous Breathing

Trial，SBT），或者从第一次 SBT 尝试后维持机械通气长达 7 天]，以及延迟脱机（3 次脱机尝试均失败，或者从第一次 SBT 后维持机械通气 7 天以上）[8]。

临床评估是做出脱机决策的基础[9]。通常情况下，决定因素包括患者血流动力学是否稳定、精神和认知状态、咳嗽能力、原发病的解决情况、营养状况与肺力学指标[10]。为了在客观帮助决策制订，已有多个脱机预测因子被采用[11]。前期的研究表明，应用脱机流程可以方便地对准备脱机患者进行每日评估[12]。

浅快呼吸指数和 SBT 是评估拔管准备程度最常用的指标，但并非所有 SBT 都是在相同的呼吸机设置下进行。当进行 SBT 时，呼气末正压和压力支持水平可以在一定范围内进行设置，从 T 管试验（无须 PEEP 或补充性通气支持）到"最小呼吸机设置"（通常使用 PEEP5cmH$_2$O，压力支持 ≤ 8cmH$_2$O）[13]。

2014 年，Cochrane 的一篇综述研究了在未经筛选的机械通气患者中，最小支持 SBT 与 T 管法试验的脱机成功率[12]。作者认为，由于"研究设计的局限性和效果评估的不精确性"，证据质量较低，并得出结论：两种方法在脱机成功率、再次插管的必要性或重症监护病房死亡率方面没有差异。Cochrane 的另一篇综述指出，自动化系统减少了长期机械通气和对气管切开术的需求[14]。然而，大多数医院并未常规使用这些系统。

美国胸科学会和美国胸科医师学会合作制订了循证医学指南，他们将针对普通 ICU 患者的常见临床问题外推到心脏重症监护室去。指南的目标是帮助临床医生安全有效地撤离机械通气，并改善危重患者的预后。然而，指南未考虑每个潜在个体的临床环境[15]。以下是指南推荐的总结。

推荐强度：有条件的 =1；强烈 =2。

证据确定性 / 质量：中等 =3；低 =4；很低 =5。

- 对于机械通气超过 24h 的急性住院患者，建议初始自主呼吸测试应与吸气压力增加（5～8cmH$_2$O）相结合，而不是不使用（T 管或 CPAP）=1.3。
- 对于机械通气超过 24h 的急性住院患者，建议尝试减少镇静药物的方案 =1.4。
- 对于机械通气超过 24h 并通过 SBT 测试的拔管失败高危患者，建议拔管后进行预防性无创通气（non-invasive ventilation，NIV）=2.3。
- 对于机械通气超过 24h 的急性住院患者，建议进行流程化康复，以促进早期活动 =1.4。
- 对于机械通气超过 24h 的急性住院患者采用呼吸机脱机流程 =1.4。
- 对符合拔管标准且拔管后喘鸣（postextubation stridor，PES）高风险的机械通气成人患者进行卡夫漏气试验（CLT）=1.5。
- 对于 CLT 失败但其他方面达到拔管标准的成人患者，建议在拔管前至少 4h 给予全身激素治疗；无须重复给药 CLT=1.3。

心功能不全的患者可能需要提高拔管条件。在没有任何辅助支持的情况下对边缘心功能的患者进行多次 SBT 尝试是很常见的，以评估患者对完全无呼吸支持的耐受能力。在这些患者中进行 T 管试验可能会诱发急性肺水肿、心律失常或血流动力学不稳定，这些在最小呼吸支持试验中并不明显，因为 PEEP 和（或）压力支持对前负荷、后负荷和呼吸做功有有利影响[13]。心功能受损患者的 T 管试验可能揭示了为了防止再次插管事件，在拔管前后进一步优化前负荷和后负荷的必要性[13]。即便如此，部分患者仍然很难脱机，即使导致他们无法脱机的急性疾病和相关因素已得到解决。通常在这些患者中，考虑是否行气管切开术。

三、机械通气患者脱机失败的潜在混杂因素

（一）呼吸机相关性肺炎

呼吸机相关性肺炎（ventilator associated pneumonia，VAP）的临床诊断标准通常是基于疾病控制和预防中心的指南[16]。它被定义为胸片上出现新发和（或）进行性肺浸润，并满足以下两种或两种以上条件：发热或低体温、白细胞增多、气管支气管脓性分泌物、相较 48h 前的 PaO$_2$/FiO$_2$（动脉氧分压 / 吸入氧浓度）减少 15% 或以上[17]。最近的一项 Meta 分析表明，VAP 的患病率在所有患者中为 6.4%，其中 35.2% 的 VAP 患者机械通气时间超过 48h[18]。与 VAP 发生率密切相关危险因素有：心功能Ⅳ级（纽约心脏病协会分级）、肺动脉高压、慢性阻塞性肺疾病、外周血管疾病、肾脏疾病、急诊手术、主动脉内球囊反搏、CPB 时间、主动脉阻断时间、机械通气时间、再手术和再插管等[18]。VAP 管理详见美国传染病学会和美国胸科学会 2016 版临床实践指南[16]。

（二）心力衰竭

心力衰竭和液体平衡是机械通气拔管失败的重要预测指标，在计划拔管前应进行优化管理[13]。Cabello 等[19] 在一项大规模的内科 ICU 患者研究中发现，42% 的患者 SBT 失败的原因是心力衰竭。目前，常规床旁肺部超声检查和左心室舒张功能检测被用于评估机械通气撤机拔管的准备情况。肺部病灶超声可识别 B 线（衡量肺间质水肿和血管外肺水的程度），对预测拔管失败有很高阴性预测价值（86%）[20]；较高的 E/e′ 值（舒张功能不全的测定）也可能意味着拔管失败[21]，尽管舒张功能不全的标准和不同临床情况的高度异质性可能限制了将

舒张功能不全与脱机失败联系起来的明确结论。拔管后立即序贯无创通气已被证明可以减少高危患者的呼吸衰竭发生率，包括那些有潜在心力衰竭的患者[22]。

（三）谵妄

谵妄是大脑认知功能的急性变化，其特征是注意力不集中、觉醒状态的波动、思维混乱或意识水平的改变，老年患者尤其容易发生。在急性心脏病患者中，谵妄发生率可高达73%，取决于谵妄评估的类型和敏感性[23]。与异丙酚相比，右美托咪定镇静可降低老年患者心脏手术后谵妄的发生率、延迟发生率并缩短持续时间，右美托咪定组绝对风险降低14%，即每7.1人中可预防1人发生谵妄[24]。最近一项随机对照试验的Meta分析证实，心脏手术后谵妄发生率越低，机械通气时间越短[25]。

目前的大多数研究都倾向于使用右美托咪定作为快通道麻醉方案，尤其是在术后早期。右美托咪定可使交感神经活动增加，对呼吸驱动的影响很小[26]，因此它作为一种镇静药不会影响拔管时间。此外，呼吸机支持的危重症成人患者实施每日镇静中断，可能可以缩短机械通气持续时间[27]。

（四）ICU获得性虚弱

虚弱、重症神经病变和（或）肌病及肌肉萎缩在危重症患者中较常见。ICU获得性虚弱与长时间机械通气和住院时间延长相关，同时存活者伴随有严重的功能损害[28]。目前的指南建议，ICU获得性虚弱的临床诊断通过使用医学研究理事会评分对肌肉力量进行床边评估来进行[29]。该评分包含了12个肌肉群（肩关节外展、肘关节屈曲、腕关节伸展、髋关节屈曲、膝关节伸展和踝关节背屈），每一个肌群评分为：0分（完全没有收缩）至5分（正常肌力），所有评分均为双侧。总分在0~60分，总分小于48即可确诊[29]。此外，由于机械通气的患者呼吸的工作完全由呼吸机承担，在通气后的48h内就开始出现膈肌萎缩[30]。有限的数据表明，特定的吸气肌训练可以减少机械通气时间，提高脱机率[31]。

（五）营养状态

呼吸肌和骨骼肌一样，受饥饿和营养状态不良分解代谢状态的抑制。营养不良将导致呼吸肌易疲劳，吸气和呼气肌力量下降、耐力下降和膈肌肌群耗竭。呼吸功能的下降将导致呼吸肌做功增加和能量需求增加，进一步加剧营养不良[32]。早期的营养支持方案已被世界范围内多个中心采用，即使用适当热量的脂肪和碳水化合物混合来保持呼吸商低于1.0。

（六）急性呼吸窘迫综合征

急性呼吸窘迫综合征是一种危及生命的呼吸衰竭，其特征是炎症性肺水肿导致严重低氧血症。ARDS可根据低氧血症的严重程度分为：轻度、中度和重度[33]。心脏外科术后ARDS的发生率为0.17%~2.5%，死亡率为15%~91.6%[34]。ARDS的独立预测因素包括脓毒症、高危心脏手术、高危主动脉大血管手术、急诊手术、肝硬化、家庭以外的入院、呼吸频率增加（≥30次/分）、吸氧浓度大于35%、SpO_2小于95%[35]。最近的Meta分析表明，在高危ICU和外科患者群体中优先采用保护性通气策略可以减少ARDS的发生[36, 37]。为了明晰机械通气引起潜在肺损伤的机制，研究主要集中在减轻呼吸机所致肺损伤的通气策略和辅助措施（表56-1）[33]。

（七）输血相关性急性肺损伤

输血相关性急性肺损伤（transfusion-related acute lung injury，TRALI）是输血相关死亡的主要原因。TRALI被定义为在输血后6h内出现低氧和双肺渗出浸润，通常表现为呼吸急促、发绀、呼吸困难和发热[38]。据估计，它在心脏外科手术患者中的发病率为2.4%，死亡率为5%~25%[38]，对整体的不良预后影响很大[39]。

四、气管切开术

与气管插管相比，气管切开术的潜在优势包括：患者更舒适，减少对镇静剂的需求或停止使用，改善患者的沟通，减少意识混乱的风险，促进活动和血流动力学稳定，以及可能减少呼吸机相关并发症。与气管切开有

表56-1　美国胸科学会/欧洲重症监护医学会/重症监护医学会临床实践指南：成人急性呼吸窘迫综合征患者的机械通气

针对ARDS治疗的以下干预措施的强力推荐：
• 使用较低潮气量（4~8ml/kg预测体重）和较低吸气压力（大气压，30cmH2O）的机械通气（疗效评估中等可靠）
• 严重ARDS给予俯卧位治疗，超过12h/d（疗效评估中等可靠）

强烈反对采用以下干预措施治疗ARDS：
• 中度或重度ARDS患者常规使用高频振荡通气（疗效评估高等可靠）

以下干预措施治疗ARDS的建议是有条件的：
• 中度或重度ARDS患者适当增高PEEP（疗效评估中等可靠）
• 体外膜氧合治疗严重ARDS的必要性，须有更多的证据来验证
• 中度或重度ARDS患者的肺复张策略（疗效评估低等可靠）

关的并发症包括出血、缺氧、食管损伤、气管狭窄、气管肉芽肿和死亡。

在 TracMan 研究中（来自超过 70 个 ICU 的多中心试验）纳入一组普通 ICU 的患者，当预测其机械通气时间会超过 7 天时 [40]，随机分为早期气切组（4 天以内）和晚期气切组（10 天以上）。结果发现两组患者的死亡率并无差异。此外，晚期气切组中只有 45% 的患者接受了气管切开术，其余患者都成功脱机 [40]。Puentes 等 [4] 研究发现，在心脏外科手术患者中，早期气管切开（＜ 7 天）与心脏术后胸骨切口感染或开裂的风险增加并无关系。这项研究得到了近期一项系统评价和 Meta 分析的支持，证实早期或晚期气管切开对胸骨浅层或深层切口感染的发生率并无影响。然而，在比较经皮扩张气管切开术和开放性气管切开术时发现了差异，开放性气管切开组的感染率增加了 3 倍（3% vs. 9%）[41]。最近的一项 Cocharne 综述也指出，与开放性气管切开术相比，经皮扩张气管切开术降低了切口感染 / 口腔炎的发生率 [42]，以及不利瘢痕的形成率。即使没有明确的证据支持心脏患者术后早期应采取气管切开，但是经皮气管切开患者伴随更好的预后。

术后肺部并发症仍然发生在相当大比例的心脏外科术后患者，导致机械通气时间延长和 ICU 住院时间延长。心功能受损的患者可能需要更高的拔管条件。

尽管目前有各种专家推荐和临床指南，然而尝试停止机械通气的决定往往是基于临床反复尝试和错误来进行评估。目前的研究旨在关注预防因素，以减少术后肺部并发症的发生。未来的研究领域包括在 CPB 期间可能使用的肺部保护性通气，旨在通过预防以减少术后肺部并发症。

第57章 感染、胸骨清创与肌瓣
Infection, Sternal Debridement and Muscle Flap

Amine Mazine　Stefan O. P. Hofer　Terrence M. Yau　**著**

范　旸　梁伟涛　**译**

要点

- 深部胸骨伤口感染是经胸骨正中切口心脏手术的一种罕见但严重的并发症。
- 金黄色葡萄球菌和凝固酶阴性葡萄球菌是深部胸骨感染的最常见致病菌。
- 深部胸骨切口感染的诊断主要依赖临床表现,计算机断层扫描可以帮助确定感染的准确位置和范围。
- 预防性使用胸骨加固技术可以降低高风险患者胸骨裂开及深部胸骨感染的风险。
- 当深部胸骨感染发生时,主要的治疗方法是应用静脉注射抗生素和手术清创。
- 胸骨感染清创术后可一期缝合胸骨,也可在胸骨开放护理后再进行缝合固定。胸骨缝合可进行直接缝合或使用软组织皮瓣转移。胸骨切口持续负压引流可提高临床疗效。

1897 年,由 Milton 提出胸骨正中切口入路[1],该入路已经成为心脏手术中最常用的切口。尽管胸骨正中切口感染并发症相对少见,然而一旦出现将给心脏外科医师带来严峻的挑战,并且当前仍与显著的发病率和死亡率相关。本章重点介绍深部胸骨切口感染(deep sternal wound infections,DSWI)的手术治疗。

一、定义与分类

胸骨切口裂开(没有临床或微生物感染证据的胸骨切口崩裂)必须与胸骨切口感染区分开来。胸骨切口感染指在胸骨前组织有临床或微生物感染证据,伴或不伴有胸骨骨髓炎及纵隔败血症[2]。胸骨切口感染进一步分为局限于皮下组织的浅表胸骨切口感染(superficial sternal wound infections,SSWI),以及与胸骨骨髓炎有关、伴或不伴胸骨后间隙感染的 DSWI。本章重点介绍后者。

美国疾病控制与预防中心将成人 DSWI 定义为至少满足一项下列条件的任何感染[3]。

- 基于培养或非培养的微生物学检验方法,从纵隔组织或积液中分离出一种病原微生物。
- 在手术或组织病理学检查中发现存在纵隔炎。

- 存在至少一项下列症状,包括发热(> 38.0℃)、胸痛、胸骨不稳定,以及合并:①纵隔脓性引流物;②影像检查显示纵隔增宽。

二、发病率与风险因素

在大型观察性研究中[4,5],DSWI 的发病率为 0.75%~1.44%。众多文献报道了 DSWI 相关的风险因素[4,6],可将其大致分为术前、术中和术后因素(表 57-1)。

DSWI 的病因学是多因素的,任何妨碍切口愈合

表 57-1　心脏手术后深部胸骨切口感染的风险因素

术前	肥胖,糖尿病,COPD,CHF,肾衰竭,周围血管病,吸烟,口腔卫生状况差,高龄,免疫抑制,营养不良,骨质减少
术中	预防性抗生素使用不及时,术中高血糖,BIMA 获取,二次手术,急诊手术,过度使用骨蜡和电烙,手术时间延长
术后	出血二次探查,重症监护病房停留时间延长,机械通气时间延长,输血,胸外按压

BIMA. 双侧乳内动脉;CHF. 充血性心力衰竭;COPD. 慢性阻塞性肺病

的因素、愈合不良或手术部位感染风险增加都可能与 DSWI 相关。多种风险因素同时存在时对总风险有叠加效应。

尽管胸骨裂开和 DSWI 之间有明确的相关性，但尚不清楚是胸骨裂开易导致 DSWI，还是 DSWI 引发胸骨裂开。

无论如何，只要胸骨的边缘没有适当对合，就会妨碍切口愈合。一些技术操作会导致胸骨愈合不良，包括胸骨切开不对称、过度使用电烙导致的骨缺血及胸壁畸形致无法适当对合（如漏斗胸、慢性阻塞性肺病的桶状胸）。肥胖患者和患有巨乳症的女性患者也有更高的胸骨裂开和 DSWI 风险，主要因为胸壁对胸骨闭合处施加了过度的张力，这可能导致胸骨钢丝断裂或穿过胸骨。

双侧乳内动脉获取对 DSWI 风险的影响已被广泛研究，但由于各种观察性研究存在相悖的结论，该问题目前仍存在争议。BIMA 获取与其他风险因素之间的相互作用，如肥胖、糖尿病和获取乳内动脉的方式（骨骼化法或带蒂法），使问题更加复杂。在动脉血运重建试验（Arterial Revascularization Trial，ART）中，将 3102 名拟行冠状动脉旁路移植术的患者随机分配至使用 BIMA 组或使用单侧乳内动脉（single internal mammary artery，SIMA）组，结果表明 BIMA 组的胸骨切口感染风险及胸骨重建率都增加[7]。同样，一项 Meta 分析纳入了 32 项观察性研究，共涵盖 172 880 名患者，其中 19 994 名患者获取 BIMA。与 SIMA 组相比，BIMA 组的胸骨切口感染风险显著增高[8]。在糖尿病患者和老年患者中，这种风险增加更为显著，而通过使用骨骼化获取技术可使风险有所降低。因此，使用骨骼化 BIMA 获取技术的患者和使用 SIMA 获取技术的患者之间的胸骨切口感染风险没有显著差异。

三、微生物学和发病机制

金黄色葡萄球菌和凝固酶阴性葡萄球菌是 DSWI 中最常见的病原菌，占总病例数的近 2/3[9]。金黄色葡萄球菌感染常见于围手术期纵隔腔污染的病例。它通常产生侵袭性的全身感染，并伴有更明显的菌血症的症状和体征[9]。相比之下，凝固酶阴性葡萄球菌感染常见于与胸骨裂开典型危险因素相关的 DSWI，如肥胖和 COPD。这些微生物由正常皮肤菌群迁移定植在切口上，其感染缓慢、迟发，易导致胸骨裂开，但通常不表现出明显的全身反应。

DSWI 中其他不太常见的微生物包括革兰阴性细菌和真菌。这些感染通常与重症监护病房停留时间延长及伴发的医院感染（如肺炎、尿路感染、腹部败血症）有关。

四、诊断

DSWI 的诊断本质上是临床诊断。典型表现包括胸骨压痛和（或）胸骨不稳定（通常表现为特征性的"胸骨咔哒声"）、红斑、切口裂开或产生脓性分泌物，通常伴有白细胞增多和全身症状，如发热、寒战和败血症迹象。血培养中鉴定出葡萄球菌血症，并存在上述临床发现，就可以实质上确定诊断。如果切口有液体排出，也应对其进行培养。对于出现术后全身症状而没有胸骨切口感染或裂开的患者，其诊断可能更为困难。在这些患者身上，全身表现通常比胸骨症状早几天出现。

虽然 DSWI 的诊断主要是临床诊断，但是影像学可以帮助确定感染的精确位置和范围。计算机断层扫描是首选的成像方式，因其具有出色的敏感性和特异性，尤其是在术后第 2 周以后[10]。计算机断层扫描也有助于指导细针穿刺和培养，但通常不使用这种经皮介入的方式，而是选择早期手术干预从而给予明确的诊断和治疗。胸部 X 线的效用有限，但可以提醒临床医生注意 DSWI 的早期和间接迹象，例如胸骨钢丝断裂。瓣膜手术后发生 DSWI 的患者可接受经胸或经食管超声心动图检查以排除可能伴发的心内膜炎。

五、预防

许多术前和围手术期措施可以降低胸骨切口裂开和感染的发生率。这些措施如下。

- 尽可能鼓励患者至少在手术 6 周之前戒烟。
- 尽可能鼓励肥胖患者在手术前减轻体重。
- 优化营养状况，促进切口愈合。
- 正常人群中金黄色葡萄球菌鼻腔定植的患病率为 10%～15%，并且鼻腔定植会增加胸骨切口感染的风险[11]。使用莫匹罗星[12] 或葡萄糖酸氯己定[13] 进行鼻咽净化可降低 DSWI 的发病率，此法应常规使用。
- 应在皮肤切开前 30～60min 给予常规抗生素预防。抗生素应选用静脉注射头孢唑啉（如果患者 ＜ 80kg，则为 1g；如果患者 ＞ 80kg，则为 2g）或头孢呋辛（1.5g）。对青霉素和（或）头孢菌素过敏的患者，以及耐甲氧西林金黄色葡萄球菌感染的高危患者，首选静脉注射万古霉素。
- 局部使用抗生素洗脱海绵可进一步降低 DSWI 的风险。一项 Meta 分析纳入了 14 项研究共涵盖 22135 名患者，其中 4672 名患者来自 4 项随机对照试验。闭合胸骨前，在胸骨后使用可植入的庆大霉素 – 胶原蛋白海绵，可显著降低 SSWI 和 DSWI 的风险。这些发现在 RCT 和观察性研究之间是一致的[14]。

- 理想的围手术期血糖控制至关重要，无论是对于已患糖尿病的患者还是非糖尿病患者（尽管在较低程度上）都是如此。已经证明，与间歇性给予皮下胰岛素相比，使用连续胰岛素输注将血糖水平维持在 150~200mg/dl（8.3~11.1mmol/L），可降低接受心脏手术的糖尿病患者的 DSWI 发病率[15]。
- 除了精确实施胸骨正中切开术外，一些研究者也提倡谨慎使用电烙和骨蜡，但缺乏证据证明这些措施的有效性。
- 避免在高危患者中获取 BIMA，尤其是具有胸骨切口裂开的其他风险因素（如肥胖、COPD）的糖尿病患者。此外，骨骼化乳内动脉获取技术可以降低这些患者发生 DSWI 的风险。
- 关闭胸骨时使用足够数量的钢丝[16]。
- 预防性使用胸骨加固技术可能会降低高危患者发生胸骨裂开和 DSWI 的风险[17]。加固技术包括使用其他缝合固定方法 [如裤式钢丝、8 字形固定法或 Robicsek 法（图 57-1）]，以及使用胸骨板来进行刚性胸骨固定（图 57-2）。在最近发表的一项多中心随机试验中，与钢丝环扎相比，在关闭胸骨后 6 个月，刚性胸骨板固定组的胸骨愈合得到显著改善，胸骨并发症也有所减少[18]。尽管使用刚性胸骨板固定增加了住院费用，但在 6 个月时两组的总费用相等，表明胸骨板固定技术同时具有成本效益。
- 一些用于降低胸骨张力的外部装置，如胸衣式的胸骨保护系统，可以用作辅助预防措施，尤其在高危患者中更应考虑此方式[19]。

六、外科手术治疗

不累及胸骨的浅表胸骨切口感染可通过局部伤口护理或手术清创加皮肤重新对合来进行治疗。不伴感染的胸骨裂开通常可以通过二次缝合或加胸骨板固定来治疗。本节重点介绍 DSWI 的治疗方法。

一般而言，大多数根据临床、微生物学和（或）影像学结果怀疑患有 DSWI 的患者应紧急安排手术进行清创，同时开始使用广谱抗生素，直至获得微生物培养和药敏试验结果。

有多种方法可用于治疗 DSWI，例如二次钢丝固定、胸骨板固定、软组织瓣及切口负压引流，应根据个体化治疗方案进行选择。为了给治疗方案的选择提供循证指导，van Wingerden 及其同事设计了"全面纵隔胸骨清创术与针对性管理"（Assiduous Mediastinal Sternal

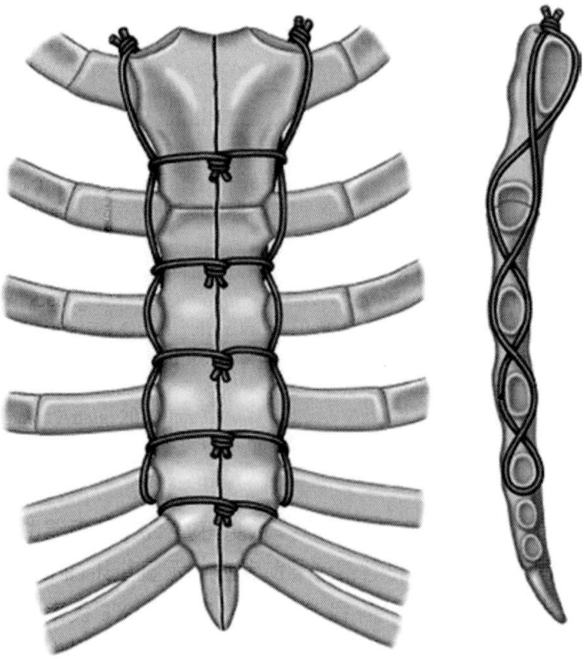

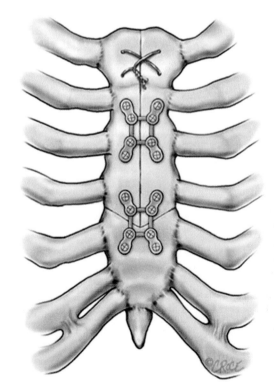

▲ 图 57-1　Robicsek 法胸骨固定技术

经许可转载，引自 Orgill DP.Surgical management of sternal wound complications. In: UpToDate, Butler CE (ed.). UpToDate, Waltham, MA (accessed September 2017).Copyright © 2017 UpToDate, Inc. 更多信息可浏览 www.uptodate.com

▲ 图 57-2　刚性胸骨固定系统

经许可转载，引自 Russo MJ, et al. The Arrowhead Ministernotomy with Rigid Sternal Plate Fixation: A Minimally Invasive Approach for Surgery of the Ascending Aorta and Aortic Root. Minim Invasive Surg 2014; 681371

Debridement & Aimed Management，AMSTERDAM）分类系统。这是一个基于两个变量的简明分类系统，即胸骨稳定性和胸骨寿命及余量[20]。

（一）清创、冲洗和伤口培养

外科清创术是治疗胸骨切口感染的主要方法，适用于存在坏死组织或脓性引流物的情况。其关键是彻底清创所有无活性的组织，包括清除所有异物，如污染区域的胸骨钢丝。其目标是为切口重建做准备，故应持续清创，直到见到血运良好、外观健康的骨骼边缘。需要进行全胸骨切除术的情况较为少见。许多中心提倡使用抗生素进行伤口冲洗，但尚未有发表的随机对照试验评估其在胸骨清创术中的有效性。感染的胸骨切口清创应在手术室的受控环境中进行，并尽可能与整形外科医生合作。

在条件允许的情况下，应进行深部伤口培养。最初的经验性抗生素方案主要针对最为常见的病原菌，如金黄色葡萄球菌和凝固酶阴性葡萄球菌，后续治疗应基于伤口培养和药敏试验的结果。

（二）立即关闭和延迟关闭

清创后，胸骨可以立即关闭，也可以在开放一段时间后关闭。何时关闭胸骨取决于手术结果和患者特征。例如，与多处胸骨骨折的肥胖患者相比，胸骨边缘完整的纤瘦患者更宜选择立即关闭。无论立即还是延迟关闭，胸骨闭合均使用一期缝合（钢丝环扎或刚性胸骨板固定）或使用软组织瓣缝合。

（三）一期缝合

在胸骨完整但胸骨断端对位不良的情况下，一般使用褥式、8 字形或钢丝环扎技术进行简单的二次缝合即可。在多根钢丝断裂或因骨质较差而发生胸骨切割的情况下，Robicsek 法或胸骨板固定技术可以提供额外的稳定性。对于高危患者，也可以预防性使用钛板[21]。

（四）软组织瓣

软组织瓣胸骨闭合仅适用于清创后有明显组织缺损的患者，在立即关闭或延迟关闭时均可使用。皮瓣闭合产生的瘢痕组织使得前胸较为稳定，因此通常无须重新对合胸骨。皮瓣取材有多种选择，包括胸大肌、腹直肌、背阔肌瓣，以及大网膜瓣。

1. 胸大肌瓣

前胸壁缺损考虑使用皮瓣闭合时最常用胸大肌瓣。胸肩峰动脉和乳内动脉的穿支分别为胸大肌瓣提供初级和次级血液供应，取肌瓣时应对其血供有充分的了解。

大块胸大肌瓣的完全转位可以通过将肌肉反身折叠来实现。此操作需要横断胸肩峰动脉，因此不可用于已获取同侧乳内动脉的患者。除此之外，可以将整个胸大肌自胸壁游离，并在需要时将部分或全部肌肉从其肱骨和胸骨附着处分离来构造推进皮瓣，同时保留来自胸肩峰动脉的初级血供。在大多数情况下，可使用后一种技术游离双侧胸肌，并使用由此产生的双侧胸肌瓣来覆盖纵隔缺损。可将一侧或双侧胸大肌前 6～8cm 处的皮肤游离抬高，用血管化良好的胸大肌肌肉组织的游离边缘填充胸骨中央缺损，并将皮肤边缘在肌瓣上方缝合。通过向胸肩峰动脉的起点处将血管蒂骨骼化来构建延长的岛状皮瓣，可以实现更大的肌瓣活动度。如果采取这些技术，一般不需要额外的肌瓣来覆盖伤口。

2. 大网膜瓣

大网膜瓣具有丰富的血液供应，优良的免疫特性，形状上可以适应不规则的胸骨缺损。将大网膜从膈肌中央开口拉出，既可将其用作主要皮瓣提供良好的保护，也可用作辅助皮瓣以增加覆盖面积。在肥胖患者或先前接受过腹部手术的患者中，大网膜获取可能更为复杂。此外，也有报道指出可能存在供体部位并发症，如腹壁疝、膈疝、血肿和（或）血清肿。目前使用腹腔镜获取大网膜越来越普遍，这同时有助于控制切口相关并发症。

3. 其他肌瓣

其他可用于覆盖胸骨缺损的肌肉或肌皮瓣包括背阔肌和腹直肌瓣。胸大肌瓣是覆盖胸骨上 1/3 缺损的最佳肌瓣，但胸大肌经常无法达到胸骨缺损的最下部。因此如果需要完全覆盖胸骨，选用腹直肌瓣可以更好地覆盖胸骨下 1/3[22]。腹直肌转位到胸骨缺损处时质地很薄，最好在获取时取竖直肌皮瓣。所有皮瓣闭合技术常见的并发症包括血肿、皮瓣裂开、皮瓣坏死及反复感染。

（五）开放胸骨的护理

对于因持续感染需要重复清创而不适合立即关胸的患者，可以给予常规更换敷料（包括使用或不使用抗生素闭合灌洗）或封闭式持续负压吸引（vacuum-assisted closure，VAC）来对开放胸骨的进行护理。

1. 胸骨敷料

将用盐水浸泡过的湿润纱布覆盖在开放胸骨切口的隔层敷料（如石蜡纱布）上以保护右心室，之后用弹性敷料（如聚乙烯塑料敷料）覆盖整个伤口。可以在切口处放置引流管，并尽量减少引流管与心脏接触。对于未感染的伤口，应在手术室中每 1～3 天更换一次敷料；如果存在持续感染，则应更频繁地更换敷料，最多可一天数次。在需要频繁更换敷料的情况下，该操作通常在床边进行。

对 DSWI 使用抗生素或消毒剂进行闭合灌洗的有

效性尚未得到证实，乳内动脉搭桥患者应避免连续闭合灌洗。

2. VAC 疗法

VAC 疗法的概念是由 Morykwas 及其同事于 1997 年提出的 [23]。VAC 是一种伤口敷料系统，该系统通过一个覆盖有黏合胶布的聚氨酯泡沫开孔，连续或间歇地施加低于大气压的局部负压。VAC 疗法可以提供一定的胸骨稳定性，引流多余的液体，增加伤口的血流量，并有利于肉芽组织形成和机化，从而促进伤口愈合。VAC 可以作为一期缝合后的单线疗法，也可作为二期皮瓣闭合前的临时治疗措施。虽然没有 DSWI 相关的 RCT 将 VAC 疗法与常规治疗进行比较，但许多观察性研究已证明，VAC 可以缩短住院时间并提高生存率 [24]。与 VAC 相关的最常见并发症仍然是出血 [25]，也有心脏破裂导致死亡的病例报道，但十分罕见 [26]。可以使用隔层石蜡敷料覆盖暴露的右心室来减轻以上两种并发症。

更换敷料的最佳频率和最优 VAC 治疗持续时间尚未得到确证。VAC 海绵通常每 2～3 天更换一次。一旦伤口平整并出现肉芽组织颗粒，大多数临床医生就会停止敷料。C 反应蛋白水平可一定程度上指导停止 VAC 的最佳时机 [27]。

七、结论

深部胸骨切口感染是发生在采用胸骨正中切口的心脏手术中的一种罕见但严重的并发症。

尽管当前在外科治疗上取得了一定进步，但 DSWI 仍然与显著的发病率和死亡率相关。严格遵守既定的预防措施至关重要。一旦 DSWI 发生，胸骨清创术是主要的治疗方法。根据临床情况，可选择在清创后立即闭合胸骨，或在一段时间的开放胸骨护理后再行闭合。胸骨闭合主要通过一期缝合（采取适当的钢丝缝合技术，或使用胸骨板和螺钉进行刚性固定）或使用软组织瓣来实现。封闭式持续负压吸引可能会改善临床结果。

第58章 心脏术后姑息治疗
Palliative Care Post Cardiac Surgery

Valerie Schulz Teneille Gofton 著

叶燕琳 译

要点

- 建议将姑息治疗原则纳入到心脏手术围手术期。
- 对于在医疗和外科重症监护中接受治疗的患者，有经过验证的可将其转诊至专科姑息治疗的触发因素。
- 辅助姑息治疗可能有助于缓解和管理呼吸困难、谵妄、疼痛等症状，并为心脏外科重症监护病房中具有挑战性的沟通和决策提供支持。
- 未来的研究需要在心脏手术护理团队中推进姑息治疗的知识、技能和角色，并使卫生系统的变化与患者的目标一致。

一、背景

正如本书表明的那样，心脏病患者的管理发展迅速。虽然心脏干预可以延长寿命，但心脏病仍然是导致死亡的主要原因[1]。世界卫生组织和美国心脏协会等机构报道，心血管疾病等慢性病患者的姑息治疗服务需求日益增长[2, 3]。此外，人口老龄化和慢性病患者增加了对心脏手术的需求。一些患者需要行心脏手术才能活得更久，如果手术无效，他们可能会在较长的恢复期接受死亡，从而导致患者的生活从独立转向依赖他人。心脏手术康复中心（cardiac surgery recovery units，CSRU）的存在是为了密切监测心脏手术后的患者以改善死亡风险，而不是在心脏治疗试验后将死亡视为正常可接受的结果。临终患者的愿望和期望之间的差距与卫生系统衡量的生存需求不协调。本章节将回顾姑息治疗服务的组成部分，并展示治愈文化与姑息文化之间的不同之处。在此过程中，我们希望随着心脏手术研究、政策和卫生服务发展的进步，鼓励未来对当前相关指南[2, 4]实际应用的研究。

姑息性护理方法强调患者整体及其偏好和期望。姑息治疗是一种以关系为中心的服务，旨在通过让患者、他们的替代决策者（substitute decisionmakers，SDM）和医疗团队参与进来，并对最后几天和几小时提供支持，来识别有姑息需求的患者，解决他们的症状，提供沟通和共享决策支持[5]。

二、病例简介

患者为女性，73岁，独立居家生活，15年前有机械主动脉瓣和双冠状动脉旁路移植手术史，2型糖尿病、高血压和慢性肾功能不全，出现二尖瓣重度反流，需要更换二尖瓣。术后患者因急性肾损伤需要肾脏替代治疗。机械瓣抗凝2天后，发现右侧偏瘫，无言语输出。神经影像显示左半球大面积颅内出血。ICH导致意识水平下降、失语和吞咽困难，并伴有吸入、呼吸衰竭和机械通气时间延长。机械通气期间，患者出现了危重病神经肌病、谵妄和意识水平波动。

患者的女儿是她的替代决策者，她发现看到她母亲挣扎于疾病中是一件难受的事。她需要团队给她最新的消息，并考虑一旦她母亲康复后是否能够独立生活，因为这对她的母亲很重要。

三、姑息治疗方法

基于团队的姑息治疗旨在将初级保健、心脏护理和姑息治疗结合起来，为社区、医疗诊所和医院系统内需要护理的患者建立一个综合照护系统[1]。这些协作团队旨在使心脏护理与患者体验和期望保持一致。有证据表明，为有需要的患者引入姑息治疗专业知识的延迟与以下因素有关：较长时间的症状控制不佳和生活质量不佳，对预后的误解，不符合护理目标的治疗和护理选择，以及缺乏对生命终结的准备[6, 7]。较早的姑息治疗讨论并未显示会导致讨论相关的焦虑或抑郁增加，事实上，较早进行姑息治疗讨论的患者更有可能放弃通气或心肺复苏，并可能减轻家人的丧亲之痛[8]。

四、识别有姑息治疗需求的患者

有不同的方法来确定哪些人会受益于在心脏手术 ICU 进行姑息治疗。患者可由初级保健团队酌情确定，或者采取更客观的筛查方法。内外科重症监护室的共识声明和不断增长的证据基础支持使用特定的触发标准来判断是否转姑息治疗[9-11]。在内外科重症监护病房及可能出现在心脏手术 ICU 的触发标准如下：①从专业护理机构、长期急症护理、使用呼吸机的长期护理或私人护理日常生活的家庭照护中入院；②终末期痴呆症、肌萎缩侧索硬化症、帕金森病和多发性硬化症；③晚期或转移性癌症；④因心脏骤停或呼吸骤停转入 ICU，并伴有神经功能受损；⑤在 ICU 住院时间超过 5 天，或 30 天内再次因同样的诊断收入 ICU；⑥基于不良预后和复杂护理（医学或社会复杂性）的团队感知姑息治疗需求[9]。

住院患者使用的其他触发标准，不分部位，包括：①难以控制的生理或心理症状；②对护理计划有分歧或不确定；③等待实体器官移植或不符合移植条件者；④考虑放置经皮饲管等生命支持疗法或装置；⑤气管切开术；⑥肾脏替代疗法；⑦左心室辅助装置或植入式心律转复除颤器[11]。或者，惊讶式问题（"如果该患者在明年死亡，我会感到惊讶吗？"）也是一种循证筛查工具[12]。术后病程复杂、多器官受累和预后不确定的患者是姑息治疗合作的理想人选。支持将姑息治疗方法纳入到心脏手术治疗的研究是有限的，但这将有助于对未来的建议提供指导。

衰弱患者与术后并发症和住院时间独立相关[13]。围手术期患者中的衰弱综合征正在被探索，以期创建出评估方式、决策和管理方法。衰弱包括无意的体重减轻、疲惫、虚弱、步行速度缓慢、气体衰退和日常生活活动中的累积缺陷、痴呆、抑郁和躯体合并症[13]。

不管是接受经导管主动脉瓣置换术还是外科主动脉瓣置换术，衰弱患者在术后 1 年的死亡率和残疾率均有升高。衰弱 -AVR 研究旨在确定衰弱工具，该工具可以确定哪些老年患者在 1 年内增加了全因死亡或残疾的风险。他们指出，在接受主动脉瓣置换的老年人中使用的基本衰弱工具（essential frailty tool，EFT）比其他衰弱工具能够更有预测性地区分出衰弱患者。EFT 反映下肢力量、认知、贫血和血清白蛋白。同时，作者评论了其他预测条件，包括心房颤动、氧依赖肺病和肾损伤，尤其是透析依赖[14]。

常见症状

1. 疼痛

有证据表明，心脏手术后的疼痛普遍存在且往往治疗不足，尤其是在女性中[15]。除了来自 CSRU 中的操作疼痛之外，疼痛还来源于手术本身的后遗症。然而，术后疼痛的评估具有挑战性，因为患者在此期间通常无法充分沟通或完全不能沟通。因此，行为量表，如行为疼痛量表（behavioral pain scale，BPS）和重症监护疼痛观察工具（critical care pain observation tool，CPOT）可以改善疼痛评估[16, 17]。在观察者愿意接受解释的前提下，基于行为的量表是有帮助的。例如，烦躁不仅可由未经治疗的疼痛引起，还可由呼吸困难、谵妄、焦虑等引起。对于胸腔引流管的安置或拔除，或其他可能与疼痛相关的操作，建议使用超前镇痛。目前的指南[15, 18]建议尽可能使用非阿片类镇痛药，如有必要，使用静脉阿片类镇痛药治疗非神经性疼痛。对于神经性疼痛，目前的指南建议试用加巴喷丁或卡马西平，前者可能需要阿片类药物来补充。包括术前给予普瑞巴林在内的干预措施已被证明可以减少与心脏手术相关的术后急性和慢性疼痛[19]。

2. 谵妄

外科 ICU 谵妄的发生率经常被低估。一组加拿大的前瞻性观察数据表明发生率为 39%，特别是在 CSRU 中[20]。床旁筛查工具，如重症监护谵妄筛查清单（intensive care delirium screening checklist，ICDSC）或重症监护病房的意识模糊评估方法（confusion assessment method for the intensive care unit，CAM-ICU），可提高评估和检测术后谵妄的能力，从而促进管理和解决。谵妄的风险因年龄增加、术前低血清白蛋白、心房颤动病史、围手术期脑卒中、升主动脉置换手术、手术持续时间较长及术后 C 反应蛋白浓度升高而增加[20]。预防、识别和管理术后谵妄很重要，因为心脏手术患者的术后谵妄与术后 1 个月认知功能下降有关[21]。然而，这种功能障碍可能会在 1 年内有所改善。谵妄也会干扰急性康复过程，抑郁和焦虑也是如此。为了优化康复和患者体验，抑郁和焦虑应该通过药物和非药物方法来治疗。

3. 睡眠

心脏手术后经常会有睡眠模式的改变。患者将更多的睡眠碎片化和更频繁的醒来视为睡眠质量差。睡眠质量差可能会导致康复治疗的减少，以及谵妄或易怒[22]。这种情况下睡眠障碍的原因是多方面的，可能包括疼痛管理不佳或恶心，以及环境因素等。几乎没有证据可以指导药物助眠剂的选择。一些证据支持的非药物疗法包括使用耳塞、睡眠面罩、肌肉放松、姿势与放松训练、白噪声与音乐以减少环境干扰，以及对患者的教育方式[22]。

4. 呼吸困难

在 CSRU 没有针对呼吸困难管理的证据基础。然而，旨在缓解其他姑息医学领域呼吸困难的基于循证的干预措施是存在的。通气策略的优化、肺水肿和心脏功能的管理，以及如吹气或在环境中使用风扇增加空气循环（如果允许）此类更保守的治疗，都可能有效减少呼吸困难。使用适当剂量的阿片类药物，如氢吗啡酮或吗啡，也是有益的[23]。人们认为，阿片类药物缓解呼吸困难的机制包括静息时氧气需求减少、呼吸机对二氧化碳和缺氧的反应改变，以及肺血管系统可能的血管舒张，以及其他可能的机制[23]。

五、沟通和决策

系统的沟通和决策方法有助于为垂死的患者提供有意义的以患者为中心的护理[24]。这些对话是与主要团队进行姑息协作护理的核心组成部分。沟通策略因特定司法管辖权而异，可能涉及大型团队，如入院心脏外科团队、社会工作者、伦理学家、患者和家属、姑息治疗团队。在适当的情况下，这些对话包括以下概念：突发坏消息、家庭会议、预先护理计划、预先指示、确定个人护理的替代决策者／授权书、愿望和偏好、最佳利益、护理谈话目标、决策等。例如，考虑心脏手术护理的虚弱、老年患者和（或）其替代决策者可能会受益于这些对话和决策的支持。

需要注意的是，不同司法管辖区的法律、伦理、语言、临床政策和实践都有所不同，这增加了研究的复杂性。因此，需学习和使用适用于医生自己的执业地点的规则和规定。司法管辖权的差异可能会导致实践中的混淆。

（一）预先护理计划和护理目标讨论

姑息治疗中交流的组成部分因实践地点而异。Wahl J. 等在 2016 年概述了适用于他们司法管辖区的内容[25]。预先护理计划（advance care plans，ACP）在患者患疾病之前制订，并不是治疗的知情同意书。ACP 只能由有能力的患者确定，如果患者无法做出自己的决定，则用于告知该患者的替代决策者其未来的决策。护理目标（goals of care，GOC）对话发生在已知疾病的背景下，商讨针对当前情况的护理计划。GOC 与有能力的患者进行对话，或者如果患者没有能力，则与他们的替代决策者进行对话。ACP 是一个涉及预先计划的过程。GOC 过程涉及患者，如果合适，替代决策者会考虑与未来治疗护理相关的患者愿望、价值观和信念[25]。尽管心脏手术提供者的知情同意讨论很重要且必不可少，但它们超出了本章的范围。然而，知情同意和预先计划（如 ACP 和 GOC）是相互依赖的，随着卫生系统的发展，这些可以同时考虑[25, 26]。

（二）重症对话

系统的对话方法是一种将患者、家属和提供者聚集在一起，参与有关重要概念的讨论的方法，如根据患者对信息和价值观的偏好进行的预后和医疗保健选择。在线资源，如重疾对话框架，正处于在包括慢性危重症在内的多种环境中探索的阶段[27]。对话的指导方法存在局限性，如预后的不确定性、患者健康状况的变化及护理目标的调整。

（三）请勿复苏指令

如果患者在手术前有请勿复苏（Do Not Resuscitate，DNR）要求，美国外科医师学会及加拿大和美国麻醉学会建议相关医生在手术前对 DNR 要求进行必要的重新考虑。该过程包括与患者或替代决策者一起审查 DNR，确定 DNR 是否适用于该特定情况，并在适当时根据知情的、有能力的决策和个性化护理计划调整 DNR 顺序[28]。美国麻醉医师协会列出了三种复苏方案：①全力复苏；②与特定程序相关的有限复苏尝试；③与患者的目标和价值观相关的有限复苏尝试[28]。患者复苏或 DNR 决策的影响尚不明确。

基于非手术导管的心脏干预，如 TAVR 或 VAD，可以作为心脏手术拯救患者的目标与以患者为中心的护理目标的未解决冲突的一个例子。这些手术是为病情太重不适合心脏手术的患者提供的，但如果发生并发症，治疗选择包括紧急心脏手术。关于管理危及生命的并发症或手术失败的决策和计划是有问题的[26]。基于自决原则，Nurok 建议理想情况下，提供者的协作团队与患者及其指定的替代决策者保持一致，创建基于患者意愿的护理方法，其中可能包括复苏方面的限制[26]。基于患者选择的复苏限制造成了尚未调和的临床、伦理和卫生系统矛盾[26, 28]。

关于术中复苏状态的讨论并不简单。最近的重要证据表明，手术室重发生的心脏骤停比手术室外发生的心脏骤停有更好的结局[29]。术中心脏骤停是已知的患者和提供者一起见证的事件[29]。在讨论术中复苏时需要考虑这些信息。

六、姑息治疗在心脏护理团队中的作用

姑息治疗在接受心脏手术的患者的治疗中是否发挥作用这一问题已由卫生政策回答。指南呼吁为心脏病患者群体提供整合姑息治疗服务。例如，心室辅助装置指南在设施标准中提出医疗团队必须包括：心血管外科医生、高级心力衰竭心脏病专家、项目协调员、社会工作者和姑息治疗专家[4]。该指南将讨论从姑息治疗是否在心脏手术团队中占有一席之地转移到心脏 VAD 提供者该如何扩展他们的团队以涵盖和提供姑息治疗服务。此外，美国心脏协会 / 美国脑卒中协会于 2016 年发表了一项决定性的政策声明，名为姑息治疗与心血管疾病和脑卒中[2]。该政策声明确定了基本原理，并概述了从患者角度到系统角度扩大姑息治疗专业知识并接受纳入心脏护理的建议。这些政策声明强调了护理的关键转变，从新引入姑息治疗在 CSRU 中的独特作用[30]，到姑息治疗和心脏护理中的综合系统改变，以满足医疗保健提供需求的期望。

七、障碍

尽管在心脏手术计划中为患者提供姑息治疗似乎很简单，但计划实施仍存在障碍，例如对非癌症疾病的姑息治疗及其对患者、家庭、社区和健康系统价值的认识不足[3]。政策制订者、医疗保健提供者及公共文化和社会实践都受到关于死亡和临终信念的影响[3]。尽管缺乏专业知识丰富的姑息治疗提供者[31]，然而在当前的死亡率统计报道框架下，已经制订了期望姑息治疗与心脏护理相结合的医疗保健指南。尽管死亡率统计数据考虑了风险因素，但数据似乎忽略了姑息性患者的意愿和患者的医疗保健选择[32]。为了心脏手术和姑息治疗指导的整合，诸如此类的临床和系统差异需要协调，以便在患者护理中顺利应用。

八、病例结论

本例患者住院期间，病情缓慢好转：肾功能恢复，可停止间歇性血液透析，左侧偏瘫基本完全恢复，沟通逐渐改善，谵妄消失。在出院时，患者需要住院康复，解决继发于 ICH 的活动受限，危重疾病神经肌病、整体失调和一些残留的沟通障碍也与 ICH 相关。经过长时间的住院康复治疗，患者能够居家，但不能再独立生活，因为她的日常生活活动需要协助，并且仍然存在轻度的认知障碍。他们希望她在明年继续有所改善。

姑息治疗服务在心脏护理团队中的整合正在不断发展。这种整合旨在支持有症状问题和复杂决策需求的患者。支持姑息治疗和心脏外科护理整合的指南鼓励在这两个项目中推进患者护理和卫生系统改变。未来解决差异的研究，例如患者的价值观和偏好、心脏外科护理和姑息治疗计划整合工作以及卫生系统数据管理策略等对于姑息治疗和心脏外科护理整合至关重要。心脏手术的进步带来了理想的寿命延长，不可避免的人类死亡的悬崖透过这些进步隐约可见；因此，我们有必要融合这些现实，创造出可接受的、现实的、以患者为中心的心脏外科护理。

致谢

感谢韦什敦大学麻醉和围手术期医学系与临床神经科学系的学术支持。

第59章　外科病房常规护理与出院计划
Routine Surgical Ward Care and Discharge Planning

Anthony Ralph-Edwards　著

叶燕琳　译

> **要点**
> ◆ 不需要机械通气的稳定的心脏手术后患者在24h内从ICU转移到外科病房。
> ◆ 外科病房患者管理的标准考虑因素包括伤口护理、恶心和呕吐、疼痛控制、便秘、抗凝、心房颤动预防和治疗、左心室功能障碍、冠状动脉内膜剥脱术和糖尿病。
> ◆ 出院计划应在入院前进行，并应在术前为有需要的人安排其他的支持。

一、一般护理

血流动力学稳定且不需要辅助通气的心脏手术患者在24h内从重症监护室转移到外科病房。出院前，PA导管、中心静脉管线和动脉管线被移除。从ICU转出时，将提供ICU手术和术后过程的详细总结，以及标准化的ICU出院流程，以方便医院病房护理。

回病房后，在最初24h内每4小时记录一次生命体征，之后每8小时记录一次生命体征及每日体重。使用Foley导尿管监测尿量直至拔除尿管，通常在术后第2天。所有患者在心脏手术后都应将液体摄入量限制在1500ml/d，因为许多患者从ICU转出时会保持液体正平衡。患者可能在术后立即进行了液体复苏，并且术后早期抗利尿激素的产生增加，患者容易出现液体潴留。

通常，除非在12h内引流量＞200ml，否则在24h后，胸膜、心包和纵隔胸腔引流管会在ICU中被拔除。一旦INR＞2.0，通常会移除Blake引流管。在移除胸腔引流管之前，应确认没有漏气。引液或引气过多需要进一步观察和（或）干预。应在移除胸腔引流管后3h内进行胸部X线检查。在病房，远程监控要再继续24～48h，如果没有心律失常，可以在第4天后停止远程监测。如果心律稳定，通常在术后第3天或第4天移除外部起搏导线。对于接受抗凝治疗的患者，当INR＜2.0时，应拔除导线。如果患者正在接受静脉注射肝素，则应在拔除起搏导线前2h停用肝素，并在导线拔除后2h重新使用肝素。在拔除起搏导线前的早晨，应保留预防性依诺肝素或皮下肝素。拔除起搏导线后，患者应卧床休息30min至1h，并监测活动性出血的迹象。起搏导线不应贴着皮肤剪断，而应完全拔除，以尽量减少迟发感染的风险。

早期步行和呼吸锻炼对于减少心脏手术后的住院时间至关重要。为了尽量减少肺不张，应指导患者进行呼吸练习和激励性肺活量测定。物理治疗、作业治疗治疗和病房护理人员将与患者合作以确保早期活动，并识别可以从心脏康复中受益的患者，无论是门诊患者还是住院患者。

出院前，医务工作者将为患者和家属提供有关日常生活、运动、饮食和后续护理指导的课程。此外，还应提供处理康复期问题的综合手册。药剂师为带着华法林处方回家的患者提供出院前课程。

二、病房常规检查

标准的术后检查包括术后前3天的每日全血细胞计数、电解质浓度和肌酐水平。如果患者术前或ICU中肝功能评估异常，使用他汀类药物治疗或进行抗凝治疗均需进行肝功能检查。开始使用华法林后要每天检查INR。在术后前3天和出院前1天每天做心电图。在拔除胸腔引流管前后及出院前进行胸部X线检查。所有接受过瓣膜手术的患者都应在出院前进行超声心动图检查。其他检测均按临床要求进行。

三、伤口护理

术后 2 天手术伤口用无菌敷料覆盖。应每天检查所有伤口。随着内镜下静脉采集使用的增加，腿部伤口感染率通常低于 5%。早期活动和 Jackson-Pratt 引流管有助于最大限度地减少血肿形成。触诊时胸骨有咔哒声的患者发生裂开和（或）感染的风险较高。如果出现胸骨咔哒声，会为患者提供束胸来增加咳嗽和活动时的稳定性。在不稳定的情况下，应重新进行胸骨缝合。

四、恶心呕吐

心脏麻醉后，恶心和呕吐很常见。虽然病因是多因素的，但尽量减少或停止使用相关药物，并使用昂丹司琼等止吐药可以最大限度地减少术后恶心和呕吐。肠梗阻在使用麻醉药的患者中很常见，腹胀可以通过胃肠减压与限制口服摄入来缓解。出现严重或持续症状时，应考虑进一步影像学和实验室检查，以排除肠缺血、胆囊炎、肝衰竭或胰腺炎。

五、疼痛控制

疼痛管理是术后护理的一个重要方面。在术后第 1 天和第 2 天，每 2～4 小时静脉给予 0.5～4mg 氢吗啡酮。对于较年轻的患者，应使用个人自控镇痛（personal controlled analgesia，PCA），然后进行急性疼痛服务。这将有助于早期活动，并减少呼吸系统并发症。所有无肝功能障碍的患者均使用大剂量对乙酰氨基酚，一旦患者耐受口服，所有止痛药均转为口服给药。非甾体抗炎药对疼痛有效，可用于不能耐受麻醉性镇痛药的患者；但是，肌酐水平升高、糖尿病或消化性溃疡疾病患者禁用。重要的是，文献表明选择性 COX-2 抑制药在心脏手术患者中是禁用的。对于有慢性阿片类药物使用史的患者，应在术前咨询急性疼痛服务机构，并制订个体化的方案。

六、便秘

由于使用麻醉药品，便秘在所有患者中都很常见。应制订肠道方案，并应根据需要每天使用泻药和灌肠剂。我们通常使用 Colace 胶囊 100mg，每天 2 次，口服；乳果糖 15～30ml，每天 4 次，口服。

七、抗凝

接受心脏手术的患者术后可能会出现高凝状态，使他们面临血栓事件的风险。术后应常规给予预防性皮下普通肝素或低分子肝素。当患者能够充分走动时，停止预防性治疗。

所有机械瓣患者都需要终身口服华法林钠抗凝，将主动脉瓣置换患者的 INR 维持在 2～3，二尖瓣置换患者的 INR 维持在 2.5～3.5。在一些机构，每天将 81mg 阿司匹林加到华法林钠中。机械瓣患者应在拔除胸腔引流管后开始静脉注射肝素或低分子肝素，通常在术后第 2 天接受第一剂硫酸华法林。应维持治疗性部分促凝血酶原时间直至 INR 达到 2.0。

进行二尖瓣生物瓣膜置换或二尖瓣修复术患者如果是窦性心律，则应抗凝 3 个月，如果有慢性心房颤动，则应永久抗凝。INR 应保持在 2～3。主动脉瓣生物瓣膜置换的患者采用 81mg 阿司匹林治疗，但如果他们是窦性心律，则不需要使用华法林钠进行抗凝。根据最近的文献，一些医疗中心通常在前 3 个月内予主动脉生物瓣膜置换患者口服抗凝药。由于有血栓栓塞和出血事件发生率的风险，所以需避免使用新型抗凝血药。

所有慢性 AF 或超过 48h 的间歇性 AF 患者都需要口服华法林钠抗凝，其目标 INR 为 2.0～2.5。患者应同时接受普通肝素或低分子肝素，直至 INR 达到 2.0。如果没有人工瓣膜置入，患者可以在 1～3 个月后改用新型抗凝血药。

由于存在肝素诱导的血小板减少症的风险，因此使用肝素的患者应监测血小板计数。如果血小板计数下降 > 50% 或低于 10 万，则应计算 4T 评分对发生 HIT 的可能性进行评估。应咨询血液科，暂停使用肝素，并应进行 HIT 检测。如果患有 HIT 的患者需要持续抗凝，可以使用如直接凝血酶抑制药这样的替代方案。

八、心房颤动的预防和治疗

心房颤动是心脏直视手术后的常见并发症，发生在 10%～40% 的患者中，与死亡率、并发症和反复住院概率的增加相关。术前临床预测因素包括年龄、性别、心房颤动既往史、阵发性心房颤动或新发心房颤动、左心室功能障碍、充血性心力衰竭、停用 β 受体拮抗药和术前心房传导延迟，手术预测因素包括冠状动脉旁路移植术的数量，以及合并心脏瓣膜手术。术后预防 AF 的方式包括围手术期使用 β 受体拮抗药或胺碘酮，以及在术后使用 Blake 引流管，有的使用高剂量的抗坏血酸维生素 C。β 受体拮抗药在术后第 2 天开始使用，并在患者进入病房后逐渐加量。在术后发生新发心房颤动的血流动力学稳定的患者中，没有证据表明控制节律在短期成效方面优于控制心率。对于左心室功能正常的患者，首选使用 β 受体拮抗药和（或）胺碘酮。如果有 β 受体拮抗药或胺碘酮的禁忌证，可以同时使用钙通道阻滞药与地高辛来控制心率。

如果患者的血流动力学受损，患者将接受静脉注射胺碘酮，然后改为每日口服胺碘酮。如有必要，进行电复律；除非对患者提前接受药物治疗，否则心脏复律只能在有限的时间内有效。

通常48h内可以恢复窦性心律。如果窦性心律未在48h内恢复，则必须进行抗凝治疗。接受二尖瓣手术合并术后心房颤动的患者将继续使用抗凝血药；因此，由于使用了预防脑卒中的抗凝血药，这些患者可以通过控制心率来管理，而不太强调转为窦性心律。一个减少住院时间的策略是，对所有发生心房颤动的患者使用华法林，并在48～72h后重新评估使用华法林的需求。

九、左心室功能障碍

对于严重左心室功能不全的患者，在达到血管内血容量之前，应重新建立血管紧张素转换酶抑制药。术后可以从低剂量开始，并由门诊心脏病医生增加剂量。由于同时使用利尿药，必须严格监测肾功能。对于严重的左心室功能不全，应咨询心力衰竭门诊进行医疗优化和随访。

十、冠状动脉内膜切除术

约30%接受内膜切除术的冠状动脉在1年内发生阻塞。抗血小板药物对于提高早期和晚期通畅率很重要。如果没有过度出血的迹象，术后立即给予阿司匹林，并在术后第1天开始每日服用氯吡格雷。阿司匹林和氯吡格雷联用可能比阿司匹林和双嘧达莫联用更有效。

十一、糖尿病

术前开始调整血糖，术后使用静脉注射胰岛素维持血糖水平。一旦口服耐受，就可以使用居家血糖控制方案。内分泌服务应在术前对所有患者进行检查，并会对所有的1型或2型糖尿病患者进行追踪直至出院。最近的研究认为，适度血糖控制是心脏手术患者的最佳选择，从而可以平衡高血糖和低血糖的不良反应。

十二、心肌梗死后综合征的预防

所有接受过心脏瓣膜或主动脉手术的50岁以下患者均应使用大剂量具有胃黏膜保护作用的阿司匹林肠溶片，以预防心肌梗死后综合征或心包切开术后综合征。应对所有患者每天评估是否存在摩擦音和提示心包炎的心电图变化。

十三、出院计划

出院计划在入院前开始。老年患者通常需要社区的额外支持，应在术前安排好。大多数患者可以在术后第5天或第6天安全出院。出院标准如下。

- 出院前24h不发热。
- 无感染的征象。
- 体重等于或低于术前水平。
- 伤口处无引流液。
- 无心力衰竭。
- 血压和节律受到控制。
- 治疗性抗凝计划。
- 病房环境下氧饱和度适宜。
- 独立行走。

冠状动脉旁路移植患者的出院带药应包括抗血小板药物和他汀类药物。医院药剂师、经验丰富的护士或医生应与患者及其家人一起检查所有药物，应告知不良反应和药物的相互作用。应向所有患者提供一份描述患者手术、住院过程、出院药物和后续护理的出院告知书，并将副本发送给家庭医师和转诊的心脏病专科医师。还应提供与家庭医师、心脏病专科医师和外科医师预约的时间表。这提供了从院内护理到社区护理的无缝过渡。

需要采用基于团队的方法来优化心脏手术患者的医疗护理，并最大限度地缩短住院时间。早期识别和治疗常见问题可以最大限度地减少心脏手术后并发症。确保从心脏外科病房出院后护理的连续性对于实现患者良好的长期结局至关重要。

第 60 章　病房并发症及管理
Ward Complications and Management

Dave Nagpal　Sanjay Asopa　**著**

叶燕琳　**译**

> **要点**
>
> - 虽然个体化评估在围手术期护理中必不可少，但检查清单和协议提高了常规手术患者的护理效率和质量。
> - 外科病房并发症和管理可能与伤口愈合、肺部问题（肺不张、胸腔积液、肺炎和气胸）、心血管问题（快速性心律失常、缓慢性心律失常、心包积液和心脏压塞及低心输出量）、血液学、胃肠道、肾脏和神经系统问题（脑卒中、神经精神异常和周围神经病变）有关。

尽管越来越多的老年和病重的患者进行心脏手术，但在术前、围手术期和术后的心脏外科护理方面的迭代改进已经显示了出色的结果与患者体验的改善。这些改进在很大程度上要归功于外科、医学和健康专家在整个护理过程中对细节的悉心关注。

最近对受检查清单和协议驱动的护理的强调提高了对常规患者的护理效率和质量，然而，即使是最常规的"直接"病例，个性化评估和最优化仍然必不可少。非常规或复杂的病例需要特别密切观察，从心脏外科重症监护病房到病房康复，再到急性出院，都要采取持续的护理策略。减少术后并发症和提高患者满意度对于确保为目前正在接受心脏手术的患者及未来接受心脏手术的患者甚至学科本身提供最佳护理至关重要。

一、肺部

大多数常规术后早期治疗侧重于预防肺部问题。常规监测生命体征，并在氧饱和度低于 92% 时给予吸氧。鼓励深呼吸和咳嗽，同时将枕头或折叠绒布夹在胸骨切开处或开胸手术切口处来提高舒适感。心脏手术后最常见的肺部并发症是肺不张、胸腔积液、肺炎和气胸。

（一）肺不张

心脏手术后肺不张十分常见，在这些患者中发生的比例高达 80%[1]。除了大多数进行大手术需要全身麻醉的患者中常见的术后肺不张（这是由于长时间的手术

仰卧体位和术后疼痛、使用夹板和移动缓慢）外，心脏手术患者肺不张发生率较高还有特定原因。在体外循环期间，肺通常不通气而导致肺不张，尤其是在胸膜破裂时。如果打开胸膜腔并用海绵填充肺，则在 LITA 采集期间左肺可能更容易受累；我们机构不鼓励使用这种技术。术后，手术切口和胸管引起的疼痛可导致使用夹板和减少咳嗽，进一步诱发肺不张。

严重的肺不张导致气体交换不良和肺顺应性降低，从而引起或加剧呼吸衰竭。因此，在手术室和术后要对肺不张进行再扩张。虽然在手术室恢复通气时进行复张操作，然后到达心脏手术恢复室后再次进行复张操作是常见的做法，但其有益之处仍有待证明；而在普通重症监护人群中已经证明了这种操作的危害[2]。拔管后，通过充分镇痛、深呼吸和咳嗽练习及下床活动来实现肺部再扩张。偶尔在难治性症状性的肺不张中，激励性肺活量测定法可能会有所帮助，甚至可能需要持续正压无创通气或双水平气道正压无创通气。

（二）胸腔积液

心脏手术后胸腔积液很常见。一个系列报道了概率为 10% 的大量积液（占半侧胸腔的 1/4 以上）[3]。当胸膜腔破裂时，胸腔积液可能更常见于左侧。诱发因素包括体液转移、低白蛋白血症、炎症、肺炎或肺不张。这些患者中的大多数没有症状，但有大量积液的患者可能有劳力性呼吸困难，或者可能难以脱离吸

氧。大量或有症状的积液可通过胸腔穿刺术或导管胸腔造口术治疗。少量或无症状的积液通常用利尿药治疗。如果怀疑是心肌梗死后综合征，则使用秋水仙碱 3 个月；一些机构对所有患者常规使用秋水仙碱[4]。

（三）肺炎

有 1%～5% 的患者心脏手术后会发生肺炎。在最近的一系列报道中，肺炎的累积发生率为 2.4%，其中 1/3 发生在出院后[5]。已确定的危险因素包括年龄较大、血红蛋白水平较低、慢性阻塞性肺疾病、类固醇使用、手术时间、左心室辅助装置 / 心脏移植、机械通气时间延长、鼻胃管和输血的单位量。正如所预料的那样，术后肺炎与死亡率和住院时间显著增加相关。医院获得性肺炎常用抗菌药物按当地医院抗菌谱进行治疗，必要时可咨询传染病服务。

（四）气胸

有 1.4% 的心脏手术后患者会出现气胸[1]。术后气胸可能是由于在手术或安置中心静脉导管时不慎损伤肺部、拔除胸腔管道时带入空气和（或）通气过程中受到气压损伤（尤其是大疱性肺气肿，或需要高气道压力以达到通气目标的患者）。根据气胸的原因、大小和临床症状来制订管理计划。任何增大的、与皮下气肿相关的或大于 25% 肺野的气胸都需要引流。通常，我们使用 14 号法式猪尾导管，但偶尔需要进行传统的管式胸廓造口术。

二、心血管

常见的心血管并发症是心律失常；然而，心脏手术后可能出现任何心肌、瓣膜、传导或心包的病变。快速性心律失常、缓慢性心律失常、心包积液 / 心脏压塞和低心排出量是病房中最常见的心血管并发症。

（一）快速性心律失常

心脏手术后房性或室性期前收缩是非常常见的。这些通常是良性的，只需要常规护理。心脏手术后最常见的心律失常是心房颤动，发生率为 30%～40%。对所有术后患者进行至少 48h 连续的远程监测，如果节律发生变化，则进行 12 导联心电图。控制血清钾浓度在 4mmol/L 以上、血清镁浓度高于 1mmol/L 可以预防心律失常，但这种说法的证据较弱[6]。

术后应尽快预防性使用 β 受体拮抗药防止 AF 发生，这是术后 AF 的首选治疗方案。尽管对大多数术后 AF 没有益处[7]，但对于不稳定的 AF，静脉推注 150mg 胺碘酮，再加上 5 天的口服或静脉用药，有时会予每日维持剂量 1～2 个月。患者心房颤动时间超过 48h 应考虑抗凝治疗。

持续性室性心律失常并不常见，但可能是由于电解质失衡、缺血和（或）电生理病理（如 R on T 现象）所致。对于任何不稳定的心律失常，早期管理遵循高级心血管生命支持。此后，必须确保没有持续的心肌缺血，纠正血清电解质和代谢问题，检查体外起搏，并在适当时开始胺碘酮治疗。

（二）心动过缓

需要起搏的传导异常取决于心脏手术的类型，需要永久起搏的总体发生率约为 1.5%。多元分析显示左束支传导阻滞和主动脉瓣置换术是需要永久起搏的独立预测因素[8]。在接受 AVR 的患者中，3%～8% 的病例会出现永久性房室传导阻滞[9]。我们对所有心脏手术患者常规使用临时心外膜起搏导线，通常在 4～5 天后或出院前 1 天拔除。

（三）心包积液和心脏压塞

心脏手术后出现心包积液十分常见，发生在高达 80% 的患者中[10]。30 天持续性心包积液的发生率约为 8%[11]。尽管绝大多数积液在临床上无关紧要，但使用抗凝血药可能会增加填塞的风险[11]。对于有明显心包积液和血流动力学不稳定的患者，应进行心包穿刺，特别是伴有胸腔积液、怀疑心肌梗死后综合征时，并需要使用秋水仙碱。

（四）低心排出量

因为大多数患者没有可用的有创监测数据，所以病房器官灌注不良通常通过临床和生化参数进行评估。低心排出量病因的评估内容包括无效的心率或节律和（或）每搏输出量不足。每搏输出量不足可能是由于前负荷不足（血管内容量不足最常见，但必须排除血管舒张和阻塞性休克状态）、收缩力差（心肌功能障碍）或后负荷增加（高血压或较少见的自体或人工主动脉瓣功能障碍、二尖瓣收缩期前运动或左心室流出道梗阻）。超声心动图评估有助于决策。

针对根本原因进行管理。前负荷不足（由于血管舒缩张力丧失、毛细血管渗透增加、失血和尿量增加）可通过补充血容量来纠正。降低负荷后（高血压）使用抗高血压药物治疗。在病房环境中，心肌收缩力差的患者很少需要静脉注射正性肌力药物支持。使用利尿药、血管紧张素转化酶抑制药、醛固酮拮抗药和 β 受体拮抗药进行心力衰竭药物滴定时，谨慎滴定通常对患有心肌病的患者有益。超声心动图评估指导治疗瓣膜和人工瓣膜病变。

三、血液学

除非有禁忌证，否则所有因其他原因未接受治疗性抗凝治疗的患者均接受常规深静脉血栓形成预防，因为据报道，进入心脏康复项目高达 20% 的患者发生了深静脉血栓形成[12]。心脏手术后肺栓塞的发生风险为 0.5%～3.5%[13]。发生 DVT 的危险因素包括活动延迟、肥胖、年龄较大、DVT 病史和血栓相关疾病。

肝素诱导的血小板减少症和血栓形成并不常见，并且由于非免疫介导的、短暂的、无症状的血小板减少症，心脏手术后患者立即确诊很困难。术后第 5 天和第 10 天期间血小板计数继发性下降 ≥ 50% 是 HITT 的预测因素[14]。Warkentin 的 4T 评分用于对 HITT 进行风险分层，但需要通过 ELISA/SRA 实验进行诊断和确认。高达 50% 的 HITT 患者会发生血栓形成，静脉血栓比动脉血栓更常见。在大量 HITT 住院患者中，约有 6% 的患者发生出血[15]。除非血小板计数低于 10000/ml，否则出血很少见。在这些患者的管理中，通常需要咨询血液学专家，提供出院后的随访和抗凝持续时间的指导。

四、胃肠道

早期记录为 2%～3%，最近一项基于人群的大型研究报道称，心脏手术后胃肠道并发症的发生率更高（4.1%）[16]。冠状动脉旁路移植术后的胃肠道并发症会增加住院死亡率和住院时间。

心脏手术后肠系膜缺血并不常见但会很严重。即使早期识别和治疗，结局也很差。危险因素包括体外循环（低灌注）、血管加压药（肠系膜床血管收缩）、主动脉内球囊反搏和其他动脉粥样硬化栓塞、心房颤动和外周血管疾病。即使早期识别和干预，仍有近 1/2 的患者死亡。高达 65% 的患者可见高淀粉酶血症；然而，在 0.4%～3% 的患者中发现了病因不明的明显胰腺炎（与极高的死亡风险相关）[17]。

患者在术后 4～6 周接受质子泵抑制药或 H_2 受体拮抗药来保护胃黏膜。糜烂性上消化道出血往往发生在术后第 10 天左右。延长机械通气时间和 INR 升高是独立的危险因素，而 PPI 可用来防止胃肠道出血[18]。

五、肾脏

急性肾损伤是心脏手术常见且重要的并发症，与短期、长期死亡和发病率的增加有关。它的发生率为 5%～42%，在严重的 AKI 病例中，围手术期死亡率高出 3～8 倍，ICU 和住院的时间延长，并且增加了医疗保健费用[19]。无论其他因素如何，心脏手术后 10 年内与 AKI 相关的死亡风险仍然很高，即使是那些肾脏完全恢复的患者[20]。

迄今为止，心脏手术相关 AKI 的定义尚未达成共识。大多数研究人员使用 AKIN 和（或）RIFLE 标准来定义 AKI。研究显示，KDIGO 标准结合 RIFLE 和 AKIN 标准在检测 AKI 和预测院内死亡率方面更灵敏[21]。新型血清和尿液生物标志物不仅可以预测亚临床 AKI，而且还具有预后的预测价值[22]。然而，这些生物标志物在整个心脏手术人群中的有效性和应用仍未得到检验。

心脏手术相关 AKI 的病理生理学较为复杂，并且可能与导致 AKI 的肾缺血（再灌注损伤、炎症、氧化应激、溶血和肾毒素）等多种因素有关。AKI 的危险因素可分为患者相关（年龄、既往肾病、左心室功能障碍、糖尿病、COPD、女性、急诊手术和 IABP）及手术相关（CPB 的使用、联合手术、十字夹钳使用时间、血液稀释、溶血、搏动与非搏动血流）[21]。在最近关于结局和质量的 STS 更新中，报道了接受 CABG 的患者肾衰竭的发生率为 2.1%，进行 MVR 和 CABG 的患者中肾衰竭发生率为 8.2%[23]。

高达 5% 的 AKI 患者需要肾脏替代治疗，并且与短期和长期预后不良有关。进行 RRT 的最佳时机仍存在不确定性[21]，KDGIO 指南建议，在患者处于危及生命的体液状态、电解质水平和酸碱平衡变化时开始 RRT。一般来说，优化灌注压、容量状态、血糖控制和避免使用肾毒性药物是术后患者 AKI 管理的主要依据[24]。

六、神经系统

心脏外科病房常见的神经系统并发症可分为脑卒中、神经精神异常和周围神经病变（见第 55 章）。

（一）脑卒中

围手术期脑卒中是心脏手术潜在灾难性的并发症。与 CABG 相比，心脏直视手术（如瓣膜手术）具有更高的脑卒中和短暂 / 可逆缺血性神经功能障碍风险，这可能是由微粒和空气栓塞所致。与术中脑卒中相关的危险因素包括 PVD、二次心脏手术、深低温停循环、高龄和 CPB 时间延长。与术后脑卒中相关的因素包括糖尿病、女性和术后心房颤动，表明术中和术后脑卒中可能是由于不同的病理生理机制导致的[25]。

（二）神经精神异常

神经精神异常包括神经认知功能障碍、癫痫发作和谵妄。它们代表了一系列具有不同表现的神经功能障碍。在高达 70% 的患者中可观察到记忆力、注意力和其他认知功能障碍[25, 26]。未确诊的轻度认知缺陷、高龄、高血压、颈动脉疾病和既往脑卒中是神经认知障碍的危险因素，术中低血压和脑微栓塞可能是其中的原因。谵妄常见于心脏手术后的患者，其原因被认为是多因素的；但已知的因素有体外循环、麻醉药物、ICU 环境及肝肾功能障碍[25]。

（三）周围神经病变

心脏手术后周围神经损伤发生在高达 15% 的患者中，通常包括膈神经、臂丛神经、尺神经和隐神经。潜在的机制包括手术体位和填充、胸骨牵开和 IMA 采集期间的牵引和压迫，以及导管局部解剖或腋动脉暴露引起的直接损伤。感觉异常的症状通常会在 3~6 周消退，这表明是髓鞘破坏导致的神经运动损伤，因此通常采取保守治疗。在轴突断裂或严重损伤的罕见事件中，症状持续存在，提示要进一步评估肌电图神经传导研究，以确认诊断并描绘损伤部位和程度[27]。

鉴于缺乏治疗上述神经系统并发症的有效策略，管理仍然主要是支持性的，通过物理和职业治疗来减轻损伤和（或）改善功能状态。除了部分衰弱性脑卒中外，大多数围手术期脑卒中患者可以幸运地恢复足够的功能以实现良好的生活质量。谵妄可以通过药物和非药物策略来解决。大多数神经功能障碍是暂时性的，数月至 1 年可恢复基线神经认知和周围神经功能。

七、伤口愈合

在最初的 48~72h 对胸骨切口进行包扎和覆盖，除非敷料被渗透。体静脉采集侧的腿和桡动脉臂被加压敷料覆盖，这些敷料在手术后 24h 后被揭掉。当引流量允许时，可移除插入腿部或前臂的引流管。

胸骨切口感染可分为浅表和深部胸骨切口感染。在接受心脏手术的患者中 SSWI 发生率高达 8%，涉及皮肤、皮下组织和（或）胸筋膜，没有骨骼受累[28]。DSWI 发生在高达 2% 的心脏手术患者中，涉及骨骼和纵隔。疾病控制和预防中心将 DSWI 定义为：①从纵隔组织或液体培养物中分离出微生物；②手术中观察到纵隔炎的证据；③存在胸痛、胸骨不稳或发热（> 38℃），纵隔引流脓性，或在血培养或纵隔区域培养中分离出微生物[29]。

尽管 SSWI 的发病率正在下降，但它与发病率、死亡率、住院时间的增加及长期生存率的下降有关，预示着重大的经济负担。同样，2013 年 STS 数据库报告的 DSWI 发生率为 1%，但相关死亡率在某些研究中可高达 35%[30, 31]。引起心脏手术伤口感染的最常见微生物是表皮葡萄球菌（大约 75% 培养菌株耐甲氧西林）和金黄色葡萄球菌[32]。

SSWI 的管理通常从抗菌治疗和加强伤口护理开始。经验性革兰阳性菌覆盖范围适用于胸骨伤口感染，但是，对于在胸骨切口部位有乳房或腹部血管翳的肥胖患者，或腹股沟切口感染，可能首选革兰阴性覆盖的广谱抗生素。如果发现或怀疑感染，则打开伤口使用合适的敷料。当伤口深度 > 2cm 或存在多种伤口愈合风险因素时，负压伤口疗法（negative pressure wound therapy，NPWT）可加速伤口愈合[33]。

主诉胸骨过度疼痛、伴或不伴有胸骨不稳的伤口出液及全身炎症迹象的患者应警惕可能存在胸骨深部切口问题。对于怀疑 DSWI 的患者，需进行 CT 扫描以评估纵隔。在 NPWT 和抗生素治疗 3~5 天后胸骨不稳定的情况下，可以考虑在纵隔积液引流、清创和冲洗后进行胸骨再固定。

从各个角度来看，预防伤口感染显然都是有利的。必须遵守基本的手部卫生要求。在对患者进行评估和护理前后洗手有助于降低伤口感染率[34]，穿隔离衣和戴手套护理接触隔离的患者可以减少耐药菌的传播。优化术前营养状况、控制血糖和戒烟可降低接受心脏外科手术的患者伤口感染的风险。

八、未来方向

术后并发症是不可避免的；即使在完美优化的系统中，各人因素、人类医疗保健因素、系统/机构医疗保健因素及局限的科学和医学之间的复杂性和相互作用，在可预见的未来会使心脏手术患者面临一定程度的手术风险。尽管如此，我们仍将继续努力不断改进质量，最终实现 0% 发病率/死亡率和 100% 患者满意度这一值得称赞的目标。

未来研究优化手术结果的重要领域包括术前营养和生理条件；更精确的风险预测分数来区分手术候选人和非候选人，包括对虚弱的测量；持续改进操作和手术技术；推进特定的心脏外科重症监护研究，以更好地指导急性护理；改进以协议为导向的护理，包括术后病房患者的早期预警系统；并提高术后患者对基于指南的药物治疗的依从性。通过这些和其他持续质量改进的方向，我们的患者将获得最有效、最持久和最令人满意的心血管病理治疗。

第61章 心脏术后疼痛管理
Pain Management After Cardiac Surgery

Kevin Armstrong　Qutaiba A. Tawfic　著

叶燕琳　译

要点

- ◆ 尽管对疼痛的理解和治疗取得了进展，但术后疼痛管理仍然是一个重大挑战。
- ◆ 使用高剂量静脉注射阿片类药物降低了实现心脏手术快速康复的可能性。
- ◆ 慢性疼痛患者的识别和术前开始治疗可以改善术后疼痛管理。

尽管在理解疼痛方面取得了进展，并且该领域中药物制剂可获取，但术后疼痛管理仍然是一项重大的医学挑战。疼痛管理是术后护理的关键。疼痛治疗不足导致的不良事件包括心动过速、耗氧量增加、心理后果、功能障碍、血栓栓塞事件、肺部并发症、住院时间延长及术后持续性疼痛风险增加[1]。

传统上，心脏手术的麻醉使用高剂量静脉注射的阿片类药物。心脏手术后疼痛管理也有类似的方法；也就是说，在麻醉复苏室，静脉注射或肌肉注射类阿片是主要策略。然而，大量使用阿片类药物可能会导致术后机械通气时间延长。随着快速通道心脏手术的引入，在术后期间使用平衡麻醉、较低剂量或短效阿片类镇痛药及多模式镇痛更为常见[2]。作为快速通道一部分的多模式镇痛包括局部麻醉、非阿片类全身镇痛药和阿片类镇痛药[3]。

一、心脏手术后急性疼痛的发生率和强度

心脏手术后疼痛可能非常剧烈，尤其是在术后前2天。预计0～10的数字评分的平均疼痛评分为4分。心脏手术后发生的疼痛有多个原因。急性疼痛控制不佳的危险因素尚不清楚，但是，在较长的手术时间（＞2h）、术前焦虑和年轻（＜60岁）的患者中可出现较高的疼痛评分[3]。手术的位置/类型也可能起作用[3]。

二、慢性心脏手术后疼痛的发生率和危险因素

慢性术后疼痛的发生可能涉及多种病因和机制。慢性心脏手术后疼痛的发生率差异很大（21%～55%）。慢性术后疼痛（chronic post-surgical pain，CPSP）可能源于手术引起的周围神经损伤，以及由组织损伤引起的炎症反应[3, 4]。在急性炎症消退后，涉及受影响神经的免疫反应可以持续数月，这可能有助于CPSP的发展。在心脏手术期间，肋间神经损伤可能导致慢性疼痛。这种损伤可能是切口、引流管和胸骨线引起的[4, 5]。

CPSP的危险因素很多，包括围手术期抑郁、焦虑、灾难性和其他心理脆性、女性、遗传易感性、更广泛或更长时间的手术、无法控制的急性术后疼痛、术后阿片类药物需求增加、神经性疼痛、先前存在的慢性疼痛和手术方法[4, 6]。如果我们要对那些容易受到不良疼痛结果影响的人产生积极影响，那么对术后高疼痛评分和CPSP的认识和早期识别是至关重要的。在开展心脏手术的复杂围手术期环境中，有一个简单且经过验证的评分系统能够帮助识别这些患者[4]。

三、心脏手术后疼痛的评估

美国麻醉医师协会发布了急性术后疼痛管理指南（2012版）。根据这些指南，术后疼痛管理流程应在麻醉师进行术前评估时开始。包括识别难以控制的急性术后疼痛和CPSP发展的危险因素。这些因素已在上文[4, 6]中进行了描述。在术后阶段，疼痛评估需要使用具备有效和可靠性量表的系统评估。除了疼痛评分（如NRS），评估还应包括疼痛相关症状、生命体征和与止痛药相关

的不良反应[3]。

四、痛觉生理学

可以使用基本的一维模型来演示对疼痛的感知。在这个模型中，疼痛伤害感受过程被定义为有害刺激从伤害感受器到更高中心的检测、转导、传导和传输，在那里最终感知到疼痛。然而，尽管是看似相似的刺激，但任何给定患者所感知的疼痛强度可能会大不相同。这种差异可以通过二维模型来解释，其中抑制通路充当调节剂以减少疼痛传递。这些抑制性神经元通路起源于脑干，通过脊髓下行，最终到达明胶质。血清素能和去甲肾上腺素能系统是参与抑制途径的主要神经输入。心理状态是可以增强或减弱下行抑制通路流出的因素之一。疼痛感知也受到神经可塑性的影响，神经可塑性是由神经元的外周和（或）中枢敏感引起的，这会导致痛觉过敏。神经可塑性和致敏问题很复杂，涉及多种途径；然而，有两个概念被认为是重要、干预的方式。首先是损伤部位释放的炎症介质导致外周敏感，第二个涉及激活位于中央的 NMDA 受体，这会导致脊髓和脊髓上神经元细胞中钙离子的流入增加。外周和中枢敏化在急性疼痛向慢性疼痛的转化中起着重要作用[1, 7]。

五、心脏手术后的疼痛治疗方式

多年来，通过肠胃外途径服用阿片类药物一直是治疗心脏手术后急性疼痛的主要手段。然而，术后疼痛管理现在广泛依赖于多模式镇痛方案的概念。引入这一概念是为了改善患者的疼痛体验，并减少阿片类药物引起的不良反应的发生率。虽然阿片类药物仍然是术后疼痛管理的核心，但可以使用不同的镇痛药物和技术来管理心脏手术后的急性术后疼痛[1, 3, 4]。ASA 实践指南建议使用区域麻醉，并在可能的情况下全天候基础镇痛（对乙酰氨基酚和非甾体抗炎药）。此外，建议优化镇痛剂的剂量以实现最大疗效并减少不良反应[1, 4, 6]。

（一）基础镇痛

除非有禁忌，否则 ASA 实践指南建议全天候使用基础镇痛药（对乙酰氨基酚和非甾体抗炎药），"先上后下"（first on last off），用于治疗急性术后疼痛[6]。基础镇痛的使用改善了疼痛控制，减少了阿片类药物的消耗，并降低了阿片类药物引起的不良事件的发生率。与单独使用任一药物相比，对乙酰氨基酚和 NSAID 的联合使用可提供更好的镇痛效果[1, 8]。对乙酰氨基酚的镇痛作用主要是中枢性，几乎没有外周镇痛作用，也没有抗炎活性。

对乙酰氨基酚被认为是一种安全且耐受性良好的镇痛药物。对乙酰氨基酚的主要问题是较高剂量时的肝毒性风险。建议对高龄、肝功能损害、终末期肾病、营养不良和大量饮酒的患者进行剂量调整。已经研究了对乙酰氨基酚的镇痛功效（1000mg 剂量），发现与安慰剂相比，其需治疗患者人数为 3.8，4～6h 轻度与中度的术后疼痛减少 50%[8]。

Pettersson 等[9] 比较了 77 名术后冠状动脉旁路移植术患者，在 ICU 环境中静脉注射和口服对乙酰氨基酚的效果。静脉注射组术后阿片类药物的需求量较低（17.4 ± 7.9mg vs. 22.1 ± 8.6mg）（P=0.016）。阿片类药物节约效应的临床意义尚不清楚，因为疼痛评分或术后恶心和呕吐的发生率没有差异[9]。

Fayaz 等[10] 研究了非特异性 NSAID 和对乙酰氨基酚对 60 名 CABG 患者术后 24h 内在 ICU 中的影响。三组接受联合对乙酰氨基酚和双氯芬酸、单独使用双氯芬酸或安慰剂。与单独使用双氯芬酸相比，对乙酰氨基酚和双氯芬酸联合使用可减少 45% 的阿片类药物消耗，与安慰剂相比减少了 67%。术后 12h 和 24h，积极治疗组的疼痛评分低于安慰剂组，术后恶心和呕吐较少，拔管时间更短，拔管后氧合更好[10]。

传统上，在心脏手术后的疼痛管理中一直避免使用非甾体抗炎药。令人担忧的原因是出血倾向增加，以及体外循环后肾损伤的风险。许多进行系统评价的研究人员已经考虑了心脏手术后非甾体抗炎药继发并发症的问题。Bainbridge 等[11] 报道了 1065 名患者在 24h 内疼痛减轻，死亡率、心肌梗死、肾损伤或胃肠道出血的风险没有显著增加。McDaid 等[12] 报道了阿片类药物消耗减少和阿片类药物相关不良反应减少相关。2017 年，DeSouza[13] 使用来自 5887 名患者的汇总数据表明，围手术期使用 NSAID 不会增加死亡、心肌梗死、脑卒中、肾功能损害、纵隔炎或出血的风险。

根据 Nussmeier 等 2005 年发表的文章，不建议将 COX-2 抑制药用于心脏病患者的常规镇痛。该研究使用 RCT 设计，结果表明与安慰剂相比，COX-2 抑制药发生不良事件的风险更高（7.4% vs. 4.0%）。COX-2 抑制药组发生心血管事件（心肌梗死、心脏骤停、脑卒中和肺栓塞）的风险是安慰剂组的 4 倍（2.0% vs. 0.5%）[14]。

（二）阿片类药物

在心脏手术中，阿片类药物在术后通过口服和肠胃外途径给药（间歇性肌内 / 静脉注射和患者自控镇痛）。合成和半合成阿片类药物均已用于术后急性疼痛管理（吗啡、氢吗啡酮、羟考酮、芬太尼和曲马多）。Ruetzler 等的研究表明，口服阿片类药物与静脉注射阿片类药物（相同的疼痛评分）一样有效，但口服阿片类药物的总消耗量更少[15]。

Bainbridge 等在一项 Meta 分析中纳入了 10 项随机试验（666 名患者），以比较心脏手术后的护士控制镇痛（nurse controlled analgesia，NCA）和 PCA。PCA 在术后 48h 显著降低疼痛评分，但在术后 24h 没有显著降低。然而，PCA 在 24h 和 48h 的总阿片类消耗量显著增加[16]。

当用于术后疼痛管理时，阿片类药物会对心脏手术患者造成一些临床上显著的不良反应。这些影响包括镇静、排便缓慢、恶心和呕吐、瘙痒、呼吸抑制和阿片类药物引起的痛觉过敏。较高剂量的阿片类药物更有可能出现此类不良反应，存在对呼吸系统的影响，从而影响拔管时间。正是这些结果突出了使用辅助镇痛（多模式镇痛）来减少阿片类药物使用的重要性。

（三）加巴喷丁

加巴喷丁类（加巴喷丁和普瑞巴林）是抗惊厥药，通常用作辅助镇痛药来治疗术后急性疼痛和慢性疼痛。当与阿片类药物联合使用时，这些药物可以改善术后镇痛，减少阿片类药物的使用，并减少阿片类药物相关的不良反应[1]。Ucak 等研究了 40 名 CABG 患者的急性和慢性术后疼痛。该 RCT 研究中的干预组在手术前和术后 2 天口服加巴喷丁 1200mg/d。加巴喷丁显著降低了术后前 72h 的疼痛强度，并减少了拔管后前 24h 的曲马多消耗量，不良事件的发生率没有差异，3 个月后慢性疼痛没有显著差异[17]。在另一项研究中，Menda 等研究了手术前 2h 单剂量加巴喷丁的效果。在该 RCT 研究中，分析了 60 名 CABG 患者的数据。术后 48h 吗啡总消耗量减少了 57%（安慰剂组为 6.7mg vs. 15.5mg），休息和咳嗽时的疼痛评分较低，恶心较少。然而，与安慰剂组相比，加巴喷丁组存在过度镇静和机械通气持续时间延长，超过 60min[18]。

Pesonen 等研究了 70 名接受 CABG 或瓣膜手术的老年患者（≥ 75 岁）。参与者术前接受安慰剂或 150mg 普瑞巴林，术后 5 天，每天 2 次 75mg。在术后 5 天内，普瑞巴林组的阿片类药物消耗量减少了近 50%。术后 3 个月，普瑞巴林组运动时疼痛的发生率较低，但静息时疼痛没有差异。加巴喷丁组的拔管时间延长了 138min。两组之间的镇静评分和恶心呕吐发生率没有差异[19]。加巴喷丁类可能对急性和持续性疼痛的管理有积极的贡献。然而，在剂量相关研究中，有证据表明快速康复心脏手术的目标可能会因使用加巴喷丁类药物而受到阻碍。

（四）局部麻醉

作为心脏手术后急性疼痛管理的一种策略，区域

麻醉 / 镇痛具有许多有助于疼痛管理的多模式方面的特性。多年来，已经提出、采用了许多方法，但随后又淘汰[20]。现代心脏外科术前护理的复杂性可能是限制这些技术广泛应用的原因之一。这些包括患者、提供者和系统因素。

在其最简单的形式中，局部镇痛涉及抑制 / 调节从损伤部位到中枢神经系统及其内部的神经传递。这将解决急性疼痛管理的一个方面，并可能涉及 CPSP 的发展。主要药物是局部麻醉药，临床医生众所周知。传统上，局部麻醉是作为一次性注射或基于连续导管的技术提供的。有时，局部麻醉药中会添加佐剂以增强 / 改善效果。如果成功，局部麻醉技术有效，负面影响较低，并且可能会以较低的疼痛评分和阿片类药物消耗减少改结果[21]。当成为多模式镇痛的一部分时，有证据表明可获得更好的疼痛评分、更早的拔管和减少阿片类药物的消耗。有限的证据表明，局部麻醉可缩短住院时间。在复杂的患者中，这种方式绝对值得考虑。然而，在许多情况下，这种形式镇痛药的提供和维持存在后勤问题。

（五）硬膜外镇痛

胸硬膜外镇痛是一种众所周知的局部麻醉技术。TEA 的使用具有许多积极的影响[22]，但是其在普通心脏手术人群中的使用存在许多挑战[20]。特别值得关注的是硬膜外血肿的风险，同时使用肝素和体外循环过程中的完全抗凝会增加该风险。尽管硬膜外血肿的发生非常罕见，但这种担忧限制了 TEA 在心脏手术中的广泛应用。Svircevic 等对 28 项研究进行了 Meta 分析，涉及 2700 名心脏手术患者。该研究表明，TEA 的使用降低了术后室上性心律失常和呼吸系统并发症的风险[23]。Zhang 等最近的 Meta 分析于 2015 年纳入了 25 项 RCT（3062 名患者）。当使用 TEA 时，死亡、心肌梗死和脑卒中的风险没有显著差异。然而，硬膜外技术降低了如室上性心律失常、延长气管拔管时间及住院或重症监护病房时间等结局的风险[24]。尽管有这些结果，但由于没有减少死亡或心肌梗死，因此在完全肝素化的条件下，需权衡在心脏手术中常规使用 TEA 的益处与发生硬膜外血肿和瘫痪的潜在风险。

（六）鞘内注射吗啡

Meylan 等发表了一项 Meta 分析，结论是未局部麻醉的鞘内注射吗啡可降低术后 24h 静息和运动时的疼痛强度，并减少心胸外科手术后 48h 的阿片类药物的消耗。鞘内注射吗啡会增加瘙痒和呼吸抑制的风险[25]。这种技术可能对接受心脏手术的患者的疼痛管理有一定的用处，因为大多数麻醉师都熟悉该技术，并且有证据表明其有效性。

（七）椎旁镇痛

胸椎旁神经阻滞（thoracic paravertebral block，TPVB）可通过单点或多点注射及连续导管技术提供。它可以在一侧或双侧进行。连续导管技术允许在术后 2～3 天提供局部镇痛。它可用于基于端口的手术及开胸和胸骨切开术。在抗凝条件下，由于 TPVB 与硬膜外技术相比，其发生硬膜外血肿的风险相对较低，因此增加了对此方法的兴趣。证据表明，有效的 TPVB 可以减少术中阿片类药物的使用，并有助于接受微创心脏手术的患者在手术室中尽早拔管[26]。

（八）周围神经阻滞

其他形式的外周局部麻醉在心脏手术中可能有用。然而，迄今为止，在该领域开展的研究非常有限。已经研究过的阻滞包括胸膜内阻滞，这已被证明可以减轻引流部位的疼痛[27]。同样，连续肋间神经阻滞（intercostal nerve block，ICB）和胸骨旁阻滞可以减少阿片类药物的消耗并改善疼痛评分[28]。前锯肌阻滞已被用于开胸手术，有证据表明该阻滞的结果与 TEA 一样有效[29]。

六、慢性疼痛及阿片耐受患者的术后疼痛管理

有慢性疼痛、阿片类药物耐受和成瘾病史的患者更可能有糟糕的术后体验，因此需要特殊护理，以增加良好的术后疼痛控制和术后顺利恢复。在这些情况下，建议使用术前抗伤害性药物（如加巴喷丁、氯胺酮和静脉注射利多卡因）。此外，包括局部麻醉在内的技术可能会为挑战性患者的管理带来积极效果。这些患者发生

CPSP 的风险较高，应采取所有必要措施来降低该问题的风险（表 61-1）[4]。

在做出关于心脏手术后疼痛管理的决定时，有许多因素在起作用。这些包括手术技术、患者群体、对医疗保健系统的期望及住院时间的目标。围手术期护理涉及的过程具有挑战性，数量多，而且种类繁多。在这种资源丰富的多学科环境中，护理协调是一项重大挑战。随着手术技术的发展，镇痛药的要求也在发生变化。因此，量身定制的多模式镇痛方法将对患者和提供护理的团队有用。在当今的环境中，建议将多模式方法纳入护理途径。当医疗保健团队了解镇痛计划和这些计划的局限性时，就有机会改善护理效果。外科医生办公室、诊所和术前诊所的扩建将有助于制订、沟通和实施适当的计划。

表 61-1　对阿片类药物耐受患者疼痛管理的建议[4]

术前的准备工作	• 识别高危患者 • 回顾对先前存在的疼痛的术前治疗方法 • 为患者及其家属安排教育材料
术中行动	• 如果可能的话，应考虑局部麻醉 • 使用辅助镇痛药来减少阿片类药物的需求和痛觉过敏
术后的干预措施	• 继续多模式镇痛（局部镇痛，通过 PCA 全天候使用对乙酰氨基酚和非甾体抗炎药、加巴喷丁和阿片类药物） • 治疗神经性疼痛的神经性疼痛药物
出院后的随访	• 标记为 CPSP 的高危患者 • 与外科医生和家庭医生就出院药物治疗进行沟通 • 在持续性神经性疼痛时使用神经性疼痛药 • 如果可能的话，安排术后的长期随访和疼痛护理

第 62 章　心脏病术后康复
Post Cardiac Surgery Rehabilitation

Neville Suskin　Charles Faubert　Robert McKelvie　**著**

刘佳霓　**译**

要点

◆ 心脏康复包括多学科的护理，其目标是通过对饮食、运动、心理健康等一系列的问题进行干预和二级预防来提高患者的心血管健康。对于冠状动脉疾病的患者，心脏康复的目标是稳定且尽可能减少疾病的进展。

◆ 心脏康复的第一阶段开始于心脏手术结束，逐步恢复患者的身体活动，为患者提供信息和支持。患者在出院恢复一段时间后，需要进行住院或者门诊的心脏康复治疗，门诊治疗的时间一般持续 3～6 个月。在医疗监督下的训练结束后，患者也需要维持终身生活方式的改变。

◆ 心脏康复已被证明对各种心脏病人群的心血管和生活质量大有裨益，并且几乎所有的心脏术后患者都必须定期进行心脏康复。

◆ 虽然有可靠的证据和指南推荐心脏康复，但是心脏康复在临床未充分开展。所有心脏病疾病领域的专业人员都有义务和责任让患者参与到心脏康复项目中。

◆ 对于一些年老或者基础状况较差的择期手术患者，可以考虑预康复（心脏手术前康复），预康复的主要目标是减少手术后并发症和住院时长，让患者更好的回归社会。

由于介入治疗、药物治疗的发展和危险因素管理意识的提高，心血管疾病在近几十年来的发病率显著下降。许多预防 CVD 的干预措施已被证明具有经济效益[1]。正如欧洲心血管预防康复协会所指出的，恢复经历心血管疾病急性发作、介入治疗或诊断为慢性心脏病的患者的生活质量需要有足够的重视。他们需要通过坚持服药和采用健康的生活方式以防止心血管事件复发[2]。

心脏康复（cardiac rehabilitation，CR）被定义为"多因素综合干预的二级预防，旨在降低 CVD 对患者生理和心理的影响，减轻患者症状，降低未来心血管事件再发的风险"[3]。以围绕改善患者结局和生活质量为中心目标，关注患者的运动训练、心理问题、优化营养和危险因素控制。典型的 CR 团队通常是多学科组成，与 CR 医生密切合作以控制患者的危险因素。

CR 对于心脏手术的患者是尤其重要的，既可以在术后早期实施有效的二级预防措施，还能帮助患者恢复其发病前的功能水平。

一、心脏康复的目标

一般来说，CR 项目的目标是在患者发病后或者介入治疗后，提高患者的体适能，调动患者恢复正常活动的积极性，并提高患者活动能力。一些研究提示，CR 能够降低患者死亡率[4]。

二、心脏康复的适应证

以下是适合进行 CR 心脏病术后诊断[4]。
- 冠状动脉旁路手术。
- 心脏瓣膜置换术。
- 心脏移植手术。
- 心室辅助装置植入手术。

三、心脏康复的各阶段及专业人员在术后即刻和围手术期康复中的作用

心脏手术术后护理在过去的几十年里发生了巨大的变化。过去患者术后住院时间相对较长，由于医疗技术的进步和降低成本的政策要求，患者住院时间显著缩短。1988—2005 年，美国的冠状动脉旁路移植手术患者的平均住院时间从 11 天下降到 8 天[5]。随着这些变化，以前在医院进行的康复训练现在于门诊开展。

传统的 CR 计划分为以下四个阶段。我们提供它们是为了帮助读者理解通常的模式结构，但是应该注意一些指南（如加拿大）采用其他的术语[4]。

（一）第 1 阶段：手术后住院期间的康复

自 20 世纪 60 年代以来，人们就发现卧床休息会显著降低患者运动能力。现在，早期活动是减少术后功能退化的关键[6]。CR 的第一阶段起始于术后早期。它旨在避免患者不活动并保持或改善其肺活量和肌肉力量[7]。

大多数心脏手术后患者因为胸骨切开而出现限制性通气功能障碍，肺容量降低，这会影响患者的通气和氧合功能。虽然呼吸物理治疗在这些患者中广泛使用，但是其使用证据仍然不足[7]。

医疗工作者在心脏手术患者术后的护理中应促进患者早期下床活动并加入 CR 项目，并在与患者的交流中强调养成健康生活习惯的重要性。

（二）第 2 阶段：早期门诊阶段

鼓励患者出院后开始进行短时间活动，从最初每天多次的活动，每次约 10min 的持续活动。然后慢慢进阶到每周 3～5 次，每次 30～40min 的持续活动。最简单和最常用的运动方式是散步。胸骨切开术后患者应避免上肢运动，包括进行阻力训练，直到术后约 2 个月胸骨稳定[4]。

早期门诊阶段一般持续数周，即从患者出院到开始实施医学监督下 CR 项目的时间段。如上所述，此阶段患者应逐渐开始活动。理想情况下，从手术后到开始活动的时间间隔应尽可能的短，因为更长的等待时间与积极结果的减少相关。对于 CABG 术后患者，理想的等待时间是术后 30 天[8]。

（三）第 3 阶段：医学监督下的心脏康项目

第 3 阶段是医学监督下的 CR 项目。本章将进一步详细介绍此阶段。此阶段一般持续 3～6 个月，但存在许多不同的模式[4]。

（四）第 4 阶段：终身习惯的改变

当患者进行医学监督下 CR 项目时，期望他们继续维持生活方式的改变。应在医学监督下的 CR 计划中花费时间促进患者必要的生活方式的改变。应该与患者共同探讨如何能保持积极和健康的生活方式，包括戒烟、适当的饮食和充分的锻炼。

四、心脏康复的流程（图 62-1）

（一）患者的首次评估

通常，门诊 CR 项目在患者出院后的几周内启动。患者出院后及时参与运动治疗非常重要。因为有证据表明，延迟进入 CR 会对患者的预后产生负面影响。例如，一项针对 1241 名 CR 患者的观察性研究表明，出院后超过 30 天才接受 CR 治疗的患者在体重管理和运动能力方面的获益低于早期参与者[9]。

当患者开始进行 CR 时，医生会回顾患者的病史，并对其进行体格检查。患者会行心电图检查，患者通常还会行症状限制性的运动负荷测试，可能是在运动平板或者自行车上完成，一些中心还会增加呼出气体分析[10, 11]。该测试的数据有助于制订运动训练的处方，并可能有助于检测安全问题。

评估患者的危险因素，包括血脂、血压、血糖，如有必要戒烟。同时对患者的用药情况进行评估，若其不是基于循证的用药方案，则应优化。

心脏康复项目既可居家进行，也可以在康复中心进行。居家心脏康复为患者提供了更多的灵活性，而其效果和在康复中心一致[12]。这对某些类别的患者尤其有用，例如那些由于工作时间的冲突或者距离康复中心较远而无法前去 CR 中心的患者。

（二）运动训练和体育活动建议

患者加入心脏康复项目后，应根据美国心脏协会运动标准指南中列出的运动安全性对患者进行分层[13]。

- A 类：患者身体健康无心脏疾病，心脏术后的患者很少符合这个要求。
- B 类：患有 CVD 但病情稳定的患者，其剧烈运动后发生并发症的风险较低，但略高于健康人。一个典型的例子是一位行 CABG 术后达到全血运重建并且心脏功能正常的患者。
- C 类：在运动中出现心脏并发症的中高风险患者，不能进行自我调节活动水平或不能理解推荐活动水平的患者。此类患者包括 NYHA Ⅱ级或Ⅲ级心力衰竭患者、未完全血运重建患者和低水平运动就能诱导心肌缺血的患者。
- D 类：此类为病情不稳定、活动受限的患者。运动对此类患者是禁忌，故其通常不能进行 CR。其目标应该是让患者达到 C 级或更好。

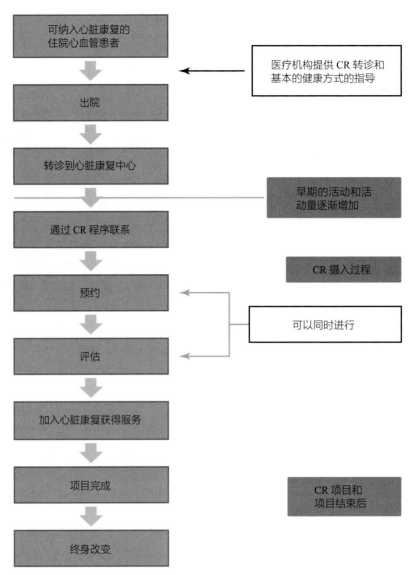

▲ 图 62-1　心脏手术后患者的心脏康复流程

　　大多数参加 CR 项目的患者都为 B 级或 C 级[14]。加入 CR 后，患者将会接受运动咨询，强调长期有益的运动对危险因素的控制效果和其许多积极的影响。通常建议患者每次进行 30～60min 的中等强度有氧运动，最好是每天进行或每周至少坚持 3～4 天。在训练的初始阶段，推荐患者在医学监督下进行运动，包括对患者进行心电图、血压和（或）心率监测。可以对 B 级患者进行监测和医学监督，直到患者了解自己理想的活动水平，通常需要 6～12 次训练。居家锻炼计划也适用于此类患者。在这种情况下，只有在首次接触患者时才会进行监护。虽然此方法缺乏有力证据，但许多 CR 模型的患者进行运动负荷测试后运动时不再使用心电图监测[4]。AHA 指南建议，C 类患者可接受心电监测，直到患者了解什么样的活动水平是安全的，并且由医疗团队确定患者有效且耐受性好的活动水平，通常至少进行

12 次训练[14]。

　　运动模式要考虑患者的偏好，可能包括散步、慢跑、骑自行车和划船等。选择一种让患者感到愉快的体育活动模式，从而以最大限度地提高他们在项目结束后继续进行体育活动的积极性，这是非常重要的。传统的训练计划侧重于中等强度的持续训练。近年来，高强度间歇训练（high-intensity interval training，HIIT）成为 CVD 患者可选择的喜欢训练方式。HIIT 是指将短期的高强度有氧运动与恢复期交替进行，其安全和有效性与中等强度训练一样，但仍需要更多研究证明[15]。

　　CR 计划应包括阻力训练，因为增加力量训练比单纯有氧训练有更多的益处。对于胸骨切开术后的患者，一旦 2 个月的胸骨稳定期过去，患者通常会出现胸壁症状，需要个体化的力量训练策略。

（三）营养和体重咨询

大多数的 CR 项目应该包括营养师对患者营养状况的评估和宣教。初步检查包括分析患者饮食模式、热量、脂肪和其他常量营养素的摄入，并与患者一起制订饮食目标。评估体重，超重状态是 BMI > 25，或男性腰围 > 94cm，女性腰围 > 80cm。肥胖被定义为 BMI > 30，或男性腰围 > 102cm，女性腰围 > 88cm。建议肥胖和超重患者减重，通常目标为减去总体重的 5%～10%[2]。

和患者一起选择食物，包括避免什么食物和选择健康的替代品，例如食用富含不饱和脂肪酸的蔬菜和海产品，减少饱和脂肪酸的摄入。

也可以通过 CR 项目来促进患者坚持地中海饮食。近年来，这种饮食方式备受人们的广泛关注，因为人们发现地中海周边的欧洲国家的心血管疾病的发病率和流行率低于北美和北欧国家。它的特点是大量摄入橄榄油、水果、坚果、蔬菜和谷物，适量摄入鱼类和家禽，少吃乳制品、红肉、加工肉类和甜食，用餐时适量饮酒[16]。一些证据支持地中海饮食对心血管疾病具有一级[16]和二级[17]的预防作用。

（四）危险因素管理：戒烟，血压控制，糖尿病控制，血脂调整

作为 CR 计划的一部分，向所有吸烟者提供戒烟的干预方式，包括教育、转介戒烟项目和药物治疗。

测量血脂水平并优化药物以达到特定目标值，这已证明对 CVD 患者有益。评估血压水平，必要时通过改变生活方式和药物管理高血压。

需要特别注意糖尿病患者的营养方案和运动处方。此类患者的营养方案不同于一般心血管病患者，对服用高危药物的患者应特别注意食物中的碳水化合物含量和低血糖。运动处方制订还必须考虑运动引起低血糖的风险，并评估患者对低血糖的认知和患者运动前后是否需要补充零食。

（五）社会心理支持

焦虑和抑郁是 CVD 患者常被忽视的并发症。其在心肌梗死患者中的发病率 20%[18]，CABG 患者中的发病率高达 30%～40%[19]。因此，对接受 CR 计划的患者采用标准工具进行筛查是很重要的，以应对心理压力，包括抑郁。可向患者提供适应心脏病、压力管理和健康生活方式改变的个人或团体教育课程。心理学家可为难以适应新的健康状况的患者提供宝贵的帮助[2]。

五、预康复模式

对于择期行心血管外科手术的患者可提前数周或数月行预康复，无论是针对稳定 CAD 行 CABG，还是严重主动脉瓣狭窄患者计划进行主动脉瓣置换手术。等待手术的患者通常会因为症状而减少身体活动，也会因为焦虑和恐惧减少活动[20]。

预康复模型中"预防"旨在优化等待手术患者的功能。目标包括优化患者的营养状态，实施适当的运动训练，以及心理问题的干预。心血管外科手术患者中进行预康复的临床研究很少。在一项研究中，有 249 名等待择期 CABG 的患者被随机分配到为期 8 周的术前心脏预康复组或常规干预组[21]。预康复包括每周进行 2 次运动课程，和改变危险因素的教育课程。干预组患者的重症监护病房住院时间缩短和医院服务需求降低，以及生活质量提高。但是，值得注意的是此研究的参与者较年轻，并不能代表我们通常进行康复治疗的典型衰弱患者。

在撰写本文时，预康复计划还未普及，可用的有限证据并不能明确哪些患者可能从这种干预中获益最多。心血管外科患者的随机对照试验目前正在进行中，可能会在不久的将来阐明预康复在该人群中的作用[22]。

六、特定心血管外科人群

（一）CABG

CABG 术后康复患者行 CR 的价值已非常明确。术后患者参与 CR 是很重要的，对于管理最初导致患者需要进行 CAD 手术的危险因素。通过运动训练以提高运动能力，从而限制动脉粥样硬化的进展。

2016 年更新的 Cochrane 系统评价和 Meta 分析包括 63 项研究，涉及 14486 名接受了经皮冠状动脉介入治疗或 CABG 的参与者，发现参加了以运动为基础的 CR 患者心血管疾病的死亡率（RR=0.74，95%CI 0.64～0.86）和住院率（RR=0.74，95%CI 0.64～0.86）降低了，而全因死亡率、心肌梗死和血运重建发生率未降低[23]。Cochrane Meta 分析（14/20）中包括的许多随机研究，与对照组相比，基于运动的 CR 组表现出更高水平的健康相关生活质量。至少一项针对 CABG 后患者的观察性研究表明长期死亡率降低（一项研究中显示，10 年内绝对风险降低了 12.7%[24]）。

基于这些证据，美国心脏病学会基金 / 美国心脏学会的最新指南对行 CABG 手术患者进行 CR 给予Ⅰ A 级推荐[25]。此建议与欧洲心脏病学会 / 欧洲心胸外科学会关于心肌血运重建的指南（包括 PCI 或 CABG）相吻合[26]。CABG 术后患者进行 CR 给出了Ⅱ A 级推荐，而

对改变生活方式的建议，包括戒烟、规律的体育锻炼和健康的饮食习惯为ⅠA级推荐。

（二）心脏瓣膜置换手术

因为目前大多数瓣膜疾病都是退行性疾病[27]，因此接受瓣膜置换治疗的患者常为高龄患者，并且常合并多种疾病，包括心血管病和其他疾病。许多患者在术前被诊断为NYHAⅢ级或Ⅳ级[28]。未进行CR的患者，NYHA的改善需要6个月[29]。典型的瓣膜手术患者通常在术前现出深度的生理失衡。从逻辑上讲，患者可以从旨在改善功能的锻炼划中获得的益处。然而此人群中的CR证据依旧匮乏。2016年的Cochrane审查发现只有两项研究具有资格，共纳入148名参与者，得出CR可以提高该人群的运动能力的结论，但缺乏CR与死亡率和心血管事件发生率相关的结论[30]。

目前欧洲心脏瓣膜手术指南建议将运动训练作为术后康复的一部分，尤其是患者术后合并心力衰竭时[31]。ACC/AHH指南中未提及CR[32, 33]。关于心脏瓣膜手术患者的CR目前并无关于特定人群的国际指南或是共识声明，主要是依据专家意见。最近的一项有关成本效益研究表明，CR项目可能具有成本效益，提示CR所带来的额外成本是值得的[34]。

心脏瓣膜手术患者的康复计划类似于CABG术后患者的计划，因为他们会遇到类似的术后并发症，如胸腔积液、神经或呼吸系统并发症及手术部位相关问题[4]。

（三）心脏移植

心脏移植患者的运动能力通常在移植后的几个月内迅速提高，但与正常成年人相比，其运动能力仍然较低，并且长期预后较差。对此人群的大多数研究表明，在手术后的几个月和几年中，最大VO_2仅为预测VO_2的50%~70%[35]。术前和术后情况的结合导致此类患者运动能力下降，移植患者因为术前严重的心力衰竭和心脏去神经支配导致的变时功能不全（高的静息心率和运动时低心率反应）引起术前状态失衡。他们还接受可以改变心血管和肌肉生理功能的药物治疗，包括可能诱发肌病的大剂量皮质类固醇。

2017年，Cochrane数据库的一项综述从9项试验中发现了中等质量的证据，表明基于运动的CR比不进行运动的对照组提高了患者的运动能力，尽管短期内对患者的健康相关生活质量没有影响[36]。总的来说，临床医生应该明白更换功能障碍的心脏本身并不能改变患者的运动受限。但长期心脏病导致的外周因素也需要解决，而CR项目可以做到这一点。

加入CR的及时性似乎很重要，一项试验表明，术后2周加入CR的患者心肺耐量比在家接受非结构化治疗有所改善[37]。

心脏移植前应将患者转诊至CR进行预康复训练，以熟悉不同的运动模式并促进移植后的早期康复[38]。该项目通常包括有氧运动和阻力训练，此类人群在医学监督下进行运动是安全的。

七、心脏康复计划的可用性和未充分利用

尽管有上述有力的证据，但CR仍未得到充分开展，而且在不同的国家患者得到的CR服务也不尽相同。2014年的一项调查发现，在所有国家中，只有不到40%的国家提供CR服务，其中只有68%的国家提供被世界银行定义为高收入国家[7]。即使在资源丰富的国家，有证据支持，但CR仍未得到充分开展。尽管报道的估计各不相同，2011年美国心脏协会的总统顾问提到，心肌梗死幸存者的使用率仅为14%~35%，而在CABG术后患者中的使用率低于31%[39]。

所有在CV手术患者护理中工作的医疗保健专业人员都有责任督促患者选择健康的生活方式和管理危险因素。此类人群应常规转诊至CR项目。

附录 A　心血管手术前
Cardiovascular Surgery Pre-Op

赵一洋　译

请保存在病历中

医生（签名）	日期	时间
医生（打印）		
操作者	日期	时间
护士	日期	时间

心血管手术 - 术前

项　目	条　目	医　嘱	特别说明
饮食			
×		手术清饮料	
		术前 3 小时，最多饮用 500ml。可饮少量水服用药物	
活动			
		适度活动	
生命体征			
		生命体征	
		遵循设计方案（默认）	
		每天	
		每小时	
		每 12 小时	
		每 2 小时	
		每 3 小时	
		每 30 天	
		每 30 分钟	
		每 4 小时	
		每 6 小时	
		每 8 小时	
		每周	

（续表）

项　目	条　目	医　嘱	特别说明
护理			
		告知需求	
		如拟于桡动脉实施手术，应将患者标识腕带、过敏标识、静脉置管主要置于非手术侧手臂	
		告知需求	
		实施冠状动脉旁路移植术	
		停止心电监护	
		转移至手术室前	
		外周静脉穿刺	
		生理盐水封管	
×		测量体重	
		一次，术晨	
静脉输液			
		乳酸格林液	
		持续静脉输注，75ml/h（默认）	
		持续静脉输注，50ml/h	
		持续静脉输注，100ml/h	
		持续静脉输注，125ml/h	
		生理盐水	
		持续静脉输注，75ml/h（默认）	
		持续静脉输注，50ml/h	
		持续静脉输注，100ml/h	
		持续静脉输注，125ml/h	
药物			
		入院时即应将预防静脉血栓栓塞列入医嘱单（注意）	
		常规 –VTE 预防	
		考虑维持的药物包括：钙通道阻滞药、ACE 抑制药、β 受体拮抗药、ARB、口服降糖药、胰岛素、非阿司匹林抗血小板药、抗凝血药、非阿司匹林抗凝血药（注意）	
×		4% 氯己定外用清洁剂	
		1 次皮肤准备，清洁剂，外用，1 天 2 次（默认）	
		注释：如果 BMI < 30，进行 2 次皮肤准备，手术前一晚、术晨各 1 次。如果 BMI > 30，进行 5 次皮肤准备，从术前 2 天开始，每天上午、下午各 1 次，包括术晨。最后 1 次皮肤准备后停用氯己定	
		5 次皮肤准备，清洁剂，外用，遵医嘱	
		注释：如果 BMI ≤ 30，进行 2 次皮肤准备，手术前一晚、术晨各 1 次。如果 BMI > 30，进行 5 次皮肤准备，从术前 2 天开始，每天上午、下午各 1 次，包括术晨	

（续表）

项　目	条　目	医　嘱	特别说明
抗菌药物			
		头孢唑林	
		2g，注射剂，静脉，备药，1 剂	
		注释：第 1 剂带入手术室，术前用	
		头孢唑林	
		2g，注射剂，静脉，备药，1 剂	
		注释：第 2 剂带入手术室，术中 3h 用	
		万古霉素	
		1g，注射剂，静脉，备药，注射超过 60min，1 剂	
		注释：当患者向手术室转运时开始输注	
		PICS PREVENA STUDY 方案（2019 年 11 月 25 日—2020 年 9 月 30 日）（注意）	
		头孢唑林	
		2g，注射剂，静脉，备药，1 剂，PICS PREVENA STUDY（默认）	
		注释：第 1 剂带入手术室，术前用。适用于体重＜ 120kg 患者	
		3g，注射剂，静脉，备药，1 剂，PICS PREVENA STUDY	
		注释：第 1 剂带入手术室，术前用。适用于体重≥ 120kg 患者	
		头孢唑林	
		2g，注射剂，静脉，备药，1 剂，PICS PREVENA STUDY（默认）	
		注释：第 2 剂带入手术室，术中 4h 用。适用于体重＜ 120kg 患者	
		3g，注射剂，静脉，备药，1 剂，PICS PREVENA STUDY	
		注释：第 2 剂带入手术室，术中 4h 用。适用于体重≥ 120kg 患者	
		万古霉素	
		1g，注射剂，静脉，备药，注射超过 60min，1 剂，PICS PREVENA STUDY（默认）	
		注释：当患者向手术室转运时开始输注。适用于体重＜ 85kg 患者	
		1.5g，注射剂，静脉，备药，注射超过 60min，1 剂，PICS PREVENA STUDY	
		注释：当患者向手术室转运时开始输注。适用于体重≥ 85kg 患者	
实验室检查			
×		全血细胞计数（CBC）	
		即刻，T；N，血液	
×		电解质：血清，血浆（LYTE）	
		即刻，T；N，血液	
×		肌酐（CRE）	
		即刻，T；N，血液	

（续表）

项　目	条　目	医　嘱	特别说明
×		尿素氮（U）	
		即刻，T；N，血液	
×		随机血糖（GLUR）	
		即刻，T；N，血液	
×		脂类（胆固醇、甘油三酯、高密度脂蛋白、低密度脂蛋白）	
		即刻，T；N，血液	
×		糖化血红蛋白（GLYHB）	
		即刻，T；N，血液	
×		丙氨酸转氨酶（ALT）	
		即刻，T；N，血液	
×		天冬氨酸转氨酶（AST）	
		即刻，T；N，血液	
×		总胆红素（BILT）	
		即刻，T；N，血液	
×		碱性磷酸酶（ALP）	
		即刻，T；N，血液	
×		INR，PTT	
		即刻，T；N，血液	
×		交叉配血	
		即刻，T；N，血液	
影像学检查			
×		胸部 X 线	
		心血管手术前	
×		12 导联心电图	
		T；N	
		双侧颈动脉超声	
		排除狭窄	
		超声心动图	
		呼吸系统 – 肺功能（PF）	
咨询			
		医学咨询	
		服务：麻醉	

末次修订：2020/01/03

（续表）

附录 A.1 住院患者肺功能
Inpatient Pulmonary Function

赵一洋 **译**

请保存在病历中

医生（签名）	日期	时间
医生（打印）		
操作者	日期	时间
护士	日期	时间

呼吸系统 – 住院患者肺功能（PF）（模块）

项 目	条 目	医 嘱	特别说明
其他诊断性检查 / 治疗			
全套肺功能检查			
		呼吸内科咨询需要全套肺功能检查	
		医学咨询	
		服务：呼吸内科	
		全套肺功能检查（肺活量、肺容积、一氧化碳弥散量、血气分析）	
		全套肺功能检查不包含血气（肺活量、肺容积、一氧化碳弥散量）	
单项肺功能检查			
		如果开具了全套肺功能医嘱，请不要单独开具肺活量、肺容积、血气分析	
		肺活量	
		支气管扩张实验	
		坐位和仰卧位（最大肺活量）	
		最大吸气压和最大呼气压	
		肺容积	
		体积描记法测量肺容积	
		分流比率测定	
		流量容积回路（诊断上呼吸道梗阻）	
		血气分析	
		家庭氧疗评估	

末次修订：2015/09/15

附录 B 心血管手术后
Cardiovascular Surgery Post-Op

赵一洋 译

请保存在病历中

医生（签名）	日期	时间
医生（打印）		
操作者	日期	时间
护士	日期	时间

心血管手术 – 手术、术后、重症监护

项 目	条 目	医 嘱	特别说明
复苏状态			
		请确保复苏记录已完成 / 审核	
警告			
		空气隔离	
		接触隔离	
		飞沫隔离	
		飞沫 / 接触隔离	
饮食			
×		禁食	
活动			
×		适度活动	
		术后第 1 天，坐在椅子上进食	
×		坐在床边活动双腿	
		拔除胸腔引流管之前	
生命体征			
×		生命体征	

（续表）

项 目	条 目	医 嘱	特别说明
		遵循设计方案（默认）	
		每天	
		每小时	
		每 12 小时	
		每 2 小时	
		每 3 小时	
		每 30 天	
		每 30 分钟	
		每 4 小时	
		每 6 小时	
		每 8 小时	
		每周	
×		体温	
		每 4 小时	
×		持续氧饱和度监测	
×		心电监护	
		重症监护测评	
×		中心静脉压监测	
		每小时	
×		收缩压目标	
护理			
×		不进行血压监测和血液检查	
		或者直到术后第 7 天，否则不在手术操作侧手臂进行静脉注射	
×		吸氧	
×		氧饱和度	
		目标：氧分压 ≥ 92%	
		目标：二氧化碳潴留时，氧分压维持在 88%～92%	
×		血气分析	
		血气分析 - 动脉	

（续表）

项 目	条 目	医 嘱	特别说明
×		尿比重	
×		出入量	
		每小时	
×		通知医生	
		如果小便量 2h 少于 20ml，通知医生	
		心输出量	
		每 4 小时，及必要时	
×		胸腔引流管护理 / 监测	
		水封吸引 –20cm，如果持续 2h，每小时引流量＞150ml，则通知医生	
×		动脉置管护理和监测	
×		中心静脉置管护理	
		拔除动脉置管	
		如果 INR/PTT 在正常范围，术后 4h 可拔除股动脉置管	
×		留置针生理盐水封管	
		饮水量较好时	
		引流 / 管道护理	
		其他：内镜引流管，术后第 1 天清晨停止监测	
		引流 / 管道护理	
		为内镜置入	
×		不移除敷料，只做加强固定	
		保持伤口辅料 48h	
×		伤口护理	
		移除胸部伤口敷料后，用生理盐水清洁伤口，并轻柔地将干纱布覆盖伤口，并妥善固定	
		压力绷带	
		每次交接班时松解并重新包扎绷带，术后第 2 天去除绷带（上肢或下肢）	
×		沟通医嘱	
		起搏器导线固定且可见（如有）	
		临时经静脉 / 心外膜起搏器	
		心外膜，VVI 模式，心室（mV）2，动脉（mA）0，动脉（mV）0	

（续表）

项 目	条 目	医 嘱	特别说明
		心脏 – 主动脉内球囊反搏（IABP）（模块）	
		心肺外科手术 – 右心室 / 左心室 / 循环支持系统 / 心室起搏器 / 术后监测，重症监护（模块）	
		腰椎引流 / 冷冻象鼻管技术（模块）	
		心肺外科手术 – 体外膜氧合（模块）	
×		生理盐水动脉置管冲管	
		500ml，经动脉，保证动脉置管通畅，总液体量：500ml	
		5% 葡萄糖生理盐水	
		1000ml，静脉持续输注，80ml/h	
		乳酸林格液	
		静脉持续输注，100ml/h	
		注释：1h，如患者使用强心药或升压药，则仅维持保证管道通畅	

药物

项 目	条 目	医 嘱	特别说明
×		常规 –VTE 预防	
×		重症监护 – 补充电解质（模块）	
×		重症监护 – 胰岛素（模块）	
×		心脏外科手术 – 通气，早期拔管（模块）	
		重症监护 – 镇静（模块）	
		常规 – 华法林每天剂量（模块）	
×		生理盐水冲管	
		3ml，注射剂，静脉注射，遵医嘱，必要时（见注释）	
		注释：外周静脉管道维护	
		生理盐水冲管	
		10ml，注射剂，静脉注射，遵医嘱，必要时（见注释）	
		注释：中心静脉管道维护	

镇痛药

项 目	条 目	医 嘱	特别说明
×		对乙酰氨基酚	
		650mg，片剂，口服，每 6 小时，3 天，开始：T；N	
		注释：24h 内最多给予 4g	
×		对乙酰氨基酚	

（续表）

项　目	条　目	医　嘱	特别说明
		650mg，片剂，口服，每 6 小时，必要时，开始：T+3；0600	
		注释：24h 内最多给予 4g	
		吗啡注射剂	
		0.4mg，注射剂，静脉注射，每 30 分钟，必要时给药	
		注释：拔管前，重度疼痛予以 0.4mg，轻度疼痛予以 0.2mg	
		吗啡	
		0.5mg，片剂，口服，每 3 小时疼痛时给药，5 天	
		1mg，片剂，口服，每 3 小时疼痛时给药，5 天	
		2mg，片剂，口服，每 3 小时疼痛时给药，5 天	
抗血小板药			
		阿司匹林	
		81mg，片剂，口服，1 次，开始：T；N+360	
		注释：患者拔管时，术后 6～24h 给药	
×		阿司匹林	
		81mg，片剂，口服，每天，开始：T+1；08：00	
		注释：如果血小板计数＜100 000 或失血量＞100ml/h，请予以阿司匹林前与主治医生确认	
		阿司匹林	
		150mg，栓剂，直肠给药，1 次	
		注释：术后 6h 给药。如果血小板计数＜100 000 或失血量＞100ml/h，请予以阿司匹林前与主治医生确认	
		氯吡格雷	
		75mg，片剂，口服，每天，开始：T+4；08：00	
		替格瑞洛	
		90mg，片剂，口服，每天 2 次，开始：T+4；08：00	
抗菌药物			
		头孢唑林	
		1g，注射剂，静脉滴注，每 8 小时 1 次，48h	
		注释：对于主动脉或瓣膜手术，持续 48h 给药。其他心脏外科手术，胸腔闭式引流管移除后给予 1 剂（最多 48h）	
		万古霉素	

（续表）

项　目	条　目	医　嘱	特别说明
		1g，注射剂，静脉滴注，每 12 小时 1 次，注射需超过 60min，48h	
		注释：对于主动脉或瓣膜手术，持续 48h 给药。其他心脏外科手术，胸腔闭式引流管移除后给予 1 剂（最多 48h）	
止吐药 / 抑酸药			
×		昂丹司琼注射剂	
		4mg，注射剂，静脉注射，每 8 小时 1 次，恶心呕吐时给药（默认）	
		4mg，注射剂，静脉滴注，每 8 小时 1 次，恶心呕吐时给药	
×		泮托拉唑注射剂	
		40mg，注射剂，静脉滴注，每天，注射应超过 30min，开始：T+1；08∶00	
		注释：如果不适宜进食	
×		兰索拉唑	
		30mg，胶囊，口服，每天，开始：T+1；08∶00	
		注释：如果可以进食	
泻药			
×		番泻叶	
		8.6mg，片剂，口服，睡前，2 剂，开始：T+2；22∶00	
×		番泻叶	
		8.6mg，片剂，口服，睡前，便秘时用，开始：T+4；22∶00	
×		比沙可啶	
		10mg，栓剂，直肠给药，1 次，开始：T+3；08∶00	
		注释：如果自手术后无肠蠕动	
×		比沙可啶	
		10mg，栓剂，直肠给药，便秘时用，开始：T+2；08∶00	
重症监护药物			
		在 250ml 5% 葡萄糖溶液中加入 50mg 硝酸甘油，预混	
		5% 葡萄糖预混稀释剂（滴定）	
		滴定范围：0～150μg /min，常规，滴定	
		硝酸甘油（添加剂）	
		50mg，每袋	

（续表）

项 目	条 目	医 嘱	特别说明
		在 50ml 5% 葡萄糖溶液中加入 1mg 肾上腺素，预混	
		5% 葡萄糖预混稀释剂（滴定）	
		滴定范围：0～5μg/min，常规，滴定，当需要高剂量时，请联系医生	
		肾上腺素（添加剂）	
		1mg	
		40mg 米力农加入 40ml 稀释夜中，预混	
		预混稀释剂	
		静脉持续输注	
		注释：常用范围 0～0.25 μg/（kg·min）	
		米力农（添加剂）	
		40 mg，μg/（kg·min）	
		去甲肾上腺素 4mg 加入 50ml 的 5% 葡萄糖溶液中，预混	
		5% 葡萄糖预混稀释剂（滴定）	
		滴定范围：0～7 μg/min	
		去甲肾上腺素（添加剂）	
		4mg	
		血管压素 50U 加入 50ml 的 5% 葡萄糖	
		5% 葡萄糖溶液（滴定）	
		滴定范围：0～2.4 U/h，持续输注	
		血管加压素（添加剂）	
		50U，每袋	
实验室检查			
×		全血细胞计数（CBC）	
		即刻，T；N，血液	
×		电解质：血清，血浆（LYTE）	
		即刻，T；N，血液	
×		INR，PTT	
		即刻，T；N，血液	
×		肌酐（CRE）	

（续表）

（续表）

项　目	条　目	医　　嘱	特别说明
		即刻，T；N，血液	
×		尿素氮（U）	
		即刻，T；N，血液	
×		镁：血清，血浆（MG）	
		即刻，T；N，血液	
×		磷酸盐（PHO）	
		即刻，T；N，血液	
×		全血细胞计数（CBC）	
		常规，T；N+240，血液	
×		INR，PTT	
		常规，T；N+240，血液	
×		电解质：血清，血浆（LYTE）	
		常规，T；N+240，血液	
×		尿素氮（U）	
		常规，T；N+240，血液	
×		肌酐（CRE）	
		常规，T；N+240，血液	
×		随机血糖（GLUR）	
		常规，T；N+240，血液	
×		镁：血清，血浆（MG）	
		常规，T；N+240，血液	
×		磷酸盐（PHO）	
		常规，T；N+240，血液	
×		护理医嘱（CBC）	
		胸腔引流管引流液持续 2h，引流量＞150ml	
×		护理医嘱（INR，PTT）	
		胸腔引流管引流液持续 2h，引流量＞150ml	

术后第 1 天

项　目	条　目	医　　嘱	特别说明
×		全血细胞计数（CBC）	

（续表）

项　目	条　目	医　嘱	特别说明
		常规（清晨），T+1；03：00，血液，1次	
×		电解质：血清，血浆（LYTE）	
		常规（清晨），T+1；03：00，血液，1次	
×		镁：血清，血浆（MG）	
		常规（清晨），T+1；03：00，血液，1次	
×		尿素氮（U）	
		常规（清晨），T+1；03：00，血液，1次	
×		随机血糖（GLUR）	
		常规（清晨），T+1；03：00，血液，1次	
×		磷酸盐（PHO）	
		常规（清晨），T+1；03：00，血液，1次	
×		肌酐（CRE）	
		常规（清晨），T+1；03：00，血液，1次	
×		INR，PTT	
		常规（清晨），T+1；03：00，血液	
诊断性影像学检查			
×		护理医嘱：X线片检查	
		胸腔引流管拔除后开具胸部X线片检查	
×		护理医嘱：X线片检查	
		术后第1天，如胸腔引流管未拔除	
其他诊断性检查/治疗			
×		护理医嘱：心电图	
		如果心律变化	
×		第1天12导联心电图	
		心脏手术后	
×		第3天12导联心电图	
		心脏手术后	
综合医疗			
		营养师推荐	
×		物理治疗推荐	

末次修订：2018/02/22

（续表）

附录 B.1 机械通气与脱机
Ventilation and Rapid Wean

赵一洋　译

请保存在病历中

医生（签名）		日期		时间	
医生（打印）					
操作者		日期		时间	
护士		日期		时间	

心血管手术 – 机械通气与脱机（模块）

项　目	条　目	医　嘱	特别说明
护理			
×		降低机械通气相关肺炎	
		（VTE 预防 / 床头 30°/ 镇静 / 氯己定漱口）	
		VAMAAS	
×		机械通气常规	
		pH7.30～7.4，氧分压＞ 92%，Vt 6～8ml /kg，预估体重	
		机械通气规定参数	
		机械通气急性肺损伤综合征（ARDS）	
×		沟通医嘱	
		患者拔管时停止机械通气	
		考虑肺复张术治疗低氧血症合并肺不张或成人呼吸窘迫综合征（ARDS）	
		肺复张	
		俯卧位	
×		床旁血气	
药物			
×		0.12% 氯己定漱口	
		15ml，漱口，经口，每天 2 次	
		异丙托溴铵（无氯氟烃）20μg/h 吸入	

（续表）

项　目	条　目	医　嘱	特别说明
		12 支，吸入剂，吸入，每小时，必要时，用于插管患者	
		沙丁胺醇 100μg/h 吸入	
		12 支，吸入剂，吸入，每小时，必要时，用于插管患者	
		对于所有 $PaO_2/FiO_2 < 150$ 的急性呼吸窘迫综合征患者，考虑采用神经肌肉阻滞治疗	
实验室检查			
×		如果符合条件	
		如果通气功能发生变化，则按指示进行血气检查	
×		血气分析	
		常规，T；N，辅助呼吸治疗或社区获得性肺炎	
微生物学检查			
		痰液 C & S	
		支气管吸取，频率：术后	
诊断性影像学检查			
		如果条件符合	
		如果患者插管，或通气 / 氧合情况发生急性变化，则每天安排胸部 X 线检查	
×		便携式胸部 AP	
		常规，检查气管插管位置，联系 CSRU 17440	

末次修订：2015/01/26

附录 B.2 静脉血栓栓塞症预防
Venous Thromboembolism (VTE) Prophylaxis

赵一洋 译

请保存在病历中

医生（签名）		日期	时间
医生（打印）			
操作者		日期	时间
护士		日期	时间
身高		体重	时间

常规 –VTE 预防（模块）

项 目	条 目	医 嘱	特别说明
护理			
		** 要完成 VTE 评估，必须按照以下要求完成 **	
		无须进行 VTE 预防	
		住院时间少于 72h	
		患者已经在接受抗凝治疗	
		患者活动良好	
		其他	
		存在 VTE 预防禁忌证	
		活动性出血	
		获得性出血性疾病	
		凝血障碍	
		手术预计在 12h 内进行	
		近期行颅部、脊柱或眼部手术	
		蛛网膜下腔 / 颅内出血	
		血小板减少症	
		未经治疗的遗传性出血疾病	
		其他	
		静脉血栓栓塞预防（中 / 高危）	

（续表）

项　目	条　目	医　嘱	特别说明
		肿瘤活跃期或肿瘤治疗	
		急性内科疾病	
		自体免疫疾病	
		心力衰竭	
		血液高凝状态	
		无法活动	
		高龄	
		重大手术	
		严重创伤或脊髓损伤	
		矫形外科手术	
		怀孕/产后不到6周	
		既往静脉血栓栓塞史/静脉血栓栓塞家族史	
		脑卒中	
		其他	
		静脉血栓栓塞预防和出血（中/高危）	
		活动性出血	
		获得性出血性疾病	
		凝血障碍	
		手术预计在12h内进行	
		近期行颅部、脊柱或眼部手术	
		蛛网膜下腔/颅内出血	
		血小板减少症	
		未经治疗的遗传性出血疾病	
		其他	
机械预防			
		注意：如果有临床指征，只选择机械预防。仅在第1次使用达肝素钠或普通肝素后，考虑停止间歇加压装置和（或）抗栓塞弹力袜	
		分级加压长袜已被证明对预防脑卒中患者的静脉血栓栓塞无效，而且它们可能是深静脉血栓形成的高风险因素	
		抗栓弹力袜风险的进一步证据	
		间歇加压装置	
		持续加压装置	
		停止持续加压装置	
		仅在第1次使用达肝素钠或普通肝素后，停止持续加压装置	

（续表）

项　目	条　目	医　嘱	特别说明
		停止间歇加压装置	
		仅在第 1 次使用达肝素钠或普通肝素后，停止间歇加压装置	
药物			
		这些药物可引起血小板减少，因此考虑开具全血细胞计数检查	
		达肝素钠	
		5000U，皮下注射剂，皮下注射，每天（默认）	
		5000U，皮下注射剂，皮下注射，每天，医嘱生效日期 / 时间：T+1；08：00	
		达肝素钠	
		2500U，皮下注射剂，皮下注射，每天（默认）	
		2500U，皮下注射剂，皮下注射，每天，医嘱生效日期 / 时间：T+1；08：00	
		达肝素钠	
		7500U，皮下注射剂，皮下注射，每天（默认）	
		7500U，皮下注射剂，皮下注射，每天，医嘱生效日期 / 时间：T+1；08：00	
		普通肝素	
		5000U，针剂，皮下注射，每 8 小时（默认）	
		5000U，针剂，皮下注射，每 8 小时，医嘱生效日期 / 时间：T+1；08：00	
		Parkwood 选择皮下注射剂（注意）	
		普通肝素	
		5000U，皮下注射剂，皮下注射，每 8 小时（默认）	
		5000U，皮下注射剂，皮下注射，每 8 小时，医嘱生效日期 / 时间：T+1；08：00	
		只针对缺血性脑卒中患者	
		依诺肝素	
		40mg，皮下注射剂，皮下注射，每天（默认）	
实验室检查			
		全血细胞计数（CBC）	
		常规，T；N，血液	
		全血细胞计数和分型（CBCD）	
		常规，T；N，血液	
		全血细胞计数（CBC）	
		常规（清晨），T+1；03：00，血液，频率：14 天内，每 48 小时	
		全血细胞计数和分型（CBCD）	
		常规（清晨），T+1；03：00，血液，频率：14 天内，每 48 小时	

末次修订：2016/08/04

附录 B.3 补充电解质
Electrolyte Replacement

赵一洋 译

请保存在病历中

医生（签名）	日期	时间
医生（打印）		
操作者	日期	时间
护士	日期	时间

重症监护 – 补充电解质（模块）

项 目	条 目	医 嘱	特别说明
危急情况			
×		沟通医嘱	
		以下情形患者不应补充电解质：肾衰竭，肌酐＞ 200 μmol/L 或严重少尿，除非患者正在接受 CRRT 或其他个性化医嘱	
×		通知医师	
		如血钾≤ 2.9 mmol/L	
×		通知医师	
		如果存在禁忌证，不能执行补充电解质医嘱	
护理			
×		如条件符合	
		如果予以补充电解质，则在医嘱后 2h 进行电解质 /POC 血气检查	
药物			
补充磷酸盐			
×		磷酸钾	
		30mmol，注射剂，静脉滴注，遵医嘱，其他必要时（见注释），输注应超过 2h	
		注释：血清磷＜ 0.8 mmol/L 且血钾≤ 3.5 mmol/L，通过中心静脉输注时。30 mmol 磷酸钾盐加入 100 ml 溶液中，应输注 2h 以上。能够提供 44 mmol 的钾。继续治疗，直到达到目标	
×		磷酸钾	
		30mmol，注射剂，静脉滴注，遵医嘱，其他必要时（见注释），输注应超过 4h	

（续表）

项　目	条　目	医　嘱	特别说明
		注释：血清磷＜0.8 mmol/L 且血钾≤3.5 mmol/L，通过外周静脉输注时。30 mmol 磷酸钾盐加入 500 ml 溶液中，应输注 4h 以上。能够提供 44 mmol 的钾。继续治疗，直到达到目标	
×		磷酸钠	
		30mmol，注射剂，静脉滴注，遵医嘱，其他必要时（见注释），输注应超过 2h	
		注释：血清磷＜0.8mmol/L 且血钾＞3.5mmol/L。通过中心静脉输注时。30mmol 磷酸钠盐加入 100ml 溶液中，经中心／外周静脉应输注 2h 以上。能够提供 40mmol 的钠。继续治疗，直到达到目标	
×		磷酸二氢钠	
		1000mg，分散剂，遵医嘱，其他必要时（见注释）	
		注释：血清磷＜0.8 mmol/L 且血钾＞3.5 mmol/L，并且患者可进食。继续治疗，直到达到目标	
补钾			
×		氯化钾注射液	
		40mmol，注射剂，静脉滴注，遵医嘱，其他必要时（见注释），输注应超过 1h	
		注释：当血钾≤3.2mmol/L 并予以中心静脉输注时。氯化钾 40mmol 加入 100ml 溶液输注应超过 1h。继续补钾，直到达到目标	
×		氯化钾注射剂	
		10mmol，注射剂，静脉滴注，遵医嘱，其他必要时（见注释），输注应超过 60min	
		注释：当血钾≤3.2mmol/L 并予以外周静脉输注时。氯化钾 10mmol 加入 100ml 溶液输注并输注时间超过 1h×4 剂。继续补钾，直到达到目标	
×		氯化钾口服液（20 mmol/15 ml）	
		40mmol，溶液，鼻胃管，遵医嘱，其他必要时（见注释）	
		注释：当血钾≤3.2mmol/L，并且患者可耐受经口进食。继续补钾，直到达到目标	
×		氯化钾注射剂	
		20mmol，注射剂，静脉滴注，遵医嘱，其他必要时（见注释），输注应超过 60 分钟，2 剂	
		注释：当血钾≤3.5mmol/L，但＞3.2mmol/L 并予以中心静脉输注时。氯化钾 20mmol 加入 100ml 溶液输注应超过 1h。继续补钾，直到达到目标	
×		氯化钾注射剂	
		10mmol，注射剂，静脉滴注，遵医嘱，其他必要时（见注释），输注应超过 60 分钟	
		注释：当血钾≤3.5mmol/L，但＞3.2mmol/L 并予以外周静脉输注时。氯化钾 10mmol 加入 100ml 溶液输注应超过 1h×2 剂。继续补钾，直到达到目标	
×		氯化钾口服液（20mmol/15ml）	
		20mmol，溶液，鼻胃管，遵医嘱，其他必要时（见注释）	
		注释：当血钾≤3.5mmol/L，但＞3.2mmol/L，并且患者可耐受经口进食。继续补钾，直到达到目标	
补镁			
×		硫酸镁	
		2000mg，注射剂，静脉滴注，遵医嘱，其他必要时（见注释）	

（续表）

项　目	条　目	医　嘱	特别说明
		注释：血镁＜0.7 mmol/L。硫酸镁2g加入100ml静脉溶液，经中心静脉或外周静脉输注1h以上。继续补镁，直到达到目标	
补钙			
×		氯化钙	
		1g，注射剂，静脉滴注，遵医嘱，其他必要时（见注释）	
		注释：游离钙＜0.95mmol/L。硫酸镁1g加入100ml静脉溶液，经中心静脉或外周静脉输注1h以上。继续治疗，直到达到目标	

末次修订: 2017/05/26

（续表）

附录 B.4 胰岛素使用
Insulin Infusion

赵一洋　译

请保存在病历中

医生（签名）	日期	时间
医生（打印）		
操作者	日期	时间
护士	日期	时间

重症监护 – 胰岛素使用（模块）

项　目	条　目	医　嘱	特别说明
适用条件			
		本方案不适用于糖尿病酮症酸中毒（入院后 48h 内）或暴发性肝衰竭	
护理			
×		沟通医嘱	
		如果连续 2 次血糖结果＞ 7.5mmol/L，则启动胰岛素输注方案	
×		血糖目标	
		4.5～6.5mmol/L	
×		沟通医嘱	
		如果患者未接受肠内或肠外营养，则在胰岛素输注时应确保维持静脉输液中含有葡萄糖	
药物			
×		常规以 1U/ml 胰岛素加入 100ml 生理盐水中输注	
		100ml，静脉输注，滴定	
		注释：遵照本方案	
		如果患者未接受肠内或肠外营养，则在胰岛素输注时应确保维持静脉输液中含有葡萄糖（注意）	
×		5% 葡萄糖生理盐水	
		1000ml，静脉输注，75ml/h（默认）	
		注释：直到患者完全经口进食，再评估补液方案	
		1000ml，静脉输注，100ml/h	

（续表）

项　目	条　目	医　嘱	特别说明
		注释：直到患者完全经口进食，再评估补液方案	
		1000ml，静脉输注，125ml/h	
		注释：直到患者完全经口进食，再评估补液方案	
×		50% 葡萄糖溶液	
		12.5g，静脉注射，遵医嘱，低血糖时	
		注释：25ml，当血糖＜2.5 时使用（遵照方案）	
×		50% 葡萄糖溶液	
		5g，静脉注射，遵医嘱，低血糖时	
		注释：10ml，当血糖在 2.5～3 时使用（遵照方案）	

末次修订：2017/05/26

附录 B.5 镇静
CRIT CARE Sedation

赵一洋 译

请保存在病历中

医生（签名）	日期	时间
医生（打印）		
操作者	日期	时间
护士	日期	时间

重症监护 – 镇静（模块）

项　目	条　目	医　嘱	特别说明
适用条件			
		此医嘱单适用于不需要深度镇静患者	
药物			
		丙泊酚	
		20mg，注射剂，静脉注射，每 2 分钟，其他必要时（见注释）	
		注释：直到达到目标镇静状态	
		2000mg 丙泊酚加入 100ml 稀释液	
		预混	
		滴定范围：0～5 mg/（kg·h）	
		注释：注意维持量的双倍强度。不要超过 5mg/（kg·h）。每 12 小时更换注射器。每次方案后戒断	
		丙泊酚（添加剂）	
		每袋 2000mg	
		注释：注意维持量的双倍强度	
		如果不能耐受丙泊酚，应考虑使用咪达唑仑	
		咪达唑仑	
		2mg，注射剂，静脉注射，每 5 分钟，其他必要时（见注释）	
		注释：直到达到目标镇静状态	
		咪达唑仑 100mg 加入 50ml 生理盐水预混	

（续表）

项　目	条　目	医　　嘱	特别说明
		0.9% 氯化钠预混稀释液	
		滴定范围：10mg/h	
		注释：每次方案后戒断	
		咪达唑仑（添加剂）	
		每袋 100mg	
实验室检查			
		甘油三酯	
		常规（清晨），T+1；03：00，血液，频率：每天。每周一、周三、周五，清晨	

末次修订：2020/06/15

附录 B.6　华法林（香豆素）每天剂量
Warfarin (Coumadin) Daily Dosing

赵一洋　译

请保存在病历中

医生（签名）	日期	时间
医生（打印）		
操作者	日期	时间
护士	日期	时间

重症监护 – 华法林（香豆素）每天剂量（模块）

项　目	条　目	医　嘱	特别说明
警告			
		在医生选择每天给药的初始剂量之前，必须启动此计划。后续每天华法林剂量可作为单一医嘱执行	
药物			
		在以下剂量中选择一项作为初始剂量	
		华法林	
		2.5mg，分散剂，口服，每天，1 剂	
		华法林	
		5mg，分散剂，口服，每天，1 剂	
		华法林	
		7.5mg，分散剂，口服，每天，1 剂	
		华法林	
		10mg，分散剂，口服，每天，1 剂	
×		华法林，每天医嘱	
		1 剂，口服，每天	
×		不要予以肌内注射	

末次修订：2016/02/16

附录 B.7　主动脉内球囊反搏
Intra-Aortic Balloon Pump (IABP)

赵一洋　译

请保存在病历中

医生（签名）	日期	时间
医生（打印）		
操作者	日期	时间
护士	日期	时间

心脏 – 主动脉内球囊反搏（IABP）（模块）

项　目	条　目	医　嘱	特别说明
警告			
		空气隔离	
		接触隔离	
		飞沫隔离	
		飞沫 / 接触隔离	
活动			
		卧床	
		体位：抬高床头，≤ 30°	
		卧床	
		每 2 小时翻身 1 次	
生命体征			
		生命体征	
		每小时	
		神经生命体征	
		每 12 小时（默认）	
		每小时，如果意识状态改变	
		动脉置管护理及监测	
		在球囊反搏比例为 1∶2 时从控制台进行动脉血压监测	

（续表）

项　目	条　目	医　嘱	特别说明
		外周动脉监测	
		每 6 小时，桡动脉	
		足背动脉评估	
		每小时对受影响侧下肢评估	
		心电监护	
		每班次打印 6 秒心电图条	
		氧饱和度	
		常规，持续	
护理			
		吸氧	
		氧浓度	
		目标：氧分压≥ 92%（默认）	
		目标：二氧化碳潴留时，氧分压维持在 88%～92%	
		出入量 – 严格	
		每小时	
		尿比重	
		通知医生	
		如果小便量持续 2h 少于 30ml/h	
		伤口护理	
		每次中心静脉置管时，对伤口换药，并覆盖 IABP 部位	
药物			
		普通肝素 2U/ml，动脉置管冲管	
实验室检查			
		全血细胞计数（CBC）	
		常规（清晨），T+1；03：00，血液	
		电解质：血清，血浆（LYTE）	
		常规（清晨），T+1；03：00，血液	
		尿素氮（U）	
		常规（清晨），T+1；03：00，血液	
		肌酐（CRE）	
		常规（清晨），T+1；03：00，血液	
		护理医嘱：交叉配血	
		移除 IABP 前	

（续表）

项　目	条　目	医　　嘱	特别说明
		护理医嘱：INR	
		移除 IABP 前	
诊断性影像学检查			
		每天行胸部 X 线片检查 IABP 位置	
		护理医嘱：X 线片检查	
		开具每天便携式 X 线，床旁评估 IABP 位置	
		通知医生	
		每天胸部 X 线片检查完成后	

末次修订：2015/01/26

（续表）

附录 C 转运至住院病房
Transfer to Inpatient Unit

赵一洋 译

医生（签名）	日期	时间
医生（打印）		
操作者	日期	时间
护士	日期	时间

心脏外科手术 – 转运至住院病房

项　目	条　目	医　嘱	特别说明
复苏状态			
		请确保复苏记录完成 / 审核	
警告			
隔离			
		空气隔离	
		接触隔离	
		飞沫隔离	
		飞沫 / 接触隔离	
饮食			
×		心脏病饮食（LHSC）	
活动			
		适度活动	
生命体征			
		生命体征	
		每 4 小时，24 小时后每天 4 次（默认）	
		遵循设计方案	
		每天	
		每小时	
		每 12 小时	

（续表）

项 目	条 目	医 嘱	特别说明
		每 2 小时	
		每 3 小时	
		每 30 天	
		每 30 分钟	
		每 6 小时	
		每 8 小时	
		每周	
	×	遥测	
		指征：心律失常（已知或怀疑）5 天，然后重新评估	
护理			
		沟通医嘱	
		实施冠状动脉旁路移植术	
		不进行血压监测和血液检查	
		或者直到术后第 7 天，否则不在手术操作侧手臂进行静脉注射	
	×	吸氧	
	×	氧饱和度	
		目标：氧分压≥ 92%	
		目标：二氧化碳潴留时，氧分压维持在 88%～92%	
	×	体重	
		每天 03：00	
	×	尿比重	
		每 12 小时 1 次，48h 后重新评估	
	×	出入量	
		每 12 小时	
	×	移除尿管	
		术后第 2 天与团队讨论移除尿管	
	×	导尿	
		如果拔除尿管后 8～12h 未排尿，或残余尿量＞ 300ml，重新插入导尿管	
		胸腔引流管护理 / 监测	
		水封吸引 –20cm，如果持续 2h，每小时引流量＞ 150ml 则通知医生	
		移除胸腔引流管	
	×	伤口护理	
		胸腔引流管移除后 48h 内移除压力敷料	

（续表）

项　目	条　目	医　嘱	特别说明
×		伤口护理	
		保持初始敷料完整 48h。术后 48h 对胸部、桡动脉、腿部切口和起搏器导线用无菌盐水每天清洁并用干纱布覆盖，直到洗澡。如在遥测，则继续予以胸部切口换药	
×		留置针生理盐水封管	
		饮水量较好时	
×		导联顺序	
		起搏器导线固定且可见（如有）	
		床旁血糖	
		餐前及睡前，24h	
		临时经静脉 / 心外膜起搏器	
补液			
×		5% 葡萄糖生理盐水	
		1000ml，静脉持续输注，80ml/h	
		注释：直至饮水量达标	
药物			
		常规 – 华法林（香豆素）每天剂量（模块）	
×		生理盐水冲管	
		3ml，注射剂，静脉推注，遵医嘱，必要时（静脉置管维护）	
		注释：周围静脉	
×		生理盐水冲管	
		10ml，注射剂，静脉推注，遵医嘱，必要时（静脉置管维护）	
		注释：中心静脉	
		氨氯地平	
		2.5mg，分散剂，口服，睡前	
×		昂丹司琼	
		4mg，分散剂，口服，每 8 小时，必要时（如有恶心呕吐）	
		兰索拉唑	
		30mg，胶囊，口服，每天	
		门冬胰岛素矫正剂量（高）	
		按比例增减，皮下注射，餐前和睡前（每天 4 次）	
		注释：血糖（mmol/L）≤ 4 时，应启动低血糖管理。通知医生并通过后续治疗使血糖保持在 4.1～8 0U 8.1～10 4U 10.1～14 6U 14.1～17	

（续表）

项　目	条　目	医　嘱	特别说明
		氯吡格雷	
		75mg，分散剂，口服，每天	
		注释：术后第 4 天	
		特格瑞洛	
		90mg，分散剂，口服，每天 2 次	
		注释：术后第 4 天	
β 受体拮抗药			
		美托洛尔	
		12.5mg，分散剂，口服，每 12 小时（默认）	
		注释：心率＜ 60 次 / 分，或收缩压＜ 100mmHg，则停药	
		25mg，分散剂，口服，每 12 小时	
		注释：心率＜ 60 次 / 分，或收缩压＜ 100mmHg，则停药	
实验室检查			
×		全血细胞计数（CBC）	
		常规（清晨），T+2；03：00，血液	
×		电解质：血清，血浆（LYTE）	
		常规（清晨），T+2；03：00，血液	
×		尿素氮（U）	
		常规（清晨），T+2；03：00，血液	
×		肌酐（CRE）	
		常规（清晨），T+2；03：00，血液	
		INR	
		常规（清晨），T+1；03：00，血液，频率：每天	
其他诊断性检查			
×		护理医嘱：X 线片检查	
		拔除胸腔引流管时	
综合医疗			
		营养师推荐	
×		物理治疗推荐	

末次修订：2018/02/22

附录 C.1　皮下注射胰岛素校正量表
Subcutaneous Insulin Correctional Scale

赵一洋　译

请保存在病历中

医生（签名）	日期	时间
医生（打印）		
操作者	日期	时间
护士	日期	时间

皮下注射胰岛素校正量表（模块）

项　　目	条　　目	医　　嘱	特别说明
警告			
		如果血糖未达标，把长期使用矫正量表胰岛素方案作为唯一胰岛素覆盖形式是不可取的。快速过渡到包含普通胰岛素的方案通常是合理的。校正量表胰岛素方案不应作为 1 型糖尿病患者唯一胰岛素方案	
护理			
		床旁血糖	
		其他：三餐前（默认）	
		餐前及睡前	
		每 6 小时	
		其他	
药物			
		停止所有前序胰岛素矫正医嘱	
		确保前序所有矫正方案胰岛素医嘱已停止	
		矫正方案胰岛素如可能应选择常规胰岛素方案的同种短效胰岛素，并每天评估血糖。如果血糖未达标（> 10），则应启动定期输注胰岛素方案	
		低剂量（敏感）：如果每天总胰岛素剂量少于 60U/d 或不是在家里使用胰岛素	
		普通胰岛素矫正剂量（低）	
		门冬胰岛素矫正剂量（低）	
		赖脯胰岛素矫正剂量（低）	
		中剂量（通常）：如果每天总胰岛素剂量在 60～100U/d	

（续表）

项　目	条　目	医　嘱	特别说明
		普通胰岛素矫正剂量（中）	
		门冬胰岛素矫正剂量（中）	
		赖脯胰岛素矫正剂量（中）	
		高剂量（抵抗）：如果每天总胰岛素剂量＞100U/d	
		普通胰岛素矫正剂量（高）	
		门冬胰岛素矫正剂量（高）	
		赖脯胰岛素矫正剂量（高）	
		自定义剂量	
		普通胰岛素矫正剂量（自定义）	
		门冬胰岛素矫正剂量（自定义）	
		赖脯胰岛素矫正剂量（自定义）	

末次修订：2016/05/06

（续表）

附录 D 心脏大血管外科手术快速康复
Fast-Track Post Cardiovascular Surgery Post-Op Multi-Phase Order

赵一洋 译

请保存在病历中

医生（签名）	日期	时间
医生（打印）		
操作者	日期	时间
护士	日期	时间

心脏外科手术 – 心脏外科手术快速康复 – 术后（多相）

项 目	条 目	医 嘱	特别说明
术后快速康复护理			
复苏状态			
		请确保复苏记录完成 / 审核	
饮食			
×		禁食	
		可耐受情况下早期进食	
		心脏病饮食	
		糖尿病饮食	
活动			
×		坐在床边活动	
		术后 4h 及拔除胸腔引流管前	
×		适度活动	
		术后第 1 天，坐在椅子上进食	
生命体征			
		生命体征	
		遵循设计方案（默认）	
		每天	
		每小时	

（续表）

项 目	条 目	医 嘱	特别说明
		每 12 小时	
		每 2 小时	
		每 3 小时	
		每 30 天	
		每 30 分钟	
		每 4 小时	
		每 6 小时	
		每 8 小时	
		每周	
×		心电监测	
		心律失常（怀疑或确认），导联 2～5	
×		中心静脉压监测	
		入院时，术后每小时，转运时移除	
		收缩压目标	
护理			
×		吸氧	
×		氧饱和度	
		目标：氧分压 ≥ 92%	
		目标：二氧化碳潴留时，氧分压维持在 88%～92%	
×		床旁血糖	
		三餐前和睡前	
		1 次	
×		床旁血气	
		血气分析 – 动脉	
×		尿比重	
×		出入量	
		每小时	
×		通知医生	
		如果小便量连续 2h ＜ 20ml	
×		胸腔引流管护理 / 监测	
		水封吸引 –20cm，如果持续 2h，每小时引流量＞ 150ml，则通知医生	
×		动脉置管护理监测	
×		中心静脉置管护理	
×		拔除动脉置管	

（续表）

项　目	条　目	医　嘱	特别说明
		转运患者前拔除	
×		留置针生理盐水封管	
		饮水量较好时	
		拔除胸腔引流管	
		术后第 1 天早晨拔除胸腔引流管	
补液			
×		5% 葡萄糖生理盐水	
		静脉持续输注，80ml/h	
×		生理盐水动脉置管冲管	
		保持动脉置管通畅，总量 500ml	
药物			
×		常规 –VTE 预防	
		门冬胰岛素校正剂量（高）	
		按比例增减，皮下注射，随餐及睡前（每天 4 次）	
		注释：血糖（mmol/L）≤ 4 时，应启动低血糖管理。通知医生并通过后续治疗使血糖保持在 4.1～8 　　0U 8.1～10 　　4U 10.1～14 　　6U 14.1～17	
×		生理盐水冲管	
		3ml，注射剂，静脉推注，遵医嘱，必要时（静脉管道维护）	
		注释：外周静脉置管	
×		生理盐水冲管	
		10ml，注射剂，静脉推注，遵医嘱，必要时（静脉管道维护）	
		注释：中心静脉置管	
抗血小板药			
×		阿司匹林	
		81mg，片剂，口服，1 次，开始：T；N+360	
		注释：患者拔管时，术后 6～24h 给药，如果血小板计数 < 50000 或失血量 > 100ml/h，请予以阿司匹林前与主治医生确认	
×		阿司匹林	
		81mg，片剂，口服，每天，开始：T+1；08：00	
		注释：如果血小板计数 < 50000 或失血量 > 100ml/h，请予以阿司匹林前与主治医生确认	
		氯吡格雷	
		75mg，片剂，口服，每天，开始：T+1；08：00	

（续表）

项　目	条　目	医　嘱	特别说明
		注释：如果血小板计数＜100000 或失血量＞100ml/h，给药前与主治医生确认	
抗菌药物			
		头孢唑林	
		1g，注射剂，静脉滴注，每8小时1次，24h	
		万古霉素	
		1g，注射剂，静脉滴注，每小时1次，输注时间应＞60min，48h	
		注释：拔除胸腔引流管时给予1剂，然后停抗生素医嘱	
止吐药/抑酸药			
×		昂丹司琼	
		4mg，分散剂，口服，每8小时1次，必要时（恶心呕吐时）	
×		兰索拉唑	
		30mg，胶囊，口服，每天1次，开始：T+1；08：00	
β受体拮抗药			
		美托洛尔	
		12.5mg，分散剂，口服，每12小时（默认）	
		注释：心率＜60次/分，或收缩压＜100mmHg，则停药	
		25mg，分散剂，口服，每12小时	
		注释：心率＜60次/分，或收缩压＜100mmHg，则停药	
		50mg，分散剂，口服，每12小时	
		注释：心率＜60次/分，或收缩压＜100mmHg，则停药	
泻药			
×		番泻叶	
		8.6mg，片剂，口服，睡前，2剂，开始：T+2；22：00	
×		番泻叶	
		8.6mg，片剂，口服，睡前，便秘时用，开始：T+4；22：00	
×		比沙可啶	
		10mg，栓剂，直肠给药，1次，开始：T+3；08：00	
		注释：如果自手术后无肠蠕动	
×		比沙可啶	
		10mg，栓剂，直肠给药，便秘时用，开始：T+2；08：00	
		快速灌肠剂	
		133ml，灌肠剂，直肠给药，每天1次，必要时（便秘）	
		注释：当血肌酐＞200mmol/h，停此医嘱	

项　目	条　目	医　嘱	特别说明
实验室检查			
×		全血细胞计数（CBC）	
		定期，T；N+30，血液	
×		镁：血清，血浆（MG）	
		定期，T；N+30，血液	
×		磷酸盐（PHO）	
		定期，T；N+30，血液	
×		INR，PTT	
		定期，T；N+120，血液	
×		全血细胞计数（CBC）	
		常规，T；N+240，血液	
×		电解质：血清，血浆（LYTE）	
		常规，T；N+240，血液	
×		随机血糖（GLUR）	
		常规，T；N+240，血液	
×		尿素氮（U）	
		常规，T；N+240，血液	
×		肌酐（CRE）	
		常规，T；N+240，血液	
×		镁：血清，血浆（MG）	
		常规，T；N+240，血液	
×		磷酸盐（PHO）	
		常规，T；N+240，血液	
×		护理医嘱（INR，PTT）	
		胸腔引流管引流液持续 2h，引流量＞150ml	
×		护理医嘱（CBC）	
		胸腔引流管引流液持续 2h，引流量＞150ml	
诊断性影像学检查			
×		移动胸部 X 线片检查	
		心脏外科术后	
×		护理医嘱：X 线片检查	
		胸腔引流管拔除后开具胸部 X 线片检查	
×		护理医嘱：X 线片检查	

（续表）

项　目	条　目	医　嘱	特别说明
		术后第 1 天，如胸腔引流管未拔除	
其他诊断性检查 / 治疗			
×		护理医嘱：心电图	
		如果心律变化	
×		12 导联心电图	
		原因：心律失常评估	
×		第 1 天 12 导联心电图	
		原因：心律失常评估	
咨询			
		急性疼痛管理咨询	
		麻醉医生	
综合医疗			
		营养师推荐	
×		物理治疗推荐	
离室计划			
×		离室医嘱	
		应由麻醉医生、心脏外科医生、CSRU 特护医生指示患者可转出 PACU、CSRU	
疼痛和症状管理			
×		常规 – 急性疼痛和症状管理（模块）	

末次修订：2018/09/17

附录 D.1 急性疼痛和症状管理
Acute Pain and Symptom Management

赵一洋　译

请保存在病历中

医生（签名）	日期	时间
医生（打印）		
操作者	日期	时间
护士	日期	时间

常规 – 急性疼痛和症状管理（模块）

项　目	条　目	医　嘱	特别说明
生命体征			
		生命体征	
		遵循设计方案（默认）	
		每天	
		每 1 个小时	
		每 12 个小时	
		每 2 个小时	
		每 3 个小时	
		每 30 天	
		每 30 分钟	
		每 4 个小时	
		每 6 个小时	
		每 8 个小时	
		每周	
护理			
		沟通医嘱	
		患者一旦脱离急性疼痛管理 / 麻醉状态，需要就疼痛相关问题联系外科医生	

（续表）

项 目	条 目	医 嘱	特别说明
药物			
止痛药			
		对乙酰氨基酚	
		650mg，片剂，口服，每 6 小时（默认）	
		注释：24h 内最多给予 4g	
		975mg，片剂，口服，每 6 小时	
		注释：24h 内最多给予 4g	
		640mg，混悬液，鼻胃管，每 6 小时	
		注释：24h 内最多给予 4g	
		960mg，混悬液，鼻胃管，每 6 小时	
		注释：24h 内最多给予 4g	
		对乙酰氨基酚	
		650mg，片剂，口服，每 6 小时，必要时（疼痛时）（默认）	
		注释：24h 内最多给予 4g	
		975mg，片剂，口服，每 6 小时，必要时（疼痛时）	
		注释：24h 内最多给予 4g	
		640mg，混悬液，鼻胃管，每 6 小时，必要时（疼痛时）	
		注释：24h 内最多给予 4g	
		960mg，混悬液，鼻胃管，每 6 小时，必要时（疼痛时）	
		注释：24h 内最多给予 4g	
		布洛芬	
		400mg，片剂，口服，每 6 小时，必要时（疼痛时）（默认）	
		注释：24h 内不超过 3200mg	
		200mg，片剂，口服，每 6 小时，必要时（疼痛时）	
		注释：24h 内不超过 3200mg	
		酮咯酸	
		10mg，片剂，口服，每 6 小时，2 天	
		注释：24h 不超过 40mg。请勿与其他非甾体抗炎药联用	
		酮咯酸	
		10mg，片剂，口服，每 6 小时，疼痛时，2 天	
		注释：24h 不超过 40mg。请勿与其他非甾体抗炎药联用	
		酮咯酸	
		30mg，注射剂，静脉滴注，每 6 小时，2 天（默认）	

（续表）

（续表）

项　目	条　目	医　　嘱	特别说明
		注释：24h 不超过 120mg。请勿与其他非甾体抗炎药联用	
		15mg，注射剂，静脉滴注，每 6 小时，2 天	
		注释：24h 不超过 120mg。请勿与其他非甾体抗炎药联用	
		酮咯酸	
		30mg，注射剂，静脉滴注，每 6 小时，必要时（疼痛时），2 天（默认）	
		注释：24h 不超过 120mg。请勿与其他非甾体抗炎药联用	
		15mg，注射剂，静脉滴注，每 6 小时，必要时（疼痛时），2 天	
		注释：24h 不超过 120mg。请勿与其他非甾体抗炎药联用	
		萘普生	
		250mg，片剂，口服，每 12 小时，5 天（默认）	
		500mg，片剂，口服，每 12 小时，5 天	
		萘普生	
		250mg，片剂，口服，每 12 小时，必要时（疼痛时），5 天（默认）	
		500mg，片剂，口服，每 12 小时，必要时（疼痛时），5 天	
		加巴喷丁	
		100mg，胶囊，口服，每 8 小时，5 天（默认）	
		100mg，胶囊，口服，每 12 小时，5 天	
		200mg，胶囊，口服，每 8 小时，5 天	
		200mg，胶囊，口服，每 12 小时，5 天	
		300mg，胶囊，口服，每 8 小时，5 天（默认）	
		300mg，胶囊，口服，每 12 小时，5 天	

止痛药：阿片类

项　目	条　目	医　　嘱	特别说明
		吗啡	
		5mg，片剂，口服，每 4 小时，必要时（疼痛时），7 天（默认）	
		10mg，片剂，口服，每 4 小时，必要时（疼痛时），7 天	
		5mg，糖浆，口服，每 4 小时，必要时（疼痛时），7 天	
		10mg，糖浆，口服，每 4 小时，必要时（疼痛时），7 天	
		吗啡注射剂	
		5mg，注射剂，皮下注射，每 3 小时，必要时（疼痛时），7 天（默认）	
		注释：重度疼痛予以 5mg，轻度疼痛予以 2.5mg	
		7.5mg，注射剂，皮下注射，每 3 小时，必要时（疼痛时），7 天	
		注释：重度疼痛予以 7.5mg，轻度疼痛予以 5mg	
		10mg，注射剂，皮下注射，每 3 小时，必要时（疼痛时），7 天	

（续表）

项　目	条　目	医　嘱	特别说明
		注释：重度疼痛予以 10mg，轻度疼痛予以 5mg	
		吗啡 12h（M-Eslon），缓释	
		15mg，缓释胶囊，口服，每 12 小时，7 天（默认）	
		30mg，缓释胶囊，口服，每 12 小时，7 天	
		二氢吗啡酮	
		2mg，片剂，口服，每 4 小时，必要时（疼痛时），7 天（默认）	
		4mg，片剂，口服，每 4 小时，必要时（疼痛时），7 天	
		2mg，片剂，溶液，每 4 小时，必要时（疼痛时），7 天	
		4mg，片剂，溶液，每 4 小时，必要时（疼痛时），7 天	
		二氢吗啡酮注射剂	
		1mg，注射剂，皮下注射，每 3 小时，必要时（疼痛时），7 天（默认）	
		注释：重度疼痛予以 1mg，轻度疼痛予以 0.5mg	
		2mg，注射剂，皮下注射，每 3 小时，必要时（疼痛时），7 天	
		注释：重度疼痛予以 2mg，轻度疼痛予以 1mg	
		曲马多	
		50mg，片剂，口服，每 6 小时，必要时（疼痛时），7 天（默认）	
		注释：24h 内不超过 400mg	
		50mg，片剂，口服，每 12 小时，必要时（疼痛时），7 天	
		注释：24h 内不超过 400mg	
		100mg，片剂，口服，每 6 小时，必要时（疼痛时），7 天	
		注释：24h 内不超过 400mg	
		100mg，片剂，口服，每 12 小时，必要时（疼痛时），7 天	
		注释：24h 内不超过 400mg	
		羟考酮	
		5mg，片剂，口服，每 4 小时，必要时（疼痛时），7 天（默认）	
		10mg，片剂，口服，每 4 小时，必要时（疼痛时），7 天	
止痛药：止痛药联用			
		沟通医嘱	
		患者可能在接受鞘内阿片类管理后，即刻予以阿片类药物	
		对乙酰氨基酚 – 咖啡因 – 可待因 30mg 口服片剂	
		2 片，片剂，口服，每 4 小时，必要时（疼痛时），7 天	
		注释：重度疼痛予以 2 片，轻度疼痛予以 1 片。24h 内对乙酰氨基酚不超过 4g	
		对乙酰氨基酚 – 羟考酮 325mg–5mg 口服片剂	

（续表）

项　目	条　目	医　嘱	特别说明
		2 片，片剂，口服，每 4 小时，必要时（疼痛时），7 天	
		注释：重度疼痛予以 2 片，轻度疼痛予以 1 片。24h 内对乙酰氨基酚不超过 4g	
		对乙酰氨基酚 – 曲马多 325mg–37.5mg 口服片剂	
		2 片，片剂，口服，每 6 小时，必要时（疼痛时），7 天	
		注释：最大剂量，24h 不超过 8 片，24h 内对乙酰氨基酚不超过 4g	
止吐药			
		昂丹司琼	
		4mg，片剂，口服，每 8 小时 1 次，必要时（恶心呕吐时）	
		注释：24h 内不要给予格拉司琼	
		昂丹司琼注射剂	
		4mg，注射剂，静脉滴注，每 8 小时 1 次，必要时（恶心呕吐时）	
		注释：24h 内不要给予格拉司琼	
		甲氧氯普胺	
		10mg，片剂，口服，每 6 小时 1 次，必要时（恶心呕吐时）	
		甲氧氯普胺	
		10mg，注射剂，静脉滴注，每 6 小时 1 次，必要时（恶心呕吐时）	
		茶苯海明	
		25mg，片剂，口服，每 4 小时 1 次，必要时（恶心呕吐时）（默认）	
		50mg，片剂，口服，每 4 小时 1 次，必要时（恶心呕吐时）	
		茶苯海明注射剂	
		25mg，注射剂，静脉推注，每 4 小时 1 次，必要时（恶心呕吐时）	
		茶苯海明注射剂	
		50mg，注射剂，静脉推注，每 4 小时 1 次，必要时（恶心呕吐时）	
止痒药			
		羟嗪	
		25mg，胶囊，口服，每 6 小时 1 次，必要时（瘙痒时）（默认）	
		10mg，胶囊，口服，每 4 小时 1 次，必要时（瘙痒时）	
		苯海拉明	
		50mg，片剂，口服，每 4 小时 1 次，必要时（瘙痒时）（默认）	
		25mg，片剂，口服，每 4 小时 1 次，必要时（瘙痒时）	
		纳洛酮	
		0.1mg，注射剂，皮下注射，每小时，必要时（瘙痒时）	

末次修订：2019/08/19

附录 E 右心辅助系统、左心辅助系统、Centrimag 循环支持系统、HeartMate Ⅱ、HeartWare

RVAD, LVAD, Centrimag, HeartMate II, HeartWare

赵一洋 译

请保存在病历中

医生（签名）		日期	时间
医生（打印）			
操作者		日期	时间
护士		日期	时间

心脏外科手术 – 心室辅助装置，术后，重症监护（模块）

项　目	条　目	医　嘱	特别说明
活动			
		卧床	
		体位：抬高床头至 30°	
×		翻身	
		每 2 小时，对于血流不稳定患者，可利用护理床的旋转模块帮助翻身	
×		可耐受的活动	
×		坐在床边活动双腿	
		拔除胸腔引流管前	
生命体征			
		生命体征	
		遵循设计方案（默认）	
		每天	
		每小时	
		每 12 小时	
		每 2 小时	
		每 3 小时	
		每 30 天	

（续表）

项　目	条　目	医　嘱	特别说明
		每 30 分钟	
		每 4 小时	
		每 6 小时	
		每 8 小时	
		每周	
×		平均动脉压目标	
		注释：如果平均动脉压＞ 85mmHg，应及时告知医生，必要时使用降压药	
护理			
		一氧化氮	
		沟通医嘱	
		于床旁在心室辅助器流程图上每小时记录 HeartMate Ⅱ、HeartWare 参数	
		沟通医嘱	
		于床旁在心室辅助器流程图上每小时记录 Centrimag 参数	
×		出入量	
		每小时，记录 24h 入量，并保持液体累计量平衡	
		引流 / 导管护理	
		其他：HeartMate/HeartWare，按照中心静脉置管护理流程对相关管道进行护理	
		引流 / 导管护理	
		其他：Centrimag，按照中心静脉置管护理流程对相关管道进行护理	
		沟通医嘱	
		每次移位，需重新定位流量探头（Centrimag）传感器	
		沟通医嘱	
		检查除颤器在植入过程中是否工作，如不能工作应重启功能	
药物			
		针对 Centrimag/HeartMate/HeartWare 患者考虑使用抗凝治疗（如肝素、阿司匹林、华法林、氯吡格雷）	
		如果使用肝素，需审核目前使用药物：抗血小板药、抗凝血药、非甾体抗炎药	
		通知医生	
		发生明显出血事件及停用普通肝素时	
		5% 葡萄糖溶液	
		1000ml，静脉持续输注，75ml/h	
		20000U 普通肝素加入 500ml5% 葡萄糖溶液预混	
		5% 葡萄糖预混稀释剂	
		500ml，静脉持续输注	

（续表）

项 目	条 目	医 嘱	特别说明
		注释：根据 E-1 肝素量表调整肝素输注	

PTT（s）	团注量	维持时间	剂量变化	复查 PTT
＜ 40	1000U	0	+2U/（kg·h）	6h
40～49	0	0	+1.5 ml/h	6h
50～64	0	0	不变	6h

项 目	条 目	医 嘱	特别说明
		普通肝素（添加剂）	
		2 万 U，每袋，U/（kg·h）	
		普通肝素：弹丸式剂量（40 U/ml）	
		1000U，注射剂，静脉注射，遵医嘱，必要时（见注释）	
		注释：PTT ＜ 40s 时，从肝素输液袋给药	

其他诊断性检测／治疗

项 目	条 目	医 嘱	特别说明
		经食管超声	
		常规，T+1；N	
×		常规超声	
		T+5；N，评估：已知的心脏状况，左心室辅助器，评估心脏功能	

末次修订：2016/01/14

附录 E.1 肝素量表 – 右心辅助系统、左心辅助系统
Heparin Nomogram—RVAD LVAD

赵一洋　译

PTT（s）	弹丸式剂量	维持时间	剂量变化	PTT 复查
＜40	1000U	0	+2U/（kg·h）	6h
40~49	0	0	+1U/（kg·h）	6h
50~64	0	0	不变	第 2 天清晨
65~74	0	0	−1U/（kg·h）	6h
＞75	0	60min	−2U/（kg·h）	重新输注时，6h 后

附录 F 体外膜氧合
Extracorporeal Membrane Oxygenation (ECMO)

赵一洋　**译**

请保存在病历中

医生（签名）	日期	时间
医生（打印）		
操作者	日期	时间
护士	日期	时间

心脏外科手术 – 体外膜氧合（ECMO）（模块）

项　目	条　目	医　嘱	特别说明
饮食			
×		禁食	
		24h，然后重新评估（经口进食或肠外营养）	
活动			
×		可耐受的活动	
		卧床	
		体位：抬高床头至 30°，若可耐受	
		翻身	
		每 2 小时，对于血流不稳定患者，可利用护理床的旋转模块帮助翻身：使用 ECMO 时	
生命体征			
		平均动脉压目标（mmHg）	
		脉搏评估	
		色觉运动检查	
		每小时，在受影响的一侧肢体	
护理			
×		ECMO 设备参数	
		频率：每小时	
×		如果符合条件	
		如果 ECMO 泵故障，夹紧进入和返回套管，接合手动曲柄以确保水流向前，然后松开夹子。重新评估患者是否有充分灌注的迹象，并通知灌注师和主管医生	

（续表）

项　目	条　目	医　嘱	特别说明
×		引流 / 导管护理	
		其他：参照 VAD/ECMO 换药流程进行导管护理	
		通知医生	
		发生明显出血事件及停用普通肝素时	
		换药	
		透明薄膜敷贴加强固定仅适用于开胸手术患者	
		沟通医嘱	
		开胸患者需行站立位胸部 X 线片检查	
×		灌注支持量表	
		灌注支持：A 级 – 灌注师床旁支持	
		注释：立即插管后，至少 6h 内，严重血流动力学不稳定需要适配 ECMO 灌注最大失血量，尽可能细胞保护，通过 ECMO 灌注进行快速血液交换，灌注不稳定时可能需要硬件改变，但是应建立在 ECLS 团队确认的基础上	
		灌注支持：B 级 – 灌注师支持（在院）	
		注释：6h 内非计划不改变 ECMO 灌注参数（同 A 级支持），如需改变，应建立在 ECLS 团队确认的基础上	
		灌注支持：C 级 – 灌注师支持（电话在线）	
		注释：6h 内非计划不改变 ECMO 灌注参数（同 B 级支持），如需改变，应建立在 ECLS 团队确认的基础上	

药物

		普通肝素弹丸式注射剂（100U/ml）	
		1000U，注射剂，静脉输注，遵医嘱，必要时	
		注释：PTT < 40s 时，从肝素输液袋给药	
		25000U 普通肝素加入 250ml5% 葡萄糖溶液预混	
		5% 葡萄糖预混稀释剂	
		静脉持续输注	
		注释：根据 F-1 肝素量表调整肝素输注	

PTT（s）	团注量	维持时间	剂量变化	复查 PTT
< 40	1000U	0	+2U/（kg·h）	6h
40~49	0	0	+1U/（kg·h）	6h

		普通肝素（添加剂）	
		25000U，每袋，6U/（kg·h）	

其他诊断性检测 / 治疗

		经食管超声	
		常规，T+1；N，CSRU #17440，CSRU	
		常规超声	
		T+1；N，评估：已知的心脏状况，左心室辅助器，评估心脏功能，CSRU 17440，CSRU	

末次修订：2019/09/18

附录 F.1 肝素量表 –ECMO

Heparin Nomogram—ECMO

赵一洋 **译**

PTT（s）	弹丸式剂量	维持时间	剂量变化	PTT 复查
＜ 40	1000U	0	+2U/（kg·h）	6h
40～49	0	0	+1U/（kg·h）	6h
50～64	0	0	不变	第 2 天清晨
65～74	0	0	–1U/（kg·h）	6h
＞ 75	0	60min	–2U/（kg·h）	重新输注时，6h 后

附录 G　心脏移植术后重症监护
Heart Transplant Post-Op Critical Care

赵一洋　译

请保存在病历中

医生（签名）	日期	时间
医生（打印）		
操作者	日期	时间
护士	日期	时间

心脏外科手术 – 心脏移植术后重症监护（模块）

项　目	条　目	医　嘱	特别说明
生命体征			
		平均动脉压目标	
呼吸相关医嘱			
		一氧化氮	
		20ppm	
药物			
抗菌药物			
		800mg 复方磺胺甲噁唑 –160mg 口服片剂	
		1 片，片剂，口服，每周一、周三、周五，医嘱开始时间：T+4；08：00	
抗病毒药			
	×	更昔洛韦	
		5mg/kg，注射剂，静脉输注，每 12 小时，30 天，开始：T+4；08：00	
		注释：依据肾功能重新评估剂量，评估口服耐受性	
糖皮质激素			
		泼尼松减量应在计划外评估制订（注意）	
	×	甲强龙琥珀酸钠	

（续表）

项　目	条　目	医　嘱	特别说明
		1mg/kg，注射剂，静脉输注，每天，3 天	
		注释：3 天后评估是否减量	
免疫抑制药			
		考虑予以他克莫司，胸腺球蛋白，巴斯利西单抗进行治疗	
×		霉酚酸酯	
		1000mg，注射剂，静脉输注，每 12 小时，每次输注应超过 2h	
		注释：当适合口服时，改为 1000mg，每天 2 次	
		他克莫司	
		0.5mg，胶囊，口服，每 12 小时（默认）	
		1mg，胶囊，口服，每 12 小时	
		胸腺球蛋白推荐剂量为 0.5～1.5mg/kg（注意）	
		胸腺球蛋白（兔）	
		0.5mg/kg，注射剂，静脉输注，1 次，每次输注应超过 6h	
		注释：必须且仅能在中心静脉输注时使用 0.22μm 管路过滤器	
		苯海拉明	
		50mg，注射剂，静脉输注，1 次	
		注释：输注胸腺球蛋白时给药	
		对乙酰氨基酚	
		650mg，片剂，口服，1 次，给予 1 剂	
		注释：24h 内最多给予 4g。输注胸腺球蛋白时给药	
血管活性药物			
		心率目标（次 / 分）	
		1mg 异丙肾上腺素配入 50ml 5% 葡萄糖溶液中	
		5% 葡萄糖溶液（稀释剂）	
		剂量范围：0～5 μg/（kg·min），静脉持续输注	
		异丙肾上腺素（添加剂）	
		1mg	

（续表）

项　目	条　目	医　嘱	特别说明
实验室检查			
肝功能 / 酶学			
×		总淀粉酶（AMY）	
		常规（清晨），T+1；03：00，血液，频率：每天。2 次	
×		天冬氨酸转氨酶（AST）	
		常规（清晨），T+1；03：00，血液，频率：每天。2 次	
×		碱性磷酸酶（ALP）	
		常规（清晨），T+1；03：00，血液，频率：每天。2 次	
×		谷丙转氨酶（ALT）	
		常规（清晨），T+1；03：00，血液，频率：每天。2 次	
×		白蛋白：血清，血浆（ALB）	
		常规（清晨），T+1；03：00，血液，频率：每天。2 次	
×		总胆红素（BILT）	
		常规（清晨），T+1；03：00，血液，频率：每天。2 次	
×		伽马谷氨酰基转移酶（GGT）	
		常规（清晨），T+1；03：00，血液，频率：每天。2 次	
其他			
×		他克莫司血药浓度，全血（FK）	
		常规，T；N，血液，谷值，频率：每天	
		注释：开始使用他克莫司后。谷值：每次服药前半小时	
×		EB 病毒定量（QEBV）	
		常规，T；N，频率：每周，4 周	
×		巨细胞病毒定量（QCMV）	
		常规，T；N，频率：每周，4 周	
		HLA 供者特异性抗体（第 1 个月，第 3 个月，第 6 个月）	
×		HLA 血清检查（HLA 血清）	
		常规，T；N，血液	
×		HLA 液相芯片抗体检测（.LxAb wu）	
		常规，T；N，血液	

（续表）

项　目	条　目	医　嘱	特别说明
×		HLA 供者特异性抗体检测（.DSA wu）	
		常规，T；N，血液	
诊断性影像学检查			
		X 线片检查下活检	
		常规，经右心导管	
咨询			
×		向医生咨询	
		服务：传染性疾病（日间团队大学） 原因：移植 优先级：尽快（主管医生必须致电）	

末次修订：2019/06/10

（续表）

附录 H　象鼻管腰椎引流 / 冷冻象鼻技术

Lumbar Drain with Elephant, Frozen Elephant Trunk Procedure

赵一洋　译

请保存在病历中

医生（签名）	日期	时间
医生（打印）		
操作者	日期	时间
护士	日期	时间

心脏外科手术 – 象鼻管腰椎引流 / 冷冻象鼻技术（模块）

项　目	条　目	医　嘱	特别说明
活动			
		卧床	
		体位：床头抬高	
		体位：不要抬高床头	
×		翻身	
		每 2 小时，对于血流不稳定患者，可利用护理床的旋转模块帮助翻身；使用 ECMO 时	
		坐在床边活动双腿	
		活动时夹闭腰椎引流管	
		可耐受范围内的活动	
		活动时夹闭腰椎引流管	
生命体征			
×		脊髓测试	
		第 1 个 8h，每小时测试 1 次；第 2 个 8h，每 2 小时测试 1 次；之后的 48h，每 4 小时测试 1 次（直至无脊髓缺血征象），每例复杂主动脉手术重建均应依照执行	
		注释：脊髓测试记录表	
×		平均动脉压目标	
		65 mmHg	
		注释：如无出血，夜间平均动脉压维持在 70～80 mmHg	
×		血压	

（续表）

项　目	条　目	医　嘱	特别说明
		应对双上肢进行无创血压监测及记录。使用右侧手臂测出的血压数值作为血压管理依据	
护理			
×		通知医生	
		下肢力量＜4/5 时	
×		通知医生	
		腰椎引流管脱落等	
×		通知医生	
		腰椎引流管引流量＞15ml/h，或无引流液时	
引流管理			
×		腰椎引流水封平面	
		放置引流管至 +10cmH$_2$O（默认）	
		放置引流管至 +5cmH$_2$O	
		放置引流管至 +0cmH$_2$O	
		腰椎引流 – 持续引流	
		10ml/h（默认）	
		注释：髂脊液位传感器。如果未达到 1h 但已达到每小时最大引流量，则应该通知医生，决定是否在剩余时间内夹闭引流管，然后在下一个小时开始时重新开始引流	
		5ml/h	
		注释：髂脊液位传感器。如果未达到 1h 但已达到每小时最大引流量，则应该通知医生，决定是否在剩余时间内夹闭引流管，然后在下一个小时开始时重新开始引流	
		15ml/h	
		注释：髂脊液位传感器。如果未达到 1h 但已达到每小时最大引流量，则应该通知医生，决定是否在剩余时间内夹闭引流管，然后在下一个小时开始时重新开始引流	
		腰椎引流：夹闭	

末次修订：2017/08/18

附录I 经导管主动脉瓣置入
Transapical Aortic Valve Implantation

赵一洋 译

请保存在病历中

医生（签名）		日期		时间	
医生（打印）					
操作者		日期		时间	
护士		日期		时间	

心脏外科手术 – 象鼻管腰椎引流 / 冷冻象鼻技术（模块）

项 目	条 目	医 嘱	特别说明
复苏状态			
		请确保复苏记录已完成 / 审核	
饮食			
×		禁食	
×		可耐受情况下早期进食	
		心脏病饮食	
		糖尿病饮食	
活动			
×		适度活动	
		术后 4h，若患者情况稳定	
		注释	
×		坐在床边活动	
		拔除胸腔引流管之前	
生命体征			
		生命体征	
		遵循设计方案（默认）	

（续表）

项　目	条　目	医　嘱	特别说明
		每天	
		每小时	
		每 12 小时	
		每 2 小时	
		每 3 小时	
		每 30 天	
		每 30 分钟	
		每 4 小时	
		每 6 小时	
		每 8 小时	
		每周	
	×	持续氧饱和度监测	
	×	心脏监测	
		心律失常（已知或怀疑），持续心电图监测	
		注释	
	×	收缩压目标	
	×	足背动脉评估	
		足背动脉检查每 15 分钟 1 次 ×4 次，之后每 30 分钟 1 次 ×2 次	
护理			
	×	吸氧	
	×	氧饱和度	
		目标：氧分压 ≥ 92%	
		目标：二氧化碳潴留时，氧分压维持在 88%～92%	
	×	床旁血气分析	
		血气分析 – 动脉	
	×	床旁血糖	
		三餐前及睡前	
		每 6 小时 1 次	
		1 次	

（续表）

项 目	条 目	医 嘱	特别说明
×		尿比重	
×		出入量	
		每小时	
		注释	
×		通知医生	
		如果小便量 2h 少于 20ml，通知医生	
×		胸腔引流管护理 / 监测	
		水封吸引 -20cm，如果持续 2h，每小时引流量＞150ml，则通知医生	
×		动脉置管护理和监测	
×		中心静脉置管护理	
×		留置针生理盐水封管	
		饮水量较好时	
		腹股沟穿刺点评估	
		每 15 分钟 1 次 ×4 次，之后每 30 分钟 1 次 ×2 次	
×		不移除敷料：只做加强固定	
		腹股沟穿刺点和胸部切口，保持伤口辅料 48h	
×		伤口护理	
		移除腹股沟伤口敷料后，用生理盐水清洁伤口，并做伤口暴露处理	
×		伤口护理	
		移除胸部伤口敷料后，用生理盐水清洁伤口，并轻柔地将干纱布妥善覆盖并固定。持续监测 PT	
		股动脉置管处管理	
		临时经静脉 / 心外膜起搏器设置	
		经静脉，VVI 模式，心室（mV）2，动脉（mA）0，动脉（mV）0	
×		体重	
		每天 03：00	

持续静脉输注

		考虑适当水化和避免早期使用利尿剂以保护肾功能	
×		生理盐水动脉置管冲管	
		500ml，经动脉，保证动脉置管通畅，总液体量：500ml	

（续表）

项 目	条 目	医 嘱	特别说明
×		5% 葡萄糖生理盐水	
		静脉持续输注，80ml/h	
药物			
		医生应考虑在术后 24h 内恢复术前 / 家庭用药。如抗血小板药、他汀类药物	
×		常规 –VTE 预防	
×		心脏外科手术 – 机械通气和早期拔管（模块）	
		考虑直接或早期拔管	
		门冬胰岛素（NovoRapid）矫正剂量（高）	
		按比例增减，皮下注射，三餐前和睡前（每天 4 次）	
		评论 – 血糖范围（mmol/L） 血糖 ≤ 4 时启动低血糖管理方案 通知医生并通过后续治疗使血糖保持在 4.1～8 0U 8.1～10 4U 10.1～14 6U 14.1～17	
×		生理盐水冲管	
		10ml，注射剂，静脉推注，遵医嘱，必要时（静脉管道维护）	
×		沟通医嘱	
		避免使用 β 受体拮抗药和中枢性钙通道阻滞药	
镇痛药			
×		对乙酰氨基酚	
		650mg，片剂，口服，每 6 小时，3 天	
		注释：24h 内最多给予 4g。患者可口服时尽快给药	
×		对乙酰氨基酚	
		650mg，片剂，口服，每 6 小时，必要时，开始：T+3；N	
		注释：24h 内最多给予 4g	
		吗啡注射剂	
		0.2mg，注射剂，静脉注射，每 30 分钟，必要时给药	
		注释：拔管前	
		吗啡	
		0.5mg，片剂，口服，每 3 小时，疼痛时给药，48h	

（续表）

（续表）

项　目	条　目	医　嘱	特别说明
		注释：重度疼痛予以 0.5mg，轻度疼痛予以 0.25mg	
		1mg，片剂，口服，每 3 小时，疼痛时给药，48h	
		注释：重度疼痛予以 1mg，轻度疼痛予以 0.5mg	
		2mg，片剂，口服，每 3 小时，疼痛时给药，48h	
		注释：重度疼痛予以 2mg，轻度疼痛予以 1mg	
抗血小板药			
×		阿司匹林	
		81mg，片剂，口服，每天，开始：T+1，08：00	
		注释：如果血小板计数＜ 50000 或失血超过 100ml/h，应告知医生	
抗菌药物			
		在患者耐甲氧西林金黄色葡萄球菌不是怀疑，处方考虑一个第一代或第二代头孢菌素	
		考虑术后第 1 个 24h 停用预防性使用抗生素	
		头孢唑林	
		1g，注射剂，静脉输注，每 8 小时 1 次，24h	
		注释	
		万古霉素	
		1g，注射剂，静脉输注，每 12 小时 1 次，输注应超过 60min，24h	
		注释	
止吐药 / 抑酸药			
×		昂丹司琼	
		4mg，分散剂，口服，每 8 小时 1 次，必要时（恶心呕吐时）	
×		昂丹司琼注射剂	
		4mg，注射剂，静脉输注，每 8 小时 1 次，必要时（恶心呕吐时）	
		注释：患者插管时	
×		兰索拉唑	
		30mg，胶囊，口服，每天 1 次，开始：T+1；08：00	
泻药			
×		番泻叶	
		8.6mg，片剂，口服，睡前，2 剂，开始：T+2；22：00	

（续表）

项　目	条　目	医　嘱	特别说明
×		番泻叶	
		8.6mg，片剂，口服，睡前，便秘时用，开始：T+4；22：00	
×		比沙可啶	
		10mg，栓剂，直肠给药，1次，开始：T+3；08：00	
		注释：如果自手术后无肠蠕动	
×		比沙可啶	
		10mg，栓剂，直肠给药，便秘时用，开始：T+2；08：00	
血管舒张药			
		硝酸甘油50mg加入250ml15%葡萄糖溶液预混	
		5%葡萄糖预混稀释液	
		滴定范围：0～150μg/min，静脉持续输注	
		硝酸甘油（添加剂）	
		50mg	
实验室检查			
×		全血细胞计数（CBC）	
		定期，T；N，血液	
×		电解质：血清，血浆（LYTE）	
		定期，T；N，血液	
×		INR，PTT	
		定期，T；N，血液	
×		镁：血清，血浆（MG）	
		定期，T；N，血液	
×		磷酸盐（PHO）	
		定期，T；N，血液	
×		全血细胞计数（CBC）	
		常规，T；N+240，血液	
×		电解质：血清，血浆（LYTE）	
		常规，T；N+240，血液	
×		尿素氮（U）	

（续表）

（续表）

项　目	条　目	医　嘱	特别说明
		常规，T；N+240，血液	
×		肌酐（CRE）	
		常规，T；N+240，血液	
×		随机血糖（GLUR）	
		常规，T；N+240，血液	
×		镁：血清，血浆（MG）	
		常规，T；N+240，血液	
×		磷酸盐（PHO）	
		常规，T；N+240，血液	
术后第 1 天			
×		全血细胞计数（CBC）	
		常规（清晨），T+1；03：00，血液	
×		电解质：血清，血浆（LYTE）	
		常规（清晨），T+1；03：00，血液	
×		尿素氮（U）	
		常规（清晨），T+1；03：00，血液	
×		肌酐（CRE）	
		常规（清晨），T+1；03：00，血液	
诊断性影像学检查			
×		移动胸部 X 线片检查	
		经导管主动脉瓣植入术后，联系 CSRU 17440	
×		护理医嘱：X 线片检查	
		术后第 1 天，如胸腔引流管未拔除	
×		护理医嘱：X 线片检查	
		胸腔引流管拔除后开具胸部 X 线片检查	
其他诊断性检查 / 治疗			
×		护理医嘱：心电图	
		如果心律变化	
×		经食管心脏超声	

（续表）

项　目	条　目	医　　嘱	特别说明
		T+1；N，主动脉瓣反流，经导管主动脉瓣植入术后，13153，心脏外科手术	
综合医疗			
		营养师推荐	
×		物理治疗推荐	
		常规	
		注释	

末次修订：2019/05/16

附录 I.1　经导管主动脉瓣置入
Care of the Transapical TAVI Patient Post-Op

赵一洋　译

【背景】

患者在手术室内行气管插管，而一些患者可能在转运至 CSRU 前即拔除气管插管。

【流程】

确保患者在操作中符合安全照护标准，具体如下。

- 风险评估和适当的个人防护。
- 4 个手卫生时刻。
- 2 个患者识别。
- 对患者进行安全操作。
- 生物医学垃圾处理原则。

进入手术室	
患者可能处于拔管后呼吸面罩状态或气管切开插管状态	• RT 医生可以在患者氧饱和度稳定时予以鼻导管吸氧
桡动脉置管	• 进入 CSRU 或 PACU3～4h 后可考虑拔除桡动脉置管
静脉穿刺	
经外周静脉输注 5% 葡萄糖生理盐水	• 考虑进行生理盐水封管
三腔导管（右颈内静脉）	• 在经静脉起搏器植入点上方位置，在颈内静脉置入三腔导管
右侧颈内静脉插管器（ Introflux ™ 8.5F ）	• 可以用于弹丸式注射或输注血制品。可以作为中心静脉置管使用，使用不同型号插管器会影响输液速率 • 在 CSRU 时，予以输注 5% 葡萄糖生理盐水（10～20ml/h）；同一天转运时：转运至普通病房时可继续输注 • 术后第 1 天在 CSRU：可以对中心静脉置管生理盐水封管 • 在普通病房时可能仍会保留中心静脉置管（当无法从外周静脉抽血时，可从中心静脉置管处抽血）
人工心脏起搏	
临时经静脉起搏 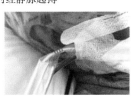 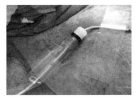	• 记录插入器连接处的导管测量数值，以确保起搏器导管无位移（ICU 每 12 小时测量记录。填写起搏信息下方的护理评估和干预流程表，检查 PAC 盒并记录标识厘米数） • 检查导入器紧固器是否固定牢固 • 检查套筒盖末端的紧固器是否牢固

（续表）

人工心脏起搏	
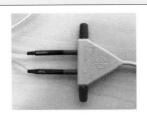	• 保证黑色和红色引脚连接安全；红色引脚插入连接电缆（近端通向正极开口） • 连接到外部起搏发生器的心室端口 • 起搏器阈值检查 • 将起搏速率设置为 40 次 / 分的备份速率，转移到住院病房（如果同一天转运） 如果患者安装了心脏起搏器：检查起搏心律下，血流动力学是否稳定（以确保患者转移到住院病房时的安全）
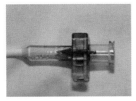	• 从气囊端口使用注射器抽出 3ml（固定在外部起搏发生器盒），确保气囊锁定在开启位置（红色标记对齐）

经导管主动脉瓣置入术医嘱	
起搏器	• 如有起搏器，个体化起搏器医嘱应完成（VVI 模式，mA 比率，敏感性）
血管穿刺：穿刺点护理	• 双侧腹股沟均可进行穿刺；操作导管可以从切口置入，支撑管经皮置入动、静脉内 • 对腹股沟穿刺血管管理采取个体化处置策略（动脉：对经皮穿刺点进行一期缝合或使用封堵器，静脉：对穿刺处采取压迫止血处理） • 床头 < 30° 持续 2 小时 • 检查伤口敷料及足背动脉：每 15 分钟 1 次 ×4 次，每 30 分钟 1 次 ×4 次，每小时 1 次 ×3 次
胸腔引流管（左侧小切口：经心尖）	• 检查胸腔引流管连接，确保标签及引流管固定妥善 • 检查吸引是否连接，指示器是否可见，水封刻度设置在 –20cm

转移至住院病房	
常规术后护理	• 术后第 1 天清晨，检查并移除三腔导管 • 术后第 1 天清晨，检查并移除动脉置管 • 术后第 1 天清晨，检查并移除胸腔引流管
经静脉临时起搏器	• 如果在原位，起搏器可以关闭，但如果有稳定的心律则可以继续使用起搏器 • 引导器侧手臂处的动脉置管可以使用生理盐水封管
转运前应进行药物核对 心脏外科手术：经心尖主动脉瓣植入术（CSRU）术后	• 患者转运前，不要停止 TAVI 方案相关医嘱（超声心动图和心电图）

Cheryl Kee NP，2018 年 2 月

附录 J 经股动脉主动脉瓣置入
Transfemoral Aortic Valve Implantation

赵一洋 **译**

请保存在病历中

医生（签名）	日期	时间
医生（打印）		
操作者	日期	时间
护士	日期	时间

心脏外科手术 – 经股动脉主动脉瓣植入 – 术后

项 目	条 目	医 嘱	特别说明
复苏状态			
		请确保复苏记录已完成 / 审核	
饮食			
×		禁食	
×		可耐受情况下早期进食	
		心脏病饮食	
		糖尿病饮食	
活动			
×		坐在床边活动	
		术后 4h，若患者情况稳定	
×		适度活动	
		术后 4h，若患者可耐受	
生命体征			
		生命体征	
		遵循设计方案（默认）	
		每天	
		每小时	
		每 12 小时	

（续表）

项　目	条　目	医　嘱	特别说明
		每 2 小时	
		每 3 小时	
		每 30 天	
		每 30 分钟	
		每 4 小时	
		每 6 小时	
		每 8 小时	
		每周	
	×	持续氧饱和度监测	
		患者转移到病房后停医嘱	
	×	心脏监测	
		心律失常（已知或怀疑），持续心电图监测	
	×	收缩压目标	
	×	足背动脉评估	
		足背动脉检查每 15 分钟 1 次 ×4 次，之后每 30 分钟 1 次 ×2 次	
护理			
	×	吸氧	
	×	氧饱和度	
		目标：氧分压 ≥ 92%	
		目标：二氧化碳潴留时，氧分压维持在 88%～92%	
	×	床旁血气分析	
		血气分析 – 动脉	
	×	床旁血糖	
		1 次	
		三餐前及睡前	
	×	尿比重	
	×	出入量	
		每小时	
	×	通知医生	
		如果小便量 2h 少于 20ml，通知 CSRU 或 CVT 团队	
	×	动脉置管护理和监测	
	×	中心静脉置管护理	
	×	留置针生理盐水封管	

（续表）

（续表）

项 目	条 目	医 嘱	特别说明
		饮水量较好时	
×		拔除动脉置管	
		患者一般情况稳定时，术后 2h 内考虑拔除	
×		腹股沟穿刺点评估	
		每 15 分钟 1 次 ×4 次，之后每 30 分钟 1 次 ×2 次	
×		不移除敷料：只做加强固定	
		腹股沟穿刺点，保持伤口辅料 48h	
×		伤口护理	
		移除腹股沟伤口敷料后，用生理盐水清洁伤口，并做伤口暴露处理	
		股动脉置管处管理	
		临时经静脉 / 心外膜起搏器设置	
		经静脉，VVI 模式，心室（mV）2，动脉（mA）0，动脉（mV）0	
×		体重	
		每天 03：00	

持续静脉输注

项 目	条 目	医 嘱	特别说明
×		生理盐水动脉置管冲管	
		经动脉，保证动脉置管通畅，总液体量：500ml	
×		5% 葡萄糖生理盐水	
		静脉持续输注，80ml/h	

药物

项 目	条 目	医 嘱	特别说明
		医生应考虑在术后 24h 内恢复术前 / 家庭用药，如抗血小板药、他汀类药物	
×		常规 –VTE 预防	
		门冬胰岛素矫正剂量（高）	
		按比例增减，皮下注射，三餐前和睡前（每天 4 次）	
×		生理盐水冲管	
		10ml，注射剂，静脉推注，遵医嘱，必要时（静脉管道维护）	
×		沟通医嘱	
		避免使用 β 受体拮抗药和中枢性钙通道阻滞药	

镇痛药

项 目	条 目	医 嘱	特别说明
×		对乙酰氨基酚	
		650mg，片剂，口服，每 6 小时，3 天	
×		对乙酰氨基酚	
		650mg，片剂，口服，每 6 小时，必要时，开始：T+3；N	

（续表）

项 目	条 目	医 嘱	特别说明
抗血小板药			
×		阿司匹林	
		81mg，片剂，口服，每天，开始：T+1，08：00	
止吐药 / 抑酸药			
×		昂丹司琼	
		4mg，分散剂，口服，每 8 小时 1 次，必要时（恶心呕吐时）	
×		昂丹司琼注射剂	
		4mg，注射剂，静脉推注，每 8 小时 1 次，必要时（恶心呕吐时）（≥13kg 时）	
×		兰索拉唑	
		30mg，胶囊，口服，每天 1 次，开始：T+1；08：00	
泻药			
×		番泻叶	
		8.6mg，片剂，口服，睡前，2 剂，开始：T+2；22：00	
×		番泻叶	
		8.6mg，片剂，口服，睡前，便秘时用，开始：T+4；22：00	
×		比沙可啶	
		10mg，栓剂，直肠给药，1 次，开始：T+3；08：00	
×		比沙可啶	
		10mg，栓剂，直肠给药，每天 1 次，便秘时用，开始：T+2；08：00	
血管舒张药			
		硝酸甘油 50mg 加入 250ml5% 葡萄糖溶液预混	
		5% 葡萄糖预混稀释液	
		滴定范围：0～150 μg/min，静脉持续输注	
		硝酸甘油（添加剂）	
		50mg	
实验室检查			
×		全血细胞计数（CBC）	
		定期，T；N，血液	
×		电解质：血清，血浆（LYTE）	
		定期，T；N，血液	
×		INR，PTT	
		定期，T；N，血液	
×		镁：血清，血浆（MG）	

（续表）

项　目	条　目	医　嘱	特别说明
		定期，T；N，血液	
×		磷酸盐（PHO）	
		定期，T；N，血液	
×		尿素氮（U）	
		定期，T；N，血液	
×		肌酐（CRE）	
		定期，T；N，血液	
术后第 1 天			
×		全血细胞计数（CBC）	
		常规（清晨），T+1；03：00，血液	
×		电解质：血清，血浆（LYTE）	
		常规（清晨），T+1；03：00，血液	
×		尿素氮（U）	
		常规（清晨），T+1；03：00，血液	
×		肌酐（CRE）	
		常规（清晨），T+1；03：00，血液	
诊断性影像学检查			
×		移动胸部 X 线检查	
		经导管主动脉瓣植入术后，联系 CSRU 17440	
其他诊断性检查 / 治疗			
×		护理医嘱：心电图	
		如果心律变化	
×		经食管心脏超声	
		T+3；N，主动脉瓣反流，经导管主动脉瓣植入术后，13153，心脏外科手术	
综合医疗			
		营养师推荐	
×		物理治疗推荐	
		常规	

末次修订：2019/02/25

附录 J.1　经股动脉主动脉瓣置入术后患者在重症监护、PACU、住院病房或 CCU 的护理

Care of the Transfemoral TAVI Patient in Critical Care, PAC, and through inpatient ward or CCU

赵一洋　译

【背景】

经股动脉导管主动脉瓣置换术（TAVI）是一种微创的主动脉瓣置换术，可以缩短术后恢复时间。在手术过程中，患者在手术室插管，并将在从手术室转移之前拔管。

【流程】

确保患者在操作中符合安全照护标准，具体如下。

- 风险评估和适当的个人防护。
- 4 个手卫生时刻。
- 2 个患者识别。
- 对患者进行安全操作。
- 生物医学垃圾处理原则。
- 在手术完成前，病房将运送一张病床到手术室。患者将转移到此病床上，转移至 PACU 或 CSRU。

【进入手术室】

- 需要 1 名接受过 TAVI 培训的护理人员。
- 链接到"心脏手术患者快速康复：经导管主动脉瓣置入术（TAVI）选择性方案"。

进入手术室	
患者可能处于拔管后呼吸面罩状态或气管切开插管状态	• RT 医生可以在患者氧饱和度稳定时予以鼻导管吸氧
桡动脉置管	• 转移患者至 CCU 或住院病房前，可拔除桡动脉置管
静脉穿刺	
经外周静脉输注 5% 葡萄糖生理盐水	• 考虑进行生理盐水封管
三腔导管（右颈内静脉）	• 在经静脉起搏器植入点上方位置，在颈内静脉置入三腔导管
右侧颈内静脉插管器（Introflux ™ 8.5 F）	• 可以用于弹丸式注射或输注血制品。可以作为中心静脉置管使用，使用不同型插管器会影响输液速率 • 在 CSRU 时，予以输注 5% 葡萄糖生理盐水（10～20 ml/h）：同一天转运时，转运至普通病房时可继续输注 • 术后第 1 天在 CSRU：可以对中心静脉置管生理盐水封管 在普通病房时可能仍会保留中心静脉置管（当无法从外周静脉抽血时，可从中心静脉置管处抽血）

（续表）

人工心脏起搏	
临时经静脉起搏	
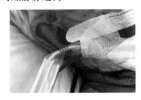	• 记录插入器连接处的导管测量数值，以确保起搏器导管无位移（ICU 每12 小时测量记录。填写起搏信息下方的护理评估和干预流程表，检查 PAC 盒并记录标识厘米数，或者记录在心脏手术 A&I 流程图表上的重要发现下）
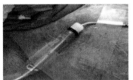	• 检查导入器紧固器是否固定牢固 • 检查套筒盖末端的紧固器是否牢固
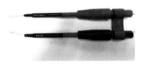 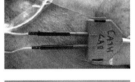	• 保证黑色和红色引脚连接安全；红色引脚插入连接电缆（近端通向正极开口或 "+"） • 连接到外部起搏发生器的心室端口 • 将起搏速率设置为每分钟 40 次的备份速率，转移到住院病房
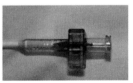	• 从气囊端口使用注射器抽出 3ml（固定在外部起搏发生器盒）；确保气囊锁定在开启位置（红色标记对齐）

经导管主动脉瓣置入术医嘱	
起搏器	• 如有起搏器，个体化起搏器医嘱应完成（VVI 模式，mA 比率，敏感性）
血管穿刺：穿刺点护理	• 双侧腹股沟均可进行穿刺；操作导管可以从切口置入，支撑管经皮置入动、静脉内 • 对腹股沟穿刺血管管理采取个体化处置策略（动脉：对经皮穿刺点进行一期缝合或使用封堵器，静脉：对穿刺处采取压迫止血处理）或者桡动脉钳 • 床头 < 30° 持续 2h • 检查伤口敷料及足背动脉：每 30 分钟 1 次 ×4 次

转移至住院病房	
常规术后护理	• 在 PACU 恢复，预计停留时间不超过 2h；然后按医嘱转至住院病房或 CCU • 确保转运前拔除动脉置管 • 患者可以饮用轻饮料 • 术后 3～4h，患者可以坐在床旁活动双腿，按照方案继续伤口护理并进行足背脉搏评估 • 遥测技术
	• 必要时可以用对乙酰氨基酚控制不适
经静脉临时起搏器	• 如果在原地，在转移到住院病房时，起搏器应维持在 40 次 / 分的最低备份速率
转运前应进行药物核对：心脏外科手术 – 经股动脉主动脉瓣植入术（CSRU）术后	• 患者转运前，不要停止 TAVI 方案相关医嘱

修订：Cheryl Kee NP, Elizabeth McGowan，2019 年 1 月

附录 K 微创二尖瓣夹合术
Mitraclip

赵一洋 译

请保存在病历中

医生（签名）	日期	时间
医生（打印）		
操作者	日期	时间
护士	日期	时间

心脏外科手术 – 微创二尖瓣夹合术 – 术后

项　目	条　目	医　嘱	特别说明
复苏状态			
		请确保复苏记录已完成 / 审核	
警告			
		空气隔离	
		接触隔离	
		飞沫隔离	
		飞沫 / 接触隔离	
饮食			
×		可耐受情况下早期进食	
		可走动时恢复术前饮食	
		心脏病饮食	
		液体限制：1500ml	
活动			
×		卧床，但可去卫生间	

（续表）

项　目	条　目	医　　嘱	特别说明
		姿势：其他，可侧翻，右腿伸直。在第 1 天限制身体活动	
×		坐在床旁活动双腿	
		术后 4h，若患者可耐受	

生命体征

项　目	条　目	医　　嘱	特别说明
×		生命体征	
		遵循设计方案（默认）	
		每天	
		每小时	
		每 12 小时	
		每 2 小时	
		每 3 小时	
		每 30 天	
		每 30 分钟	
		每 4 小时	
		每 6 小时	
		每 8 小时	
		每周	
×		足背动脉评估	
		每 15 分钟 1 次 ×4 次，每 30 分钟 1 次 ×4 次，之后每小时 1 次 ×2 次	
×		腹股沟穿刺部位评估	
		每 15 分钟 1 次 ×4 次，每 30 分钟 1 次 ×4 次，之后每小时 1 次 ×2 次	

护理

项　目	条　目	医　　嘱	特别说明
×		心电监护	
		心律失常（已知或怀疑），返回病房时	
×		吸氧	
×		氧饱和度	

（续表）

项　目	条　目	医　嘱	特别说明
		目标：氧分压≥ 92%	
		目标：二氧化碳潴留时，氧分压维持在 88%～92%	
×		导尿	
		必要时	
×		拔除尿管	
		患者可走动时	
×		出入量	
		每 12 小时	
×		告知医生生命体征 / 小便量	
		如果小便量 2h 少于 30ml，通知 CSRU 或 CCU 团队	
×		动脉置管护理和监测	
×		拔除动脉置管	
		如果患者稳定可在清晨拔除	
×		留置针生理盐水封管	
		饮水量较好时	
×		拔除中心静脉置管	
		患者一般情况稳定时，清晨拔除颈内静脉置管	
		转出至普通病房	
		由麻醉师、心外科医生或 CSRU 重症监护医生决定患者转出 CCU 或 CSRU	
×		拔除动脉鞘	
		当 ACT ＜ 169s	
×		转回诊所	
		转回诊所，6 周，原因：微创二尖瓣夹合术后方案	
持续静脉输注			
×		生理盐水	
		1000ml，静脉持续输注，50ml/h	

（续表）

（续表）

项　目	条　目	医　嘱	特别说明
		注释：饮食恢复后，生理盐水封管	
×		生理盐水动脉置管冲管	
		经动脉，保证动脉置管通畅，总液体量：500ml	

药物

项　目	条　目	医　嘱	特别说明
×		常规 –VTE 预防	
		皮下胰岛素矫正量表（模块）	
×		生理盐水冲管	
		3ml，注射剂，静脉推注，遵医嘱，必要时（见注释）	
		注释：外周静脉置管维护	
×		生理盐水冲管	
		10ml，注射剂，静脉推注，遵医嘱，必要时（见注释）	
		注释：中心静脉置管维护	
×		阿司匹林	
		81mg，片剂，口服，每天 1 次	

抗菌药物

项　目	条　目	医　嘱	特别说明
×		头孢唑林	
		1g，注射剂，静脉滴注，1 次，开始时间：T；N+360	
		如果对头孢菌素或青霉素过敏，请选择万古霉素（注意）	
		万古霉素	
		1g，注射剂，静脉滴注，1 次，注射需超过 60min，开始时间：T；N+360	

泻药

项　目	条　目	医　嘱	特别说明
×		比沙可啶	
		10mg，栓剂，直肠给药，1 次，开始：T+2；N	
		注释：如果术后无肠道蠕动	
×		乳果糖	
		15ml，糖浆，口服，每天 1 次，48h，开始：T+1，N	

（续表）

项　目	条　目	医　嘱	特别说明
×		比沙可啶	
		10mg，栓剂，直肠给药，每天 1 次，便秘时用，开始：T+3；N	
×		乳果糖	
		15ml，糖浆，口服，每天 1 次，便秘时用，开始：T+3，N（默认）	
		30ml，糖浆，口服，每天 1 次，便秘时用，开始：T+3，N	
		灌肠剂	
		133ml，灌肠剂，直肠给药，每天 1 次，便秘时	
止吐药 / 抑酸药			
×		昂丹司琼注射剂	
		4mg，注射剂，静脉输注，每 8 小时 1 次，必要时（恶心呕吐时）	
实验室检查			
×		血气 +（BGP）	
		定期，T；N	
×		磷酸盐（PHO）	
		定期，T；N，血液	
×		镁：血清，血浆（MG）	
		定期，T；N，血液	
×		电解质：血清，血浆（LYTE）	
		定期，T；N，血液	
×		INR，PTT	
		定期，T；N，血液	
×		全血细胞计数（CBC）	
		定期（清晨），T+1；03：00，血液	
×		全血细胞计数（CBC）	
		定期，T；N+240，血液	

（续表）

（续表）

项　目	条　目	医　嘱	特别说明
×		电解质：血清，血浆（LYTE）	
		定期，T；N+240，血液	
×		尿素氮（U）	
		定期，T；N+240，血液	
×		肌酐（CRE）	
		定期，T；N+240，血液	
×		随机血糖（GLUR）	
		定期，T；N+240，血液	
×		镁：血清，血浆（MG）	
		定期，T；N+240，血液	
×		磷酸盐（PHO）	
		定期，T；N+240，血液	

诊断性影像学检查

×		移动胸部 X 线片检查	
		常规，微创二尖瓣夹合手术术后	

其他诊断性检查 / 治疗

×		12 导联心电图	
		常规，原因：结构性心脏疾病评估	
×		心脏超声	
		常规，微创二尖瓣夹合手术，术后评估	

末次修订：2016/03/07

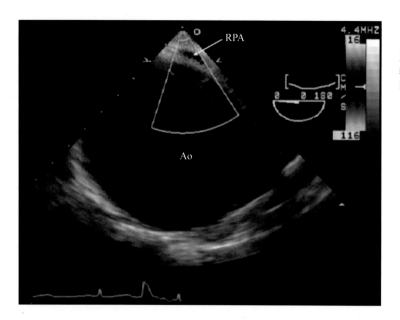

◀ 图 9-4 巨大 ASC Ao 动脉瘤

直径为 9.0cm 的升主动脉瘤患者的升主动脉（Ao）短轴术中经食管超声心动图，引起纵隔肿瘤效应和右肺动脉（RPA）受到压迫

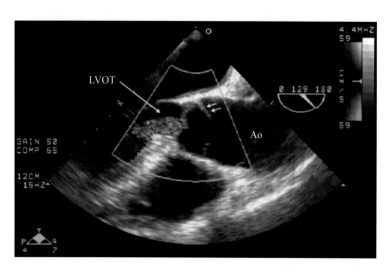

◀ 图 9-10 A 型主动脉夹层和主动脉瓣反流

主动脉瓣、主动脉根部和升主动脉近端（Ao）长轴的术中 TEE 图像与舒张期彩色多普勒血流成像，显示急性 Stanford A 型主动脉夹层患者的严重主动脉瓣关闭不全。主动脉根部存在内膜瓣（箭）可诊断为 Stanford A 型主动脉夹层。严重的主动脉瓣反流表现为左心室流出道（LVOT）中的马赛克反流射流，这是由主动脉根部被夹层急性扩大引起的

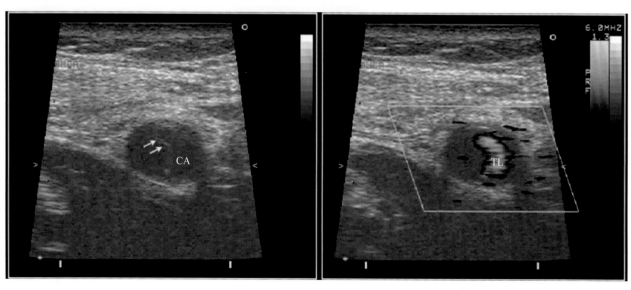

▲ 图 9-12 颈动脉夹层

急性 Stanford A 型主动脉夹层患者右颈总动脉短轴术中多普勒超声波成像，显示夹层延伸到右颈总动脉中，血管内有内膜瓣可以证明这一点（左图，箭）。体外循环期间使用多普勒血流成像来确定颈动脉夹层真腔（TL）内的血流。CA. 冠状动脉

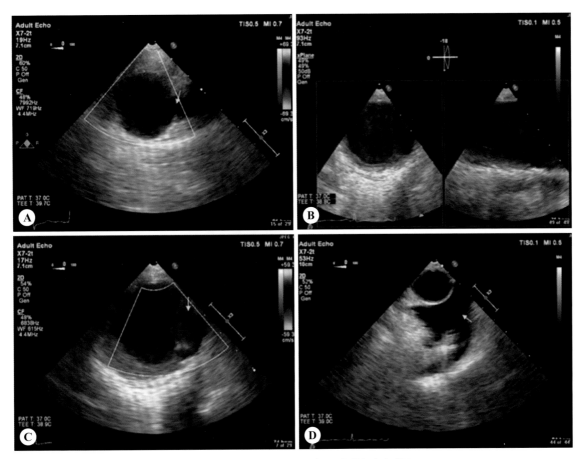

▲ 图 10-3　用于评估胸主动脉的经食管超声心动图

A. 彩色血流多普勒显示从主动脉弓到左锁骨下动脉的血流；B. 用于评估胸降主动脉的正交方面的 2D 双平面；C. 用于评估主动脉夹层真腔内血流的彩色多普勒；D. 主动脉瘤破裂引起的左侧胸腔积液

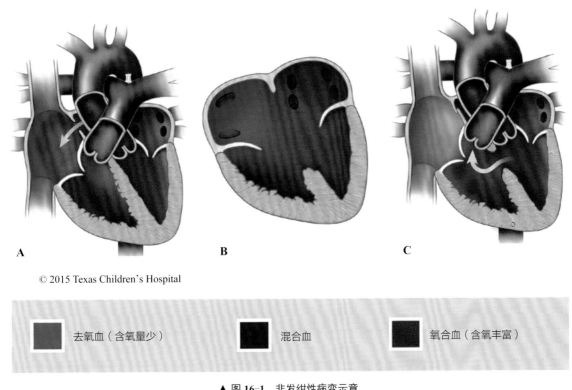

© 2015 Texas Children's Hospital

去氧血（含氧量少）　　混合血　　氧合血（含氧丰富）

▲ 图 16-1　非发绀性病变示意

A. 房间隔缺损，箭显示经房间隔缺损的左向右分流；B. 完全性房室隔缺损，显示一个共同的心房、房室瓣和不完全分隔的心室；C. 室间隔缺损，箭显示经心室交通从左到右的分流（经许可转载，引自 Texas Children's Hospital）

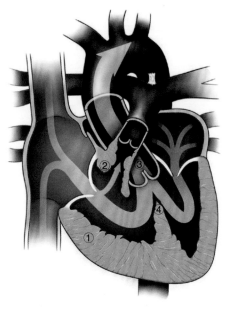

| ■ | 去氧血
（含氧量少） | ■ | 混合血 | ■ | 氧合血
（含氧丰富） |

▲ 图 16-2　法洛四联症各项特征示意

①右心室肥厚；②右心室流出道梗阻；③主动脉骑跨；④室间隔缺损（经许可转载，引自 Texas Children's Hospital）

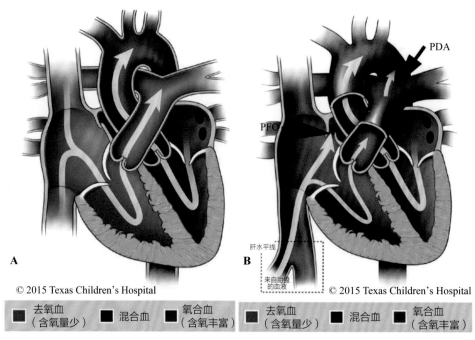

▲ 图 16-3　正常和胎儿循环示意

A. 正常循环，去氧血从下腔静脉和上腔静脉流向 RA、RV 和 PA（浅蓝箭），氧合血从 PV 流向 LA、LV 和主动脉（浅红箭）；B. 胎儿循环，氧合血从胎盘流向 RA，通过 PFO 分流至 LA，LV 和主动脉（浅红箭），去氧血从 RA 流向 RV 和 PA（紫箭）。一些血液通过 PDA 分流到降主动脉。IVC. 下腔静脉；SVC. 上腔静脉；RA. 右心房；RV. 右心室；PA. 肺动脉；PV. 肺静脉；LA. 左心房；LV. 左心室；PFO. 卵圆孔未闭；PDA. 动脉导管未闭（经许可转载，引自 Texas Children's Hospital）

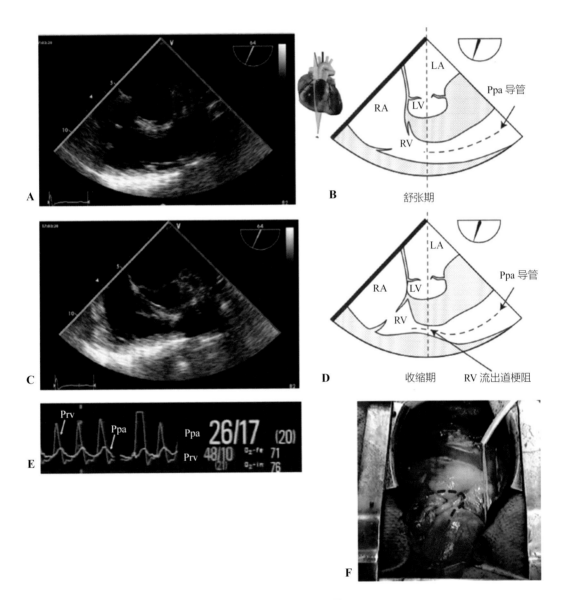

▲ 图 22-2　右心室流出道梗阻

A 至 D. 舒张期（A 和 B）和收缩期（C 和 D）食管中段流入流出视图，显示收缩期 RVOT 明显塌陷；E. 结合右心室压（Prv）和肺动脉压（Ppa）波形显示 22mmHg 的压力梯度；F. 术中右心室（RV）显示 RVOT 上有凹陷。LA. 左心房；LV. 左心室；RA. 右心房；RV. 右心室（经许可转载，引自 Denault et al. [29]）

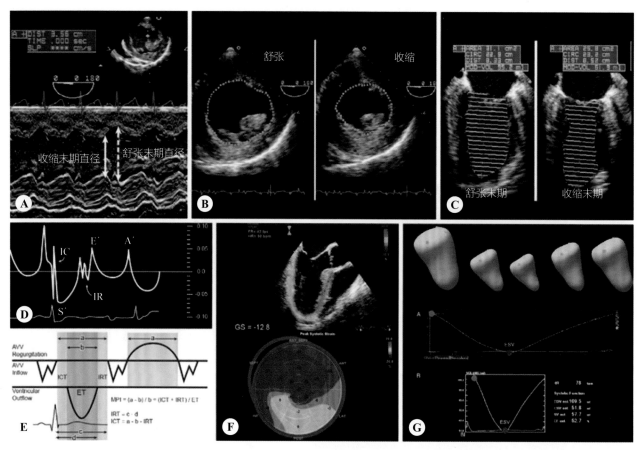

▲ 图 31-2　左心室功能评估。左心室功能可通过不同技术进行评估

A. 从经胃底中段心室短轴切面线性测量舒张末期和收缩末期左心室直径，得到缩短分数来评估收缩功能；B. 从经胃底中段心室短轴切面测量舒张末期和收缩末期左心室面积，得到面积变化分数；C. Simpson 法是从食管中段两腔心或四腔心切面描记收缩末期和舒张末期心内膜，机器整合软件将左心室分成数个切片来计算容积；D. 从食管中段四腔心切面可获得二尖瓣瓣环外侧的组织多普勒成像（TDI），S′ 波与收缩功能相关；E. 心肌做功指数是在主动脉流出道和二尖瓣流入道使用频谱多普勒技术得到的；F. 从食管中段两腔心切面使用斑点追踪技术可获得以牛眼图格式显示的应变和应变率，以及收缩期峰值应变。G. 可分析基于 3D 数据集的心内膜管型来评估左心室容积和射血分数

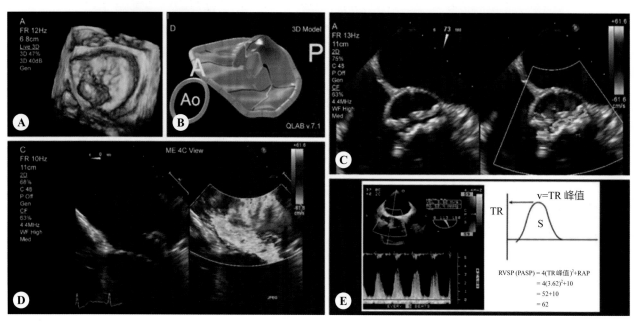

▲ 图 31-3　瓣膜病变

A 至 C. 使用 3D TEE 正面视图（A）、静态二尖瓣模型（B）和带彩色多普勒的 2D 成像来显示二尖瓣弹性纤维疾病引起的 P₂ 段脱垂（C）；D. 带彩色多普勒的食管中段主动脉瓣短轴 2D 切面显示伴有瓣叶增厚且最小收缩期血流的二叶式主动脉瓣；E. 三尖瓣反流频谱多普勒描记得到的峰值流速和估计的右心房压（RAP）可用于评估右心室收缩压（RVSP）或肺动脉收缩压（PASP）

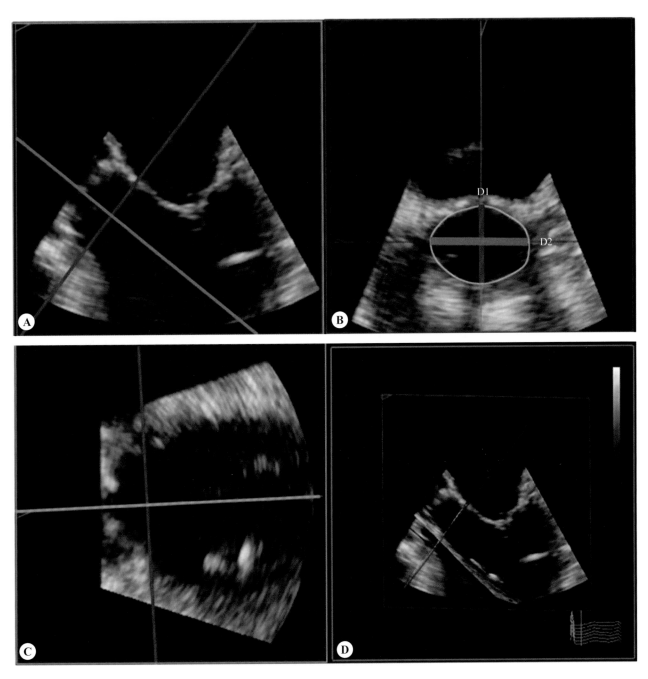

▲ 图 32-1 从主动脉瓣和心脏底部的原始三维数据集获得的三个二维图像平面（**A** 至 **C**）

A. 长轴视图的矢状多平面横断面；B. 冠状面的多平面显示主动脉瓣环成椭圆形；C. 长轴多平面横断面正交于 A 所示的图像平面；D. 在 A 至 C 中显示的三个多平面横断面的三维成像

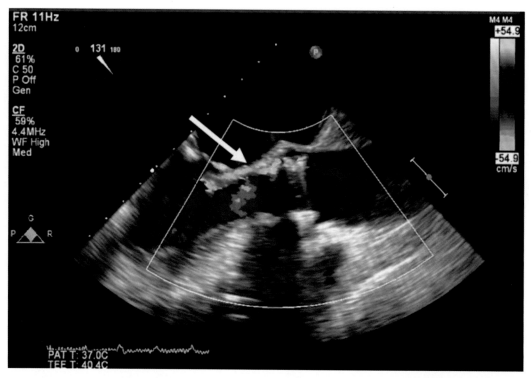

▲ 图 32-4　经食管超声心动图食管中段主动脉瓣长轴切面显示 TAVR 置入后轻、中度瓣周漏（白箭）

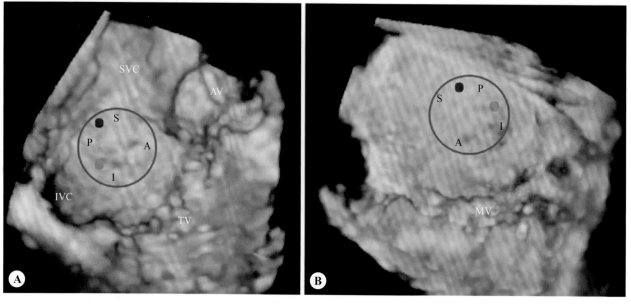

▲ 图 32-5　经食管超声心动图显示房间隔的三维图像

A. 从右心房面的三维经食管超声心动图，显示 IAS 的上（S）、下（I）、前（A）和后（P）缘；B. 从左心房面的三维经食管超声心动图视图，显示上（S）、下（I）、前（A）和 IAS 的后（P）缘。红点为 MitraClip 手术的经房间隔心房切开术入路的理想部位（上 - 后方）。绿点为 Watchman 左心耳封堵手术的经房间隔心房切开术入路的理想部位（下 - 后方）。AV. 主动脉瓣；TV. 三尖瓣；MV. 二尖瓣；IVC. 下腔静脉；SVC. 上腔静脉

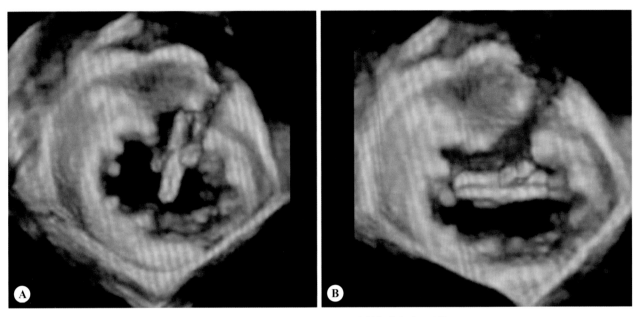

▲ 图 32-7　左心房面观察的三维经食管超声心动图图像

A. 正确定位的 MitralClip，垂直于二尖瓣对合线；B. 当 MitraClip 与二尖瓣对合线平行时，MitraClip 的方向不正确

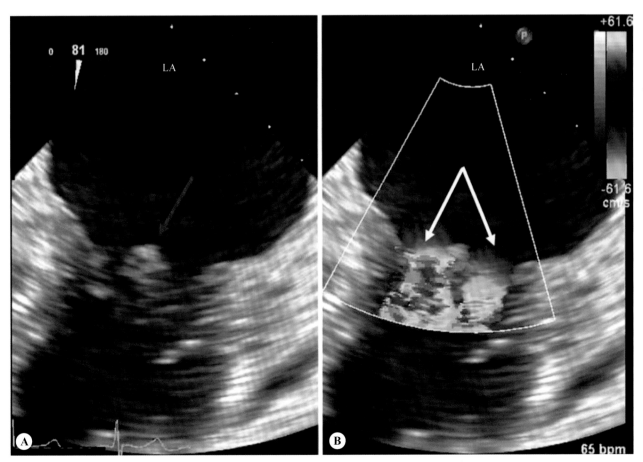

▲ 图 32-9　二维经食管超声心动图中经食管中段二尖瓣联合部切面，显示放置后的 MitraClip

A. 灰阶下的 MitraClip（红箭）；B. 彩色血流多普勒下夹闭后舒张期双孔口（白箭）血流图像

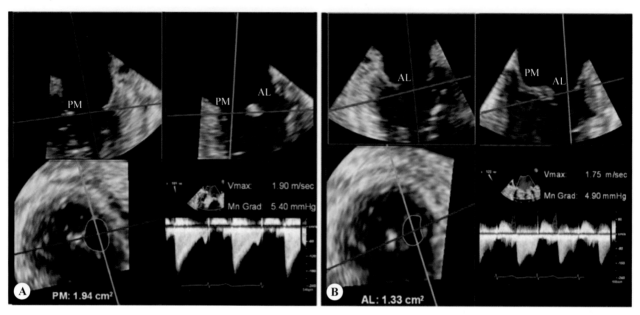

▲ 图 32-10 从 3D 数据集获取的四屏显示了 MitraClip 夹闭后的二尖瓣双孔口

A. 后内侧（PM）孔口面积（左下）和跨瓣压力梯度（右下）的测量值；B. 前外侧（AL）孔口面积的测量值（左下）和跨瓣压力梯度（右下）。请注意，尽管存在不对称性，但 PM 和 AL 孔口面积（1.94cm² 和 1.33cm²）及平均压力梯度之间的差异（Mn Grad：5.4mmHg 和 4.90mmHg）在临床上并不显著。V_{max}. 最大跨孔速度

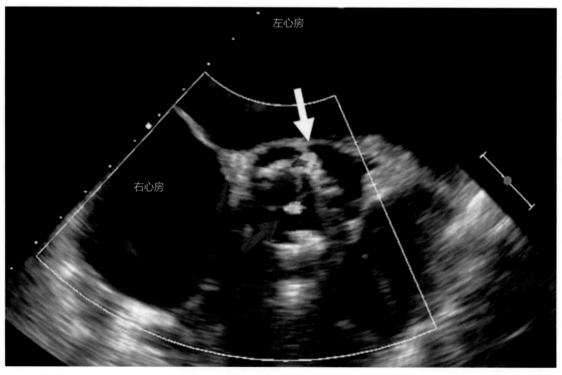

▲ 图 32-11 TAVR 手术的经食管中段主动脉瓣短轴切面，显示中心性反流（红箭）和瓣周漏（白箭）

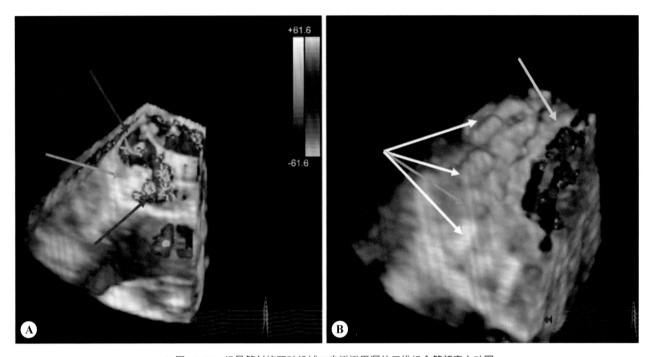

▲ 图 32-12　经导管封堵双叶机械二尖瓣瓣周漏的三维经食管超声心动图

A. 单个封堵器（绿箭）两侧的瓣周漏（红箭）；B. 在放置三个额外的封堵器（白箭）后，瓣周漏被消除，还显示了双叶机械瓣的正常冲洗血流（黄箭）

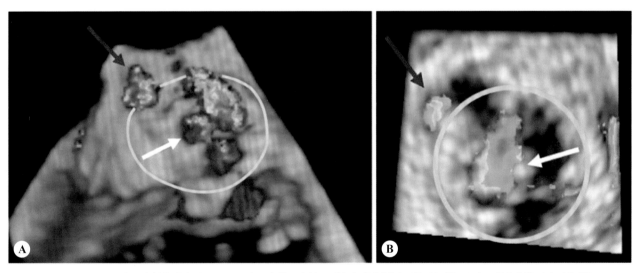

▲ 图 32-13　三维经食管超声心动图显示，人工生物二尖瓣同时存在前内侧瓣周漏（红箭）和病理性中心性反流（白箭）

A. 三维 TEE 全景视图；B. 轴视图上瓣周漏的缩流颈（红箭）。黄圈 . 人工生物瓣膜

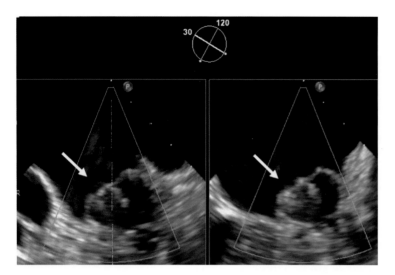

◀ 图 32-15　彩色多普勒正交双平面图像显示了
刚刚放置的 Watchman 左心耳封堵器（箭）

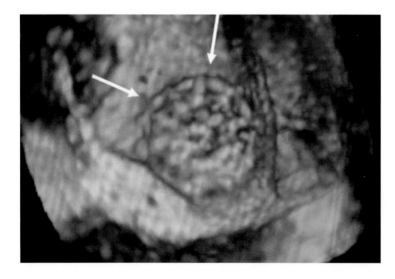

◀ 图 32-16　三维超声心动图显示了刚刚放置的
Watchman 左心耳封堵器的短轴视图（箭）